U0270013

2023

⊙ 学术卷

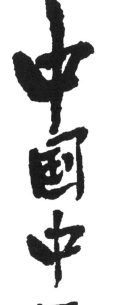

中国中医药年鉴

⊙ 主办　国家中医药管理局

⊙ 承办　上海中医药大学

⊙ 编审　《中国中医药年鉴（学术卷）》编辑委员会

上海辞书出版社

图书在版编目(CIP)数据

中国中医药年鉴. 学术卷. 2023 /《中国中医药年鉴(学术卷)》编辑委员会编. —上海：上海辞书出版社，2023

ISBN 978-7-5326-6134-3

Ⅰ. ①中… Ⅱ. ①中… Ⅲ. ①中国医药学－2023－年鉴 Ⅳ. ①R2-54

中国国家版本馆 CIP 数据核字(2023)第 197065 号

中国中医药年鉴(学术卷)2023

《中国中医药年鉴(学术卷)》编辑委员会　编

责任编辑　王　莹
装帧设计　姜　明
责任印制　曹洪玲

出版发行　上海世纪出版集团
　　　　　上海辞书出版社®(www.cishu.com.cn)
地　　址　上海市闵行区号景路 159 弄 B 座(邮政编码：201101)
印　　刷　上海盛通时代印刷有限公司
开　　本　889 毫米×1194 毫米　1/16
印　　张　43.25
插　　页　8
字　　数　1 180 000
版　　次　2023 年 12 月第 1 版　2023 年 12 月第 1 次印刷
书　　号　ISBN 978-7-5326-6134-3/R·84
定　　价　298.00 元

本书如有质量问题,请与承印厂联系。电话：021-37910000

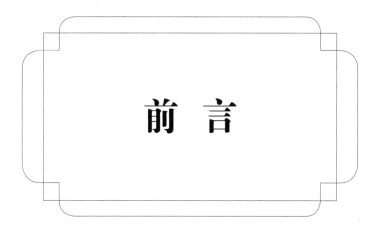

前　言

前　言

《中国中医药年鉴》由国家中医药管理局主办，原为1983年上海中医学院创办的《中医年鉴》，1989年更名为《中国中医药年鉴》。2003年起《中国中医药年鉴》分为行政卷和学术卷，行政卷由中国中医药出版社承办，学术卷由上海中医药大学承办。《中国中医药年鉴（学术卷）》（以下简称《年鉴》）全面、系统、准确地记述年度中医药重大成果、学术进展、科学研究、重要工作进展等内容，是中医药事业发展的集中体现。

《中国中医药年鉴（学术卷）2023》为总第41卷，以2022年度公开发行的中医药学术期刊为主要依据，分纸质版和网络版。纸质版内容包括特载、专论、校院长论坛、重大学术成果、抗疫专题、学术进展、记事、索引、附录和附图等，网络版内容包括新订中医药规范原则标准、中医药科研获奖项目、中医药出版新书目、中医药期刊一览表、中医药学术期刊论文分类目录、中草药中发现的新化合物和新骨架等，资料权威、功能齐备、信息密集。

新时代以来，以习近平同志为核心的党中央把中医药摆在更加突出的位置，以前所未有的力度推进中医药的改革与发展，引领中医药事业取得历史性成就：中医药顶层设计和战略部署全面加强，中医药服务能力大幅提升，中医药防病治病的独特优势和作用充分彰显，中医药人才队伍量质并进，中医药科技创新取得突破，中医药对外交流合作日益活跃。传承创新发展中医药是新时代中国特色社会主义事业的重要内容，是关系到中华民族伟大复兴的大事，对于坚持中西医并重、打造中医药和西医药相互补充、协调发展的中国特色卫生健康发展模式，发挥中医药原创优势、推动我国生命科学研究实现创新突破，弘扬中华优秀传统文化、增强民族自信和文化自信具有重要意义。

党的二十大报告再次强调"促进中医药传承创新发展"，充分体现了以习近平同志为核心的党中央对中医药工作的亲切关怀，为我们在新时代新征程上继续推进中医药高质量发展进一步指明了前进方向、提供了根本遵循。未来，中医药事业的发展，必将能够在中国式现代化新征程中发挥更大作用。在国家中医药管理局的领导下，在上海中医药大学的支持下，在全体编委、专家及各界朋友的鼎力相助下，《年鉴》全体工作人员将牢记使命，秉承40余年历史积淀形成的学术文化和学术精神，从汲取历史智慧中守正创新，从掌握历史主动中把握发展规律，通过《年鉴》滋润一代代中医人的心灵，充分发挥其存史资政、鉴往知来的作用和价值。

《中国中医药年鉴（学术卷）》编辑部

2023年8月

Preface

Traditional Chinese Medicine Yearbook of China is sponsored by the State Administration of Traditional Chinese Medicine. It used to be *Yearbook of Traditional Chinese Medicine* published by Shanghai College of Traditional Chinese Medicine in 1983 and was renamed *Traditional Chinese Medicine Yearbook of China* in 1989. Starting from the year of 2003, the *Traditional Chinese Medicine Yearbook of China* was divided into administration volume and academic volume. The administration volume is compiled by China Press of Traditional Chinese Medicine, while the academic volume is compiled by Shanghai University of Traditional Chinese Medicine. *Traditional Chinese Medicine Yearbook of China* (*Academic volume*) (hereafter referred to as the *Yearbook*) focuses on comprehensively, systematically and accurately recording key achievements, academic progress, scientific research and important work progress of TCM through the year, it is a concentrated reflection of the development of TCM.

Traditional Chinese Medicine Yearbook of China (*Academic volume*) *2023* is the 41st volume, mainly based on TCM academic journals nationwide published in year 2022, with both paper version and web version available. The paper version consists of columns such as Special Reprint, Special Papers, University President Forum, Academic Achievements, Fighting Epidemic, Academic Progress, Events, Index, Appendix, Attached Figures, etc. The web version covers the newly published TCM specifications, principles and standards, the project list of TCM awards, the lists of newly published TCM books and TCM journals, classified catalogue of TCM scholarly journal articles, new compounds and novel skeletons found in Chinese Medicinal Herbs, etc. with authoritative data, complete function, and intensive information.

Since the new era, the CPC Central Committee with Comrade XI Jinping as the core has placed TCM in a more prominent position, promoting TCM reform and development with unprecedented efforts, leading TCM to achieve historic achievements, including the comprehensive strengthening of TCM top-level design and strategic deployment, the significant improvement of TCM service capability, fully demonstration unique advantages and role of TCM in disease prevention and treatment, improved quantity and quality of TCM talent team, breakthroughs of TCM technology innovation, and increasingly active foreign exchanges and cooperation in TCM. Inheriting, innovating and developing TCM is an important part of the socialism with Chinese characteristics in the new era and a major event related to the great rejuvenation of the Chinese nation. It is of great significance for adhering to the equal emphasis of TCM and Western medicine, creating a health development model with Chinese characteristics in which TCM and Western medicine complement and coordinate each other, giving full play to the original advantages of TCM, promoting innovation and breakthroughs in China's life sciences, carrying forward the excellent traditional Chinese culture, and enhancing national self-confidence and cultural self-confidence.

The report of the 20th National Congress of the CPC once again emphasizes "promoting the inheritance, innovation and development of TCM", fully reflecting the warm care of CPC Central Committee with Comrade Xi Jinping as the core for TCM work, and further pointing out the direction and providing fundamental guidance for us to continue promoting the high-quality development of TCM in the new era and journey. In the future, the development of TCM will certainly play a greater role in the new journey of Chinese path to modernization. Guided by National Administration of Traditional Chinese Medicine, supported by Shanghai University of Traditional Chinese Medicine, assisted by all the editorial members, experts and friends, all staff members of the *Yearbook* will bear in mind their mission, adhere to the academic culture and spirit formed by more than 40 years of historical accumulation, inherit and innovate by drawing on historical wisdom, grasp the development laws by mastering historical initiatives, and nourish the hearts of generations of TCM practitioners through the *Yearbook*, to enable it to play full role in supporting state affairs upon recording history and foreseeing the future by reviewing the past.

Editorial Board of *Traditional Chinese Medicine Yearbook of China* (*Academic volume*)

August 2023

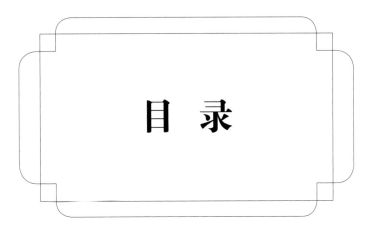

目　录

目　录

学术进展

13

记　事

17

2023 卷《中国中医药年鉴(学术卷)》网络版目录

3. 方剂

4. 中药

5. 老中医学术经验

6. 传染科

7. 肿瘤科

8. 内科

9. 妇科

10. 儿科

11. 外科

12. 骨伤科

13. 五官科

14. 针灸

15. 推拿

16. 气功

17. 养生与康复

18. 医史文献

19. 民族医药

20. 国外中医药

21. 中医教育

22. 科技研究

23. 动态消息

24. 其他

Table of Contents

Special Reprint

Special Papers

University Presidents Forum

Academic Achievements

Fighting Epidemic

Academic Progress

24

Events

34

Index

Appendix

Attached Figures

Web Version Contents of *Traditional Chinese Medicine Yearbook of China*（*Academic volume*）2023

1. New Specifications, Principles and Standards on Chinese Medicine in 2022

1) *Diagnosis and Treatment Program of COVID -19*（*9th Trial Version*）

2) *Guidance on Home TCM Intervention for New Coronavirus Infection*

3) *Guidance on Promoting the High Quality Development of Contract Signing Services for Family Doctors*

4) *"14th Five-Year" Action Plan of Junior TCM Service Capability Enhancement Project*

5) *"14th Five-Year" TCM Development Plan*

6) *Opinions on Strengthening TCM Talents Work in the New Era*

7) *2020 TCM Development Statistics Summary Report*

8) *Pilot Project Work Program of Combination of Medical Care and Health Preservation*

9) *"14th Five-Year" National Health Plan*

10) *National Nursing Development Plan*（*2021—2025*）

11) *2022 Key Tasks on Deepening Reform of Medial and Health System*

12) *Diagnosis and Treatment Guideline of Monkeypox*（*2022 Version*）

13) *Guideline on Further Promoting Development of Combination of Medical Care and Health Preservation*

14) *"14th Five-Year" TCM Talent Development Plan*

15) *"14th Five-Year" TCM Informatization Development Plan*

16) *"14th Five-Year" TCM Culture Promotion Project Implementation Plan*

2. Research Awards for Traditional Chinese Medicine in 2022

1) List of Winners for 2022 Science and Technology Prize, China Society of Medicine (Traditional Chinese Medicine)

2) List of Winners for 2022 Science and Technology Prize, China Association of Chinese Medicine

3) List of Winners for 2022 Qihuang International Prize, China Association of Chinese Medicine

4) List of Winners for 2022 Policy Research Prize, China Association of Chinese Medicine

5) List of Winners for 2022 Academic Works Prize, China Association of Chinese Medicine

6) List of Winners for 2022 Li Shizhen Medical Innovation Prize

7) List of Winners for 2022 Young and Middle-aged Innovative Talents and Managerial Talents

8) List of Winners for 2022 Science and Technology Prize, Chinese Association of Integrative Medicine

3. New Compounds and Novel Skeletons Found in Chinese Medicinal Herbs in 2022

4. List of Newly Published Books of Traditional Chinese Medicine in 2022

5. List of Journals of Traditional Chinese Medicine in 2022

6. Categorized Contents of Papers of Academic Journals on Chinese Medicine in 2022

1) Basic Theories of TCM

2) Nursing

3) Herbal Formulas

4) Chinese Materia Medica

5) Experience of Famous Physicians

6) Infectious Diseases

7) Oncology

8) Internal Medicine

9) Gynecology

10) Pediatrics

11) External Medicine

12) Orthopedics and Traumatology

13) Ophthalmology and Otorhinolaryngology

14) Acupuncture and Moxibustion

15) Tuina (Chinese Medical Massage)

16) Qigong

17) Healthcare and Rehabilitation

18) Literature and Medical History

19) Traditional Medicines of National Minorities

20) Traditional Chinese Medicine in Foreign Countries

21) Education of Traditional Chinese Medicine

22) Research and Technology

23) Events

24) Others

特　载

习近平：密切文化交流和中医药合作

深化务实合作，推进共建"一带一路"，拓展经贸投资、医疗卫生、清洁能源、交通物流等重点领域合作。密切文化交流和中医药合作，拓展教育、青年、旅游等领域交流合作，培养更多中马友好生力军。

——国家主席习近平 1 月 10 日下午同马耳他总统维拉通电话强调

转载自《中国中医药报》2022-1-12（1）

习近平向青蒿素问世 50 周年暨助力共建人类卫生健康共同体国际论坛致贺信

4 月 25 日,国家主席习近平向青蒿素问世 50 周年暨助力共建人类卫生健康共同体国际论坛致贺信。

习近平指出,青蒿素是中国首先发现并成功提取的特效抗疟药,问世 50 年来,帮助中国完全消除了疟疾,同时中国通过提供药物、技术援助、援建抗疟中心、人员培训等多种方式,向全球积极推广应用青蒿素,挽救了全球特别是发展中国家数百万人的生命,为全球疟疾防治、佑护人类健康作出了重要贡献。

习近平强调,中国愿同国际社会一道,密切公共卫生领域交流合作,携手应对全球性威胁和挑战,推动共建人类卫生健康共同体,为维护各国人民健康作出更大贡献。

转载自《中国中医药报》2022-4-27(1)

进一步做好中医药振兴发展等工作

——李克强对今年全国医改工作电视电话会议作出重要批示

2022年全国医改工作电视电话会议7月14日在京召开。中共中央政治局常委、国务院总理李克强作出重要批示。批示指出：医药卫生体制改革是涉及千家万户的大事。近年来，通过持续深化医改，推动从以治病为中心向以人民健康为中心转变，着力解决看病难、看病贵问题，不断提高基本医疗卫生服务的公平性、可及性，建成全世界最大、覆盖全民的基本医疗保障网。特别在抗击新冠肺炎疫情中，医药卫生系统经受住了考验，发挥了不可替代的作用。谨向广大医务人员和医改工作者致以诚挚问候！要以习近平新时代中国特色社会主义思想为指导，认真贯彻党中央、国务院决策部署，积极回应人民期盼，推进医改取得更大成效。进一步加强国家区域医疗中心和医疗联合体建设，促进优质医疗资源扩容和均衡布局，发挥高水平医院引领带动作用，提升基层能力。医疗机构要保障群众看病就医基本需求，对急危重症等患者医疗机构不得推诿拒绝。要持续实施药品和高值医用耗材集中带量采购、异地就医跨省直接结算等便民惠民举措，减轻群众就医负担。协同推进医疗服务价格、医保支付、人事薪酬、绩效考核等改革，推动公立医院高质量发展。坚持预防为主，深入推进健康中国行动，进一步做好中医药振兴发展、乡村医生队伍建设等工作，科学精准做好疫情防控，为维护人民群众健康、促进经济社会发展作出更大贡献！

转载自《中国中医药报》2022-7-18(1)

依法推进中医药事业取得显著成效
促进中医药高质量发展建设健康中国
——在中医药法实施五周年座谈会上的讲话

王　晨　全国人大常委会副委员长

在《中华人民共和国中医药法》实施五周年之际,国家中医药管理局召开这次中医药法实施五周年座谈会,很有意义,有益于我们深入学习贯彻习近平法治思想和习近平总书记关于中医药工作的重要论述和重要指示精神,深入推进中医药法贯彻落实,为中医药传承创新发展提供更加有力的法治保障。

刚才,国家卫生健康委员会党组成员、国家中医药管理局党组书记、副局长余艳红同志主持会议并作了很好的发言。国家中医药管理局局长于文明、国家发展和改革委员会副秘书长苏伟、科技部副部长张雨东、国家医疗保障局副局长施子海、国家药品监督管理局副局长赵军宁等同志先后介绍了法律的实施情况。广东省人民政府副省长张新,浙江省卫生健康委主任、省中医药管理局局长王仁元,中国工程院院士、天津中医药大学名誉校长张伯礼和北京同仁堂(集团)有限责任公司副总经理马保健等同志交流了相关经验和做法。教育部、财政部、人力资源社会保障部、农业农村部、商务部、文化和旅游部、国家卫生健康委、市场监管总局等部门提供了书面交流材料。可以看出,各部门、各地方认真履行法定职责,措施有效有力,形成了部门协同、上下联动、社会支持的良好法律实施氛围。下面,我讲几点意见。

一、中医药法贯彻实施取得显著成效

党的十八大以来,以习近平同志为核心的党中央把中医药工作摆在更加突出的位置,中医药改革发展取得显著成绩。中医药法就是在这样一个大背景、大形势下应运而生的。该法于 2016 年 12 月 25 日通过,2017 年 7 月 1 日起施行,是我国中医药领域第一部法律。中医药法贯彻落实习近平总书记对中医药工作的重要论述和重要指示精神,贯彻党中央对中医药事业发展作出的重大决策部署,把发展中医药的重要经验及规律通过法律形式加以规范化、制度化,因此这部法律不仅是一部中医药领域的综合性、全局性、基础性法律,也是一部具有鲜明中国特色、中国风格、体现深厚历史底蕴和文化自信的重要法律,完善了卫生健康法律体系,为促进中医药继承创新发展提供了坚实法律保障。该法实施五年来,我国中医药传承创新发展整体水平稳步提升,中医药在维护和促进人民健康、推动健康中国建设中的独特作用越发显著。

一是中医药法实施形成良好机制。该法实施以来,国务院建立完善了国家中医药工作部际联席会议制度,各成员单位强化联动、密切配合、形成合力,中医药管理体系建设得到加强。国家卫生健康委、国家中医药局、国家药监局制定实施《中医诊所备案管理暂行办法》等六项配套制度,提升了基层中医药服务能力,促进了中药新药研发,有效增加了中医药服务供给。国家发展改革委、财政部加大资金项目保障力度,国家医保局出台支持中医药发展的医保倾斜政策,教育部、科技部、农业农村部在加强中医药师承教育、推

动中医药科技体系建设、提升中药材质量等方面,推出一系列政策保障举措,为中医药传承创新发展提供了有力的政策支持和条件保障。地方各级党委高度重视,各级政府全面履行法定职责,对中医药事业的推进力度空前加大,很多省份加大了财政投入力度,加强了中医药管理体系建设,26个省份颁布新制定、修订的地方中医药法规。各地各部门采取多种形式开展普法宣传,中医药的社会关注度和群众认可度显著提升。各级人大积极指导和监督中医药法的贯彻落实。全国人大常委会法工委、全国人大教科文卫委会同有关部门组织编写法律释义,引导全面准确把握中医药法的精神实质和基本内容;在中医药法即将实施之际组织召开中医药法宣传贯彻座谈会,督促各级政府及有关部门落实贯彻中医药法的主体责任,确保法律有效实施。特别是去年全国人大常委会对中医药法开展执法检查,全面系统了解法律实施的成效和问题,推动发挥法律引领、规范和保障作用。中医药法实施形成的良好机制,为中医药传承创新发展提供了强有力的支撑。

二是中医药为保障人民健康作出重大贡献。五年来,中医药法的贯彻实施,始终坚持把人民健康放在优先发展战略地位,融预防保健、疾病治疗和康复于一体的优质高效中医药服务体系加快建立,服务能力稳步提升,中医药服务可得性、可及性明显提升,有效满足了广大人民群众多层次、多样化的中医药服务需求。特别是新冠肺炎疫情发生以来,中医药发挥重要作用,为我国疫情防控取得重大战略成果作出重要贡献,受到人民群众和全社会的高度关注和认可。世界卫生组织发布专家评估报告,肯定中医药治疗新冠肺炎的安全性、有效性,这在历史上尚属首次,充分说明了中医药历久弥新,是不可或缺的重要的卫生资源。在疫情防控中,科技部、国家中医药局、国家药监局等坚持临床科研一体化,中医药抗疫疗效获得广泛证据支持,为临床诊疗方案制定优化提供有力支撑。组织筛选出"三药三方"等临床有效方药,并推动转化为中药新药,为进一步精准抗击疫情提供有力武器。新冠肺炎疫情防控,已成为中医药传承精华、守正创新的具体实践,中医药在维护和促进人民群众健康福祉、推动健康中国建设中的独特作用愈发得以彰显。

三是中医药为服务国家战略发挥积极作用。中医药法实施以来,有力地推动中医药产业快速发展,中医药在贯通一二三产业,激活经济、吸纳就业、建设生态文明等方面的多元价值得到充分体现。中医药在健康扶贫、产业扶贫等方面发挥积极作用,助力脱贫攻坚和乡村振兴成果显著。基层中医药服务阵地不断筑牢,基层服务供给显著提升,有效改善了农村地区因病致贫、因病返贫现象。中药材特色产业不断发展壮大,成为很多贫困地区脱贫致富的重要抓手。中医药融入京津冀、长三角、粤港澳大湾区等区域发展战略,打造中医药高地,布局国家中医药综合改革示范区,形成推动中医药高质量发展的区域增长极。中医药纳入中华优秀传统文化传承发展工程,成为传承中华优秀传统文化的示范。中医药高质量融入共建"一带一路",布局建设了30个海外中医药中心和56个中医药国际合作基地,打造为对外交流的示范窗口。特别是以抗疫为契机,中医药纳入主场外交和元首外交重要内容,与世界卫生组织以及共建"一带一路"重点国家交流合作进一步拓展加强,为国际抗疫贡献了"中国力量",国际认可度和影响力持续提升,已成为促进东西方文明互鉴的靓丽名片,成为中国与各国共同增进健康福祉、建设人类命运共同体的重要载体。

二、深刻认识继续推进中医药法贯彻实施的重要意义

中医药是中华民族的瑰宝。扎实推进中医药法贯彻实施,对于依法促进中医药治理体系和治理能力现代化,推动中医药传承精华、守正创新、实现高质量发展具有重要意义。

第一,传承创新发展中医药是中华民族伟大复兴的大事,需要更好发挥法治的引领、规范、保障作用。习近平总书记强调,中医药是打开中华文明宝库的钥匙。中医药作为中华文明中绵延至今仍在传承使用并发挥重要作用的优秀代表,凝聚着中华民族深邃的哲学智慧,不仅为中华民族繁衍昌盛作出卓越贡献,在今天仍对人民的生产生活产生着重大影响。当前,我国正处于实现中华民族伟大复兴的关键时期,积极运用法治的力量促进、保障中医药事业的发展,推动中华优秀文化得到广泛传播,形成文化认同与共识,对于增强民族自信、坚定文化自信,实现中华民族伟大复兴的中国梦具有深远意义。

第二,推进中医药法贯彻实施是完善中国特色社会主义法治体系、推进全面依法治国的重要举措。进入新发展阶段,推动高质量发展,提高人民生活品质,都对法治建设提出了新的更高要求。中医药法将党和国家的中医药方针政策以法律的形式转化为国家意志,开辟了依法促进保障中医药事业发展的新局面,是推进全面依法治国战略在中医药领域的重要成果,是健全国家治理急需、满足人民日益增长的美好生活需要必备的法律制度。扎实推进中医药法贯彻实施,以良法促发展、保善治,不断满足人民日益增长的美好生活需要,对于构建"扎根中国文化、立足中国国情、解决中国问题"的中国特色社会主义法治体系、稳定筑牢改革发展法治根基、推进全面依法治国都具有重要意义。

第三,推进中医药法贯彻实施是构建中国特色卫生健康发展模式、推动健康中国建设的重要内容。"全面推进健康中国建设"是党的十九届五中全会从党和国家事业发展全局出发作出的重大战略部署,充分体现了以习近平同志为核心的党中央坚持以人民为中心的发展理念和增进民生福祉的发展取向。习近平总书记深刻指出,坚持中西医并重,推动中医药和西医药相互补充、协调发展,是我国卫生与健康事业的显著优势。进入新发展阶段,人民群众对健康有了更高的需求,渴望享受到全方位、多环节的健康服务。一方面,中医药强调整体观、系统论和辨证论治思维,具有简单易行、经济方便、便于推广的鲜明特点,在解决看病难、看病贵方面能够发挥更大作用。另一方面,中医药讲究"天人合一",运用自然的调节来维护健康,保护生态,促进人和自然的和谐共生,也与现代健康理念十分相符。推进中医药法贯彻实施,更好发挥中医药在治未病、重大疾病治疗和疾病的康复方面的独特优势,对于提高医疗卫生服务的公平可及、扩大优质健康服务供给,增进人民健康福祉具有重要意义。

三、全面深入贯彻实施中医药法,为中医药传承创新发展提供坚实法律保障

法律的生命力在于实施,法律的权威也在于实施。五年来,各地各部门紧紧围绕促进中医药传承创新发展,落实党中央、国务院印发的《关于促进中医药传承创新发展的意见》,深入贯彻实施中医药法,我国中医药事业发展取得显著成就。同时,法律实施中也存在一些问题,如法律的社会知晓度还不够高,中西医并重方针仍需全面落实等,特别是去年执法检查中发现的中药质量、人才培养等问题,需要引起重视并着力解决。我们要坚持党的领导,坚持以人民为中心,积极运用法治力量促进和保障中医药事业高质量发展,不断增强人民群众获得感、幸福感、安全感。要坚持中西医并重,推动中医药和西医药相互补充、协调发展。要坚持继承和创新相结合,保持和发挥中医药的特色和优势,切实解决法律实施中存在的问题和短板,不断推进中医药现代化。

一是深入学习贯彻习近平法治思想,进一步提升中医药法社会知晓度和影响力。宣传普及法律,是法律实施的长期性基础性工作。各级政府和有关部门要以习近平法治思想为指导,以中医药法实施五周年为契机,对中医药法实施成效和经验做法开展集中宣传,提升中医药法知晓度和影响力。要紧扣中医药高质量发展,抓住中医药法与人民生活息息相关的内容,拓展宣传的广度和深度,增强针对性和实效性。要创新宣传方式,促进单向式传播向互动式、服务式、场景式传播转变,使普法更接地气,更为群众喜闻乐见,推动人民群众切实知晓法律、认同法治精神、参与法治实践,在全社会营造珍视、热爱、发展中医药的良好

氛围。

二是加快推进全国人大常委会中医药法执法检查报告的落实。去年,全国人大常委会对中医药法实施情况进行了执法检查,形成中医药法实施情况报告,聚焦法律实施中的突出问题和薄弱环节,提出一些切实可行的意见建议。国务院向全国人大常委会报送了落实中医药法执法检查报告及审议意见的报告,提出了改进和加强工作的具体措施。经过近一年的时间,其中一些政策举措已经出台实施,一些还在稳步推进。各地各部门要深刻认识落实中医药法执法检查报告是深入推进中医药法贯彻落实的重要抓手,将落实执法检查报告同推进“十四五”中医药发展规划、实施中医药振兴发展重大工程结合起来,切实抓紧抓好相关政策措施的研究出台和推动落实。国家中医药局要发挥中医药工作部际联席会议办公室统筹协调职能,牵头22个部委进一步推动相关具体措施落实落细见效。全国人大有关方面要加强对执法检查报告落实的掌握和督导,坚持监督与支持相统一,形成推动工作的合力。

三是贯彻中央人大工作会议精神,进一步健全完善中医药领域法律法规体系。2021年10月,党中央首次召开了中央人大工作会议,我们要认真学习贯彻习近平总书记重要讲话精神,牢牢把握以人民为中心的根本立场,进一步健全完善中医药领域法律法规体系,更好地将制度优势转化为治理效能。要加强调查研究,对中医药法实施过程中的问题深入分析根源,属于制度落实层面的要加强督促指导,属于制度设计层面的要及时与主管部门沟通,适时纳入法律修订计划。对立法工作中涉及中医药相关制度设计的,要注重与中医药法的立法精神、法律规定相衔接,做到符合中医药特点规律,适应中医药发展需求。地方人大要结合地方实际,通过地方立法着力解决本区域内中医药传承创新发展的实际问题。同时,各级人大要加强对中医药领域相关法律法规实施情况的监督,持续推动相关配套措施的建立、完善,及时总结和推广好的经验,进一步推动法律的有效实施。

中医药法的颁布实施,开启了中医药法治建设的新篇章,有效保障了中医药传承创新发展行稳致远。我们要在以习近平同志为核心的党中央坚强领导下,同心协力,奋发有为,把这部法律贯彻好实施好,奋力推动中医药高质量发展,以实际行动迎接党的二十大胜利召开。

转载自《民主与法制》2022年第26期

依法推进中医药事业取得显著成效　促进中医药高质量发展建设健康中国

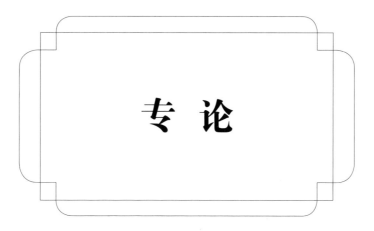

专　论

深入学习贯彻党的二十大精神
在新征程上奋力开创中医药传承创新发展新局面

余艳红　国家卫生健康委党组成员、国家中医药管理局党组书记

时维金秋,共襄盛会。在全党全国各族人民迈上全面建设社会主义现代化国家新征程、向第二个百年奋斗目标进军的关键时刻,中国共产党第二十次全国代表大会胜利召开,豪迈吹响了新时代新征程中国共产党团结带领全国各族人民以中国式现代化全面推进中华民族伟大复兴的冲锋号令,深刻阐释了中国式现代化的特征、本质要求,生动擘画了全面建设社会主义现代化国家的战略安排,对鼓舞和动员全党全军全国各族人民坚持和发展中国特色社会主义、全面建设社会主义现代化国家、全面推进中华民族伟大复兴具有重大意义,为新时代新征程上深入推进中医药传承创新发展进一步指明了前进方向、提供了根本遵循。

深入学习宣传贯彻党的二十大精神

习近平总书记所作的党的二十大报告,站在统筹中华民族伟大复兴的战略全局和世界百年未有之大变局的制高点,科学制定未来五年乃至更长时期党和国家事业发展的目标任务和大政方针,对各工作领域进行战略谋划,是我们党团结带领全国各族人民在新时代新征程坚持和发展中国特色社会主义的政治宣言和行动纲领。

这是一份闪耀着马克思主义中国化时代化光芒的报告。报告就开辟马克思主义中国化时代化新境界作出深刻阐述,深刻回答了新时代新征程坚持和发展中国特色社会主义的重大理论和实践问题,总结了中国共产党这一百年大党对社会主义建设规律、人类社会发展规律的认识,阐明了贯穿于习近平新时代中国特色社会主义思想中的立场观点方法,以真理之光照亮复兴之路,为我们全面建设社会主义现代化国家、全面推进中华民族伟大复兴提供了根本遵循。

这是一份凝聚全党全国各族人民奋进伟力的报告。报告全景式回顾了过去五年的工作和新时代十年的伟大变革,鲜明指出了从现在起中国共产党的中心任务,发出朝着"全面建成社会主义现代化强国、实现第二个百年奋斗目标,以中国式现代化全面推进中华民族伟大复兴"目标踔厉奋发、勇毅前行的时代号召,团结激励全党全国各族人民为夺取中国特色社会主义新胜利而奋斗。

这是一份饱含对人民血肉情感的报告。"中国共产党领导人民打江山、守江山,守的是人民的心",报告通篇贯穿以人民为中心的发展思想,"建成世界上规模最大的教育体系、社会保障体系、医疗卫生体系,人民群众获得感、幸福感、安全感更加充实",强调"不断实现人民对美好生活的向往"的奋斗目标,字里行间流露出中国共产党人民利益高于一切的价值追求,生动诠释了中国共产党"为人民谋幸福、为民族谋复兴"的初心使命。

这是一份具有重要深远指导意义的报告。报告不仅揭示了自我革命这一跳出治乱兴衰历史周期率的第二个答案,擘画了全面建成社会主义现代化强国两步走战略安排,还从党的百年奋斗历程中总结出"三个务必"的宝贵经验、"五个必由之路"的规律

深入学习贯彻党的二十大精神　在新征程上奋力开创中医药传承创新发展新局面

性认识和"六个坚持"的基本路径,为我们奋进新征程、建功新时代提供了世界观和方法论指导,是一部具有极强可操作性的工具书。

党的二十大已经胜利闭幕,当前和今后一个时期的首要政治任务,就是要深入学习宣传贯彻党的二十大精神,把党的二十大作出的重大决策部署付之于行动、见之于成效。我们要迅速把思想和行动统一到党的二十大精神上来,深刻领悟报告精神实质,牢牢把握过去五年工作和新时代十年伟大变革的重大意义,牢牢把握习近平新时代中国特色社会主义思想的世界观和方法论,牢牢把握以伟大自我革命引领伟大社会革命的重要要求,牢牢把握团结奋斗的时代要求。我们要更加深刻感悟"两个确立"的决定性意义,增强"四个意识"、坚定"四个自信"、做到"两个维护",把党的二十大的决策部署转化为推动中医药传承创新发展的具体举措。我们要锚定第二个百年奋斗目标踔厉奋发、勇毅前行,在以中国式现代化全面推进中华民族伟大复兴的新征程上展现中医药担当作为。

深刻领悟"两个确立"的决定性意义

"两个确立"是党的十八大以来最重要的政治成果、最重大的政治判断、最宝贵的历史经验和最确凿的历史结论,是时代和历史的选择。正是因为"两个确立",党才有力解决了影响党长期执政、国家长治久安、人民幸福安康的突出矛盾和问题,消除了党、国家、军队内部存在的严重隐患,从根本上确保实现中华民族伟大复兴进入了不可逆转的历史进程。

"两个确立"是新时代引领党和国家事业从胜利走向新的胜利的政治保证,是战胜一切艰难险阻、应对一切不确定性的最大确定性、最大底气、最大保证。回望十年奋斗历程,新时代十年伟大变革取得的重大成就,根本在于习近平总书记作为党中央的核心、全党的核心的掌舵领航,在于习近平新时代中国特色社会主义思想的科学指引。

回顾新时代中医药走过的十年,习近平总书记把中医药工作摆在更加重要的位置,领导中医药传承创新发展取得历史性成就、发生历史性变革。十年来,习近平总书记对中医药工作作出一系列重要论述,深刻回答了新时代如何认识中医药、如何发展中医药、发展什么样的中医药等根本性、长远性问题。促进中医药传承创新发展成为新时代中国特色社会主义事业的重要内容,成为中华民族伟大复兴的大事,这是习近平总书记为中医药事业划定的新时代坐标。全体中医药人不忘初心,勇担使命,以习近平总书记重要论述为根本遵循,跑出了中医药振兴发展的加速度。

——顶层设计和战略部署全面加强。中共中央、国务院印发《关于促进中医药传承创新发展的意见》,颁布《中华人民共和国中医药法》,国务院印发《中医药发展战略规划纲要(2016—2030年)》,建立国务院中医药工作部际联席会议制度,召开全国中医药大会,国办印发《关于加快中医药特色发展的若干政策措施》《"十四五"中医药发展规划》。

——中医药服务能力大幅提升。中医药服务体系不断完善,组织实施中医药传承创新工程、国家中医药传承创新中心、中医特色重点中医医院等重大工程项目。截至2021年底,全国共有中医类医院5 715个,十年增幅72.76%;中医药总诊疗人次达12亿人次,十年间增长了4.5亿人次。

——中医药防病治病的独特优势和作用充分彰显。将中医药防治方案纳入传染性疾病诊疗方案,发挥中医药在传染病防治和公共卫生事件应急处置中的作用。特别是新冠肺炎疫情发生以来,坚持中西医结合、中西药并用,制定优化覆盖预防、治疗和康复全过程的中医方案,创新形成"有机制、有团队、有措施、有成效"的中西医结合医疗模式,谱写传承精华、守正创新的生动实践。

——中医药人才队伍量质并进。首次印发加强新时代中医药人才工作意见,首次召开全国中医药人才工作会议。截至2020年,全国中医类别执业(助理)医师达到68.3万人,比2012年增长91.3%。实施中医药传承与创新"百千万"人才工程(岐黄工程)。十年来,评选表彰90名国医大师、201名全国名中医,中医药领域新增两院院士7名。

——中医药科技创新取得突破。屠呦呦研究员获得诺贝尔生理学或医学奖、国家最高科学技术奖。中医药领域获国家级科技奖励58项。推进《中华医藏》编纂。遴选30家国家中医药传承创新中心建设单位和16家培育单位,建设青蒿素研究中心,建设41个中医药防治传染病重点研究室。

——对外交流合作日益活跃。中医药参与共建"一带一路",在海外广泛传播应用,已传播至196个国家和地区,我国与40余个外国政府、地区主管机构和国际组织签订了专门的中医药合作协议。

中医药工作取得的这些成绩,是党和国家事业取得历史性成就、发生历史性变革的一个生动缩影。我们由衷感受到,习近平总书记是最可信赖的核心,以习近平同志为核心的党中央是最可靠的主心骨,习近平新时代中国特色社会主义思想实现了马克思主义中国化时代化新的飞跃。我们深切体会到,新时代中医药事业踔厉奋发,勇毅前行,以习近平总书记为核心的党中央掌舵领航是我们最坚强的后盾,中华优秀传统文化是我们最坚定的底气,广大人民群众对健康的新需求新期盼是我们最强大的动力。

加快促进中医药传承创新发展

为民造福是立党为公、执政为民的本质要求。人民健康是民族昌盛和国家富强的重要标志。党的二十大报告对"推进健康中国"作出战略部署,专门强调"促进中医药传承创新发展",充分体现了以习近平同志为核心的党中央对卫生健康工作的高度重视、对中医药工作的亲切关怀,为我们在新时代新征程上继续推进中医药高质量发展进一步指明了前进方向、提供了根本遵循。

我们要把握好习近平新时代中国特色社会主义思想的世界观和方法论,牢牢把握以中国式现代化推进中华民族伟大复兴的使命任务,坚持人民至上,着眼人民全生命周期的预防、治疗、康复服务,完善中医药服务体系建设,提升和优化中医药服务的可

及性,切实加强公立中医医院党的建设,坚持把公立中医医院特色发展摆在更加突出的位置,全力以赴实现让广大人民群众"方便看中医、放心用中药、看上好中医"。坚持自信自立,站在坚定文化自信、增强民族自信的战略高度,加快中医药传统古籍整理和学术传承,深入挖掘中医药精华精髓,推动中医药文化创造性转化、创新性发展,让中医药成为人民群众促进健康的文化自觉。擦亮中医药这张东西方文明交流互鉴的名片,助力提升中华文化影响力。坚持守正创新,充分发挥中医药独特作用和优势,推动中医药和西医药相互补充、协调发展,不断创新中西医结合工作机制和医疗模式,提升我国医疗服务的水平和竞争力。充分发挥教育、科技、人才对中医药振兴发展的基础性、战略性支撑作用,把握创新在中医药现代化全局中的核心地位,增强中医药事业的创新驱动力。坚持问题导向,针对当前中医药工作存在的很多发展不均衡、不充分的问题,深化中医药综合改革,破解难题、补齐短板、巩固优势,抬高工作标杆、自我加压奋进,推进中医药特色发展、内涵发展、转型发展、融合发展。坚持系统观念,将立足新发展阶段、贯彻新发展理念、构建新发展格局、推动高质量发展作为中医药工作必须坚持的大逻辑和大主题,以深入实施中医药振兴发展重大工程为抓手,进一步推动《中共中央 国务院关于促进中医药传承创新发展的意见》落细落实,切实把中医药这一祖先留给我们的宝贵财富继承好、发展好、利用好。坚持胸怀天下,把中医药事业放进中华民族伟大复兴的战略全局和世界百年未有之大变局中思索谋划,推动中医药深度融入京津冀协同发展、长三角一体化发展、粤港澳大湾区建设、长江经济带、黄河流域高质量发展和"一带一路"建设等重大国家战略,在中国式现代化中提升中医药贡献度,为推动构建人类卫生健康共同体作出更大贡献。

新征程是充满光荣和梦想的远征。全体中医药人将牢记初心使命,坚持一切为了人民、一切依靠人民,坚守大医精诚不懈追求,不断满足人民群众的中医药需求;牢记团结奋斗,始终保持昂扬奋进的精神

状态,以抓铁有痕、踏石留印、久久为功的工作作风,推动中医药在新时代新征程上焕发新生机、展现新活力、绽放新光彩;牢记"国之大者",在中国式现代化新征程中发挥更大作用,进一步弘扬中医药文化,推动海外传播,推进构建具有中国特色的医疗卫生体系,从增强历史自觉中践行初心使命,从汲取历史智慧中守正创新,从掌握历史主动中把握发展规律,在以习近平同志为核心的党中央周围团结成"一块坚硬的钢铁",为推动中华民族伟大复兴号巨轮乘风破浪、扬帆远航贡献中医药人的力量。

转载自《中国中医药报》2022-10-24(1-2)

中医药是中国的,也是世界的

——在青蒿素问世50周年暨助力共建人类卫生健康共同体国际论坛上的致辞

于文明　国家中医药管理局局长

今天是世界防治疟疾日,今年是青蒿素问世50周年,也是习近平主席提出"构建人类卫生健康共同体"伟大理念两周年。今天举办以"加强青蒿素抗疟国际发展合作,共建人类卫生健康共同体"为主题的论坛具有重要的现实意义。在此,我谨代表中国国家中医药管理局向论坛的举办表示热烈的祝贺!向长期致力于抗疟事业,以及推动中医药传承创新发展与应用的各位专家学者、社会各界同仁表示崇高的敬意!

青蒿素是中国科学家屠呦呦依据中医药古代文献记载,运用现代科学技术研究发明的一项重大科技成果;是中医药传承创新发展与应用的一次生动实践;是中医药献给世界的宝贵礼物。这一成果,拯救了全球特别是发展中国家数百万人的生命,为中国乃至世界抗击疟疾作出了突出贡献。

今天我们举办这次论坛,是回顾总结青蒿素这一重大成果,进一步推动青蒿素抗疟国际发展合作的重要举措;也是回顾总结50年来中医药参与防治疟疾、艾滋病、SARS、新冠肺炎等新发突发重大传染病的经验成果与实践应用,进一步推动中医药参与全球公共卫生治理的重要举措。特别是2月28日至3月2日,世界卫生组织召开专家会议,对中医药救治新冠肺炎进行了评估。评估专家认为中国中医药救治新冠肺炎是安全的、有效的。这一评估结果再次证明,中国中医药屡经考验,历久弥新,在新发传染性疾病防治及全球公共卫生治理中依然好使管用。

中医药是传统的,也是现代的;是中国的,也是世界的。我们愿以此为纽带,不断加强中医药国际合作,与世界卫生组织和世界各国共同推进全球公共卫生治理。我相信,在大家的共同努力下,包括中医药在内的世界传统医学一定能够更好、更深入地参与全球重大传染病防控,维护各国人民健康,为构建人类卫生健康共同体贡献力量。

转载自《中国中医药报》2022-4-27(2)

构建中医药现代知识体系的思考

严世芸　国医大师、上海中医药大学终身教授

胡鸿毅　上海市卫生健康委副主任、市中医药管理局副局长

今年 4 月,习近平主席在致青蒿素问世 50 周年暨助力共建人类卫生健康共同体国际论坛的贺信中强调,中国愿同国际社会一道,密切公共卫生领域交流合作,携手应对全球性威胁和挑战,推动共建人类卫生健康共同体,为维护各国人民健康作出更大贡献。

加快中医药走向世界的步伐,需要我们更加重视对传统的保护,同时又要在守正的前提下解决好中医药现代化、产业化发展的重大课题。中医药知识概念的现代表达是其文化与科技传播的重要基础。中医药要走出去,就要用世界人民听得懂、看得懂的方式表达传统中医药所蕴含的科学与文化内核,进入国际医学对话领域,建立既符合中医药自身特色规律又与当代科学发展无隔阂的现代知识和语言体系。对中医药的科学与文化内核进行清晰的概念表达,这必将有利于推动中医药最新成果及时得到知识转化,也是更深入地参与全球卫生健康治理的现实需要。上海在创建国家中医药综合改革示范区的过程中,理应通过转变理念与制度建设,不断整合中医药传承、中西医结合、中医药科技创新与中医药国际标准领域的工作成果,率先探索构建中医药现代知识体系的有效路径。

以鲜活的临床实践视角,看中医药的现代价值和知识体系

中医药的国际化发展首先要靠坚实的临床疗效,以"实力说话",这也是构建中医药知识体系的实践基础。经过艰苦卓绝的持续奋战,我们打赢了抗疫"大上海保卫战"。这场战役是对武汉保卫战的又一次延续与创新,中医药全程全方位深度参与,发挥了积极作用。全国兄弟省市白衣执甲、尽锐出战、同心守"沪"。按照中医药"广泛使用、普遍开展、成熟技术、有所作为"的要求,先后制定 33 个中医药防控指导意见或技术文件。在本轮疫情老年危重患者疫苗接种率较低的情况下,中医药精准救治、中西医结合互补对于快速降低死亡率起到了重要作用。在全国率先实现特大型城市中医药防疫干预人群全覆盖。公共卫生学研究表明,服用中药干预方对重点人群感染相对风险减少了 60% 左右。临床科研与临床救治同步推进,收获了多项高质量临床成果。首次证实了中药与小分子药物各有特点,联合使用治疗高危因素人群,明显缩短转阴天数,减少不良反应,在减少转重率和卫生经济学角度评价方面有着较好的前景。上海中医药大学团队证明了多个中药分子同样可以和 SARS 病毒和 MERS 病毒的棘突蛋白结合,具有广谱的抗冠状病毒棘突蛋白的活性,研究论文被植物医药界的一区杂志《植物药理学》(*Phytomedicine*)收录发表。

习近平总书记强调,"过去,中华民族几千年都是靠中医药治病救人。特别是经过抗击新冠肺炎疫情、非典等重大传染病之后,我们对中医药的作用有了更深的认识。我们要发展中医药,注重用现代科学解读中医药学原理,走中西医结合的道路"。"要加强研究论证,总结中医药防治疫病的理论和诊疗

规律,组织科技攻关,既用好现代评价手段,也要充分尊重几千年的经验,说明白、讲清楚中医药的疗效"。大上海保卫战再次证明,对生命的敬重与发展的需求不断创造了中医药辉煌历史与文化成就,在鲜活的实践中,优秀的文化又不断转化为中医药科学创新的理念和动力。中西医结合、中西药同用,相互支持,相互创造救治条件,有着很强的文化互补性。中医药的传承创新发展是中华民族伟大复兴的一件大事。在传承的基础上,深入研究和建立好中医药现代知识体系,必将有力推动对生命奥秘和"未知领域"重大疾病的探索以及当代医学模式的转变,也将有利于全方位体现中医药当代重要价值和作用。

以历史文化视角,筑牢中医药现代知识体系本源根基

中医药文化具有兼容并包、自我调适、与时俱进的特点,是一种活的传统。要了解中医文化,一定要正本清源,知晓其形成的历史和社会文化背景。中医药现代知识体系的构建应当根植于中医药历史文化,遵循中医药认知规律,立足于中医药思维特点。我们可以通过对中医古典医籍精华的深度挖掘与现代转化,从历史文化视角中构建现代中医药知识体系,尊重中医药自身的思维特点和认知规律,以中医药学术发展史为依据,深入挖掘中医药的文化特质和哲理思维,厘清脉络层次,实现符合中医自身特点的"迭代"与"自创"。

中医药术语是现代知识学科体系的基础,它是由中华民族主体所创造构建,凝聚和浓缩了中华传统哲学科学思想、人文精神、思维方式、价值观念,以词或短语形式概括和表达中医概念的核心词,是中华民族几千年在防治疾病、保健养生的过程中进行探索的总结,积淀着中华民族的历史智慧,反映了中华民族在维护健康及探索人与自然、社会关系等方面的深度与广度。中医学术历来争论比较多,名词术语的概念源流考释尚待深化。因而要深入挖掘中医药的文化特质,以及"天人合一""比类取象"的哲理思维,以中医药学术发展史为依据,通过深入分析,总结中医药术语的发生、发展、演进乃至产生异化的规律。通过比较研究,进一步明晰中医药名词术语的谱系与知识框架,梳理遴选出中医药基本术语体系结构。要重视中医药语言体系挖掘整理及内涵外延的科学界定,围绕专业性、确定性、可拓展性(组合或延伸)、可描述性、公认性这"五性",通过对现有中医药知识体系的整理、比较和提炼,力求清晰界定中医药基本概念,提出核心术语派生理论,通过中医药术语与西医学等其他现代学科术语体系的比较研究,挖掘中医药术语所蕴含的文化特征,建立起"历史文化与学术内涵相统一""广泛性与确定性相一致"的技术理论与方法学。

以多学科融合的视角,拓展中医药现代知识体系边界

现代科学技术发展的突出特点,是在学科不断分化、专业不断细分基础上的相互交叉、相互渗透而形成的高度整合化、跨学科化。学科交叉的力度和广度已成为影响创新,特别是源头创新发展的关键性因素。中医药学自诞生之日起,就具有融哲学、科技、临床与健康养生文化于一体的多学科特性。作为中医理论体系形成的标志性经典著作——《黄帝内经》,就是一部集医学、哲学、人文、历法、天文、地理、数学、气象、心理、生物、物理、化学等学科知识的大成之作。南北朝时的《雷公炮炙论》不仅是医药自身的经验总结,也是魏晋以来炼丹化学工艺技术等渗透发展的结果。从宋代到明代,受宋明理学等学科的广泛影响,又使中医药学走向学科发展的新高度。

中医药现代知识学科体系应当是融合现代哲学、社会科学和自然科学的理论、方法和技术的多元学科知识体系,体现立体丰满的发展形态。为此,应首先打通和重构中医药核心学科之间的知识网络,以现有基础文献和科技史学科为"本体"母核,建立贯通基础与临床学科的研究与教学组织模式。中医药院校拥有较为完备的中医药文献源流研究团队,

但近年来对于中国传统语言学科的课程建设显得十分滞后,各校的医古文课程教学团队建设水平也缺乏新的亮点,很多院校只能承担一般工具性教学任务。因此,中医药院校要积极主动利用综合大学的学科及教学资源优势进行战略合作,以克服自身单科性院校的缺憾。其次,要打通和构建中医药跨学科之间的知识网络,注重与现代哲学、社会科学、生命科学、药学、材料工程、医疗器械等多学科的汇聚创新,注重与现代信息技术学科的融合融通,主动对接大数据、云计算、人工智能等新一代信息技术,为中医药现代知识体系的构建提供海量数据支撑。

以国际化视角,打造具有中国特色的全球公共知识产品

2013 年 8 月,国家主席习近平在会见时任世界卫生组织总干事陈冯富珍时表示,愿继续加强双方合作,促进中西医结合及中医药在海外发展,推动更多中国生产的医药产品进入国际市场。以世界卫生组织和国际标准化组织为主要代表的国际组织是中医药现代知识体系的重要发布平台,能够将中医药现代知识体系转化为全球公共知识产品,在世界范围内发挥最大的卫生健康公共效益。世界卫生组织第 11 版国际疾病分类(ICD-11)首次纳入起源于中医药的传统医学,实现了全球范围内中医药病证的规范统计;《WHO 中医药术语国际标准》为中医药的标准化和国际化提供了统一的中英对照蓝本;国际标准化组织(ISO)发布 80 余项涉及中药产品、中医医疗器械、中医信息术语的中医药 ISO 国际标准,成为衡量中医药产品和服务质量安全的有效尺度。在中药领域,相关国际标准正为中药产品提供安全与质量背书,为中药颗粒剂、超微粉、人工虫草菌粉等中药现代化剂型进入国际市场提供质量安全保障。在中医医疗设备领域,相关国际标准正运用信息编码技术规范中医诊断术语的信息编码,对中医诊断术语进行计算机可识别的定义、表示与格式规范,实现中医远程诊断与处方数据的交换。在中医药信息领域,相关国际标准正拓展与 WHO 国际分类家族的联系,构建以传统医学疾病分类为核心的标准体系,促进形成中医药在临床、科研、教育、管理、保险等领域的国际共识。这些成功实践告诉我们,构建中医药现代知识体系是中医药这一传统学科在现代获得创新发展的历史需要,更是彰显中华文化传承创新的生动案例。

针对中医药特色发挥、协同创新、开放融合等方面存在的瓶颈问题,推动形成中医药高质量发展大格局,是国家交给上海的重大任务。全面构建"规划引领、内涵导向、系统评价、多元激励、提升能级"五位一体的中医药高质量发展"制度链",需要率先推出一批具有标志性、引领性、基础性的改革创新成果。而中医药现代知识体系建设正是一个集医教研产用为一体的综合性系统工程,不仅是中医药传承发展之"未来之要",也能为中医药在卫生经济、医保结算、教育科研、优势病种质量控制与评价等具体工作带来"现实之需"。然而,中医药现代知识体系的建构其核心在"人"。最近四部门下发的《关于加强新时代中医药人才工作的意见》也指出,要提高人才队伍用现代科学解读中医药学原理能力。这就需要我们持续推动多学科背景的人才培养模式改革,持续优化中医药人才队伍的知识结构,将促进中医药知识创新的要求融入各项人才工程之中,使中医药的学科体系、学术体系、话语体系在推动现代医学模式转变过程中得以不断发展。

转载自《中国中医药报》2022-7-18(3)

回归象思维　深化中医理论研究

王永炎　中国中医科学院

中医基础理论研究是中医药事业发展的根本。重塑回归象思维、创新国学原理之精要,是中医药理论体系发展的重要举措,深化医学人学的中医理论研究是再创中医临床优势的先声。中医药界必须认识自己学科的优势,吸纳古今中外先进文明与技术,充实中医学科,寻踪国学原理、汇总各学派精粹,擢升基础理论。

国学哲理对中医药学理论研究有重要的指导意义,象思维回归、原象创生性是中医药学原创思维的优势,基于临床实践,如防治疫病、现代难治性慢病的共识疗效,是中医基础理论发展的永续动力,也是医学人学的目标。

历代明医留下的医案、医话、诊籍,是一份宝贵的大数据,有待激活发掘,为生命科学、人类健康造福,为中医理论的守正创新赋能。

重始源,立足基础理论研究

任何一门学科的形成与发展都是诸多要素的渗灌交融。就生命学科而言,从“论”上说,它必涉及古今中外哲学、文化、社会学、伦理学、心理学等多学科;从“史”上论,必须重视始源,崇尚国故,追思前贤,追踪古贤哲的哲学衍化发展的历史脉络。当今中医药学者亦应尊崇中华优秀传统科技文明、儒学、道学、禅宗美育塑造明德正纲良知的人生格局,以振兴国学国医、国术国药,敢担当负责任,承前辈嘱托,望后学续薪火,以格致正事为“任我”,事上炼求事功成,成为中医药发展的传承者与践行者。

中医药学始源于史前期中原黄河流域文化。文化即寓科技文明内涵。文字、能冶炼金属制作工具、建立聚集五千人以上的城池,人们始有宗教信仰等为其始源的例证。中华大地农耕文明在先,以河图洛书、太极图说负阴抱阳中气为和,《连山易》《归藏易》,《易经》《易传》等是其载体,兼容涵化异族他国之文化。中医原典集著《黄帝内经》是其思想精华的集大成者与光大者,为国医国药理论之肇始,亦为后世临床、临证、诊疗之圭臬,中医基础理论发展之源泉。

以史为鉴,回归象思维,立志守正创新

回首近三百年中国学术史,几乎只有诠释“经学”之师而无真正的思想家,原创思维被悬置,少有创新成果或为原因之一。追忆战国时期的百家争鸣与魏晋南北朝时的玄学大帜及宋明儒道互补,理学、心学的论争,还有佛学禅宗的本土化,中华传统哲学和社会科学指引着各门学术的发展进步;传承民族的伟大精神,崇仁德、尚和合、顺自然、知常变、净性明性的精华,实为中医理论发展之史鉴。

反观中医药事业在当今时代不断创新发展,疫情灾害频发,医家挺身抗疫救灾第一线,救民于水火,以人为本,生命至上,存疗疫医案,举守正创新之旗,令中医药学臻于学术发展进步新高峰。

目前,中医理论基础设有教席,已建科研机构,办有专业期刊,属二级学科,已培养出硕博士高层级人才梯队,迎来中医药理论体系良性发展的机遇。

象思维与中国文字语境相关。物象、具象思维与形象、概念思维可以互动,其原象即大象无形、大音无声之象是具有原发创生之象,心理情感心灵之

象,是道通为一的"一"整体动转混沌之象,天人合一、物我合一、知行合一之象,体现了寥廓幽玄的宇宙观,"观"是范畴大则识仁,大一无外内含小一,小一无内寓有大一,大、小一中和则礼归于仁。大德曰生则生生不息又厚德载物。中医学以象数易气神一体为原创思维,以疗效为原创优势。

中国哲学间性论阐释医理的关联性

中国哲学以"天人合一"作为世界图景,其间性论有中华科技文明的特征。战国时期历经百家争鸣创立了道、太极、阴阳、有无、中庸等一系列的基本范畴,创发了具有中国特质的间性哲学,亦即指导中医学的哲理基础。

人的健康、疾病等整个生命过程的易变,均以中国哲学间性论为本源展开反思、纯思、向思,旨在深化中医药理论有思想的原创学术研究。五脏间性符合道与术和合规律,呈现当今高概念学理,足知古今哲理正反之间、成败之间、幽玄与显明之间,尚有疏分归纳和合第三象限。气聚成形而气散太虚,太虚为独具创生性的原象思维。中医药学临床是优势,仲师明示"观其脉症、知犯何逆、随证治之",仅仅十二个字立为辨证论治总则,后世医界赞誉"一言而为天下法,匹夫能为百世师",体现了中国哲学间性论之精华。

中医临床与教学科研人员需要感性、理性、悟性的整合,重在悟性,体道在实践阅历经验积淀进而信储存脑海丰富的直觉。勿论顿悟渐悟经验重建都需要"独立之精神,自由之思想"创新环境的培育。"知犯何逆"理解为气运核心的病机,必须观象议病细察患者,身处自然社会人群复杂系统中及隐喻的人际关系"难为"情感的反应。明理细辨病机与脏腑经络气血津液的形态功能的间性关联。

天人之间的气、理、虚、通、一、和与阴阳、至极、太极、无极是中国古人判断世事在不断地变化的基本预设。易经可称易变之经典,正是一部人类最早研究间性现象,并从中得到的智慧付诸实践的间性论的重要文献。阴阳的符号系统与负阴抱阳中气为和的太极是最有影响的范畴。易以道、阴阳、动静、天地、乾坤、刚柔、正反、进退、显隐、来往等既对立又关联是相生

相克、相反相成的间性整体,混沌由始至终动态演变,它不是形而下的器物,而是形而上之道。中医学理"法于阴阳,和于术数",以明道正纲提升技艺水平表述间性论的哲理,是中华民族传统科技文明的瑰宝,也是中国哲学为中医药学奠定的理论基础。

把握前沿迎接大数据科学时代

本世纪医学门类纳入生命科学范畴,信息化、智能化的新纪元已开启,中医药学界必须认识自己学科的优势,善于吸纳古今中外先进文明与技术,强化基础理论研究发挥临床优势。

医案大数据得到激活发掘。《中华医藏》的编撰工作初步统计古籍八千余种,其中各家医案以百千计,再加上近现代中医师们完整系统的病例资料,可汇聚成一份可资发掘研究的大数据。古今医案是非线性大数据,应利用信息化、智能化技术构建能够揭示生命能量与健康疾病多模态、多元化、多指标的数据库。

1999年笔者在"方剂关键科学问题"的973基础研究项目提出了整体和谐效应假说,即不同配伍所出现的不同效应源于对抗、补充、调节等多种药理作用的和谐。历经12年,学术团队紧跟多组学网络药理学与化学生物学新技术,深化整体和谐"方剂组学"的验证。目前提出借区块链发展"方证相应"一体化的模块药理学研究,进一步阐释证候与复方间相关联的假说。非线性大数据的激活发掘,多学科、多元化、计算机算法的研发已成为中医药科技工程的重要工作。各类相关生命健康数据库的建构,高性能的计算机程序编组业已为主要的研发工具,协同创新开展中医基础理论研究。

中医药学科迎来"中西医并重"的卫生健康工作方针,中医学人需要文化自觉,净化心灵,提高治学执教能力。尤其是中医基础理论研究者要刻苦攻读古贤经典,明晰国学原理,兼学文化哲史美学,开放吸纳中外科技文明进化的成果。树立优良的学风、作风、文风,成为振兴中医药事业中坚骨干。

转载自《中国中医基础医学杂志》
2022年第28卷第1期

中华文化认识世界的三项原则

刘长林　中国社会科学院

中医考虑问题,从根本上说,有三项原则是我们所遵守的,而这三项原则不仅是中医的,而是整个中华传统文化的。中国的文化跟西方文化有很大的不同,中医学和西医学完全是两个医学体系。那么为什么产生了两种文化形态,在这两种文化形态基础上又形成了两个医学体系? 从认识论和思维的角度来谈这个问题,就是我们的思维和西方人的思维有本质不同。尽管我们和西方人认识的是同一个世界,但是认识的方法不一样,思维方式不同,所以就产生了两种完全不同的文化,也就产生了中医和西医两种医学体系。

认识是一个有选择的过程

中华文化与西方文化、中医学与西医学在形态和取向上为什么如此不同? 这就要从人的选择说起。科学方法和认识取向,说到底,是对世界的一种选择。英国近代哲学家洛克的"白板说"主张认识来源于经验,是片面的。主体在认识过程中不是被动的,而是主动的,主体的能动作用也不限于去粗取精,去伪存真,由表及里,由此及彼,加工制作,形成概念、判断和推理。主体的作用首先在选择:选取与自己的知觉能力、主观需要和认识方法(兴趣、偏好)相对应的信息,然后进行输入和加工。世界无限深广、丰富、多样。不是它提供什么,我们认识什么,而是我们选择什么,它就向我们提供什么。认识受选择制导。

用具体的有限的方法只能进入与其对应的世界的某一具体层面或具体领域,而不能进入其他层面或领域。这就决定了西方的科学不可能是唯一的科学,西方的方法不可能是唯一的方法,用西方方法把握的世界(知识、艺术、宗教)不可能是全部世界,只能是世界的一个层面,而世界有很多的层面。

运动形式不同,决定学科分类;认识层面不同,决定科学多元。认识客体的运动形态的不同,即认识领域(对象)的特殊性,决定了科学学科的分类,如物理学、化学、生物学、天文学等等。同时还要看到,同一认识领域(对象)具有不同的层面,如同一事物的物质实体构成和自然整体关系,就属于不同的层面。因此,即使在同一学科内,也会形成不同的认知方法和不同的知识体系。中医、西医同以人的生命为研究和调控对象,却形成了迥然不同的两套人体模型和诊疗方式,这一事实就证明了这一点。如果认为对同一领域(对象)只能产生一种形态的科学知识体系,那实际上是否认了事物存在层面的多样性和认识取向的多种可能性。这与世界具有无限性和复杂性的观点相悖,也与认识主体对于信息具有选择性的事实相悖。

综上可见,认识主体多样性的选择,决定了科学与文化的多元。

那么,涵盖中医药学的中华传统文化用的是什么方法,走的是什么道路? 进的是哪个层面? 与西方文化、西医学不同在哪里? 中华传统文化的主流认识世界的方法,概括起来有三项原则:"天下随时""道法自然"和"立象尽意"。这三项原则决定了中华传统文化的思想原点是"以时为正",其关注和认识的层面是事物的现象层面,是发现事物自然整体层面的规律。

"天下随时"——以时为正

中西文化各有自己的原点,就笔者的观察,时空选择决定文化和科学的走向。发源于古希腊、罗马的西方文化具有明显的空间特征,属于空间文化;诞生于黄河、长江流域的中华文化则具有突出的时间特征,属于时间文化。空间文化和时间文化是对人类生活影响最大的两类文化,其他种类的文化,则介乎二者之间。

时间和空间是万物的两种最基本的性质。天地万物都有自己的时间和空间,时空统一不可分割,但是时间和空间又相互分别、各有自己独立的意义。当人们面对世界的时候,不可能时空并重,而必定有所选择,或以空间为本位,从空间的角度看待时间和万物的存在;或以时间为本位,从时间的角度看待空间和万物的存在。这两种态度和做法具有不同的意义和价值,对于人类都是必要的,有益的。之所以有这两种选择,是因为人的思维和感知在同一时刻只能有一个注意中心。因此,在对待外界事物时,或以空间为主,或以时间为主,这两种做法只能分别进行,而不可能体现在同一过程中。

人类文化正是这样被分成了两大源流。中华传统文化的主流偏向以时间为主,西方文化的主流则偏向以空间为主,经过几千年的积淀与发展,就形成了中西两种性质不同却优美对称的文化形态。中西文化的不同时空选择,可以用这两种文化主流的全部表现来说明。

西方在哲学上,从古希腊至现代,西方有着重空间轻时间的传统。前苏格拉底时期,哲学家们在创建学说时很少讨论时间问题,而花了好多气力争辩有没有虚空。毕达哥拉斯派以"数"为世界的本原,认为由数产生点、线、面、体,再由体生出水、火、土、空气四大元素和世界万物。这意味着,万物由空间产生,而空间连接本原。爱利亚派的巴门尼德否认

运动和变化的可能,因而指斥时间不属于真实的事物,不是事物本身的属性,而只属于人们感觉中的不合逻辑的世界。

西方传统艺术以表现审美对象的空间美为主要目标。古希腊毕达哥拉斯派主张美产生于数的和谐,美由数的一定比例决定。由此西方艺术把与美相关的数规定为某种固定不变的比例,如"黄金分割"。这样的美属于空间美。西方经典绘画和雕塑,则以严格的人体解剖为基础。中华传统艺术,以"气韵生动"为灵魂,力求展现生命韵律之美,即音乐流动之美,主张美产生于刚柔、进退、开合、动静、虚实、往来、消长等阴阳关系有节律地推移。气韵就是生命,流动之美就是时间之美,故中国传统绘画重传神而不重形似,妙在似与非似之间。中国古代建筑采取木土结构,木主生,土主运化,重在屋顶羽翼之美。可见,西方人喜欢的是静态美、形体美,中国人喜欢的是动态美、韵律美。

在科学方面,欧几里得的《几何原本》被公认为西方科学思想的源头,其公理演绎式的逻辑思维形式一直影响着西方学术的发展。西方最发达的学科是物理学,牛顿力学、电动力学、相对论、量子场论等都主要是研究空间属性。近现代西方科学的最大成就是对物质结构的研究,物质结构系事物的空间本质。现代系统科学虽然将关注的重心转移至时间,但所采用的方法和立场仍然是以空间为本位的,西方的生命科学、进化论、各种史学理论几乎皆如是。西方传统思维对时间的淡漠和疏离,影响巨大而深远。

中华学术从"观象授时"起始,很早就形成了"以时为正"的观念。中华学术的源头是《周易》。王弼曰:"夫卦者,时也;爻者,适时之变者也。""是故,卦以存时,爻以示变。"(《周易略例》)《易传》谓:"天下随时,随时之义大矣哉!"(《随·彖》)"损益盈虚,与时偕行。"(《损·彖》)"终日乾乾,与时偕行。"(《文言》)"先王以茂对时育万物。"(《无妄·彖》)"时止则止,时行则行,动静不失其时,其道光明。"(《艮·彖》)"变通者,趣时者也。"(《系辞下》)六十四卦所揭

示的正是自然与人事的时间历史规律,其核心思想可用"与时偕行"四个字来概括。

中华古代天文学十分发达。中华古人视宇宙为生生不息的大化流行,而不是既成万物的并列杂陈。天是自然界的最高概念和总称,其直接的显现是空间,但中国人对天的感受是"时",称"天时",天时带动地利。中国传统农学取得辉煌成就,注重农时是其第一法宝。

孔子曰:"天何言哉?四时行焉,百物生焉。"故中国人偏重从衍生的角度去理解各类具体事物。孔子曰:"君子之中庸也,君子而时中。"(《中庸》)孔子继承并发扬了"以时为正"的传统,强调天道、人道因时而变,与时偕行,故曰"君子而时中"。中道与时相统一,"时中"即以时为正。孔子是知行中道的楷模,与时偕行的典范,所以孟子说:"孔子,圣之时者也。孔子之谓集大成。"(《孟子·万章下》)

《黄帝内经》以阴阳五行为"道",为根本理论,而阴阳五行的实质是昼夜四时,这使中医学成为真正以时间为本位的医学。《黄帝内经》以时间为本位,把人和天地万物看作是一个统一的生命过程,其直白而集中的表述,见《素问·四气调神大论》:"夫四时阴阳者,万物之根本也。所以圣人春夏养阳,秋冬养阴,以从其根,故与万物沉浮于生长之门。逆其根,则伐其本,坏其真矣。故阴阳四时者,万物之终始也,死生之本也,逆之则灾害生,从之则苛疾不起,是谓得道。"阴阳的本始表现即昼夜四时,四时阴阳正是天地大系统所显示出来的时间。《黄帝内经》以四时阴阳为人和万物的根本,可见是要从具体的时间过程研究人与万物的死生、沉浮、终始等一切变化规律。更要注意的是,《黄帝内经》把顺从时间所显示出来的规律,如春夏秋冬、黑夜白日等,视为"得道",这就表明,《黄帝内经》之"道"的实质是时间,是时间的根本特性与规律。

"道法自然"——天人合一

空间的特性是并立和广延。空间可以切割、占有,只能分享,不能共享,而且,只有在切割和分解中,才能显示空间的存在,在空间范畴内,主体与客体之间显示差别和排斥,这决定了西方传统的主客关系采取"对立"的形式。

诚然,认识活动必须主体与客体"相对",但是相对有不同的形式,不同的性质,主客"相对"既可表现为"对立""控制",也可表现为"合一""相融"。西方传统所采取的主客对立只是相对形式中的一种,凸出了相互排斥性,强调主体对客体的占有和宰制,这就决定了西方人在认识过程中,主要采取抽象方法、分析方法、公理演绎方法以及限定边界条件的实验等方法,对客体实行预设、定格、抽取和控制。其所形成的概念和理论,不可避免地要割断对象的整体联系和流动过程,因而必定要透过(宰制)现象,到现象背后去寻找"本质"——事物相对稳定的内在联系。

时间的特性是持续和变易。时间一维,不可回逆,不可切割,不可占有,只能共享,不能分享。在时间的范畴内,主体与客体之间显示统一与平等的关系,这决定了中华传统文化贯穿着万物一体,天人合一,主客相融的牢固观念。时间存在的客观基础系事物的变易,没有变易则无时间,但是,光有事物的变易,还不能构成真正意义上的时间,要将时间概念和变易概念做适当区分,万物都在变易,并不意味它们都有时间,时间一定包括过去、现在和将来三个要素,而且唯当将三者统一起来,才成为时间。所以,过去、现在和将来,必须相对于某一认识主体的当下,并被该主体综合成一个整体过程,这时它们才能成立,才能存在,也才有了时间。

时间有其客观依据,即事物的变化,但同时不能离开主体的感受、内省和实践。所以,由过去、现在和未来构成的时间本身,就是主客观的统一。中华传统思维以时间为主,这就决定了中华古人在观察客体时,总会把主体融入,因为没有主体的融入,也就没有真正意义上的时间,既然时间离不开感受,而感受本身正是主体与客体的融合,因此越是深入感受时间,在时间中观察世界,就越会与客观世界融合。而且,时间一维,朝着一个方向驶去,是不可切割分立的过程整体,因此,以时间为主看待事物,又势必形成和强化主客偕同、万物一体的观念。这就表明,天人合一、主客相融与以时间为本位的时空选择有着深刻的内在联系。

天人合一,主客相融不仅不排除二者之间原本存在的分别与相对,而且始终以此为前提。试想,没有二者的分别与相对,如何谈得到他们的相融与合一?其实说"合一""相融"的同时,就已经将分别与相对包含于其中了。而且,世界上还从来没有人能做到与天彻底无分别的合一。道学、佛学修行的目标是与天道、自性和法性相合一,可是无论老庄,还是诸佛菩萨,都始终保存着自己的个性,有自己的名号,这就说明还有分别。重要的是要明确天人合一中所保持的相对于分别与空间思维中的主客对立有本质不同,它是一种以协调统一为主导的相对,一种以尊重对方为前提的分别。而且,天人合一、主客相融可以有不同的层次,不同的水平,它们都属于主客相对的另一种形式。

因此,天人合一、主客相融并不排除主体对客体有"观",有"取"——仰观俯察,近取远取。"观"是观察,"取"是选取、比较和归类。从"仰观""俯观""近取""远取"可见,主体显然是把认识对象——天地万物,包括自身置于与自己相对的一边。

庄子曰:"天地与我并生,而万物与我为一。"这两句话合起来,堪称天人合一之经典表述,这样的主客关系要求认识主体在认识过程中不作预设,不干预、切割、控制客体,完全尊重事物本来的生存状态,然后观察其自然而然的变化,找出其自然变化的法则。中医藏象经络、辨证施治、药性归经理论,其中许多的内容就是用这样的方法概括出来的。

道无预设、无执着,并在尊重和不干预已成事物的前提下,生化万物。人法道,顺遂万物之自性,去认识、辅助、赞化万物,这就是"道法自然"。"道法自然"在认识和实践中的具体表现,就是"顺""因""赞""辅"。老子主张"无为",即顺其自然,绝不是无所作为,也不是有所为,有所不为。老子说:"以辅万物之自然而不敢为。"(《老子》第六十四章)"不敢为",是指不敢有破坏事物自然整体和自然生化的行为。"辅万物之自然",是指赞化万物,帮助万物按其天赋之性自为、自治。此即"无为",即无预设、无干预、无执着之作为。

时间不可逆转,万物的生化只沿着一个方向前进,故依从时间之道,把人和万物看作自行生化、自为自治的主体,《黄帝内经》主张"治"的根本原则是"顺",即赞化,即辅赞人与万物的自为自治。《黄帝内经》说:"无代化,无违时,必养必和,待其来复。"此语可视为贯穿中医诊治的全过程。

"立象尽意"——观物取象

遵循"法自然"的原则,尊重和不干预认识客体,我们面对的就是现象,顺遂事物的自然变化,来认识事物的运动规律,就不能破坏现象,而且认识所指,就是现象本身,就是要把握事物现象层面的规律。

《易·系辞》说,圣人"观象于天""立象以尽意",而《黄帝内经》有"阴阳应象大论"。他们所说的象,就是现象,就是主张观物取象,并以象的形式或意象性概念来概括和表述现象层面的规律。"阴阳应象大论"的篇名和其论述告诉我们,阴阳直接与现象相对应,是对现象本身的概括。阴阳表达的是象,它作为概括,不是抽象的概括,而是不离开象的概括。中医辨证之"证",正是人身生命自然所呈之"象"。

我们所说的现象,是指事物在自然状态下运动变化的呈现。从内涵上说,现象是事物自然整体功能、信息和所有内外各种关系的表现。从状态上说,现象是一个过程,是事物自然整体联系的错综杂陈,充满变易、随机和偶然。可见,现象是事物的自然整体层面。既然如此,现象就不像西方传统哲学所说的那样,只是其背后"实体"的附属存在,没有任何积极价值。

首先看无机的物质存在。由单个或少量无机物体发生的机械运动、物理运动、化学运动,其所呈现象与承担运动过程的实体之间具有相对固定的对应关系。"体"有何种变化,"象"则大体有与之唯一对应的变化,起决定作用的是"体","象"的独立意义不明显。然而大数量无机物体的整体运动,如大气环流、地质变迁、自然灾害、太阳系小行星带的运动分布等,由于参与运动过程的物体种类繁多,数量巨大,关系复杂,不确定因素无法预测,使得这些运动的现象与实体之间难以找到确定的对应关系,现象层面的独立意义变得明显,不可能单纯以其实体的物理化学性质来说明和测定这一类运动的变化情形。在很大程度上,这类运动的现象要由现象本身来解释,难以由产生现象的实体构成来解释。

再看生命的存在。每一生命个体都是一个复杂的具有多重结构的有机整体。生命个体所呈生命现象与其物质构成——实体组织之间,既存在一些精确的直接对应关系,同时又存在一些不直接对应的关系,如经络现象至今未能找到直接对应的实体组织,而经络对生命体的调控作用却是巨大的。

又如各种非器质性疾病,并不能从生命实体构成得到说明和治疗。还有,精神情志与形体健康的关系,已越来越受到医学家们的重视,精神情志属于生命的现象层面,其状态有着极大的自主性、独立性,在很大程度上不受形体的决定,但反过来会对形体的健康产生很大的积极或消极影响。

由上可见,经络、非器质性疾病、证候、精神情志等,它们虽然以生命的实体构成为基础,但与实体组织之间不是一一对应的关系,而有着很大的独立性。临床实践证明,这一类生命现象以及那些与实体组织有直接对应关系的生命现象,绝不是纯粹被动的附属的存在,不是实体器官消极的外部呈现,它们对于生命过程和生命形体的存在,有着积极的不可替代的作用。这就是为什么中医辨证(象)施治,采取针灸、汤剂、刮痧、按摩、推拿、调神(气功)等手段能够产生整体疗效的道理。通过人身生命系统的"界面"对疾病进行诊断和治疗,就是在生命个体的现象层面实现对生命的认识和调控。

每一生命个体,都有生命之象和生命之体两个方面。对于生命过程,"象"的层面和"体"的层面,具有同等重要的意义,但是各自起的作用不同。因此,要全面把握这类复杂系统,必须从"象"和"体"两个层面分别进行。

人的心灵系统可谓超复杂超高级系统。现代科学认为,心理现象的物质基础是脑神经系统。大脑作为心灵系统的"体"是生命机体的一个组成部分,与生命机体密不可分,但是心灵系统的"象",却是对外部信息的提取、加工和感受。人的意识、思维、想象(心理过程),人的情绪、心境(心理状态),有不受限制的独立自主活动的能力和空间。心理之"体"只为心理活动提供了物质"载体",而基本上不能干预心理活动的对象;心理活动的对象作为心灵系统之"象",则几乎不受载体的制约和支配。

通过上面的分析我们看到:现象不是消极被动的存在,不是实体的附属物,远非完全由实体决定。实际上,现象是事物的自然整体层面,是事物整体的组成部分,对事物的存在和变化有积极能动的作用。那么,究竟应当如何理解这个"自然整体层面"? 即如何理解现象的实质?从根本上看,现象与实体又应是怎样的关系?

现象作为事物的自然整体层面,作为具有积极和独立作用的事物整体的组成部分,无疑也有本体意义。比较而言,现象的关系是易变的,不稳定的,因而更多地显示着时间的特性;实体的关系是不易改变的,相对稳定的,因而更多地显示着空间的特性,二者在时空上,各有侧重。中华传统文化以时间为本位,在认识上落脚在现象层面,"观物取象",以把握现象层面的规律为己任,是顺理成章的。

打开科学的另一扇大门

以空间为本位,到现象背后去寻找本质,这一扇科学的大门已被西方科学打开,但是这不是科学唯一的大门,至少还有另外一扇大门,那就是以时间为本位,探索现象本身的规律,研究世界的自然整体层面。

现象既然是事物在自然状态下的呈现,现象层面也就是事物之彻底开放的,自然生成的,完好无损的整体层面。如果肯定一切存在都有规律,那么就应当承认事物的自然整体层面也受规律支配。否则，世界将分为截然不同的两半，一半有规律，一半无规律。那是不可思议的。

应当肯定，世界是统一的，一切运动形式和存在层面皆有规律。《黄帝内经》和中医药学所揭示的众多规律已经证明了这一点。这里有一个问题必须辨明，就是要将规律和规律的具体形态区分开来，不可只承认一种形态的规律，不承认其他形态的规律。将规律与规律形态分离开来的依据，是世界有无穷多的层面，不同层面有不同的存在形式和不同的特质，因而不同层面的规律具有不同的表现形态。

现象处于永恒的变动之中，与他物有复杂的相互联系，承载现象的物质实体则是相对简单、静止、稳定的存在。因此，现象层面的规律有其特殊性，不能以现象背后的规律形态为标准。显然，现象背后的规律在形式上会趋于严格、精准、固定，现象本身的规律则相对宽松、灵活、自由，具有较大的容纳区间。但是，不管怎么特殊，所有规律，无论现象背后还是现象本身的规律，都必须具备一切规律的基本特质。这就是联系的重复性、普遍性和必然性。

必须指出，所谓必然性不等于唯一性。必然性可以表现为一个不会超出的严格界定的范围，在这个范围之内，却可以有无限多种的可能性，无限多种的具体呈现。这样理解必然性，规律就可以容纳不确定性，同时又不失规律的基本特质，不失规律的指导作用。

认清了中国和西方两个本质不同的科学传统，也就自然地明白了为什么中国古代科学如此发达，西方近代科学却没有诞生在中国。不仅如此，即使到了今天，用成熟了的西方近、现代科学也不能解释中医，不能解释中国科学传统。因为它们认识的出发点和大方向根本不同，不是一条道上跑的车，不是古代与现代的前后关系，而是两个并行的认识源流。

中国人的原创，就在于为打开科学的另一扇大门开辟了道路。我们应当沿着这条道路作出新的贡献。

转载自《中国中医药报》2022-3-28(3)

守疗效之正　创共识之新
——对中医理论传承创新发展研究的思考

杨金生　中国中医科学院

中医药学包含着中华民族几千年的健康养生理念及其实践经验，是中华文明的瑰宝，凝聚着中国人民和中华民族的博大智慧。在科学技术高速发展的今天，只有做好对传统中医药学的传承与创新，才能更好地激发中医药的生命力。如何正确地理解"守正"与"创新"的关系，是中医药学发展的关键。对于生命科学来说，不仅要"守传统之正，创时代之新"，更重要的是要"守疗效之正，创共识之新"。如何将当代中医临床中产生的新观点、新经验纳入到中医学理论体系当中，如何让中医学的思想与理念得到医学界、全社会甚至全世界的普遍认同与接受，这正是当代中医学术研究所应承担的时代使命。

疗效是中医理论实践价值的集中反映

疗效是医学科学衡量对疾病治疗效果的核心指标。临床疗效是中医立业之本，是中医的生命力。中医理论充分体现了实用性原则，中医学具有实践优位的学科属性。中医理论主要由两部分构成：一是阐述人体生命规律、现象和干预法则的基本理论；二是指导防治疾病有效实践的临床诊疗理论，后者是中医理论实践性的集中反映。

要秉持尊重历史、尊重文化、尊重原创的原则，认真厘清思想、方法和经验，"方知玄里之玄，始达妙中之妙"。这就需要理论研究工作者，将其还原到当时的自然条件、人文背景和经济社会模式等环境中，加以考证、理解、核实和阐释，客观看待古籍中所记载方药的有效性和安全性。临床取得疗效的另一个前提是中医医生理解和运用理论的合理性和准确性。关键在于医生理解掌握中医理论的范围、程度和临证思辨及决策能力。医生自己需要钻研理论，从而提升其辨证论治的水平。因此，基于现代疾病所形成的诊疗经验和思维方式过程的回顾梳理与凝练评价，是中医理论研究的重要工作。

共识是中医理论传承创新的阶梯

中医理论的共识性需要从两个视角来理解。一是对于中医理论基本范畴来讲，它具有相对的统一性和稳定性。这部分内容主要是中医学的世界观、认识论和方法论，阐明了有关生命、健康、疾病及其防治的基本规律、基本原理和基本法则。另一方面，中医理论如何在临床实践中发挥作用，主观决定权在医生个体。尽管在处理具体疾病方面见仁见智，但是其根本指导思想并未超出中医基础理论的范畴。理论的传承需要形成共识的中医理论验证、评价模式。今天的理论研究应更多地关注具体病证，基于临床疗效对临证经验和案例加以发掘与提炼，形成关于每一病证通识性的基本诊疗思路与规范措施。

目前高等院校教材，就同一病证的论述与防治方案不尽相同；中医药指南及不同指南制定手册推荐使用的推荐意见分级标准不尽相同，纳入的中医药循证临床指南与国际指南制定手册要求尚有一定差距；特别是对于现代疾病的中医诊疗理论研究，距离形成规范化的基本理论共识还有很长的路需要摸索前进;同一个病证从不同角度认知所形成的不同流派的经验,虽是中医理论的一大特色,却因不能形成共识而难以成为创新的阶梯。因此,凝聚共识是我们当代中医基础理论研究者的使命与责任。

文化是中医理论支撑载体和传承根柢

文化主要是文字、语言和风俗、教化,是一个民族对自然、社会、科技等在精神层面的体现。中国传统文化源远流长,是中医理论形成的基础。"天人合一""以时为正""道法自然""三因制宜"等中医学思想都与传统文化有着千丝万缕的联系。中医原创思维方式本质上是中国传统思维方式在中医学范围内的具体运用和发展。不同时代,中医理论的发展特点和基本内涵也是不断演变的,具有时代文化的烙印,应尊重、区分并升华与应用。

中医药文化不仅体现了人文情怀,也是一种健康的生活方式。古今临床大家多具有深厚的文化素养。正是对传统文化精华的领悟,提升了医生诊疗思维水平,增加了临床实践的艺术性。今天从丰富与发展中医理论的视角来研究传统文化,其根本目的还是古为今用。其一是要促进中医自身理论的丰富与表达,其二是要增进医生的人文情怀进而提升临床效果,其三是以先进文化为契机,以文说医,以文传医,把中医理论的根本性质、属性、功能、特征等正确认知传播给世人。

中医理论研究要借鉴现代文明发展成果

中医药发展必须不忘本来、吸收外来、面向未来,才能逐步迈向现代化、科学化与全球化。比较西方哲学等人文科学内涵,加深对中医理论原创思维自身特点的清晰认知,找出二者之间在世界观、认识论和方法论的具体差异,明确各自在认知和解释生命规律中的实际价值,运用现代语言准确、客观、科学表达。尤其是中西医理论,在学科性质、理论特点、知识结构、功能价值和意义等方面进行充分比较,尊重各自的历史传统、文化积淀和诊疗模式,为

中医学与现代医学的话语沟通和实践互补形成新理论。

中医理论的传承创新,既要挖掘传统典籍中的古代医家学术思想和临床经验,更要凝练当代文献中著名医家基于共识的循证医学研究。要借鉴现代医学、生命科学等多学科最新进展,以及大数据、人工智能等前沿技术方法,客观、真实分析、判断现代科学技术与中医理论研究融合的可能性,并进行广泛、深刻论证,探索二者在实践层面相互配合的可能途径与方式,进而阐明现代科学技术视角下中医理论认知生命和临床应用的基本原理与机制。

集成中医临床评价优效的新理论

中医辨证论治的诊疗模式使中医临床面对患者体现出鲜明的个体化特征,而个体化治疗并不符合随机对照试验的标准条件。中医临床实现有效性和安全性的优化,主要依靠医生辨证论治的水平。患者的个体化表现就成为医生临床诊疗的第一个变量,医生各自思辨行为以及选取参照物的多样化形成第二个变量。两种变量的权衡,是中医辨证论治最鲜明的特征,即使是面对现代医学不明病因的新发、突发疾病,中医只要"观其脉证",即可"知犯何逆,随证治之",给临床"真实视界"的优效评价带来了诸多复杂的考量因素。

因此,在中医理论现代研究工作中,如果依靠中医基本原理、规律和法则,对古文献记载的临床报道的合理性、安全性和优效性的还原研究模式,已不能满足科学的追求。要全面收集、整理、总结与提炼现代疾病防治中的有效经验,发现新现象和新规律,构建新理论,为中医医生提供更多具有参考性、启发性的理论依据,才能提升临床治疗的安全性和有效性。

规范化科学化推动中医走向世界

中医学规范科学走向世界,必然是在中国传统文化被世界广为理解和接受的背景之下。当前,多种途径促进着西方国家民众对中医疗法的熟悉和接

受,通过精湛有效的临床技术,不断向其传输中医文化、理念和知识,继而为接受中医理论创造基础。针灸技术的国际认同与广泛应用就是一个成功的案例。中医理论规范科学的现代表达,能够为中医学国际化传播起到有力的沟通和桥梁作用。不忘本来才能开辟未来,挖掘精华才能传承创新。

传承和弘扬中医理论,要本着科学、客观的态度,坚持古为今用、洋为中用、推陈出新,使之与现代临床实践相适应,与当代思想文化和现实价值相融通。正确区分传统古籍与传世经典、个别案例与经验总结、独特见解与普遍共识的差异;正确对待历代认知与现代知识、传统中医与现代医学、传承保护与发展利用的区别。进一步促进中医理论的传承与发展,提升中医理论的科学性;进一步增进中西医理论的包容与互鉴,提高中医理论的实践性,真正实现守疗效之正、创共识之新,推进中医药现代化,推动中医药走向世界。

摘编自《中国中医基础医学杂志》
2022 年第 28 卷第 1 期

守疗效之正　创共识之新

专论

反思近代中医理论转型与思维嬗变

王振国　山东中医药大学

中医药学拥有数千年的实践积累，体系独具，理论独特，成就辉煌，但在当代社会却不能尽情展示自身特色与优势；中医药发展历程中积累了浩如烟海的学术典籍，今天却常常无法摆脱自我辩护的尴尬；近百年来中医药拥有了快速发展的教育规模，却发现存在着学术传承的危机。这与近代百年的思想、科技、文化大变革密不可分，"文化断层"与"思维异化"成为当代中医学术传承困境的基本原因。

文化断层指在近代以来随着西学东渐以及否定中国传统文化的背景下，教育内容与方法发生重大变革，使当代人多已不具备传统文化的基础训练和思维能力；思维异化指中医学在经过近代"科学化"改造之后，主体思维一定程度上与西医趋同。从"医"到"中医"，从"本草"到"中药"，不仅是名词的变化，更是一个文化重塑和思维异化的过程。

中国传统文化对医学的形塑

要厘清中医的理论嬗变及思维转型，首先要明确何为中医本体。中国医学植根于中国传统文化，儒、道、医三者的文化交流，奠定了中国传统文化的基础构架，独特的"生命文化"成为中国文化的基本特征之一。中国文化又形塑着中医学的形态。例如，汉末魏晋以来的医学传承，受道家文化影响至著，"道医"是医药学家的重要代表。而唐宋以后，儒学则对医学进行了全方位、多层次的渗透与形塑，中医理论得以系统整理、凝练和升华，提高了医学的人文境界。在医学队伍构成方面，"儒医"成为医学传承的主流。

"儒医"一词最早出现于北宋，《宋会要辑稿》曰："朝廷兴建医学，教养士类，使习儒术者通黄素、明诊疗，而施于疾病，谓之儒医。"这类医者大多具有儒学根底，他们注重对医学经典的研读，其行医作风也多合乎儒家的道德标准，对中医学的发展产生了深远影响。通过儒者的参与，中医学医乃仁术的本质定位、精气为本的学术基础、以和为贵的学术宗旨得以确立。同时，儒医以区别于一般医家的独特道德理想、思维定式、生活方式、处世风范，使医学获得更广泛的社会认同和地位提升。

在医籍正典化方面，"儒医参定，置局校书"是当时的一大特色。在宋开宝年间，宋太祖命医工刘翰、道士马志等共同撰集新本草，任命翰林学士卢多逊、李昉以刊定之职，医、道、儒三家合作撰写新药典，成为医儒结合的一个范例。校正医书局校正了我们现在传承的几乎所有的中医经典，包括《伤寒论》《金匮要略方论》《黄帝内经素问》《脉经》《针灸甲乙经》《外台秘要》《备急千金要方》《千金翼方》以及《嘉祐补注神农本草》《图经本草》等。校正医书局的工作历时10余年，其最大贡献就是使各流派传承的重要医籍实现正典化。

在医学教育方面，宋代进行了一系列影响深远的制度化设计。一是通经之士，兼领医术，即让通经学的儒者来兼管医学；二是分科教导，仿儒学之制，在儒学的模式下，对中医分科教育进行了系统规范；三是试补考察效儒学立法，即按照儒者的待遇考察医者，我们现在熟知的"大夫""郎中"等称呼都是宋代官制在中医学中的历史遗存。

晚成的医圣张仲景也是儒学影响医学的一个侧影。唐代王焘《外台秘要·卷一·诸论伤寒八家合一十六首》提到的"伤寒八家"涉及华佗、张仲景、王叔和等医家，将张仲景与其他诸家并列而论。但经过宋代校正医书局的校正刊行，《伤寒论》成为政府颁行的经典，正典化的《伤寒论》与儒医化的张仲景"医圣"形象逐渐为世所公认。

总而言之，宋代儒学从人才队伍、医籍整理、教育体制方面深刻影响着中医学的发展，改变了汉末至宋前以搜集经验方为主的学风，使得金元医学呈现理论创新与流派争鸣的繁荣局面，为"医之门户分于金元"的态势奠定了基础。

正是在这样的文化影响下，中医学形成了独特的理论与方法体系，包括身体观、疾病观、治疗观；形成了以健康为核心，以整体观念、辨证论治为主要特征的形神一体的思维方式；也形成了以疾病谱系变化（包括疫病）的应对为问题导向和驱动力的发展路径。

从博物传统到数理传统的嬗变

中国近代史可以说是一部文化碰撞史，一方面是不断学习借鉴西方文化，另一方面是从各个角度批判中国传统文化。学校与科举、新学与旧学、西学与中学、立宪与革命、传统文化与新文化等等，是近代中医学发展的大背景。在这种背景下，中医不断发生理论的嬗变与模式的变革。

桑兵在《近代中国的知识与制度转型》中说："中国人百年以来的观念世界与行为规范，与此前的几乎完全两样，这一天翻地覆的巨变，不过是百年前形成基本框架，并一直运行到现在。今日中国人并非生活在三千年一以贯之的世界之中，而是生活在百年以来的知识和制度大变动所形成的观念世界与行为规范的制约之下。"在近代西方科学文化冲击下，中医学对自身理论体系进行了一系列整理，并构建了以西医模式为参照的中医学科体系，思维方式从博物传统向数理传统的嬗变，使得近代以来的中医药学呈现出与传统中医学不同的面貌。博物传统是

以人的尺度研究问题，是平面化、非还原的、网络化的，注重整体特征和整体联系的考察事物的方式；数理传统首先强调数学化，可量化、可计算、可预测、可控制，能够诉诸实验研究方式。近代中医嬗变可由"本草"到"中药"，"医"到"中医"两组概念的演变窥见一二。

从"本草"到"中药"

近代之前的本草学，完整地体现了中国的博物传统。药性理论是典型的源于博物传统的学术体系，"本草"是考察中国博物传统的最佳标本。孔子讲，读《诗》可以"多识于鸟兽草木之名"，宋代郑樵认为："大抵儒生家多不识田野之物，农圃人又不识诗书之旨，二者无由参合，遂使鸟兽草木之学不传。唯本草一家，人命所系，凡学之者，务在识真，不比他书只求说也。"正因于此，李时珍《本草纲目》在世界上并不被单纯视为一部药学著作，而是一部博物学大典。即如明代王世贞在《本草纲目·序》中所说："兹其仅以医书观哉！实性理之精微，格物之通典。"

近现代科学则是建立在数理传统基础之上。"中药"一词代替"本草"是在20世纪中叶以后，深受数理传统的影响。1933年《中央国医馆整理国医药学术标准大纲》对"药物学"内涵与外延的表述可以体现近代科学影响下"本草"到"中药"的转变："药物一科，即古之本草，其内容宜参照近世药物学通例，分总论、各论二篇。总论，如讨论药物之一般通则或禁忌配合等。其各论中宜仿药质分类法，每述一种药，须别列子目，如异名、产地、形态、性质、功效、成分、用量、禁忌、附录等，以清眉目。"

可以清晰地看到，从以药性为核心，"本草石之寒温，量疾病之浅深，假药味之滋，因气感之宜，辨五苦六辛，致水火之齐"，到以功效为核心，从药理、药化等角度解析，近代背景下构建起来的中药学与传统本草以"药性"为本体的格局已经大不相同，其体例结构、项目设置、药物分类、内容阐述等均突出表现了"西化"的格局。"据性而用"，药性的体现是整体的、综合的、复杂的。按功效分类，潜移默化地产

生一种思维定式,以偏概全,像把麻黄固化为一味解表药,把石膏固化为一味清热药,这就是思维模式的改变导致的弊端。所以《本草崇原》讲:"知其性而用之,则用之有本,神变无方;袭其用而用之,则用之无本,窒碍难通。"

从"医"到"中医"

本草如此,中医理论的嬗变与体系的变革更是如此。理论的嬗变有两个关键环节:一是中国固有的传统医学知识成为西方医学知识传入后得以内化的基础和凭借,使得中医出现了"失语"的现象;二是在"科学化"的旗帜下,对中医进行了体系化改造,中医自身的思维训练、意义传递和生成功能弱化乃至逐渐消失。

中医是如何"失语"的? 我们知道,西方医学借道于日本而传入中国是一个重要途径,日本人的翻译很大程度上影响了中国人对西方医学知识的接受。有学者曾讨论日本的解剖学译著《解体新书》对中国医学典籍中名词术语的利用,特别是张介宾的《类经图翼·身体名目篇》中丰富的解剖学词汇,为日本学者翻译西方解剖学提供了语汇库。通过他们的翻译,这些传统医学词汇和概念被赋予了中西两种诠释,传统概念有了双重内涵,成为新的知识体系。

总之,近代科学文化的影响,使中医学在研究方法和思路上都发生了很大变化,这就是以西医学为参照,对中医进行整理,希望达成中医内部结构"科学化"、外部形式"现代化"的目标。目前的中医药学科体系,基本上是在近代科学思想与教育模式下对中医药学进行规范与重构的结果,可称为"近代范式"。

近代以来制定中医学术标准、统一病名、编审教材等举措,是社会对中医改革各种期待的一种综合反映。1933 年《中央国医馆整理国医药学术标准大纲》分基础学科、应用学科两大类的基本原则,以及基础学科包括解剖生理学、病理学、诊断学、药物学、处方学、医学史,应用学科包括内、外、妇、儿各科的构建模式,被高等中医药教育大体沿袭至今。功过是非,尚待评说。

发皇古义、固本开新是中医发展必由之路

文化断层与思维嬗变的问题,不仅涉及思维方式、认知方式,也反过来加重对传统的误读。因为今人已是按照西式分科和西式系统"条理"过的知识进行思考,依据这些新的制度体系规范行为。抛弃了传统的知识系统,用削足适履的方式重构的学术体系,使得中医文化传统内在一致性的知识、价值和思维方式被割裂。这是我们在中医药教学、临床与研究过程中经常会产生困惑的原因之一。

因此,重新认识传统中医学的知识体系、思维方式和认知方法,反思近代中医理论转型与思维嬗变,可以为当代中医药发展提供诸多启示。如果我们缺乏对近代中医研究模式形成及理论嬗变历史的了解,就不可能真正做到中医特色的现代研究。

中医学本来就是一个开放的、与时俱进的体系。美国哲学家安乐哲《通过孔子而思》一书的序言说:"一种哲学传统一旦被改造为我们西方人所熟悉之物,且以与其迥异的西方之真理标准为基础来评价,那么,这种传统肯定只能是西方主题曲的一个低劣变奏。"哲学如此,医学亦如此。中医学必须"我主人随",用中医理论阐释中医实践,用中医实践升华中医理论,加快构建中国特色、中国风格、中国气派的中医药学科体系、学术体系、话语体系。因此,发皇古义、固本开新是中医学发展的必由之路。

转载自《中国中医药报》2022-10-24(4)

校院长论坛

把握机遇　加强中医药理论研究

黄璐琦　中国工程院院士、中国中医科学院院长

中医药发展正迎来天时、地利、人和的大好时机。2015 年 12 月，习近平总书记在致中国中医科学院成立 60 周年贺信中提出："希望广大中医药工作者增强民族自信，勇攀医学高峰，深入发掘中医药宝库中的精华，充分发挥中医药的独特优势，推进中医药现代化，推动中医药走向世界，切实把中医药这一祖先留给我们的宝贵财富继承好、发展好、利用好，在建设健康中国、实现中国梦的伟大征程中谱写新的篇章。"2018 年 8 月 24 日，国务院副总理孙春兰在国家中医药管理局、中国中医科学院调研时强调："要深入学习贯彻习近平新时代中国特色社会主义思想，认真落实党中央、国务院关于中医药工作的决策部署，坚持中西医并重，以传承为根基，以创新为动力，推进中医药现代化和国际化，为健康中国建设、造福人类健康作出贡献。"这些都充分体现了党和国家对中国中医科学院的关心与重视，对中医药事业发展的殷切希望。

党的十八大以来，在国家的大力支持下，中医药事业成就卓著。与此同时，作为中医药大厦基石的中医药理论，在传承与发展方面，也面临着许多严峻的问题。一是目前中医药从业人员对中医药理论的理解，尚不全面、不系统、不深入、不真切，以致中医理论对临床实践和科研的指导日渐弱化。二是缺乏对中医药理论原创特色的具体认识与深入研究；基于现代语境的中医核心理论诠释不足；基于现代科学的基础研究，尚难以全面揭示中医药理论内涵。三是中医药理论创新不足，切合现代临床新需求的理论研究相对缺乏，难以满足人民群众日益增长的

健康需求。四是对现代以来的基础实验和临床研究，缺乏回顾性的理论分析、评价与总结。五是专业化理论研究人员的信念和能力尚有待加强，传统理论研究团队总体力量不足。六是支持和保障中医药理论研究的体制机制和政策环境亟待优化；中医药理论研究经费投入相对不足。要解决上述问题，需要通过不忘本来、吸收外来、面向未来，多层次、多途径深化与加强中医药理论研究，全面改善发展环境和条件，极力避免陷入"无往焉而不知其所至，去而来而不知其所止"（《庄子·知北游》）的境地。

不忘本来，坚守中医药理论"道统"

要不忘本来，认识中医药的历史地位及意义，以高度文化自信传承中医药。

2010 年 6 月 20 日，习近平在澳大利亚墨尔本出席皇家墨尔本理工大学中医孔子学院授牌仪式时指出："中医药学凝聚着深邃的哲学智慧和中华民族几千年的健康养生理念及其实践经验，是中国古代科学的瑰宝，也是打开中华文明宝库的钥匙。深入研究和科学总结中医药学对丰富世界医学事业、推进生命科学研究具有积极意义。""古代科学的瑰宝""中华文明宝库的钥匙"，清晰地指明了中医药理论研究要追根溯源、厘清脉络、坚守本色、卓然自立，才能为发掘中华传统文明和丰富当代生命科学内涵贡献中医智慧。

要坚持文化自觉，进一步强化中医药理论的主体意识，实现中医药理论的"自知之明"。

文化自觉是一个艰巨的过程，首先要认识自己

的文化,同时还要理解接触多种文化,才有可能在这个正在形成中的多元文化的世界里确立自己的位置。中华传统文化是中医药理论形成、发展与创新的思想源泉。只有坚持文化自觉,才能以正确的世界观和方法论,看待中医药学的学术地位和独特科学价值,中医药理论才能保持持久鲜活的生命力。

要坚守中医药理论的"道统"。

坚守"道统",就是守住中医经典之"正",遵循中医药理论创新发展的历史规律。坚守"道统",应当以守正清源为正道,以"继承不泥古,发扬不离宗"为准则;讲清楚中医药理论形成与发展的科学文化背景和临床实践基础,讲清楚不同历史时期中医药理论演化脉络的发展与创新。

要认清东西方文化差异对医学的影响。

文化影响着医学的起源、发展,并可促进医学概念、框架和方法论原则的形成,进而对医学理论内容和形式产生影响。中华传统文化以气-阴阳-五行为认知框架,强调世间万物的流变性、周期性变化,具有鲜明的整体性,强调人与自然的各种联系,具有意象的、综合的思维方式。西方文化以古希腊四元素为构成世界的物质基础,强调世界的非周期性变化,具有明显的个体性,强调自然界本身,具有形象直观的、线性的思维方式。正是这样的文化差异,形成了具有宏观辨证思维、以整体调节为特色、以临床实践为基础的中医学;以及关注微观分析、以对抗治疗为途径、以实验解剖分析为依据的现代医学。总之,中医学与西医学最根本的区别,就是各自文化背景所导致的认识论和方法论的区别。

要学懂、学通中医经典。

关于研读原著,恩格斯在《资本论》第三卷序言中曾指出:"要学会按照作者写作的原样,去阅读自己要加以利用的著作"。列宁曾建议大学生花些时间,对"马克思和恩格斯的主要著作至少读几本",并强调:"想认真考察和独立领会它的人,都必须再三研究,反复探讨,从各方面思考,才能获得明白透彻的了解。"对于中医药理论研究,王永炎院士提出应"读经典,做临床,参名师",重视研读中医经典和临床实践的结合,强调"无论临床、教学、还是科研,熟读经典、勤于临床是培养高级中医药人才的必由之路,是自主创新的先导,是创新人才培养的摇篮,是可持续发展的保障。"总之,只有学懂、学通中医经典著作,才能更好地把握中医药理论的"道统"。

吸收外来,推进中医药理论现代化

吸收外来,合理诠释中医药理论。

我们可以通过吸收多学科知识,运用系统论等现代科学方法论,加强系统生物学、大数据、人工智能等多学科前沿技术与中医药的深度交叉融合,深入揭示中医药关键问题的科学内涵,对中医药理论进行现代化诠释。

例如,运用系统生物学诠释《黄帝内经》理论。系统生物学与中医药学都注重整体观念,强调人体本身是一个整体,人与自然环境密切相关。2017年,《自然(Nature)》杂志刊登迈克(Mark R. Looney)教授团队通过给低血小板模型鼠移植心肺,证实了肺是一个造血器官,储存有多种用于恢复受损骨髓的造血能力的造血祖细胞。这一发现很好诠释了《素问·经脉别论》"肺朝百脉"理论。2016年,《BMC Medicine》杂志上刊登了保罗(Paul Forsythe)教授团队通过对人体肠道菌群微生物的分析,发现肠道与大脑之间有一个肠-脑轴,阐明消化与情绪相关。在《素问·阴阳应象大论》也有"(脾)在志为思"的相关记载。我认为,中医的很多基础理论,来源于临床实践,运用现代科学技术,是完全能够阐释清楚的。

再如,运用现代科学技术研究中药药性。药性理论是中药和中医基础理论之间的桥梁,是指导中医临床用药的基础理论。如《神农本草经·序列》中提出"疗热以寒药,疗寒以热药",在临床实践中应先辨阴阳寒热再用药。中药的有效成分,是中药药性形成的物质基础;遗传、环境等引起的中药有效成分质或量或比例的差异,是药性成因的本质。我们通过伞形科"辛味"中药共性生物效应的研究,结合药物亲缘学、化学成分、药理作用、临床应用和传统功效,证实了北沙参当具"辛味"。我们还进行过郁金、姜黄寒温药性差异的物质基础研究,通过分析姜黄素含量,证明了有效成分的组成及含量差异能导致药性的差异。通过这些实验,我们提炼出全新的中药药性概念诠释,即"中药药性是中药秉承遗传之变化,秉受环境之异同,用于机体之调整,便于临床之辨证,而运用中国哲学之方法高度概括而形成的药物属性",实现了中医药理论科学内涵的现代化诠释。

与时俱进,基于临床实践提炼理论。

不同时期对中医药理论研究现代化的要求是不同的。《伤寒论》是汉代中医现代化的标志,《本草纲目》是明代中药理论现代化的标志,温病学派创新发展是清代中医理论与中医药现代化的典范。当代中医药理论发展,要求我们从与时偕行到与时俱进,把握规律,顺其自然。我们面临的困难与问题很多,要勇于站在时代的潮头,勇于发声,推进中医药理论现代化,从现代疾病诊疗实践中提炼理论。

基于临床实践的理论研究,首先应该有自己的假说,即从大量中医药治疗优势病种的临床病案中提炼科学假说;其次通过考镜源流寻找文献依据;再次通过临床研究体现创新理论的实践意义;最后通过实验研究揭示中医药理论的科学内涵。我认为,中医药理论研究不能脱离临床实践,理论来源于实践,最终也将用于临床以指导实践。

面向未来,抓好中医药理论研究的战略重点

面向未来,夯实中医药学理论基础。

一是要深化内涵研究。一方面深化基础理论研究,包括历史源流以及基本概念、原理、规律、法则等多个方面。例如,我们通过本草考古,将科技考古与文献研究多种方法有机结合,为中医药历史源流研究注入了活力。另一方面,要深化学科建设,通过梳理分支学科、合理划定学科领域、界定学术内涵,逐步推进中医药理论的规范化、标准化研究。

二是深化体系研究。通过探索理论起源、提炼学术积淀、综合当代发展、梳理理论内涵、完善框架

结构等,加强中医学理论体系的整体建设和专题研究,是"守正创新"的重要方面。同时,要加强对临床经验、科研实践的理论提炼与总结,特别是以当代中医防病治病临床实践为切入点的理论升华,全面丰富和系统完善中医学的临床诊疗理论。

三是要深化思维研究。中医药理论,以中国古代精气学说和阴阳五行学说为哲学基础和思维模式,以整体观念为主导思想,遵循"天人合一"的整体观,蕴含着中华传统文化的丰富内涵和特点。中医学与近现代西方医学在不同的文化背景下产生了完全不同的思维方式,我们要大力弘扬中医学蕴含的原创思维。中医学所具有的象思维,是中国传统的主要思维方式,其哲学基础是体悟性的道,体现出整体性和流动性的特点。

因此说,中医药理论研究,要以从中医学自身发展的客观规律以及与此相应的思维方式出发确定与此相应的研究思路为基本原则;以坚持理论思维为主导,运用理论思维对古今实践进行理论概括与综合,从中提炼出新概念、新法则、新规律为基本方法。

传承创新,加强中医药学理论研究。

一是加强中医药理论传承研究。厘清中医药理论发展脉络,规范理论表述,建立概念明确、结构合理的中医理论体系;加强理论特色鲜明、创新性强、临床指导价值高的古代医家的学术思想研究;深入研究中医对生命、健康与疾病认知理论,系统总结中医养生保健、防病治病理论精华;切实传承好中医生命观、健康观、疾病观和预防治疗观;提升中医理论指导临床实践和产品研发的能力。

二是加强中医药理论创新研究。深入揭示阴阳五行、气化、精气神、藏象、经络、气血津液、治未病、证候等关键理论范畴的科学内涵;分析总结重大疾病、传染病的中医因-机-证-治规律,开展深入的理论研究;运用多学科方法开展中医认识人体、认识生命现象的原创理论研究,科学表述中医药防治疾病的内在规律及科学内涵。

以人为本,加强理论研究队伍建设。

要创新中医药理论人才的培养方式,通过研究

生教育和师承教育扩大培养规模。落实具体政策，多方面鼓励科研人员从事中医药理论研究，建立体现中医药理论研究人才特点的评价机制和奖励机制，完善职称评审标准及竞争机制，打造信念坚定、中医理论素养深厚、研究能力杰出的研究队伍。

在未来，中医药理论研究，应当以"传承精华、守正创新"为战略重点，针对中医药理论传承与发展中若干亟待解决的关键性问题，开展相关理论研究与建设。为使中医药理论研究能够得到更好的推进，我认为有四项基本原则：一是综合交叉不失本体，二是研究创新不忘求实，三是融入世界不丢传统，四是建设发展不离根基。只有坚守原则，才能在机遇和挑战面前、在国家和人民的需求面前，守中医理论之正，以现代科学为媒，秉承"青蒿素精神"，引领前沿，打造出中医药理论研究的"国家队"！

转载自《中国中医药报》2022-1-27(3)

构建中医药文化国际传播新范式

徐安龙　北京中医药大学校长

作为中医药高等教育的领头雁,北京中医药大学始终站在服务国家战略需求的高度,紧紧围绕中医药特色世界一流大学的核心目标,扎根中国大地,办出中国特色。学校深度挖掘中医药文化精髓,面向世界中医药教育和文化传播前沿,首创医教研文一体化的海外"中医中心"模式,积极打造中医药文化国际传播新范式,把中医药文化打造成中外人文交流的亮丽名片、服务生命健康的独特优势,以及国家外交战略的重要纽带。

挖掘中医药文化内涵,推出系列文化精品

学校充分发挥首都的区位优势,打造中医药文化研究高地。深挖中医经典智慧,开展原创性研究,充实中医药文化内涵,产出一系列文化研究优秀成果。承担"中医药与中华文明"等多项国家重大课题;建设"北京中医药文化研究基地",构筑古籍数字化和中医经典研究平台;主编我国第一部中医文化学科规划教材《中医文化学》。

学校图书馆、中医药博物馆、中医药体验馆和国医堂"三馆一堂"文化展示基地,已成为对外展示和传播优秀传统文化的重要窗口。学校通过打造在全国具有引领作用的国际中医体验基地、国际中医药文化旅游基地,让世界各国人民在亲身感知中医药魅力的同时了解和感受中国文化。

把握全媒体时代规律和优势,创新传播形式,积极打造中医药文化国际传播新媒体矩阵,将中医药文化和健康知识进行全球性传播。利用海外新媒体平台推出"讲故事识中医"系列动画、"传统节日与中医药文化"系列视频、"药食同源"系列图文等一系列多媒体作品,加深海外受众对于中医药文化和健康理念的认识与理解。与北京天文馆、北京古观象台等专业机构跨界合作,联合开展"天人相应话健康"系列直播节目。2021年,学校海内外新媒体矩阵平台的总阅读量达到近1 700万人次,初步实现了海内外中医药文化的多渠道、多平台有效快速传播。

将中医药文化融合入多种形式,打造传播中医药文化新范式。今年,学校在北京冬奥村和延庆冬奥村承办"'10秒'中医药体验馆"。该馆作为唯一由高校承办的冬奥村展示项目,融合现代科技,实现"中医药＋科技"的精准传播,给世界带来了更有中国印象、更有中国味道、更有中国温度的全新体验。同时,学校临床医学院医护骨干进驻冬奥村参与疫情防控,理疗志愿者为大会提供中医药健康服务,为世界瞩目的奥林匹克冰雪盛会增添了中医药色彩。

首创海外中医中心模式,构建中华文化软实力海外桥头堡

学校勇做推动中华文化走向世界的探索者,创建集教育、医疗、科研和文化传播于一体的"中医中心",以中医药服务实效彰显自信、取得信任、赢得认同。

学校海外中医中心的建设取得了一系列标志性成果。澳大利亚中医中心设计的"针灸治疗癌性疼痛"临床研究方案成为首个中国中医医生进入澳大利亚综合性公立医院开展针灸临床诊疗的科研项目。中医中心的优秀临床疗效获得了当地民众的普遍赞誉,吸引着当地民众对中医药文化和中华优秀传统文化的认同与探究。

落实"一带一路"教育行动,引领中医药高等教育海外传播方向,打造中医药对外教育品牌。学校建设"一带一路"国家人才培养基地、"一带一路"中医传播与发展联盟、丝绸之路经济带国家传统医学推广联盟等,为"一带一路"共建国家培养中医药人才。2021年,学校在中医药国际发展论坛上,发布了全球第一套英文版中医系列核心教材、第一套德文版中医系列核心教材。学校培育的中医药国际人才,学成回国后开展中医药事业,让中医药文化的种子在世界各个角落生根发芽,为中医药在世界100多个国家获得合法地位,作出了不可或缺的贡献。

拓展高层次领域合作,不断凸显中医药国际话语权

学校大力拓展与其他国家主流医学领域高层次合作基地和平台建设。先后与美国麻省理工学院合作,成立国际中医脑科学联盟;与斯坦福大学合作,建立了国际引智基地……构建系统性、立体化的国际交流与合作平台,为学校"双一流"建设提供有力支撑。

将中医药与现代科技相融合,开展国际医药前沿研究。借助生命科学最新技术,探索古老中医药的生命科学本质,在《自然》等高水平杂志发表论文20余篇,引起世界同行高度关注。主办"现代生命科学与中医药的对话"系列学术活动。与德国、英国等国家合作启动"中欧中医药慢病防治合作模式探索和关键技术研究""中药联合抗生素治疗慢阻肺急性加重期的临床评价和耐药性研究"等项目。

打造有国际影响力的学术杂志、学术标准体系和品牌会议,占领学术高地。创办全球唯一由高校出版、面向全球发行的中医药特色英文期刊,为中医药研究成果国际传播作出重要贡献。与哈佛大学、斯坦福大学、加利福尼亚大学等世界知名高校联合举办整合医学、衰老机制研究、肿瘤学前沿论坛等高级别国际学术会议,促进中西医交流互鉴,集中展示中西医结合前沿成果。

面向未来,北京中医药大学将继续深入挖掘和利用好中医药这一瑰宝,不断探索中医药国际合作新模式,让世界各国人民感受中医的魅力和学理,助推国家软实力,推动中国的优秀文化更广泛、更深远地走向世界。

转载自《中国中医药报》2022-2-24(3)

改革创新 全面推进中医药振兴发展

——《"十四五"中医药发展规划》解读

张伯礼 中国工程院院士、天津中医药大学名誉校长

近日,国务院办公厅印发《"十四五"中医药发展规划》(以下简称《规划》),本次《规划》是新中国成立以来首个由国务院办公厅印发的中医药五年发展规划,是继《中医药发展战略规划纲要(2016—2030年)》《中共中央 国务院关于促进中医药传承创新发展的意见》《关于加快中医药特色发展的若干政策措施》之后,进一步对中医药发展作出的全局性、战略性、保障性谋划,是"十四五"时期贯彻落实党中央、国务院关于中医药工作的决策部署,推动中医药振兴发展的纲领性文件。《规划》全面对接新发展阶段、新发展理念和新发展格局,统筹医疗、科研、产业、教育、文化、国际合作等重点领域,全面发挥中医药多元价值,规划了中医药高质量发展的新思路和重点任务。

第一,以深化改革创新为引领,推进中医药事业高质量发展。

习近平总书记指出,"人民对美好生活的向往,就是我们的奋斗目标""老百姓关心什么、期盼什么,改革就要抓住什么、推进什么,通过改革给人民群众带来更多获得感"。中医药改革创新发展的目标就是满足人民群众对丰富多样健康服务的需求,对此,《规划》做到了坚持问题导向、目标导向、结果导向,以破除制约中医药高质量发展的体制机制和政策障碍为切入点,完善政策举措和评价标准体系,持续推进中医药领域改革创新,为中医药传承创新发展营造良好政策环境,以改革促进高质量发展。

一是建立符合中医药特点的中医医疗机构、特色人才、临床疗效、科研成果等评价体系,破解严重制约中医药发展的"卡脖子"难题,促进中医药特色优势发挥;二是通过建立体现中医药特点的现代医院管理制度、完善中医药价格和医保政策、改革完善中医药注册管理等举措,深化中医医疗、医保、医药"三医联动"改革,促进中医医疗机构健康可持续发展;三是通过建设10个左右国家中医药综合改革示范区,在服务模式、产业发展、质量监管等方面先行先试,打造中医药事业和产业高质量发展的标杆和样板。

第二,注重满足人民群众健康需求,建设优质高效的中医药服务体系。

"十三五"期间,中医药服务体系进一步健全,全国中医医院达到5 482家,99%的社区卫生服务中心、98%的乡镇卫生院、90.6%的社区卫生服务站、74.5%的村卫生室能够提供中医药服务,但同时中医药服务区域发展不平衡问题依然突出,优质中医医疗资源总量不足、分布不均,14%左右的县尚未设置县级中医医院。在此背景下,《规划》提出了以国家中医医学中心、区域中医医疗中心为龙头,各级各类中医医疗机构和其他医疗机构中医科室为骨干,基层医疗卫生机构为基础,建设融预防保健、疾病治疗和康复于一体的中医药服务体系,进一步提高中医药服务的可及性。同时,强化补足基层中医药服务能力相对薄弱的短板,垒实基础,织牢网底,让百姓在家门口就可以享受到中医药服务。《规划》明确实施基层中医药服务能力提升工程"十四五"行动计

划,通过实施县级中医医院建设、基层中医馆建设、名医堂工程等项目,全面提升基层中医药在治未病、医疗、康复、公共卫生、健康宣教等领域的服务能力。

第三,注重提高中西医结合诊疗水平,推动中医药与西医药相互补充、协调发展。

中西医并重是新时代卫生与健康工作方针之一,也是我国医药卫生事业的显著特征和优势,《规划》中不仅多举措彰显中医药在医疗和健康服务中的特色优势,更是首次将"提高中西医结合水平"单列一节,通过建机制、建高地、推协作,打造一批中西医协同"旗舰"医院、"旗舰"科室,开展重大疑难疾病、传染病、慢性病等中西医联合攻关,推出一批中西医结合诊疗方案或专家共识,并引导专科医院、传染病医院、妇幼保健机构规范建设中医临床科室、中药房,普遍开展中医药服务,构建中西医协同发展的良好局面。同时,注重加强中西医结合各层次人才的培养,从院校教育、继续教育、学科建设等方面多措并举,落实西医学习中医制度,实施西医学习中医人才专项,培养一批高水平的中西医结合人才,为中西医结合发展提供人才支撑。

第四,注重中医药特色人才队伍建设,培育各类人才,夯实发展根基。

人才是发展第一要素,新时期中医药传承创新发展更需要高素质人才的引领与支撑。高层次人才不足、基层人才短缺、结构分布不均衡仍是制约中医药发展的关键环节,"十四五"时期是中医药振兴发展的战略机遇期,迫切需要大批高素质中医药人才及后备力量。《规划》不仅在医教协同深入院校教育改革中谋篇布局,更加强化中医药特色人才队伍建设,实施中医药特色人才培养工程(岐黄工程),一是开展以"国医大师"和"全国名中医"表彰奖励为代表的高层次人才计划,做强领军人才、优秀人才、骨干人才梯次衔接的高层次人才队伍;二是按照"下得去、留得住、用得上"的要求,开展以"基层中医药人才培训"和"革命老区中医药人才振兴"为抓手的基层人才计划,加强基层中医药人才队伍建设;三是以高水平中医药重点学科、中医临床教学基地能力和传承工作室建设为立足点,实施人才平台建设计划,推动构建立体化、高素质的各类中医药人才培养体系,夯实中医药振兴发展的根基。

长风破浪会有时,直挂云帆济沧海。《规划》为新时代中医药传承创新发展导航!中医药步入了发展的春天,让我们乘势而为,驭势而赢,为健康中国建设作出中医药人的贡献!

转载自《人民日报》2022-4-2(6)

重大学术成果

2022 年度中华中医药学会科学技术奖（科技成果奖）

一等奖

以状态为核心的中医健康管理模式及关键技术与应用 福建中医药大学、广东固生堂中医养生健康科技股份有限公司、厦门大学、漳州片仔癀药业股份有限公司、厦门越人健康技术研发有限公司

幽门螺杆菌感染胃炎中西医协作全程诊治方案的创建和应用 北京大学第一医院、北京中医药大学东直门医院、北京中医药大学东方医院、北京积水潭医院、中国中医科学院广安门医院

络风内动病机理论和冠心病全链条干预新模式的构建与实践 北京中医药大学东直门医院、四川新绿色药业科技发展有限公司、承道智济（北京）科技有限公司、中国人民解放军总医院第七医学中心（原北京军区总医院）

针刺治疗血管性痴呆的理论创新与临床应用 首都医科大学附属北京中医医院、北京中医药大学、天津中医药大学第一附属医院

中西医结合治疗妇科内分泌疾病多维评估与应用推广体系建设 中国医学科学院北京协和医院、厦门大学、北京中医药大学东方医院

慢性骨病中药优势品种研发与上市后再评价关键技术体系创建及应用 中国中医科学院中药研究所、香港中文大学、北京中医药大学第三附属医院、新疆维吾尔自治区药物研究所、福建中医药大学附属康复医院、中国中药控股有限公司、通化金马药业集团股份有限公司、陕西盘龙药业集团股份有限公司、华润三九医药股份有限公司

中医药真实世界数据驱动研究模式的建立与应用 中国中医科学院中医药信息研究所（中医药数据中心）、中国中医科学院、首都医科大学附属北京中医医院、南京中医药大学、上海百岁行药业有限公司、东华医为科技有限公司

基于中药现代化的中药颗粒剂产业化关键技术创新与生产体系的构建 鲁南制药集团股份有限公司、山东省食品药品检验研究院、中国中医科学院医学实验中心、中国中医科学院中药研究所

纯中药治疗 2 型糖尿病"三辨诊疗模式"创建与推广应用 开封市中医院

二等奖

邹氏"补益肾元法"治疗慢性肾脏病的临床应用与转化 南京中医药大学附属医院、南京中医药大学附属南京博大肾科医院、南京市中医院、江苏康缘药业股份有限公司、云南雷允上理想药业有限公司

针药结合治疗慢性疼痛关键技术与评价体系的建立与推广 北京中医药大学东直门医院、北京理工大学、四川大学华西医院

中医肿瘤外治技术体系的创建和推广应用 中日友好医院、山西省中医药研究院、广州中医药大学第一附属医院、南京中医药大学、贵州中医药大学第一附属医院

大数据技术在中医药领域的创新应用 中国中医科学院中医药信息研究所、北京交通大学、湖北省中医院、中国中医科学院广安门医院、南京中医药大学、陕西中医药大学附属医院、中国中医科学院中医临床基础医学研究所

基于"扶正解毒"理论抗肿瘤中药新药研发转化与临床应用 中国医学科学院肿瘤医院、甘肃扶正药业科技股份有限公司

浙产道地药材炮制工艺、质量控制及生产加工示范　浙江中医药大学、浙江中医药大学中药饮片有限公司

中药绿色高效提取浓缩关键技术与工程装备的创制及产业应用　江西中医药大学、成都中医药大学、江西汇仁药业股份有限公司、华润江中制药集团有限责任公司、江西普正制药股份有限公司、江西康恩贝中药有限公司、江西赫柏康华制药设备有限公司

中药配方颗粒国家标准及全过程质控体系关键技术创新研究与应用　江阴天江药业有限公司、广东一方制药有限公司、国药集团广东环球制药有限公司、国药集团德众（佛山）药业有限公司、国药集团同济堂（贵州）制药有限公司

结直肠癌中医药全程干预的综合方案构建与研究　中国中医科学院西苑医院、北京中医药大学、北京大学肿瘤医院

糖尿病肾脏病中药新药临床试验规范与疗效评价方案　北京中医药大学东直门医院、中日友好医院、杭州市红十字会医院、天津中医药大学第一附属医院、北京大学第一医院

"通督启神"针法治疗阿尔茨海默病的创新与应用　北京中医药大学、中国中医科学院广安门医院、首都医科大宣武医院、首都医科大附属北京中医医院

面向文献理论和临床实践的藏药品质提升创新研究及应用　成都中医药大学、武汉大学、西藏诺迪康药业股份有限公司、宇妥藏药股份有限公司、青海久美藏药药业有限公司

中药配方颗粒智能化制造及质量控制研究　神威药业集团有限公司、河北中医学院、云南神威施普瑞药业有限公司、河北省药品医疗器械检验研究院、石家庄市中医院

基于经筋理论解结止痛技术治疗筋骨痛症的力学机制与临床推广应用　中国中医科学院望京医院、西安市红会医院、北京中医医院平谷医院

气色形态手诊法的创立及在心脑血管等常见病诊断中的应用　中国中医科学院中国医史文献研究所

干细胞诱导分化的中药小分子组方创制　北京中医药大学

药用植物萜类功能基因多元适配性鉴定系统创建及应用　首都医科大学、首都医科大学附属北京世纪坛医院、中国中医科学院中药研究所（中药资源中心）

益肾通络法对男性生殖障碍患者的疗效评价及机制探讨　河南省中医院（河南中医药大学第二附属医院）、河南中医药大学第一附属医院、河南中医药大学第三附属医院、郑州市中医院

基于整合论治策略的降尿酸中药研发创新技术平台构建及应用　北京中医药大学

借助现代实验技术的放射性肠道损伤中医学理法方药理论体系的构建　中国人民解放军总医院、中国人民解放军军事科学院军事医学研究院

《中医病证分类与代码》等4项国家标准修订　上海中医药大学、中国中医科学院中国医史文献研究所、上海师范大学、中日友好医院、广州中医药大学第一附属医院、江苏省中医院、上海中医药大学附属曙光医院

中成药生产工艺变更研究模式及关键技术创建与应用　中国中医科学院中药研究所、北京中医药大学、鲁南制药集团股份有限公司、鲁南厚普制药有限公司、江西省药品检查员中心

基于培土清心的特应性皮炎中医诊疗体系创新与应用　广东省中医院

乳腺癌转移中医核心病机的创建及防治研究　上海中医药大学附属龙华医院

《中医药文化传播丛书》　天津中医药大学、中国医药科技出版社有限公司

《写给老百姓的中医养生书系》　天津中医药大学

三等奖

益气活血通络法防治缺血性中风病的基础研究与临床应用　黑龙江中医药大学、黑龙江中医药大学附属第二医院、黑龙江中医药大学附属第四医院、黑龙江中医药大学附属第一医院

太子参产业发展关键技术与标准化研究及推广应用　贵州中医药大学、中国中医科学院中药研究所、皖西学院、江苏大学、贵州省农作物技术推广总站

中药配方颗粒及智能调配系统关键技术研究与应用　四川新绿色药业科技发展有限公司、四川省中医药科学院、成都中医药大学、成都宇亨智能设备科技有限公司、中国中医科学院广安门医院

青石止痒软膏的研发及抗炎止痒机理研究　北京中医药大学东方医院

源自有毒动物药的华蟾素系列制剂品质提升关键技术及应用　中国中医科学院中药研究所、安徽华润金蟾药业股份有限公司

"燮理阴阳、立法衡通"创新理论构建乳腺炎性疾病诊疗体系及应用　广东省中医院、桂林市中医医院

基于"肝心和合"理论的动脉粥样硬化性疾病病机演变及推广应用　辽宁中医药大学

基于线粒体氧化应激的通精灵治疗精索静脉曲张致不育的作用及机制研究　浙江中医药大学附属宁波中医院

中药浸膏粉吸湿与玻璃化转变理论研究及关键技术应用　江西中医药大学、江西本草天工科技有限责任公司、南昌航空大学、江西杏林白马药业股份有限公司、江中药业股份有限公司

基于浊毒理论与血瘀学说论治缺血性中风病的基础研究与临床应用　河北省沧州中西医结合医院、河北省中医院

体现儿童特点的中药品种创新研究模式及关键技术　北京中医药大学、北京中医药大学东直门医院、北京亚东生物制药有限公司、重庆希尔安药业有限公司

系统生物学及整合药理学平台下中药抗肿瘤研究模式构建及推广应用　潍坊医学院附属中医院、烟台大学、山东宏济堂制药集团股份有限公司

基于"筋束骨"理论摇拔戳手法治疗踝关节损伤/不稳诊疗体系建立与应用　北京中医药大学第三附属医院、北京大学人民医院、北京市大兴区人民医院、北京市丰台中西医结合医院、北京市门头沟区中医医院

益气养阴活血法防治缺血中风系列研究及推广应用　广州中医药大学第二附属医院（广东省中医院）、成都中医药大学附属医院、兰州大学、云南生物谷药业股份有限公司、河南中医药大学第一附属医院

基于人工智能中医药治疗传染病创新技术研究及应用　广西中医药大学

肺间质纤维化中药新突破——温肺化纤颗粒的全链条创新性研发　江西中医药大学附属医院

基于固本逐瘀中医药防治膝骨性关节炎的诊疗体系构建与应用研究　长春中医药大学、大连理工大学、海城市正骨医院

基于抗 H5N1 病毒活性的 5 种特色中药活性成分发现的关键技术构建及拓展应用　中国中医科学院广安门医院、中国人民解放军军事科学院军事医学研究院、吉林华康药业股份有限公司、漯河市中心医院

《黄帝内经》诸湿伤脾病机的共轭机制研究　广州中医药大学、广州医科大学、广州国家实验室

蔡淦教授运用"补脾胃、泻阴火"治疗慢性胃肠病经验及学术思想传承研究　上海中医药大学附属曙光医院

浙派中医诊疗常见恶性肿瘤的关键技术与推广　浙江中医药大学附属第一医院、浙江中医药大学

中药醒鼻凝胶滴鼻剂外治干预儿童变应性鼻炎的基础与临床研究　福建中医药大学附属人民医院、福建中医药大学

基于类过敏反应的中药注射剂工艺优化及配伍安全技术创研及应用　天津中医药大学、天津中医药大学第一附属医院、天津市中医药研究院附属医院、天津天士力之骄药业有限公司

尤昭玲教授治疗卵巢疾病学术经验系统研究及其转化应用　湖南中医药大学

南药体系传承创新与应用　云南中医药大学、昆明医科大学、中国科学院昆明植物研究所、中国科学院西双版纳热带植物园、广州中医药大学

基于代谢组学针灸治疗慢性萎缩性胃炎的机制研究与临床应用　湖南中医药大学、厦门大学

高血压病从肝论治的作用机制及证治规律研究 天津中医药大学第二附属医院

中药粉体改性关键共性技术构建与示范应用 成都中医药大学、四川厚德医药科技有限公司、成都永康制药有限公司、江西中医药大学、成都中医药大学附属医院

基于"髓系骨病"理论从髓论治股骨头坏死的基础研究和临床应用 浙江中医药大学附属第一医院、浙江中医药大学

依据单一症状确立病位的中医不寐五神分型及PSG特征等相关研究 新疆医科大学附属中医医院、新疆医科大学

基于"正虚毒伏"病机的中医药治疗缓解期急性白血病基础与应用 贵州中医药大学第二附属医院

新"浙八味"衢枳壳质量提升与功效挖掘研究及其产业化应用 浙大城市学院、浙江省中医院、衢州市食品药品检验研究院、常山县胡柚研究院、浙江景岳堂药业有限公司

早期股骨头坏死塌陷预防策略——基于风险评估的"病证体结合"辨治体系 中国中医科学院广安门医院

疲郁人群身心交互机制与中医特色诊疗方案 上海中医药大学附属岳阳中西医结合医院、上海市浦东新区卫生健康委员会

一种组分配伍中药抗缺血性脑损伤作用的研究 湖南中医药大学

中药注射剂类过敏和溶血不良反应预诊关键技术创新与应用 辽宁中医药大学、哈尔滨珍宝制药有限公司

《百病养生大全》 上海中医药大学附属龙华医院

《漫话中药》系列科普文创作品 中国人民解放军海军军医大学、上海中医药大学附属岳阳中西医结合医院

《千年中华膳食养生的智慧——中医与膳食》 广东省中医院、广东科技出版社

2022年度中医药十大学术进展

为贯彻落实党的二十大精神和《中共中央 国务院关于促进中医药传承创新发展的意见》,定期梳理总结中医药研究成果,动态呈现中医药学术进展,充分发挥学术团体的学术引领作用,中华中医药学会组织开展了2022年度中医药十大学术进展遴选工作。

1. 金花清感颗粒、疏风解毒胶囊、荆银固表方等中医药治疗新冠病毒感染临床研究取得新进展。

2. 中法国际合作临床研究——黄葵胶囊治疗糖尿病肾脏疾病蛋白尿获得高质量证据。

3. 循证方法支撑针灸临床研究取得新进展。

4. 中医药治疗克罗恩病等慢性难治性疾病获得新证据。

5. 单细胞组学、靶点"钩钓"等新技术助力中药功效科学内涵阐释。

6. 青蒿原植物黄花蒿首个染色体级别基因组图谱破解。

7. 首个按古代经典名方目录管理的中药(苓桂术甘颗粒)获批上市。

8. 学术研究助力"三结合"中药注册审评证据体系构建。

9. 首个中国大陆药物肝损伤不良反应调查报告发布。

10. 中药治疗糖尿病肾脏疾病优势特色及作用机制阐述取得新进展。

转载自《中国中医药报》2023-2-27(3)

抗疫专题

中西医协同打赢抗疫持久战

谷晓红　北京中医药大学

当前，我国疫情防控形势持续向好。但也必须认识到，全球新冠肺炎疫情仍处于高位，病毒还在不断变异，疫情的最终走向还存在很大不确定性。奥密克戎变异株传播速度快、隐匿性强、潜伏期短、感染人数多，危害不容小觑。

慎终如始，则无败事。面对这场世纪疫情，我们要毫不动摇坚持"动态清零"总方针，坚决同一切歪曲、怀疑、否定我国防疫方针政策的言行作斗争，深刻认识抗疫斗争的复杂性和艰巨性，坚决落实党中央决策部署，坚决筑牢疫情防控屏障，坚决巩固住来之不易的疫情防控成果。打赢常态化疫情防控这场攻坚战持久战，要坚持以人民为中心，在防疫政策的制定实施上充分体现延续性、科学性、综合性和精准性。

对新冠病毒的变异特性及全球疫情防控形势进行分析，不难发现疫情防控依然面临严峻复杂的局面。从世界各地报告病例情况看，奥密克戎变异株显示出极强的持续演化能力，迄今已进化出众多亚型。与如此"狡猾"的病毒较量，任何一个环节、任何一个流程的闪失，都可能影响疫情防控的成效。针对病毒变异的新特点，完善应急预案，落实好常态化防控措施，才能打赢这场持久战。

中西医协同协作工作机制，已经被证明是应对疫情的有效手段。疫情防控期间，各地统筹中西医公共卫生资源、协同攻关，取得了较好效果。比如，在本轮奥密克戎疫情中，针对老年患者、危重症患者和核酸长时间不转阴患者等，一些地方推进中药协定方汤剂在定点医院的广泛覆盖；在无症状感染者和方舱医院的患者救治中，中医药的优势和特色更加突出。未来，还应进一步加强中医药服务体系和服务能力建设，充分发挥中医药在疾病预防、治疗、康复等方面的作用，开展中西医结合有效模式的探索和推广，建立健全体现中医药特点的公共卫生服务体系。

因人、因地、因时制宜地防控与救治，为精准抗疫提供了中国方案。疫病的发生与多种因素相关，选择合适的防疫措施，可在最大程度上减少疫病的发生与流行。当前，多地根据实际情况制定了不同的防疫措施，体现了实事求是、精准施策。面对疫情，各地的中医疫病防治基地及医院应当主动作为，给出有针对性的中医预防方案。比如，北京中医药大学在校园疫情防控中使用新冠预防方，为北京冬奥会志愿者制定身体调理方案；长春中医药大学推出了方舱医院特色疗法，尽早进行100%中药汤剂全覆盖，尽早进行身体康复训练指导。此外，还应做到"一病一策"，针对某一疫病可能带来的共性问题提出防治方案；针对个体的具体问题和具体情况，提出个性化、更精准的综合防治方案。

疫情防控事关亿万人民生命安全和身体健康。当前国内外疫情防控具有复杂性、艰巨性、反复性的特点，远没有到可以松口气、歇歇脚的时候。科学防疫、精准施策、久久为功，高效统筹疫情防控和经济社会发展，我们必将夺取这场抗疫斗争的最终胜利。

转载自《人民日报》2022-6-6(5)

规范中医药抗疫术语翻译
推进中医药文化国际传播

刘 娅 王 娟 湖北中医药大学

自古以来,凝聚着中华民族传统文化精华的中医药因其独特的诊疗手段和效果而深受各国人员推崇,有效推动了中华文明与古丝绸之路沿线国家的人文交流。

近年来,在国家大力助推中医药文化走出去的宏大战略背景下,中医药国际传播也迎来新的机遇和挑战,尤其是在全球进入"后疫情时代"的当下,中医药全面、深度地参与中国疫情防控救治,其展现出的显著疗效更是引起了国际社会的广泛关注。在2022年7月5日在首届中医药文化国际传播论坛上,中国外文局翻译院、中国对外书刊出版发行中心(国际传播发展中心)、外文出版社联合对外发布了"中医药文化国际传播抗疫相关术语英译参考",不仅公布了包括"人类卫生健康共同体""人民至上、生命至上"等多条中医药文化国际传播工作常用术语,还发布了"辨证论治""三药三方"等中医药抗疫常用术语,充分体现了政府层面规范中医药术语翻译,推进中医药抗疫国际交流合作的愿望和决心。规范中医药抗疫术语的翻译,分享中医药抗疫经验,是推进中医药文化国际传播的重要一环。

以中医术语为基础,规范中医药抗疫术语翻译

《中医药国际科技合作规划纲要(2006—2020年)》曾指出,"中医药国际化是中国文化传播的有效载体。要依据世界各国的特点,建立多渠道、多层次、多模式的中医药国际传播体系"。这一目标的实现有赖于中医药翻译,特别是中医术语翻译基础性作用的发挥。中医植根于深邃丰富的哲学思想,一些中医术语可能具有模糊性、歧义性,再加之深厚性、文化性等特点,翻译难度较大。经过几代中医药翻译者的努力,中医术语翻译的标准化取得了重大进展。中医药抗疫术语的翻译也应遵循中医术语翻译中的统一性、约定性、简洁性、忠实性等原则,在翻译过程中需厘清术语来源,运用适当的翻译策略,构建统一的国际化的术语翻译标准。毋庸置疑,中医药文化国际传播相关术语的整理、译介和传播是一项长期任务。此次中医药抗疫术语的发布对外宣传了中医药在我国抗击新冠肺炎疫情过程中的作用和效果,是推动国家中医对外话语体系构建的一次积极探索,也为新形势下如何向世界更好地传播中医药文化提供了借鉴。

以抗疫精神为引领,助力中医药抗疫外宣

在抗疫精神的引领下,中国取得了抗疫的阶段性胜利,中医药的防控救治效果有目共睹。自疫情发生以来,中国外宣媒体《人民日报》(海外版)、《中国日报》等对中医药抗疫进行了及时、全方位的报道,仅在2020年,《中国日报》就发表了与"中医药抗疫"相关的文字报道118篇。主流媒体通过讲真话、讲事实、讲百姓、讲情感等方式向世界讲述了中医药抗疫故事,增强了中医药的国际号召力和公信力,为树立中医药抗击疫情的正面形象提供了有价值的宣传策略。如何在无私、利他的抗疫精神的指导下对外充分传播中医药抗疫成就，分享中国中医药抗疫经验，更是成为中医药对外传播在特殊时期的首要考量。中医药抗疫外宣的目的是让世界更好地了解中医，服务于良好国家形象的树立，争取更多国际话语权。传播者应讲好中医故事和中医抗疫故事，在符合外国受众思维习惯的同时保持高度的本土意识，对中医药抗疫的思想基础、诊疗手段、发展模式做出合理的解释、维护和宣传，澄清误解，为发挥中医药的独特优势和作用，推进疫情防控国际合作，护佑世界人民的生命健康作出更大贡献。

以中医抗疫外宣为契机，推动中医药文化国际传播

中医药文化集中体现了中国人对于宇宙、自然和自身的认知，其独特之处也蕴藏在"天人合一""天人相应""大医精诚，医乃仁术"的整体观中。疫情以来，中国一直不遗余力地向国际社会分享中医药防控救治经验。据不完全统计，中国向 150 多个国家和地区介绍了中医药诊疗方案，给 10 多个有需求的国家和地区提供了中医药产品并选派中医专家赴 29 个国家和地区帮助指导抗疫，越来越多的国家认识到了中医药的特殊价值。2021 年 3 月，来自 28 个国家和地区的政府官员和世界卫生组织代表参加了中国举办的"中医药与抗击新冠肺炎疫情国际合作论坛"，开展了深入交流并讨论通过了《支持中医药参与全球疫情防控倡议》。2022 年，世卫组织发布《世界卫生组织中医药抗击新冠肺炎专家评估会报告》，不仅肯定了中医药救治新冠肺炎的安全性和有效性，还鼓励其他会员国在其卫生保健系统和监管框架内考虑使用中医药治疗新冠的可能性。中医药文化的国际传播迎来新的机遇。2022 年 1 月，《推进中医药高质量融入共建"一带一路"发展规划（2021—2025 年）》印发，提出"十四五"期间，中国将与"一带一路"共建国家合作建设 30 个较高质量中医药海外中心，向"一带一路"国家的民众提供优质的中医药服务。

未来，中国有必要继续推动中医药更深入地参与全球抗疫，加强政府间传统医药合作，深化与相关国际组织的交流，积极推进中医药文化国际传播，建构以政府为主导的创新型、多元化、多层次中医药文化国际传播体系。对于作为桥梁纽带的中医药翻译传播界而言，一方面，要强化中医药的历史文化研究、翻译研究和国际传播研究，深入挖掘西方医学与中国传统医学互动的史料，为中医药文化的国际传播提供丰富的话语素材；进一步增加翻译语种，拓宽传播辐射范围；细析传播的受众，实现更为精确的分众传播。另一方面，应完善中医药文化国际传播专业人才队伍建设，探索中医药学与传播、翻译等多学科的融合，培养应用型中医药传播复合人才。此外，还需拓展中医药文化国际传播的渠道，实现传统媒体与新媒体双管齐下、全面覆盖。

中医药文化的国际传播任重道远，中医药传播者将秉承抗疫精神，以中医药文化的传播为引线，提升中医药在国际医学领域的话语权和影响力，深入推进"一带一路"共建国家乃至全球发展中国家民心相通，为构建人类卫生健康共同体添砖加瓦。

转载自《中国中医药报》2022-7-22(3)

学术进展

一、理论研究

（一）中医基础理论

【概述】

中医基础理论研究在各领域均有新的进展。邢玉瑞等阐释了何以从《内经》开始，中医对阴阳升降就有两种不同的观点。藏象学说方面，近年来有将"体阴用阳"从肝脏推衍至其他脏器的探讨，如"五脏皆体阴而用阳""心体阴而用阳""目体阴而用阳"等。更多见一种"基于'××轴'谈××问题"的研究形式，如"菌群-肠-脑轴""脑-心-肾轴""肠-肝轴"等。这其中主要是结合现代医学在基础研究上的一些发现，对藏象等理论有新的体悟或发展。胃黏膜幽门螺杆菌（Hp）感染自重视以来，中医一直认为其基本病机是湿热，数十年未变，可见早先医者对其病机认识的精准。将穿戴式设备应用于中医诊断学，有利于借助丰富的中医基础理论现代研究成果促进学科发展。治则治法上，方邦江等提出在脓毒症防治中"全程补虚"的观点，承接并发扬了已提出数十年的"急性虚证"理论。对共患病、合并症相关的中医体质研究值得关注。

阴阳五行及运气学说方面，邢玉瑞等探讨了中医学对于阴阳升降的认识问题。从《内经》开始，中医学对于阴阳升降的认识，就有阳升阴降与阳降阴升两种不同的观点。何以会产生这两种截然不同观点以及两种观点是何关系，邢玉瑞等认为，从发生学的角度进行研究，阴阳升降不同运动方式，是由于观察时所选取的对象或模型不同所致，基于大地形成等自然现象的观察，形成了阳升阴降的理念，并体现

为阴阳属性的规定。基于生命形成现象的观察，形成了阴阳交感的理论，体现为阳降阴升的运动形式，并成为阴阳关系的始源性、核心性理念，由此生发出了"和"（阴阳和合）、"通"（天地交而万物通）、"生"（阴阳和合而万物生）等与生命有关的观念。阳升阴降着眼于阴阳的特性，阳降阴升着眼于阴阳交感的联系，二者的关系犹如阴阳之对立与统一，各有其一定的解释阈及其存在的价值。曲文白等分析了北京地区 500 例急性心肌梗死患者发病时间的五运六气特征。《素问·气交变大论》篇指出，岁运太过之年与其相克的岁运不及之年特性相近，如火运太过之年与金运不及之年，均表现为炎火之象，故命名为"炎象之年"。基于此理论，将相克岁运进行重组。结果：急性心肌梗死患者发病时间在岁运、重组岁运、年干、司天之气-在泉之气、客气、发病时辰上的分布差异均有统计学意义。火运年发患者数最多，金运年最少。炎象之年（戊年、乙年）发患者数最多，风象之年（壬年、己年）发患者数最少。丁年发患者数最多，己年最少。寅月发患者数最多，辰月最少。未时（13:00—15:00）发患者数最多，申时（15:00—17:00）最少。阳明燥金司天、少阴君火在泉之年发患者数最多，厥阴风木司天、少阳相火在泉最少。客气为少阳相火者最多，太阴湿土者最少。更多研究详见"阴阳五行学说研究""运气学说研究"专条。

经络藏象研究方面，徐一菲等对 72 例原发性失眠的大学生进行辨证，探究各证型的经络知热感度改变。患者年龄 18～25 岁。男性 30 例，女性 42 例。使用点燃的线香在十二经的井穴灼烤，测定各

穴对热的敏感程度,以判断经络虚实。记录十二经井穴的测量值、热敏系数、不均衡点出现率。不均衡点指同名井穴左右两侧数值相减的绝对值≥Md(中位数)。测量值越小,表明越偏向实热,越大则越偏向虚寒。结果:72 例患者中,心脾两虚 33 例,肝火扰心 27 例,心胆气虚 8 例,痰热扰心 4 例,心肾不交 0 例,阴虚火旺 0 例。测量值方面,心脾两虚患者中冲、关冲、隐白、大敦、涌泉穴均显著高于肝火扰心患者。热敏系数方面,心脾两虚患者商阳、中冲、关冲、隐白、大敦穴均显著高于肝火扰心患者,肝火扰心患者厉兑穴则显著高于心脾两虚患者。心脾两虚患者不均衡点出现率较高的井穴分别为:商阳(48.5%)＞关冲(42.4%)＞中冲、大敦(36.4%)＞涌泉(33.3%),肝火扰心患者则为涌泉、大敦(37.0%)。商阳、关冲穴的出现率差异有统计学意义。研究提示,心脾两虚证经络改变以虚寒为主,肝火扰心证以实热为主。强睿等基于"肝体阴用阳"浅析五脏皆体阴用阳。认为"肝体阴用阳"源出叶天士《临证指南医案·肝风·华岫云按》:"故肝为风木之脏,因有相火内寄,体阴用阳,其性刚,主动主升。""五脏皆体阴而用阳"是对"肝体阴用阳"观点的发展延伸。五脏的实质结构和功能属性虽各不相同、各有特点,但本质上是与肝相似的。故体阴用阳非独肝也。五脏之体以藏蓄为性,为精气布藏之处,主内守而归阴。五脏之用属功能活动,是动态的、变化的,主外护归阳。阴者,藏精而起亟也。阳者,卫外而为固也。动而生阳,静而生阴,阳动而变,阴静而合。万物负阴而抱阳,五脏亦不例外。阴为其体,阳为其用,体用互存,不得相异,刚柔相济,动静结合,互制互滋,是维持人体生理功能的根本保证。若阴阳异位,则体用失常,反之如体用失调,则阴阳不和。并分述心、脾、肺、肾体阴用阳的生理功能、病理特点与治疗用药。

诊法研究方面,程双等研究长程穿戴式动态心电监测记录仪对判断阴阳平衡的价值。选取大学师生健康志愿者 40 例,男性 20 例,平均年龄(25.80±5.86)岁。女性 20 例,平均年龄(25.40±4.08)岁。

体质均为平和质。将心电监测仪贴于胸前。分析连续 48 h 内的心率变异性(HRV)指标。HRV 反映自主神经功能,人体昼夜的睡眠-觉醒节律具有阴阳属性。因此利用 HRV 监测自主神经的昼夜节律,可以反映人体的阴阳变化。结果:HRV 各项指标呈现出昼夜变化:夜间 SDNN(窦性心搏 RR 间期标准差)、SDNNindex(RR 间期标准差的平均值)、pNN50(相邻心跳间期差值大于 50 ms 的个数占总心跳间期数的百分比)、HF(高频功率)均高于日间。LF/HF(低频/高频比)日间高于夜间。研究提示,交感神经张力夜间比之日间下降,副交感神经相反。说明长程穿戴式动态心电监测记录仪可以通过心率变异性,反映自主神经的动态变化,从而判断人体阴阳的平衡状态。陈孟玲等依据文献资料,分析了严重急性呼吸综合征(SARS)、甲型 H1N1 流感、新型冠状病毒肺炎(COVID-19)这 3 种新发疫病的舌象特征。在舌色方面,SARS 与甲型 H1N1 流感舌色特征均以红舌为主。SARS 病程后期多见绛舌、青紫舌。甲型 H1N1 流感初期多见舌尖红,危重型则多见青紫舌、胖大舌。COVID-19 舌色则以淡红舌为主,重型多见青紫舌。大多数疫病都有极强的热毒性,往往以发热为主要临床表现,因此红舌、绛舌为疫病常见舌象。三种新发疫病中 SARS、甲型 H1N1 流感均以红舌为主要舌色特征,体现了疫病的热毒特性,而 COVID-19 舌色以淡红舌为主,其次是红舌,说明 COVID-19 热毒性稍弱。在舌苔方面,SARS、甲型 H1N1 流感及 COVID-19 舌苔均多见腻苔特征,但 SARS、甲型 H1N1 流感病程初期尚多见薄白苔、薄黄苔、薄腻苔,而 COVID-19 病程初期舌苔即以白厚苔、厚腻苔为主。腻苔往往提示体内湿浊内蕴,阳气被遏,同时患者多有胖大舌或齿痕舌,说明平素脾虚湿盛者更易感受疫邪。更多研究详见"诊法研究"专条。

病因病机及治法研究方面,苏志扬等观察 297 例 2 型糖尿病中医证素与肥胖指数的相关性。目前已证实,肥胖是糖尿病患者患病的重要独立危险因素。患者男性 94 例,女性 203 例。平均年龄(71.27

±5.87)岁。进行证素辨证。观察腰身比(WHtR)、腰臀比(WHR)、腰围(WC)、体重指数(BMI)。结果:297例患者病性证素分布从高到低依次为:阴虚、热、湿、阳虚、气虚、痰、血虚、津亏、血瘀、燥、寒、气滞,病位证素分布从高到低依次为:肾、脾、胃、肝、筋骨。WHtR、WC、BMI均与痰和湿存在极显著的正相关性,与阴虚存在极显著的负相关性。痰、湿在WHtR、WC、BMI超标组的分布频率明显高于正常组,阴虚明显低于正常组。WHtR与气滞存在显著的负相关。气滞在腰身比(WHtR)超标组有显著降低。WHR与证素无相关性。研究提示,痰、湿可能是2型糖尿病肥胖患者发病的重要中医病理因素。彭伟等介绍方邦江"全程补虚"策略在脓毒症防治中的应用。方氏将"急性虚证"理论应用于脓毒症临床实践,提出"全程补虚"的防治策略。认为脓毒症的主要病机是正气虚弱,毒、瘀、痰阻滞经络,气机逆乱,气血阴阳受损而致全身脏腑功能失调。早期呈正气亏虚、正邪交争的病理变化,临床多表现为里热实证。随着脓毒症的进展,热毒炽盛而出现"虚实夹杂"的复杂状态。晚期为"正虚邪盛"或"正邪俱虚",表现为全身多脏器的功能失调。恢复期则是"正虚邪恋"。可见脓毒症全程均"虚"。脓毒症全程的"虚"从现代医学角度体现为免疫功能减退。"人无胃气曰逆,逆则死""四季脾旺不受邪",说明虚则免疫力低下。因此拟定了"全程补虚"的治疗原则,针对脓毒症早期、进展期、晚期、恢复期的不同阶段,分别采用扶正截断、培元驱邪、救逆泄浊以及益气养阴等不同治疗方法。更多研究详见"病因病机研究"专条。

证候规律研究方面,王晓炜等回顾性研究了316例结直肠癌前病变患者中医证型的分布规律及肠镜下切除术后转归。低级别上皮内瘤变(LGIN)217例,高级别上皮内瘤变(HGIN)99例。男性(58.54%)占比略多于女性(41.46%)。年龄以40~60岁为多见(65.82%)。结果:脾虚气滞证73例,湿热蕴结证86例,痰浊壅盛证85例,阳虚寒凝证37例,血瘀证35例。在LGIN组中,脾虚气滞证

和湿热蕴结证居多,两者占比均为27.7%。在HGIN组中,痰浊壅盛证占比最高,为32.3%,其次是湿热蕴结证,占比26.3%。在LGIN组中,湿热蕴结证5年再发率最高,为61.7%。阳虚寒凝证、痰浊壅盛证、脾虚气滞证和血瘀证分别为58.3%、56.6%、40.0%和35.0%。在HGIN组中,血瘀证的5年再发率最高,为80.0%,湿热蕴结证、痰浊壅盛证分别为69.2%、62.5%,脾虚气滞证与阳虚寒凝证患者的5年再发率均为53.9%。痰浊壅盛证、湿热蕴结证、血瘀证组中均有发生癌变的患者,癌变率分别为9.4%、6.7%、3.9%。

证候实质研究方面,多立足于中、西医的前沿。向科旭等采用回顾性方法,分析100例亚厘米肺结节(CT影像测量≤1 cm)手术患者的术前中医证型与临床病理的关系。结果:100例患者中,前驱腺体病变40例,良性结节16例,恶性结节44例,所占比例较多者为微浸润腺癌、原位腺癌、非典型腺瘤样增生。中医证型方面,无法归类型41例,阳虚气郁型28例,气郁痰瘀型12例,肝郁化火型16例,肺肝气郁型4例,肺脾气虚型7例,多种证型9例。无临床症状体征以及不能归入其余6种证型的患者列为无法归类型。常见临床中医症状有焦虑、胸闷、口干、口苦、畏寒喜暖等。临床资料在良恶性组(本研究将前驱腺体病变归类为良性组)间的对比分析发现,患者年龄、结节密度、结节数目的差异有统计学意义。良性组的无法归类型、阳虚气郁型占比高于恶性组,气郁痰瘀型、肝郁化火型占比低于恶性组。对可归类型与不可归类型进行比较发现,两者在良恶性组间的分布差异无统计学意义。华胜毅等回顾性研究317例不同中医证型重症肺炎的耐药菌(入院首次痰培养及药敏结果)分布情况和耐药程度,并分析辨证治疗10 d后中医证型与耐药程度变化的关系。中医辨证包括实证(痰热壅肺证、肺热腑实证)、虚证(肺脾气虚证、气阴两虚证、邪陷正脱证、热陷心包证)。结果:317例患者中共发现411株致病性耐药菌,以革兰阴性菌为主,占比77.9%,其中又以鲍曼不动杆菌、铜绿假单胞菌为主。革兰阳性菌以屎肠

球菌、葡萄球菌为主。中医证型以痰热壅肺证与肺热腑实证为主。邪陷正脱证与热陷心包证为危重状态。虚证中的热陷心包证、邪陷正脱证革兰阴性菌比例明显高于其他证型,同时虚证中出现泛耐药与全耐药的比例也高于实证证型。接受重症肺炎基础治疗并结合中医药辨证论治,10 d 后发现实证证型耐药好转率高于虚证,恶化率低于虚证。嵇海利等研究 113 例原发性高血压病患者中医证型分布及与心血管易损性的相关性。分析患者高血压分级及心血管危险分层与易损因子的相关性。结果:肝火亢盛型 29 例,痰湿壅盛型 51 例,阴阳两虚型 25 例,阴虚阳亢型 8 例。阴阳两虚型患者的病程长于其他 3 种证型。不同证型患者的高血压分级对比无明显差异,阴阳两虚型患者的心血管危险分层高于肝火亢盛型、痰湿壅盛型。不同证型患者的 Hcy 水平对比无明显差异,阴阳两虚型患者的 BNP、hs-CRP 水平高于其他 3 种证型,VWF 水平高于肝火亢盛型、阴虚阳亢型。患者 hs-CRP、VWF、BNP 与心血管危险分层呈正相关。患者心血管易损因子与高血压分级无相关性。梁颖愉等观察急性脑梗死三证合病与同型半胱氨酸(Hcy)、低密度脂蛋白胆固醇(LDL-C)、白细胞介素 6(IL-6)的相关性。梁颖愉等认为,中风病常常各证型兼杂,且在临床中发现越来越多的三证合病中风患者。按照国家中医药管理局《中风病辨证诊断标准》,将 352 例患者辨证为风证、火热证、痰湿证、血瘀证、气虚证、阴虚阳亢证。根据证候评分分为两证合病或三证合病。符合两证者 196 例(55.7%),三证者 156 例(44.3%)。三证证型分为气阴两虚夹瘀(46.2%)、风痰阻络夹瘀(37.2%)、风火上扰夹痰(16.7%)。结果:三证中的 Hcy、LDL-C、IL-6 水平均明显较两证高($P<0.05$)。研究提示,可能中风患者兼夹证候越多,其伴随的相关风险也随之升高。在三证各证型客观指标比较中,风痰阻络夹瘀的 Hcy、LDL-C 水平最高,明显高于其他两种证型。风火上扰夹痰的 IL-6 水平最高,明显高于其他两种证型。更多研究详见"证候实质研究"专条。

证候动物模型研究方面,主要集中在模型的建立和评价上。郁鹏飞等研究病证结合僵直型帕金森病(PD)小鼠模型的构建及中医证候属性。采用雄性 C57BL/6 小鼠。分为正常组、模型组和药物治疗组,采用 1-甲基-4-苯基-1, 2, 3, 6-四氢吡啶(MPTP)连续 5 周腹腔注射诱导僵直型 PD 模型,模型复制成功后,使用六味地黄汤、金匮肾气汤、芪脊舒僵汤(温肾活血)治疗两周,以方测证。结果:与正常组比较,模型组存在明显的僵直等症状,体温下降、大便偏稀,舌淡紫。血清环磷腺苷(cAMP)/环磷鸟苷(cGMP)比值降低。与模型组比较,金匮肾气汤组及芪脊舒僵汤组均有明显改善,六味地黄汤组体温有所改善。与正常组比较,模型组血栓素 A2(TXA2)/前列环素(PGI2)比值升高。与模型组比较,芪脊舒僵汤组 TXA2/PGI2 比值明显下降。与正常组比较,模型组黑质致密部酪氨酸羟化酶(TH)阳性多巴胺神经元细胞数量降低,纹状体内 TH 蛋白表达量明显降低。与模型组比较,金匮肾气汤组与芪脊舒僵汤组均明显升高,且芪脊舒僵汤组均显著高于金匮肾气汤组。说明采用 MPTP 慢性腹腔注射可成功建立阳虚血瘀证僵直型 PD 小鼠模型。黄曾艳等研究建立肝郁型动脉粥样硬化(AS)小鼠模型,并探讨肝郁与动脉粥样硬化易损斑块的相关性。8 周龄雄性 ApoE$^{-/-}$ 小鼠分为正常对照组、高脂组、肝郁组,具有相同遗传背景的野生型 C57BL/6J 小鼠作为空白对照组。空白对照组、正常对照组给予正常饮食,高脂组、肝郁组全程给予高脂饮食,肝郁组加用慢性不可预知温和刺激(CUMS)方法 12 周,复制肝郁型动脉粥样硬化小鼠模型。结果:行为学实验表明肝郁模型焦虑指标增高,自发活动和探索行为减少,绝望行为时间延长。与空白对照组、正常对照组、高脂组比较,肝郁组体质量,外周血 TC、TG、LDL-C 含量升高,HDL-C 含量降低,去甲肾上腺素(NE)表达量增加,血浆中性粒细胞总数(NEUT)、hs-CRP、肝脏 CRPmRNA 表达量升高(均 $P<0.05$)。主动脉组织病理高脂组属于稳定型 AS 斑块,肝郁组属于 AS 易损斑块。李丽静等探讨

心肾阳虚型慢性心衰(CHF)大鼠模型的建立和评价。正常 ST 段 Wistar 雄性大鼠分为假手术对照组、模型对照组及参附汤 3.38 g/kg 组,2 个造模组切除双侧甲状腺,2 周后尾静脉注射阿霉素(ADR),1 次/周,连续 3 周。构建心肾阳虚心衰模型。参附汤 3.38 g/kg 组在术后 35 d 灌胃给药,连续给药 10 d。结果:与假手术对照组比较,模型对照组大鼠自然情况表现较差,体质量、体温显著降低,左心室收缩压(LVSP)、左心室最大上升速率($+dp/dt_{max}$)、心率(HR)、左心室射血分数(LVEF)显著降低,血清 B 型脑钠肽(BNP)含量显著升高。病理及透射电镜显示,模型对照组大鼠心肌损伤明显。与模型对照组比较,参附汤 3.38 g/kg 组大鼠自然状态改善,体质量增加,体温明显升高,LVSP、$+dp/dt_{max}$、HR、LVEF 显著升高,血清 BNP 含量显著降低,病理及透射电镜显示大鼠心肌损伤明显改善。研究提示,以本方法建立的心肾阳虚型 CHF 大鼠模型,符合中医辨证及现代医学疾病特点。

体质学说研究方面,丁磊等研究阴虚体质原发性高血压(EH)患者的基因多态性,以期揭示 EH 患者阴虚质的易感基因。纳入 70 例阴虚质及 30 例平和质 EH 患者,年龄 45～74 岁。采集静脉血,对肾素-血管紧张素系统(RAS)双轴下血管紧张素转化酶(ACE)、血管紧张素 II-1 型受体(AT1R)、血管紧张素 II-2 型受体(AT2R)、Mas 受体(MasR)4 个基因下的 13 个单核苷酸多态性(SNP)的位点进行测序分型。中医体质诊断标准依照《中医体质分类与判断》。结果:13 个 SNP 位点均符合哈迪-温伯格平衡定律,样本代表性良好。AT1R 基因 rs5182 位点基因型 CC、CT 和 TT 在平和质 EH 患者中的频率分布分别为 16.7%、36.7% 和 46.7%,在阴虚质 EH 患者中频率分布分别为 2.9%、58.6% 和 38.6%,两组间差异有统计学意义。基因型 CC 与 CT+TT 在平和质 EH 患者中频率分布分别为 16.7% 和 83.3%,在阴虚质 EH 患者中频率分布分别为 2.9% 和 97.1%,两组之间差异有统计学意义。说明 EH 患者 AT1R 基因 rs5182 位点的多态性可能与阴虚

质存在关联,T 等位基因可能是 EH 患者阴虚质的易感基因。徐晓晨研究阻塞性睡眠呼吸暂停低通气综合征(OSAHS)患者的中医体质分布特点。201 例患者中,男性 139 例(69.2%),女性 62 例(30.8%)。轻度患者 79 例(39.3%),中度 81 例(40.3%),重度 89 例(20.4%)。体质评测参照《中医体质分类与判定》。结果:患者中医体质分布为痰湿质＞气虚质＞湿热质＞血瘀质＞气郁质＞阳虚质＞阴虚质＞特禀质＞平和质。男性患者中,痰湿质最为常见,其次是气虚质、湿热质。女性患者中,气郁质最为常见,其次是气虚质、痰湿质与湿热质($P<0.05$)。青中年(20～59 岁)患者以痰湿质、湿热质最为常见。老年(≥60 岁)患者以气虚质、血瘀质、阳虚质等居多,不同年龄段之间体质差异明显(均 $P<0.05$)。轻度 OSAHS 患者以痰湿质为主,其次是湿热质。中度 OSAHS 患者以痰湿质最多,其次是气虚质。重度 OSAHS 患者以气虚质最多,其次是血瘀质。不同体质类型的病情程度差异明显(均 $P<0.05$)。更多研究详见"体质学说研究"专条。

(撰稿:陈小野 审阅:司富春)

【阴阳五行学说研究】

徐安龙从中西医学的发展历史和中西方思想与文化演变的进程,提出了阴阳学说之哲学与科学内涵的思考。从起源上看古老的中西医学和古老的中西哲学在对生命本质的质疑、观察、探索及发现上,都有过并非"泾渭分明"的漫长阶段。阴阳这一哲学概念表达的是物质与运动关系,阴阳这一医学概念表达的是物质与运动之间平衡与失衡的关系,是决定存在之纷呈的根本。中医学中的阴阳学说是中国古代辩证唯物的哲学思想,旨在通过探索天地自然运动变化的现象和规律来研究与描述人体的生理功能和病理变化,从而揭示人体生命运动的规律及其组织结构和功能之间的相互关系。对这一学说的思考将可能为中西医学相融合提供世界观与方法论的基础。张宇鹏指出,阴阳学说贯穿于中医学理论体

系的各个层面,是中医学的基本指导思想与重要理论工具,涉及藏象、经络、病机、治疗、方药、针灸、养生等中医学主要理论范畴的内容。对于阴阳的概念,应理清阴阳与矛盾的关系,并区分哲学阴阳与医学阴阳的不同。医学阴阳有其特定的医学内容,可直接用于具体指导临床实践,主要包括:①是无形之气与有形之质的抽象表述;②代表了事物不同的特性;③对形神关系的代称;④通过"四时"的概念与五行联系在一起。此外,阴阳还是中医象思维方式的重要体现,参与中医学理论体系的构建。余小波认为,阴阳的二分法和三分法是对事物定性基础上的定量认识。阴阳二分法的应用包括说明季节特点、脏腑特点和药物性能;阴阳三分法用于说明经络的命名,在《伤寒论》中划分疾病的阶段。对于太阳和阳明的三阳之争,认为太阳为三阳是对经络循行分布的认识,阳明被认为是三阳,是对外感疾病病理特点的分析结果。李艳娇等认为,相分离现象存在阴阳属性,可以用阴阳理论来分析和认识相分离现象。相分离在形成条件、驱动过程,作用结果等方面符合中医阴阳学说的运行规律,存在阴阳的互感、互用、消长和转化等变化;可以运用中医阴阳学说认识相分离研究的现状,展望相分离的研究前景。对相分离进行中医研究可以扩展中医阴阳学说的基本内涵,指导相分离分子生物学的现代研究。单思等梳理了阴的基本概念与内涵、生理,阴与水的关系,强调阴对人体生命和生命活动的重要性,而水是体内重要的阴物质。阴生理功能的正常发挥有赖于水的正常代谢。张明明等介绍亢泽峰以"目体阴而用阳"理论指导中医眼科诊疗。亢氏提出目具有"体阴用阳"生理特性。生理上表现为"目体"决定"目用","目用"辅助"目体",二者相互为用、互为根本;病理上"目体""目用"相互影响。临床上若目体之真精、真血不足或运行迟缓、目得不到津液之濡养,则目不能视万物而辨五色。若"目用"过度,即如果长时间过用目力则耗伤"目体"之阴血,表现为眼干、眼涩、视物昏花等。"目用"影响"目体"还体现在阳气的推动、蒸腾、温煦等作用异常,导致阴血、津液运行的失

常。治疗总则可概括为理气血、护气阴、通目络,以维持"目体"(阴)"目用"(阳)的动态平衡。田合禄认为阴阳术数的主要功能是预测,如奇门遁甲、紫微斗数、大六壬都是高级预测理论。《黄帝内经》阴阳术数预测体系的依据是上古天文历法系统,其预测有岁、年、月、日、冲之分,岁预测以太阳南北回归视运动中冬至日为基准点,冬至为岁首的始点,其方法是观察冬至日中时刻的日影长短及风向、风力来确定是否有灾害和疾病的发生;年预测以岁首冬至为基准点,以冬至45日后的立春为年首始点,属于正月朔日,其方法是观察正月朔日的风向、风力来确定是否有灾害和疾病的发生。岁、年预测以甲子60年为大周期,1岁、年为小周期。1年中又有朔望月周期和日周期,还有冲灾。这是古代阴阳术数预测的基础。

杨磊等辨析"阳不入阴"在多种疾病中的涵义。除将"阳不入阴"归为不寐病机范畴外,其在厥逆、发热、老年病等病症中的涵义各不相同。在不寐中涵义为营卫循行节律紊乱、阳跷脉盛、阴虚阳越和心肾不交;在厥逆中涵义为阴阳二气不相顺接;在发热中涵义为气浮蒸血和肾阴不足,真阳外浮;在老年病中涵义为肾水亏损,真火裸露。杨丽旋等以中医阴阳理论为基础,以细胞生物分子机制为对象,围绕线粒体质量控制体系阐述线粒体能量代谢调控的微观机制,探讨其与抑郁症的相关性。线粒体是细胞能量代谢的中心,线粒体能量代谢障碍是抑郁症发生发展的重要病理机制,通过线粒体质量控制体系可以维持或调节线粒体的功能。在抑郁症的发病过程中,慢性应激会导致人体生理功能稳态失衡,通过多种病理途径导致线粒体形态和功能受损。而在线粒体质量调控机制中蕴含着中医的阴阳互根互用、对立制约、消长平衡等内容。张晓轩等提出从阴阳二旦辨治失眠伴抑郁、焦虑。基于营卫不和、交合失常的失眠基础病机,结合经方阴阳二旦的分类方法以及失眠伴抑郁焦虑的证候特点,认为失眠伴抑郁多为阴有余而阳不足,可选用阳旦方阵之桂枝方阵、黄芪方阵、干姜方阵对治;失眠伴焦虑多为阳有余而阴

不足,可选用阴旦方阵之黄芩方阵、柴胡方阵、泻心方阵对治。张乃文等基于阴阳、营卫学说探讨生物钟基因对睡眠昼夜节律的影响。通过分析生物钟基因调控昼夜节律的机制与阴阳、营卫学说和昼夜节律之间的关系,认为阴阳、营卫学说与生物钟基因的反馈循环机制之间可互通互用,深入探索可以为中医药治疗睡眠障碍提供以生物钟为潜在机制的新靶点。张福利等认为,历代医家论治脾胃虚弱,往往详于脾阳虚、胃阴虚,而略于脾阴虚、胃阳虚。脾胃运纳协同,升降相因,治疗总以"随其所得",顺应脾胃生理特性为旨归。"脾宜升则健",治疗脾阳虚证重在温补与温运;脾阴虚证则应酌用甘寒、甘平、甘淡之药益阴滋脾,兼顾脾气(阳)。"胃宜通降则和",治疗胃阳虚证以降逆和胃、通补胃阳为主;胃阴虚证当治以甘凉滋阴法。庞湃等借助中医阴阳理论,以肠促胰素为切入点,浅析抑胃肽(GIP)与胰高血糖素样肽1(GLP-1)在糖脂代谢中的作用关系。糖脂代谢是人体生命活动中重要的物质代谢过程,其合成代谢与分解代谢的相互协调确保正常的生理功能,而阴阳学说中"阳化气""阴成形"的理论是对机体生命规律及物质与能量关系的描述。GIP与GLP-1作为2种主要的肠促胰素,由肠道内分泌细胞产生,作用于胰腺、脑、肝脏等组织,合成与分解饮食中的糖类与脂质,为机体提供能量并存储能量。其中,GIP刺激白色脂肪,促进脂质储存,具有类似于"阴成形"的作用,GLP-1刺激棕色脂肪,增加产热,具有类似于"阳化气"的作用,两者之间存在对立制约、互根互用、消长平衡的阴阳关系。糖脂代谢紊乱早期均以瘀滞状态为主,糖尿病以阳盛阴病为主,而肥胖症以阴盛阳病为主。调整阴阳可改善糖脂代谢紊乱状态。张晓等从阴阳学说探寻腹泻型肠易激综合征的西医发病机制、中医病因病机及两者的联系和治疗原则,认为腹泻型肠易激综合征病因多责之于素体阳虚、情志不畅或思虑过度,诱因为感受外邪、饮食所伤。本病基本病机为脾肾阳虚,寒湿内盛。心肝火旺于上、脾肾阳虚于下,水火不济,寒热错杂,脏腑阴阳失衡,气机逆乱。治疗上予补益中焦,寒热并

治,调畅气机,以达到阴平阳秘。杨梦等拟通过阴阳理论来阐明M1与M2型巨噬细胞之间的关系,提出临床防治心衰应重视微观和宏观的炎症反应,调控巨噬细胞极化,使"抗炎"和"促炎"达到平衡,与中医理论中调节机体阴阳平衡相一致。巨噬细胞是人体重要的免疫细胞,具有高度异质性,参与炎症反应及维持心脏稳态。在不同微环境的刺激下,巨噬细胞可极化2个亚群:经典激活的M1型与替代激活的M2型,两者相互拮抗。当巨噬细胞极化为促炎表型M1为主时,启动炎症反应;以抗炎表型M2为主时,发挥抑制心衰炎症、修复组织作用。在心衰发展的不同阶段,M1和M2之间可相互转化,与中医学说的阴阳制约、平衡和转化内涵相似。赵珊珊等以阴阳学说中阴阳转化、消长平衡、对立制约的变化规律为指导,探讨Th17/Treg细胞失衡对多囊卵巢综合征(PCOS)的影响。PCOS作为一种具有"双重异常"表现的异质性疾病,发病可能与免疫炎症相关。Th17和Treg细胞是调控机体及维持内环境稳定的重要免疫细胞,Th17细胞具有促炎作用,而Treg细胞具有拮抗作用,在效应发挥上相互排斥,而两者的平衡关系可有效减轻炎症反应、调节免疫稳态。Th17与Treg细胞两者既独立分化,又可相互抑制,且功能呈负性调节的关系,可视作中医阴与阳关系的一种体现。袁晨逸等从阴阳理论出发简要分析爱泼斯坦-巴尔病毒(EBV)相关疾病的中医辨证思路。基于阴阳理论中"交"与"变"的特性分析认为,EBV本身就是阴阳之交的结合体,而EBV相关疾病如传染性单核细胞增多症、鼻咽癌、恶性淋巴瘤,除具有各自的特性外,还表现出EBV所共有的阴伏阳动的共性,宜根据阴阳盛衰及阴伏阳动之势而定治法。

刘庆华等在梳理近百年中医五行相关研究的基础上,提出中医五行研究面对的首要问题是五行起源,目前虽未形成较为公认的起源学说,但五行学说从哲学融进中医学无疑为五行跨域映射提供了不同的认知材料。在五行研究方法方面,传统的中医五行研究着眼于"援物比类",借鉴类比方法和数理逻辑工具初步澄清了五行的特点,但由于研究方法本

身的不足,导致主流研究陷入争论五行优劣的旋涡。在五行关系的刻画方面,具身认知科学从语言、逻辑、心理、认知等交叉视角研究五行,指出五行的家族相似性本质,并基于神经科学验证五行推理的特异性思维,为中医五行注入了新的内涵;同时科学哲学表明了五行普遍联系的内核,非形式逻辑指出了五行推理过程的领域依赖性。中医五行研究的百年艰辛探索表明,新的研究工具催生新的五行学说,而中医五行学说在不断的解读与重构中逐步成熟。倪奇等以《黄帝内经》中的五行学说与《阿维森纳医典》中的四元素说为研究对象,通过研读两部典籍,结合相关资料,对五行学说与四元素说进行比较研究,进而对其所代表的中医学与西方传统医学进行比较与思考。发现五行学说与四元素说具有相似的分类体系与同类别通应关系,并且均强调系统的"平衡"。这些相通之处使两种医学在说明人体构成,阐释人体内、外环境联系以及强调人体稳态等方面呈现出一些相通的特征。不同的是,五行学说重视取象思维,四元素说重视还原论;五行之间相生相克,四元素之间对立制约;五行学说要素关系较为复杂精密,四元素说要素关系较为原始简单;五行学说普适性较强,四元素说普适性较弱;五行运动变化、紧密关联,四元素永恒且独立。这些差异或使得中医学与西方传统医学走向了截然不同的方向。曾学玲等对《黄帝内经》与《辅行诀》两书的五味五行配属进行比较,从阴阳五行理论探讨五味的本源,分析五味的五行配属。《黄帝内经》只有一种五味五行配属,即酸属木、苦属火、甘属土、辛属金、咸属水;而《辅行诀》以脏腑虚实五味补泻用药处方为主论治五脏虚实疾病,提出辛属肝、酸属肺、咸属辛、苦属肾、甘属脾的新配属方法。曾氏认为陶弘景《辅行诀》法《内经》五味补泻创五味五行生克用药,将中药五味作用与五行五脏重新匹配,忽略五行的本质是阴阳,以至于产生了五味五行配属的混乱现象。李帅帅等通过查阅基于肠道微生态认识、防治疾病的临床与基础研究,结合五行互藏理论,以肠道微生态生理病理特点为出发点,探讨其与中医药理论之间的内在统一性。

认为肠道微生态内菌群的组成结构所表现出的地域、个体差异性,是自然界五行之气对人体生长发育长期影响的一种结果,秉承了五行的物质信息。且肠道微生态与人体各组织器官生理病理密切联系的现象,与五行互藏理论认识下,一脏腑内五行失衡,可导致本脏腑乃至其他脏腑病证的现象也是高度暗合的。此外,研究不同疾病状态下肠道菌群的特征性变化,并以中药靶向调控肠道微生态防治各系统疾病的思路,与依据五行互藏理论所衍生的中药处方遣药原则,具有相通之处。或可为肠道微生态的现代研究与应用提供新思路,同时也是对中医理论思想内涵的再度挖掘。

(撰稿:于峥 魏民 审阅:陈小野)

【运气学说研究】

杜梦琪等论述五运六气的发展源流及影响。通过研究汉末魏晋南北朝时期的相关文献,认为由于当时的朝廷对运气类书籍管制甚严,运气学说受当时道教特点及秘密传播形式的影响,使其未得到公开与传播,而非后世所谓的空白时期。通过考论可知,运气七篇大论虽然始见于唐代,但在之前就已经有了丰富、完善的理论体系,并得到了广泛的运用,且直接影响了张仲景医学思维和辨证体系的创立。孟庆岩等探讨了运气理论的推演工具,干支历法的嬗变及其对运气理论构建的影响。干支历法是时空观的具体体现,其得以融入运气理论依赖于天人合一的哲学基础和术数占验的实践基础。干支历法不仅决定了运气理论的整体面貌,同时为之提供了可行可用的预测方法。研究干支历法嬗变及其对运气理论构建的影响,有助于理解运气理论形成过程中主要的、本质的、客观的因素。何圣等从古天文学角度解读《黄帝内经》,提出光变时空理论。并运用光变时空理论解读《黄帝内经》五运六气时空结构,包括五运的时空结构、六气的时空结构以及五运六气加临的时空结构。认为五运六气光变时空结构建立了一个天地人统一的大系统,包括三个方面:一是从天人合一、天人一气、天人同构的角度出发建构了疾病发生的原理系统（五运的太过与不及导致疾病系统，六气的司天与在泉也导致疾病系统，运气加临导致疾病系统）；二是确立了指导疾病治疗的原则系统（司天在泉淫胜治则，主客相胜治则，六气胜复治则，甲子纪年治则，六气分步主时治则）；三是确立了疾病治疗的选方用药原则系统（选方原则，五味的阴阳和功用原则，根据五运确立的用药原则，根据六气确立的用药原则）。张登本等认为，《黄帝内经》将"三阴三阳"思维模式广泛地应用于构建生命科学知识体系，五运六气理论即是这一思维模式全面应用的知识板块。其中"三阴三阳"六步主气模型、"三阴三阳"客气六步的基本模型及其分类模型、"三阴三阳"客主加临复合式模型，以及"运气相合"的多种五运和六气相互叠加的混合式模型，构成了五运六气理论中的基础知识，其间各有不同的意涵及其医学意义，也是深刻解读该知识板块时必需的切入视角。徐倩霞等基于中国古今文献中的疫病记录，依现有疫病文献收集整理中国古今发生的疫病资料，选取范围从公元184年至1983年，分别从大司天与岁运的角度进行常规频数统计、名次比较以及构成比加和之比较，综合分析找出最易致疫的各运气因素，探索了疫病的发生与五运六气的关系。结果：在大司天分析中（将大司天60年分为大司天30年及大在泉30年）最易致疫的是阳明大司天，其次是阳明大在泉、厥阴大在泉、少阴大在泉、太阳大司天，最不易致疫的是太阳大在泉；岁运中最易致疫的是少木、太木，其次是太金、少土，最不易致疫的是少水、太水，其次是太土、少金。研究提示，疫气的总特性首先是郁木之阴金性，其次是郁火之寒水性，并兼有风木性共成金郁木之疫气共同的基本特性；疫病总特点为金水压抑郁克木火，尤其是金克木形成火热证或阴寒证，但以寒热虚实错杂之证最具代表性。马凤岐等通过对《名医类案》《续名医类案》《宋元明清名医类案》3部医案著作中古代名家运用运气学说指导临床诊疗疾病医案的梳理分析，探究五运六气学说在临床的具体应用。主要包括5个方面：诠释病因

病机、阐发前医不效缘由、解读病家特殊脉象、指导临证处方遣药、判断疾病预后转归。陈兆学等在对中华易道文化八卦纳甲理论和十干化合规律中所隐含术数学原理和数理结构的深入发掘、提炼和整合基础上，诠释八卦纳甲与五气经天化五运原理。通过引入十干化合新规律、先天卦纳甲新解释、后天卦纳甲分布及其与五气经天化五运的关联，拓展并丰富了传统易学和中医学基础理论的内涵与视野。张登本等为探寻运气学说中六气理论的临床应用，基于《黄帝内经》对客气为反季节之异常气候的认识，整理原文所构建的"三阴三阳"客气六步之司天、在泉、胜气、复气四种象态下的病因、所致病谱、脉象特征和相应临床用药法则的内容，联系后世张元素、陈无择遵循相应季节客气淫胜所致病证的处方用药经验，总结出经文所构建的相关模型及其特征。并从六淫之气自然属性和人体禀质偏颇两个维度，构建六气淫胜伤人致病的机理模型。由《黄帝内经》六气标本中气关系可知人体的禀质不同，淫胜之六气会有异样的气化现象，因而六气致病就会有"从本而（化）生""从本从标而（化）生""不从标本而从中气而（化）生"不同的类别。

陈冰俊等探讨2017—2019年急诊呼吸道感染患病率与六气外感理论分布之间的关联性。将24 720例急诊呼吸道感染患者，根据六气更替时间，分为初之气、二之气、三之气、四之气、五之气、六之气6组，统计各组患者数，并将《素问·六元正纪大论》中外感温病六气理论分布定性赋值，对两者进行比较。结果：①急诊呼吸道感染患病率变化呈周期性；②各年呼吸道感染患者人数，以戊戌年在3年中最高，为9 201例。各年六气时段中，丁酉年六之气客气少阴君火时段患病率全年最高为2 822例，戊戌年一之气客气少阳相火时患病率全年最高为4 225例，己亥年一之气客气阳明燥金时患病率全年最高为2 696例；③急诊呼吸道感染患病率与《素问·六元正纪大论》中外感理论分布趋势相近，理论赋值与临床数据呈正相关（$P < 0.05$）。

付琨等基于《黄帝内经》五运六气理论分析出生

时的先天运气禀赋与心系疾病罹患相关性的研究。选取2014年7月至2019年7月吉林省珲春市新安社区卫生服务中心中医科共5年逐日门诊病例资料,运用SPSS 22.0软件,首先用描述性统计分析各系疾病罹患数量在岁运太过不及时段内是否有差异,其次选取罹患数最高的心系疾病数据,将心系疾病患者出生日期根据五运六气时段变化进行先天运气禀赋转换后再进行Logistic回归分析。结果:女性罹患心系疾病的风险高于男性,女性患者中出生时间在水运不及之年、客气和司天在太阳寒水时段罹患心系疾病的风险高于男性。得出结论,心系疾病的罹患与先天运气禀赋相关。陶国水等基于无锡地区冠心病患者出生时间的五运六气特点分析,探讨不同出生年的运气体质禀赋与后天罹患冠心病的相关性。收集无锡市疾病预防控制中心2010年1月1日至2016年12月31日第一诊断符合冠心病诊断的全部病例63 700例,将纳入病例出生日期换算成干支甲子纪年,分别根据五运六气理论中运及司天的不同归纳整理,统计不同时段发患者数。采用SPSS 21.0软件对病例资料和运气要素进行描述性统计分析。结果:不同中运出生年罹患冠心患者数:乙年(金运不及)>戊年(火运太过)>甲年(土运太过)>癸年(火运不及)>己年(土运不及)>壬年(木运太过)>丁年(木运不及)>丙年(水运太过)>庚年(金运太过)>辛年(水运不及),且差异明显($P<0.01$)。不同司天出生年罹患冠心病患者数:厥阴风木司天(巳、亥)>太阳寒水司天(辰、戌)>阳明燥金司天(卯、酉)>少阳相火司天(寅、申)>少阴君火司天(子、午)>太阴湿土司天(丑、未),且差异明显($P<0.01$)。研究提示,从五运论,乙年出生人,即中运为金运不及年,患病率最高;从六气论,厥阴风木司天年出生人,患病率最高。韩淑洁等基于五运六气学说探讨先天禀赋与后天罹患急性心肌梗死(AMI)的相关性及其发病规律。对2018年1月至2021年6月广东省中医院大德路总院收治的506例符合纳入标准的AMI患者的出生日期五运六气分布特点进行统计,分析患者出生日期的年、月干支、

岁运、主气、客气及司天/在泉的分布情况。结果:易患AMI人群出生日期的运气特点为年干为己(土运不及)、岁运为土运、月干为壬、月支为申(包含立秋、处暑2个节气)、主气为太阴湿土(四之气)、客气为少阴君火(二之气),司天/在泉为少阳相火/厥阴风木。其中,客气、司天/在泉分布比较,差异明显($P<0.05$)。曲文白等对500例AMI患者发病日期与出生日期的五运六气要素分布情况进行统计分析,研究其关联性。结果:出生岁运为金运、土运者,其发病岁运分布差异明显($P<0.05$),此两者均为火运年发病患者数最多。出生重组岁运对应的发病重组岁运分布差异明显($P<0.05$),出生于风象之年、燥象之年、寒象之年者,在炎象之年发病者最多;出生于炎象之年者,在寒象之年发病者最多;出生于湿象之年者,在燥象之年发病者最多。司天-在泉方面,出生在风火之年者易在燥火之年发病,出生在火燥之年者易在火风之年发病,出生在火风之年者易在火风之年发病,分布情况差异明显($P<0.05$)。各主气出生的患者中,发病主气、客气分布情况无明显差异($P>0.05$)。

井晓峰等探讨溃疡性结肠炎患者出生日期五运六气分布与疾病的关联性。根据251例溃疡性结肠炎者(病例组)出生日期推算五运六气分布,并与同时期慢性肠病患者251例(对照组)出生日期五运六气分布特点相比较,运用卡方检验进行统计分析。结果:病例组与对照组患者出生时五运六气分布中主气、客气分布差异明显($P<0.05$)。主气因素主要为阳明燥金区段,客气因素主要为太阳寒水区段;司天-在泉两组比较,无明显差异($P>0.05$),但根据组内分布比例及调整后残差值比较,病例组司天-在泉影响因素主要为太阳寒水-太阴湿土。研究提示,溃疡性结肠炎患者相对于同时期慢性肠病患者五运六气分布存在特异性,患者出生时主气、客气、司天-在泉中太阳寒水-太阴湿土分布均对溃疡性结肠炎发病存在影响。

黄嘉莹等通过研究慢性疲劳综合征(CFS)与出生日期五运六气之间的规律,从中探讨易患CFS人

群的运气特点与体质。通过回顾性研究,收集广东省中医院门诊系统中 2019 年 1 月 1 日至 2021 年 2 月 8 日期间诊断为 CFS 患者的病例资料,从中筛查符合 CFS 诊断标准的病例信息,采集诊疗卡号、性别、出生年月日等作为统计分析内容。若同一患者多次就诊,则其资料只纳入 1 次。将其出生日期数据转换成岁运、主运、客运、主气、客气、司天、在泉、运气相合 8 组数据,使用 SPSS 19.0 统计软件进行描述性统计,并通过"差年连续分层比较法"进行 χ^2 检验分析。结果:共收集 645 例病例,其中,男性 210 例,女性 435 例,年龄 21~62 岁,平均(39.72±9.18)岁。分析发现易患 CFS 人群出生日期岁运多为水、火、土不及,以及木、土太过之年;主运、主气分别为太商和太阴湿土,客运、客气分别为少角和厥阴风木;运气相合的结果多为同岁会之年。此人群出生年份的运气相合结果多为"同岁会",提示其在岁运不及之年,并受相通的在泉之气的影响而使不足的脏腑之气再受损;具体是在壬寅、甲辰、辛酉、己巳、辛未、癸酉年,总体岁运为火、土、水不及;易患 CFS 患者出生节气多集中在下半年,受厥阴风木之客气和少阴君火的在泉之气影响,导致脾土受伐和肾失封藏,最终形成易患 CFS 的体质倾向。

康佳荟等基于五运六气理论分析先天运气禀赋差异对干眼罹患的影响。收集 2020 年 6 月—2021 年 4 月中国中医科学院西苑医院干眼患者 541 例,根据患者的出生日期推算出五运六气,包括干支纪年、岁运、地支、司天、在泉、岁运-司天综合运气和节气,并进行统计分析。结果:①干支纪年分布差异明显($P<0.05$),出生于己巳年的人数最多,甲申年出生者最少。②天干化五运分布、岁运之太过与不及比较均无明显差异(均 $P>0.05$)。③十二地支分布差异明显($P<0.05$),以卯为最多,未最少;司天-在泉分布差异明显($P<0.05$),以阳明燥金司天、少阴君火在泉最多,太阴湿土司天、太阳寒水在泉最少;地支五行之五方正位分布差异显著($P<0.01$),最多者为卯木,最少者为未土。④岁运-司天分布差异明显($P<0.05$),岁运少火、阳明燥金司天频率最高,岁运太水、太阳寒水司天频率最少。⑤节气分布差异明显($P<0.05$),干眼患者出生于节气属霜降最多,秋分最少。研究提示,出生在己巳年,地支为卯,岁运少火,阳明燥金司天,少阴君火在泉,节气为霜降的人群更容易罹患干眼。王慧敏等研究干眼患者的先天运气禀赋,即患者出生时的五运六气特点及分布规律。对 2018 年 1 月—2019 年 12 月就诊于山东省中医院眼科门诊的 685 例干眼患者出生时的五运六气分布规律进行统计分析。结果:①依据患者出生年份,天干及岁运属性分布依次为己年(土运不及)>乙年(金运不及)=丁年(木运不及)=壬年(木运太过)>庚年(金运太过)>癸年(火运不及)>甲年(土运太过)=戊年(火运太过)>丙年(水运太过)>辛年(水运不及)。②依据患者出生日期,主气及客气属性分布依次为阳明燥金>太阴湿土>厥阴风木>少阴君火=太阳寒水>少阳相火;客气属性依次为太阳寒水>太阴湿土>厥阴风木>少阳相火>少阴君火>阳明燥金。③依据患者出生日期,司天在泉之气属性分布依次为阳明燥金少阴君火>太阴湿土太阳寒水>太阳寒水太阴湿土>少阳相火厥阴风木>厥阴风木少阳相火>少阴君火阳明燥金。认为干眼后天发病与人出生时所处的岁运及六气主气属性相关。

薛宇航等探讨出生时五运六气禀赋与抽动障碍的相关性。参考中医古籍相关记载及既往文献研究成果,采用出生日期(年、月、日)干支纪运转化,推算出相应的五运六气,对北京地区 127 例抽动障碍患儿出生时五运六气资料进行统计分析。结果:北京地区 127 例抽动障碍患儿出生时五运六气资料中戊年出生者最多,癸年出生者最少,不平和年出生者较平和年多;火运年出生者发病率为 30.7%,水运年出生者发病率为 14.1%;其中出生于主气与客气均为少阴君火时段的抽动障碍者占比最高,出生于主气与客气均为太阳寒水时段的抽动障碍者占比最低(均 $P<0.05$)。出生日期中岁运为火运、主气为少阴君火、客气为少阴君火的 TD 患儿的年龄分布均以 6~9 岁这一年龄段的发患者数最多,年龄分布差

异明显($P<0.05$)。

王诗洋等对302例65岁以上老年人出生时段的相关五运六气要素与体质分布情况进行统计学分析。结果：不同体质老年人出生时段的岁运、主运、客运、主气和客气的人数分布情况均具有统计学意义（均$P<0.05$）。平和体质老年人出生时段的客运、主气和客气对平和质的影响，阳虚体质老年人出生时段的客运对阳虚质的影响，痰湿体质老年人出生时段的主运对痰湿质的影响，血瘀体质老年人出生时段的主气对血瘀质影响，均具有统计学意义（均$P<0.05$）。研究提示，老年人出生时段的岁运、主运、客运、主气、客气均与老年人体质的整体分布具有相关性，老年人出生时段的主运、客运、主气和客气与老年人平和质、阳虚质、痰湿质、血瘀质间的联系更为密切。董思颖等归纳近年来各学者通过临床、书籍等研究得出的湿热体质相关疾病与五运六气之间的关系，总结五运六气与湿热体质的相关性。五运六气可在一定程度上影响人的体质及发病倾向。认为出生、发病岁运中的土运太过与不及、木运太过与不及、金运太过与不及等均可能成为湿热体质形成的原因，司天在泉为少阴君火、太阴湿土、阳明燥金、厥阴风木以及少阳相火的年份也可能与湿热体质的形成有关。

（撰稿：于峥 魏民 审阅：陈小野）

【病因病机研究】

詹杰等考察一至十版《中医基础理论》及《中医诊断学》全国统编教材，梳理了其中有关病势的内容。发现《中医基础理论》及《中医诊断学》教材中"病势"概念的演变脉络截然不同。前者经由"病变机转、邪正关系"的下位概念向"疾病发展趋向"的近似概念演变，直至"病势"名称的确立。后者则历经由病势内容的萌芽出现直至消失的过程，这种差异与病势相关内容与在两种教材中的地位不同攸关，其中病势在前者中地位较高、比重较大，而在后者中地位渐低，地位渐低的情况则与证内涵的变化有关。

即从"证除涵盖病位、病因及病性之外，亦包含病势"至"任何复杂的证仅由病位、病性两大基本要素构成"的转变，从而导致病势概念的边缘化。但是"病势"呈现了中医学动态观及整体性的思维特征，因而对于教材中"病势"的地位宜进行再探讨与重塑。此外，教材中"病势"多仅被定义为疾病随时间而发生发展的趋势，而实则亦有机体病变所致的气血津液等精微物质及病理产物运动趋向失常的涵义。因此，需进一步地厘清病势概念的内涵及外延，辨析病势与证之间的关系。

狄舒男等探析了《黄帝内经》中的伏邪理论。伏邪是中医病因理论体系中一类重要的概念，很多外感病及内伤杂病的发生发展与伏邪密不可分。《黄帝内经》作为伏邪理论的源头，虽未对伏邪命名，但已认识到某些"伏邪现象"，其相关论述也初备伏邪理论的基本框架。通过梳理《内经》中伏邪的相关论述，还原了伏邪理论的最初原貌，《内经》已认识到"风、雨、寒、暑皆可留止"，乘虚而入成为伏邪，其可伏留于脏腑、经络、肌腠、筋脉、骨髓等各个部位，郁滞气血，耗伤正气，日久可致虚劳积聚。

崔源源等探讨了介入后冠心病的中医病机。认为在冠状动脉介入治疗前，由于冠状动脉狭窄、血小板活化、血栓形成、炎症反应等病理改变，冠心病患者症状以胸闷、心痛为主，中医学认为此为血脉瘀阻、不通则痛。介入治疗解除冠状动脉狭窄后，多致血管内皮修复延迟、功能障碍，临床症状多表现为情绪低落、气短乏力等，中医病机为"虚在气"。血管内膜损伤诱发的血小板活化、凝血级联反应、微血栓形成、斑块碎屑残留等病理改变，此为"留在瘀"。陈馨浓等从"脉中积"认识动脉粥样硬化。认为动脉粥样硬化（AS）与中医积病在病理形态和发生机制上具有一定的相似性。"脉中积"即痰浊、瘀血和毒邪等有形之物凝滞脉中。从斑块微环境角度阐释了"脉中积"的生物学内涵和病理演变规律。认为AS发病初期为脾肾亏虚、血浊脉弱，中期为脉道失柔、脉络绌急，后期为脉络骤闭、脏腑受损。以缺血性心脏病为例，根据其不同阶段病机特点，斑块形成早期治以化痰降浊、养血护脉,斑块易损期治以活血解毒、畅脉稳斑,心脏恢复期治以温经通络、保脉育心。胡力丹等基于中医时空医学探讨了瘀、毒、郁所致动脉粥样硬化性心血管疾病。认为瘀、毒、郁所致动脉粥样硬化性心血管疾病的发生发展具有依时性、依空性的中医时空医学特点。其依时性体现在以脾气虚为始,瘀、毒为时间推移之产物。依空性是指外界不良刺激所致情郁与病理产物瘀毒的互结导致动脉粥样硬化性心血管疾病发生病位的传变,当进一步发展时疾病性质也发生了改变,甚至可以加速不良心血管事件的急性发作,表现为心、脾→心、肝、脾→五脏损伤的空间变化规律。这种动态性的病因病机认识紧扣现代动脉粥样硬化性心血管疾病的病理特性,符合临床疾病的真实发展过程。赵睿学等从厥阴"络""风"角度探讨高血压治疗。中医认为"风邪"是高血压发生发展的主要因素,且贯穿始终;或认为高血压病位在络,络脉病变亦是高血压发生发展的重要原因。络病、风邪与高血压发生发展及心、脑、肾等靶器官损害疾病密切相关。从伤寒六经辨证角度来看,"络""风"与厥阴关系密切,络病属厥阴,风邪始于厥阴,高血压的发生发展、持续存在与厥阴病密切相关。认为厥阴风火内郁,肝火上冲;厥阴虚损,肝风内动、络虚风动;厥阴外感,外风引动是导致高血压发生发展,心、脑、肾等靶器官损害的重要病机,并基于厥阴主方乌梅丸探讨了厥阴"络""风"同治之法。

张泰等从"瘀、毒、郁"探讨了慢性萎缩性胃炎(CAG)的病机。认为瘀毒致病是阐释 CAG 发生、发展的重要理论,瘀血、湿浊、湿热蕴结,久化瘀毒、浊毒,裹挟留滞,终成热毒,隐匿为害,导致病情迁延难愈。此外,焦虑、抑郁状态(郁)亦是 CAG 发生、发展的危险因素。认为"瘀、毒、郁"互结是 CAG 的核心病机,情志致郁可能是促进瘀血、湿浊、湿热转为瘀毒、浊毒,进而化生热毒的病理要素。因此,活血、解毒、开郁并施,根据瘀、毒、郁的不同程度随证加减,是治疗 CAG 的关键。

蒋里等基于《黄帝内经》"壮火食气"思想探讨糖尿病火热伤气病机。《黄帝内经》"壮火食气"思想反映了体内病理之火对正气的损害,尤其体现在脾瘅-消渴-消瘅的发展过程中,在实际临床中其内涵更为丰富。历代医家十分重视消渴病火热伤气的病机,常用清热益气法治疗消渴病,现代医家也逐渐认识到 2 型糖尿病火热伤气的病机过程。认为 2 型糖尿病的基本病机,是从火热伤气出发,内热伤阴,气虚血瘀,导致各种并发症,火热伤气贯穿病程始终。

金雨静等从"脑-心-三焦"关联探讨了抑郁症病机。抑郁症与脑、心存在明确的发病关联,但尚未具备完整的学说或机制阐释。而从三焦是主导气化的重要脏腑出发,结合近年来有关三焦实质结构的研究进展,认为三焦与"间充质"在结构和功能上存在高度一致性。"间充质"是一个由复杂胶原纤维网支撑的液体间隙,广泛分布全身各处,而且区别于已知组织器官,是一种综合信息沟通、物质交换、能量代谢等功能的庞大器官。三焦寓于脑、心的结构之中,联系并沟通脑、心,由此"脑-心-三焦"构成一个具有紧密生理病理联系的整体。抑郁症的发病机制,以"脑-心-三焦"关联为基础,以气化为核心环节。其关键病机为"脑心阳衰,焦阻气郁",并初步提出了温补脑心,畅通焦膜,疏调气机等治法。

(撰稿:柏冬　审阅:陈小野)

【诊法研究】

田好雨等从发展中医诊断客观化及人工智能辅助中医临床角度出发,分析系统辨证脉学的优势,厘清脉象信息人工智能分析的工作步骤,以及研究思路局限与瓶颈,提出"'并联'多种传感器,多维度收集脉象信息"及"运用特定传感器,加快人工智能训练速度"的脉象信息人工智能分析思路;阐述了"'脉象物理信息-脉象要素-人体生理病理状态'人工智能临床诊断模型"及"借助'系统辨证脉学'多维诊断功能,丰富人工智能诊断模式"的目的与要求,从而优化脉象信息人工智能分析思路,为构建脉象大数据库提供基础,促进中医诊断客观化发展。

王超等结合《黄帝内经》《难经》等中医经典著作,探寻古代中医的诊断思维与方法。总结古代中医诊断思维为"以形正名"以观物取象,"司外揣内"以把握状态;古代中医诊断方法的理论为"色以应日,脉以应月""能合色脉,可以万全";古代中医诊断方法的具体操作要求为察色按脉,先别阴阳。认为其中望色分阴阳,以鲜明者为阳,晦暗者为阴;诊脉分阴阳,表现为"躁"的为阳脉,表现为"静"的为阴脉。古人从整体观念出发,用恒动的眼光在"察色按脉,先别阴阳"的基础上做到审察内外,辨证求因,进而做到"能合色脉,可以万全"的深层境界。张宜帆等从哲学角度出发,围绕脉诊的产生与发展、诊断原理及脉诊中的认识论与方法论等加以浅析,《难经》所言"切而知之谓之巧",是通过切触患者的寸口脉搏以获取人体生理、病理信息,为临床诊断提供依据。认为脉象之所以能够反映人体内气血的盛衰以及脏腑的功能变化,是因为其背后的原理根植于中华优秀传统文化,与哲学思维密不可分。

黄海诚等通过对四时脉在《黄帝内经》《难经》中相关论述的分析,总结人体处于正常状态时,脉象随四时而变化,即"春弦、夏钩、秋浮、冬沉";人体处于病理状态时,脉象也会随之产生"太过、不及、病、死"的变化。通过诊察四时脉中气的强弱,即"太过、不及"脉,以及脉中胃气的盛衰,即"病、死"脉,并结合当下季节的五行属性,可以诊察人体疾病的深浅、治疗的难易以及预后。四时脉作为人体与天地联系的重要诊察窗口,在临床应用中具有重要价值。

宋诗博等用三探头中医脉诊仪采集阴虚体质人群脉诊信息并与平和体质人群进行比较,通过 12 谐波拟合对多周期脉诊信息建立特征参数并提取模型。共提取 193 个参数,分类判决方面采用有监督和无监督相结合的方法对数据进行特征挖掘。结果:通过对阴虚体质与平和体质人群脉诊信息参数建模进行体质分类的准确率在 62%~89% 之间,构成两种体质脉诊信息差异的主要参数集中在时域参数的左关 s 减小、t1 增加,右尺 t1、w 增加,频域参数以双尺变化为主,并认为阴虚体质与平和体质人群的脉诊信息差异显著,构成差异的主要特征以左关和双尺为主。

刘璐等采用 Smart TCM-I 型脉象仪采集脉象信息,根据冠状动脉造影检查报告,将 531 例冠心病及疑似冠心病患者分为冠状动脉非阻塞组、冠状动脉轻度阻塞组、冠状动脉中/重度阻塞组。运用时域分析法和多尺度熵(MSE)分析法提取不同组别脉图的时域特征和多尺度熵特征,并运用非参数检验的方法比较冠状动脉不同阻塞程度患者脉图特征参数的组间差异;基于脉图特征参数,运用随机森林(RF)机器学习算法建立冠状动脉不同阻塞程度评估模型。结果:与冠状动脉非阻塞组比较,冠状动脉轻度阻塞组和冠状动脉中/重度阻塞组脉图时域特征主波峡/主波幅值比(h2/h1)、重博前波/主波幅值比(h3/h1)增大(均 $P<0.05$)。与冠状动脉非阻塞组及冠状动脉轻度阻塞组比较,冠状动脉中/重度阻塞组多尺度熵特征 MSE1、MSE2、MSE3、MSE4、MSE5 均减小(均 $P<0.01$)。当脉图时域特征和多尺度熵特征全部参与建模时,模型平均准确率最高(86.8%)。解天骁等探讨原发性高血压患者脉图参数与心血管危险分层的相关性,采集 435 例原发性高血压患者的症状体征、脉象信息、生化指标等,分为低中危组、高危组、很高危组进行分析比较,结果:高血压低中危组、高危组、很高危组患者病程逐渐延长;高血压低中危组、高危组、很高危组患者的脉图参数 H3/H1、H4/H1 逐渐上升;高血压患者很高危组 H5/H1、T1/T 低于低中危组。有序 Logistic 回归分析结果显示,脉图参数 T1、T4、T5、T 为影响因素。于艺等运用智能脉诊仪采集 16 例失眠火热相关证候患者、18 例失眠心脾两虚证患者及 20 名健康人群的寸口六部脉的脉图参数,应用最小二乘回归选优方法进行分析。结果:失眠心脾两虚证的特征参数包括时域参数 2 个(左、右尺 w),频域参数 23 个(右尺相位 6、左关能量 6 等),主要分布在左尺、右尺及左关部位;失眠火热证相关的特征参数包括六部脉脉位,时域参数 5 个(左关 h1、左尺 h1 等),频域参数 9 个(右关能量 4、右尺能量 4 等),主要分布在

右寸、右关和右尺部位;失眠两组之间的特征参数包括时域参数 5 个(右寸 t1、右尺 h1 等),频域参数 7 个(右寸相位 7、左寸相位 12)等。

段佳茅等收集脾胃系统病例患者的舌象及四诊信息,其中肝胃不和型 47 例,脾胃虚弱型 40 例,提出舌象分区模型并将其划分为 7 个区域,通过观察两种证型患者舌色、舌形、苔质苔色、舌下脉络特征,并结合数值分析计算其颜色参数 RGB、HSV 的数值,从而获得不同证型患者的舌象特征信息。结果:肝胃不和型患者以淡红舌为主,多伴裂纹、齿痕、淡黄厚腻苔,舌下脉络偏青紫、长粗,结节迂曲明显;脾胃虚弱型患者以淡紫胖大舌为主,多伴裂纹、齿痕、淡黄腻苔,舌下脉络异常特征不明显。与肝胃不和组相比,脾胃虚弱组舌象及舌下脉络颜色参数 R、G、B 和 V 的数值整体较高($P < 0.05$),颜色偏明亮、淡白。认为分区模型能够量化不同证型患者的舌象特征,一定程度上提高了舌象诊断的准确性及证候辨识的参照性。李琪等采集泄泻湿热证、寒湿证患者及健康志愿者共 100 例的舌苔样本、舌图像,提取舌苔 DNA 进行高通量测序,获得样本物种信息和舌图像信息,分析上述结果及两者相关性。结果:拟杆菌门、普雷沃菌属在泄泻患者舌面丰度显著高于健康组,健康组舌面变形菌门、奈瑟菌属、梭杆菌属和嗜血杆菌属丰度显著高于泄泻患者,卟啉单胞菌属和假单胞菌属在泄泻寒湿证患者舌面丰度显著低于泄泻湿热患者和健康组;泄泻患者舌苔面积占比显著增高、L 值显著降低,湿热证泄泻患者舌苔 G 值、B 值、S 值、a 值均显著升高;链球菌属与舌苔 R 值、G 值、B 值均呈正相关,奈瑟菌属、嗜血杆菌属和拟普雷沃菌属与舌苔 H 值呈负相关(均 $P < 0.05$)。张艳等采集 217 例 2 型糖尿病患者舌象资料,由 2 位高年资中医内科专家对舌形特征从薄舌、胖大舌、齿痕舌、裂纹舌(包括裂纹面积、裂纹深浅)、点刺舌、瘀斑舌等维度分别进行程度量化评分,统计各类舌形占比。将有关实验室指标与舌形的关系进行相关性分析。结果:217 例 2 型糖尿病患者舌形分布以胖大舌(99.5%)为主,其次为齿痕舌(71.9%)、裂纹舌

(66.8%)。不同病程患者胖大舌程度评分差异明显($P < 0.01$),中期患者评分最高。胖大舌程度与 Urea、UA 呈正相关,齿痕舌程度与 LDL-C 呈正相关(均 $P < 0.05$),点刺舌程度与餐后 2 h 血糖、Urea 呈负相关($P < 0.05$,$P < 0.01$),裂纹面积、裂纹深浅程度与空腹血糖、HbA1C 均呈正相关(均 $P < 0.05$)。

陶凤杰等提出"焦虑舌象"的典型特点为:舌尖边红,质偏黯,苔中黄腻。此为肝气郁结、心肾不交在先,并痰瘀血阻滞中焦于后,继而蕴热内阻所致。体质为气滞血瘀,早期为水火不济,病因为痰瘀交阻。并探讨中医"化痰热-开玄府-引阴火"三步法治疗焦虑障碍的经验。

王瑜等系统总结了近年来国内外学者对舌下络脉常用诊断方法、形成异常舌下络脉的机制研究、临床疾病诊疗相关应用、图像技术方法四个方面的研究现状,探讨了当前舌下络脉研究中缺乏标准化方案设计、机制研究不深入、与临床黏合度浅、现有技术方法单一等亟待解决的问题,并提出如下观点:首先要建立统一规范的舌下络脉智能采集设备和标准化采集方案,以此获取稳定的大数据样本作为支撑,并建立基于专家共识的舌下络脉特征诊断标准;其次,结合组织学与胚胎学、免疫组学、实验动物学等进行学科交叉研究,以深入探索舌下络脉机制;再次,探索适应性更强、精度更高的舌下络脉图像提取算法,具体确立用于分析舌下络脉特征的色彩空间模型;最后,探索舌下络脉作为疾病特异性指标的可能性,将舌下络脉与常规的舌质、舌苔联合望诊,乃至四诊合参以指导临床,建立中西医数据融合的临床疾病风险预警模型。颜建军等提出了一种基于二级分类器的齿痕舌分类模型。首先准备齿痕舌和非齿痕舌两类舌图像样本,利用深度学习分割模型对舌体进行分割;再利用凸包算法提取齿痕舌图像中的每个齿痕的几何形状特征,训练齿痕识别模型;然后利用该模型预测舌体凸包凹缺陷的齿痕候选区域,构建齿痕舌识别的特征向量,基于随机森林建立齿痕舌分类模型;最后进行模型分类测试和结果评估。结果:采用该方法得到的总体分类准确率达

到93%。

刘冬华等从历代中医古籍中总结出中医目诊的4点诊断原理,分别为:眼目为五脏六腑缩影,五脏六腑的病理变化可显现于眼目;根据生理病理不同,可将眼目分为五轮,内应五脏;眼分八廓,外应脏腑;眼与经络载气血上注于目的联系较为广泛,脏腑气血失调先见通过经络上走于面,注于目。因此眼目的病理变化可作为诊断疾病的依据。常见的目诊眼部不同的部位可诊断不同的疾病,如胞睑可有虚浮、赤肿、颜色变化(青色、黯黑、白色、黄白色等)、内表面黄白色或粟粒样颗粒、下垂、不自主跳动等病理信息,多诊断眼科疾病;两眦、白睛可有白睛颜色变化(红赤、混赤、蓝白色、苍白色、青色、黑色等)、白睛血络变化(颜色、形态、粗细)等病理信息,多诊断眼科、内科、外科、妇科等疾病;眼内组织包含视网膜变化(血管、颜色)、视盘、黄斑变化(渗出、水肿)、玻璃体变化(颜色变化、液体混浊)等病理信息,可诊断眼科、糖尿病、高血压病等内科、外科、妇科等疾病。弓明燕等通过《黄帝内经》"目为命门"说立论,详细叙述《黄帝内经》有5类目诊决死生之法,分别为因目察神、视目察色、以目察脉、以目察精、以目察病。对比考察《难经》《脉经》《针灸甲乙经》《备急千金要方》《千金翼方》5部中唐以前代表性医籍对"命门"的记载,有目为命门、肾为命门、心上命门、命门为穴4种认识。认为早期中医理论中"命门"并无统一含义,不同医家依据各自学术主张进行了不同视域的阐述,并试图揭示中医早期"命门"的命名意图,"命门"含义所指变迁,以及相关学说继承发展的过程。

王若冲等从手诊、九宫八卦及手诊与九宫八卦学说的结合3个维度梳理手诊九宫八卦学说的理论渊源,并结合文献及临床得出手诊九宫八卦学说的诊断特点:以九宫八卦划分手部分区为主要特征,与色泽、形态及纹路诊断相结合形成多层次、多维度诊断。通过理论渊源的梳理、诊断特点的探讨,以期促进手诊九宫八卦学说规范化、系统化,并为临床提供诊断思路。

商双等探析中医声诊的源流及其时代分期。认为先秦是声诊理论的萌芽阶段,汉唐为声诊的临床发展时期,宋金元是声诊理论的深入发展时期,明清为声诊理论体系的成熟时期,近现代则进入声诊的客观化发展时期。同时,梳理各个时期声诊理论的发展特点,以及医家对于生理病理状态下人体所发声音的不同见解,尤其是对于异常声音病位、病性、病因病机、预后等判断。

刘舒悦等对《黄帝内经》之后的文献进行梳理,认为不同时期的医家均重视甲诊,现代甲诊在《黄帝内经》的基础上也逐渐发展。通过观察病甲的色、形、半月痕变化能够反映人体气血及脏腑的盛衰,与人体的健康密切相关,且临床应用简便,对疾病的早期防治具有重要的指导价值。

田琪等认为中医梦诊肇始于《黄帝内经》,以阴阳、五行、藏象、精气血理论为基础,经过古代医家的不断丰富和发展,形成了相对完整的梦诊体系。中医梦诊以其独特的视角,在辨病因、病位、病性中具有优势,被视为中医四诊的补充和延伸,具有重要的临床价值。从梦诊的源流出发,探讨了梦的成因、梦的辨证及梦诊在临床中的应用。

(撰稿:鲍健欣　审阅:陈小野)

【证候规律研究】

包春春等共收集232例过敏性哮喘急性发作期患者临床资料,设计中医证候调查表,将患者辨证分为外寒内饮证、痰浊阻肺证、风痰阻肺证、痰热壅肺证。探讨过敏性哮喘急性发作期患者中医证候特点。结果:吸入性过敏原排名前三位为尘螨、蟑螂、矮豚草/蒿/葎草/普通豚草,食入性过敏原排名前三位为蟹、海鱼组合、鸡蛋黄(清)/虾。患者中以风痰阻肺证(53.8%)为主,其次分别为痰热壅肺证(28.5%)、痰浊阻肺证(9.1%)、外寒内饮证(8.6%)。外寒内饮证患者TIgE水平显著高于风痰阻肺证患者($P<0.01$)。李伟珂等制订《慢性阻塞性肺疾病证候要素演变规律临床调查表》,动态采集303例慢性阻塞性肺疾病(COPD)患者急性加重期、危险窗期、

稳定期中医症状、体征等临床资料,建立数据库,进行复杂网络建模,构建COPD不同分期复杂网络,分析不同分期证素演变规律。结果:急性加重期提取病性证素11个,危险窗期提取病性证素10个,稳定期提取病性证素8个。急性加重期到稳定期病性证素网络核心节点分别为痰、热、气虚;气虚、痰、湿;气虚、阴虚、血瘀。从急性加重期到稳定期,病性证素由实到虚,痰热逐渐转变为痰湿并逐渐减弱或消失;气虚贯穿于始终,转变为气阴两虚,兼夹血瘀。薛寒等采集140例特发性肺纤维化患者四诊信息,运用K-均值聚类分析法对信息进行聚类分析,获取相关临床指标,运用单因素方差分析、非参数检验等方法分析其在不同证型之间的差异性。结果:聚类出5种证型:气阴两虚证15例(10.7%),阴虚血瘀证18例(12.9%),脾肾阳虚证23例(16.4%),阴虚痰热证27例(19.3%),阴虚夹湿证57例(40.7%)。脾肾阳虚组及气阴两虚组血氧饱和度(SaO_2)水平明显低于阴虚痰热组,脾肾阳虚组及气阴两虚组的动脉氧分压(PaO_2)水平明显低于阴虚夹湿组(均$P<0.05$)。朱烨芳等对100例成人阻塞性睡眠呼吸暂停低通气综合征(OSAHS)患者进行睡眠监测,并通过中医四诊方法获得临床数据进行统计分析。结果:OSAHS患者常见的中医症状为夜间打鼾(99.0%)、健忘(99.0%)、形体肥胖(91.0%);常见舌象为舌苔腻(66.0%)、舌边齿印(60.0%)、舌淡胖(52.0%);常见脉象为脉弦(43.0%)、脉滑(32.0%)等;有60例患者获得病位证素,分别为脾32例、肺14例、心神7例、肝7例;共获得病性证素8个,分别为痰95例(95.0%)、湿95例(95.0%)、热23例(23.0%)、血瘀14例(14.0%)、气虚10例(10.0%)、阳虚9例(9.0%)、血虚7例(7.0%)、阴虚6例(6.0%);所有患者中,重度患者61例,中度患者28例,轻度患者11例,湿与痰是不同程度的OSAHS患者最常见的中医证素。

段梦遥等现场采集心血管内科住院患者的一般资料、症状、体征及四诊资料,用证素积分的方式对纳入患者进行证素辨证,并分析其临床特点。结果:

315例高血压病患者共得到常见证素16种,病位证素由高到低依次为肾、心、肝、肺和脾,病性证素由高到低依次为气虚、痰、阴虚、血虚、阳虚、精亏、湿、血瘀、阳亢、水停和气滞,常见临床证型为阴虚阳亢证、气滞血瘀证、痰湿内停证、气血不足证、脾肾亏虚证。魏来等将241例冠心病合并焦虑状态患者的临床资料建立数据库,并对数据进行统计分析,总结患者的中医证候分布规律。结果:241例冠心病合并焦虑状态患者的中医证候分布为气虚血瘀证、心肾不交证、气滞痰郁证、气滞血瘀证、气郁化火证。年龄以60岁以上中老年人居多,女性发病率高于男性,病程平均5.9年,住院治疗最长31日,平均13.18日,发病主要集中在秋冬季,相关病因与高血脂、高血压、吸烟相关($P<0.05$)。

林欣蓉等分析深圳市中医院2011—2019年门诊治疗的腹泻型肠易激综合征(IBS-D)病例的性别、年龄、中医证型、证候要素和用药频次。结果:共纳入相关病例1 726例,其中20～39岁年龄段患者最多,占54.6%(943/1 726例)。频次前3位的证是脾虚湿盛证、肝郁脾虚证、脾胃虚寒证。病位证素6个,频次前3位的分别为脾、肝、胃;病性证素6个,频次前3位的分别为气虚、湿、气滞。涉及中药224味,频次较高的依次为白术、茯苓、陈皮等。

白东海等选择使用糖皮质激素联合环磷酰胺治疗的膜性肾病患者50例,制定统一的观察表,收集四诊信息,使用统一的辨证标准进行中医证型判定,分析膜性肾病患者激素治疗前后中医证候演变的客观规律。结果:本虚证的演变,在激素使用前,以脾肾气虚及肺肾气虚为主;使用激素8周时,以肝肾阴虚和脾肾气虚为主;在激素撤减阶段,以脾肾气虚及肺肾气虚为主。标实证的演变,在激素使用前,兼夹血瘀证、水湿证为主;使用激素8周时,兼夹湿热、血瘀证为主;在撤减阶段,兼夹血瘀证、湿浊证为主。瘀血、湿邪在整个激素治疗过程中均较突出。膜性肾病患者长时间服用糖皮质激素,耗伤阴液,导致阴虚,当撤减激素时,会出现肾气虚衰;湿邪和瘀血证常见于糖皮质激素治疗膜性肾病的过程中。

汪满等以156例老年肌少症患者为研究对象，收集四诊信息，把相关证候进行均值漂移聚类分析，再进行系统变量聚类分析。结果：纳入老年肌少症的症状条目共51条，手足无力、消瘦、食少纳呆出现频率较高；老年肌少症患者以脾胃亏虚证、肝肾阴虚证、气虚痰瘀证为主。李阳等采用横断面调查研究方法，将中医证候分为寒湿痹阻证、肝郁气滞证、气滞血瘀证、肝胆湿热证、肝血亏虚证、肝肾不足证及复合证候（同时具有以上2种证候），制定《纤维肌痛综合征（FMS）中医证候调查问卷》。根据患者的应答进行数据分析，得到FMS中医证候分布情况，比较不同证候的人口学特点，并采用《视觉模拟评分法》《修订版纤维肌痛影响问卷》《匹兹堡睡眠质量指数》《多维疲劳量表》《贝克忧郁量表》《压力知觉量表》对患者病情进行评估。结果：共165例患者参与调查。单一证候97例，分别为肝肾不足证27例（16.4%）、肝郁气滞证25例（15.2%）、气滞血瘀证17例（10.3%）、肝胆湿热证14例（8.5%）、寒湿痹阻证7例（4.2%）和肝血亏虚证7例（4.2%）；复合证候中肝郁气滞合肝血亏虚证最多，为34例（20.6%），其他复合证候共34例（20.6%）。不同证候患者在性别、年龄、吸烟、教育程度、收入方面存在差异，肝血亏虚证患者病程较长，肝郁气滞证患者抑郁程度较高，寒湿痹阻证患者总体病情较轻。

陈奕群等对不寐病门诊患者的性别、年龄、中医证型、病性证素和病位证素以及用药规律进行统计分析。结果：共纳入门诊病例8 336份，其中以20～39岁年龄段患者最多（4 268例）。辨证为94种，频次最高的依次为肝郁脾虚证（2 474次）、肺脾气虚证（912次）、心脾两虚证（782次）。病位证素7个，出现频次前3位为脾（5 331次）、肝（3 174次）、心（1 472次）；病性证素14个，出现频次前4位为气虚（6 398次）、气郁（滞）（2 805次）、阴虚（1 576次）、热（火）（1 528次）。气虚为不寐病的核心病机，贯穿始终，气郁（滞）、热（火）为其发生发展过程的驱动要素，中后期患者则以体虚为本，同时伴有血瘀、痰、热、湿、外邪侵扰等虚实夹杂表现，治疗上以养心安

神、补虚、祛邪为基本原则，标本兼顾，气血同调，常配伍活血化瘀药、清热化痰药和理气药等。刘丽丽等采用证素辨证方法提取111例精神分裂症患者病位、病性证素，运用频数统计、关联规则分析方法探索精神分裂症患者中医证素分布特征。结果：精神分裂症患者的病位证素分布频数从高到低主要为心神、肝、脾、肾、胃等。病性证素分布频数从高到低主要为阳虚、气虚、阴虚、气滞、血虚、湿、热、痰。对中医证素（积分≥70）进行关联性分析，结果："气虚-阳虚"是关联度最强的证素组合，表明精神分裂症患者多出现阳气亏虚证；3项证素关联规则分析结果显示"阴虚-阳虚、气虚"是关联度最高的证素组合，表明精神分裂症患者多出现气、阴、阳俱虚兼夹证。精神分裂症是虚实夹杂之证，虚证多为肝脾肾亏虚、阳气不足，实证多为痰气郁结或痰火扰神。

刘亚丹等检索中国期刊全文数据库、万方数据知识服务平台、维普中文期刊服务平台、中国生物医学文献数据库2000年1月1日至2021年6月1日发表的代谢综合征相关临床文献共14 260篇，经过筛选最终纳入68篇文献，对代谢综合征患者的辨证、临床症状及舌脉进行规范、整理，建立相关数据库，并对所涉及的中医证型提取证候要素，进行统计学分析。结果：经初步规范后，涉及中医证型30个，排名前5位的分别是气阴两虚证、湿热壅滞证、痰瘀互结证、肝肾阴虚证及痰湿阻遏证。临床症状出现频率前10位的有体胖腹满（66.8%）、失眠多梦（66.2%）、口干（55.2%）、腰膝酸软/痛（50.0%）、视物模糊（49.8%）、倦怠乏力（47.1%）、急躁易怒（45.8%）、头晕目眩（40.2%）、心悸气短（36.6%）、耳鸣耳聋（34.9%），舌形以胖嫩舌为主，舌质以暗或紫或瘀斑为常见，舌苔以白、腻为常见，脉象以弦、滑或沉为主。共提取6类病位证素，其中肝、脾、肾为常见病位证素。提取11类病性证素，以阴虚、气虚、湿、痰、瘀为常见病性证素；证素组合多样，其中两证素组合最多，占49.5%，以气虚＋阴虚、湿＋热、痰＋瘀最为常见。

（撰稿：鲍健欣　审阅：陈小野）

【证候实质研究】

孟昊等探索外周血不同大小微粒的绝对数量对冠心病及冠心病血瘀证发生的诊断价值。共选取冠心病患者 120 例,根据血瘀证辨证标准分为血瘀证组 55 例及非血瘀证组 65 例,另设健康志愿者 31 例作为健康组。各组受试者利用梯度离心法分离人外周血微粒,并通过 0.46 μm 及 1.0 μm 微球在流式细胞仪上圈定大微粒及小微粒位置,以 AnnexinV＋(AV＋)作为微粒的确定标准,采用绝对计数法统计大微粒、小微粒绝对数量。结果:血瘀证组和非血瘀证患者外周血大微粒、小微粒绝对数量均高于健康组;血瘀证组患者外周血大微粒、小微粒绝对数量均高于非血瘀证组($P<0.05$, $P<0.01$)。大微粒与冠心病血瘀证的发生相关($P<0.01$);小微粒与冠心病血瘀证的发生相关($P<0.05$)。大微粒与冠心病及冠心病血瘀证的发生相关,小微粒与冠心病及冠心病血瘀证的发生相关(均 $P<0.05$)。研究提示,大微粒的绝对数量对冠心病有一定的诊断价值。孟氏还研究了健康人群、冠心病血瘀证型患者与非血瘀证型患者的外周血中血小板小微粒(SPMP)的绝对数量差异,查明 SPMP 与冠心病血瘀证/非血瘀证之间的相关性。结果:单阳性标记法中冠心病血瘀证与非血瘀证患者 SPMP(CD41$_a^+$)中位数均显著高于健康组。双阳性标记法中冠心病血瘀证患者 SPMP(AV＋/CD41$_a^+$)中位数高于非血瘀证患者,二者 SPMP(AV＋/CD41$_a^+$)中位数均高于健康组(均 $P<0.05$)。SPMP(AV＋/CD41$_a^+$)均与冠心病血瘀证存在显著相关性($P<0.001$)。研究提示,SPMP(CD41$_a^+$)仅在冠心病血瘀中存在差异,但在血瘀证及非血瘀证中差异不显著;SPMP(AV＋/CD41$_a^+$)水平与冠心病血瘀证型相关,提示 SPMP 可能参与冠心病血瘀证的形成和发展。张书萌等筛选家系早发冠心病血瘀证患者血浆差异蛋白,探讨其对疾病发病的影响。从 101 例冠心病患者中筛选出典型家系早发冠心病血瘀证患者、家系早发冠心病非血瘀证患者各 3 例并匹配健康对照组 2 例。结果:通过 iTRAQ 技术共得到差异蛋白 84 个,其中家系早发冠心病血瘀证组与健康对照组之间差异蛋白共 32 个,包括上调蛋白 22 个、下调蛋白 10 个。经 GO 功能和 KEGG 富集分析,家系早发冠心病血瘀证血浆差异蛋白生物学功能多与角质化、角质化包膜及表皮结构组成部分有关,其相关通路主要与金黄色葡萄球菌感染、补体系统、血小板激活等相关。与健康对照组比较,家系早发冠心病血瘀证组差异蛋白内凝集蛋白 1 表达水平有统计学意义($P<0.01$),其可能可作为家系早发冠心病血瘀证早期诊断的潜在危险标志物。

王共强等探讨脑型 Wilson 病(WD)中医证候分布与颅脑磁共振成像(MRI)病损脑区的相关性。对 184 例脑型 WD 患者进行四诊合参辨证及颅脑 MRI 检测。结果:颅脑 MRI 病损脑区出现频率以壳核(93.5%)、皮质脑萎缩(44.0%)、丘脑(33.7%)、尾状核头部(32.1%)4 个部位常见;中医症状以大便秘结(79.2%)、口苦口腻(75.0%)、肢体僵硬(70.8%)、急躁易怒(70.8%)、神疲乏力(66.7%)5 个症状常见;辨证则以肝胆湿热(32.1%)、痰湿阻络(17.9%)、肝肾阴虚(13.1%)、肝郁脾虚(9.8%)、脾肾阳虚(9.8%)5 个证常见。Logistic 逐步线性回归分析显示,肝胆湿热证与皮质脑萎缩有关;气血两虚证与脑干、丘脑、脑叶软化有关;痰火扰心证与丘脑、脑叶软化有关;痰瘀互结证与脑干、丘脑有关;脾肾阳虚证与尾状核头部和壳核有关。每个病损脑区有其相应外在证候表现特征($P<0.05$, $P<0.01$)。研究提示,脑型 WD 中医外显证候表现与不同病损脑区相关,不同中医证候具有相应的 MRI 影像学特点。

古联等探讨中国汉族人群中 lncRNASH3BP5-AS1 多态性 rs11713836 与缺血性中风(IS)遗传易感性及中医证候的关系。研究共包括 774 例 IS 患者和 793 例对照组。结果:在隐性模型下,lncR-NASH3BP5-AS1 多态性 rs11713836 与缺血性中风血瘀证显著相关($P<0.05$),与缺血性中风易感性及风、痰、火热、气虚证等中医证候易感性无相关性。研

究提示,lncRNASH3BP5-AS1 多态性 rs11713836 可能影响缺血性中风血瘀证的发生。

陈文佳等从"疾病-证候-症状"关联网络切入,探索了类风湿关节炎(RA)中医证候的生物学内涵。临床收集了湿热痹阻证、痰瘀痹阻证、气血不足证和肝肾亏虚证 RA 患者各 3 例,以健康志愿者 3 人为对照组,通过转录组表达谱检测及生物信息挖掘,筛选 4 种核心证候的差异表达基因集。进一步整合数据库中临床症状的相关基因集,构建 4 种 RA 核心证候的相互作用网络,筛选证候关键网络靶标基因并挖掘其生物功能。结果:无论归属于实证还是虚证的证候关键网络靶标基因均参与了机体的"免疫-炎症"反应、运动行为调节和血液调节过程等,从微观表征方面体现了不同证候具有相同病理特征的特点。从显著相关症状、富集作用通路和 GO 功能等 3 个层面发现不同病因病机的证候表现出不同的侧重点,湿热痹阻证组还显著富集于代谢相关通路、热反应和疼痛感觉相关功能,与其"热"的病性证素相关;痰瘀痹阻证组还显著富集于神经系统调节相关通路、感觉知觉相关生物功能和代谢尤其是脂质代谢相关通路,一定程度上与其"痰浊流注关节""不通则痛"导致痛感剧烈等痰浊瘀滞的病理特点相符。前述 2 个同属实证证候所富集到的代谢相关通路最为相似。气血不足证关键网络靶标基因主要参与"免疫-炎症"反应和多种心血管系统调节反应,气血阴阳虚导致的免疫系统功能减弱、神经系统功能减弱(神疲倦怠)和供血不足(不荣则痛)等紧密相关。肝肾亏虚证在分析时受到更加明显的病位筛选影响,其关键网络靶标基因最显著富集于"免疫-炎症"相关通路和激素调节相关通路。气血不足证和肝肾亏虚证组共同主导的作用通路数量最多,提示两者作用机制相似度极高。4 种 RA 核心证候的生物内涵之间既有区别又有联系。

肖康等比较抑郁障碍(MDD)肝气郁结证及肾阳亏虚证患者脑功能与血清肿瘤坏死因子-α(TNF-α),并通过 TNF-α 水平与脑功能的相关性,探讨中医药治疗 MDD 不同中医证候类型患者可能的脑区靶点。2017 年 10 月—2020 年 10 月在北京中医药大学第三附属医院、首都医科大学宣武医院及北京安定医院的中度 MDD 肾阳亏虚证、肝气郁结证患者各 17 例,健康对照组 17 例为北京中医药大学师生及北京中医药大学第三附属医院职工。同一受试者均在同一天完成静息态功能磁共振成像(rs-fMRI)及血清留取。结果:MDD 肝气郁结证组及肾阳亏虚证组患者血清 TNF-α 水平均高于健康对照组,且肝气郁结证组高于肾阳亏虚证组($P < 0.01$)。与健康对照组比较,MDD 肾阳亏虚证患者左侧楔前叶及左侧顶上小叶存在异常激活状态,肝气郁结证患者右侧颞上回、右侧岛叶、左侧枕下回、左侧颞下回、左侧楔叶、右侧楔前叶、左侧楔前叶存在异常激活状态。肾阳亏虚证患者血清 TNF-α 水平与右侧背外侧额上回、右侧额中回、左侧枕中回、左侧中央前回、左侧直回的分数低频振幅(fALFF)值正相关,与左侧楔前叶、右侧颞下回、右侧枕中回、右侧小脑 fALFF 值负相关;肝气郁结证患者只有小脑 fALFF 值与血清 TNF-α 正相关(均 $P < 0.05$)。研究提示,MDD 肝气郁结证及肾阳亏虚证患者脑功能及血清 TNF-α 水平存在差异,肾阳亏虚证患者可能更偏向于在注意力相关的脑区存在异常,且与抑郁相关的炎症反应相关性更强,主要为背外侧前额叶的异常;肝气郁结型患者则可能更偏向于视觉相关的脑区存在异常,炎症反应与脑区的相关性弱于肾阳亏虚证患者。

(撰稿:柏冬　审阅:陈小野)

【体质学说研究】

体质学说研究以揭示人群的中医体质分布特点,以及体质与疾病危险因素、病理改变、证候、经络状态、严重程度、预后等方面的关系为主。对更多的病种开展了体质研究。考虑到人口的老龄化趋势,共患病、合并症相关的体质研究值得关注。

王超杰等探讨黑龙江地区老年不稳定性心绞痛的中医体质分布并构建中医体质相关的风险预测模型。采用横断面调查方法,选取年龄≥60 岁、在黑

学术进展

龙江地区居住≥10年的老年人,完成有效调查问卷738份。738例中,男性427例,女性311例。年龄60～91岁,平均(71.675±0.313)岁。根据是否患不稳定性心绞痛将受访者分为健康组464例与疾病组274例。采用单因素χ²分析筛选出与冠心病相关的因素,基于相关因素采用Logistic回归分析建立预测模型。结果:偏虚证体质多于偏实证体质。各体质(包括"是""倾向是")占比由高到低依次为气虚质、平和质、阴虚质、阳虚质、血瘀质、痰湿质、气郁质、湿热质、特禀质。高年龄、低学历、痰湿质、阳虚质是不稳定性心绞痛发病的重要影响因素。年龄每增大5岁,不稳定性心绞痛发病比率升高1.207倍。文盲学历者是大专及以上学历者不稳定性心绞痛发病比率的9倍。阳虚体质与痰湿体质老年人较其他体质老年人发生心绞痛的比率均高2倍以上。汪悦等研究300例慢性萎缩性胃炎(CAG)伴肠化(IM)患者的中医体质分布规律及其与性别、年龄、不同肠化程度、Hp感染、糜烂及胆汁反流等的关系。患者男性132例,女性168例。年龄22～79岁。依据《中医体质分类与判定》进行体质辨识。结果:CAG伴IM患者以偏颇体质居多,其中气虚质占比最高,其次为气郁质、湿热质。男性患者以湿热质较多见,其次为气虚质、气郁质。女性患者以气虚质多见,其次为气郁质、痰湿质。患者体质在不同年龄段的分布差异有统计学意义。≤40岁患者气郁质、平和质较多见。41～60岁患者气郁质、湿热质、气虚质较多见。≥60岁患者气虚质、湿热质较多见。不同肠化程度患者的体质分布差异显著($P<0.05$)。轻中度患者较多见气虚质、湿热质及气郁质。重度患者多见气郁质及阴虚质。300例患者中153例有Hp感染,气虚质及湿热质易发生Hp感染;300例患者中有202例伴有糜烂及胆汁反流,伴胆汁反流与糜烂主要见于气虚质,其次是气郁质、湿热质。CAG伴IM患者伴糜烂及胆汁反流的体质分布差异显著($P<0.05$)。邹敏燕等研究中医体质与轻度认知障碍(MCI)的相关性。采用抽样的方法,以南京市6个社区327例老年人(年龄≥60岁)为研究对象,通过神经心理学测试和《中医体质分类与判定表》完成MCI组和对照组分组以及体质判定。采用二元Logistic回归研究中医体质对MCI发病的影响,相关性分析探究体质与认知的关系。327例研究对象中MCI组162例,对照组165例。对照组要求神经心理测试结果正常。无认知障碍主诉。结果:经多因素校正后,体质仍是MCI发病的独立危险因素。以平和质为参照项,阳虚质发生MCI的可能性是平和质的2.505倍,痰湿质发生MCI的可能性是平和质的5.785倍。阳虚质、痰湿质得分与MMSE《简易智能精神状态检查量表》分呈负相关。痰湿质得分与MoCA《蒙特利尔认知评估量表》总分呈负相关。阳虚质与视空间与执行能力、命名能力呈负相关。痰湿质与注意力、延迟回忆能力呈负相关。阳虚质、痰湿质与语言能力、抽象能力、定向力之间则无明显关联。彭景等研究经颅多普勒血流动力学参数与中医体质的相关性。选取门诊患者51例及健康体检者13人共64人。男性27人,女性37人,年龄30～75(51.35±14.03)岁。51例患者中主诉头晕29例,头痛22例。当日进行经颅多普勒超声(TCD)检查并参照《9种基本中医体质类型的分类及其诊断表述依据》进行中医体质评测,计算颅内14个血管部位的S2峰时流速V_{S2}和S1峰至S2峰的血流加速度A_{S2-1},分析中医体质与血流动力学的关系。结果:中医体质分布人数排列依次为湿热质13人(20.3%),平和质12人(18.8%),阳虚质11人(17.2%),气虚质11人(17.2%),气郁质7人(10.9%),血瘀质4人(6.3%),痰湿质2人(3.1%),特禀质2人(3.1%),阴虚质2人(3.1%)。V_{S2}-RPCA(右侧大脑后动脉)与阳虚质、湿热质、气郁质呈负相关。V_{S2}-LPCA(左侧大脑后动脉)与湿热质呈负相关。痰湿质与A_{S2-1}-RCS(右侧颈内动脉虹吸段)呈负相关。湿热质与A_{S2-1}-RMCA(右侧大脑中动脉)、A_{S2-1}-RCS(右侧颈内动脉虹吸段)、A_{S2-1}-RVA(右侧椎动脉)呈负相关。血瘀质与A_{S2-1}-LICA(左侧颈内动脉终末段)呈正相关。

除以上常见病证外,对更多的病种开展了中医体质研究。如刘浩雷等回顾性分析 136 例经手术切除且病理证实为亚实性肺结节患者的中医体质类型及恶性亚实性肺结节的危险因素。136 例中良性结节 44 例,恶性结节 92 例。临床症状主要表现为咳嗽,不伴肺不张、肺门淋巴结肿大和胸腔积液。中医体质类型根据《中医体质分类与判定(ZYYXH/T157-2009)》判定。结果:良性结节患者的中医体质类型比率从高到低依次为:平和质＞痰湿质＞阴虚质＝湿热质＝气郁质＞气虚质＞阳虚质＞血瘀质＝特禀质。恶性结节患者的中医体质类型比率从高到低依次为:平和质＞气虚质＞阳虚质＞阴虚质＝痰湿质＞湿热质＝气郁质＞血瘀质＞特禀质。恶性结节患者的气虚体质明显多于良性结节患者($P<0.05$),其余各类体质的占比无明显差异($P>0.05$)。患者的年龄、结节部位、毛刺征、分叶征、胸膜牵拉征、血管集束征、结节最大直径、CT 值及气虚体质在良、恶性亚实性肺结节中的差异明显($P<0.05$)。结节最大直径、血管集束征、气虚体质是恶性亚实性肺结节的独立危险因素。霍磊等研究症状性颅内动脉狭窄与中医体质、动脉自旋标记技术(ASL)脑灌注的关系。症状性颅内动脉狭窄是指近 3 个月或 6 个月内发生的缺血性脑卒中和(或)短暂性脑缺血发作(TIA),伴有颅内动脉狭窄。病灶位于责任动脉供血区内或 TIA 发作症状与责任动脉供血区内脑组织神经功能相匹配。纳入症状性颅内动脉狭窄患者 204 例为病例组,无症状性颅内动脉狭窄患者 202 例为对照组。均要求发病在 1 个月内、年龄 45～85 岁。调查患者一般资料(性别、年龄、BMI、中心性肥胖)、中医体质、不良生活方式、传统危险因素、ASL 脑灌注等。中医体质判定依据 2009 年中华中医药学会颁布的标准。结果:病例组体质分布为气虚质＞痰湿质＞血瘀质＞阴虚质＞平和质,其余体质较少。对照组体质分布为平和质＞痰湿质＞气虚质＞阴虚质＞血瘀质,其余体质较少。中医体质、ASL 低灌注是症状性颅内动脉狭窄的危险因素,其中气虚质患者危险度是平和质的 3.183 倍。痰湿质患者危险度是平和质的 3.709 倍。ASL 低灌注患者危险度是非低灌注患者的 2.680 倍。

体质与证候,特别是与经络状态关系的研究为数尚少。王涛等探讨类风湿关节炎(RA)患者的中医体质分布及其与性别、年龄、证型的关系。体质评价参照《中医体质分类判定标准》。并将 RA 分为 5 个证型。结果:302 例患者中,平和质 0 例,"是""倾向是"偏颇质 302 例。偏颇质由高到低为阳虚质、气虚质、痰湿质、气郁质、瘀血质、阴虚质、湿热质。男性体质前 3 位是痰湿质、瘀血质、气虚质;女性体质前 3 位是阳虚质、气虚质、气郁质。18～34 岁年龄段体质前 3 位是湿热质、阳虚质、气虚质,多表现为关节红、肿、热、痛,症状较重;35～50 岁体质前 3 位是气郁质、痰湿质、阳虚质,患者工作、生活压力较大,或还患病,常可见焦虑或抑郁症状。51～60 岁体质前 3 位是气虚质、阳虚质、瘀血质。患者身体开始衰退,正气不足。多伴关节畸形。寒湿痹阻证者以阳虚质、气虚质、痰湿质为主。湿热痹阻证者以湿热质、阴虚质、痰湿质多见。肾气虚寒证者以阳虚质、气虚质、气郁质为主。肝肾阴虚证者以湿热质、阴虚质、气郁质为主。瘀血痹阻证者以瘀血质、气郁质、阴虚质为主。体质在不同性别、年龄、证型中的分布差异显著($P<0.05$)。杨玲玲等通过对比分析 42 例单一平和体质及 41 例单一阳虚体质人群身体左右十二条经络的电阻值,探讨阳虚体质人群的经络检测特点。平和体质组 42 例中,男性 20 例,女性 13 例。年龄 27～85 岁,平均(46.86 ± 12.17)岁。阳虚体质组 41 例中,男性 19 例,女性 31 例。年龄 20～81 岁,平均(50.44 ± 13.81)岁。经络检测采用成都贝士德公司的 DMS 经络检测仪,以恒定直流电压为电源,用手握住一极,另一极置于身体左右 12 条经络原穴太渊、大陵、神门、腕骨、阳池、阳溪、太白、太冲、太溪、束骨、丘墟、冲阳,测定其电阻值,进而反映相应经络气血阴阳虚实的变化。采用《中医体质分类与判定》标准并结合专业医师四诊合参综合评定体质。结果:阳虚体质与平和体质均以肝经的经络电阻值最高,大肠经的经络电阻值最低。阳虚体质与平和体质右侧经络电阻值均高于左侧经络电阻值。

阳虚体质人群整体经络电阻值水平低于平和体质人群,为阳虚体质怕冷的临床表现提供了经络检测循证依据。平和体质组左右十二条经络能量值虚实基本一致,而阳虚体质组左右胃经、小肠经、胆经等腑经有冲突。

老年患者共患病、合并症相关的体质研究较多。江芳超等探讨老年慢性阻塞性肺疾病(COPD)稳定期患者中医体质与共患病、共患病相关指标的相关性。3 408例患者中,男性2 442例,女性966例,平均年龄(73.91±5.62)岁。肺功能中度受损2 376例,重度受损1 032例。采用《老年版中医体质分类与判定》进行体质判定。结果:3 408例患者中,中医体质分布依次为阳虚质22.9%、气虚质21.7%、气郁质13.7%、血瘀质11.4%、湿热质10.0%、痰湿质7.6%、平和质7.4%、阴虚质4.2%、特禀质1.1%。37.9%患者合并衰弱,46.7%患者合并疲劳,66.6%患者合并认知功能障碍,33.3%患者合并肌肉衰减,56.7%合并营养不良。与非衰弱组比较,衰弱组患者的平和质比例较低,气虚质、阳虚质比例较高。与无疲劳组比较,疲劳组患者的平和质比例较低,气虚质、阳虚质比例较高。与认知功能正常组比较,认知功能障碍组患者的平和质比例较低,气虚质、血瘀质比例较高。与肌肉正常组比较,肌肉衰减组患者的平和质比例较低,气虚质、阳虚质、痰湿质比例较高。与营养正常组比较,营养不良组患者的平和质比例较低,气虚质、阳虚质、痰湿质比例较高。钟国就等研究298例COPD合并哮喘-慢阻肺重叠综合征(ACOS)患者的中医体质特点。其中男性163例,女性135例,年龄45~82岁,平均(64.52±13.63)岁。根据中华中医药学会《中医体质分类和判定》对中医体质进行分类。记录患者的吸烟指数[每日吸烟支数×吸烟时间(年)]、肺功能指标第一秒用力呼气容积(FEV₁)及第一秒用力呼气量占所有呼气量的比例(FEV₁/FVC)和年急性哮喘发作的次数。结果:ACOS人群占主要比例的体质类型分别是阳虚质(119例)、气虚质(80例)、痰湿质(44例)和特禀质(30例)。上述4种体质在病例中所占比例高达

92%。研究提示,此4种体质的人群容易罹患ACOS。阳虚质和气虚质患者的吸烟指数要高于痰湿质和特禀质患者,痰湿质患者的FEV₁和FEV₁/FVC水平最高,阳虚质的FEV₁和FEV₁/FVC水平最低,阳虚质和气虚质患者的年急性发作次数要高于痰湿质和特禀质患者。王丹等调研了200例高血压病合并颈动脉粥样硬化(CAS)患者颈动脉粥样硬化斑块数目、性质及相关生化改变在中医体质的分布。200例患者中,男性124例,平均年龄(64.51±11.01)岁,女性76例,平均年龄(66.45±8.73)岁。按斑块数目分为"无""单发""多发"三组、按斑块性质分为"均质""不均质"两组分析。中医体质按《中医体质分类与判定(ZYYXH/T157-2009)》评价。结果:200例患者中,平和质44例,偏颇质156例,偏颇质中气虚质30例、痰湿质28例、阳虚质23例居前三位。两侧颈内动脉单发斑块皆以平和质最多见,阳虚质次之。多发斑块多出现在气虚质、痰湿质。两侧颈内动脉的斑块皆以均质斑块多见,均质斑块多见于平和质、气郁质以及阳虚质。不均质斑块多见于痰湿质、气虚质。湿热质患者同型半胱氨酸(Hcy)水平显著高于平和质。阴虚质患者糖化血红蛋白(HbAlc)水平显著高于平和质。阳虚质患者C反应蛋白(CRP)水平显著高于平和质。痰湿质患者总胆固醇(TC)水平显著高于平和质和阳虚质。湿热质患者三酰甘油(TG)水平显著高于气虚质、平和质、阳虚质。吴梦玮等回顾性研究836例颈动脉粥样硬化(CAS)患者的中医体质分布特点及其与性别、年龄及各类慢性病的关系。依据《中医体质分类与判定》(ZZYXH/T1572009)进行体质辨识。研究发现,所有受试者中,单一体质者共444例,占比53.11%,复合体质者共392例,占比46.9%。CAS患者体质分布占比为痰湿质>气虚质>湿热质>阳虚质>阴虚质>平和质>特秉质>气郁质>血瘀质。男性群体中湿热质、痰湿质占比高,女性群体中阴虚质、气虚质、血瘀质、气郁质占比高。不同年龄的易感体质有所不同,中青年湿热质以及老年痰湿质为本病的易感体质。患者年龄不同,颈动脉

硬化程度有所不同,28～39岁人群单纯内膜-中膜厚度(IMT)增厚比例最大,提示硬化程度最轻。随着年龄增加,硬化合并斑块的比例越来越高。颈动脉狭窄集中出现在60岁以上人群中。年龄和阳虚质是颈动脉粥样硬化斑块(CAP)的独立危险因素。痰湿质患者合并糖尿病及高同型半胱氨酸血症、湿热质和阴虚质患者合并高脂血症的风险均高于其他体质类型。刘莉等观察186例射血分数保留型心力衰竭(HFpEF)患者(观察组)中医体质与合并症的关系。以同期无心力衰竭症状、超声提示左心室舒张和收缩功能正常的体检者173名为对照组。观察组年龄50～89岁,对照组年龄50～87岁。以《中医体质分类与判定》评测中医体质。结果:观察组的中医体质比率由高到低为痰湿质(21.0%)、阳虚质

(18.8%)、气虚质(16.1%)、血瘀质(15.1%)、湿热质(10.2%)、气郁质(8.1%)、阴虚质(4.8%)、平和质(3.8%)、特禀质(2.2%)。对照组的中医体质比率由高到低为平和质(35.3%)、气虚质(12.7%)、痰湿质(12.1%)、气郁质(11.0%)、阳虚质(9.3%)、血瘀质(6.9%)、湿热质(5.8%)、阴虚质(5.2%)、特禀质(1.7%)。偏颇质是观察组主要的体质类型。观察组痰湿质、阳虚质、血瘀质比例显著高于对照组。观察组合并冠心病、高血压、糖尿病、心房颤动占比显著高于对照组。观察组痰湿质与冠心病、高脂血症相关,阳虚质与高血压相关,血瘀质与冠心病相关。研究未发现HFpEF患者中气虚质有明确相关性的合并症。

(撰稿:陈小野　审阅:司富春)

［附］ 参考文献

B

白东海,王艳云,张南南,等.50例膜性肾病患者糖皮质激素治疗前后中医证候演变规律研究[J].北京中医药,2022,41(7):812

包春春,陈远彬,吴蕾,等.232例成人过敏性哮喘急性发作期患者中医证候分布及特征研究[J].中医杂志,2022,63(3):240

C

程双,成汇,程伟,等.基于自主神经昼夜节律研究长程穿戴式动态心电监测记录仪对判断阴阳平衡的价值[J].南京中医药大学学报,2022,38(1):64

陈冰俊,吴海荣.急诊呼吸道感染疾病六气分布规律探析[J].亚太传统医药,2022,18(1):10

陈孟玲,李峰,关静,等.三种新发疫病的舌象特征分析及临床指导意义[J].山东中医杂志,2022,41(6):604

陈文佳,巩勋,刘蔚翔,等.从"病-证-症"关联网络探索类风湿关节炎中医证候的生物内涵[J].中国中药杂志,2022,47(3):796

陈馨浓,葛其卉,赵一璇,等.从"脉中积"认识动脉粥样硬化[J].中医杂志,2022,63(16):1532

陈奕群,张伟健,庄震坤,等.不寐病证型-证素分布及用药规律的病例研究[J].广州中医药大学学报,2022,39(9):1964

陈兆学,赵琳琳.八卦纳甲与五气经天化五运原理新诠释[J].中华中医药杂志,2022,37(8):4254

崔源源,李圣耀,史大卓.介入后冠心病"虚在气、留在瘀"的中医病机认识初探[J].中国中西医结合杂志,2022,42(3):360

D

狄舒男,桑希生,于淼,等.《黄帝内经》伏邪理论探析[J].中国中医基础医学杂志,2022,28(7):1020

丁磊,许月萍,陆海娟,等.阴虚体质原发性高血压的基因多态性研究[J].浙江中医药大学学报,2022,46(2):133

董思颖,高惠贤,张子菱,等.五运六气与湿热体质的相关性探讨[J].中华中医药杂志,2022,37(6):3011

杜梦琪,薛一涛.浅论五运六气的发展源流及影响[J].湖南中医杂志,2022,38(2):101

段佳茅,咸楠星,李相泽,等.肝胃不和证和脾胃虚弱证脾胃系患者的舌象特征分析[J].世界科学技术(中医药现代化),2022,24(1):425

段梦遥,栾景民,张一鸣,等.高血压病中医证素分布规律及证候特征研究[J].辽宁中医杂志,2022,49(9):13

F

付琨,蔡佳丽,金正浩,等.基于《黄帝内经》五运六气理论对先天运气禀赋与心系疾病罹患相关性研究[J].中国中医基础医学杂志,2022,28(3):391

G

弓明燕,徐仪明.《黄帝内经》以"目为命门"的目诊决死生[J].中华中医药杂志,2022,37(7):3718

古联,陈敏丽,郭晓婧,等.lncRNASH3BP5-AS1单核苷酸多态性与中国汉族人缺血性中风血瘀证显著相关[J].中华中医药学刊,2022,40(4):6

H

韩淑洁,罗巧,王侠.基于运气理论分析先天禀赋与急性心肌梗死发病相关性单中心研究[J].广州中医药大学学报,2022,39(9):1977

何圣,廖常英,黎昕.论《黄帝内经》五运六气光变时空结构[J].辽宁中医药大学学报,2022,24(7):9

胡力丹,钱袁媛,揭晓,等.基于中医时空医学探讨瘀、毒、郁所致动脉粥样硬化性心血管疾病[J].中医杂志,2022,63(7):624

华胜毅,袁思成,周运航,等.不同中医证型重症肺炎耐药菌分布与变化情况分析[J].中国中医急症,2022,31(8):1152

黄海城,汤小荣,唐晓敏,等.浅析四时脉特性及其临床应用价值[J].安徽中医药大学学报,2022,41(4):1

黄嘉莹,王成澄,林嫣钊,等.基于五运六气理论探讨慢性疲劳综合征的禀赋特征与发病相关性的研究[J].广州中医药大学学报,2022,39(6):1221

黄曾艳,彭春丽,黄曼萍,等.肝郁型动脉粥样硬化小鼠模型建立及与易损斑块的相关性研究[J].中国中医基础医学杂志,2022,28(1):68

霍磊,傅凯丽,王泽颖,等.症状性颅内动脉狭窄与中医体质、ASL脑灌注的关系[J].中西医结合心脑血管病杂志,2022,20(5):945

J

嵇海利,李军,孔瑞瑞,等.高血压病患者中医证型分布及其与心血管易损性的相关性探究[J].四川中医,2022,40(2):56

江芳超,李骧,张积友,等.3 408例老年慢性阻塞性肺疾病患者中医体质与共患病相关性分析[J].广州中医药大学学报,2022,39(1):1

蒋里,张耀夫,孟繁章,等.基于《黄帝内经》"壮火食气"思想探讨糖尿病火热伤气病机[J].天津中医药,2022,39(1):45

金雨静,翟吴剑文,黄世敬.从"脑-心-三焦"关联探讨抑郁症病机[J].中国实验方剂学杂志,2022,28(4):219

井晓峰,秦焕,陆莎,等.251例溃疡性结肠炎患者出生时五运六气特点分析[J].中医药导报,2022,28(3):68

K

康佳荟,张伟道,芦瑞霞,等.基于五运六气理论对541例干眼患者先天禀赋的研究[J].中国中医眼科杂志,2022,32(2):110

L

李琪,孙悦,丁成华,等.泄泻湿热证及寒湿证患者舌苔与舌面菌群相关性研究[J].中华中医药杂志,2022,37(8):4779

李阳,孙雨若,付静思,等.165例纤维肌痛综合征患者中医证候分布及特点[J].北京中医药大学学报,2022,45(6):630

李丽静,马晓彤,黄剑,等.心肾阳虚型慢性心衰大鼠模型建立及评价[J].中药药理与临床,2022,38(2):217

李帅帅,罗瑞熙,韦亚琼,等.基于肠道微生态系统生理病理特点的"五行互藏"理论探讨[J].时珍国医国药,2022,33(8):1958

李伟珂,王至婉.基于复杂网络方法的慢性阻塞性肺疾病不同分期证候要素演变规律临床调查[J].中国实验方剂学杂志,2022,28(22):143

李艳娇,李焕敏,李新民.相分离与中医阴阳学说的关系[J].中国中西医结合儿科学,2022,14(3):254

梁颖愉,陈秀慧,王成银,等.急性脑梗死三证合病与

Hcy、LDL-C、IL-6 的相关性研究[J].中医临床研究,2022,14(9):28

林欣蓉,郭绍举,李海文,等.腹泻型肠易激综合征病例证素分布及用药规律研究[J].广州中医药大学学报,2022,39(3):485

刘莉,姜丽杰,董琳琳,等.射血分数保留型心力衰竭病人中医体质与合并症的关系[J].中西医结合心脑血管病杂志,2022,20(3):509

刘璐,张春柯,颜建军,等.冠状动脉不同阻塞程度冠心病患者的中医脉图特征参数分析[J].北京中医药大学学报,2022,45(8):835

刘冬华,蒋鹏飞,刘培,等.中医目诊的诊断原理及常见诊病部位[J].中华中医药杂志,2022,37(9):5294

刘馥溧,巴元明.舌诊在湿疫中的运用[J].湖北中医杂志,2022,44(10):45

刘浩雷,尹格,王克,等.恶性亚实性肺结节危险因素及中医体质类型分析[J].湖南中医杂志,2022,38(5):105

刘丽丽,陈晓兰,陈俊堃,等.111 例精神分裂症患者中医证素分布特征研究[J].福建中医药,2022,53(6):6

刘庆华,贾春华.中医五行研究论争史略[J].中医杂志,2022,63(13):1205

刘舒悦,焦媛,张若诗,等.中医甲诊理论源流与临床应用探微[J].中国中医药图书情报杂志,2022,46(5):46

刘亚丹,燕树勋,段飞.代谢综合征中医证候分布规律[J].中医学报,2022,37(5):1059

M

马凤岐,陈永灿.基于古代名家医案探究五运六气学说的临床应用[J].中华中医药杂志,2022,37(4):2166

孟昊,尚菊菊,胡元会,等.外周血不同大小微粒水平与冠心病及冠心病血瘀证患者的相关性[J].中医杂志,2022,63(7):653

孟昊,周琦,刘红旭,等.血小板小微粒在冠心病血瘀证中的研究[J].中华中医药杂志,2022,37(9):5500

孟庆岩,刘圆圆,杨柳,等.干支历法的嬗变及其对运气理论构建的影响[J].中华中医药杂志,2022,37(1):28

N

倪奇,贾春华,赖敏.《黄帝内经》五行学说与《阿维森纳医典》四元素说的比较研究[J].世界科学技术(中医药现代

化),2022,24(3):1272

P

庞湃,马运涛,王斌.从"阳化气,阴成形"角度阐释肠促胰素在糖脂代谢中的作用[J].世界中医药,2022,17(11):1594

彭景,邹忆怀,陈星,等.经颅多普勒血流动力学参数与中医体质辨识的相关性[J].中医药导报[J].2022,28(3):64

彭伟,赵平,邬鑫鑫,等."全程补虚"在脓毒症防治中的应用策略探析[J].中国中医急症,2022,31(6):1019

Q

强睿,吕文良.基于"肝体阴用阳"浅析五脏皆体阴用阳[J].环球中医药,2022,15(1):96

曲文白,匡武,冯汝丽,等.北京地区 500 例急性心肌梗死病人发病时间的五运六气分析[J].中西医结合心脑血管病杂志,2022,20(1):23

曲文白,匡武,冯汝丽,等.基于五运六气学说分析急性心肌梗死患者发病日期与出生日期的关系[J].中西医结合心脑血管病杂志,2022,20(5):808

S

单思,严小军,吴欣宇,等.试论阴与"水"的关系[J].江西中医药,2022,53(1):6

商双,李赣,杨奕望.以声论证——中医声诊源流探析[J].中国中医基础医学杂志,2022,28(3):326

宋诗博,安二匣,樊西倩,等.阴虚体质人群脉诊信息特征研究[J].中国中医基础医学杂志,2022,28(3):387

苏志扬,陈辉萍,粘美灵,等.2 型糖尿病中医病理因素与肥胖指数的相关性研究[J].江西中医药,2022,53(1):44

T

陶凤杰,王波,张立德."焦虑特征性舌象"提出与中医"化痰热-开玄府-引阴火"三步法论治焦虑障碍探讨[J].辽宁中医杂志,2022,49(2):3

陶国水,孔令晶,陆曙,等.无锡地区 63 700 例冠心病患者五运六气体质禀赋与后天发病关联性分析[J].中华中医药杂志,2022,37(6):3391

田琪,商庆新.中医梦诊探析[J].中华中医药杂志,2022,37(6):3007

田好雨,齐向华,薛文丽,等.基于系统辨证脉学的脉象信息人工智能分析策略与思考[J].中医药导报,2022,28(1):83

田合禄.《黄帝内经》阴阳术数预测体系[J].中华中医药杂志,2022,37(8):4237

W

汪潇,王新华,宋文蔚,等.156例老年肌少症中医证候分布规律研究[J].浙江中医杂志,2022,57(8):553

汪悦,李明,查安生.慢性萎缩性胃炎伴肠化患者中医体质分布研究[J].中国中西医结合消化杂志[J].2022,30(5):355

王超,吴琼,宋文鑫,等.古代中医诊断思维与方法的科学内涵[J].中医药导报,2022,28(4):35

王丹,孔莺.高血压病患者颈动脉粥样硬化斑块性质、数目在体质的分布[J].中医临床研究,2022,14(12):53

王涛,王钢,王佳,等.兰州地区类风湿关节炎体质相关性研究[J].实用中医内科杂志,2022,36(9):16

王瑜,屠立平,许家佗.舌下络脉诊法研究[J].中国中医基础医学杂志,2022,28(2):305

王超杰,刘甜甜,刘琪,等.老年不稳定性心绞痛的中医体质分布及风险预测模型构建[J].广州中医药大学学报[J].2022,39(9):1970

王共强,马心锋,张龙,等.脑型Wilson病患者中医证候与病变脑区相关研究[J].中国中西医结合杂志,2022,42(1):13

王慧敏,朱晓林,李燕辉,等.基于运气理论对干眼患者先天运气禀赋的研究[J].中国中医眼科杂志,2022,32(5):354

王若冲,宋月晗,张翼飞,等.手诊九宫八卦学说的理论渊源及诊断特点探讨[J].中华中医药杂志,2022,37(3):1421

王诗洋,邢天野,王志宏,等.基于藏象理论对老年人出生时段五运六气因素与体质分布特点的关联性研究[J].中国中医基础医学杂志,2022,28(9):1450

王晓炜,张慈安,修丽娟,等.316例结直肠癌前病变患者中医证型分布规律及肠镜下切除术后转归的回顾性研究[J].上海中医药杂志,2022,56(2):30

魏来,毛起超,孙静,等.冠心病合并焦虑状态患者中医证候分布及相关因素分析[J].中医药学报,2022,50(7):69

吴梦玮,刘金民.颈动脉粥样硬化836例患者中医体质分布特点[J].中华中医药杂志,2022,37(1):353

X

向科旭,汪真辉,瞿颖,等.100例亚厘米肺结节手术患者中医证型与病理分析[J].广州中医药大学学报,2022,39(8):1732

肖康,欧政杭,苏晓鹏,等.抑郁障碍肝气郁结证及肾阳亏虚证患者静息态脑功能与外周血肿瘤坏死因子-α相关性研究[J].北京中医药大学学报,2022,45(9):903

解天骁,赵倩倩,杨晶东,等.435例原发性高血压患者脉图参数与心血管危险分层的相关性分析[J].世界科学技术(中医药现代化),2022,24(6):2443

邢玉瑞,胡勇,张惜燕.中医阳升阴降与阳降阴升理论研究[J].中华中医药杂志,2022,37(1):105

徐安龙.试从中西医学的发展思考"阴阳"的哲学与科学内涵——解码"阴阳"是打开中华文明宝库的钥匙[J].北京中医药大学学报,2022,45(2):109

徐倩霞,张洪钧.疫病发生与五运六气的关系探析[J].中国中医基础医学杂志,2022,28(2):187

徐晓晨,孙英,叶海燕,等.阻塞性睡眠呼吸暂停低通气综合征中医体质分布特点[J].中医药临床杂志,2022,34(5):910

徐一菲,刘立安,梁莹心,等.经络知热感度测定法在失眠证型辨识中的运用探究[J].中华中医药杂志,2022,37(9):5456

薛寒,周贤梅.140例特发性肺纤维化患者中医证型分布及相关因素分析[J].山东中医杂志,2022,41(1):18

薛宇航,韩斐.出生时五运六气禀赋与抽动障碍的相关性探讨[J].陕西中医药大学学报,2022,45(5):69

郇鹏飞,何竹青,王利,等.病证结合帕金森病小鼠模型的构建及中医证候属性研究[J].上海中医药大学学报,2022,36(2):36

Y

颜建军,李东旭,郭睿,等.基于二级分类器的齿痕舌分类模型研究[J].中华中医药杂志,2022,37(4):2181

杨磊,岳广欣,樊新荣.不同疾病中"阳不入阴"的涵义辨析[J].环球中医药,2022,15(3):469

杨梦,李琳,梁昊,等.基于阴阳学说探讨巨噬细胞极化

在心力衰竭炎症中的作用[J].中国实验方剂学杂志,2022,28(5):219

杨丽旋,郭蓉娟,韩振蕴,等.基于中医阴阳理论探讨线粒体与抑郁症的相关性[J].中西医结合心脑血管病杂志,2022,20(18):3432

杨玲玲,张宏,俞若熙,等.阳虚体质人群经络检测特点研究[J].光明中医,2022,37(20):3639

于艺,党娇娇,袁霭凤,等.不同证型失眠患者与健康人群脉图特征参数图谱比较[J].中国中西医结合杂志,2022,42(2):176

余小波.阴阳二分法、三分法探析[J].中华中医药杂志,2022,37(7):4156

袁晨逸,陈滨海,陈卫建.从阴阳理论初探中医治疗爱泼斯坦-巴尔病毒相关疾病的思路[J].新中医,2022,54(10):199

Z

曾学玲,徐文强,彭秋霞,等.五味五行配属[J].江西中医药,2022,53(10):21

詹杰,傅巧瑜,王章林,等.当代中医病势概念的演变[J].中国中医基础医学杂志,2022,28(6):868

张泰,张北华,马祥雪,等.从"瘀、毒、郁"探讨慢性萎缩性胃炎的病机[J].中医杂志,2022,63(3):229

张晓,曹小勇.从阴阳学说探析腹泻型肠易激综合征[J].中医临床研究,2022,14(23):45

张艳,罗文轩,王诗尧,等.217例2型糖尿病患者舌形特点及其与实验室指标的相关性分析[J].江苏中医药,2022,54(6):32

张登本,李翠娟,陈震霖.《黄帝内经》基于"三阴三阳"构建的运气理论基本模型及其意义[J].中医药通报,2022,21(1):1

张登本,李翠娟,陈震霖.《黄帝内经》基于"三阴三阳"思维构建的六气临床应用模型研究[J].中医药通报,2022,21(2):6

张登本,李翠娟,陈震霖.《黄帝内经》"三阴三阳"六气发病机理模型的研究[J].中医药通报,2022,21(3):7

张福利,苏金峰,李富震.试论脾胃虚弱之阴阳分治[J].中医学报,2022,37(6):1131

张明明,亢泽峰,李书娇,等.目体阴而用阳释析[J].中国中医基础医学杂志,2022,28(9):1385

张乃文,李梦媛,李小黎,等.基于阴阳、营卫学说探讨生物钟基因对睡眠昼夜节律的影响[J].北京中医药大学学报,2022,45(4):376

张书萌,陈伶利,江雨洁,等.基于iTRAQ技术探讨家系早发冠心病血瘀证与ITLN1差异蛋白的相关性研究[J].中国中医药信息杂志,2022,29(3):117

张晓轩,黄诗雅,麦润汝,等.从阴阳二旦辨治失眠伴抑郁、焦虑[J].中华中医药杂志,2022,37(4):2013

张宜帆,蒋鹏飞,刘培,等.浅析哲学视域下的中医脉诊原理[J].中华中医药杂志,2022,37(9):5080

张宇鹏.中医阴阳学说探析[J].中国中医基础医学杂志,2022,28(1):9

赵睿学,王停,朱佩轩,等.从厥阴"络""风"角度探讨高血压[J].中国实验方剂学杂志,2022,28(6):199

赵珊珊,韩亚鹏,潘紫萌,等.基于阴阳学说探究Th17/Treg失衡对PCOS影响[J].辽宁中医药大学学报,2022,24(10):94

钟国就,肖剑,林娉,等.哮喘-慢阻肺重叠综合征的中医体质特点研究[J].实用中医内科杂志,2022,36(8):140

朱烨芳,陈雨燕,罗斌,等.成人OSAHS患者中医证素分布研究:以福州地区为例[J].亚太传统医药,2022,18(10):120

邹敏燕,宋玉磊,罗丹,等.中医体质与轻度认知障碍的相关性研究[J].中医药信息,2022,39(9):48

（二）中药理论

【概述】

中药理论包括药性（气味、归经、毒性、升降沉浮）、配伍、禁忌、炮制等多个方面。2022年中药理论相关研究既有传统的文献整理和理论探讨，也有利用现代方法的分析研究，毒性研究方面的成果较往年有所增加，对外来药物中药化的研究方面也有系列成果产生。

1. 药性理论研究

（1）对气味的研究　吉静等结合古今文献，系统梳理了四气理论的历史源流与演变进程，提出中药药性中四气（香臭腥臊）与四性（寒热温凉）不同的观点。同时结合现代研究与临床应用，指出属香的药物使用最为广泛，臭腥臊药物则被淡化，甚至不再使用。但四气在指导临床用药、中药炮制、制剂、质量真伪鉴别等方面仍有一定的应用价值，应与今寒热温凉四气加以区分。董妍玉等基于生姜3种炮制品干姜、炮姜、姜炭的挥发性化学成分，用GC-MS技术验证Heracles Ⅱ快速电子气味分析仪定性的准确性及其适用范围，考察产地及炮制程度对干姜、炮姜、姜炭的影响。结果：炮制程度对各炮制品有较大影响，产地因素则影响较小；气味分析仪在以挥发性物质进行整体评价为目的的"气味"研究中有一定的优势。

（2）对归经的研究　韩学超等通过对古籍、现代文献的梳理研究，对传统苦味中药的归经进行系统归纳，综合化合物靶点研究，提出苦入五脏的理论，并探讨了苦味中药归五脏的临床应用。

（3）对毒性的研究　在对中药毒性的认识、毒性中药的使用、具体毒性中药的研究方面皆有成果产出。陈仁寿从临床角度分析探讨有毒中药使用后出现毒副反应的关键环节，包括对中药毒性的重视度、传统中医减毒控毒知识的掌握度、有毒中药临床使用的规范性、药材基原考证与炮制品使用的准确性、现代使用方法及剂型与传统的统一性、了解病情和诊后医嘱的全面性；提出应谨慎对待有毒中药的使用剂量和时间，选用正确的药材基原、炮制品、剂型及服药法，了解现代毒理知识，注意多种药物同时服用对机体的损害等，从而安全合理使用有毒中药。侯酉娟等从《本草图经》药物三品分类和各药毒性记载两方面入手，系统梳理本书分类对药物毒性的体现和各药部分对毒性及毒性反应的详细论述，认为《本草图经》的三品分类法一定程度上体现了古人对中药毒性的把握；关于有毒中药记载则集中体现了《本草图经》对于新增民间地方用药安全性和毒性的审慎考量，可为后世医家对于药物毒性研究提供参考。于瑞等认为由于心脏毒性临床诊断缺乏特异性、中药自身复杂性、影响中药药源性心脏毒性判定的因素众多，加大了评价中药药源性心脏毒性因果关系的困难；并在综合分析现有国内外各类因果关系评价方法优缺点基础上，结合中药药源性心脏毒性的特点和中药新药研发安全评价的需求，首次提出基于整合证据链的中药药源性心脏毒性因果关系评价策略和方法。

（4）对升降沉浮的研究　王梦梦等基于葶苈子药性沉降，根据"病位在里者宜沉降"的治则，建立病位在里的肺水肿模型，结合病势趋向的改变，验证葶苈子药性"沉降"的科学性。结果：葶苈子对病位在里的肺水肿模型具有显著改善作用，通过泻水逐饮、调节水液排泄，降泻肺气、调节气机、泻肺气之壅闭，促肺气肃降、调节气机下行,提示葶苈子作用趋势为沉降,尤以中剂量作用最佳。刘守传等从中药四气、五味、质地、炮制分析国家药品监督管理局批准用于新冠治疗的三种中成药的升降属性,认为金花清感颗粒与连花清瘟胶囊为有降有升,以降为主,此两方治疗新冠肺炎轻型与普通型患者,此时病位主要在肺,符合肺脏降中寓宣的生理特点;而血必净注射液治疗重症与危重患者,此时邪毒已入血分,病位在下焦,治疗需清解邪毒。

新外来药物的中药化研究方面成果丰富。王林元等基于中国知网、万方数据知识服务平台、维普网、CiNii、Web of Science、PubMed 及 Scopus 科技期刊文献数据库等,结合传统中医药理论,对马栗子、万寿菊花、发热茶、圆苞车前子壳、明日叶、奇亚籽、非洲臀果木皮、阿米芹等新外来中药的药性进行了探讨,通过文献分析及理论探讨赋予其中药药性,为其与已有中药的合理配伍应用提供了理论基础。李彦志等在方法学上基于"关联网络",以玛咖为例探索外来药物的中药药性,通过文献整理构建出"玛咖-药理作用-传统中药-药性"关联网络,进一步从该网络中解拆出每个药理作用的"药理作用-传统中药-药性"关联网络并进行网络拓扑分析,从而计算得出玛咖的药性,此法有助于加快外来药物中药化的进程,为拓展中药新资源提供了新思路。

2. 配伍理论研究

赵垠旭等以七情理论的相须、相使理论为出发点,讨论五味子药对的应用规律,得出五味子常用相须药对为黄芪、茯苓、地黄、酸枣仁、菟丝子,常用相使药对为人参、麻黄、吴茱萸、当归,并总结出各自的常用剂量比。姚渊等基于古代文献对酸辛配伍理论进行初步探讨,明确酸辛配伍是通过调节肝肺之气使气机通畅,肺气得开、湿得化、热得清。

赵倩等在回顾近年来中药配伍发展层次的基础上(药对配伍→饮片配伍→组分配伍→成分配伍→分子配伍),提出了药效团配伍,以传统中医药理论为指导,在中药配伍的基础上,对其进行还原分析,

结合现代分离、提取、结构鉴定技术,确定其化学成分结构,通过体内外药理活性筛选确定有效成分,结合分子对接、定量构效分析等方法,将有效成分群以药效团的形式进行分类;随后以化学活性高的药效团为基础,结合合理药物设计、现代化学合成、生物信息学、药理学等手段,开展配伍分子设计和活性配伍分子筛选研究,最终指导创新药物发现。

3. 配伍禁忌研究

姜皓等基于"识毒-用毒-防毒-解毒"警戒思想,梳理总结隋唐五代代表性本草著作中的药物警戒思想发展脉络,发现在中药传统药物警戒体系发展成熟过程中,隋唐五代时期起到重要的推动作用,此时期本草著作在药物来源方面作了大量的考证与辨析;完善了食药禁忌体系;对药物毒性的错误认识予以更正并深化毒性等级分类;对药物的不良反应与毒性表现的记载增多、传统禁忌与炮制减毒内容有所增补、药物数量剧增、峻烈药物主治功用被细化。

4. 炮制理论研究

陈文港等对《本草蒙筌》所载和中药炮制现代研究的理论成果进行整理,发现作者陈嘉谟首次对中药炮制古法进行归类,提出水火二制三分法,指出《本草蒙筌》重视道地药材品质,发挥经典要旨,强调辅料的运用,临证善审因辨证,用药灵活,师古不泥,学术特色鲜明,但在中药炮制规范化上有所欠缺。

阚涵韵等基于现有盐黄柏的研究,以中药 Q-Marker 的理论为指导,对盐黄柏 Q-Marker 进行可行性预测分析,建议将生物碱类成分小檗碱、黄柏碱、小檗红碱及柠檬苦素类成分黄柏内酯、黄柏酮作为盐黄柏 Q-Marker 的参考。

张倩等通过考证"醋制入肝"理论,结合相关理论的研究现状,分别从物质基础、药效研究及中药归经等方面探索醋制入肝的效应机制。结果:发现当前对中药炮制辅料醋的研究不够深入,在中药醋制机制研究的过程中,仅关注单方面成分或者药效在炮制前后的变化,忽略了醋制前后的物质基础变化

与药理药效及中药的药性归经之间的关联性。此外醋制后中药在中药复方中作用的研究单薄,加强对单味醋制中药在临床组方中的研究也是目前中药炮制面临的新挑战,亟待探索更深入、更科学的研究思路和方法。

（撰稿：陈仁寿　薛昊　审阅：司富春）

【中药性味归经理论研究】

中药的性味归经包括了中药的四气、五味、升降浮沉以及归经等特性。对中药性味归经理论进行研究,有助于现代临床更合理安全有效地使用中药。通过中国知网数据库检索 2022 年发表的相关论文,以"药性"为主题词,筛选"中药学"学科,检索论文 208 篇;以"本草考证"为主题词,检索论文 159 篇。其中,基于古籍文献的性味归经理论研究 6 篇,中药性味归经考证研究 64 篇,中药性味归经分析研究 31 篇,中药药性研究思路与方法探讨 19 篇。

1. 基于古籍文献的性味归经理论研究

中医古籍文献中包含诸多性味归经、升降浮沉理论,因其源远流长,医籍浩瀚,不同医家对药性理论的认识存在差异,有必要进一步对药性理论进行梳理归纳,为临床中药的研究与使用提供依据。

时洪运等研究《玉楸药解》,对黄元御的药性理论进行了分析总结。黄元御的药性理论是依据其中气理论思维模型来阐释的,利用中气理论将药物的升降浮沉与涉及的脏腑相关联,使升降浮沉的阐释更为精确具体。金锐等对敦煌遗书《辅行诀五脏用药法要》所转引的"汤液经法图"进行研究,发现许多药性理论新内容。主要包括多个药味以不同角色入五脏的关联关系,辛酸化甘、咸苦化酸、甘辛化苦、酸咸化辛和苦甘化咸的五味配伍转化关系,还原了中药的五行属性认知体系。其理论实践体系昭示了五味理论在中药药性理论中的首要地位,病成于五味之偏,治亦在五味之偏。邢雅璇等对清代医家仲学辂纂集的《本草崇原集说》进行研究,对其学术思想

进行了归纳总结。结果:发现其从运气角度、象思维、以经解经 3 个方面来阐释药性;以五运六气之理,辨万物之性,对应人之脏腑阴阳、气血经脉,由此推演药物对人体寒热、升降、补泻之功用;书中将各中药的形状特点,以象思维的方式推测其性味归经;其尊崇经典,引用大量四大经典之论述阐释药性。

2. 中药性味归经考证研究

中药性味归经考证研究主要通过历代古籍文献中的本草记载,对所载中药四气五味、升降浮沉、归经作归纳总结,梳理其历史沿革,阐释其性味归经的发展变化,对其性味归经进行讨论总结,以期对中药药性有更加深刻的认识。

韦良玉等基于古代本草文献,对硝石的药性演变进行了梳理。结果:硝石性寒说首载于《神农本草经》,明代李时珍基于其助燃性提出性温的观点,影响深远,此后硝石的寒温之性诸家观点不同;硝石的五味归属诸医家看法亦不同,有苦、辛、咸、甘等多种观点,唐前多标注单味,唐代以来则多认为兼有数味,味苦是最主流的认识,其次是辛和咸。研究认为有必要结合现代药理深入探讨硝石药性。赵狮等通过查阅医药文献,对竹茹进行了考证。结果:通过梳理竹茹的性味演变,发现《名医别录》记载竹茹"微寒",《药性论》记载竹茹"味甘",后世多依此说,而《汤液本草》认为其味苦。马文英等从性味归经等方面对高良姜进行了考证。结果:高良姜性大温首载于《名医别录》,《本草拾遗》在此基础上又增加了"味辛",《本草蒙筌》中载其"味辛、苦,性大温",后世记载基本一致;高良姜的归经首载于《神农本草经疏》,载其"入足阳明胃、太阴脾经",后世医家观点各有不同,综合纳入的 11 部医籍所载,以归脾、胃二经为主。秦聪聪等对密蒙花的性味归经等进行了考证。结果:密蒙花的性味首见于《开宝本草》,认为"密蒙花味甘,平、微寒,无毒",后世大都沿袭此论;《医宗必读》言密蒙花"入肝经";历代本草对密蒙花性味归经的认识基本一致,即密蒙花以味甘,性微寒为主,无毒,归肝经。丛欣等对上品"茅"与碎米荠进行本

草考证。结果:碎米荠即古代上品"荠",其味甘,性平,无毒,入肝、脾、肾经。方爱青等通过对历代本草、方书等收集整理,结合近现代文献资料对野茉莉的药性等进行了考证。结果:野茉莉的性味最早见于《贵州草药》,后《中华本草》进行了补充,目前一般认为野茉莉药性仍为辛、苦,温。赵琪等从性味及归经等方面对中药桔梗进行了本草考证研究。结果:桔梗性味的记述最早见于《神农本草经》,谓"桔梗,味辛,微温",《名医别录》载其味"苦",《医方药性合编》认为其药性微寒,历代本草文献对其性味的描述可总结为味苦辛、主升浮,微温、平,有少数文献载其大寒、凉;古代各医家对桔梗的归经存在"入肾经""入胆经""入脾经""兼入心胃二经"等不同看法,但对其入肺经的观点基本一致。

3. 中药性味归经分析研究

中药性味归经分析研究即从本草学著作记载出发,运用现代方法进行相关科学研究。

本年度中药性味归经分析研究中,新外来药物的相关研究较丰富,由于新外来药物无中医古籍文献记载,其性味归经皆无依据,故有必要对其中药药性作出正确的判定,以丰富临床中药使用种类,促进中医药的发展。王子恒等应用 PubMed、Web of Science、CNKI、万方、维普 5 个数据库筛选出南非叶研究文献 473 篇。结果:对文献中南非叶的活性成分、临床应用、药理作用等进行分类分析研究,依据临床使用情况,结合中药药性理论,综合分析研究赋予新外来中药南非叶中药药性为性寒,味苦、甘,归脾、肝、胃、大肠经。赵丹萍等基于马栗子的欧洲药品管理局(EMA)评价报告及相关文献,结合传统中医药理论,分析了马栗子临床应用、药理作用等,探讨了新外来中药马栗子的中药药性,推测其性凉,味辛、苦,归心、肝经。张睦焓等通过文献纳入、排除、分类及统计,结合中医药理论分析了新外来中药明日叶的中药药性。因其用于治疗热证,且味微苦,推测其药性寒凉;《本草纲目》称其为咸草,口尝直观感受是咸;又据其利尿、通便、催乳

之功,推断其味甘、咸、微苦;明日叶能够抑制肥胖、治疗糖尿病、肢体关节屈伸不利等疾病、具有增强骨密度、免疫调节、抗炎的作用,推断其归脾、肾、肝经。洪巧瑜等通过查阅关于阿米芹的相关文献,以 14 篇临床研究文献为依据,以药理(22 篇)、化学成分(56 篇)、安全性(6 篇)、种植基原(25 篇)、工艺(3 篇)等相关研究文献为佐证,结合中医药理论探讨阿米芹的中药药性,推断其味淡、辛,性凉,归膀胱、心、肺经。

吕佳桦等研究了苦味中药的活性物成分、苦味分级、苦味产生的机制、苦味与疾病之间的关系和苦味的生物学意义。结果:发现苦味中药与糖尿病、肥胖、呼吸系统以及癌症治疗具有密切联系,不同苦味中药的活性成分均多为生物碱与生物苷类,并对苦味成分与药效成分的关系进行了讨论,由于苦度难以量化,有待进一步研究。袁培培等基于葶苈子对"痰饮停聚"模型的影响,探究葶苈子"沉降"药性的科学内涵。结果:通过实验对五大系统指标作用趋势汇总,结合中药升降沉浮药性进行关联性分析,基于中药功效药理学建立中药升降沉浮药性评价体系,发现葶苈子通过引胸间痰饮下行,促肺肃降,使肺之宣肃正常,具有"沉降"药性。

4. 中药药性研究思路与方法探讨

毕磊等立足于中药药性本身的属性和内涵,讨论物质论下中药药性研究可能的发展方向,认为在中药药性研究中应当立足于中药药性本身的属性和内涵展开思考和讨论,既不能片面地否定传统中药药性,也不能独断地认为"实体物质承载中药药性"是中药药性研究的终结。

张喜科等探索建立中药寒热药性识别模型,以 61 味中药在无水乙醇、蒸馏水、氯仿、石油醚 4 种溶剂下的 UV 光谱数据建立数据库,运用 XGBoost 算法,构建更加符合中药数据特点的识别模型,再通过稳定性评价,发现基于 XGBoost 算法构建的识别模型对中药寒热药性具有良好的识别能力,为中药寒热药性识别研究提供了一种新的思路和方法。王赛

等就中药药性与药效的关系,组分与药效的关系,组分-药性-药效关系进行探讨,认为组分和药性共同决定了药效,为更好地应用、研究中药,药效与组分及组分配比和药性之间的关系值得深入研究。

（撰稿:陈仁寿 刘师言 审阅:司富春）

【中药配伍理论研究】

药物的配伍应用是中医用药的主要形式,药物按一定法度、一定分量比例加以组合,可增强原有疗效,或减少毒副作用。通过在中国知网检索主题关键词"配伍",筛选"中药学"学科,显示 2022 年度收录相关论文 600 篇,其中经方配伍研究 42 篇、对药角药研究 111 篇、针对特定疾病配伍研究 84 篇、基于数据挖掘对中药配伍的研究 76 篇。

1. 经方药物配伍机理研究

单燕然等分析白术与枳实单味药的功用,以及此药对在《伤寒杂病论》中的配伍应用规律,得出两药合用则补泻兼顾,走守并举,使缓急有度,健脾益气,逐水消饮,既有推动之力使中焦气机得通,又可防枳实破气太过,对于脾虚气滞,水饮内停的本虚标实证有着良好的疗效。樊茂霞等从《伤寒论》《金匮要略》涉及附子的相关条文中,根据其用法用量、主治证候、配伍其他药物 3 方面总结分析。结果:附子最常见的用量为 15.03 g,常见用法是生用、炮制用、入汤剂或入丸散;配伍主治证候主要为温阳散寒、回阳救逆、温阳利水、扶阳固表;经方中附子与炙甘草配伍次数最多,生附子与干姜配伍回阳救逆,附子与桂枝、麻黄、细辛搭配共奏解表里之寒气,附子配白芍调理阴阳气血,附子与人参协同救逆固脱,附子配伍白术、茯苓既温阳又化水湿。陈啸虎等整理《伤寒杂病论》中有关芍药的配伍,总结出治疗郁滞常用芍药配伍茯苓、黄芩、枳实、附子、黄芪、虫类;调和营卫则常用芍药配伍甘草、桂枝、当归、麻黄;芍药常用剂量为 3 两,最大用量为 1 斤,最少用量 6 铢。曹艳梅等通过分析麻杏石甘汤、五苓散、射干麻黄汤、小柴

胡汤 4 个经典名方的功效,基于此总结清肺排毒汤配伍特点,得出清肺排毒汤针对的是 COVID-19 核心病机"寒、湿、瘀、毒",治疗重在调节机体脏腑、经络气机的升降开合,利用组方药物"升降沉浮"药性特点调整机体脏腑气机平衡、恢复肺脏宣发肃降功能。

2. 对药角药研究

许桐等通过对《伤寒杂病论》关于瘀血证的治法研究,得出张仲景治疗瘀血证的角药配伍规律,芍药、当归、川芎,一收敛一和血一行散,发挥和血化瘀的功效;旋覆花、茜草、葱白,一降气一活血一散邪,调畅肝经气血;大黄、桃仁、水蛭,一攻下一破血一入络,剔除脏腑深聚之瘀血;桂枝、芒硝、大黄,相反相承,祛瘀不伤正、活血不化热。孙海洋等研究国医大师张志远运用附子配伍寒凉药物的验案,发现附子配伍大黄既可温散寒邪治疗冷秘,又可通经化瘀治疗阴痛;配伍石膏起到"阳中求阴"及"少火生气"作用,可治疗热病大汗伤阴;配伍败酱草可化气祛湿治疗带下过多;配伍天花粉可蒸化寒水治疗癃闭;配伍白芍药既可温补命门治疗误汗亡阳,又可辛散祛寒治疗寒痹;配伍"三黄"(大黄、黄连、黄芩)可散结行滞治疗胸痹等。杨兰等利用网络药理学方法探讨金银花-连翘干预 COVID-19 的作用机制,发现药对通过多个信号通路发挥抗感染、抗炎及免疫调节等作用来干预 COVID-19,共有的多个黄酮和植物甾醇类活性成分对应丰富的 COVID-19 疾病靶点,是金银花-连翘相须配伍成药对的关键。

3. 针对特定疾病配伍研究

陈潇等结合辨病及辨证,分析慢性主观性头晕的治法。结果:总结常用药对,发现临床治疗慢性主观性头晕常以香附配栀子疏肝解郁、清肝泻火;白芍药配钩藤养血敛阴、平肝息风;川芎配当归养血活血;半夏配天麻燥湿祛痰、息风止晕;菖蒲配郁金祛痰开窍;泽泻配白术利水除饮、健脾制水;升麻配柴胡升举清阳;酸枣仁配珍珠母安神定志。刘金凤等

从肠吸收屏障网络的角度,揭示酸枣仁、五味子抗焦虑药效的发挥与其中的药效成分斯皮诺素、五味子醇甲在小肠保持良好的吸收密不可分,提示酸枣仁与五味子配伍后抗焦虑作用增强,可能与提高五味子醇甲在空肠和回肠的稳定性、增加五味子醇甲的吸收有关。刘甜甜等通过实验,观察黄芪-莪术-重楼配伍对人脐静脉内皮细胞株(HUVEC)通透性与细胞紧密连接的影响,及其抑制人结肠癌细胞系(HCT116)血行转移的作用机制。结果:黄芪-莪术-重楼配伍可能通过抑制 RhoA/ROCK 通路,调控 HUVEC 紧密连接相关蛋白 ZO-1 的表达,降低血管内皮通透性,进而抑制结肠癌血行转移。蔺健春等基于《武威汉代医简》所载治疗痹证类方药归纳治痹方药的组方特点,发现其常用辛温、祛风、燥湿及温补等药味,用方具有辨证用药、寒热并用、表里双解、肝脾肾并补和药食并用等特点。

4. 基于数据挖掘对中药配伍的研究

兰济乐等基于数据挖掘和网络药理学,研究"中国方剂数据库""方剂现代应用数据库"中治疗结肠癌的中药配伍规律,探讨高频药对的作用机制。结果:中药治疗结肠癌以活血化瘀、行气止痛、润肠通便为主要原则,莪术-三棱药对有效成分通过多通路、多组分、多靶点发挥抗结肠癌作用。梁玲玲等基于中医传承辅助平台软件和 Excel 软件,筛选含肉桂的成方制剂并建立数据库,应用数据挖掘方法,对处方中含肉桂方剂的主治疾病、用药频次、药物属性、组方配伍等进行分析,发现含肉桂常与补虚药、温里药、活血化瘀药、理气药配伍使用。

5. 中药配伍的药理机制研究

葛业如等采用 CCK-8 试剂盒,观察淫羊藿苷和人参皂苷 Rg1 单独用药及不同浓度配伍对 C57 小鼠骨髓间充质干细胞增殖情况的影响。结果:淫羊藿苷和人参皂苷 Rg1 单独用药最佳浓度分别为 $1\,\mu mol/L$ 和 $10\,\mu mol/L$;两者配伍最佳浓度分别为 $1\,\mu mol/L$ 和 $20\,\mu mol/L$;与单独用药相比,配伍能够明显促进诱导细胞的钙化作用,并且上调成骨细胞标记性蛋白 BMP2、OCN、OPN、RUNX2 等的表达,淫羊藿苷和人参皂苷 Rg1 配伍能够促进骨髓间充质干细胞成骨分化。

(撰稿:陈仁寿 高加欣 审阅:司富春)

【中药毒性理论研究】

2022 年,中药毒性理论研究主要包括古籍文献记载考证、古今医家毒药使用经验、现代药理分析研究及中药毒性理论认知创新等方面,通过在中国知网检索主题关键词"毒性",筛选"中药学"学科,显示 2022 年度收录相关论文 898 篇,其中古籍文献研究及本草考证 10 篇、古今医家毒性中药合理应用探讨 15 篇、现代药理毒理学研究 216 篇、中药毒性理论认识创新 11 篇。

1. 古籍文献研究及本草考证

侯西娟等系统梳理《本草图经》中对药物毒性的认识,发现书中延续了前代本草关于药物毒性的记载,仿《神农本草经》对药物进行了上、中、下三品分类法。以《中国药典》(2020 年版)及现代药理研究成果为参照,发现《本草图经》三品分类法一定程度上体现了古人对中药功效及主要治疗作用的认识,为后世中药毒性研究及临床应用提供了一定的参考价值。杨晶凡等对有毒中药甘遂进行了本草考证,并结合现代文献研究进行深入探索。结果:甘遂药材在历史发展中名称、基原、功效未发生明显变化,产地最早为今山西大同山中,现在以陕西产者量大质佳;作为有毒药材,历代本草中载有多种炮制方法以制其毒,醋炙法为现今临床最常用降低甘遂毒性的方法。

付璐等梳理了历代本草古籍对中药毒性的论述。结果:在古代经历了三品分类、四级分类、五级分类的分级演变过程,影响药物毒性的因素也被逐渐认识;基于此,提出要从药材性质、临床应用两个维度,构建一个多层级、多因素毒性分级体系,对药物的基原植物、药用部位、炮制方法、临床的给药方式、时间、剂量、患者的证候、体质因素等方面进行综合考量，为临床安全用药提供依据。李高玺等研究发现：历代医家在临床应用过程中逐渐对朱砂"毒"有了客观理性的认识，古籍文献提到通过配伍、水飞等方式防治朱砂之毒；对于朱砂毒性应理性看待，应结合古今研究，运用"识毒-用毒-防毒-解毒"的药物警戒思想，尽最大可能减少朱砂不良反应的发生。

2. 古今医家毒性中药合理应用探讨

方枫琪等研究钱乙《小儿药证直诀》，发现载有毒性中药共 21 种，多用治疗疳积、咳嗽痰盛喘急、惊痫等小儿急重症，具有效宏力专的特点，剂量上严格把控，用药轻灵，运用时攻补结合，中病即止；同时巧用炮制工艺、服药方法、配伍关系等中医特色"减毒"思想以缓其"毒"性，为现代毒性中药的炮制及临床应用提供一定的参考。

安俊丽等收集整理近三年首都医科大学附属北京儿童医院门诊患儿含毒性中药饮片处方数据。结果：含毒性中药饮片处方占处方总数的 28.18%，且均为"有毒""小毒"中药，多用于治疗抽动障碍、胃肠功能紊乱、抽动症等疾病；该院应用毒性中药饮片符合临床需求，但存在毒性中药连续使用、超剂量使用、联合使用等风险，需加以注意。文玲基于文献学方法及曹建雄教授经验，探讨附子在恶性肿瘤中的临床应用。结果：附子的安全用药离不开精准辨证，使用时多炮制加工、高温煎煮以减其毒性，临床运用中要擅于打破常规，灵活配伍，活用经方，进退有法。

3. 现代药理毒理学研究

田婧卓等研究发现，马兜铃酸类化合物（AAAs）在马兜铃科植物的马兜铃属和细辛属中普遍存在，其中以 AA-Ⅰ 和 AA-Ⅱ 较为常见，具有肾脏毒性和潜在致癌性；中药复方制剂的 AAAs 含量及毒性与其药味占比、制备工艺、药物剂量和用药时间相关；应加强中药 AAAs 种类与含量的调研分析及毒理学研究，制定 AA-Ⅰ 和 AA-Ⅱ 的限量标准及合理用药建议。

韩思婕等研究发现，白蔹乙酸乙酯部位对 H22 荷瘤小鼠肿瘤有明显的抑制作用，相较于醇提物组有较高的安全性；经过 UPLC-QTOF-MS/MS 法分析，推测白蔹乙酸乙酯部位成分以酚酸类为主，其抗肿瘤机制可能与调控 Bax/Bcl-2/Caspase-9/Caspase-3 途径相关。

郑彩杏等观察丹参饮、血府逐瘀汤、失笑散、活络效灵丹、桃红四物汤对 SD 大鼠的毒性反应。结果：5 首活血化瘀方组的部分大鼠丙氨酸氨基转移酶、葡萄糖、白蛋白、总蛋白等指标在给药期间虽有变化，但停药恢复 15 d 后基本恢复正常，无明显影响，肝、肾、胃、肠等未出现明显实质性损害，提示其临床常用剂量安全性较好。骆红飞等观察重楼生化汤中药配方颗粒的小鼠急性毒性反应。结果：未能获得 LD_{50}，最大给药量法实验观察期间无动物死亡，小鼠的一般行为活动和心、肝、肺、肾、脾等主要脏器病理学检查等均无明显变化，未见其血液生化指标异常，认为重楼生化汤中药配方颗粒口服毒性小，具有较高的临床用药安全性。

夏方等观察石榴皮止泻散对大、小鼠经口急性毒性反应。结果：石榴皮止泻散对大、小鼠经口急性毒性试验的 LD_{50} 均大于 5 000 mg/kg 体质量，证明其实际无毒，大、小鼠经口急性毒性试验均未出现明显的毒性反应和剖检病变，表明该制剂具有较高的安全性。

4. 中药毒性理论认知创新

柏兆方等开辟了中药特异质毒性和间接毒性研究新领域，创建了病证毒理学这一病证结合的中药安全性评价模式，提出"毒性相关物质"概念及基于成分效应靶标互作的中药配伍减毒策略和方法，为全面揭示"有毒"中药毒副反应的科学内涵并建立科学有效的风险防控对策提供了基础。

（撰稿：陈仁寿 吴纪东 审阅：司富春）

［附］ 参考文献

A

安俊丽,王彦青,马津京,等.儿科毒性中药饮片门诊处方临床应用回顾性分析[J].中国现代应用药学,2022,39(12):1558

B

柏兆方,王伽伯,肖小河.中药毒性认知创新与安全精准用药[J].中国中药杂志,2022,47(10):2557

毕磊,刘欣,崔一然.物质论下中药药性研究现状与思考[J].北京中医药大学学报,2022,45(12):1236

C

曹艳梅,张囡,史楠楠,等.基于古代经方传承的清肺排毒汤组方配伍分析[J].世界中医药,2022,17(9):1343

陈潇,刘红梅,赵文灏,等.慢性主观性头晕中药药对常用配伍探析[J].陕西中医,2022,43(11):1628

陈仁寿.中药毒性的本质与合理使用原则[J].中国合理用药探索,2022,19(2):1

陈文港,陈一鸣,尚佳乐,等.陈嘉谟《本草蒙筌》中药炮制学术特色及规范化研究思路[J].中医药临床杂志,2022,34(9):1604

陈啸虎,范田家玉,张沁园.芍药在《伤寒杂病论》中配伍分析[J].辽宁中医药大学学报,2022,24(12):184

丛欣,高宴梓,于智敏."碎米荠"的本草考证[J/OL].中国中医基础医学杂志,2022[2023-01-17].https://10.19945/j.cnki.issn.1006-3250.20220729.001

D

董妍玉,张莹,苏仁敬,等.基于生姜炮制品研究和GC-MS验证的气味分析仪应用性探讨[J].中国中药杂志,2022,47(24):6633

F

樊茂霞,郭栋.经方中附子配伍应用规律探析[J].中国中医基础医学杂志,2022,28(9):1499

方爱青,刘娟,李顺祥,等.野茉莉本草考证[J].南京中医药大学学报,2022,38(7):642

方枫琪,黄钢花.从《小儿药证直诀》浅谈钱乙用"毒"之略[J].环球中医药,2022,15(10):1624

付璐,金艳,彭华胜,等.基于本草古籍的中药毒性分级及影响因素探讨[J].中国药物警戒,2022,19(4):349

G

葛业如,林芳花,邓亚利.淫羊藿苷配伍人参皂苷Rg1对骨髓间充质干细胞成骨分化的作用[J].惠州学院学报,2022,42(6):44

H

韩思婕,潘翔,张梦美,等.白蔹乙酸乙酯部位体内抗肿瘤的药效作用机制及其成分分析研究[J].中药新药与临床药理,2022,33(12):1623

韩学超,孙坤坤,徐琬梨.苦味中药的归经及临床应用[J].山东中医药大学学报,2022,46(4):463

洪巧瑜,张建军,王淳,等.外来植物药阿米芹的中药药性探讨[J].中华中医药杂志,2022,37(4):2284

侯酉娟,李辰,刘燕君,等.《本草图经》对中药毒性的认识研究[J].中国中医药图书情报杂志,2022,46(6):44

J

吉静,张迪,邵奇,等.中药"香臭腥臊"四气理论溯源及现代应用[J].环球中医药,2022,15(3):442

姜皓,张冰,张晓朦,等.隋唐五代本草著作中用药警戒思想的探析[J].中国药物警戒,2022,19(9):987

金锐,李凡.《辅行诀》所载"汤液经法图"蕴含的中药药性理论新内容探析[J/OL].医药导报,2022[2023-01-17].https://kns.Cnki.net/kcms/detail/42.1293.r.20221208.1050.002.html

L

兰济乐,童晓岚,程亮,等.基于数据挖掘和网络药理学探讨中医药治疗结肠癌的配伍规律[J].临床医学研究与实践,2022,7(28):9

李高玺,时磊.基于中药药物警戒思想探讨朱砂的合理

使用[J].亚太传统医药,2022,18(9):227

李彦志,胡建邦,张璇,等.基于"关联网络"探索外来药物的中药药性——以玛咖为例[J].世界科学技术(中医药现代化),2022,24(6):2388

梁玲玲,郝二伟,杜正彩,等.基于数据挖掘技术分析含肉桂成方制剂配伍用药规律研究[J].世界科学技术(中医药现代化),2022,24(6):2370

蔺健春,段永强,罗强,等.《武威汉代医简》痹证类方药配伍规律及临床应用特色探讨[J].中国中医基础医学杂志,2022,28(10):1568

刘金凤,王晓玫,李佳园,等.酸枣仁-五味子配伍对抗焦虑作用的影响及指标成分的肠吸收特性研究[J].中草药,2022,53(16):5093

刘守传,马君.从中药升降浮沉药性探讨新冠肺炎"三药"[J].亚太传统医药,2022,18(10):225

刘甜甜,卞勇,关汉卿,等.黄芪-莪术-重楼配伍降低血管内皮通透性抑制结肠癌转移作用的研究[J].南京中医药大学学报,2022,38(2):115

吕佳桦,朱婵,唐宗湘.中药药性中"苦味"形成机制及生物学意义[J].广西师范大学学报(自然科学版),2022,40(5):324

吕瑞琳,张建军,王淳,等.新外来中药发热茶的中药药性探讨[J].环球中医药,2022,15(8):1300

骆红飞,汪雪峰,江延姣.重楼生化汤中药配方颗粒急性毒性实验[J].浙江中医杂志,2022,57(4):306

M

马文英,窦红莉,牛阳,等.高良姜的本草考证[J].中国民族民间医药,2022,31(19):23

N

南海鹏,邸松蕊,刘金莲,等.新外来中药非洲臀果木皮的中药药性探讨[J].环球中医药,2022,15(6):933

Q

秦聪聪,杜沁圆,展照双,等.密蒙花的本草考证[J].中国药房,2022,33(19):2423

阙涵韵,罗秋林,王楠,等.盐黄柏炮制历史沿革和机制的研究进展及其质量标志物(Q-Marker)预测分析[J].中草药,2022,53(22):7242

S

单燕然,张天惟,王利.白术和枳实药对在《伤寒杂病论》中的配伍应用探析[J].湖北民族大学学报(医学版),2022,39(4):60

盛政,赵焕君,何紫涵,等.酒制升提理论的形成发展和临床应用[J].亚太传统医药,2020,16(11):198

时洪运,王振国.从《玉楸药解》探析黄元御药性理论[J].中华中医药杂志,2022,37(4):1886

宋亚刚,崔琳琳,李艳,等.中药"减毒药对"研究方法探讨及思考[J].中华中医药学刊,2020,38(10):76

孙海洋,刘桂荣.国医大师张志远运用附子配伍寒凉药物验案举隅[J].山东中医杂志,2022,41(12):1337

孙子洲,曹兰秀.吴茱萸常用对药配伍探析[J].环球中医药,2020,13(1):64

孙祖越,周莉,韩玲.论述中药生殖毒性研究及评价的必要性[J].中国药理学与毒理学杂志,2020,34(8):561

T

田婧卓,刘素彦,高月,等.论含马兜铃酸中药的风险评估、安全用药与科学监管——马兜铃酸种类不同毒性各异,检控马兜铃酸I/II是关键[J].中国中药杂志,2022,47(14):3693

W

王赛,谢逸轩,田硕,等.中药组分-药性-药效关系探讨[J/OL].中药药理与临床,2022[2023-01-17].https://10.13412/j.cnki.zyyl.20220301.001

王林元.外来中药的发展及在中药学科建设中的地位和作用[J].北京中医药大学学报,2022,45(10):1005

王梦梦,克迎迎,米汪洋,等.基于肺水肿模型探讨葶苈子升降浮沉药性[J].中国实验方剂学杂志,2022,28(15):42

王祥山,张建军,王淳,等.新外来中药圆苞车前子壳的中药药性探讨[J].环球中医药,2022,15(8):1308

王子恒,赵孝俊,陈巡,等.新外来中药南非叶的文献研究及中药药性探讨[J].中国中药杂志,2023,48(8):2265

韦良玉,陈婷,孙超,等.硝石名实与药性的本草考证[J].中药材,2022(11):2768

文玲.基于文献及曹建雄教授经验探讨附子在恶性肿瘤中的临床应用[D].湖南中医药大学,2022

X

夏方,赵丽丽,缪雨臻,等.石榴皮止泻散急性毒性研究[J].中兽医学杂志,2022(2):3

邢雅璇,张京春,艾玉珍,等.从《本草崇原集说》管窥清代医家对药性的认识[J].中医学报,2022,37(7):1400

许桐,赵嘉敏,钟玉梅,等.《伤寒杂病论》治疗瘀血证的角药配伍规律研究[J].中华中医药杂志,2022,37(3):1417

Y

杨晶凡,徐璐,陈随清.有毒中药甘遂的本草考证[J].中国药物警戒,2022,19(4):372

杨兰,钟晓红,张志旭,等.清热解毒经典药对金银花-连翘干预新型冠状病毒肺炎分子机制及相须配伍实质[J].辽宁中医药大学学报,2022,24(6):109

姚渊,刘晨园,王雪玭,等.酸辛配伍法治疗湿热病理论探讨[J].时珍国医国药,2022,33(9):2230

于瑞,朱明军,王永霞,等.中药药源性心脏毒性因果关系的评价策略和方法[J].中华中医药杂志,2022,37(9):5051

袁培培,侯颖,李潘营,等.基于中药功效药理学的葶苈子沉降药性研究[J].中药药理与临床,2022,38(2):124

Z

张倩,薛蓉,徐瑞杰,等.中药"醋制入肝"炮制理论的研究进展与探讨[J].中国中药杂志,2022,47(18):4854

张睦烩,费文婷,吕瑞琳,等.外来中药明日叶的文献研究及中药药性探析[J].北京中医药大学学报,2022,45(7):719

张喜科,赵文华,马志庆,等.基于XGBoost算法的中药寒热药性识别研究[J].时珍国医国药,2022,33(8):2022

张瑀珊,张建军,王淳,等.新外来中药奇亚籽的中药药性探讨[J].环球中医药,2022,15(6):917

赵翀,朱国福,郭晶磊.竹茹的本草考证[J].中国中医基础医学杂志,2022,28(10):1668

赵琪,王玲,吴杨璐,等.中药桔梗的本草考证[J].中药材,2022(5):1283

赵倩,黄维,彭成,等.中药多维配伍探索及创新药物发现[J].中华中医药杂志,2022,37(6):3298

赵丹萍,张建军,王淳,等.新外来中药马栗子的中药药性探讨[J].中华中医药杂志,2022,37(9):5409

赵垠旭,姜雨桐,姜昊轩,等.基于七情理论的五味子药对配伍应用规律[J].现代中医药,2022,42(6):23

郑婷,王淳,张建军,等.外来中药万寿菊花的中药药性再探索[J].环球中医药,2022,15(8):1291

郑彩杏,周小青,李玲,等.中药活血化瘀复方剂对SD大鼠的毒性研究[J].中国临床药理学杂志,2022,38(17):2023

二、临床各科

（一）名医经验

【金世元】

金世元，国医大师，国家级非物质文化遗产项目"中药炮制技术"代表性传承人，科技部国家秘密技术中医中药审核专家，原国家食品药品监督管理局国家基本药物评审专家，北京市"有突出贡献专家"，享受国务院特殊津贴专家。历任北京卫生职业学院主任药师、首都医科大学客座教授、中国中医科学院首批传承博士后导师、中华中医药学会终身理事。金氏医药圆融，勤于实践，学术造诣精湛，专业积淀深厚，被学界誉为"国药大师""国药泰斗"，是中药学领域"国医大师"第一人。

金氏长期从事中药实践教学、科研实践，在中药鉴定、中药炮制、中成药、中药制剂和调剂领域均有极高的建树，医药双馨、教研俱丰。常年带徒授课，为北京市中医药界培养了大量人才。撰著有《金世元中药材传统鉴别经验》《中药饮片炮制研究与临床应用》《中成药的合理使用》《中药炮制学》《中成药大辞典》等10余部，发表中药学术论文60余篇。1989年拍摄的教学录像片《鹿茸》获北京市教学成果二等奖。

1. 医药圆融学术思想

金世元在实践工作中始终将中医、中药作为一个整体进行思考，始终坚持以"中医对中药的临床应用"为中心，倡导"医靠药治，药为医用"理念，强调中药以治病救人为目的，采收、产地加工、炮制等一系列过程，最终都要服务于临床医疗。金氏对中药生产加工环节的每一个步骤了如指掌，并站在有益于临床的角度不断思考完善，真正做到了"知其然，更知其所以然"。金氏把"医药圆融"思想深深贯彻在中药鉴别、炮制、调剂及中成药合理使用等工作中，多次提出"中医药是一个完整的体系，是不可分割的，懂医识药、医药圆融方能将祖国医学更好地继承和发扬"。刘春宇等人总结金氏医药圆融学术思想。提出"德""行""识"是金氏"医药圆融"体系的根基。"德"是立命之本，处于主导地位；"行"是实践，是理论知识的源泉；"识"是知识，是传承与创新发展的动力。金氏遵循"先立德，再立功，再立言"的人生准则，认为中药行业"三分理论，七分实践""听过不如见过，见过不如干过"，以曲折而丰富的学习和工作经历铸就了深厚的理论与实践基础：金氏14岁时便在药庄当学徒，反复学习实践中药饮片炮制、成药制作等一系列技艺，掌握了传统中药的"全活儿"，此后参加"北京中药讲习所"，跟随汪逢春、赵树屏等中医名师，进一步提升中医药专业知识。学成之后继续供职于北京药材公司，最终成为一代中药泰斗。同时金氏不忘临床，悬壶济世，求医问药者不计其数。"精药通医"的知识结构为金氏从事中药事业提供了全新视角，从而更能发挥中医的优势和发展中药的特点。

2. 中药鉴定

马春等总结金氏中药鉴定"五象七原"特色学术思想。金氏一生从事中药材的鉴定研究，积累了丰富而独到的中药真伪优劣鉴别经验,形成了中药鉴定"五象七原"特色学术思想。"五象"即中药材及饮片的五种形态表象,包括"形、色、气、味、质"五个方面,"七原"指影响中药材质量和外观七个方面的内在原因,包括"品种来源、野生家种、生长年限、产地所出、采收季节、加工方法、贮藏保管"。并将中药鉴定经验编撰成《金世元中药材传统鉴别经验》一书,用以指导中药材行业工作人员的中药鉴定工作。

赵奎君等总结金氏中药鉴别特点。金氏中药鉴别有以下独到之处:①重视道地药材。提出道地药材是某一地区产出的质量特别优良的药材,经历代医家临床验证并被全国医药界所公认为疗效确切、质量稳定,且有长期出口历史、享誉国内外。道地药材是控制中药材质量的重要手段,应当广泛调研,根据不同的生态环境选择不同的中药品种,加强规范化管理,以确保药材的道地性与质量。金氏身体力行,为甄选道地药材踏遍祖国大江南北,在"循象溯源,由源寻征"的鉴别思维指导下,追溯道地药材的应用历史,凭借手摸、眼看、口尝、鼻闻、火试、水试等传统中药材鉴别方法,并结合现代中药有效成分检测来鉴别道地药材的真伪优劣。②利用本草学研究鉴定中药的来源及品种。金氏对本草古籍有深入研读,并将其运用到中药鉴定的实践中。如中药沙参在明代以前无南北之分,《本草汇言》中首见北沙参之名,金氏参考《本草纲目》《救荒本草》及《植物名实图考》等文献资料,研究证实了明以前所用均为南沙参,且《本草汇言》书中所述实为南沙参等。

3. 中药炮制

金氏自学徒时便开始中药炮制工作,深谙炮制技术要义,对中药炮制理论和技术均有很深的造诣,掌握了很多濒临失传的有特殊临床疗效的中药炮制技术,被确认为国家级非物质文化遗产项目"中药炮制技术"代表性传承人。金氏总结中药炮制的七个作用,极大地提升了中药炮制的地位:①除去杂质及非入药部分。②区分药用部位,利于发挥疗效。③消除或降低药物毒性及副作用。④增强药物疗

效。⑤转变药物性味、归经。⑥便于制剂调剂和易于有效成分煎出。⑦矫味、矫臭。

金氏参与了新中国历届"中药炮制规范"的修订,并主编了全国第一部中药专业统编教材《中药炮制学》以及《中药饮片炮制与临床应用研究》。《中药炮制学》全面、系统地总结了历代中药炮制理论、炮制方法及中药炮制品的临床应用,列举了常用中药的古今炮制方法、饮片性状、临床应用等,并归纳出炮制对制剂、方剂疗效、药物的药性及理化性质的影响及原理。《中药饮片炮制与临床应用研究》全面论述了清代及清代以前的中药饮片炮制技术演变概况;中药炮制之目的、作用和理论形成的基本规律;列举了历代有代表性的方剂以充分体现中医应用中药饮片组方治病的主要特点;对传统中药炮制的科学性、合理性、实用价值以及存在的主要问题提出了较详细的见解。这两部中药炮制专著充分体现了金氏"医靠药治,药为医用"的学术观点,极大地完善和发展了中药炮制学。

孔祥文等总结金氏传统中药炮制技艺:①"少泡多润",金氏把"少泡多润,药透水尽"的原则贯穿中药炮制系列过程中,提出"切药三分功,洗润七分巧",认为润药是中药炮制必不可少的关键一环,一定要继承好并有所创新。②"质坚宜薄,质松宜厚",在切制饮片时根据不同药材选择适宜的切制方式,木质类及动物骨、角质类中药材如羚羊角、鹿角等宜刨成极薄片;质地致密坚实、不易碎的如白及、天麻宜切薄片;质地松泡、黏性大而易碎的如南沙参、羌活等,宜切厚片;全草类和形态细长,易于煎出的如芦根、麻黄等宜切段;皮类、薄果皮类如陈皮等宜切细丝;质脆的叶类如荷叶、冬瓜皮等宜切宽丝。③"逢子必炒",果实种子类中药经炒制后,果壳疏松酥脆,种皮破裂,可提高有效成分的煎出,提高临床药物疗效。此外也可除去一些中药(如苍耳子、蔓荆子)非药用部位的刺和宿萼等。另外一些有毒性果实种子类中药如苍耳子等,经炒制后可降低或消除毒性。④"炒炭存性",金氏提出在炒炭前除了先将药材按大小分档,还要注意炒炭的火候,根据具体药

物灵活掌握，及时观察，防止过火。⑤"以药制药"即以一些药物炮制另一些药物，以达到增强其药力功效或去其毒性、抑其偏、转其性等效果的传统炮制技术，如半夏经姜炮制后不仅毒性降低，还增强了止呕之力。

4. 中药调剂

中华人民共和国成立初期，为改善中药饮片调剂工作混乱无章的状况，金氏应北京市卫生局的要求，根据多年工作经验，结合中药调剂行业的实际情况，创造性地提出把中药调剂基本操作分为审方、计价、调配、复核、给药五个程序，为北京地区早期饮片调剂工作做出了巨大贡献。随着时代的发展，中药饮片调剂程序越来越严谨，对中药饮片调剂人员的要求也越来越严格。金氏与时俱进，将原来的五个程序发展成了中药性状辨识技术、中药临床炮制技术、中药处方审核技术、中药处方应付技术、中药发药交代技术、中药临床煎煮技术、中药调剂供应技术、中药采购管理技术、中药贮存养护技术九项程序技术：①中药性状辨识。中药饮片性状辨识对于产、供、用及从事药品监督管理的人员尤为重要。性状鉴别是对药材的形、色、气味、大小、质地、断面等特征进行简单理化反应或直接观察药材，作出符合客观实际的结论。它具有简单、易行、迅速的特点，也是最直接、最主要的鉴别方法。②中药临床炮制。中药材在调配处方和配制成药之前，大多都要经过各种不同方法的加工处理，这种加工处理过程，统称为"炮制"。③处方审核。处方审核是临床调剂的第一步，也是把关之步，审方工作不可忽视。金氏提出了综合审核和单独审核的概念，综合审核主要审核处方的前记、后记、有无配伍禁忌、妊娠禁忌、有无"剧药"过量等；单独审核主要查看正文中有无"相反""相畏""含毒"药品。④处方应付。中药饮片处方应付是指调剂人员根据医师处方和传统习惯调配中药，处方应付必须符合《中国药典》要求。应付内容包括：分清生熟运用，调配时处方中未加脚注或炮制品名时应给炮制品，写生品名时给生品；明确药用

部位，有些药物药用部位不同，作用亦异，调剂人员不可概念不清应付混淆。⑤发药交待。发药交待过程中发药人员需要交代药材的煎煮方法、服药方法、服药注意事项与禁忌、服药后可能出现的不良反应以及正确的保管储存方法等方面，以避免滥用、误服或发生意外。⑥临床煎煮。煎药人员收到待煎药后，严格掌握操作规程。群药按一般煎药法煎煮，"先煎""后下""烊化""冲服"等需要特殊煎煮的药物分别处理。按先后程序煎煮，掌握火候与时间，每剂药煎煮 2 次，每次煎煮好后应及时趁热滤出药液，以免温度降低影响煎液滤出及有效成分的含量，最后合并两次滤液。⑦调剂供应。调剂室储备一定量的药品供调配门诊和住院医师处方使用。中药调配以饮片为主，一般常用药以贮存 1 日用量为宜，不常用品种，装 1 斗即够多日调配。调剂人员应逐日检查药品品种及数量以保障供应，仔细检验药品质量。⑧采购管理。药材应采购于具备《药品经营企业许可证》《营业执照》的药品批发企业，并遵循质量第一、择优采购、按需采购等原则。药材到库后，应认真进行验收，并办理入库手续。⑨贮存养护。中药贮养是运用现代科学的方法研究中药保管和影响中药贮藏质量及其养护防患的一门综合性技术，除传统的中药贮养方法外，常用的有干燥养护技术、冷藏养护技术、埋藏养护技术、化学药剂养护技术、对抗同贮养护技术等。

5. 中成药的合理使用

中成药是中医药遗产的重要组成部分。由于中成药品种繁多、配方各异、剂型复杂、疗效不同，金氏编著《中成药的合理使用》，用深厚的中医理论及方剂学和临床中药学知识全面总结了中成药的发展史，提出了中成药的命名和分类方法，阐述了中成药的配伍与禁忌、处方组成和变化、常用剂型、用法和用量及治疗法则；分类介绍了内科、妇科、儿科、外科、骨伤科、皮肤科和五官科常见病证相应的中成药，对处方来源、组成、功效、适应证、方解、剂型规格、用法用量、使用注意、临床新用、鉴别用药等内容

进行了重点介绍,为临床中成药的合理使用起到了重要的指导作用。

金氏还就临床上中成药使用的不合理现象,明确提出了合理使用中成药的四项基本原则:辨证论治,依法用药;注意鉴别使用相似药物(包括功效相似、名称类似、系列中成药、加味中成药);慎重使用有毒药与致敏药;避免用药的盲目性与随意性。另外在中成药的创新研制及淘汰上,金氏提出中成药的研制应遵循以下三项原则:①填补某些疾病中成药治疗空白。②旧品种疗效不显著。③旧品种原料紧缺无法配置。金氏强调中成药新品种研制,无论是新方组成还是旧方加减,其前提都必须以中医药的基本理论为基础,以君、臣、佐、使的配伍关系为原则,若脱离了中医药理论研究新品种,则不能称其为中成药。

陈丹等总结金氏中成药合理使用学术思想:①掌握中医理论,纯粹中医思维,合理选择中成药。金氏认为中成药必须在中医理论指导下使用,掌握中医理论,采用中医辨证论治思维,抓住主要症状进行辨证,确定基本治疗原则后选择合适的中成药。②探寻处方源头,理解制方寓意,准确应用中成药。传统中成药是历代医家经过千百年来的临床验证、总结有效处方配制而成。探寻处方源头、历史沿革,理解其制方思路,有助于更准确、合理地选用中成药。因此对于传统中成药,金氏会在追古溯源、考证处方的演变历程、分析制方思路、明确立法治则的同时,分析患者因素,准确理解传统中成药的制方寓意,合理应用中成药。③聚类分析处方,抓住功效差异,合理选用中成药。中成药的品种繁多且还在不断发展,金氏注重运用聚类分析的方法,分析功效相近或名称类似的中成药,抓住处方组成的不同,通过方解,找出功能主治的差异以指导临床。

(撰稿:叶明花　审阅:司富春)

【吕仁和】

吕仁和,国医大师,首都国医名师,北京中医药大学教授、主任医师、博士研究生导师,第三批、第六批全国老中医药专家学术经验继承工作指导老师,国家中医药管理局重点学科中医内科内分泌学科和肾病重点专科学术带头人,中央保健委员会特聘专家,享受国务院特殊津贴专家。历任北京中医药大学东直门医院肾病糖尿病研究室主任,北京中医药大学东直门医院内科副主任、副院长,中华中医药学会糖尿病分会名誉主任、内科肾病副主任委员,北京中医药学会常务理事,世界中医药学会联合会糖尿病专业委员会会长。

吕氏负责国家科委"七五""九五""十五"攻关项目,先后主持承担部局级以上科研课题 7 项,其中"七五"攻关课题慢性肾炎研究成果获北京市科技进步二等奖,国家中医药管理局三等奖;"八五"重点课题糖尿病微血管病变研究成果获北京市科技进步二等奖;"九五"攻关课题糖尿病肾病研究成果获教育部科技进步二等奖。主编《糖尿病》《糖尿病及其并发症中西医诊治学》《中医药治疗糖尿病新进展》《糖尿病(消渴病)中医诊治荟萃》等多部著作。

吕氏从事中医内科教学、医疗、科研工作六十多年,毕生致力于中医内科疾病诊治和研究,尤其在糖尿病及其并发症的研究领域取得了丰硕成果。吕氏创立糖尿病肾病"微型癥瘕"病机假说,主张对糖尿病及其并发症进行分期辨证、综合治疗,提出了"二、五、八"综合防治方案。在传统中医辨证方法基础上,建立了"六对论治"辨证方法,以及临床指导糖尿病患者进行长期、有效治疗的"三自如意表"。另外还创制了治疗糖尿病及其并发症的一系列中药制剂,如止消通脉宁、止消保肾宁、肾病防衰液、益气止消丸等。

1. 学术思想创新

(1) 糖尿病肾病"微型癥瘕"病理假说　吕氏根据多年的临床经验,创立糖尿病肾病"微型癥瘕"病理假说。1997 年,吕氏在其主编的《糖尿病及其并发症中西医诊治学》中明确提出肾络"微型癥瘕"理论。1999 年,吕氏团队发表《糖尿病肾病肾功能衰竭治疗"二六五八"方案》一文,首次明确提出"微型癥瘕"。该假说认为糖尿病肾病是消渴病日久,治不得法,伤阴耗气,复加以痰、热、郁、瘀互相积聚于肾之络脉,先形成"微型癥瘕",逐步使肾体受损,肾用失司,按虚、损、劳、衰规律发展。早期以气阴两虚为主,临床中期常见痰、热、郁、瘀,晚期气血阴阳俱虚,肾元衰败,浊毒内留,终至三焦壅塞,气机逆乱,而成关格危候。"微型癥瘕"有以下三个临床特点:①"微型癥瘕"是由瘕聚渐成癥积的病理过程。初为瘕聚,聚散无常,易治;终为癥积,有形可征,难治。②正气亏虚是渐生癥瘕的基础病因。③痰热郁瘀互结,是终成癥瘕之关键。"微型癥瘕"的形成既有气血阴阳虚弱之本,也有内热、痰湿、气滞、血瘀等多因素的参与;既是病理产物,又作为致病因素加重正气亏虚。对于"微型癥瘕"的治疗,单纯的活血化瘀往往不能解决,需在补益的基础上,施以化瘀软坚、散结消聚之法,常用丹参、三七、大黄、莪术、卫矛、夏枯草、山楂、水蛭、海藻、昆布、牡蛎等药物。吕氏提出临证时应抓住"微型癥瘕"这一共性病理环节,及早治疗,以阻止"微型癥瘕"的形成,防止瘕聚不断发展成癥积。北京中医药大学附属东直门医院承担的"九五""十五"科技攻关课题,以"微型癥瘕"理论为指导,在化痰、解郁、清热、活血、泄浊、行气的基础上重视活血化瘀、软坚散结治法,研制了止消通脉宁、止消温肾宁、止消保肾宁等系列方,治疗糖尿病肾病肾功能不全疗效显著。

(2)六对论治辨证思路　吕氏在长期临床中总结出"六对论治"辨证思路,广泛运用于治疗糖尿病及其并发症和各类肾脏疾病。"六对论治"即对病论治、对病辨证论治、对病分期辨证论治、对症论治、对症辨证论治、对症辨病与辨证论治相结合六法。以糖尿病及其并发症为例,吕氏"六对论治"法的要点是:①对病论治,即针对糖尿病基本病机阴虚燥热用药。或促进胰岛素分泌,或改善胰岛素利用、减轻胰岛素拮抗,旨在解决糖尿病高血糖基本病生理改变。②对症论治,即针对某一症状用药。如口干渴,用天花粉、石膏、知母;多食用生地黄、黄连;大便干结用

大黄、番泻叶;腰腿痛用续断、桑寄生、狗脊、木瓜等。③对症辨证论治,即针对某一症状,分辨证候用药。如糖尿病性腹泻,可进一步分辨为湿热中阻、肝脾不和、脾虚湿盛、脾肾阳虚等证型,分别可选用葛根芩连汤、白术芍药散、参苓白术散、理中汤合四神丸等方。④对症辨病辨证论治,一种症状的产生,可由数种疾病引起,一种疾病又可表现为数种证候,故而对症须与辨病、辨证相结合。如水肿可见于糖尿病肾病和糖尿病性心脏病,故不能以一方统治,必须进行辨证论治。⑤对病辨证论治,疾病虽然存在一个基本病机,但临床上常可表现为若干种证候,故而要对病进行辨证论治。⑥对病分期辨证论治:是"六对论治"的核心,即按照中医"虚、损、劳、衰"不同程度结合现代医学分期诊断标准,分期认识和治疗疾病。对病分期辨证论治较传统辨证又前进了一步,更贴近疾病的客观发展规律。例如吕氏将糖尿病肾病分三期九型十三候论治,临床实践疗效显著。

(3)糖尿病肾病防治"二、五、八"方案及"三自"如意表　根据糖尿病肾脏疾病的独特特点,吕氏在长期临证中,形成了一套独特的糖尿病肾病患者管理"二、五、八"方案。"二"即医生和患者需将"健康、长寿"作为治疗糖尿病的两个目标。"五"即血糖、血脂、血压、体质重、症状五项健康观察指标。"八"是完成五项指标的三项基本措施和五项选择措施。三项基本措施:①辨证施膳,依据患者自身体重和活动量,确定一日所供给的总热量。②辨证施动,根据患者的基础活动量和喜好选用适宜的运动和运动量,提倡循序渐进。③辨证施教,重视对患者的心理疏导,引导患者建立战胜疾病的信心,从而让患者有良好的治疗心态,利于患者糖、蛋白、脂肪代谢失调的改善以及五脏六腑生克制化趋于正常。五项选择措施:①口服西药包括口服降糖药、降脂药、降压药以及其他解除自己病症的药物。②必要时应用胰岛素。③分期辨证口服中药。④针灸、按摩治疗。⑤中医传统气功锻炼。

吕氏为糖尿病患者制定了简便易行的自我防治方法"三自如意表"。三自即自己查、自己找、自己

调。要求患者自查监测指标，了解自己的血糖、血压、体重情况，自找尿糖或低或高的原因，在医生的指导下自己调整更适宜的饮食、运动、精神和药物治疗方案，来达到"如意"的治疗程度。

2. 临床经验总结

（1）糖尿病肾病治疗经验　吕氏将糖尿病肾病称为消渴病肾病，采用特色的"六对论治"辨证思路，分期辨证中以虚定证型，以实定证候，分早、中晚期共九型十三候以分别论治，治疗中则强调分清虚实、标本兼顾。①早期糖尿病肾病分为虚证四型，标实五候。本虚证：Ⅰ型（肝肾气阴虚）当益气养阴，兼补肝肾，佐以清热，方药用益气养阴汤（黄精、生地黄、山茱萸、墨旱莲、女贞子、枳壳等）送服杞菊地黄丸或石斛夜光丸。Ⅱ型（肺肾气阴虚）当益气养阴，兼补肺肾，少佐清热，方用补养肺肾汤（沙参、麦冬、玄参、生地黄、山萸肉、黄连等）送服麦味地黄丸。Ⅲ型（阴阳两虚）当调补阴阳，方用调补阴阳汤（党参、当归、生地黄、金樱子、芡实、墨旱莲等）送服金匮肾气丸。Ⅳ型（脾肾阳虚）当益气健脾，助阳补肾，方用健脾补肾汤（生黄芪、苍术、猪苓、木香、黄连、陈皮等）送服济生肾气丸。标实兼夹证候：血脉瘀阻加丹参、三七、赤芍药；水饮停聚加桂枝、茯苓、白术、泽泻；湿热中阻用平胃散合茵陈蒿汤；湿热下注用四妙散加狗脊、木瓜、续断、生大黄；肝郁气滞用四逆散合加味逍遥散；外感热毒用银翘解毒散。②中晚期糖尿病肾病分为本虚五型、标实八候，以泄浊解毒、补肾培元、益气养血为共同治法，用药常用当归补血汤，或红参加用陈皮、半夏、熟大黄以和胃降浊。"五型"为：Ⅰ型气血阴虚、浊毒内停，当滋阴降浊、益气养血，方用八珍汤合调胃承气汤加减；Ⅱ型气血阳虚、浊毒内停，当益气养血、助阳降浊，方用当归补血汤、八珍汤合温脾汤加减；Ⅲ型肝脾肾气血阴阳俱虚、浊毒内停，当调补气血阴阳、降浊利水，方用人参养荣汤合大承气汤加减；Ⅳ型肺肾气血阴阳俱虚、浊毒内停，当调补气血阴阳、清肺益肾降浊，方用清肺益肾降浊汤（桑白皮、沙参、黄芩、麦冬、五味子、当归等）；Ⅴ型

心肾气血阴阳俱虚、浊毒内停，当益气养心、活血降浊，方用养心益肾降浊汤（太子参、当归、麦冬、五味子、丹参、川芎等）。标实兼夹证候，除早期五种外，浊毒伤血用犀角地黄汤加减；肝胃结热用大柴胡汤加减；血虚生风，用当归补血汤合四物汤加味。

（2）2型糖尿病治疗用药经验　薛泰骑等总结吕氏分期辨治糖尿病经验。吕氏将消渴病分为脾瘅期、消渴期、消瘅期。消渴病发病多与患者素体禀赋、饮食失节、情志失调、劳逸失度、药石所伤以及外感邪毒有关。脾瘅期患者多因过食肥甘而肥胖，渐生内热，陈气不除而内热耗气伤阴，逐渐形成痰、热、郁、瘀等病理产物，相互胶结形成微型癥瘕，损伤脏腑，最终进展至消瘅期。脾瘅期治疗以恢复脾运、减轻体重为要，消渴期治疗法则以除陈气和防止微型癥瘕的形成为首要目的，这是防止从消渴期发展至消瘅期的关键。故吕氏提倡采用"二、五、八"综合防治方案，早发现、早诊断、早干预，积极治疗。

车彪等总结吕氏治疗糖尿病用药有以下特点：①用药谨守病机。吕氏认为"热伤气阴""血气逆留"为糖尿病及其并发症的重要病机，故用药以补虚、清热、活血化瘀类多见。②重视活血化瘀。吕氏传承祝谌予活血化瘀经验，认为糖尿病"血脉不行，转而为热"致瘀热相结，故应予活血、清热、凉血，临床常加配伍丹参、牡丹皮、赤芍药等。丹参、牡丹皮、赤芍药三药均能清热、凉血、活血，联合配伍，协同增效，使热降、瘀散、血行。③用药精简。吕氏处方平均药味数为10.4味，用药配伍精简、简而不凡、药少而精。

孙瑞茜等总结吕氏治疗2型糖尿病药对应用经验，吕氏常用：①香橼-佛手药对来治疗消瘅期的糖尿病植物神经病变及糖尿病性胃轻瘫。②牡丹皮-丹参药对和桃仁-红花药对治疗消渴病各期血瘀、血热或瘀热互结证。盖牡丹皮气清芳香疏散，善清透阴分之伏火；丹参凉血而不留瘀、散瘀而不致血液妄行。③续断-狗脊药对治疗消渴病各期肝肾不足证。④玄参-生地黄药对治疗消渴病各期阴虚津亏、血虚有热或阴虚火旺证。⑤半夏-陈皮药对治疗消渴病

各期痰湿内阻证。

（3）特发性膜性肾病治疗经验　吴双等介绍吕氏治疗特发性膜性肾病经验。吕氏针对该病正气亏虚、湿热毒瘀等邪气内着，阻于肾络的核心病机，在扶正祛邪、通络益肾的治疗原则上，依据患者病理表现进行分期辨证论治。辨证采用极富特色的"六对论治"辨证思路以及"本虚定证型、标实辨证候"的方法，以气血不足、气阴两伤等本虚证为基础，根据内热、血瘀、湿阻、水停等邪实的变化灵活调整用药。①针对蛋白尿进行辨证论治时，将其辨为脾肾亏虚、热毒内蕴、湿热下注、肾络瘀阻等证。脾肾亏虚者常用金樱子、芡实补脾肾、固涩；热毒内蕴者常用黄芩、连翘、白花蛇舌草清热解毒；湿热下注者常用生薏苡仁、车前草、倒扣草清热利湿；肾络瘀阻者常用川芎、丹参、赤芍药、水红花子活血化瘀。②针对水肿、高血压等症状，吕氏常用猪苓、茯苓、泽泻、泽兰、车前子等利尿消肿，用天麻、钩藤、川牛膝、杜仲降血压。吕氏治疗膜性肾病主张中西医并重，合理服用激素和免疫制剂，同时应用中药对病、对症，分期辨病辨证治疗。益气活血利湿是贯穿整个治疗的治疗原则。另外对于顽固病患，常加入虫类药以搜风通络，效果显著。

（4）隐匿性肾小球肾炎治疗经验　王紫雯等总结吕氏隐匿性肾小球肾炎治疗经验。吕氏认为隐匿性肾小球肾炎的主要病因病机为风邪侵袭、伏邪留滞致肾络损伤、肾用失司。根据发病特点和临床表现，分为早、中、晚三期论治。①早期以祛邪为主，重在发散风热、祛风湿清热。若伏邪则治以清火解毒、利水渗湿，气虚者酌加芪、防风、炒白术等补气之品。成方可用银翘散、四妙散、四妙勇安汤、五苓散等加减化裁。②中期则扶正与祛邪兼顾，扶正以补益肺、肝、脾、肾为主，兼通活冲、任、督、带四脉。肺肾气虚者，用百合、玉竹、黄芪、枸杞子、生地黄等；脾肾气虚者，用黄芪、黄精、茯苓、炒白术、党参、山药等；肝肾阴虚者，用女贞子、墨旱莲、熟地黄、枸杞子、山茱萸等；经络瘀阻者，以狗脊、川续断、川牛膝、木瓜四药联用通活冲、任、督、带四脉。祛邪针对不同病理产

物，随证用药。又因此期病已入络，故吕氏临床多取虫类药、藤类药以入络搜剔，如鳖甲、龟甲、䗪虫、桑枝等。③晚期"非大补不能救其虚，非通利不能解其闭，非软坚不能化其癥"，故治以补益亏虚、通利二便、消癥化结、通利血脉。补虚常用冬虫夏草、人参、西洋参、太子参、灵芝、大剂量黄芪等；泻浊通便常用熟大黄、玄明粉，通利小便常用泽泻、泽兰、车前子；软坚消癥常用鳖甲、龟甲、海藻、昆布、牡蛎；消癥化结常用莪术、鬼箭羽、刺猬皮、䗪虫、水蛭；通活血脉常用狗脊、川续断、川牛膝、川芎、丹参、水红花子、三七、莪术等。

（5）肾病综合征治疗经验　黄苗等总结吕氏治疗肾病综合征经验。吕氏根据肾病综合征特点及临床表现，将其归属"肾水"范畴，认为本病基本病机为本虚标实，肾脏本虚，湿阻水停、热毒瘀结，相互转化、经久不去，结为癥瘕，聚于肾络。其中，瘀血是形成肾络癥瘕的关键因素之一，故临床重视活血利水法。其病位主要在肾脾肺，也涉及胃与肝，以肾脏为主，治疗以清热解毒、活血凉血、通经活络为基础治法，还需注重补益脾肺之气。吕氏根据自己多年临床经验，提出了中医"三段加减法"联合激素治疗思路，明显提高了临床疗效，减少了激素不良反应和撤减激素过程中的疾病复发率。三段加减法：①患者使用激素出现食欲亢进、口臭、怕热、多汗、血压升高、反复感冒或感染、舌红、脉数等阴虚燥热、湿热毒蕴证候，当清热解毒、凉血散瘀，常用清养利肾方（金银花、连翘、黄芩、玄参、生地黄、赤芍药等）。②泼尼松用量减至隔日 30～20 mg 时，易出现便溏、食欲减退、少气乏力、腰酸软等脾肾气虚、血脉不通之象，当益气活血、健脾补肾，常用补血二丹汤（黄芪、当归、丹参、牡丹皮、赤芍药）。③治疗后病情趋于稳定，仍有乏力、腰酸软、抵抗力差、易感冒等肺肾亏虚表现，治疗上注重补益肺肾，提高机体免疫力。在辨证处方的基础上常加灵芝、红景天以补益正气；常用羌活、益智仁减少使用激素的不良反应。

（6）痛风复发治疗经验　傅强等总结吕氏从肝论治预防痛风复发的经验。吕氏提出痛风作为慢性

代谢性疾病,治疗上不能仅着眼于急性期的止痛治疗,更要关注痛风复发。痛风发作诱因及临床表现均与肝关系密切,故吕氏提出从肝论治预防痛风复发。吕氏认为肝失疏泄、湿热内蕴为痛风基本病机,肝经血少火盛为痛风疼痛夜甚之基础,微型癥瘕为痛风反复发作的病理基础。①肝气郁滞者,宜疏肝理气,常用四逆散、柴胡疏肝散加减治疗,同用赤白芍药。②肝胆湿热者,宜清利肝胆湿热,常用茵陈蒿汤或龙胆泻肝汤加减治疗,也常联用土茯苓、萆薢以增强清利湿热之功。③肝郁脾虚者,宜疏肝健脾,常用逍遥丸或加味逍遥丸加减治疗。④肝肾阴虚者,宜补益肝肾,用杞菊地黄丸和一贯煎加减。吕氏治疗常随症加减,灵活处之。若疼痛反复发作,常加秦艽、秦皮、青风藤、络石藤等祛风通络;若反复发作疼痛但无明显红肿者,常加半夏、浙贝母、山慈菇、皂角刺化痰散结;若痛风反复发作伴关节冷痛,常肝肾同治予龟甲、鹿角,同时配伍玫瑰花以活血行气,补而不滞。

(撰稿:叶明花　审稿:司富春)

【韦贵康】

韦贵康,国医大师,广西中医药大学终身教授、第四批及第六批全国老中医药专家学术经验继承工作指导老师,博士生导师。从事中医骨伤科教学、临床医疗、科研工作五十余年,精勤不倦,以脊柱相关性疾病囊括四肢关节诊疗体系为主线,涉及骨伤科多个领域,在治疗过程中融汇中西,突出手法整治特色,并在长期临床中总结并创立了多种韦氏手法。

韦氏在从医五十余年的临床工作中,遵从中医阴阳平衡理论原则,以"顺生理反病理"为治疗要点,操作上遵循"稳、准、轻、巧、透"的原则。总结了"脊柱整治十八法""脊柱整治三联手法""四肢筋伤整治手法",归纳了"脊督一体论""六不通理论""阴阳平衡手法"。

1. 学术理论创新

(1) 阴阳平衡手法　韦氏认为,人体组织结构紧密联系,根据其功能、结构特点及结构所在部位可划分为相互对立的阴阳两部分。若筋骨一方偏衰偏盛使阴阳出现动态变化则发病,调整阴阳使筋骨关系保持相对平衡以达阴平阳秘,重建阴阳就是治疗的基本原则。具体内容如下:①动力系统为阳,静力系统为阴。内源性(静力)系统包括脊柱的骨、骨关节、韧带等,功能是保持脊柱及骨关节内源性稳定,即静力平衡;外源(动力)系统由脊柱与关节周围肌肉、软组织等所构成,用于维持其外源性稳定,即动力平衡。如果任何一方生物力学失衡,均可导致脊柱与骨关节生物力学状态发生改变,产生连锁反应。②筋为阳,骨为阴。筋主动、在外、属阳,骨主静、在内、属阴。由于筋伤之后其约束功能下降,可诱发和加剧骨关节发生细微移位,导致骨错缝。骨异常多是筋异常发展到一定程度后所继发的病理产物。③交感神经为阳,副交感神经为阴。脏腑之阴阳平和,即是交感神经和副交感神经之间的动态平衡关系。交感神经为阳,活动比较广泛,副交感神经为阴,活动比较局限。④脊督为阳,腹为阴。背部为督脉和足太阳膀胱经所行之处,督脉总督全身之阳经,而脊柱为督脉循行通道,参与总督一身之阳,提出"脊督一体"的观点。⑤注重对患者姿态的评估分析,提出了"姿态失衡论"。若一侧外旋者为阳脚,多是由髂骨后旋错位使髋关节后移所致,另侧相对内旋者为阴脚,多是髂骨前旋错位使髋关节前移所致。

(2) 五行手法　韦氏认为人体病症有五行属性的变化,手法也有五行属性和生克制化的关系,根据五行体质辨析患者体质差异,选择相应的五行手法,结合生克原理达到补虚泻实,调整阴阳,五行平衡。将人体视为大五行,由皮、肉、筋、骨、脉组成;将脊椎看作小五行:颈椎及胸椎1~2为肺、大肠俞,属金;胸椎3~5为心、小肠俞,属火;胸椎6~8为肝、胆俞,属木;胸椎9~12为脾、胃俞,属土;腰及骶椎为肾、膀胱俞,属水。根据患者疼痛部位辨其病因。采用动态摆动法调理脊柱五行。其手法的内涵有三：一是以五行理论为指导，对机体不同的病证进行五行辨证，以采用相应的手法治疗。如患者肝火较旺、气血方刚者，五行辨证属木，在用手法治疗其骨伤疾病的时候，需配合点按太冲、肝俞等穴位，以泻肝火、缓筋急。二是不同的手法根据其不同操作技巧、作用部位以及所起的不同作用可归类于五行。如摩擦法操作力量较轻，主要作用在机体浅表皮肤，起温热皮肤的功用。肺主治节，肺气可温分肉，充皮肤，司开阖，则摩擦法归入肺金。三是手法作用于机体不同的部位所起的作用不同，可归纳于相应的五行手法。如胸椎整复手法，不同的胸椎节段操作方法并无太大差异，但是操作在第 6 至 8 节胸椎时，因相应的胸椎节段主管肝、胆等木系疾病，故手法属木；当操作在第 9 至 12 节胸椎时，因相应胸椎节段主司脾、胃一类疾病，则手法属土。

（3）"六不通"理论与"六通论"原则 韦氏认为椎动脉型颈椎病的发病基础是"六不通"，即"不正不通、不顺不通、不松不通、不动不通、不调不通、不荣不通"。①不正不通：颈椎退变可致椎体失稳，双侧肌力失衡。②不顺不通：脊柱失稳，小关节错位，周围软组织痉挛、紊乱，常可扪及筋结点。③不松不通：颈椎周围的肌肉、韧带等软组织收缩、痉挛后使小关节、钩椎关节或椎体边缘的韧带、肌腱附着点等炎性充血、渗出，日久可致软组织粘连。④不动不通：由于颈椎退行性病变，导致周围肌肉或韧带保护性紧张痉挛，颈椎活动受限。⑤不调不通：颈椎病导致小关节错位失稳、周围软组织痉挛松弛、经络不顺等改变，同时存在脏腑功能失调、气血津液不足等。⑥不荣不通：由于颈椎失稳移位等刺激相应的脊神经、自主神经、椎动脉、软组织等，导致周围软组织、脊髓、神经供血不足及缺血低氧。围绕此观点，在临证治疗上应该遵循"正则通、顺则通、松则通、柔则通、调则通、荣则通"的"六通论"。

（4）"调神"理念 韦氏注重形神共治，在治疗筋骨疾病时，擅用手法调神，将调理心神、气血、督脉贯穿其中。体现在五方面：局部分拨法中的调神、头面部按摩的调神、整体正脊的调神、韦氏奇穴调神及诊治过程中的医患结合调神。

（5）脊督一体论 韦氏认为脊柱与督脉密切相关，提出"脊督一体论"。采取以通为用的治疗原则，通脊调骨、扶正逐瘀。督脉循行于脊中，相对的是脊髓位置，需要在脏腑功能的基础上，对脊柱损伤病理及督脉损伤病机（包括膀胱经）协同辨证。强调筋柔骨正，即筋柔在先、骨正在后。对于术后的脊柱相关疾病患者，尤要加强其身体机能的康复训练及保养，以防止复发，需要以手法为主兼用中药内治的治养结合。

（6）整复脊柱相关疾病的手法特色 韦氏整脊手法的核心是以旋转复位整脊手法为代表，以"脊柱三联整治"和"五大手法"为特色，具有"稳、准、轻、巧、透"的特点。韦氏整脊手法其鲜明的特色主要表现在特色理论和特色手法两个方面。针对脊柱相关疾病的治疗采用"顺其生理，反其病理"的整复手法。顺生理，指对错位的椎体及小关节采用整脊手法治疗时应顺脊椎正常的解剖结构及力学平衡方向，在安全可控的活动范围内进行相应的手法操作。反其病理，指针对脊柱椎体复位手法作用的位置，推按的方向与其错位的方向相反。重视"反应点"的治疗。认为脊柱相关性疾病在脊柱体表多有"反应点"或"敏感点"，通过"手摸心会"了解脊柱及其两侧的异常变化，查找脊柱两侧"阳性"反应点，来判断脊柱病变及对应脏器的功能变化。这些反应点多包括椎旁压痛点、脊柱关节位置异常、皮肤感觉异常、软组织结节/包块、肌肉条索状物等。强调手法的轻巧和稳重。主张"理筋、正骨、对症"三联手法。进行手法整复时，强调手法定位准确，用力轻巧透达，避免用暴力、猛力与"死力"以减少意外发生。结合病理辨证施法，进行不同的对症手法设计，做到"异病同治、同病异治"。具体特色手法主要包括脊柱整治手法、经筋手法、阴阳五行手法、奇穴与奇术与保健养生手法五大类。其中的代表性手法——脊柱整治手法，包括 18 个基础母法与 18 个扩展子法，统称为"脊柱整治十八法"。

（7）整复四肢关节病的手法特色 韦氏对四肢关节病的治疗往往筋骨并重，"骨错筋挪，骨正筋柔"。从调整关节力学平衡及调理脏腑气血阴阳两方面着手，在早期损伤肿痛消除后，即通过综合评估后采用手法整复，恢复关节的对位对线与力学平衡。讲究"刚柔相济，筋骨并重"，正骨理筋手法时遵循持久、有力、均匀、柔和、深透的辨治原则。理筋是正骨之前提，可使伤损的四肢关节达到"松""顺""动"的作用，且使得关节周围黏连松解、消散瘀结。理筋之后，再辨证结合应用拔伸、旋转、分骨、分筋、拨络等不同手法，如采用徒手牵引挤压疗法治疗踝关节扭挫伤，采用分筋拨络配合局部点按手法治疗肩周炎，对四肢关节脱位运用提端捺正、屈挺扣捏法进行整复等等。

（8）善用奇穴 在长期临床实践中，韦氏发现了脏腑经络病证在体表的 38 个反应点、4 条反应线以及 4 个反应区，对其的分布及应用进行了归纳：头颈部的腧穴有内眶上、孔上、耳后、颈前、颏下、颈侧、颈跟锁骨上窝内侧 7 个穴位，主治头颈部位及相关部位的疾病；肩胸部的穴位有肩外、上胸、中胸、下胸、冈下 5 个穴位，主治胸胁及相关部位的疾病；腰骶部有腰上、腰下、臀中 3 个穴位，主治腰部及相关部位的疾病；腹部依照左胁下-正中-脐下-右下腹-右上腹-左下腹等顺序以反应最敏感点选穴，主治腹部及相关部位的疾病；四肢腧穴有峰下、肘前、手肩外、髂前、沟间、髌上、足背外 7 个穴位，主治四肢及相关部位的疾病。

（9）创制经验方 韦氏常以旋降汤（旋覆花、降香、柴胡、赤芍药、丹参、陈皮等）行气散瘀止痛，治疗胸腹部的陈旧性内伤；以解痉散瘀汤（丹参、赤芍药、白芍药、稀莶草、地龙、两面针等）活血通经、解痉散瘀，治疗外伤或劳损所致的局部拘急余肿疼痛、颈肩腰痛、外伤血栓性静脉炎等病症；以痛安汤（两面针、白芍药、龙骨、甘草、丹参、三七等）活血祛瘀、通络止痛，多用于治疗混合性颈椎病；以三路烫（三棱、莪术、路路通、防风、桂枝、艾叶、川芎等）热敷配合手法活血祛瘀、解痉止痛，以提高治疗颈椎病的疗效。

2. 临证经验

（1）颈椎病 韩杰等介绍韦氏治疗颈椎病（寒湿阻络证）经验。韦氏以五行阴阳手法为主，辅以散寒通络、活血化瘀之方及温阳之品外敷，内外兼治达到"阴阳调和、五行致中"的治疗效果。从阴阳角度分析，寒为阴邪以温热手法行之，外治以理顺捏拿颈项部肌群、揉擦等温热手法，拿、提、捻等温脾手法温养周围肌群，然后行颈椎整复手法，中部以角度复位法调节第 5、6 颈椎，上段以旋转复位法调节寰枢椎。配合服用痛安汤加茯苓、白芍药，并以理顺捏拿、揉擦等温热手法散寒通络，拿、提、捻等温脾手法温养周围肌群，使阴寒得散、脾气得升；加用三路烫疗包加温外敷，增强散寒止痛、温经活血功效。陆延等介绍韦氏治疗项痹（气滞血瘀证）经验。高者为阳，低者为阴，治疗应该高则降之，低则提之，阳胜则泻之。手法操作时在患者右侧行揉法、摩法等阴性手法，在左侧行拔伸、牵抖等阳性手法。同时配合调节颈椎错位的脊柱节段以平衡左右阴阳。邵敏等介绍韦氏治疗颈性眩晕（肝肾不足证）经验。韦老认为椎动脉型颈椎病引发的眩晕，与第 1、2、5 颈椎关系密切，尤其与钩椎关节的增生关系最大，通过脊柱平衡手法整复后，配合痛安汤加减内服。

周红海等将 64 例椎动脉型颈椎病患者随机分为两组，对照组行一般软组织手法治疗，观察组在此基础上加入钩椎关节整复手法，均治疗 7 d。结果：观察组的总有效率为 96.9%（31/32），对照组为 84.4%（27/32），$P < 0.05$。两组椎-基底动脉血流速度加快，观察组更甚（均 $P < 0.05$）。

（2）腰椎间盘突出症 陆延等介绍韦氏治疗腰痛（肝肾不足证）经验。患者前屈、左侧屈活动角度下降，并且右侧直腿抬高角度下降，结合舌脉，应归属阴性病证。从五行角度来看，患者病在腰脊，病位属肾，而筋脉活动受限，病位在肝。同时考虑阴阳及五行两方面，其病机为肝肾不足，脊阳不通。治疗时先嘱患者俯卧，医生予点按、揉顺等手法松解腰骶部紧张的肌肉，为水行手法；然后运用理顺法、牵张法等木行手法刺激腰骶部及右下肢筋结;随后运用推散法由近心端向远心端推右下肢筋脉,为阳性手法;最后运用腰椎旋转复位法对腰椎偏歪的棘突进行调整,以通督升阳。每日行手法1次。陈龙豪等介绍韦氏治疗腰痛(痰湿瘀阻)经验。认为此类患者脊柱失衡,督脉不通,日久腰椎软组织痉挛病变,腰椎间盘突出,软组织肿胀,影响腰椎关节的活动,压迫神经,进而导致腰腿疼痛不适。注重补益肝肾配合手法理筋正骨、骨盆调衡、功能锻炼、中药外敷。①手法治疗:手法松解腰大肌、竖脊肌、臀中肌,掌推阔筋膜张肌、髂胫束3~5次;点按韦氏奇穴:选取腰下穴、髂前穴、臀中穴双侧6个穴位用拇指或者掌根进行按压或揉滚,力度由轻到重,以局部皮肤透热为度;行骨盆单侧向上移位调衡法;腰椎定点旋转复位;配合移动式均衡牵引架牵引骨盆。②口服中药:杜仲、牛膝、续断、川芎、丹参、䗪虫、白芍药、白术、茯苓、甘草。③中药湿敷:夹竹桃、桂枝、艾叶、三棱、透骨草、路路通、威灵仙、走马胎、海桐皮、海风藤、肉桂、伸筋草、千斤拔。④每日锻炼"小燕飞"3组,每组10个。

蒋鹰鹭等介绍韦氏治疗腰椎间盘突出症的用药规律。基于中医传承辅助平台V2.5,采用频次分析、关联规则分析、聚类分析等数据挖掘方法进行研究。结果:纳入中药处方40首,涉及中药76味。使用频次大于10次的药物共有18味,用药频次居前10位的中药为两面针、白芍药、三七、丹参、降香、煅龙骨、甘草、千斤拔、茯苓、山茱萸。所用中药以性平温及味甘辛为主,入肝、肾、脾经居多。提取得到2味药组成的药物组合15个,频次居前5位的组合是白芍药-两面针、降香-白芍药、降香-丹参、降香-三七、降香-白芍药-两面针;衍化得到的新处方3首。研究提示,韦老治疗腰椎间盘突出症的原则以行气活血止痛、补肝肾强筋骨为主,兼以健脾益气祛湿,常选用性平温、味甘辛、归肝肾脾经的药物。

(3)胸椎小关节紊乱 韩杰等介绍韦氏治疗胸椎小关节紊乱经验。需遵循"顺生理、反病理"的治疗总则。不仅要处理胸背部的疼痛、痉挛症状,而且

要调节颈、腰部经筋,还需要注重并发的脏腑症状。运用脊柱整治三联手法:①理筋手法。用揉法、一指禅推法及按揉法分别沿脊柱两旁足太阳膀胱经走行方向,重点作用于软组织痉挛、疼痛处,每侧往返施术4~5遍。②调骨手法。以端坐膝顶法和旋转复位法为主,在整复错位后,需用拇指指腹在患椎附近做软组织的分理按揉,再用空心掌拍打数次。③对症手法。若患者除胸背部疼痛不适外,兼杂脏腑症状者,需注重施治手法部位;如出现胸闷、心悸等症状则考虑上段胸椎紊乱,理筋手法沿脊柱两侧从上颈段至上胸段进行揉、推、按;并进行深部的按压、弹拨;如出现胃肠功能紊乱、胃脘痛、肝胆疼痛则考虑下段胸椎紊乱,理筋手法沿脊柱两旁的膀胱经走行方向从大杼穴向下放松至三焦俞。并加以按揉对应脏腑疾病脊柱及脊柱两旁之经外奇穴和背俞穴,每穴施术约1 min。亦可根据辨证酌情采用韦氏奇穴奇术、按揉法、掌摩法施于病变处和对应脏腑的腹部、胁肋部。急性期1次/2~3 d;慢性期1次/d,10次为1个疗程。中药内服可分三期论治:①损伤早期表现为脊背疼痛明显,活动不适,动则痛甚,可伴呼吸不畅,牵扯胸、腹作痛。治宜活血化瘀、行气止痛。常用方痛安汤、解痉散瘀汤等。②损伤中期表现为脊背酸累不适,局部按压则痛减,可伴有胸腹腔脏器功能紊乱症状。此期以和营生新、调理脏腑为法。选方以和营止痛汤、舒筋活血汤为基础,随症加减。③损伤后期,由于距起始损伤时日已久,胸背部位症状多不明显,临床上多表现为胸腹腔脏器功能紊乱,治疗上需参照中医内科学中"心悸""咳嗽""便秘""腹泻"等病证进行施治。中药外敷治疗以三路烫疗散外敷温经通络。

(4)早中期股骨头缺血性坏死 陈龙豪等介绍韦氏治疗早中期股骨头缺血性坏死经验。手法治疗以"理筋、调骨、对症"三联疗法为基础。内服中药注重分期辨证,早期湿热多见,以清热祛湿、活血通脉为主;中期多痰瘀互结,加之久病肝肾亏虚、筋骨失养,治以化痰祛瘀、补益肝肾。同时采用具有舒筋活络、活血止痛功效的中药煎汤湿敷。整个治疗过程,

手法以通为用,对症选穴,祛瘀散结。再松解相关肌肉,以缓解局部痉挛状态,疏通气血。给予中药湿敷的同时,再施以骨盆调衡手法,回复骨盆正常结构,达到内外兼顾、标本兼治的治疗效果。

(5)产后骶髂关节疼痛 田照等介绍韦氏奇穴治疗产后期髂关节疼痛(气血亏虚)经验。韦氏认为此病属于"痹证"范畴,治疗要以"平衡阴阳、调理气血、温肾助阳"为总方针,多种方式结合,主症兼症同治。治疗宜补气养血、通络止痛。患者钝疼、隐痛,下肢酸软乏力,病性属阴,总体以刺激性小、动作幅度小的阴性手法治疗;腰臀、大腿外侧属阳,局部以力量相对较大、通透下沉的阳性手法治疗;同时配合韦氏整脊、挤压法等阳性手法,阴阳结合,纠正关节

错位;沟间穴、臀中穴肌肉丰厚,以点法、肘按法等手法五行相配,以揉按腰臀部,推摩腹部,和气血,行瘀补虚。以不同特性的手法相互配合,使筋脉通畅,肌肉兴奋,达到松解粘连,通络止痛,使筋骨平衡的目的。以腹部、腰部奇穴配合中医补虚要穴(中脘、中极等)进行针灸治疗,疏经活脉,气血双补,尤其是运用温针灸,以火助阳,补脾益肾,使气血化生有源,元阴元阳得以充盛,五脏得续。眠浅易醒,情绪焦虑、烦躁,予头颈部奇穴及调神要穴(百会、四神聪等)和阴阳,通督理脊,安神助寐,兼症同治,同时配合手法放松身心,治疗2个疗程。后期嘱患者加强功能锻炼及防病养生为主。

(撰稿:鲍健欣　审阅:司富春)

[附] 参考文献

C

车彪,邵凡,王世东,等.国医大师吕仁和传承团队治疗糖尿病用药经验研究[J].中国中医药信息杂志,2020,27(11):111

陈丹,马春,崔国静,等.国医大师金世元教授中成药合理使用学术思想探讨[J].中国社区医师,2022,38(18):70

陈龙豪,周红海,李永亮,等.国医大师韦贵康以"脊督一体"整体观论治腰椎间盘突出症经验[J].中华中医药杂志,2022,37(2):782

陈龙豪,周红海,张璇,等.韦贵康运用手法配合中药内服外用治疗早中期股骨头缺血性坏死经验[J].中医杂志,2021,62(15):1303

成彦,谈瑄忠,金世元,等.浅析国医大师金世元有毒中药川乌及草乌调剂的关键技术[J].中华中医药杂志,2019,34(2):550

D

丁英钧,肖永华,傅强,等.糖尿病肾病"微型癥瘕"病理假说解析[J].中华中医药杂志,2009,24(1):27

F

傅强,王世东,肖永华,等.吕仁和教授分期辨治糖尿病

学术思想探微[J].世界中医药,2017,12(1):21

傅强,吴双,孙瑞茜,等.吕仁和从肝论治预防痛风复发经验[J].中医杂志,2022,63(23):2213

G

郭兆娟,翟华强,袁一平,等.基于李时珍药学学术思想传承的国医大师金世元熟地黄调剂技术研究[J].中国中药杂志,2016,41(9):1759

H

韩杰,柴源,韦贵康,等.国医大师韦贵康阴阳五行手法学术理论浅述[J].中华中医药杂志,2022,37(3):1434

韩杰,任国武,徐志为,等.韦贵康教授诊治胸椎小关节紊乱的临证经验总结[J].广西中医药,2021,44(4):44

黄苗,王世东,肖永华,等.国医名师吕仁和应用中医药联合激素治疗原发性肾病综合征经验初探[J].环球中医药,2016,9(10):1265

J

贾晓玉,郭兆娟,孔李婷,等.国医大师金世元人参调剂技术的继承与发展[J].北京中医药大学学报,2016,39(11):961

蒋鹰鹭,曹亚飞,余伟吉,等.国医大师韦贵康治疗腰椎间盘突出症的用药规律分析[J].广州中医药大学学报,2022,39(12):2914

金世元.医药结合是提高临床疗效和节约药材的重要途径[J].中国药学杂志,1985,(7):390

K

孔李婷,袁一平,郭兆娟,等.基于李时珍药学学术思想传承的国医大师金世元大黄调剂技术研究[J].时珍国医国药,2016,27(9):2272

孔祥文,孙文军,蔡悦萍,等.金世元传统中药炮制技艺探析[J].北京中医药,2018,37(11):1073

L

李睿,翟华强,张田,等.国医大师金世元浅析五味子的中药调剂关键技术[J].中国现代中药,2016,18(12):1546

李丝雨,刘国秀,李宁宁,等.基于"认-制-配-用"学术思想的金世元薄荷调剂技术[J].中医杂志,2020,61(4):298

刘春宇,翟华强,冯传有,等.国医大师金世元医药圆融学术思想的继承与发展[J].中国中医药现代远程教育,2020,18(6):60

刘尚建,王翚,王耀献,等."肾络微型癥瘕"理论初探[J].中国中医基础医学杂志,2009,15(9):649

陆延,周红海,秦明芳,等.国医大师韦贵康阴阳五行手法特点与临床应用举隅[J].中华中医药杂志,2021,36(9):5267

罗容,王秀娟,刘长利,等.金世元学术思想传承特色探析[J].中国中医基础医学杂志,2017,23(1):46

吕仁和,肖永华,刘滔波.分期论治糖尿病[J].药品评价,2008,(1):35

吕仁和.糖尿病防治中的"258"方案[A].糖尿病(消渴病)中医诊治荟萃——全国第五次中医糖尿病学术大会论文集[C].中华中医药学会糖尿病分会,1999:377

M

马春,王燕平,罗容,等.金世元中药传统鉴定"五象七原"学术思想概要[J].中国中医基础医学杂志,2014,20(9):1281

马红.国医大师金世元从中药饮片形状判断中药材质量经验总结[J].中华中医药杂志,2017,32(9):4056

梅全喜,宋叶,金艳,等.国医大师金世元教授谈"浙八味"[J].时珍国医国药,2019,30(3):704

梅全喜,郑依玲,金艳,等.金世元教授谈安神类中成药的合理应用[J].时珍国医国药,2018,29(8):2000

N

倪博然,泆晓哲,肖永华,等.基于数据挖掘的吕仁和教授治疗2型糖尿病用药规律研究[J].世界中医药,2022,17(1):10

倪天勇,东方旭.岐黄之路杏林新元——记国医大师金世元[J].中国医学人文,2022,8(1):23

P

庞博,王世东,赵进喜,等.再论吕仁和诊治糖尿病"六对论治"思路与方法[J].世界中医药,2013,8(3):274

Q

秦胜娟.国医大师金世元教授医药圆融学术思想浅识[J].光明中医,2022,37(20):3691

R

任世定,王明杰,周学龙,等.国医大师韦贵康教授的脊柱与骨关节疾病阴阳观[J].广西中医药,2020,43(6):31

S

邵敏,沈遨飞,韦贵康.国医大师韦贵康基于"六通论"诊治椎动脉型颈椎病经验[J].中华中医药杂志,2021,36(12):7111

石珺,李京生,鞠海.论金世元教授医药圆融学术思想的重要性[J].中医临床研究,2018,10(33):3

史银春,闫璞,陈宗俊,等.基于医案研究的国医大师吕仁和治疗肾病综合征经验浅析[J].辽宁中医杂志,2021,48(11):42

孙瑞茜,肖永华,傅强,等.吕仁和分期治疗2型糖尿病药对应用经验[J].中医杂志,2021,62(18):1573

T

田照,曾平,徐志为,等.韦贵康用韦氏奇穴治疗产后骶髂关节疼痛经验[J].中医杂志,2022,63(22):2114

W

王科.浅谈国医大师金世元对"四大怀药"的认识[J].中医临床研究,2020,12(30):5

王明杰,韦坚,王悦良,等.国医大师韦贵康论治脊柱与四肢关节病诊疗体系的内涵和特色[J].广西中医药,2021,44(1):44

王诗尧,王世东,傅强,等.国医大师吕仁和"微型癥瘕"病理假说的源流及发展[J].中华中医药杂志,2022,37(8):4555

王紫雯,李梓荣,杨俏丽,等.国医大师吕仁和分期治疗隐匿性肾小球肾炎经验[J].山东中医杂志,2022,41(8):884

韦坚,曹亚飞,陈小砖,等.国医大师韦贵康以"脊督一体论"治疗脊柱相关疾病经验[J].上海中医药杂志,2021,55(12):2

韦贵康,韦坚,吴梓华.痛安汤治疗混合型颈椎病50例疗效观察[J].广西中医药,2005,28(1):22

韦贵康.解痉散瘀汤[J].广西中医药,1994,16(5):29

韦贵康.旋降汤[J].广西中医药,1994,17(3):29

吴双,傅强,孙瑞茜,等.吕仁和运用"六对论治"法治疗特发性膜性肾病经验[J].新中医,2022,54(22):177

X

肖永华.吕仁和教授治疗糖尿病学术思想及其传承方法的研究[D].北京:北京中医药大学,2007.

Y

杨君.吕仁和教授治疗糖尿病肾病经验撷菁[J].中医药学刊,2002,(2):138

袁一平,翟华强,郭兆娟,等.基于李时珍药学学术思想传承的国医大师金世元附子调剂技术研究[J].中国中药杂志,2016,41(10):1952

Z

翟华强,王燕平,金世元,等.中药调剂关键技术体系构建思考[J].中国中药杂志,2012,37(16):2487

翟华强,张小娟,王燕平,等.国医大师金世元浅议地黄丸系列中成药[J].中华中医药杂志,2017,32(1):146

张婧,张海力,高彤彤,等.吕仁和"二五八"方案及"三期九度"法辨治过敏性紫癜肾炎经验[J].北京中医药,2020,39(1):18

张海力,李靖,高彤彤,等.吕仁和教授应用"二、五、八"方案管理糖尿病肾病患者经验总结[J].世界中医药,2019,14(11):3028

赵奎君,翟胜利,金燕,等.金世元学术思想初探[J].北京中医药,2012,31(4):266

赵明明,黄河,韦贵康,等.手法合三路烫疗药治疗神经根型颈椎病临床疗效观察[J].按摩与导引,2008,24(12):6

周红海,黄伟恩,陆延,等.国医大师韦贵康"调神"理念简析[J].中华中医药杂志,2021,36(8):4694

周红海,陆延,田君明,等.韦贵康教授钩椎关节整复手法治疗椎动脉型颈椎病疗效观察[J].广西中医药,2019,42(5):40

周亚萍,谈瑄忠,翟华强,等.国医大师金世元天南星科有毒中药的调剂关键技术探析[J].时珍国医国药,2018,29(11):2817

庄洁,全佳.国医大师金世元教授对三种清心丸合理用药地辨析[J].药品评价,2018,15(4):33

（二）传染科

【概述】

2022 年度在公开出版的学术刊物上发表与中医药治疗传染性疾病有关的学术论文主要涉及中医病因病机及证候、临床治疗、实验研究及文献研究等方面。

1. 中医病因病机及证候

沈碧胜等通过对 114 例登革热发热期患者进行血常规、血沉、C 反应蛋白、降钙素原等炎症指标的检测,分析其与中医证型的相关性。结果显示:以毒瘀交结、扰营动血(47.4%)最多见;温热郁湿、卫气同病证(35.9%)次之;余邪未尽、气阴两伤(8.8%),暑湿伤阳、气不摄血(7.9%)再次之。

流行性感冒归属中医学温病范畴。《素问·刺热》之"热病内连肾"提示肾与热病相关。李杨结合"冬不藏精,春必病温"理论,强调精为人身根本,精可化气发挥卫外防御功用;根据"正气存内,邪不可干""邪之所凑,其气必虚"之论,提出肾精亏虚为流感发病之本。当今暖冬、雾霾为自然界"冬不藏精"之象,认为能源过耗、水土失德及生活习惯的改变是造成时下"不藏精"而引发流行性感冒的重要因素。

新冠的病因病机及证候研究详见专条。

2. 临床治疗

杨宏伟将布鲁菌病患者分为两组各 42 例。对照组应用常规西医疗法,研究组在此基础上结合中药(生黄芪、薏苡仁、当归、丹参、杜仲、桑寄生等)口服、塌渍(威灵仙、苏木、五加皮、防风、丹参、制川乌等)疗法。结果:应用中药口服、塌渍联合西药可有效缓解布鲁菌病患者关节疼痛,减轻炎症反应,降低复发风险。研究组总有效率为 95.2%(40/42),对照组为 81.0%(34/42),研究组高于对照组(χ^2 = 9.735,P = 0.002)。研究组患者关节疼痛积分明显降低($P < 0.05$);治疗后研究组患者血清学指标均优于对照组($P < 0.05$);随访 6 个月,研究组复发率低于对照组(χ^2 = 6.835,P = 0.009 < 0.05)。

曹臣龙等将甲流患者分为两组各 159 例,对照组给予磷酸奥司他韦,观察组给予六神胶囊(《雷允上诵芬堂方》)治疗,疗程 7 d。结果:在增强病毒转阴率方面,两组无显著差异($P > 0.05$);在降低咽痛 VAS 评分、炎症因子方面,观察组优于对照组($P > 0.05$)。两组血常规指标均恢复到正常水平,并且不良反应发生率比较 $P > 0.05$。

谢雪梅等将慢性丙型肝炎患者分为两组各 45 例,均采用抗病毒药物(DAAs)治疗,观察组加用扶正化瘀胶囊(国药准字 Z20020073),治疗 3 个月。比较两组治疗效果、丙肝 RNA 转阴率、肝纤维化指标、肝功能及药物安全性。结果:两组治疗总有效率、丙肝 RNA 转阴率相比 $P > 0.05$;两组治疗后肝纤维化、肝功能等指标水平均降低,且观察组 Pc-III、HA、IV-c、LN 和肝功能指标均低于对照组($P < 0.05$);两组药物安全性相当,未见明显不良反应。

高钦将手足口病患儿分为两组各 50 例。对照组用重组人干扰素 α2b 喷雾剂喷于病损处,观察组在此基础上口服连花清瘟颗粒,两组患儿均连续治疗 5~7 d。结果:治疗后,观察组总有效率为 98.0%(49/50),对照组为 82.0%(41/50),组间比较 $P < 0.05$;治疗后,观察组退热、皮疹消退、口腔疱疹痊愈等时间均少于对照组,$P < 0.05$;治疗后,两组患儿的白细胞(WBC)、降钙素原(PCT)、C 反应蛋白

（CRP）水平显著降低,且观察组低于对照组,$P < 0.05$。

乙肝、新冠、肺结核、艾滋病的临床研究详见专条。

3. 实验研究

张哲雯等考察金荞麦水提物抗 H1N1 感染犬肾细胞的活性及作用方式;转录组测序分析金荞麦水提物处理后感染细胞的基因差异表达,筛选与抗病毒相关的信号通路;蛋白质印迹法检测 LC3 II 的表达水平,荧光显微镜观察自噬流,分析金荞麦水提物对感染细胞自噬水平的影响。发现金荞麦水提物具有显著体外抗 H1N1 的活性,其作用机制与对宿主细胞 RIG-I 信号通路的调控,以及抑制感染诱导的细胞自噬相关。

4. 文献研究

闫雨蒙等为探讨连花清瘟制剂联合磷酸奥司他韦治疗流行性感冒患者的有效性与安全性,检索纳入连花清瘟制剂联合磷酸奥司他韦治疗流行性感冒患者的随机对照试验(RCTs),最终纳入 16 项 RCTs 1 629 例患者。Meta 分析结果显示:连花清瘟制剂联合磷酸奥司他韦治疗流行性感冒,在退热时间(SMD $= -2.02$, 95% CI[-2.62, -1.41], $P < 0.000\ 01$)、临床有效率(RR $= 1.16$, 95% CI[1.12, 1.20], $P < 0.000\ 01$)、肌肉疼痛缓解时间(SMD $= -2.50$, 95% CI[-3.84, -1.16], $P = 0.000\ 2$)、咽痛缓解时间(SMD $= -1.40$, 95% CI[-1.93, -0.85], $P < 0.000\ 01$)、咳嗽缓解时间(SMD $= -1.81$, 95% CI[-2.44, -1.19], $P < 0.000\ 01$)、鼻塞流涕缓解时间(SMD $= -2.31$, 95% CI[-3.61, -1.01], $P = 0.000\ 5$)、病毒转阴时间(SMD $= -0.68$, 95% CI[-1.19, -0.16], $P = 0.01$)方面优于单用磷酸奥司他韦。

林樫等遴选并整理国家专利数据库公布的关于抗流感的中药复方专利,纳入抗流感中药复方专利 341 项,涉及中药 530 味,总用药频次 3 485 次,发现国家中药复方专利治疗流行性感冒以清热解毒、疏散风热、利咽透疹、清热泻火、祛痰止咳、补脾益气等为主,体现了流感的"扶正祛邪"治疗原则。

针对 2022 年度传染病领域相关的研究动态和热点进行回顾,为今后传染性疾病的中西医临床治疗和实验研究提供指导和启发。

（撰稿:张玮　审阅:徐列明）

【艾滋病的中西医结合治疗研究】

王月圆等采集 267 例艾滋病贫血患者的临床资料,建立数据库矩阵,归纳出 6 个证候要素:实性证候要素 2 个,分别为痰湿、热;虚性证候要素 4 个,分别为气虚、血虚、阴虚、阳虚。得到病位 6 个,为脾、胃、肺、心、肝、肾。发现艾滋病贫血的基本病性为本虚证,以气虚为主;主要涉及的病位为脾、肾,提示其治疗宜健脾益肾、气血双补。

刘细凤等将患者分为两组各 47 例。对照组采用高效抗逆转录病毒(HAART)治疗,观察组在对照组的基础上加用清毒胶囊(黄芪、穿心莲、黑蚂蚁、灵芝、黄芩、绞股蓝等)。比较两组不同时间点外周 CD_4^+、血清炎性因子水平及病毒载量完全抑制率,统计两组治疗期间机会性感染发生情况。结果:治疗 3、6、12 个月后,观察组外周血 CD_4^+ 水平较治疗前升高,且高于对照组($P < 0.05$);治疗 6、12 个月后,观察组外周血 CD_4^+ 水平较治疗 3 个月后升高($P < 0.05$)。与治疗前比较,治疗 12 个月后两组血清 CR 水平降低,观察组低于对照组($P < 0.05$),而两组 IL-17、IL-23 水平升高,观察组高于对照组($P < 0.05$)。治疗 12 个月后,观察组病毒载量完全抑制率高于对照组($P < 0.05$)。治疗期间,观察组结核、淋巴结肿大、呼吸道感染、口腔真菌感染发生率低于对照组($P < 0.05$)。

李钦将气虚质无症状期 HIV 感染者分为两组,HAART 组 42 例给予替诺福韦＋拉米夫定＋依非韦伦,扶正抗毒丸组 35 例在此基础上加服扶正抗毒丸(国医大师张震研制)。疗程均为 12 个月。结果:与本组治疗前比较,两组患者 $CD_4^+ CD_{28}^+$ T 细胞绝对计数升高($Z=-2.363$，-4.406，$P<0.05$，$P<0.01$)，HIV-RNA<100 copy/ml 所占比均增加($\chi^2=72.593$，62.279，$P<0.01$)。HAART 组 CD_8^+、$CD_8^+CD_{28}^-$、CD_8^+HLA-DR$^+$ T 细胞绝对计数均显著降低($Z=-2.788$，-4.395，-2.369，$P<0.05$，$P<0.01$)；扶正抗毒丸组 CD_8^+、CD_8^+HLA-DR$^+$ T 细胞绝对计数均显著降低($Z=-3.276$，-2.334，$P<0.05$，$P<0.01$)。治疗后，与 HARRT 组比较，扶正抗毒丸组 $CD_8^+CD_{28}^+$T、$CD_8^+CD_{28}^+$T 细胞绝对计数显著升高($Z=-3.437$，-1.969，$P<0.01$，$P<0.05$)。HAART 组不良事件发生率 9.5%(4/42)与扶正抗毒丸组的 5.7%(2/35)比较，差异无统计学意义($\chi^2=0.038$，$P=0.846$)。

邓玉霞等通过计算机检索数据库中口服中药复方制剂联合 HAART 治疗艾滋病的随机对照试验，最终纳入 28 篇文献，共 2 566 例患者，治疗组 1 442 例，对照组 1 124 例，中药复方制剂 9 种。发现在提升 CD_4^+ T 细胞水平方面，抗艾扶正胶囊(白藜芦醇)＞艾复康胶囊(虎杖、秦皮、黄芩、金银花、雷公藤、两面针等)＞艾灵颗粒；在改善 CD_8^+ T 细胞水平方面，清毒胶囊＞艾可清胶囊(颗粒)＞芪灵汤；在提升 CD_4/CD_8 值方面，艾复康胶囊＞康爱保生胶囊(胶囊)＞艾灵颗粒；在控制病毒载量方面，艾复康胶囊/艾可清胶囊(颗粒)＞康生爱保胶囊(胶囊)＞艾复康胶囊。在不良反应方面，中西医结合疗法发生不良反应的情况较少，安全性较高。但因纳入文献质量偏低，故需更多高质量的临床研究加以验证。

董继鹏等将纳入符合研究标准的艾滋病抗反转录病毒疗法(ART)后免疫功能重建不全患者 269 例纳入多中心、前瞻性队列临床研究，在 ART 常规抗病毒治疗基础上加用青蒿琥酯片，疗程 48 周。其中：青蒿 A 组 50 mg/次，1 次/d；青蒿 B 组 50 mg/次，2 次/d；ART 组单纯 ART 治疗。结果：3 组比较，24 周青蒿 B 组 CD_4^+ 计数显著高于其他两组($P<0.05$)；24、48 周青蒿 B 组 CD_{45}RA$^+$ 计数显著高于其他组($P<0.05$)。分层比较：CD_4^+T＞200 cells/μL 亚组；24、48 周青蒿 B 组 CD_4^+ 计数显著高于其

他两组($P<0.05$)；48 周青蒿 B 组 CD_{45}RA$^+$、CD_{45}RO$^+$ 计数显著高于其他两组($P<0.05$)；48 周青蒿 A 组 CD_4^+Ki$_{67}^+$/CD_4^+ 比值显著高于 ART 组($P<0.05$)。年龄≥40 岁亚组：24 周青蒿 B 组 CD_4^+、CD_{45}RA$^+$ 计数显著高于其他两组($P<0.05$)；24 周青蒿 A 组 CD_4^+ Ki$_{67}^+$/CD_4^+ 比值显著高于其他两组($P<0.05$)，48 周 ART 组 CD_4^+ Ki$_{67}^+$/CD_4^+ 比值显著低于其他两组($P<0.05$)；48 周青蒿 A 组 CD_8^+ Ki$_{67}^+$/CD_8^+ 比值显著高于 ART 组($P<0.05$)。

马秀霞等将艾滋病肺部感染痰热壅肺证患者分为两组各 36 例，均采用对症、支持及抗生素治疗等基础治疗，对照组加用清肺培元颗粒模拟剂，试验组加用清肺培元颗粒(西洋参、灵芝、黄芩等)，7 d 为 1 个疗程，共治疗观察 2 个疗程，采用荧光定量 PCR 法检测患者外周血中 TLR2、TLR3、TLR4、TLR9 及 MyD88 的基因表达。结果：艾滋病合并肺部感染患者 TLR/MyD88 信号通路上不同基因相对表达存在显著差异，以 MyD88 表达量最高，TLR9 表达量较低，TLR2、TLR3、TLR4 表达量居中；清肺培元颗粒可以提高 TLR2、TLR3、TLR9 的基因表达。

(撰稿：李莹 李梦羽 审阅：张玮)

【慢性乙型病毒性肝炎的病机及治疗研究】

1. 病机研究

蔡媛媛等认为，引起慢性乙型肝炎(CHB)的病毒属于湿热疫毒，可从清热利湿角度、湿热阶段论治。故基于"初病湿热在经，久则瘀血入络"应用解毒通利方(茵陈、大黄、栀子、鸡骨草、田基黄、凤尾草等)，从清热利湿角度辨治慢性乙型肝炎肝纤维化。慢性乙型肝炎肝纤维化是慢性乙型肝炎进展为乙型肝炎后肝硬化的关键阶段，逆转该阶段具有重要意义。

梁惠卿等介绍康良石基于五脏一体、六郁相因提出的辨治 CHB 的康氏"疫郁理论"。康氏认为 CHB 起病于肝，又不止于肝，涉及五脏六腑；立清解里毒、理气通滞、泄热降火三法为其防治要领；用药

应以平为主,注重顾护脾胃,因地制宜,采用本地药物,减轻患者负担。

林立对 440 例患者分别进行中医体质辨识、经络检测的研究,发现不同中医体质类型患者在例数、性别、年龄、病程等方面比较 $P < 0.05$。其中:湿热质患者最多,气虚质次之;平和质患者中男性占比最高,气郁质患者中女性占比最高;阳虚质患者的年龄最大,平和质患者的年龄最小;阳虚质患者的病程最长,气郁质患者的病程最短;本次研究未收集到特禀质患者。不同中医体质类型患者在经络的体能状态、代谢状态、精神状态、运动状态等方面比较 $P < 0.05$。体能状态中阳虚质最低,阴虚质最高;代谢状态中阴虚质最低,阳虚质最高;精神状态中气虚质最低,阳虚质最高;运动状态中阴虚质最低,瘀血质最高。中医经络检测结果显示,440 例患者中肝经异常率高居第一,其次为脾经、三焦经、肺经。不同中医体质类型患者异常经络分布情况比较 $P < 0.05$。

朱峰比较 90 例不同纤维化程度慢乙肝患者肝纤维标志物水平及多层螺旋 CT 灌注成像参数,得出瘀血阻络证患者透明质酸(HA)、Ⅲ 型前胶原(PCⅢ)、Ⅳ 型胶原(CⅣ)水平高于其他证型,肝郁脾虚证患者 HA、PCⅢ、CⅣ 水平低于其他证型。这主要是因为肝郁脾虚证是疾病发展的早期阶段,正气受损较轻,脏腑气血功能受损及肝脏纤维化程度也较轻。而瘀血阻络证为疾病中晚期,故肝纤维化程度较为严重。

梁惠卿等的研究纳入自身抗体阳性患者 200 例和自身抗体阴性患者 200 例,对比两组一般情况、中医证型分布、血清学、肝组织学指标。结果发现,湿热内结型慢性乙型肝炎患者较易出现自身抗体,自提示自身免疫功能活跃、肝组织炎症及纤维化较严重,若出现自身抗体则应及时护肝抗病毒治疗,警惕病情的进展。

陈思童探析乙型肝炎病毒相关性慢性肝病的病因病机演变,认为"杂气"外感是其发生的始动因素,正气不足是导致本病持续进展的重要因素。在不同的疾病阶段分别表现出湿热蕴结、肝郁气滞、肝郁脾虚、痰浊血瘀、气阴两虚等病机特点。在治疗上应将扶正祛邪的思想贯穿始终,灵活采用益气健脾、清热利湿、解毒通络、消癥化癥等方法,以达到既病防变、截断病势的治疗目的。

2. 治疗研究

张修举将乙肝相关慢加急性肝衰竭早期患者分为两组各 73 例。对照组予以西医常规治疗,观察组在此基础上加用温阳利湿化瘀方(薏苡仁、茵陈、赤芍、丹参、郁金、白术等)。治疗 3 周后的结果显示:观察组治疗后中性粒细胞/淋巴细胞比值(NLR)、IL-6、ET 水平显著低于对照组($P < 0.05$);观察组治疗后肝功能指标和凝血功能指标较对照组显著改善($P < 0.05$);观察组治疗后 1 周、2 周、3 周的中医证候评分和 MELD 评分显著低于对照组($P < 0.05$);观察组中医证候总有效率为 86.3%(63/73),对照组为 65.8%(48/73),组间比较 $P < 0.05$。

陈文林等将乙肝肝纤维化患者分为两组各 56 例。对照组患者口服恩替卡韦,研究组加用正肝化瘀方(黄芪、醋鳖甲、三棱、莪术、川芎、丹参等),两组连续治疗 12 周。结果:研究组疗效优于参照组($P < 0.05$);两组治疗后两肋疼痛、神疲乏力、食欲不振、口干口苦、蜘蛛痣肝掌等中医证候积分较治疗前降低,研究组治疗后两肋疼痛、神疲乏力、食欲不振、口干口苦、蜘蛛痣肝掌等中医证候积分均低于参照组($P < 0.05$);两组治疗后肝纤维化指标 HA、LN、PⅢNP 和 COLIV 水平均较治疗前降低,研究组治疗后肝纤维化指标 HA、LN、PⅢNP 和 COLIV 水平均低于参照组($P < 0.05$);研究组治疗后血清 IL-6、TNF-α 水平低于参照组($P < 0.05$)。

李晓玲将乙型肝炎肝硬化失代偿期患者分为两组各 65 例,均接受恩替卡韦抗病毒治疗 24 个月。对照组加用复方鳖甲软肝片或安络化纤丸或扶正化瘀胶囊,治疗组加用益气和血法基础方(黄芪、当归、泽兰、醋鳖甲、醋鸡内金)加减。结果发现:益气和血法联合恩替卡韦更能有效改善失代偿期乙型肝炎肝硬化患者的 ALT、NE 水平,改善脾脏大小、门脉宽度,降低 Child-Pugh 评分,有效延缓肝硬化进程,提高再代偿率。治疗组治疗后 6、12、18、24 个月,ALT、脾脏长径、脾脏厚度均较治疗前显著下降($P<0.05$,$P<0.01$),PTA、NE、PLT 较治疗前显著上升($P<0.01$);治疗组治疗后 12、18、24 个月,AST、门脉宽度指标较治疗前显著下降($P<0.05$,$P<0.01$),WBC 较治疗前显著上升($P<0.05$,$P<0.01$);治疗组治疗后 18、24 个月 TBIL 指标较治疗前显著下降($P<0.05$,$P<0.01$);治疗组治疗后 24 个月 APRI 评分、Child-Pugh 评分较治疗前显著下降($P<0.01$)。治疗组治疗后 24 个月 ALT、脾脏长径、脾脏厚度、门脉宽度、Child-Pugh 评分显著低于对照组($P<0.05$,$P<0.01$),再代偿率显著高于对照组($P<0.01$)。

李艳等对 35 份治疗慢性乙型肝炎肝郁脾虚证患者的中药处方进行研究分析。结果发现:所有中药处方中白芍使用频率最高为 85.7%;核心中药处方包括白芍药、陈皮、柴胡、鳖甲、枳壳、茯苓、谷芽;置信度最高的二项、三项中药组合分别为白芍药-枳壳、白芍药-鳖甲、白芍药-柴胡。

3. 实验研究

朱晓骏通过 pHBV1.3-pCR2.1 质粒转染 HepG2 细胞探讨补肾健脾方(黄芪、女贞子、淫羊藿、猫爪草、胡黄连、青皮等)水提物抑制乙肝病毒的免疫机制。证实补肾健脾方水提物通过增强 pHBV1.3-pCR2.1 质粒转染 HepG2 细胞 TLR3 作用,促进细胞内 IFN-β 分泌,从而抑制乙型肝炎病毒的复制。

(撰稿:李莹 李梦羽 审阅:张玮)

【肺结核的治疗】

秦婷婷等介绍江柏华大方复治法治疗肺结核经验。江氏认为,临床中肺结核病机复杂,往往虚实兼见,基于"有病者病受之,无病者体受之""重剂起沉疴"的理论,江氏提出在谨守病机基础上采用"大方复治法"治疗肺结核,即处方中药味多,药量大,善用药组,扶正与祛邪兼顾,融扶正之"培土生金、清金养肺、益阴温肾"与祛邪之"理气柔肝、平肝清火、利水祛痰、化瘀通络、软坚散结"诸法为一方,包含的方剂有补肺汤、柴胡方、加减软坚散、血府逐瘀汤、清金生津散等。另外,江氏处方常以三味以上为组,自创"药组",如用"夏枯草、红藤、浙贝母或平贝"解毒散结,"黄芪、党参、白术、山药、陈皮"益气健脾,"茯苓、泽泻、生薏苡仁"利水渗湿,"金樱子、益智仁、山茱萸"温肾缩尿等。

徐婧等将气阴两虚型患者分为两组,对照组 50 例给予常规四联疗法进行抗结核治疗,观察组 62 例在此基础上加用扶正抗痨方(黄芪、白扁豆、北沙参、茯苓、莲子、十大功劳叶等)口服。连续服用 4 周后的结果显示:观察组总有效率为 90.3%(56/62),对照组为 76.0%(38/50),组间比较 $P<0.05$。治疗后,两组中医证候主症评分、次症评分及总积分均较治疗前下降($P<0.05$),观察组中医证候主症评分、次症评分及总积分均低于对照组($P<0.05$)。治疗后,两组血清 IL-6、TNF-α 水平均较治疗前下降,IL-10 水平均较治疗前上升($P<0.05$);治疗后,观察组血清 IL-6、TNF-α 水平均低于对照组,IL-10 水平高于对照组,均 $P<0.05$。治疗后,两组 CD_8^+ 水平均较治疗前下降,CD_4^+、CD_4^+/CD_8^+ 水平均较治疗前上升($P<0.05$);观察组 CD_8^+ 水平低于对照组,CD_4^+、CD_4^+/CD_8^+ 水平均高于对照组($P<0.05$)。

龚学全将老年肺结核咳嗽患者分为两组各 39 例。对照组采用单纯抗结核治疗,研究组在此基础上加用百合知母汤。发现百合知母汤可有效提高老年肺结核患者的肺功能,减轻咳嗽等临床症状,促进病灶吸收,其机制与改善血液循环、调节机体免疫等作用有关。

杨春英等发现给予复治肺结核患者百合固金汤加味辅助治疗能够显著提高临床疗效,能显著提高复治肺结核外周血 CD_4^+ 水平及 CD_4^+/CD_8^+ 比值。

相丽玲从中医配方书籍中筛选出治疗肺结核的

方剂 96 首,发现出现频率最高的三位中药分别是百部、白及、黄芪,出现频率最高的前三组药对分别为白及、百部,炙甘草、人参以及炙甘草、黄芪。药物配伍以止咳润肺的药材为主要治疗药材,以补气血的中药为辅药。

（撰稿:李莹 李梦羽　审阅:张玮）

【新型冠状病毒肺炎的中医诊疗研究】

1. 病因病机

孟方方等分析自 2019 年新型冠状病毒肺炎(简称新冠肺炎)爆发起至 2022 年 1 月新冠肺炎中医诊疗相关文献,发现各医家对新冠肺炎的病机认识有脾湿肺燥论、毒损肺络论、"三毒学说"论、痰湿瘀毒论、邪伏膜原论等,认为其病因为寒疫、寒湿疫、湿毒疫、燥疫、湿热疫等,提出对于新冠肺炎的命名要结合当地地域、气候特点为疾病定性,不同季节、气候、地理环境、人之体质之人所患新冠肺炎之证不同,故治疗上辨证时应根据三焦辨证、卫气营血辨证、六经辨证或"三系一体"辨证因地、因时、因人制宜,以"祛邪"为第一要务,治疗过程中兼顾脾胃,后期还应注意扶助正气。

郑芳萍等分析厦门地区新冠肺炎患者 183 例(轻型 36 例、普通型 141 例、重型 6 例)基本信息,发现在临床特征方面,患者以咳嗽、发热、睡眠不佳、胃口差、咽干咽痒等为首发症状,其中恶心不适、咳嗽、咳痰、气喘、胃口差等症状持续天数较长,咽痛、恶心不适、大便不成形、周身酸痛、气喘等症状较为严重;体质类型发生前 4 位依次为平和质、痰湿质、阳虚质、湿热质,轻型以平和体质、痰湿质为主,普通型以平和质、痰湿质、阳虚质多见。提出该地区感染新型冠状病毒的患者中以湿为主要特征,且偏于湿热;偏颇体质以痰湿质、阳虚质、湿热质多见。对新冠病毒肺炎的防治可结合地域、饮食,在中医体质辨识的基础上,实行个体化诊疗。

任婕等对 30 例 Alpha 变异株 COVID-19 患者进行中医证候和中医体质调查,发现:半数以上患者出现发热、咳嗽、咳痰、咽干咽痛、乏力、食欲减退、嗅觉障碍;舌质主要见暗红舌、红舌;舌体主要见胖大舌、齿痕舌;舌苔主要见黄腻苔、白腻苔;脉象以细脉、沉脉、滑脉多见。Alpha 变异株 COVID-19 患者的中医证型以疫毒闭肺证为主,患者主要体质类型为气虚质、痰湿质、湿热质。

李光熙等分析河北省 2021 年 1 月—2021 年 3 月 260 例新冠肺炎患者病历资料,结果:新冠肺炎重症组(重型/危重型)53 例(20.4%),轻症组(轻型/普通型)207 例(79.6%)。重症组年龄中位数 65 (59,73)岁高于轻症组 48(34,61)岁,重症组有基础疾病患病率(36/53,67.9%),高于轻症组(61/207,34.6%),差异均具有统计学意义($P < 0.05$)。两组的实验室检验及影像学检查比较 $P < 0.05$。两组证候特征比较($P < 0.05$);重症组患者舌诊表现为白腻或白厚、黄腻或厚(24.5%)的占比高于轻症组,组间比较 $P < 0.05$。多因素 Logistic 回归分析结果显示:舌苔变化与病情严重程度具有相关性。提出受高龄、基础疾病、新冠病毒毒力等多重因素的影响,患者病情进展迅速;淋巴细胞计数、C 反应蛋白、D-二聚体、纤维蛋白原、肝肾功能的异常与患者病情重症化有着极为密切的关系。除密切观察患者临床表现外,重点关注患者化验指标的变化,同时要从中医角度,结合患者的舌苔变化,预测患者的转归。

傅巧瑜等分析福建省宁德市医院收治的 117 例 Omicron 变异株新型冠状病毒肺炎患者,发现其病性以热、湿、痰为主,病位在肺、表、脾,病机为外感风湿热邪,兼正气不足,多有肺脾两虚。

张伟认为,本年度 Delta 变异毒株引起的疫情较去年的新型冠状病毒肺炎疫情有变化,病因当为湿热疫毒,兼夹暑邪特点,病机与湿、热、暑、痰、瘀、毒、虚相关。治疗上应以清利湿热、清暑益气、化痰祛瘀、扶正解毒等为原则,同时重视"三因制宜""天人合一"的治病理念。

张扬等收集长沙地区收治的境外输入性及本土新冠病毒 Delta 变异株感染者 18 例,Omicron 变异株感染者36例,结果发现Delta变异株感染倾向于表现为"湿热"特征,而Omicron变异株感染倾向于表现为"风燥"特征。

2. 临床治疗

李鼎鹏在抗击新型冠状病毒肺炎过程中,在中医药整体观念、辨证论治的指导下,总结临床实践凝练出的"三药三方",即金花清感颗粒、连花清瘟胶囊、血必净注射液3种中成药和清肺排毒汤、化湿败毒方、宣肺败毒方3个中药方剂,在缓解症状、控制病情进展、减少激素用量、保护靶器官及减轻并发症方面显示出独特的优势。

Delta新冠变异株(原称B.1.617.2)具有传播力强、感染潜伏期短、致病性强、发病进程快等特点。中医治疗Delta新冠变异株需重视"肺开窍于鼻,外合皮毛"的理论;合理运用"截断扭转"手段;全程治疗中要"预护正气,先安未受邪之地,强主逐寇"。

田琳等收集长春通源方舱医院收治的新型冠状病毒奥密克戎感染患者2 108例,其中症状出现频次高者依次为:咳嗽、咳痰、口干渴、乏力、鼻塞喷嚏、咽痛。中医证型频次依次为:邪郁肌腠、肺经郁火证,疫毒外袭、寒湿内盛证,气阴两伤,疫毒痹肺证,脾肾虚冷、瘀毒化痈证。"肺脾气虚、寒湿偏盛"的状态为发病基础,病机特点为在寒湿基础上,以"邪郁肌腠、寒热错杂"为主,呈现出"寒、湿、瘀、虚、痹"等病证表现。以"分层辨证,分方而治,先表后里,或表里同治,内外通透"为治疗原则。

葛又文等分析山东省青岛市红岛方舱医院收治的服用清肺排毒颗粒(麻黄、细辛、桂枝、广藿香、白术、山药)的新冠肺炎Omicron变异毒株无症状感染者病例111例,发现开始服药时间与核酸转阴时间呈正相关,每延迟1 d用药,核酸转阴天数增加0.89 d,无症状感染者越早开始服用清肺排毒颗粒,核酸转阴时间越短。

刘亚峰等基于透解郁热的理论,选用小柴胡汤联合葛根汤加石膏加减,治疗Omicron株感染新型冠状病毒肺炎发热患者,效果显著,并指出:Omicron株感染新型冠状病毒肺炎病机核心在于宣降失常,怫热郁结;治疗重点在于透解郁热,扶正达邪。

曾丽娇等研究101例年龄在65岁以上Omicron变异株BA.2感染患者的临床资料,分析其一般资料、疫苗接种情况、临床表现、实验室检查结果、抗体水平和病毒核酸Ct值等。发现新型冠状病毒Omicron变异株BA.2感染的老年病例具有较轻的临床症状,但具有较强的病毒传播能力,患者临床分型与合并基础病、疫苗接种情况及IgG阳性与否的相关性不强,但疫苗接种6个月后的IgG抗体水平明显降低。

3. 文献研究

雷鸣等检索已公开发表的新冠肺炎患者中医临床特征及证候分析类研究文献(RCT),最终纳入RCT14篇,合计1 515例。经中医进行辨证,共汇总出证型32种,其中占比较高的是疫毒闭肺、湿热疫毒蕴肺、肺脾气虚、湿阻肺脾以及寒湿内侵,其基本病因比例较高者为"湿、热、毒",主要病位在"肺、脾胃"。

时克等纳入使用金花清感颗粒、连花清瘟胶囊、麻杏宣肺解毒汤、清肺透邪扶正方、透解祛瘟颗粒、连花清咳颗粒、金银花口服液及透邪祛瘟颗粒结合西医治疗新冠肺炎的10篇文献进行Meta分析,结果显示中西医结合治疗与西医治疗比较,总体有效率提高,临床症状消失率提高,重症进展率减少,CT好转率增加,白细胞计数降低。

(撰稿:李莹 李梦羽 审阅:张玮)

[附] 参考文献

C

蔡媛媛,张达坤,蔡敏,等.基于"初病湿热在经"探讨解毒通利方治疗慢性乙型肝炎肝纤维化的思路[J].中医药导报,2022,28(5):195

曹臣龙,王艳阁,张建国.六神胶囊对甲型流行性感冒患者的临床疗效[J].中成药,2022,44(4):1367

陈思童,武庆娟,徐蕾,等.乙型肝炎病毒相关性慢性肝病的病因病机演变探析[J].北京中医药,2022,41(5):517

陈文林,梁芳,张云城,等.正肝化瘀方联合恩替卡韦治疗乙肝肝纤维化疗效及对 IL-6、TNF-α 的影响[J].中华中医药学刊,2022,40(8):209

D

邓玉霞,谭瑶,谢小丽,等.口服中药复方制剂联合抗病毒药治疗艾滋病的网状 Meta 分析[J].中草药,2022,53(20):6558

董继鹏,陶庄,郭会军,等.青蒿琥酯用于艾滋病抗反转录病毒疗法后免疫功能重建不全的疗效特点[J].中华中医药杂志,2022,37(7):4170

F

范好然,朱坤,邓昭霞,等.新型冠状病毒致凝血异常机制及中西医治疗概述[J].山东中医杂志,2022,41(7):801

傅巧瑜,杨纬君,许金榜,等.宁德市奥密克戎变异株新型冠状病毒肺炎中医证候特征分析[J].福建中医药,2022,53(8):4

G

高钦,李强,郑华琛.连花清瘟颗粒联合干扰素喷雾剂治疗小儿手足口病临床疗效及对血清炎症标志物的影响[J].黑龙江医药,2022,35(6):1372

葛又文,郑建,宗星煜,等.新型冠状病毒肺炎奥密克戎变异毒株无症状感染者使用清肺排毒颗粒时间与核酸转阴时间的相关性分析[J].中医杂志,2022,63(20):1952

龚学全.百合知母汤辅助治疗对老年肺结核患者的影响[J].实用中西医结合临床,2022,22(3):17

L

雷鸣,姚守恩,雷小宁,等.新型冠状病毒肺炎多地患者中医证型分布的系统分析及规律浅探[J].湖北中医杂志,2022,44(1):56

李钦,王莉.HAART 联合扶正抗毒丸对气虚质无症状期 HIV 感染者免疫功能的作用[J].中国中西医结合杂志,2022,42(4):419

李艳,忻凌,刘丽丽,等.基于数据挖掘的中医药治疗慢性乙型肝炎肝郁脾虚证患者用药规律研究[J].中西医结合肝病杂志,2022,32(2):110

李杨,展照双.从"热病内连肾"探析肾精亏虚为流感发病之本[J].山东中医药大学学报,2022,46(1):49

李鼎鹏,李建国,谢兴文,等.新型冠状病毒肺炎中医病因病机认识及"三药三方"防治进展[J].医学理论与实践,2022,35(20):3453

李光熙,张洪春,齐文升,等.新型冠状病毒肺炎预警指标及中医病机演变回顾性分析[J].中华中医药学刊,2022,40(6):20

李晓玲,孙凤霞,徐萌,等.益气和血法治疗失代偿期乙型肝炎肝硬化临床疗效的回顾性队列研究[J].中华中医药杂志,2022,37(8):4867

梁惠卿,蔡洋,陈少东,等.自身抗体和慢性乙型肝炎中医证型及肝组织学的相关性分析[J].中医药通报,2022,21(7):37

梁惠卿,陈少东,吴晓纹,等.基于康氏"疫郁理论"探讨康良石治疗慢性乙型肝炎学术思想[J].中西医结合肝病杂志,2022,32(6):483

林樫,章惠萍,周润津,等.基于国家专利的中药复方治疗流行性感冒的用药规律研究[J].中药新药与临床药理,2022,33(12):1724

林立,陈少东,吴昇辰,等.慢性乙型肝炎患者中医体质类型与经络状态的相关性研究[J].中医药通报,2022,21(3):39

刘细凤,刘纯,李小玉,等.清毒胶囊联合综合干预在改善艾滋病患者免疫功能中的应用[J].吉林中医药,2022,42(6):681

刘亚峰,陈超武,李晓良,等.透解郁热治疗 Omicron 株感染新型冠状病毒肺炎发热的体会[J].中国中医急症,2022,31(11):2042

M

马秀霞,桑锋,崔伟锋,等.中西医联合治疗对艾滋病肺部感染患者 TLR/MyD88 信号通路的影响[J].辽宁中医杂志,2022,49(9):9

孟方方,李耀辉,王艳,等.新型冠状病毒肺炎病因病机探析[J].现代中医药,2022,42(6):62

Q

秦婷婷,金冠男,江柏华.江柏华"大方复治法"治疗肺结核经验[J].中医药临床杂志,2022,34(7):1224

R

任婕,李志更,王宪波.北京地区 Alpha 变异株新型冠状病毒肺炎患者中医证候与体质分析[J].中医学报,2022,37(8):1770

S

沈碧胜,李旷怡,张英俭,等.登革热发热期中医证型与客观炎症指标相关性分析[J].内蒙古中医药,2022,41(1):143

时克,冉崇平,张群,等.中西医结合治疗新型冠状病毒肺炎 Meta 分析[J].山东中医杂志,2022,41(3):290

T

田琳,王檀,王子元,等.2108 例新型冠状病毒奥密克戎变异株感染患者的中医证候特征及诊疗策略探析[J].中华中医药学刊,2022,40(5):17

W

王银萍,叶勇,吴英,等.瑞丽地区新型冠状病毒(delta变异株)肺炎重型、危重型中医治疗临床实践探讨[J].中国中医急症,2022,31(3):538

王月圆,陈莉华,李鹏宇,等.267 例艾滋病贫血患者的证候要素分析[J].安徽中医药大学学报,2022,41(1):12

X

相丽玲,王凰.基于关联规则的肺结核中医治疗方法研究[J].中国民族民间医药,2022,31(4):20

谢雪梅,邱荣仙,何雄志,等.DAAs 抗病毒治疗联合扶正化瘀胶囊治疗慢性丙型、肝炎的效果[J].实用中西医结合临床,2022,22(14):43

徐婧,武喜明,赵娣.扶正抗痨方联合四联疗法治疗气阴两虚型肺结核临床研究[J].新中医,2022,54(11):102

Y

闫雨蒙,杨小静,赵春霞,等.连花清瘟制剂联合磷酸奥司他韦治疗流行性感冒的系统评价与 Meta 分析[J].中国中药杂志,2022,47(15):4238

杨春英,王谦信,陈土祥,等.百合固金汤加味辅助治疗复治肺结核的效果观察及对 T 细胞亚群的影响[J].中国中医药科技,2022,29(5):876

杨宏伟.中药口服、塌渍联合西药治疗布鲁氏菌病疗效观察[J].西部中医药,2022,35(5):144

Z

曾丽娇,李晓鹤,陈凤,等.新型冠状病毒 Omicron 变异株 BA.2 感染的老年病例临床特征分析[J].实用中西医结合临床,2022,22(8):1

张伟,陈凤.德尔塔变异毒株致新型冠状病毒肺炎中医分析[J].山东中医杂志,2022,41(1):1

张扬,毛以林,陈美平,等.长沙地区收治新冠病毒 Delta 和 Omicron 变异株感染者中医辨证分析[J].中国实验方剂学杂志,2022,28(23):117

张修举,郭瑞,张引强,等.温阳利湿化瘀方对乙肝相关慢加急性肝衰竭患者早期血清内毒素和炎症因子的影响[J].中国中医急症,2022,31(1):38

张哲雯,冯燕,徐昌平,等.金荞麦水提物通过调控 RIG-I 信号通路与细胞自噬抑制甲型流感病毒 H1N1 的复制[J].中药药理与临床,2022,38(1):103

郑芳萍,李娜芬,李晨瑶,等.基于真实世界研究厦门本土 183 例新型冠状病毒 Delta 变异株感染患者的临床特征及中医体质分布规律[J].中医药通报,2022,21(2):41

朱峰,张荣坤,刘桂林.慢性乙型肝炎患者肝纤维标志物与中医证型及多层螺旋 CT 灌注成像参数的关系[J].辽宁中医杂志,2022,49(9):134

朱晓骏,郑超,张鑫,等.基于 TLR3 补肾健脾方水提物抑制乙肝病毒复制机制研究[J].上海中医药大学学报,2022,36(S1):149

（三）肿瘤科

【概述】

中医药治疗恶性肿瘤是我国肿瘤综合治疗的重要组成部分，也是中国肿瘤治疗特色之一。临床实践证明，中医药治疗方法与西医治疗方案组成的肿瘤新治疗方案在放、化疗增效与减毒，术后或肿瘤完全缓解后防止肿瘤复发与转移，控制或改善中晚期肿瘤患者临床症状，提高生存质量，延长生存期以及带瘤生存等方面均展示了中医药独特治疗优势，并逐步完善了相关治疗理论体系。基础研究证明，中医药在抑制肿瘤细胞生长、调控免疫功能、防止肿瘤转移的分子机制等方面也取得了明显进展，初步实现了中医药从宏观观察现象到微观的分子机制转化。

2022年已发表的中医治疗恶性肿瘤研究文献，其主要研究进展体现在以下三个方面。

1. 完善肿瘤理论研究

基于恶性肿瘤发生、发展、转归全周期核心病机，构建中医药防治恶性肿瘤理论体系是突破治疗瓶颈的重要基础。五观辨治理论体系秉承中国中医科学院广安门医院几代专家临床实践，而建立的"扶正培本、固本清源"学术思想。该学术思想是以"阳化气，阴成形"与"气机升降"为理论基础，突破既往单一病机和治法贯穿肿瘤全程的诊疗模式，创新提出"虚-寒-毒-闭-衰五期演变过程"，其中，"郁"贯穿疾病始终，"癌毒"是疾病的核心病机。气虚不固是发病之本、阳虚寒凝是进展之因、癌毒壅盛是转折之核、邪聚毒闭是渐坏之征、正气衰败是终末之根。遵

循核心病机，以扶正培本为基础，温阳解毒为核心，调畅气机贯穿始终，重在截断病程演变。诠释了肿瘤各阶段的核心病机与转归演变，完善了中医药防治肿瘤诊疗体系，为全周期管理与精准辨治提供理论依据。

例如赵滢蓉等基于"固本清源"理论研究，认为"痰""瘀""毒""虚"是乳腺癌的基本病机，其中正气亏虚、瘀毒互结则是疾病发生发展的主要机制。现代基础研究证实，基于中医药"固本清源"治疗的乳腺癌患者疗效显著，对乳腺癌分期规范诊疗有重要的临床意义。李杰基于肿瘤发生、发展、转归全周期核心病机，构建中医药防治恶性肿瘤理论体系。秉承"扶正培本、固本清源"学术思想，以"阳化气，阴成形"与"气机升降"为理论基础，突破既往单一病机和治法贯穿肿瘤全程的诊疗模式，创新提出"虚-寒-毒-闭-衰五期演变，'郁'贯穿始终，癌毒是核心"的中医辨证体系。卢雯平在三焦-膜腠理论指导下，结合临床体会，提出卵巢癌-腹膜转移的三焦定位，及三焦功能失调在卵巢癌发生及转移中的作用，并提出疏利三焦气机和调脏腑气血，清化伏毒是中医维持治疗卵巢癌的主要策略，从三焦-膜腠系统角度丰富了卵巢癌中医理论，为卵巢癌治疗提供新思路。

马杨等认为阴阳是中医的世界观，人体处于气所推动的阴阳动态平衡中。中医学认为肿瘤是由正气虚导致人体内阴阳失衡，并引发痰瘀毒等病理产物聚集形成的疾病。肿瘤细胞与其所处的微环境是一个功能整体，两者相互作用决定肿瘤的进展和命运。针对肿瘤微环境开展治疗是抗癌的新策略，这与中医药平衡人体环境、调节阴阳、多系统多靶点治疗肿瘤的机制极为相似。中医药副作用小，作用范

围广,治疗肿瘤效果佳。从中医阴阳理论出发,从基质细胞、细胞外基质、信号通路、血管生长4个方面阐述中药调节微环境治疗肿瘤的作用和机制,为中医药和中西医结合在肿瘤治疗中的应用提供新思路。李杰在"三位一体"基础上,创新提出:"五观辨治"中医肿瘤防治新体系,形成"全周期、全链条、全方位"的中西协同防治肿瘤新范式,包括时空观,基于整体观念,结合恶性肿瘤不同病理类型、病位、病程及治疗阶段的复杂特性;核心观,病证结合凝练核心病机;症状观,解决患者当前阶段突出矛盾;精准观,结合现代医学理念,精准临床定位;未病观,防重于治,肿瘤各阶段均强调关口前移。

2. 强化患者生活质量管理

当今,恶性肿瘤治疗已经进入了综合治疗新时代,靶向与免疫治疗明显延长了中晚期肿瘤患者生存曲线。但肿瘤及其治疗相关并发症并没有得到有效解决,且研究影响患者生存质量。近年来,提高肿瘤患者生活质量已成为当今医学界研究热点。提高或改善肿瘤患者生活质量的重要举措逐步趋向于中医药治疗,积极治疗原发疾病及对相关症状的有效控制是提高肿瘤患者生活质量的关键。

陈世灵等通过对癌因性疲乏的中医药治疗现状进行分析总结,以期能够充分利用中医药治疗减轻及消除癌因性疲乏,提高患者生活质量。通过筛选中文期刊数据库相关文章,分类总结分析。中医药在防治肿瘤相关性贫血、抑郁、疲乏、疼痛、骨髓抑制、消化道不良反应及周围神经毒性等方面具有明显的疗效优势,对提高肿瘤患者生活质量具有重要意义。

3. 加强经方治疗恶性肿瘤及其并发症研究

经方是近几年肿瘤及其并发症治疗研究选择的热点。经方具有配伍严谨、价格低廉、安全有效等多方面特点和优势。

张传龙等认为肿瘤相关性抑郁是指肿瘤在诊断和治疗期间伴发的病理性抑郁状态或综合征,与肿瘤不良预后密切相关,西医对其治疗存在局限性。肿瘤相关性抑郁之名中医古籍中未见记载,目前中医多将其归于"郁证"范畴。《伤寒杂病论》中"嘿嘿""心烦""郁郁微烦""心悸""懊憹""烦惊""悲伤欲哭"等与肿瘤相关性抑郁临床表现高度吻合,故从临床表现入手,探讨仲景运用经方论治肿瘤相关性抑郁的学术经验。肿瘤相关性抑郁的病因病机包括因虚致郁、因气致郁、因热致郁,进而总结仲景虚郁补之、气郁和之、热郁宣之的三大治法,并结合现代研究探讨了经方在肿瘤相关性抑郁中的具体应用,以期为临床以经方辨治肿瘤相关性抑郁提供参考。庄振杰等认为《伤寒论》独有的六经辨证体系为临床中医治疗肿瘤疾病提供了辨证准绳,其所载的113个经方及方证对应思想则为肿瘤疾病的治疗提供了具体的用药策略。目前经方专方论治优势癌种、联合现代医学疗法综合治疗肿瘤及随证加减治疗肿瘤兼证具有一定优势,经方的临床诊疗研究仍任重道远,需要在继承的基础上加以创新以期裨益于民众生命健康。

(撰稿:陈信义　审阅:孟静岩)

【中医药治疗恶性淋巴瘤研究】

恶性淋巴瘤(ML)是原发于淋巴结、结外淋巴组织或器官的免疫系统恶性肿瘤。中医药辨治淋巴瘤,具有能延长生存时间、提高生存质量、不良反应少等优势,具有重大临床价值。

杨茜茹等认为痰瘀相关理论首见于《内经》,基于中医学"津血同源"理论而产生。ML中医学称痰核、恶核、积聚等,临床以无痛性、进行性淋巴组织增生,尤以浅表淋巴结肿大为特点,病程较长,易复发。痰瘀是ML核心病机,应以痰瘀同治为原则,其中包含补气扶正、理气疏肝、脾肾同补、清热解毒4个方面,标本同治,气血同调。

陈信义总结中医药在防治肿瘤相关性贫血、抑郁、疲乏、疼痛、骨髓抑制、消化道不良反应及周围神经毒性等方面具有明显的疗效优势,对提高肿瘤患者生活质量具有重要意义。但中医药在提高肿瘤患者生活质量方面仍存在着主要问题:临床研究方面缺乏具有中医药特色的顶层设计与多中心随机对照研究数据,证据级别有待进一步提高;中医药提高患者生活质量的终点指标与疗效评价体系亟待用本土化评估标准予以评价。疾病精准治疗时代,中医药提升肿瘤患者生活质量的优势将会更加突显,临床研究与疗效评价体系将会日趋完善。

段赟等将 150 例细胞淋巴瘤分为痰瘀互结证、气滞痰凝证、寒痰凝滞证、痰毒虚损证及阴虚火旺证各 30 例,均采用标准剂量 CHOP 方案治疗(环磷酰胺、多柔比星、长春新碱、泼尼松),疗程 6 个月,分别观察、对比各证型的临床疗效、中医证候疗效及化学治疗药物的不良反应。结果:不同证型临床疗效对比,寒痰凝滞证和痰瘀互结证的疗效相当,且临床疗效明显优于阴虚火旺证、阴虚火旺证($P<0.05$);不同证型中医证候疗效对比,寒痰凝滞证和痰瘀互结证的疗效显著,且优于其他 3 种证型($P<0.05$);不同证型化学治疗的不良反应对比,痰毒虚损证、气滞痰凝证较其他 3 种证型恶心呕吐的发生率高($P<0.05$);痰毒虚损证较其他 4 种证型白细胞减少的发生率高($P<0.05$);痰毒虚损证、痰瘀互结证较其他 3 种证型周围神经毒性的发生率高($P<0.05$)。认为淋巴瘤在治疗不同阶段存在证的演变、兼杂问题,充分发挥中医药优势,尽早干预,以达到中西医优势互补、增效减毒的作用。

朱逸东等将 100 例细胞淋巴瘤患者随机分为两组各 50 例,对照组患者给予定期观察随访,治疗组在随访基础上给予扶正解毒方治疗。结果:治疗后经过 1 年的随访,治疗组和对照组分别有 3 例和 7 例患者脱落。治疗组无进展生存期(PFS)为 97.87%($46/47$),对照组 PFS 为 83.72%($36/43$),$P<0.05$;但两组患者 1 年 OS 均为 100%,治疗组患者外周血 CD_3^+(70.511 ± 12.479)%、CD_4^+(35.900 ± 8.278)%、CD_4^+/CD_8^+(1.213 ± 0.658),显著高于对照组的 CD_3^+(64.867 ± 14.050)%、CD_4^+(32.179 ± 9.117)%、CD_4^+/CD_8^+(0.916 ± 0.433),均 $P<0.05$;

治疗组患者 CD_8^+ 淋巴细胞水平(30.155 ± 9.632)%低于对照组(34.540 ± 10.571)%,$P<0.05$。研究显示,扶正解毒方可以提高缓解后弥漫大 B 细胞淋巴瘤患者的 1 年 PFS 及降低肿瘤负荷,并改善其中医证候。

夏清等总结脾虚痰浊为非霍奇金淋巴瘤(NHL)的主要病机。不健康的生活方式可影响脾胃功能,导致脾虚;脾虚无力运化水湿,代谢失司则可致痰浊;痰浊使局部机体异化,为肿瘤的生长提供了合适的环境;临证时可从温健脾运、祛痰化浊论治非霍奇金淋巴瘤。临床以消瘰丸、阳和汤和二陈汤为基础方,根据辨证酌加白豆蔻、生薏苡仁、茯苓、猪苓、泽泻等药物化湿健脾以祛除痰邪,从而改善人体内环境,抑制肿瘤生长,提高 NHL 患者的疗效。

孔祥图等总结随着人口老龄化,恶性淋巴瘤在老年人中的发病率逐年上升。老年恶性淋巴瘤患者存在基础病多、肿瘤分期较晚、恶性程度高、化疗耐受性差、临床疗效差、生存期短等特点。国医大师周仲瑛教授认为,老年恶性淋巴瘤发生发展的核心病机是癌毒,临床表现复杂多变,必须立足辨证,审证求机。其病机多为 2 种以上的单一病机兼夹、转化、复合为患,即"复合病机""消癌解毒"应当贯穿于老年恶性淋巴瘤的治疗全程。针对临床核心病机"痰、热、瘀、毒、虚"5 大病机要素组方,确立消癌解毒、扶正祛邪为治疗关键。

李伟明等通过分析河南中医药大学第三附属医院连续 10 年淋巴瘤患者的临床和病理资料,探讨淋巴瘤的中医诊疗规律。结果:从 2011 年至 2021 年患者增加 4.2 倍,年段平均增速为 17%;患者性别男女比例为 1.43∶1,其中男性患者占 58.78%,女性患者占 41.22%。发病高峰年龄在 40 至 69 岁,占 72.97%;非霍奇金淋巴瘤占 91.89%($136/148$),其中 B 细胞淋巴瘤占 52.03%($77/148$),T 细胞淋巴瘤占 27.02%($40/148$),NK/T 细胞淋巴瘤占 12.84%($19/148$),霍奇金淋巴瘤占 8.11%($12/148$);以淋巴结肿大为首发症状占 45.95%($68/148$),结外首发占

54.05％（80/148）；频数分析挖掘淋巴瘤的主要症状为乏力、消瘦、疼痛、盗汗、发热、纳差，主要舌苔为苔腻、苔黄腻、苔薄黄、苔黄，主要脉象为细弱、弦涩、弦细、滑，证型分布比例从高到低依次为正虚痰凝证、痰瘀互结证、寒痰凝滞证、热毒痰结证；对四个证型进行频次统计，得出高频用药和核心药物。

周艳群等通过数据挖掘分析丘和明教授治疗恶性淋巴瘤的组方及用药规律，收集 2019 年 9 月至2021 年 6 月期间广州中药大学第一附属医院丘和明教授内科门诊就诊的恶性淋巴瘤患者医案，将符合标准的数据录入中医传承辅助平台 V2.5，以探讨丘和明教授治疗恶性淋巴瘤的用药经验。结果共录入50 例处方，涉及中药 117 味，其中浙贝母、玄参、牡蛎、山药、甘草、熟地黄、山茱萸使用频次较高，常用药物组合有"浙贝母、玄参""浙贝母、牡蛎""玄参、牡蛎"等，挖掘出内在核心组合 16 个，新方 6 首。研究显示，丘和明注重痰瘀的致病作用与脾肾亏虚的发病基础，治疗淋巴瘤多采用化痰散结、补益脾肾之品，立足于经典中医学说，吸纳各家特长，善用抗癌中药，为临床更好地运用中医药治疗恶性淋巴瘤提供了新的治疗思路。

（撰稿：付海英　审阅：陈信义）

【骨髓增殖性肿瘤中医药研究】

骨髓增殖性肿瘤（MPN）系一组克隆性造血干细胞疾病，其特征为髓系细胞一系或多系增殖，临床表现为外周血一种或多种血细胞增多，常伴有肝、脾肿大、出血倾向、血栓形成及髓外造血。经典的BCR/ABL 阴性的 MPN 包括真性红细胞增多症（PV）、原发性血小板增多症（ET）及骨髓纤维化（MF）。血栓形成是导致 MPN 预后不良的主要事件。中医根据 MPN 的临床表现：头晕、头痛、目赤、视力障碍、耳鸣、手足麻木、脾肿大及出血、血栓等并发症，将 PV、ET 命名为"血积"，将 MF 命名为"髓癥"。中医认为，"瘀""毒"是 MPN 的主要病理因素，化瘀解毒是治疗 MPN 的主要治法。

1. 骨髓增殖性肿瘤中医辨证分型的生物学基础研究

牛继聪等分析比较原发性血小板增多症不同证型患者临床与生物学特征，将 85 例 ET 患者按证型分为肝郁血热夹瘀证 58 例和肝郁脾虚夹瘀证 27例。结果：肝郁血热夹瘀证患者血红蛋白浓度在（146.0±21.2）g/L，高于肝郁脾虚夹瘀证患者（135.6±21.6）g/L，$P<0.05$；肝郁血热夹瘀证患者有血栓史的比例 84.5％（49/58），高于肝郁脾虚夹瘀证 18.5％（5/27），$P<0.001$；肝郁血热夹瘀证患者高危预后比例 41.4％（24/58），高于肝郁脾虚夹瘀证14.8％（4/27），$P<0.05$；肝郁脾虚夹瘀证患者TET2 突变率 26.3％（5/19），高于肝郁血热夹瘀证2.5％（1/40），$P<0.001$。

2. 肝原发性血小板增多症研究

吴蕾等观察了疏肝理气解毒汤结合 IFN-α 治疗86 例原发性血小板增多症临床疗效及对血液流变学指标的影响。结果显示，疏肝理气解毒汤结合IFN-α 治疗原发性血小板增多症疗效确切，可有效的改善患者的临床症状，降低血小板计数和骨髓巨核细胞计数，改善血流流变学指标。田芮萍等总结了西医、中医、中西医治疗原发性血小板增多症现况。认为中西医结合治疗不仅能增效减毒，改善临床症状，且能增强患者耐受度，降低复发率，预防并发症。

3. 名医经验

全日城等总结了周霭祥治疗骨髓增殖性肿瘤的经验。周霭祥认为，根据骨髓增生性疾患的临床观察，头痛、眩晕、耳鸣、视物不清、皮肤黏膜紫红、唇舌紫暗、脾脏肿大、脉涩等是本病常见的症状和体征，符合血瘀阻络的辨证。自拟化瘀消癥汤（桃仁、红花、丹参、赤芍、川芎、香附等），具有活血化瘀、消癥散结的功效。主治各种骨髓增殖性肿瘤，疗效较好。何鑫宇等总结了孙凤教授治疗原发性血小板增多症经验总结。孙教授提出本病以正虚在内，瘀血在外为其特点，治疗上活血化瘀要从一而终。并依据疾病过程中正邪的多寡，病情的轻重，分期论治。山蕾等报道了国医大师尚德俊验方四虫片在骨髓增殖性肿瘤中的应用，四虫片（蜈蚣、全蝎、䗪虫、地龙）由四味虫类药物等比配伍，四虫片可以明显降低 MPN 患者临床症状及血栓发生率。

4. 骨髓增殖肿瘤中医药疗效机制研究

李芊锦基于蛋白组学研究了龙柴降血方的抗凝机制，共纳入 40 例 ET 患者进行研究。结果：ET 患者的血小板活化通路处于激活状态；ET 患者中与血小板活化相关的蛋白 GPIbα 等显著上调，血小板聚集（MA）功能增强，龙柴降血方通过下调 GPIbα、抑制血小板活化、降低 MA、达到抗凝作用。

（撰稿人：胡晓梅　审阅：陈信义）

【肿瘤相关失眠中医药研究】

肿瘤相关失眠是指肿瘤患者因睡眠时间、睡眠质量的缺乏，甚至影响正常生活的一种主观性体验。其影响因素较多，与肿瘤分期、治疗手段、对疾病复发的担忧、恐惧等诸多因素关系密切，持续的失眠不仅影响患者生活质量，还可导致免疫力下降及引起焦虑、抑郁等不良情绪，与原发病相互交织，形成恶性循环。中医药治疗在扶正抗癌、改善患者睡眠质量方面有一定特色和优势。

薛娜等提出肿瘤患者失眠之火源自"郁火""阴火"和"相火"，并从这三个"火"的角度出发阐述肿瘤失眠的相关病机：肝气不舒，郁而化火之"郁火"上扰清窍而不寐；脾胃受损，元气亏虚之"阴火"扰乱神明而不眠；肾阳亏虚，命门火衰之"相火"扰乱心神而难安。临证可以用柴胡加龙骨牡蛎汤合升降散来疏肝解郁散郁火，补脾胃泻阴火升阳汤来补脾升阳泻阴火，潜阳封髓丹合引火汤来温肾潜阳移相火，以求达到调节阴阳，安神定志之效。

唐迎港等总结蒋益兰教授从神、魂、魄论治肿瘤相关性失眠的中医药临床经验。蒋教授认为心神不宁、魂魄受扰为肿瘤相关性失眠的基本病机特点，提出安神、敛魂、养魄的基本治法。临床上予养心清心安神、化瘀解毒安神、养肝柔肝舍魂、疏肝镇肝敛魂、清胆除烦敛魂、益气生精养魄、滋阴润肺养魄、宣肺化痰定魄的治疗方法；从神、魂、魄论治，安神常用茯神、茯苓、远志、龙眼肉、酸枣仁、人参、柏子仁等药，敛魂常用炒酸枣仁、白芍药、夜交藤、制何首乌、柴胡、当归等，养魄常用人参、党参、黄芪、灵芝、五味子、刺五加等，有较好的临床疗效。

冯圳蕾等总结贾玫教授从少阳论治肿瘤相关性失眠的经验。贾教授认为肿瘤相关性失眠的病机与"少阳失和"关系密切，主要包含少阳气机不利、少阳脏腑郁滞、少阳经络阻滞、少阳相火妄动四方面，提出肿瘤相关性失眠以"和解少阳"为基本治则，并以柴胡加龙骨牡蛎汤加减化裁治疗本病，屡获佳效。

李叶枚等将 50 例乳腺癌 BC 内分泌失眠患者随机分为两组各 25 例，对照组予以阿普唑仑片治疗，治疗组予以加味防己地黄汤治疗，疗程 2 周。结果：治疗组总有效率为 92.00%（23/25），对照组为 68.00%（17/25），$P < 0.05$；治疗后两组患者 Kupperman 评分、PSQI 各项评分均低于治疗前，KPS 评分均高于治疗前，差异均有统计学意义（$P < 0.05$）。研究显示，加味防己地黄汤可有效减轻 BC 内分泌治疗后的失眠症状及其他类更年期症状，但对性激素水平变化无显著影响。

王永刚等将 80 例中晚期肺癌（气阴两虚证）患者随机分为两组各 40 例，对照组按照常规方式进行化疗，观察组在此基础上联合生脉饮合百合固金汤治疗，疗程 9 周。结果：观察组总有效率为 70.00%（28/40），对照组为 45.00%（18/40），$P < 0.05$；观察组各项毒副作用发生率均低于对照组（均 $P < 0.05$）。研究显示，在中晚期肺癌（气阴两虚证）常规化疗基础上予以生脉饮合百合固金汤，可对疾病起到明显的缓解作用，对肿瘤生长有抑制作用，可改善患者睡眠质量，用药后毒副作用少。

匡云凤等将 80 例肺癌化疗期间失眠症状患者

学术进展

随机分两组各 40 例,对照组予肿瘤化疗疗程所需治疗与艾司唑仑片辅助睡眠治疗;观察组在此基础上联合养心安神方(炒酸枣仁、柏子仁、合欢皮、龙眼肉、山药、莲子心等)治疗,疗程 4 周。结果:观察组总有效率为 67.50%(27/40),对照组为 47.50%(19/40),$P < 0.05$;与治疗前相比,两组治疗后PSQI、KPS 评分均较治疗前明显改善(均 $P < 0.05$);与对照组相比,观察组的 PSQI、KPS 评分较对照组改善更为明显(均 $P < 0.05$)。

李华华等将 95 例食管癌患者,按照就诊顺序分为两组,两组均给予 TP 方案(紫杉醇＋顺铂)化疗,对照组 47 例给予常规化疗(佐匹克隆片)治疗,治疗组 48 例在此基础上加用化嗝方(旋覆花、人参、代赭石、黄芪、石见穿、茯苓等),1 d 1 剂;同时联合耳穴(神门、安眠、交感、垂前、内分泌、肾穴等)埋揿针治疗,治疗 9 周。结果:治疗组完全缓解(CR)15 例,部分缓解(PR)20 例,稳定(SD)8 例,进展(PD)5 例,治疗总有效率为 89.58%(43/48);对照组 CR 10 例,PR 13 例,SD 11 例,PD 13 例,治疗总有效率为 72.34(34/47),差异有统计学意义($P < 0.05$)。

(撰稿:贾玫 崔鑫玮 审阅:陈信义)

【中医药提高恶性肿瘤生存质量研究】

近年来,肿瘤治疗目标已从聚焦于单一清除肿瘤病灶,转化成关注肿瘤全程治疗过程中患者生活质量(QOL)的多元化目标。肿瘤进展、肿瘤或治疗相关的伴随症状是导致肿瘤患者生活质量下降重要因素,肿瘤患者生活质量包括患者个体生理、心理、社会功能及物质状态 4 个方面。陈信义经检索文献发现近年来,提高或改善肿瘤患者生活质量的研究逐步趋向于中医药领域,综合应用辨证施治、中成药及各类非药物疗法,在提高肿瘤患者生活质量方面起重要作用。中医药可通过提高治疗有效率及完成率,延长生存期,减轻治疗不良反应等多方面全程提升患者生活质量。

陈信义等总结中西医之间的知识体系差异以及恶性肿瘤维持治疗概念,从中医视角出发,对恶性肿瘤维持治疗概念、中医维持治疗特征以及中医维持治疗现状与对策 3 方面进行阐述。阐明中医维持治疗的内涵定义、思维模式与治疗方法,重点强调中医维持治疗要在"道法自然"核心理论指导下,把"以人为本、致力中和""坚守内功、修护元气"以及"调畅情志、天人合一"等理念贯穿维持治疗全过程,重视"辨证施治""整体观念""平衡状态""固本清源""靶向归经""治未病"等理论的灵活运用。提出恶性肿瘤的中医药维持治疗是集疾病维持治疗、肿瘤相关症状维持治疗、肿瘤相关并发病症维持治疗三维一体的多维度系统概念,将治疗目标定位在将证候(症状)控制与提高患者生存质量上升到与无进展生存期和总生存期相等位置,让更多的恶性肿瘤患者在维持治疗中获益。

徐晶等认为当前肿瘤相关性贫血(CRA)呈现发病率高、治疗率低、治疗效果一般的现状,及时有效地防治 CRA 对肿瘤患者至关重要。中医药防治CRA 具有独特的优势和特色,在促进骨髓造血、提升血红蛋白水平的同时,防治结合,多靶点保护全血细胞,显著缓解患者全身症状,提高生活质量。

黄娅等基于李东垣"火与元气不两立"理论探讨肿瘤的治疗。元气与火作为能量代谢必备的物质基础与动力,其失态与肿瘤恶病质的病理机制密切相关。元气亏虚是肿瘤恶病质内耗的根源,阴火无制是肿瘤恶病质进展的关键,这与李东垣提出的"火与元气不两立,一胜则一负"的气火关系失调病机相契合。元气亏虚,精微生转无源,阴火无制,阳气弥散缺失,为肿瘤恶病质异常代谢提供内环境与动力,此与西医学肿瘤恶病质的发生发展机理有相似之处。故在补元气、泻阴火治则指导下,以风药助阳、豁痰、行瘀为治疗挈要,令火与元气各守其位,从而延缓肿瘤恶病质的发展进程。

谢晓冬针对癌因性疲乏(CRF)的临床研究以及NCCN(2018 版)CRF 指南的更新进行解读。认为CRF 是肿瘤患者最常见的症状之一,与肿瘤本身和治疗相关,发生较快且持续时间较长,严重影响肿瘤患者的生存质量。梳理了 CRF 研究发展历程,及 NCCN(2018 版)CRF 指南更新解读,认为临床治疗如何对 CRF 进行有效的筛查、评估和干预尤为重要。

肖汇颖等将 96 例患者随机分为两组各 48 例,对照组采用 CHOP 方案(环磷酰胺+表柔比星+长春地新+强的松)治疗,治疗组在对照组的基础上加服石龙解毒方(熟地黄、山萸肉、菟丝子、黄精、阿胶、龟甲胶等),疗程 126 d。结果:治疗组 ORR 为 89.58%(43/48),对照组为 72.92%(35/48),$P<0.05$;治疗组 DCR 为 95.83%(46/48),对照组为 89.58%(43/48),$P>0.05$;对照组患者 EORTC QLQ-C30 的社会功能、认知功能、情绪功能、角色功能、躯体功能和整体生存质量等维度评分均降低($P<0.01$),治疗组各维度变化无统计学意义($P>0.05$),且治疗组 EORTC QLQ-C30 以上各维度评分均高于对照组($P<0.01$);治疗组 PFS 为(17.32±2.14)个月,长于对照组的(14.86±2.27)个月;治疗组 2 年内无进展生存率为 79.17%(38/48),高于对照组的 60.42%(29/48),$P<0.05$;两组患者 2 年总生存率比较差异无统计学意义($P>0.05$)。

李翠艳将 90 例肿瘤相关性贫血(气血亏虚证)患者随机分为两组各 45 例,对照组采用促红细胞生成素(EPO)治疗,观察组在此基础上联合补气生血汤(熟地、党参、黄芪、白术、鸡血藤、当归等)治疗,疗程 4 周。比较两组临床效果、中医证候评分、贫血改善情况及 KPS 评分。结果:观察组总有效率为 80.00%(36/45),对照组为 60.00%(27/45),$P<0.05$。研究显示,补气生血汤联合 EPO 治疗肿瘤相关性贫血(气血亏虚证)可提高临床疗效,改善贫血情况,提升患者生活质量。

方根新等将 101 例原发性肝癌患者随机分为研究组 50 例和对照组 51 例,对照组常规治疗,研究组在此基础上联合健脾化积扶正汤治疗,疗程为 30 d。结果:研究组总有效率为 74.00%(37/50),对照组为 54.90%(28/51),$P<0.05$;与同组治疗前比较,治疗后 2 组 CD_4^+、IgG、SF-36 各项评分均升高($P<$ 0.05)、CD_3^+、AST、ALT、STB、CEA、AFP 水平与肝区疼痛、嗳气纳呆、腹泻、失眠等中医证候积分均降低($P<0.05$);与对照组治疗后比较,研究组治疗后 CD_3^+、CD_4^+、IgG、SF-36 各项评分均较高(均 $P<0.05$),CD_8^+、AST、ALT、STB、CEA、AFP 水平与肝区疼痛、嗳气纳呆、腹泻、失眠等中医证候积分均较低(均 $P<0.05$)。

马舒雅等将多种灸法对肿瘤患者生活质量的影响进行有效性排序,从循证医学角度探讨艾灸改善肿瘤患者生活质量的最佳方案。检索 PubMed、EMbase、Cochrane Library、CNKI、SinoMed、Wanfang 等数据库涉及的相关论文,进行 Meta 分析,检索时间为从建库至 2020 年 10 月 31 日。结果:共纳入 30 个 RCT 中文文献,2 169 例患者,涉及 16 种干预措施,对生活质量改善效果的排序,前 3 位依次为特殊灸法+其他疗法 1(经筋刺法、穴位按压、穴位注射等其中一种)、麦粒灸、温和灸。特殊灸法为火龙灸、雷火灸、扶阳火灸、艾盐包热熨的合并,这 4 种灸法文献数量较少,结合灸法临床应用实际,得出排在首位的是麦粒灸。

(撰稿:李潇 范秋月 审阅:陈信义)

【中医药治疗胰腺癌研究】

胰腺癌病死率居高不下,其早期确诊率低,预后差,在肿瘤领域被公认为"癌中之王",严重危害人类身体健康与生活质量。现代治疗胰腺癌主要方法包括手术治疗、化疗、靶向治疗、放疗和介入治疗等。中医提倡辨证论治,是在"整体观"基础上,通过调整人体阴阳平衡,使人体达到"阴平阳秘"状态,从而发挥治疗疾病的作用。中医药参与治疗胰腺癌在临床中已显示出较好疗效,发挥了不可或缺的补充和替代作用,是突破胰腺癌现有诊断和治疗困境的重要手段。

1. 病机理论及医家经验

朴炳奎等认为诊治胰腺癌倡导辨病论治与分期

论治相结合,辨病论治强调以正气内虚为基本病机,湿、热、瘀、毒为病理关键,倡导扶正培本治则,强调肝脾同治之法。分期论治基于围手术期、围化疗期、围靶向治疗期、姑息治疗阶段,在中西医结合综合治疗基础上强调气血同调、脾肾同治、标本兼顾、攻补兼施等治疗思路,遣方用药以和为贵,临证善用自拟健脾益气方,四逆六君汤化裁治疗,收效良好。潘敏求等认为胰腺癌病位在胰,实系脾胃,与肝、胆、肾相关,基本病机为脾胃虚弱、湿热蕴结、瘀毒内结。临床辨证分为湿浊阻遏、肝郁蕴热、气血瘀滞、气血亏虚四型,分别予以茵陈五苓散加减、柴胡疏肝散加减、膈下逐瘀汤加减、十全大补汤加减治疗。并注重分阶段论治:早期为邪气偏盛阶段,以攻毒为主;中期为邪盛正虚阶段,宜攻补兼施;晚期为正气亏虚阶段,宜补养脾肾,改善体质。

王志刚等结合胰腺癌患者常见症状,认为脾虚湿滞是其发生根本原因,肝郁气滞、血瘀是发展变化基础。提出在胰腺癌辨治中应以健脾祛湿为基本治法,将其贯穿治疗始末,同时兼顾疏肝散结、活血化瘀,最终可改善患者生活质量,延长生存期。郭媛媛等认为胰腺癌是由外因饮食不节,外感邪气,内因七情损伤,正气不足导致的气滞、血瘀、痰凝、毒聚相互搏结而成,故应治以疏肝理气、攻毒散结、补虚健脾为原则。

余思敏等探讨治疗胰腺癌腹水的临床治法,以清热化湿立法,临证具有重投寒凉,佐以辛温的处方特色,体现寒热并用,相制相成之意;处方策略承前贤"真阴常不足、阳非常有余"的辨证思路,施药"清热以坚真阴、化湿以通元阳",从而实现水消土长,脾肾健运之目的。常配伍大腹皮、枳壳、茯苓、泽泻、车前子诸味,既可化气行水,又能起引经入腹之效,是为佐使之用。张依婷等认为胰腺癌发生发展与脾虚不运、七情郁结、正气不足密切相关,临证重视脾胃、调畅气机、扶正培本,将胰腺癌分为气血亏虚、寒热错杂、脾虚湿阻、气机郁滞四型,分别投以八珍汤加减,升阳汤加减,藿朴夏苓汤加减和柴胡剂。

魏小曼等在传承国医大师周仲瑛教授"癌毒"学说基础上,梳理中医肿瘤癌毒病机理论,认为胰腺癌主要病因是"虚、毒、痰、湿、瘀",核心病机为"痰湿瘀毒、脾气亏虚"。临证治疗以抗癌解毒为核心,化痰软坚为关键,化湿泄浊、化瘀散结为要点,健脾益气为根本。潘树芳等总结范忠泽辨治胰腺癌的总体思路为"全身扶正、局部治癌",治以健脾补肾、疏肝解郁、化痰散结等法,获得良好疗效。王熙等认为胰腺癌患者以脾虚为本,痰浊瘀毒为标,气机阻滞,清者不升,浊邪反逆,腑气不通,升降失灵,故见呃逆嗳气、恶心呕吐、便闭不通等症状。治以健脾、通腑化瘀之法以复升降之常。尤重通腑,视其为恢复升降之关键,健脾化瘀之法贯穿治疗始终。

2. 实验研究

杨双等将116例Ⅲ期胰腺癌放疗后消化道黏膜放射性损伤患者分为两组各58例,对照组采用口服磷酸铝凝胶治疗,试验组在此基础上加用自拟护胃汤(党参、茯苓、陈皮、红景天、白术、麦冬等)治疗,疗程4周。结果:对照组总有效率为72.41%(42/58),实验组为93.10%(54/58),$P<0.05$。研究显示,自拟护胃汤联合西药组可有效缓解黏膜损伤程度,改善临床症状。其对患者血清促炎细胞因子表达和氧化应激损伤的抑制作用可能是疗效更佳关键机制所在。

沈婕等将47例晚期胰头癌伴梗阻性黄疸患者随机分为清胰化积组(24例)和对照组(23例),对照组化疗采用吉西他滨联合白蛋白紫杉醇、吉西他滨及S-1或卡培他滨为主联合化疗,清胰化积组在此基础上采用清胰化积方(半枝莲、白花蛇舌草、蛇六谷、豆蔻、绞股蓝、生薏苡仁)治疗,疗程28 d。结果:对照组术后发生胆道感染7例,感染率为30.4%(7/23);清胰化积组术后发生胆道感染3例,感染率为12.5%(3/24)。两组比较差异无统计学意义($P>0.05$)。研究显示,清胰化积组能促进PTCD术后患者肝功能恢复,有效延长患者生存时间。

乔炜超等研究发现益气活血解毒方可提高化疗后胰腺癌大鼠免疫功能,降低晚期胰腺癌细胞的迁移和侵袭,其作用与降低胰腺癌细胞中 SKT30 和 FAB-β 蛋白表达水平有关。史雯等研究发现陈信义教授经验方加味黄连汤抑制小鼠胰腺癌移植瘤效果与吉西他滨相近,在增加体质量及延长游泳时间方面明显优于吉西他滨。陈晓亮等研究发现丁香水提物能诱导 Panc-1、Panc-28 细胞凋亡,并抑制其增殖、克隆形成、迁移和侵袭的能力,其作用机制可能与细胞内 E-cadherin 蛋白表达升高及 Bax/Bcl-2 比值增加有关。沈惠琳等研究显示丹皮酚可抑制胰腺癌细胞增殖和迁移,诱导细胞凋亡,可能与上调 GRP78/TRAF2 信号通路相关。王怀涛等研究发现麦冬中提取的鲁斯可皂苷元通过诱导铁死亡在胰腺癌细胞中发挥了抗癌功能。

(撰稿:田劲丹　审阅:陈信义)

【多发性骨髓瘤中医药研究】

多发性骨髓瘤(MM)是一种以骨髓中单克隆浆细胞恶性增殖为特征的浆细胞疾病,是目前全球高发的血液系统肿瘤,患者可出现溶骨性损害、高钙血症、贫血、肾功能损害等。目前随着蛋白酶体抑制剂(硼替佐米、伊沙佐米、卡非佐米等)、免疫调节剂(来那度胺、沙利度胺、泊马度胺等)、达雷妥尤单抗、自体干细胞移植等方法的应用患者的生存率显著提高,但是大多数 MM 患者最终无法治愈。

1. 中医药治疗 MM 现状

中国传统医学对 MM 早有认识,将其归于"骨痹""骨蚀""虚劳"等范畴。由于患者先天禀赋不足或后天失养,肝肾亏虚,加之邪毒入侵,气血不畅,痰毒瘀结,终而为病。MM 本虚标实,治疗应以补肾为主,解毒化痰祛瘀为辅。中医治疗 MM 可增强总体疗效并能减轻相关不良反应。

雷小平等将 60 例多发性骨髓瘤患者随机分为两组各 30 例,对照组单独应用 VAD 方案(长春新碱、阿霉素、地塞米松)治疗,观察组在此基础上联合扶正培元方(生黄芪、鸡血藤、石韦、西洋参、当归、炒

麦芽等)治疗,疗程 20 d。结果:观察组总有效率为 80.00%(24/30),对照组为 53.33%(16/30),$P<0.05$。研究显示扶正培元方联合 VAD 方案治疗 MM,能提高患者免疫力,缓解临床症状,同时还可以降低不良反应的发生风险,有利于改善患者的预后。

张小敏等将 46 例多发性骨髓瘤患者随机分为两组各 23 例,对照组患者给予 VCD(硼替佐米＋环磷酰胺＋地塞米松)化疗方案治疗,治疗组在对照组的基础上给予独活寄生汤合复元活血汤加减治疗,疗程 16 周。结果:对照组骨髓抑制发生率为 65.22%(15/23),治疗组为 86.96%(20/23),$P<0.05$;对照组患者的胃肠道反应发生率为 86.96%(20/23),治疗组为 43.48%(10/23),$P<0.05$;对照组患者的周围神经病变发生率为 73.91%(17/23),治疗组为 39.13%(9/23),$P<0.05$;治疗组的静脉血栓发生率为 4.3%(1/23),对照组为 8.7%(2/23),$P<0.05$。

2. 中医药治疗 MM 所致不良反应

MM 患者取得一定临床疗效的同时,不良反应随之增加,中医在临床治疗中发挥了重要作用,现将骨髓瘤所致的骨病、肾损害、感染、周围神经病变以及化疗致消化道不良反应。

魏巍等将 60 例 MM 骨病患者随机分为观察组与对照组各 30 例,对照组采用含硼替佐米化疗方案治疗,观察组在对此基础上加用毒结清口服液,疗程 140 d。结果:观察组总有效率为 89.66%(26/29),对照组为 64.29%(18/28),$P<0.05$;观察组不良反应总发生率为 44.83%(13/29),对照组为 46.43%(13/28),$P<0.05$。研究显示,毒结清口服液联合含硼替佐米化疗方案能提高临床疗效,降低患者血清骨硬化蛋白、校正血清钙含量,提高血红蛋白含量。

刘蕊等将 80 例多发性骨髓瘤患者随机分为治疗组和对照组各 40 例,治疗组给予常规化疗(硼替佐米、来那度胺及地塞米松)治疗,对照组在此基础

上联合复方苦参注射液治疗,疗程 8 周。结果:治疗组的治疗总缓解率为 95.00%(38/40),对照组为 80.00%(32/40),$P<0.05$;两组患者的 KPS 评分明显改善,疼痛评分、ALP 水平明显降低,且治疗组患者的 KPS 评分、疼痛评分和 ALP 水平优于对照组,差异有统计学意义(均 $P<0.05$);治疗组患者的不良反应发生率为 25.00%(10/40),对照组为 37.50%(15/40),$P<0.05$。研究显示,复方苦参注射液联合伊班膦酸钠治疗 MM,能有效缓解患者骨痛,提高生活质量,具有良好的临床疗效和安全性。

黄泳立等认为艾灸联合化疗对 MM 患者免疫功能及感染率的影响,采用开放性随机对照研究方法将患者分成治疗组及对照组,治疗组采用艾灸关元、足三里、三阴交等穴位联合含硼替佐米方案的化疗,对照组单纯采用化疗方案,通过监测患者细胞及体液免疫功能、感染发生率等指标,研究显示艾灸联合化疗可在一定程度上改善 MM 患者的免疫功能,并降低感染率。

肖威将 42 例多发性骨髓瘤患者随机分成研究组和对照组各 21 例,对照组给予口服甲钴胺片化疗治疗,研究组在此基础上联合通痹活血汤(熟地黄、怀山药、黄芪、赤芍药、生姜、当归等)治疗,疗程 2 周。结果:研究组神经毒性反应发生率为 33.33%(7/21),对照组为 61.90%(13/21),$P<0.05$。研究显示,通痹活血汤可有效降低硼替佐米治疗多发性骨髓瘤所致的周围神经毒性的发生率。杨小芳等探讨了五味消毒饮加味预防 VAD 方案治疗 MM 致周围神经病变的效果,结果显示在西医常规干预基础上,对 VAD 方案患者予以五味消毒饮加味干预,可进一步改善患者的周围神经传导速度,减少周围神经病变率,提高治疗效果。

袁菊花等认为 MM 患者本就肾气亏虚加之久病伤阳,导致肾阳虚衰不能温养脾阳,再因化疗进一步损伤后天之本,最终脾失温煦而发为腹泻;久泻之后更进一步伤及肾阳,二者相互缠绕,不眠不休,发为重症,所以治疗应着重温补肾阳兼顾脾阳,可用四神丸及参苓白术散加减治疗。

3. 中医药对 MM 的分子生物学研究

目前,探索中药复方及其有效成分提取物对 MM 影响的相关研究越来越多。刘蕊等研究显示,复方苦参注射液能抑制 MM 细胞增殖诱导细胞凋亡,其机制可能与抑制 IL-6 的表达有关。崔兴等认为桂枝茯苓胶囊能够通过激活线粒体凋亡途径抑制 MM 细胞增殖、促进其凋亡。刘敏等认为花姜酮是从野生姜根茎部位提取的一种蛇麻烷型倍半萜,研究显示花姜酮以下调周期蛋白 D1、Bcl-2、HMGB1 和上调 Bax 蛋白表达的方式,促进 MM 细胞株 U266 凋亡。

(撰稿:徐瑞荣　审阅:陈信义)

【恶性肿瘤中医整合治疗研究】

随着现代医学的发展,医疗体系中各个科室的划分逐渐精细化,而科室职能的分离往往使得患者在就医过程中需要往返于各个科室,造成患者经济和心理的双重负担。越来越多的学者提出将诊疗对象由"器官"回归到"人体",以人为本,在专科精细诊疗的基础上,以整体的角度审视疾病的发展和治疗。整合医学,就是将各个专科最有利于临床疾病诊治的知识、经验、共识、指南等融会贯通,再结合社会、心理等因素进行调整,使其形成更加适合人体健康和疾病治疗的医学模式。

1. 肿瘤整合治疗的概念研究

Mao J J 等认为整合肿瘤学会(SIO)将肿瘤的整合治疗定义为,以患者为中心、以循证为基础的癌症护理方法,该方法使用生活方式的改变、身心疗法和来自不同传统疗法的天然产物,并与传统的癌症治疗相结合。

Berretta M 等研究显示,美国国立综合健康研究中心(NCCIH)认为整合医学是一种将传统医学与补充和替代医学实践相结合的医疗方法。肿瘤整合治疗的目的是通过医疗从业者与患者双方沟通协作及患者的自我管理,从身、心多个层面缓解患者症状及体征,形成肿瘤幸存者的综合护理方案,改善肿瘤幸存者的生活质量和临床预后。

2. 肿瘤整合治疗的中医药研究

中国抗癌协会肿瘤营养专业委员会发布了《肿瘤整合康复治疗规范化示范病房标准(试行)》,同年发布了首部中国肿瘤诊治指南即《中国肿瘤整合诊治指南(CACA)》,包含了53种肿瘤,体现了中国特色的"防-筛-诊-治-康"癌症全程防控服务体系,并进行了一系列巡讲活动,作为肿瘤整合治疗的里程碑,该指南的发布代表着中国肿瘤整合治疗的初步成果。

张百红等认为整合肿瘤学是应用循证为基础的身心锻炼、自然产物或传统方法联合标准肿瘤治疗的肿瘤康复学,通过肿瘤患者的自我管理以期提高患者的健康水平、生活质量和临床预后。肿瘤的整合治疗包括体能锻炼、体重控制、冥想和催眠、瑜伽、针灸和推拿、气功、心理教育干预、营养、光遗传学治疗和音乐治疗。

李晓凯等从形神统一角度、扶正祛邪层面出发,将前列腺癌的治疗划分为未行任何西医治疗、手术后、化疗中或后、内分泌治疗中或后、放疗中或后、免疫治疗中或后六大模块,将各模块又分为形神绝对统一、接近绝对统一、接近相对统一和相对统一期

4大版块,根据形伤、神伤变化,制定前列腺癌的诊疗模式,中西医结合,指导临床,为中医肿瘤规范化诊疗贡献力量。

王贤柱等通过对针灸名家王乐亭先生所创"老十针"针法的进一步应用,发现"老十针"应用于结肠癌术后患者能够帮助患者更早恢复肠鸣音,缩短首次排气时间及排便时间,显著改善患者术后胃肠功能障碍。

陈萍等探讨中医情志联合膳食干预对淋巴瘤化疗患者营养指标和心理状况的影响,认为食物具有温凉寒热四性以及苦辛咸酸甘五味,中医整合治疗中的"营养干预"不同于常规的营养元素配比及膳食补充剂等方式,具有其独特的中医文化色彩。

陆美芹等探讨药膳食疗法联合营养教育对鼻咽癌放化疗患者营养状况的影响,认为中医辨证的膳食指导及营养教育在临床应用中能够改善患者在抗肿瘤治疗过程中的营养状态,并减少相关并发症的发生。

洪宇明等探讨中药灌肠对直肠癌术后吻合口瘘的治疗效果,研究发现中药灌肠多应用于肠癌或肿瘤相关消化道症状的辅助治疗,能够直接作用于肠道黏膜,改善肠道炎症及胃肠功能障碍,临床疗效明显,安全性较好。

(撰稿:许云 王晶惠 审阅:陈信义)

［附］ 参考文献

B

Berretta M, Cazzavillan S, Tinazzi M, et al. Integrative oncology: Evidence-based medicine-the multidisciplinary experience of the integrative medicine research group(IMRG)[J]. Integrative Oncology, 2022, 26(24):9457

C

陈萍,洪雅丽,宋泽娟.中医情志联合膳食干预对淋巴瘤化疗患者营养指标和心理状况的影响[J].中医药临床杂志,2022, 34(6):1165

陈世灵,张勤勇,马文霞.癌因性疲乏的中医药治疗[J].健康忠告,2022, 16(9):190

陈晓亮,徐慧,王若兮,等.丁香水提物对胰腺癌细胞增殖、迁移和侵袭的影响[J].中国现代应用药学,39(7):889

陈信义,董青,田劭丹,等.恶性肿瘤中医药维持治疗临床价值与述评[J]北京中医药大学学报[J].2021,44(9):777

陈信义.中医药提升肿瘤患者生活质量研究述评［J］.北京中医药大学学报,2022,11(45):1081

崔兴,孙润洁,王庆松.桂枝茯苓胶囊通过线粒体途径对骨髓瘤细胞凋亡的影响［J］.中华中医药杂志,2022,37(3):1395

D

段赟,夏小军,郭炳涛.CHOP 方案对晚期弥漫性大 B 细胞淋巴瘤不同中医证型的疗效和毒副反应研究［J］.中医研究,2022,1(35):12

F

方根新,崔一怡.健脾化积扶正汤对原发性肝癌患者细胞免疫功能及生活质量的影响［J］.新中医,2022,54(15):158

冯圳蕾,张梦梦,马卓群,等.贾玫从少阳论治肿瘤相关性失眠经验［J］.中医药导报,2022,28(6):145

H

何鑫宇,雍彦礼,赵齐,等.孙凤治疗原发性血小板增多症经验总结［J］.时珍国医国药,2022,33(8):2009

洪宇明,刘绍明,刘兵.中药灌肠对直肠癌术后吻合口瘘的治疗效果分析［J］.中医临床研究,2022,14(9):102

黄娅,杨懿,付西,等.基于"火与元气不两立"论肿瘤恶病质［J］.北京中医药大学学报,2022,45(3):320

黄泳立,李宏良,田华琴,等.艾灸联合化疗对多发性骨髓瘤患者免疫功能影响的临床研究［J］.中医临床研究,2022,14(13):45

J

姜晓晨,刘福栋,庞博,等.朴炳奎辨病分期论治胰腺癌经验［J］.中华中医药杂志,2022,37(6):3231

K

孔祥图,徐小梦,白洁,等.基于国医大师癌毒病机理论研究老年弥漫大 B 细胞淋巴瘤临床干预范式［J］.世界中医药,2022,10(17):2814

匡云凤,陈高峰.养心安神方对改善肺癌患者化疗相关性失眠 40 例［J］.江西中医药,2022,53(7):45

L

雷小平,张东琴,郭炫.扶正培元方联合 VAD 方案治疗多发性骨髓瘤的临床效果及安全性［J］.临床医学研究与实践,2022,7(10):107

李杰,朱广辉.五观辨治-构建中医药防治肿瘤新体系［J］.中国实验方剂学杂志,2022,28(13):225

李杰.五期演变——中医药防治恶性肿瘤理论体系构建及创新［J］.北京中医药大学学报,2022,45(3):223

李翠艳.补气生血汤联合促红细胞生成素治疗肿瘤相关性贫血(气血亏虚证)的疗效及对患者生活质量的影响［J］.内蒙古中医药,2022,41(7):59

李华华,岳姣姣,刘怀民,等.化嗝颗粒联合耳穴埋揿针在食管癌术后化疗的运用及对失眠焦虑的影响［J］.中医研究,2022,35(7):16

李伟明,张凯新,崔伟峰,等.基于数据挖掘技术探讨淋巴瘤的中医诊疗规律［J］.中医肿瘤学杂志,2022,4(6):28

李晓凯,殷东风,高宏,等.中医形神统一理论指导前列腺癌的诊疗模式［J］.中医临床研究,2022,14(4):118

李叶枚,马春成,詹前兴.加味防己地黄汤治疗乳腺癌内分泌治疗后失眠的疗效观察［J］.世界中西医结合杂志,2022,17(5):950

李芋锦,马菊宁,王子卿,等.基于非标记定量蛋白组学对原发性血小板增多症患者血小板活化相关差异蛋白的分析［J］.中国实验血液学杂志,2022,30(3):836

刘敏,雷荟融,成延娟,等.花姜酮对多发性骨髓瘤细胞 U266 增殖和凋亡的影响及机制［J］.中国药理学与毒理学杂志,2022,36(8):572

刘蕊,范宁建,王英曼,等.复方苦参注射液对多发性骨髓瘤 RPMI8226 细胞增殖和凋亡的影响［J］.中国医院用药评价与分析,2022,22(3):300

刘蕊,范宁建,王英曼,等.复方苦参注射液联合伊班膦酸钠治疗多发性骨髓瘤骨痛的疗效观察［J］.中国医院用药评价与分析,2022,22(4):424

陆美芹,朱伟,羌曹霞,等.药膳食疗法联合营养教育对鼻咽癌放化疗病人营养状况的影响［J］.全科护理,2022,20(25):3517

M

Mao J J, Pillal G G, Andrade C J, et al. Integrative

oncology：Addressing the global challenges of cancer prevention and treatment［J］. CA：A Cancer Journal for Clinicians，2022，72(2)：144

马扬,叶海勇,李慧琴,等.基于阴阳理论探讨中医药改善肿瘤微环境的途径［J］.新中医,2022,54(1):146

马舒雅,潘茹芳,李天玉,等.灸法对肿瘤患者生活质量影响的网状 Meta 分析［J］.中国针灸,2022,42(4):473

N

牛继聪,刘为易,王子卿,等.原发性血小板增多症肝郁血热夹瘀证与肝郁脾虚夹瘀证患者临床与生物学特征比较［J］.中国中西医结合杂志,2022,42(12):1452

P

潘树芳,范忠泽,石晓兰.范忠泽教授辨治胰腺癌经验［J］.光明中医,2022,37(15):2715

Q

乔炜超,田甜,夏青,等.益气活血解毒方对胰腺癌晚期胰腺细胞迁移和侵袭的影响［J］.中医学报,2022,37(9):1934

全日城,郭小青,吕妍,等.周霭祥治疗血液病思想探析［J］.中华中医药杂志,2022,37(8):4507

S

山蕾,刘朝霞,赵媛媛.尚德俊大师所创"四虫片"在骨髓增殖性肿瘤中的应用［J］.中医临床研究,2022,14(28):47

沈婕,何胜利,胡南华,等.清胰化积方联合 PTCD 术治疗晚期胰头癌伴梗阻性黄疸回顾性研究［J］.中国中医药现代远程教育,2022,20(15):108

沈惠琳,李为民,胡成琛,等.丹皮酚对胰腺癌 PANC-1 细胞凋亡及 GRP78/TRAF2 信号通路的影响［J］.浙江中医杂志,2022,57(4):241

史雯,陈信义,田劭丹,等.黄连汤与加味黄连汤对小鼠胰腺癌移植瘤的抑制作用［J］.湖南中医药大学学报,2022,42(4):576

T

唐迎港,蒋益兰.蒋益兰教授从神、魂、魄论治肿瘤相关性失眠经验［J］.中医研究,2022,35(4):90

田芮萍,秦兰.中西医治疗原发性血小板增多症现况［J］.医学理论与实践,2022,35(23):3985

W

王熙,方文岩.方文岩教授基于升降理论辨治胰腺癌经验［J］.中国中医药现代远程教育,2022,20(17):67

王焱,徐瑞荣.徐瑞荣教授从"痰、瘀、虚"辨治非霍奇金淋巴瘤经验［J］.中医药导报［J］.2022,7(28):166

王怀涛,高峰,谭晓冬.鲁斯可皂苷元通过诱导铁死亡对胰腺癌细胞的抑制作用研究［J］.中国临床药理学杂志,2022,38(15):1787

王贤柱,王梓阳,赖奕辉.老十针治疗结直肠癌术后胃肠功能障碍的临床研究［J］.中国中医药现代远程教育,2022,20(15):105

王永刚,李光成.生脉饮合百合固金汤对中晚期肺癌(气阴两虚证)化疗患者的增效减毒及睡眠质量效果［J］.基层中医药,2022,1(6):28

王昱婷,唐蔚,潘博,等.潘敏求治疗胰腺癌经验［J］.湖南中医杂志,2022,38(3):38

王志刚,田劭丹,李加葵,等.健脾祛湿法在胰腺癌辨治中的应用［J］.现代中医临床,2022,29(2):56

魏巍,王微,雷宇,等.毒结清口服液干预骨髓瘤骨病患者血清骨硬化蛋白的临床观察［J］.湖北中医杂志,2022,44(1):8

魏小曼,李柳,王俊壹,等.癌毒病机理论辨治胰腺癌探讨［J］.中华中医药杂志,2022,37(4):2062

吴蕾,徐森华,杨艳.疏肝理气解毒汤结合 IFN-α 治疗原发性血小板增多症临床疗效及对血液流变学指标的影响［J］.四川中医,2022,40(2):105

X

夏清,克晓燕,胡凯文.从脾虚痰浊论治非霍奇金淋巴瘤［J］.广州中医药大学学报,2022,12(39):2949

肖威.通痹活血汤治疗硼替佐米所致周围神经毒性的临床研究［J］.中国中医药现代远程教育,2022,20(14):103

肖汇颖,胡冬菊,王永敏,等.石龙解毒方辅助化疗对弥漫大 B 细胞淋巴瘤预后和生活质量的影响［J］.中药新药与临床药理,2022,33(1):126

谢晓冬,张潇宇.癌因性疲乏最新进展:NCCN(2018版)癌因性疲乏指南解读［J］.中国肿瘤临床,2018,45(16):

817

许晶,董石,董青,等.中医药防治肿瘤相关性贫血的优势与特色[J].北京中医药大学学报,2022,45(11):1089

薛娜,许炜茹,于明薇等.从郁火、阴火、相火辨治肿瘤相关性失眠[J].环球中医药,2022,15(3):479

Y

杨双,王春微,刘海军,等.护胃汤配合西药预防Ⅲ期胰腺癌放疗后消化道黏膜放射性损伤临床研究[J].陕西中医,2022,43(5):600

杨小芳,阮莉娅,程秋琴.五味消毒饮加味预防 VAD 方案治疗多发性骨髓瘤致周围神经病变 35 例[J].浙江中医杂志,2022,57(3):205

余思敏,唐人彦,张秀梅,等.刘鲁明治疗胰腺癌腹水处方策略[J].中华中医药杂志,2022,37(7):3881

袁菊花,郑丽平,张宇静,等.多发性骨髓瘤腹泻的认识及中医治疗[J].中医肿瘤学杂志,2022,4(5):65

Z

张百红,岳红云.肿瘤的整合治疗[J].现代肿瘤医学,2019,27(16):2968

张传龙,王桂彬,庞博.经方论治肿瘤相关性抑郁[J].陕西中医,2022,43(3):342

张小敏,朱文卓,胡潇,等.复方中药联合化疗方案治疗多发性骨髓瘤的疗效及安全性研究[J].广州中医药大学学报,2022,39(2):229

张依婷,沈敏鹤,阮善明.沈敏鹤治疗胰腺癌经验浅析[J].浙江中医药大学学报,2022,46(1):82

赵滢蓉,孙海燕.基于"固本清源"理论浅谈乳腺癌的临床治疗[J].世界最新医学信息文摘,2022,22(64):127

中国抗癌协会肿瘤营养专业委员会,国家市场监管重点实验室(肿瘤特医食品).肿瘤整合康复治疗规范化示范病房标准(试行)[J].肿瘤代谢与营养电子杂志,2022,9(4):450

周艳群,古学奎,黎耀和,等.基于中医传承辅助平台探索丘和明教授治疗恶性淋巴瘤的用药经验[J].时珍国医国药,2022,2(33):474

朱逸东,甘欣锦.扶正解毒方辨治弥漫大 B 细胞淋巴瘤免疫逃逸的临床研究[J].中医学报,2022,2(37):408

庄振杰,周岱翰.《伤寒论》六经辨证及方证对应在肿瘤临床中的应用与启示[J].中医肿瘤学杂志,2022,4(6):36

（四）内　科

【概述】

2022年，公开发表的中医药治疗内科疾病的期刊论文5 600余篇（含基金支持项目论文750余篇）。其中：消化系统约占19.2%、循环系统约占17.5%、呼吸系统约占12.9%、神经系统约占12.3%、新陈代谢约占12.2%、泌尿系统约占9.3%；其余依次为精神系统（8.7%）、结缔组织免疫系统（4.2%）、内分泌系统（1.9%）、中医急症（1.8%）、血液系统（1.4%）等，内容涵盖了中医临床研究、中西医结合治疗与研究，实验研究及经验总结等。

1. 中医急症

文献约100篇，研究主要集中在脓毒症（约65%），其余依次为急性呼吸窘迫综合征、多器官功能障碍综合征等。各类基金项目论文13篇。

韩丹等将70例脓毒症致急性胃肠损伤患者随机分为两组，均予常规治疗，治疗组再予大黄附子汤灌胃，疗程均为14 d。结果：治疗组总有效率为91.4%（32/35），对照组为77.1%（27/35），$P<0.05$。两组中医证候积分均下降，腹内压下降、排便次数增多，APACHE Ⅱ评分下降，ROS、MDA、TNF-α、IL-6水平均降低，SOD水平升高，且均以治疗组更甚（均$P<0.05$）。

谢娜等将60例中度急性呼吸窘迫综合征患者随机分为两组，均予常规西医治疗，治疗组加用调气利水汤（僵蚕、蝉蜕、片姜黄、大黄、麻黄、杏仁等），疗程7 d。结果：两组APACHE Ⅱ评分均下降，静态肺顺应性（Cst）、氧分压（PaO_2）均增加、氧合指数（PaO_2/FiO_2）均上升；肺泡动脉氧分压差（PA-

aDO$_2$），血清TNF-α、IL-6和IL-8，及组间血管外肺水指数（ELWI）、组间肺血管通透性指数（PVPI）均下降，且以上相关指标的改善均以治疗组更为明显（均$P<0.05$）。

2. 呼吸系统

文献710余篇，其中慢性阻塞性肺疾病约占19.30%、哮喘（支气管哮喘、咳嗽变异性哮喘）约占17.32%、肺炎约占14.37%，其余为支气管扩张、肺间质纤维化等疾病。各类基金项目论文86篇。

周同鑫等将83例支气管扩张痰热壅肺证患者随机分为两组：对照组（41例）予左氧氟沙星加入5%葡萄糖注射液静脉滴注、盐酸氨溴索入生理盐水静脉滴注；治疗组在此基础上加服支炎一号方（射干、地骨皮、陈皮、金银花、车前子、车前草等），疗程均为1周。结果：观察组总有效率为97.6%（41/42），对照组为80.5%（33/41），$P<0.05$。观察组第1秒用力呼气量（2.96±0.46）L、用力肺活量（2.83±0.48）L、最大呼气流速（80.78±6.14）L/s，对照组分别为（2.56±0.41）L、（2.46±0.47）L、（74.93±6.05）L/s，$P<0.05$。

方翔宇等将118例慢性阻塞性肺疾病稳定期肺肾亏虚证患者随机分为两组，均予常规噻托溴铵粉吸入剂治疗，观察组在此基础上联合补肺益肾定喘方（炙黄芪、熟地黄、怀山药、山茱萸、人参、蜜麻黄等）治疗并随症加减，疗程均为3个月。结果：观察组总有效率为96.6%（57/59），对照组为78.0%（46/59），$P<0.01$。两组患者的主症评分（包括胸闷气喘、咳嗽）和次症评分（包括自汗、腰膝酸软、乏力）均降低，FEV1/FVC、FVC水平均升高，CAT评分、血浆miR-145及血清IL-6、IL-33、TGF-β1、α1-

AT 水平均降低（均 $P<0.05$），且观察组更甚（均 $P<0.01$）。

怀宝赓等介绍刘德山基于"疏散通络"法治疗特发性肺纤维化经验。刘氏认为特发性肺纤维化具有"气滞浊凝、肺络痹阻"的病机特点，结合肺脏喜宣发肃降的生理特性，提出"疏散通络"法，"气药""散药""通络药"三者相须而用。常用桔梗、杏仁、陈皮、紫菀、前胡、麦冬、枇杷叶、生甘草等药物疏利肺郁（其中桔梗配伍杏仁常用比例为 2:1）；霜桑叶、菊花（憋喘较重时桑菊之比为 2:1，若肺内炎症较重时则二者比例为 1:1）；枳壳、川贝母、枇杷叶、莱菔子、大黄、麸炒桃仁、当归尾等清浊化滞，散瘀消壅；香附、郁金、丹参、小茴香、延胡索、川芎、黄芪、当归、人参、葛根等通畅肺络，调补气血。

有关咳嗽变异性哮喘、重症肺炎、肺结节的治疗与研究详见专条。

3. 循环系统

文献 970 余篇，其中冠心病约占 23.4%、高血压约占 15.5%、心力衰竭约占 23.9%、心绞痛约占 17.7%，其余为动脉粥样硬化、心肌梗死、心律失常、心肌缺血、慢性心衰等。各类基金项目论文 145 篇。

邵静等将 68 例不稳定型心绞痛冠脉微循环障碍（气虚血瘀痰阻证）患者随机分为两组，对照组行常规药物治疗，试验组在此基础上加服消溶稳斑方（黄芪、葛根、甘松、地龙、郁金、水蛭等），疗程均为 8 周，随访 6 个月。结果：与对照组比较，试验组 NO 水平升高，血栓素 B2（TXB2）、NF-κB、hs-CRP 水平均降低，LVEF 水平升高（均 $P<0.05$）。

李伟艺将 92 例急性心力衰竭患者随机分为两组，均在常规治疗基础上予重组人脑利钠肽（rhBNP）静脉注射，观察组在此基础上加柴牡四物方（肉桂、川芎、当归、柴胡、酸枣仁、生晒参等）治疗，疗程均为 2 周。结果：观察组总有效率为 91.3%（42/46），对照组为 71.7%（33/46），$P<0.05$。与对照组比较，观察组舒张早期二尖瓣环运动速度 E、E/e′均降低（均 $P<0.05$）。两组心力衰竭程度评分、APACHE Ⅱ评分、中医证候积分，血清心肌细胞凋亡因子 sFasL、sFas、血管内皮功能指标 ET-1、TRPC1 水平均降低，血清 NO、miR-181b 水平均升高，且观察组更甚（均 $P<0.05$）。

王硕等将 150 例老年高血压病肾精不足、髓海空虚证患者随机分为两组，均予对症处理及口服苯磺酸氨氯地平，中西医结合组在此基础上加用滋阴补肾填精益髓自拟方（熟地黄、川牛膝、枸杞子、山茱萸、杜仲、黄精等），疗程为 4 周。结果：两组 SBP、DBP、中医症状积分、全血高切黏度、全血低切黏度、血浆黏度、红细胞聚集指数及血浆 ET-1、TXA2 水平均显著降低，臂踝脉搏波传导速度（PWV）显著减慢；血浆 NO 水平及踝臂指数（ABI）、大动脉弹性指数（C1）、小动脉弹性指数（C2）均显著升高，且中西医结合组更甚（均 $P<0.05$）。

有关急性心肌梗死、动脉粥样硬化研究及治疗等详见专条。

4. 消化系统

文献 1 100 余篇，研究主要集中在消化性溃疡约占 20.0%、胃炎约占 19.2%、肠炎约占 16.9%、便秘约占 10.7%，反流性疾病约占 10.0%，其余为慢性肠易激综合征、脂肪肝、功能性消化不良、肝纤维化、幽门螺杆菌感染等。各类基金项目论文 155 篇。

孟子惠等研究疏肝利胆和胃方治疗肝胃不和型反流性食管炎的作用机理。将 80 只 SD 大鼠随机分为空白组、模型组、中药干预组（姜半夏、黄芩、柴胡、枳实、蒲公英、砂仁等）及艾速平阳性药组，除空白组外，其余各组采用部分幽门结扎＋夹尾刺激法造模，前两组予生理盐水、后两组予相应药物灌胃均 2 周。结果：与空白组比较，模型组体质量增加减缓，食管黏膜组织中 VIPmRNA 表达水平降低。与模型组比较，给药组食管黏膜组织愈合率升高，食管黏膜上皮细胞间隙均降低；食管黏膜组织中 NOS 的表达水平均升高，VIPmRNA 表达水平均升高，IL-8 表达水平均降低（均 $P<0.05$）。研究提示，疏肝利胆和胃方可能通过降低模型大鼠的 IL-8 相应受体的表达

来治疗反流性食管炎。

苏卫仙等将 100 例 Hp 相关性慢性胃炎患者随机分为两组。两组均采用常规艾司奥美拉唑四联疗法治疗。观察组在此基础上加用荜铃胃痛颗粒(荜澄茄、川楝子、醋延胡索、黄连、吴茱萸、酒大黄等),疗程 14 d。结果:观察组临床及胃镜的总有效率分别为 94.0%(47/50)、90.0%(45/50),对照组分别为 78.0%(39/50)、72.0%(36/50),均 $P<0.05$。观察组 Hp 根除率为 94.0%(47/50),对照组为 80.0%(40/50),$P<0.05$。两组气滞血瘀证的各项症状积分均降低,外周血 CD_4^+、CD_4^+/CD_8^+ 和 IFN-γ 水平均升高,外周血 CD_8^+ 和 TNF-α、IL-6 水平均降低,且观察组更甚(均 $P<0.05$)。

有关溃疡性结肠炎、功能性便秘、非酒精性脂肪肝、肝硬化腹水的治疗与研究等详见专条。

5. 泌尿系统

文献 520 余篇,其中肾炎约占 17.4%、肾衰竭约占 11.0%、肾病综合征约占 7.8%,其余为 IgA 肾病、尿路感染等。各类基金项目论文 62 篇。

黄雁等将 68 例复发性尿路感染(气阴虚夹湿热证)的女性患者随机分为两组,对照组口服左氧氟沙星片,治疗组在此基础上加服中药益气养阴通淋方(叶下珠、凤尾草、薏苡仁、北沙参、麦冬、醋香附等)并随症加减,疗程均为 14 d。结果:剔除 5 例脱落病例(治疗组 2 例、对照组 3 例)外,治疗组总有效率为 90.6%(29/32),对照组为 61.3%(19/31),$P<0.05$。第 6 周随访,治疗组复发率为 18.8%(6/32),对照组为 41.9%(13/31),$P<0.05$。

边彩月等将 90 例狼疮性肾炎患者随机分均为两组,均给予常规对症处理及口服环磷酰胺,研究组在此基础上加服益肾祛瘀化湿汤(丹参、红花、枫香脂、川芎、鹿衔草、杜仲等),疗程均为 3 个月。结果:研究组总有效率为 97.8%(44/45),对照组为 82.2%(37/45),$P<0.05$。与对照组比较,观察组血清中性粒细胞明胶酶相关脂质运载蛋白(NGAL)、高迁移率族蛋白 B1(HMGB1)、可溶性血栓调节蛋白

(sTM)、血清、尿液免疫球蛋白结合蛋白 1(IGBP1)、BUN、24 h UPE、Scr 水平均降低;系统性红斑狼疮疾病活动评分(SLEDAI)、中医主症和次症评分均降低(均 $P<0.05$)。

齐宁等将 96 例慢性肾脏病患者随机分为两组,均予常规及口服醋酸泼尼松片,观察组在此基础上加服参芪延肾方(红参、大黄、黄芪、淫羊藿、川芎、生地黄等),疗程为 8 周。结果:观察组总有效率为 89.6%(43/48),对照组为 70.8%(34/48),$P<0.05$。两组全血低切、全血高切、血浆黏度值均降低,UmAlb、UAER、Scr,及血清 Gd-IgA1、AGEs、CRP、IL-6、IL-8 水平均下降,观察组更为明显(均 $P<0.05$)。

有关慢性肾衰竭的治疗与研究详见专条。

6. 血液系统

文献 100 余篇,其中贫血约占 33.0%、紫癜约占 18.0%、血小板减少症约占 23.0%,其余为白细胞减少、骨髓增生异常综合征等。各类基金项目论文 12 篇。

孙军伟等将 80 例合并肾性贫血的维持性血液透析(MHD)患者随机分为两组,均予皮下注射 rHuEPO,对照组加服琥珀酸亚铁片,观察组加服生血宁片(主要成分为天然蚕沙提取物铁叶绿酸钠)。疗程为 12 周。结果:与对照组比较,观察组 Hb、HCT 水平及血清 SF、TAST 水平均升高,血清 hs-CRP 水平降低,rHuEPO 用量减少(均 $P<0.05$)。

严方利等基于数据挖掘分析常克治疗过敏性紫癜的用药规律。共收集治疗过敏性紫癜处方 219 个,通过构建数据库进行数据挖掘。结果:运用的方药药性以寒为主,药味苦甘均用,归经多属太阴阳明;频次前 5 的药物为黄芩、茯苓、炒栀子、知母、连翘;频次前 5 的药对为茯苓-泽泻、金银花-连翘、连翘-栀子、黄芩-蒲公英、生石膏-炒栀子。根据药物关联规则演化得到 3 大核心药物群组和 13 个新处方。研究提示,常氏治疗过敏性紫癜常选用苦寒药

物进行组方但亦重视甘温益气;同时善用风药,重视清利手阳明大肠,并且善以祛痰化瘀治疗紫癜性肾炎。

关于再生障碍性贫血、原发性免疫性血小板减少症的治疗与研究等详见专条。

7. 内分泌系统

文献 110 余篇,其中甲状腺相关疾病约占 77.2%、肥胖约占 14.3%,其余为特发性水肿等。各类基金项目论文 15 篇。

刘鑫晔将 90 例非毒性结节性甲状腺肿 (NTNG)气虚痰凝证患者随机分为两组,均予左甲状腺素钠片,观察组在此基础上加服益气消瘿汤(玄参、黄芪、夏枯草、浙贝母、蒲公英、半夏等),均治疗 12 周。结果:观察组总有效率为 88.9%(40/45),对照组为 71.1%(32/45),$P<0.05$。与对照组比较,观察组颈部肿大、颈部胀闷、胸肋胀闷及神疲乏力积分均降低,最大结节直径和甲状腺结节数目均降低(均 $P<0.05$)。

高燕等将 80 例单纯性肥胖患者随机分为两组,均予饮食及运动干预,观察组在此基础上加服活血消浊方(茯苓、白术、苍术、厚朴、陈皮、绞股蓝等),疗程为 8 周。结果:观察组总有效率为 92.5%(37/40),对照组为 75.0%(30/40),$P<0.05$。与对照组比较,观察组 BMI、F%、血脂四项均降低,健康状况 SF-36 评分升高(均 $P<0.05$)。

8. 新陈代谢系统

文献 680 余篇,研究主要集中在糖尿病及并发症约占 74.2%、痛风及并发症约占 13.5%,其余为高尿酸血症、高血脂症等。各类基金项目论文 126 篇。

罗丹等将 108 例代谢综合征患者随机分为两组,均予生活方式干预及西医常规药物治疗。观察组加服健脾消渴方颗粒(黄芪、黄连、天花粉、生地黄、川牛膝、佩兰等),对照组加服健脾消渴方模拟颗粒,均连续治疗 3 个月。结果:与对照组比较,观察

组血压、FBG、TG、HDL-C 的达标率均升高(均 $P<0.05$);FBG、FINS、HOMA-IR 均明显降低,HOMA-β、ISI 均明显升高;LPS 水平明显降低,新鲜粪便中短链脂肪酸(SCFAs)水平明显升高;胰高血糖素样肽 1(GLP-1)、多肽 YY(PYY)水平均明显升高,胃饥饿素水平降低;IL-1β、TNF-α、IL-17A 水平降低;视黄醇结合蛋白 4(RBP4)、脂肪细胞脂肪酸结合蛋白(A-FABP)水平降低,脂联素(APN)水平升高(均 $P<0.01$)。

岳悦等将 138 例代谢综合征患者随机分为两组,均予常规西医治疗联合口服罗格列酮,观察组在此基础上联合四逆散合平胃散方治疗,连续治疗 3 个月。结果:观察组总有效率为 88.4%(61/69),对照组为 72.5%(50/69),$P<0.05$。两组 TC、TG、LDL-C、FPG、2hPBG、HbA1c、FINS、HOMA-IR,及舒张压、收缩压、腰围及体质量指数、MDA 水平均降低,HDL-C、SOD 水平均明显升高,且观察组更甚(均 $P<0.05$)。

有关 2 型糖尿病、糖尿病肾病、痛风性关节炎的治疗与研究详见专条。

9. 神经系统

文献 680 余篇,其中中风篇约占 48.7%、头痛约占 7.9%,其余为帕金森病、癫痫、面神经麻痹等。各类基金项目论文 63 篇。

韩玲等将 110 例慢性疲劳综合征肝肾亏虚证患者随机分为两组,对照组予西医常规治疗(包括口服谷维素片、复合维生素 B 片、三磷酸腺苷),观察组则服用益肾强肝抗疲方(熟地黄、枸杞子、怀山药、山茱萸、茯苓、桑寄生等)并随症加减,治疗均为 8 周。结果:观察组总有效率为 96.4%(53/55),对照组为 65.5%(36/55),$P<0.05$。与对照组比较:观察组 GSH-Px、SOD 均升高,LPO 降低;血清 IL-6、IFN-γ、LAC 均降低;血清 CD_4^+/CD_8^+、CD_4^+ 细胞水平升高,CD_8^+ 细胞水平降低;疲劳量表-14(FS-14)评分、中医总症状积分(主要症状为乏力、腰膝酸软、眼睛干涩,次要症状为便溏、肌肉酸痛)均下降(均 $P<0.05$)。

杨娅等将60例Ⅰ、Ⅱ型重症肌无力患者随机分为益气解毒复方组（常规西药）＋益气解毒复方（黄芪、人参、制附片、淫羊藿、土茯苓、漏芦等）与对照组（常规西药），疗程均为12周。最终完成试验56例，其中益气解毒复方组脱落3例，对照组脱落1例。结果：益气解毒复方组总有效率为96.3%（26/27），对照为79.3%（23/29），$P<0.05$。两组QMG评分均下降，且益气解毒复方组更为明显，血清Tfh细胞比例、IL-21及AchR-Ab水平均明显降低，Tfr细胞比例及Tfr/Tfh比值均明显升高（均$P<0.01$），且益气解毒复方组在降低Tfh细胞比例、AchR-Ab水平及升高Tfr细胞比例，以及升高Tfr/Tfh比值，降低IL-21水平上均更为明显（$P<0.05$，$P<0.01$）。

有关急性缺血性中风、中风后遗症的治疗与研究详见专条。

10. 结缔组织免疫系统

文献近250篇，其中类风湿关节炎约占36.9%，其余为强直性脊柱炎约占18.9%、系统性红斑狼疮约占10.3%等。各类基金项目论文18篇。

王泽等将60例SLE患者随机分为两组，均予醋酸泼尼松片、硫酸羟氯喹片口服。治疗组在此基础上加用健脾滋肾方（黄芪、茯苓、白术、山药、熟地黄、菟丝子等），疗程为12周。结果：与对照组比较，治疗组皮肤红斑、关节疼痛、畏寒肢冷、神疲乏力评分、SLEDAI评分、中性粒细胞/淋巴细胞比值（NLR）、血小板/淋巴细胞比值（PLR）、Hcy水平均降低，补体C3水平升高（均$P<0.05$）。

有关类风湿关节炎、强直性脊柱炎的治疗与研究详见专条。

11. 精神系统

文献近500篇，其中抑郁症约占19.3%、失眠约占20.8%，其余为痴呆、焦虑症、精神分裂症等。各类基金项目论文46篇。

陈克龙等将60例抑郁症肝郁脾虚证患者随机分为两组，对照组口服艾司西酞普兰片，研究组则服用逍遥散合半夏厚朴汤。分别于治疗前和治疗8周后，评价患者抑郁程度和认知功能变化情况，测定患者事件相关电位P300相关指标变化情况。结果：研究组HAMD评分为（12.67±1.62）分，对照组为（15.37±1.42）分，$P<0.01$。研究组操作智商（PIQ）、言语智商（VIQ）和总智商（FIQ）分值分别为（100.13±3.47）分、（104.57±3.04）分、（102.53±2.37）分，对照组则分别为（96.97±3.20）分、（102.37±2.85）分、（99.87±2.21）分，均$P<0.05$。与对照组比较，研究组总测验数、持续错误数及随机错误数等WCST评分指标均降低，事件相关电位P300潜伏期降低，而事件相关电位P300波幅则有所升高（均$P<0.05$）。

李东昇等研究通腑养髓方（大黄、黄连、莪术、姜黄、芍药、鱼腥草等）调控wilon病模型TX小鼠神经细胞铁死亡的机制。以DL小鼠为正常对照，将TX小鼠随机分为模型组与通腑养髓方组，分别灌胃30 d。结果：与正常对照组比较，模型组脑组织线粒体膜皱缩，嵴数量减少或消失，空泡产生；脑内铜、铁含量，TfR表达水平，MDA含量显著升高，SOD活性显著下降；脑内谷胱甘肽过氧化物酶4（GPX4）表达水平降低；脑内Nrf2、FTH1、HO1、NQO1表达水平均降低（均$P<0.05$）。与模型组比较，通腑养髓方组脑组织线粒体结构损伤程度明显减轻；脑内铁含量、TfR表达水平、MDA含量均降低，SOD活性升高；GPX4表达水平升高；脑内Nrf2、FTH1、HO1、NQO1表达水平均增加（均$P<0.05$）。研究提示，通腑养髓方可能通过上调TX小鼠神经细胞GPX4等铁死亡相关蛋白及Nrf2、FTH1、HO1、NQO1等Nrf2通路相关蛋白的表达水平，减轻铜蓄积所致的氧化应激，抑制神经细胞铁死亡，从而起到保护神经细胞的作用。

有关失眠症、阿尔茨海默病的治疗与研究详见专条。

（撰稿：余小萍 吴欢 审阅：周永明）

【咳嗽变异性哮喘的治疗与研究】

陈旭等介绍李应存依敦煌宣肺调气血法治疗咳嗽变异性哮喘（CVA）经验。李氏认为其多因卫外不固，邪袭肺卫，肺失宣降，肺气郁遏失司，上逆致咳。本虚标实是病机特点，气血不足是其发病的重要内因。采用疏风宣肺止咳、益气养血润肺之法，合用敦煌紫苏煎（紫苏、桑白皮、桔梗、甘草、诃勒皮、通草等）及疗风虚瘦弱方（黄芪、当归、芍药、川芎、桂心、羌活等），并随症加减治疗，兼有表虚自汗者合玉屏风散加减，咽喉不利咽痛者合治喉痹方加减，咳喘兼咽干痛者合自拟三叶汤加减。胡一川等介绍崔红生对 CVA 的用药经验。崔氏认为其核心病机是"风邪内伏、外风引触"，治疗上应遵从"解利伏邪、调枢和肺"的基本治则，以药物气味理论为核心，少阳主枢理论为基础，配伍遵循甘苦酸微辛之法，拟定桑梅止咳方（蜜桑白皮、桑叶、乌梅、菊花、桔梗、炒苦杏仁等）加减治疗。

符琼方等将 100 例 CVA 风邪犯肺证患者随机分为两组，对照组予孟鲁司特钠片口服及沙美特罗替卡松粉吸入剂治疗，观察组在此基础上加服钩藤饮子联合小青龙汤（钩藤、川牛膝、防风、蝉蜕、麻黄、桂枝等），疗程均为 2 个月。结果：观察组总有效率为 90.0%（45/50），对照组为 74.0%（37/50），$P <$ 0.05。两组中医症状积分均降低，FEV1、PEF、FVC 水平均升高，外周血 LTD4、LTC4、LTE4、血清 EOS、IgE 水平均降低，且上述指标均以观察组的变化更为明显（均 $P <$ 0.05）。治疗结束后 6 个月内随访，观察组复发 4 例，对照组复发 13 例，有显著差异（$P <$ 0.05）。

林孔秦等将 160 例 CVA 急性发作期患者随机分为两组，对照组予布地奈德/福莫特罗吸入治疗，观察组在此基础上加服桑芩止咳浓煎剂（鱼腥草、桑白皮、黄芩、焦栀子、浙贝母、白前等），疗程均为 14 d。结果：与对照组比较，观察组的咳嗽缓解时间、日咳消退时间及夜咳消失时间均缩短，中医证候（TCM）评分降低；血清 INF-γ 水平升高，嗜酸性粒细胞百分比（EOS）、IL-4、IL-6、TNF-α、NGF、MMP-2、MMP-9、TIMP-1 水平均降低；肺功能及小气道功能参数 FEV1/FVC、PEFpred、FEF50%、FEF75%、MMEF Pred 均升高（均 $P <$ 0.05）。钟远等将 68 例患者随机分为两组，对照组口服孟鲁司特钠片，观察组口服抗敏镇咳方（苦参、炙麻黄、苦杏仁、矮地茶、地龙、紫苏叶等），均治疗 4 周。结果：与对照组比较，观察组治疗 2 周后、4 周后咳嗽评分，EOS、ECP 水平均降低；4 周后肺功能指标 FEV1、PEF 及 MEF25 升高（均 $P <$ 0.05）。

张叶等将 30 只清洁级 Hartley 豚鼠随机分为对照组、模型组、孟鲁司特钠组及中药加味六安煎（法半夏、茯苓、杏仁、橘红、海浮石、白芥子等）高、中、低剂量（0.7、1.5、2.2 g/ml）组。除对照组外均腹腔注射卵蛋白及氢氧化铝致敏后用卵蛋白雾化激发造模，并相应分别灌胃均 10 d。结果：与正常组比较，模型组的支气管平滑肌增生肥厚，肺组织充血水肿，体积增大，周围炎症细胞浸润，杯状细胞及黏液栓增多，肺泡扩张、塌陷；肺泡壁增厚、肺间质充血明显，Ⅱ型肺泡上皮绒毛脱落，线粒体数量减少，部分肿胀；IL-12 降低，IL-13 升高（均 $P <$ 0.05），IL-12/IL-13 下降但不显著。与模型组比较，中药各剂量组的肺组织充血水肿、平滑肌增生肥厚及黏液栓等情况均不同程度减轻，肺泡壁增厚及肺泡上皮绒毛脱落程度轻，胞质内线粒体数量多；IL-12 均上升，高、中剂量组上升显著（均 $P <$ 0.05）；IL-13 降低但不显著，IL-12/IL-13 均上升，高、中剂量组升高明显（均 $P <$ 0.05）。研究提示，加味六安煎可减少 CVA 豚鼠炎症细胞浸润，减轻肺组织充血水肿及平滑肌增生肥厚，其作用机制可能与改善 IL-12 及 IL-13 水平，调控辅助性 T 细胞 1、2 免疫失衡有关。

（撰稿：吴欢　审阅：余小萍）

【重症肺炎的治疗及临床研究】

谢斌等将 100 例痰热壅肺证患者随机分为两

组,均予西医常规治疗,研究组在此基础上加予凉膈白虎汤(大黄、芒硝、甘草、连翘、栀子、黄芩等)口服或鼻饲。疗程均为7 d。结果:研究组总有效率为94.0%(47/50),对照组为76.0%(38/50),$P<0.05$。与对照组比较,研究组SAA、HMGB1水平均降低,肺功能FEV1、FVC、MMF、PEF水平明显均升高,CPIS、SOFA、APACHE Ⅱ评分及中医证候积分明显均降低(均$P<0.05$)。吴倩等将60例患者随机分为两组,对照组予常规西医治疗,试验组在此基础上加服解毒化痰平喘汤(黄芩、金银花、玄参、姜半夏、陈皮、藿香等)。疗程均为7 d,最终完成病例55例(试验组脱落2例,对照组脱落3例)。结果:试验组总有效率为96.4%(27/28),对照组为81.5%(22/27),$P<0.05$。与对照组比较,试验组肺泡灌洗液中的肺泡巨噬细胞内过氧化物酶6(PRDX6)水平明显上升,血过氧化脂质(LPO)水平下降,胱甘肽过氧化物酶(GSH-Px)活性上升;APACHE Ⅱ评分下降,Lac、PCT、CRP水平均下降(均$P<0.05$)。

吴雄飞等将86例痰热壅肺证患者随机分为两组,均予机械通气、抗感染、帮助排痰及支气管肺泡灌洗治疗,中西医组在此基础上加服小陷胸汤,并随症加减,疗程均为14 d。结果:两组的WBC、PCT、CRP、TNF-α水平均降低,$PaCO_2$值均降低,PaO_2/FiO_2、Cydn值、PaO_2值均升高,CPIS评分均降低(均$P<0.05$)。与西医组比较,中西医组PCT、CRP、TNF-α水平均降低,$PaCO_2$值降低,Cydn值升高,CPIS评分降低;PICW时间、机械通气时间、ICU治疗时间均降低(均$P<0.05$)。葛燕萍等将80例痰热壅肺证患者随机分为两组,均予常规基础治疗加广谱抗菌药治疗,观察组在此基础上加服清肺化痰汤(鱼腥草、陈皮、蝉蜕、杏仁、僵蚕、葶苈子等),连续治疗14 d。结果:与对照组比较,观察组中医证候评分降低,SaO_2、PaO_2水平均升高,$PaCO_2$降低,CD_3^+、CD_4^+水平及CD_4^+/CD_8^+值均升高,CD_8^+水平降低;IL-6、IL-8、IL-10、TNF-α水平均降低(均$P<0.05$)。柳云飞等将150例痰热蕴肺证患者随机

分为两组,均给予西医常规治疗,对照组加用乌司他丁静脉注射,观察组在此基础上加服清热宣肺汤(茯苓、生白术、麸炒薏苡仁、白茅根、忍冬藤、生黄芪等),疗程均为10 d。结果:两组发热、痰壅、气促评分均降低,APACHE Ⅱ、CPIS、PSI评分均降低,HMGB1、PCT、WBC水平降低,CD_4^+水平及CD_4^+/CD_8^+值均升高,CD_8^+水平降低,且上述指标均以观察组更甚(均$P<0.05$)。

(撰稿:吴欢 审阅:余小萍)

【肺结节的研究】

黄文博等基于"玄府气液"学说探析肺结节的治疗。认为玄府开通为顺、闭阖为逆的特点与肺的宣发肃降在生理功能上具有共通性。通过分析肺结节玄府郁闭、气液失通、痰瘀互结的关键病机,以及肺结节"郁→痰→瘀→结"的病机演变过程,提出以"开玄散结"为治疗总则。依据气郁、痰凝、瘀血的偏重,酌选麻黄连翘赤小豆汤以透郁开玄、千金苇茎汤以剔痰开玄、血府逐瘀汤以逐瘀开玄、柴胡桂枝干姜汤以通阳开玄,并可用风药以开玄府,辅以剔痰逐瘀拔结之品以散结。马炳亚等基于辛温通络散结法探究肺结节的临床辨治模式。认为气滞、津停、络郁是核心病机,气、痰、瘀为主要病理因素,外邪犯肺或情志不舒是主要病因,肺络是基本病位。应以辛温通络散结为治疗大法,选用辛散温通、引经透络的药物,以射干麻黄汤为代表方,并随证加减。气滞偏盛者可配伍柴胡、郁金、香附等;湿邪偏盛者可加薏苡仁、冬瓜皮、茯苓等;痰邪偏盛者可加胆南星、石菖蒲等;伴瘀血者可配伍桃仁、红花、没药等或三棱、莪术等;结节较大、顽固不化且正气充盛者可配伍蜈蚣、地龙。还应重视后天脾胃功能在治疗肺结节中的作用,可配伍黄芪、白术、茯苓等培土生金,也可纠正辛散药耗气之偏性。同时,亦可参照现代影像学技术灵活论治。肺部CT影像呈现磨玻璃阴影,肺结节将成未成、将实未实之际,应当重在行气、化痰、通络;结节为部分实性结节则应加用活血化瘀类药物,

如桃仁、红花等;为实性肺结节则应配伍破血逐瘀类药物,如三棱、莪术等。唐艺娜等介绍刘鑫诊治肺结节经验。刘氏认为其基本病机是气郁、痰瘀郁毒壅结于肺络形成结节,日久耗伤人体正气,为虚实夹杂之证,病位在肺,与肝脾肾相关。若肝气郁滞,肝失条达,常见胸闷、咽痒、咽中有异物感等症状者,治当行气解郁、降气化痰,用柴朴汤(柴胡、厚朴、法半夏、黄芩、苏叶、茯苓等)随症加减;气滞、血瘀、痰阻等实邪积聚最为多见,常见伴或不伴咳嗽咳痰、胸部胀痛、舌淡紫、苔黄腻、舌下脉络迂曲等表现。治当豁痰化瘀、解毒散结,常用血府逐瘀汤合桑贝小陷胸汤或温胆汤、连朴饮、苇茎汤等化裁;若体质虚弱,致肺脾两脏虚损,常出现咳嗽咳痰、神疲、脉弦滑者,治当健脾益肺、疏补化痰,常用香砂六君子汤合三子养亲汤化裁。并以石上柏、石见穿为常用药物,发挥清热解毒、活血散结作用,可缩小或消除炎性结节。张兴涵等总结杨国旺辨治肺结节的临床经验,杨氏认为辨治需要从体质-病-证三个方面把握。结节患者多见气虚质、痰湿质、气郁质。气虚质多见肺脾气虚,参以补中益气汤或四君子汤之法,临证重用黄芪,配以白术、茯苓、炙甘草;痰湿质以健脾化湿、散结消肿为要,可选半夏厚朴汤、二陈汤加味,多用黄芪、白术、茯苓、炙甘草,加陈皮、浙贝母、制南星、麻黄、白附子;气郁质患者选方小柴胡汤或柴胡疏肝散加减。初期纯磨玻璃密度结节治以化痰祛湿为主,常用白术、茯苓、浙贝母、制南星、陈皮等;随着结节密度逐渐升高,常用水蛭、莪术等;肺结节综合评估恶性可能者,加龙葵、半枝莲、石见穿、金荞麦,酌加海藻、连翘、皂刺等;结节经久不散、缠绵不愈者,加水蛭、细辛、皂刺、穿山龙等。以补益肺脾、化痰散结为根本大法,佐以活血消积,常用黄芪、白术、茯苓、炙甘草培其本,用浙贝母、制南星、陈皮、皂刺、远志、海藻、连翘、莪术、水蛭等攻其标。姜可圆探讨孙增涛基于肺阳虚理论治疗肺结节的经验。孙氏认为阳虚质是肺结节的易感体质,肺气虚是肺结节的病因病机之一。多由于"阳气化"功能失调,温煦、气化、推动功能降低,不能温养维持人体脏腑功能,日久痰瘀互结

而成。且肺结节为有形实邪,在寒性状态下易于发生发展,可见"阴气盛"侵袭肺脏乃肺结节的发病条件,阳气虚"阳化气"功能减退是其病理基础。故在治疗上注重温阳,增强人体正气,从而达到稳定机体内环境,提高免疫功能,抑制结节生长,延缓疾病进程的目的。以益气温阳散结为法拟"温阳益气方"(黄芪、肉苁蓉、淫羊藿、薏苡仁、莪术、虎杖等),以益气温阳为本,祛瘀散结为标,标本兼顾。

董敬等检索中英文数据库中关于中医药治疗肺结节的文献,构建肺结节处方数据库,通过频次统计和关联规则、聚类分析,并利用网络药理学方法预测核心药物的潜在作用靶点和通路。结果:数据库共筛选得到 53 首处方,涉及 213 味中药,多味甘、苦、性寒,归肺经。甘草与茯苓、半夏是具有强关联性的 3 组合药对。核心药物组合"甘草-茯苓-半夏"与肺结节的交集靶点 85 个,得到 17 个关键靶点,包括转录激活因子 3(STAT3)、丝氨酸/苏氨酸激酶 1(AKT1)等。组方用药多以健脾益肺、行气化痰、活血祛瘀为主,辅以清热散结的同时,注重调畅气机;其核心药物组合"甘草-茯苓-半夏"治疗肺结节的潜在靶点和作用机制主要参与炎症反应、免疫调控等生物学过程。

李峻等将 106 例实性孤立性肺小结节患者随机分为两组,研究组口服补中益气汤合小柴胡汤治疗,对照组口服安慰剂,均连续服用 3 个月。结果:最终研究组纳入 52 例,对照组纳入 51 例。与对照组比较,研究组肺结节直径、血清 TNF-α、IL-1β、IL-6 水平及外周血 CD_8^+ T 淋巴细胞比例均降低,血清 IL-10、IgG、IgA、IgM 水平及外周血 CD_4^+ T 淋巴细胞比例、CD_4^+/CD_8^+ T 淋巴细胞比值、肺功能指标均升高($P<0.05$)。

(撰稿:刘霖　审阅:余小萍)

【急性心肌梗死的研究】

石锐等将 84 例急性心肌梗死(AMI)后心力衰竭患者随机分为两组,均予西医常规治疗。观察组

加用解毒消痈方(金银花、玄参、桔梗、瓜蒌仁、水蛭、败酱草等),疗程均为 28 d。结果:经治疗 2 周及 4 周之后,与对照组比较,观察组的肌钙蛋白 I(cTnI)、心脏型脂肪酸结合蛋白(H-FABP)、肌酸激酶同工酶(CK-MB)、BNP、hs-CRP、CysC 及 IL-6 水平均降低,左室射血分数(LVEF)水平升高(均 $P <$ 0.05);左心室舒张末期容积(LVEDV)、左心室收缩末期容积(LVESV)、左心室质量指数(LVMI)水平均降低($P < 0.01$,$P < 0.05$);6 min 步行距离、生命质量测定量表(QLQ-C30)总分均升高(均 $P <$ 0.01);中医证候积分、Lee 氏心衰计分、明尼苏达心衰生活质量调查表(MLHFQ)计分均降低(均 $P <$ 0.05)。施雪斐等将 100 例急性 ST 段抬高型心肌梗死(STEMI)并行急诊 PCI 术的患者随机分为两组。对照组予常规西医治疗,中药组在此基础上加服清热化瘀方(黄连、黄芩、制大黄、牡丹皮、陈皮、茯苓等),均治疗 1 个月。结果:治疗后 7 d,与对照组比较,中药组 IL-8 水平明显降低;治疗后 30 d,中药组 IL-6 水平明显降低,而 VEGF 水平明显升高(均 $P < 0.05$);治疗后 30 d,中药组 BNP 水平降低($P < 0.05$)。随访 6 个月时,中药组 LVEF 水平仍高于对照组($P < 0.05$)。

赵丹丹等将 60 只大鼠随机分为假手术组、模型组、鹿红方(鹿角片、红花、淫羊藿、补骨脂、山萸肉、女贞子等)组、氯喹组、鹿红方+氯喹组。除假手术组外,其余各组大鼠以冠状动脉左前降支结扎术造模,给予相应药物灌胃或腹腔注射 2 周。结果:与假手术组比较,模型组、氯喹组、鹿红方+氯喹组精神状态较差,活跃度明显减退,进食量减少,体质量增加不明显,后期出现腹水、大便稀溏等症状。与模型组比较,鹿红方组 LVEF、LVFS 升高,LVIDd、LVIDs 降低;血清 LDH、CK-MB 活性降低;心肌组织中 Beclinl、LAMP2、LC3-Ⅱ蛋白表达升高($P <$ 0.05),P62 蛋白表达降低($P < 0.01$);心肌组织中 LC3B 光密度值升高($P < 0.05$),P62 光密度值降低($P < 0.01$)。与鹿红方组比较,鹿红方+氯喹组 LVEF、LVFS 降低($P < 0.05$,$P < 0.01$),LVIDs

升高($P < 0.05$),LVIDd 有升高趋势($P > 0.05$);血清 LDH、CK-MB 水平升高(均 $P < 0.01$)。研究提示,鹿红方可通过调节 Beclin1/LAMP2 介导的途径,提高自噬小体的形成和促进自噬流的通畅来减轻心肌梗死后的心脏功能障碍,发挥心脏保护作用。戴方圆等通过冠状动脉左前降支结扎诱导心肌梗死模型,将 SD 大鼠设心梗组、连夏宁心方(黄连、半夏、陈皮、茯苓)中药组,再另设空白组、假手术组,每组 6 只。连续干预 4 周后,与模型组比较,连夏宁心方组一般情况得到改善,体质量增长显著($P < 0.05$),心肌细胞变性较少,排列较整齐,肌丝相对完整,间质相对均匀。心脏指数显著减少,LVEF、LVFS 显著增加,左心室收缩期指标变化显著减小,舒张期指标也有减小趋势;心房利钠肽前体蛋白 A(NPPA)表达显著减少(均 $P < 0.01$)。研究提示,连夏宁心方能抑制心梗后大鼠左室 NPPA 蛋白的表达,减轻心肌组织病理损伤和胶原纤维的形成,可部分阻断左室重构,并改善其心功能和提高生活质量。路爽等随机将 60 只大鼠分为空白组,模型组,双参活血颗粒(人参、当归、麦冬、丹参、桃仁、红花等)高、中、低剂量(7.9、4.0、2.0 mg/kg)组和西药(盐酸曲美他嗪)组。除空白组外,将其余大鼠冠状动脉左前降支结扎后制成急性心肌梗死模型,模型制备成功后连续灌胃 2 周。结果:与模型组比较,各给药组 Sirt1、FoxO1、FoxO3a 蛋白含量、mRNA 表达均上升(均 $P < 0.05$),中药组上升幅度具有药物剂量依赖性,西药组与中药高剂量组比较无明显差异($P > 0.05$)。研究提示,具有益气养阴、活血通络功效的双参活血颗粒,可能通过影响 Sirt1-FoxO1-FoxO3a 信号通路而减轻大鼠急性心肌梗死损伤。曹亚选等建立急性心肌梗死后心力衰竭大鼠模型,将 40 只 SD 大鼠随机分为模型组,参附益心颗粒(人参、南黄芪、白附片、赤芍药、葶苈子、玉米须)低、高剂量组(1.8、8.8 g/kg),福辛普利钠片组,另设假手术组,每组 8 只。干预 4 周后,与假手术组比较,模型组大鼠心肌纤维形态紊乱,炎症细胞浸润等病理损伤严重,其左心室收缩末期压力(LVESP)、左心室内压最大上升速率（＋dp/dt$_{max}$）、左心室内压最大下降速率（－dp/dt$_{max}$）、左心室缺血心肌细胞总抗氧化能力、线粒体膜电位以及心肌组织中 PTEN 诱导激酶 1（PINK1）、E3 泛素连接酶 Parkin、泛素结合蛋白 P62 的表达水平均显著降低，左心室舒张末期压力（LV-EDP）、左心室缺血心肌细胞活性氧水平和还原型烟酰胺腺嘌呤二核苷酸磷酸氧化酶活性均显著升高（均 $P<0.01$）。与模型组比较，各药物干预组大鼠心肌组织病理损伤有所减轻，上述指标均有不同程度改善（$P<0.01$，$P<0.05$）。研究提示，参附益心颗粒和福辛普利钠片能够改善心力衰竭大鼠左心室的收缩功能，可明显提高缺血心肌细胞的线粒体膜电位，减轻心肌细胞线粒体损伤，其中高剂量参附益心颗粒的效果较优。参附益心颗粒具有降低氧化应激水平、缓解急性心肌梗死后心力衰竭的作用，可能与该药激活 Parkin 依赖性通路而增强线粒体自噬、减轻线粒体功能障碍有关。吕梦等采用心脏左冠状动脉前降支结扎法制备心肌梗死大鼠模型，根据心电图筛选入组，将 40 只 SD 大鼠随机分为模型组，稳心颗粒（党参、黄精、三七、琥珀、甘松）低、高剂量（1.4、2.7 g/kg）组，美托洛尔组，另设假手术组，相应药物治疗 2 周。结果：给药组大鼠心律失常发生率下降，LVSP 增加（均 $P<0.05$）；左心室内压最大上升速率（＋dp/dt$_{max}$）、左心室内压最大下降速率（－dp/dt$_{max}$）均显著增加（均 $P<0.01$），心肌组织病理性变化显著改善，心肌胶原容积分数明显降低（$P<0.01$），缝隙连接蛋白 43（CX43）mRNA 表达量上调（$P<0.05$），葡萄糖调节蛋白 78（GRP78）、肌醇需求激酶 1（IRE1）、活化转录因子 6（ATF6）、X 盒结合蛋白 1（XBP1）mRNA 表达量下调（均 $P<0.05$），CX43 蛋白表达升高（均 $P<0.05$）。稳心颗粒低、高剂量组及美托洛尔组的 LVAWs、LVPWs、LVPWd、LVEF 均显著增加，LVIDs、LVIDd 均显著减小（$P<0.05$，$P<0.01$），心脏组织病理损伤改善，哺乳动物 B 细胞淋巴瘤-2（BCL-2）mRNA 表达水平及 BCL-2/BAX 比值显著增加，BAX、Caspase-9、Caspase-3 mRNA 表达水平显著降低（$P<0.05$，

$P<0.01$），心肌细胞凋亡率明显降低（$P<0.01$）。研究提示，稳心颗粒能通过上调凋亡抑制因子 BCL-2 基因表达，减轻 BCL-2/BAX/Caspase 凋亡途径介导的细胞凋亡，为其发挥心脏保护作用的分子机制之一。

（撰稿：刘霖　审阅：周永明）

【动脉粥样硬化的研究】

龚帆影等将 100 例动脉粥样硬化（AS）气阴两虚、痰瘀互结证患者随机分为两组各 50 例，对照组口服阿托伐他汀片，试验组在此基础上加服精灵颗粒（制黄精、木灵芝、绞股蓝、虎杖、漏芦、姜黄），观察时间为 24 周。结果：与对照组比较，试验组的中医证候积分、右侧颈动脉收缩期末脉搏波速度（PWV-ES）、TC 水平均明显降低（均 $P<0.01$）；全血低切黏度值以及血清 CRP 水平亦降低（均 $P<0.05$）。

李思琦等选取 60 只 ApoE 基因敲除小鼠，采用高脂饲料喂养的方法建立 AS 不稳定斑块模型，并随机分为模型组，稳斑汤（全蝎、蜈蚣、地龙、陈皮、法半夏、白术等）高、中、低剂量（24.7、12.4、6.2 g·kg^{-1}·d^{-1}）组，阿托伐他汀组；另取 20 只 C57BL/6J 小鼠设为空白组。模型组及空白组均予 0.9% NaCl 灌胃，给药组则分别给予不同剂量的药物灌胃均 13 周。结果：与空白组比较，模型组无明显自噬小体出现，腹主动脉组织中自噬相关蛋白 Atg5 及 LC3B 蛋白表达水平均降低（均 $P<0.05$）。与模型组比较，稳斑汤各剂量组及阿托伐他汀组的自噬小体数量均显著增多，腹主动脉组织中 Atg5 及 LC3B 蛋白表达水平均升高（均 $P<0.05$）。研究提示，具有搜风祛痰之功效的稳斑汤可以明显提高 ApoE 基因敲除小鼠 AS 不稳定斑块自噬相关蛋白 Atg5 及 LC3B 的表达水平，可能是稳斑汤影响动脉粥样硬化斑块稳定性的分子机制之一。巫燕慧等探讨温肾化痰方对氧化低密度脂蛋白（ox-LDL）诱导的动脉粥样硬化模型大鼠主动脉血管平滑肌细胞凋亡及细胞内胆固醇酯的影响。将 32 只 Wistar 大鼠随机分为空白组，

温肾化痰方(仙茅、淫羊藿、石菖蒲、瓜蒌皮、乳香)高、中、低剂量(20.1、10.1、5.26 g·kg^{-1}·d^{-1})组，分别连续灌胃 5 d。随后处死大鼠并分离主动脉平滑肌细胞，培养第 3 d 后分为：正常组(10% Gibco 血清)、对照组(ox-LDL70 mg/L＋10% Gibco 血清)、低剂量中药组(ox-LDL70 mg/L＋低剂量中药含药血清)、中剂量中药组(ox-LDL70 mg/L＋中剂量中药含药血清)、高剂量中药组(ox-LDL70 mg/L＋高剂量中药含药血清)。所有分组加入血清后均作用于细胞 12 h。结果：与空白组比较，模型组主动脉平滑肌细胞存活率下降，凋亡率升高，总胆固醇及胆固醇酯水平升高(均 $P<0.01$)。与模型组比较，温肾化痰方各剂量主动脉平滑肌细胞存活率增加，凋亡率降低，总胆固醇及胆固醇酯水平降低(均 $P<0.01$)；各剂量组以上指标的改善呈现浓度依赖性。研究提示，温肾化痰方可抑制 ox-LDL 诱导的 AS 模型大鼠主动脉血管平滑肌细胞凋亡，提高存活率；降低总胆固醇及胆固醇酯水平，保护血管平滑肌细胞，延缓动脉粥样硬化进程。陈小英等采用高脂饲养法造模，将 50 只 ApoE$^{-/-}$ 小鼠随机分为对照组、模型组、益肾活血化痰方(熟地黄、枸杞子、陈皮、半夏、赤芍药、丹皮等)组、RPCK 抑制剂组、阿托伐他汀组，灌胃或腹腔注射均 3 d。结果：与对照组比较，模型组血清 TG、TC、LDL-C、TNF-α、IL-1β、IL-6 水平升高，HDL-C 水平降低，主动脉斑块面积增大，主动脉组织 IL-1β、RhoA、ROCK 蛋白表达及 p-NF-κBp65/NF-κBp65 升高(均 $P<0.05$)。与模型组比较，益肾活血化痰方组、抑制剂组、阿托伐他汀组 TG、TC、LDL-C、TNF-α、IL-1β、IL-6 水平降低，HDL-C 水平升高，主动脉斑块面积减小，主动脉组织 IL-1β、RhoA、ROCK 蛋白表达及 p-NF-κBp65/NF-κBp65 降低(均 $P<0.05$)。研究提示，益肾活血化痰方与 ROCK 信号通路抑制剂治疗小鼠的效果类似，此方可能通过抑制 RhoA/ROCK/NF-κB 信号通路激活，改善 AS 小鼠血脂代谢，减轻炎症反应。许韬等将 45 只载脂蛋白基因 E 敲除小鼠以高脂饲料喂养造模，并随机分为模型组、阿托伐他汀组及理气

活血滴丸(大果木姜子、薤白、川芎、艾片)高、中、低剂量(300、150、75 mg·kg^{-1}·d^{-1})组，另取 9 只 C57BL/6J 小鼠设为正常组。均灌胃 4 周。结果：与正常组比较，模型组主动脉壁可见明显动脉粥样硬化斑块，可见大量的脂质、柳叶状胆固醇结晶，动脉粥样硬化斑块面积占比及主动脉中整合素 αVβ3(Integrin αVβ3)、Yes 相关蛋白(YAP)、含 PDZ 结合序列的转录活化共因子(TAZ)、血管生成诱导剂 61(CYR61)、结缔组织生长因子(CTGF)蛋白表达增多，磷酸化 Yes 相关蛋白(p-YAP)蛋白表达减少($P<0.05$，$P<0.01$)。与模型组比较，各给药组动脉粥样硬化斑块厚度降低，斑块内柳叶状胆固醇结晶和脂肪空泡减少，动脉粥样硬化斑块面积占比不同程度降低，YAP、TAZ 蛋白表达减少，p-YAP 蛋白表达增多，理气活血滴丸中剂量组、阿托伐他汀组的 Integrin αVβ3 蛋白表达减少，理气活血滴丸中、高剂量组及阿托伐他汀组的 CYR61、CTGF 蛋白表达减少($P<0.05$，$P<0.01$)。理气活血滴丸抑制 CYR61、CTGF 蛋白表达呈剂量依赖性，以高剂量效果最佳，其效力与阿托伐他汀钙片相当。研究提示，理气活血滴丸可明显降低主动脉 Integrin αVβ3、YAP、TAZ 蛋白表达，可能通过调控主动脉 Integrin-YAP/TAZ 通路，进一步抑制 CYR61、CTGF 蛋白表达，从而实现抗 AS 的作用。

(撰稿：刘芳　审稿：周永明)

【溃疡性结肠炎的治疗与研究】

韦鹏飞等基于脾"苦欲补泻"理论探讨从脾阴论治溃疡性结肠炎(UC)。湿邪蕴脾，为脾之所"苦"，当以苦味药燥湿而解之，如黄芩、黄连、白头翁之类。脾阴不足致脾失于和缓，当用甘味药复脾之"欲"，如参苓白术散、慎柔养真汤。治疗应清热燥湿解毒与护阴并行，不忘湿，亦不忘阴，润燥同用，以解溃疡性结肠炎病所之毒邪；复脾之性，脾运和缓，以求其能濡润肠腑，溃疡能愈。组方即用苦燥之黄连、黄芩祛其湿热，甘淡之山药、茯苓、薏苡仁、白扁豆复其阴，

稍佐益气平和之品如党参、黄芪之属;或用参苓白术散化裁,酌加黄连、黄芪之类,起到养阴与祛湿两相不误的作用。若湿热更甚,则清热燥湿之药量重于养阴之品;若阴伤甚者,则宜甘淡养阴之品重于清热燥湿之药。

柴小琴等将60例UC急性发作期湿热证患者随机分为两组,对照组口服美沙拉嗪片,试验组在此基础上予三仁汤加减(薏苡仁、苦杏仁、白豆蔻、茯苓、白术、黄芩等)治疗,均连续治疗2周。结果:试验组总有效率为86.7%(26/30),对照组为73.3%(22/30),$P<0.05$。两组患者中医症状评分、结肠镜评分、黏膜组织评分、Mayo指数评分均降低,两组IL-6、IL-8、TNF-α均降低,且均以试验组更甚(均$P<0.05$)。陈艺等将114例脾虚湿阻证患者随机分为两组,均予西医常规治疗,包括注意饮食,调节情绪,口服美沙拉嗪肠溶片。对照组加用中药(黄柏、黄连、薏苡仁、青黛、炒枳壳、白及等)灌肠,观察组在此基础上再加服芪仙苡酱汤(黄芪、仙鹤草、薏苡仁、败酱草、桔梗、乌梅等)。疗程均为2个月。结果:观察组总有效率为89.5%(51/57),对照组为75.4%(43/57),$P<0.05$。两组肠黏膜病变评分(黏液脓血便、腹泻便溏、腹胀腹痛、充血水肿、黏膜糜烂或溃疡)、肠镜检查评分、疾病活动指数评分及血清CRP、LI-12、LI-13、miR-98-5p、miR-21-5p表达量均降低,且均以观察组更甚(均$P<0.05$)。赵洪宵等将2021年2月—11月收治的80例患者随机分为两组,对照组口服美沙拉嗪肠溶片,观察组以参芪五味子汤(党参、黄芪、五味子、白芷、防风、白扁豆等)结合五运六气理论治疗,对上半年所收治的患者加用白术、茯苓、厚朴等药以加强运脾化湿,下半年所收治的患者加用肉豆蔻、肉桂、补骨脂等药以加强温阳散寒。疗程均为4周。结果:观察组总有效率为87.5%(35/40),对照组为70.0%(28/40),$P<0.05$。与对照组比较,观察组中医症状评分、ESR及血清PCT、IgA、IgG水平及Baron评分、Mayo评分均明显降低,粪便中分泌型免疫球蛋白A(sIgA)含量及生活质量评分均升高(均$P<0.05$)。

黄盛琦等将48只SD大鼠随机分为正常组,模型组,芍药汤(白芍药、当归、黄连、黄芩、大黄、槟榔等)高、中、低剂量(20、10、5 g·kg^{-1}·d^{-1})组与美沙拉嗪组。除正常组外,其余各组大鼠经结肠缓慢推注三硝基苯磺酸(TNBS)+无水乙醇复制UC模型,并给予相应干预7 d。结果:体内实验显示,与正常组比较,模型组肠黏膜结构缺失,黏膜下层和固有层可见明显的炎性细胞浸润;DAI、HAI评分显著升高,紧密连接蛋白-2(claudin-2)、磷酸化p38MAPK(p-p38MAPK)、磷酸化ERK1/2(p-ERK1/2)蛋白表达显著下调(均$P<0.01$);肠三叶因子(ITF)的mRNA表达显著降低(均$P<0.05$),缺氧诱导因子-1α(HIF-1α)蛋白与mRNA表达显著升高(均$P<0.01$)。与模型组比较,芍药汤各组病理损伤明显改善,DAI、HAI评分明显降低($P<0.05$,$P<0.01$),芍药汤各组claudin-2、p-p38MAPK、p-ERK1/2蛋白表达水平显著上调($P<0.05$,$P<0.01$,$P<0.001$),ITFmRNA表达量显著上调($P<0.01$);HIF-1α蛋白与mRNA表达水平显著下调($P<0.01$)。体外实验显示,与脂多糖(LPS)小肠上皮细胞IEC-6损伤模型组比较,芍药汤组细胞迁移率明显上升($P<0.05$,$P<0.01$),ZO-1蛋白表达明显上调($P<0.05$)。研究提示,芍药汤对UC大鼠结肠黏膜损伤具有修复作用,其机制可能与激活MAPK/ERK通路,上调claudin-2、ZO-1,下调HIF-1α蛋白表达,促进肠黏膜上皮细胞迁移有关。吴冬芝等将36只雄性小鼠随机分为对照组、模型组、柳氮磺胺吡啶组、固肠止泻丸(乌梅、罂粟壳、黄连、干姜、延胡索、木香)组,除对照组外,其余3组小鼠自饮葡聚糖硫酸钠(DSS)进行UC造模。造模成功后,模型组与对照组灌胃相应体积纯净水,给药组予相应药物灌胃5 d。结果:与模型组比较,给药组DAI评分均下降($P<0.01$);模型组可见炎性异常浸润,给药组结肠组织损伤相对恢复;固肠止泻丸组IL-6、IL-8及TNF-α含量下降($P<0.05$),IL-4含量升高($P<0.01$);与柳氮磺胺吡啶组比较,固肠止泻丸组IL-10表达降低($P<0.05$);与模型组比较,固肠止

泻丸组 NF-κB 和 IκBα 蛋白表达升高($P<0.05$),柳氮磺胺吡啶组和固肠止泻丸组 p-STAT3 水平降低($P<0.05$);与柳氮磺胺吡啶组比较,固肠止泻丸组 NF-κB 蛋白表达升高($P<0.05$)。研究提示,固肠止泻丸治疗 UC 的作用可能与 NF-κB 和 STAT3 信号通路有关。

(撰稿:刘霖　审阅:孟静岩)

【功能性便秘的治疗及临床研究】

姚飞等将 84 例功能性便秘肾阳虚衰证老年患者随机分为两组,对照组口服乳果糖溶液,治疗组服用益气固肾润肠方(肉苁蓉、黄芪、当归、厚朴、火麻仁、生白术等)配方颗粒,并随症加减。疗程均为 4 周,并在治疗后 2 个月随访。结果:治疗组总有效率为 95.2%(40/42),对照组为 76.2%(32/42),$P<0.05$。治疗后 2 个月内,治疗组复发 3 例,对照组复发 16 例。杨志然等将 72 例气阴两虚、湿热阻滞证患者随机分为两组,除脱落病例外,最终纳入 69 例(治疗组 35 例、对照组 34 例)。治疗组口服芪地通便方(生黄芪、生地黄、枳实、全瓜蒌、威灵仙、皂角刺等)配方颗粒,对照组给予此配方颗粒模拟剂,疗程均为 4 周。结果:治疗组中医证候疗效总有效率为 82.9%(29/35),对照组为 32.4%(11/34),$P<0.05$。与对照组比较,治疗组的排便困难、粪便性状、排便时间等症状评分均显著降低(均 $P<0.01$)。治疗组的生活质量评分升高($P<0.05$),而对照组则无明显改善($P>0.05$)。郑金粟等将 80 例肝郁脾虚证患者随机分为两组,除脱落 6 例外,实际完成临床试验 74 例(观察组 38 例、对照组 36 例)。观察组口服加味和肝汤(党参、白芍药、茯苓、柴胡、苏梗、香附等)配方颗粒,对照组口服枸橼酸莫沙比利分散片,疗程均为 4 周。结果:观察组总有效率为 97.4%(37/38),对照组为 83.3%(30/36),$P<0.05$。与对照组比较,观察组粪质干硬、排便频、胁肋胀痛、情绪抑郁或易怒、善太息的中医证候评分均降低(均 $P<0.05$)。两组血清 NO 均下降、SP 水平均升高,且观

察组的改善更为明显(均 $P<0.05$)。朱叶珊等将 72 例热积证患者随机分为两组,对照组予复方聚乙二醇电解质散(Ⅳ)治疗,治疗组服用化浊解毒润肠方(火麻仁、炒桃仁、厚朴、海藻、山楂、蛇莓等),疗程均为 4 周。结果:与对照组比较,治疗组每周完全自发排便次数均明显升高,首次排便时间缩短;便秘症状评分量表(KESS)评分、中医症状总积分、72 h 结肠残留率均降低;血清 5-HT、MOT 水平均升高,血清 VIP 水平降低;肠道双歧杆菌、乳杆菌数量均增加(均 $P<0.05$)。赵一娜等将 90 例患者随机分为观察组与对照组,分别口服调中化湿汤(黄芪、苍术、陈皮、白豆蔻、姜黄、黄连等)与枸橼酸莫沙必利片,疗程均为 4 周。结果:观察组中医证候疗效总有效率为 91.1%(41/45),对照组为 73.3%(33/45),$P<0.05$。与对照组比较,观察组血清胃动素、5-HT 水平均升高,血清血管活性肠肽(VIP)水平降低(均 $P<0.05$)。

(撰稿:刘芳　审阅:孟静岩)

【非酒精性脂肪肝的治疗与研究】

郭绮萍将 80 例非酒精性脂肪肝(NAFLD)患者随机分为两组,均进行低脂低糖饮食、运动锻炼、控制体质量等基础辅助治疗。对照组口服复方甘草酸苷片,观察组在基础上加服调和寒热方。此方采用小柴胡汤加减(柴胡、鸡内金、党参、黄芩、姜半夏、甘草等)、三仁汤加减(杏仁、薏苡仁、厚朴、蔻仁、丹参、茵陈蒿等)及半夏泻心汤加减(干姜、黄连、姜黄、僵蚕、白芍药、海藻等)而成。均治疗 8 周。结果:观察组总有效率为 92.5%(37/40),对照组为 62.5%(25/40),$P<0.05$。两组中医证候积分均降低,肝 CT 评分均升高,TC、TG、AST、ALT 水平均降低,且均以观察组更甚(均 $P<0.05$)。宋立艳将 88 例湿热蕴结证患者随机分为两组,对照组口服硫普罗宁肠溶片,观察组在此基础上加服化滞柔肝颗粒(茵陈、泽泻、枸杞子、酒炖大黄、陈皮、猪苓等),均连续治疗 2 个月。结果:观察组总有效率为 93.2%

（41/44），对照组为75.0%（33/44），$P<0.05$。两组TC、TG、LDL-C、AST、ALT、γ-GT水平均下降，IL-6、TNF-α水平亦下降，而脂联素水平上升，且均以观察组更甚（均$P<0.05$）。

王钰铭等将60只SD健康雄性大鼠随机分为正常组，模型组，阳性药组，化浊开郁方（柴胡、枳实、大黄、薄荷、荷叶、佩兰等）高、中、低剂量（6.4、3.2、1.6 g/kg）组。以高脂饲料喂养建立模型。给药组均灌胃8周。结果：HE染色显示化浊开郁方能显著缓解NAFLD模型大鼠肝组织脂肪变性、气球样变及炎细胞浸润；油红O染色显示其可显著降低NAFLD模型大鼠肝脏中的脂质含量。与正常组比较，模型组体质量及血清中TC、TG、LDL-C水平均升高（$P<0.05$，$P<0.01$），HDL-C水平显著降低（$P<0.01$）；肝组织中SREBP-1、ACC、ACLY、FASN基因及蛋白表达均升高（$P<0.05$，$P<0.01$）。与模型组比较，化浊开郁方高、中剂量组大鼠体质量及血清中TC、TG、LDL-C水平均降低（$P<0.05$，$P<0.01$），HDL-C水平显著升高（$P<0.05$），化浊开郁方各剂量组SREBP-1、ACC、ACLY、FASN基因及蛋白表达均降低（$P<0.05$，$P<0.01$）。研究提示，化浊开郁方可通过降低SREBP-1信号通路相关基因及蛋白表达，减轻高脂饮食诱导的NAFLD模型大鼠肝脏中的脂肪堆积。董晓茜等将60只SD大鼠（雄雌各半）随机分为空白组，模型组，清血通脉饮（木香、砂仁、麸炒神曲、炒麦芽、炒枳实、香附）高、中、低剂量（7.2、3.6、1.8 g/kg）组，阿托伐他汀钙片对照组，除空白组外其余各组予高脂饲料喂养，并灌胃均8周。结果：血通脉饮可显著降低脂肪肝模型大鼠肝组织中TG的含量，降低脂肪肝模型大鼠血清ALT、AST的活性；可降低CYP2E1及CRP在脂肪肝模型大鼠肝组织中的表达，增加p38 MAPK在脂肪肝模型大鼠肝组织中的表达（均$P<0.05$）。黄雪君等将48只SD大鼠（雄雌各半）随机分为正常组，模型组，阿托伐他汀组，布芍调脂胶囊（布渣叶、赤芍药、莪术、穿心莲）高、中、低剂量（5.8、2.9、1.4 g·kg^{-1}·d^{-1}）组各8只，正

常组给予普通饲料，其余组给予高脂饲料，均灌胃4周。结果：与正常组比较，模型组出现脂肪肝病理形态变化，血清TC、TG、LDL-C水平，以及ALT、AST含量均显著升高，血清HDL-C及SOD水平均显著降低，肝脏TC、TG水平及肝脏系数均显著升高，全血黏度低、中、高切均显著降低（均$P<0.01$）。与模型组比较，布芍调脂胶囊各剂量组及阿托伐他汀组的血清TC、TG、LDL-C水平以及ALT、AST水平显著性降低，SOD水平显著升高（$P<0.01$，$P<0.05$）；布芍调脂胶囊高剂量组及阿托伐他汀组的血清HDL-C水平显著升高（$P<0.01$）；各剂量组及阿托伐他汀组的肝脏TC、TG水平及肝脏系数均降低（$P<0.01$，$P<0.05$），高、中剂量组及阿托伐他汀组的全血黏度低、中、高切均显著升高（$P<0.01$）；低剂量组全血黏度中、高切均升高（$P<0.05$，$P<0.01$）。研究提示，布芍调脂胶囊具有保护肝功能及抗氧化的能力，能够降低血液黏度。

（撰稿：奚骏　审稿：徐列明）

【肝硬化腹水的治疗及临床研究】

唐颖慧等介绍长安医学张氏肝病流派从"补肝体强肝用"辨治鼓胀。该流派基于肝体阴用阳的生理特性，提出"补肝体强肝用"的治疗思路。认为"阳气易复，阴液难求"，临床重视滋养肝阴，同时兼以健脾益气；以滋养肝肾，育阴利水为法。常用一贯煎或四君子汤加减，佐以黄芪以补肝气，后期病情较重者，重视以补肾阴滋肝阴，方药用滋水清肝饮加金樱子、女贞子。对于腹水消退者，则须合理运用温阳药物，以免伤肝阴，常选用龟甲、鳖甲、牡蛎、阿胶等血肉有情之品。蔡修成等介绍李京涛运用"水木衡治"法辨治经验。李氏"水木衡治"之法，以"乙癸同源"为核心展开，"乙癸同源"包括肝主藏血与肾主藏精相生，肝主疏泄与肾主闭藏统一，以及肝主生发与肾主涵养协调。其中肝主疏泄与肾主闭藏水液的代谢密切相关，即"水木衡治"其一在肝硬化腹水发展变化的整个过程都应加入肝肾的调理，并且必不可缺，

其二是一个动态变化的过程,在肝硬化腹水发展的不同阶段,调理的侧重点也各不相同。起病之初应疏肝健脾、行气利水,以柴胡、佛手、香附、白术、陈皮、茯苓、甘草为基础方进行加减;中晚期应调肝滋肾、开阖水道,以柴胡、香附、党参、黄芪、茯苓、猪苓、泽泻、大腹皮、肉苁蓉、附子、甘草为基础方加减。水邪继续发展应宣肺温肾,协调升降。以葛根、升麻、麻黄、桑白皮、附子、菟丝子、蛤蚧、党参、肉桂、泽泻、茯苓、猪苓、薏苡仁、桂枝、干姜、柴胡、郁金为基础方加减。

丁小平等将 78 例气滞血瘀证患者随机分为两组,对照组给予常规对症治疗,观察组在此基础上给予利水软肝汤(丹参、白茅根、茯苓、茵陈、木通、莱菔子等)并随症加减治疗。两组均连续治疗 12 周。结果:观察组总有效率为 97.4%(38/39),对照组为 76.9%(30/39),$P<0.05$。与对照组比较,观察组腹围差值增大($P<0.05$),两组 24 h 尿量均增加,以观察组更甚(均 $P<0.05$)。梁浩卫等将 100 例阴虚水停证患者随机分为两组,对照组予西医基础治疗,观察组在此基础上加用补肾益肝方(生地黄、山药、茯苓、泽泻、冬瓜皮、白茅根等),均治疗 3 个月。结果:观察组总有效率为 92.0%(46/50),对照组为 70.0%(35/50),$P<0.05$。两组临床症状腹胀、胁痛、乏力、纳呆积分均降低,24 h 尿量均增加,晨起腹围、晨起体重均降低,ALB、PA、CHE 水平均升高,PT 均降低,彩超腹水深度、肝脏硬度值均降低(均 $P<0.05$)。且以上指标的改善均以观察组更为明显(均 $P<0.05$)。谢蓉等将 130 例肝硬化腹水患者随机分为两组,对照组采用西医常规治疗,观察组在此基础上采用护肝利水汤(生黄芪、泽泻、茯苓、丹参、炒白术、地龙等)联合中药敷脐(甘遂、芒硝、芫花、细辛、冰片)治疗,两组均治疗 4 周。结果:观察组总有效率为 86.2%(56/65),对照组为 70.8%(46/65),$P<0.05$。两组体质量、尿量、ALB 水平、门静脉血流速均增加,腹围、腹水深度及 TBIL、ALT、AST 水平、门静脉主干内径、脾静脉内径均减少,且以上指标的改善均以观察组更为明显(均 $P<0.05$)。

(撰稿:奚骏 审阅:徐列明)

【慢性肾衰竭的治疗与研究】

王波等将 112 例慢性肾衰竭(CRF)肾气亏虚证患者随机分为两组,均予常规治疗,对照组加腹膜透析,研究组加服黄芪益肾颗粒(黄芪、淫羊藿、生白术、大黄、土茯苓、晚蚕沙等),均连续治疗 2 个月。结果:研究组总有效率为 92.9%(52/56),对照组为 76.8%(43/56),$P<0.05$。与对照组比较,研究组 Scr、BUN 及 24 h Upro、TNF-α、IL-6、CRP、血清微 RNA-30a、Hcy、CysC 水平均降低,倦怠乏力、腰膝酸软、夜尿、多尿、水肿、贫血积分均降低,血清 CD_4^+、CD_4^+/CD_8^+ 水平均增高,CD_8^+ 水平降低(均 $P<0.05$)。刘文君等将 60 例脾虚湿浊证患者随机分为两组,对照组予西医常规治疗及生活干预,治疗组在此基础上联合通腑泄浊方灌肠(黄芪、生龙骨、生牡蛎、蒲公英、大黄、附子、六月雪等)治疗,均治疗 4 周。结果:治疗组总有效率为 86.7%(26/30),对照组为 70.0%(21/30),$P<0.05$。与对照组比较,治疗组中医证候各项评分及总评分均降低,24 h 尿蛋白定量、BUN 均降低,CCr 升高(均 $P<0.05$)。周华虹等将 120 例 CRF3~4 期气虚血瘀证患者随机分为两组,对照组予常规西药治疗,观察组在此基础上加服肾毒宁方(黄芪、淫羊藿、沉香粉、丹参、制大黄、桃仁等),均持续治疗 3 个月。结果:与对照组比较,观察组 BUN、SCr、UA 水平均降低,CCr 升高;CD_4^+、CD_4^+/CD_8^+ 升高,CD_8^+ 降低;免疫球蛋白(IgM、IgG、IgA)水平均升高;CRP、TNF-α、IL-6 水平均降低(均 $P<0.05$)。黄龙虎将 128 例 CRF 患者随机分为两组,对照组予肾衰一体化治疗,观察组在此基础上加服益肾汤(山药、积雪草、黄芪、枳壳、山茱萸、生地黄等),疗程均为 2 个月。结果:观察组总有效率为 89.1%(57/64),对照组为 70.3%(45/64),$P<0.01$。与对照组比较,治疗组血清 IL-6、单核细胞趋化蛋白 1(MCP-1)、细胞间黏附分子 1(ICAM-1)水平,以及 Scr、BUN,血清 VEGF、TGF-β1、PAI-1 水平均降低($P<0.05$,

$P<0.01$）；Ccr 水平显著升高（$P<0.01$）；肾动脉内径增大，肾动脉阻力指数下降（均 $P<0.05$）；中医证候积分明显降低，主观综合性营养评分明显升高（均 $P<0.01$）。

董彬等采用 5/6 肾切除方式建立 CRF 模型。将 40 只 SD 大鼠随机分为模型组、尿毒清组、二黄益肾汤组（黄芪、淫羊藿、大黄、白术、白花蛇舌草、六月雪等），分别予相应药物灌胃 12 周。结果：与模型组比较，尿毒清组及二黄益肾汤组 Scr、BUN、TGF-β1 均降低，Smad3、Smad4 表达呈降低趋势，Smad7 表达升高（$P<0.01$，$P<0.05$），肾间质内有少量炎性细胞浸润及纤维组织增生，纤维化面积缩小。研究提示，二黄益肾汤可改善肾衰竭肾纤维化病变程度，与其对 TGF-β1/Smad 信号通路的调控相关。李琰等将 57 只雄性大鼠随机分为正常组与实验组，实验组以尾静脉注射多柔比星造模，成功后随机分为模型组、缬沙坦组、温阳振衰（制附片、干姜、茯苓、红参、麦冬、五味子等）组，予相应药物或蒸馏水灌胃 12 周。结果：与正常组比较，模型对照组 24 h Upro、Scr、BUN、TGF-β1、Smad3、MMP-2、TIMP-2 均升高，Smad7 降低（均 $P<0.05$）。与模型组比较，温阳振衰组及缬沙坦组 24 h Upro、Scr、BUN、TGF-β1、Smad3、TIMP-2 均明显降低，Smad7 均显著升高（均 $P<0.05$）。研究提示，温阳振衰颗粒可改善肾脏组织形态学变化，减少炎性细胞的浸润，通过调控 TGF-β1/Smad 通路干预肾脏纤维化来改善肾功能，延缓肾衰竭的发展进程。

（撰稿：麻志恒 何立群 审阅：徐列明）

【再生障碍性贫血的治疗与研究】

肖鹏等认为慢性再生障碍性贫血（CAA）的病机虚、瘀、郁并见。表现为：肾、脾、肝三脏之虚，以肾虚为本；久病肝木失调气机不得升发而为郁；气虚与气机郁滞均可使血行不畅而致瘀。治疗宜补肾之阴阳与肾精的不足，常用熟地黄、枸杞子、山茱萸，或淫羊藿、巴戟天、鹿角胶或紫河车等，并兼顾脾脏，健脾益

气助运。脾气充则化源足，充养肾脏以助其生髓。可加大黄芪的剂量（常用 30 g 以上）益气健脾，亦可加太子参、白参等参类补益脾气与全身元气。还需重视疏调肝木、活血化瘀，可用柴胡、合欢皮等，以及鸡血藤（常用 30 g 以上）、茜草、丹参、三七等。董南希等根据唐容川血证治法（先止血、次消瘀、继宁血、终补血）理论将 AA 分为肾气不化，热盛动血，气阴两虚、水虚血沸，瘀滞于内、水血两虚三个阶段。提出水血同治法，以补血生津贯穿始终，同时调和水血使之相和。初期可以猪苓、泽泻、牡丹皮、蒲黄、滑石、阿胶为水血同治方之一，强化免疫治疗后可以四物汤、炙甘草汤、当归六黄汤等化裁，或加芦根、沙参、麦冬、玉竹之类以治水；再加少量黄精、鳖甲胶滋肾之阴，巴戟天、仙茅等阳中求阴。复发且瘀虚俱备者，可配伍少量赤芍药、三七、鸡血藤活血化瘀药，剂量可逐步增大。王兴丽等总结杨文华辨治经验，杨氏认为病机关键为肾虚精亏、髓枯血瘀，以补肾生髓、祛瘀生新为根本大法，同时注重调补阴阳，配合血肉有情之品、炭类止血药物及中药药对治疗。擅长应用龟甲胶、鹿角胶、紫河车等峻补精血，血虚者多用阿胶等；偏阳虚者多用鹿角胶、紫河车，偏阴虚者多用炙龟甲、炙鳖甲等。自拟阴阳双补方加减（阿胶、龟甲、鹿角胶、紫河车、玄参、女贞子等）以阴阳双补、气血同益，酌加陈皮、鸡内金、焦山楂、砂仁等去除滋腻。并灵活配伍血余、棕榈、大黄、荆芥、贯众、黄芩、地榆等炭类止血药。还擅长应用黄芪与当归、阿胶与龟甲、枸杞子与菟丝子、女贞子与墨旱莲、杜仲与续断等中药药对。徐锐煌等总结林丽临证经验，林氏认为 AA 病机以气阴（血）亏虚为本，湿（痰）热瘀壅滞为标，病位在骨髓，与肾、脾、肝密切相关，确立以补肾益脾养肝治本，兼以利湿、清热、活血治标，以自拟治血方（黄芪、人参、当归、绞股蓝、生地黄、黄柏等）为主治疗。

蒋佩珍等将肾虚精亏证患者随机分为补肾生血组（184 例）、益气养血组（191 例）及对照组（192 例），均联合口服环孢素 A 及雄激素治疗，分别再给予补肾填精颗粒（熟地黄、制何首乌、黄精、补骨脂、

菟丝子、肉苁蓉等)、补益气血颗粒(党参、麸炒白术、茯苓、炙甘草、当归、川芎等)及安慰剂(半量补肾填精颗粒),连续治疗6个月。结果:补肾生血组总有效率为86.4%(159/184),益气养血组为78.0%(149/191),对照组为72.9%(140/192),$P<0.001$。三组的Hb明显上升($P<0.05$,$P<0.01$),补肾生血组提高更为显著($P<0.01$);与益气养血组比较,补肾生血组与对照组的WBC及PLT均显著升高(均$P<0.01$);与对照组及益气养血组比较,补肾生血组Th1、Th1/Th2、CD_4^+水平、CD_4^+/CD_8^+明显降低(均$P<0.05$)。何昊兰等将104例CAA患者随机分为两组,均予重组人促红素注射液皮下注射。观察组加服健脾生血汤(党参、茯苓、白术、黄芪、龙骨、牡蛎等),均治疗12周。结果:观察组总有效率为90.4%(47/52),对照组为75.0%(39/52),$P<0.05$。与对照组比较,观察组Hb、SF、TF水平均升高,TNF-α、IL-1β、HIF-2α水平均降低($P<0.05$)。

(撰稿:马小淋 周永明 审阅:陈信义)

【原发免疫性血小板减少症的治疗与研究】

贾钰洁等认为原发免疫性血小板减少症(ITP)病机以营卫不和、邪气郁遏为关键,提出可从太阳病中风、少阳病中风、太阴病中风、厥阴病中风进行辨治营卫不和之血小板减少症,分别运用桂枝汤以和阴解肌、柴胡桂枝干姜汤以和解少阳、黄芪桂枝五物汤以和营养血、竹叶前胡汤以清热生津。张亚萌等总结高萍治疗经验,高氏认为ITP的病机主要包括热、虚、瘀三大方面,本病的发展是一个由实转虚、由阴虚转阳虚的过程,病久终为脾肾阳虚。对于血热妄行证常用甘草、连翘、仙鹤草、桔梗、板蓝根、金银花、虎杖、竹叶、玄参、生地黄、牡丹皮、小蓟、蒲公英、猪苓、水牛角、防风、黄芩、射干、蝉蜕、苍耳子,常用方剂以犀角地黄汤为基础进行加减;阴虚火旺证常用甘草、仙鹤草、牡丹皮、生地黄、女贞子、玄参、墨旱莲、卷柏、地骨皮、鸡血藤、山茱萸、白茅根、茜草、知

母、小蓟、石上柏、大蓟、白术、薏苡仁、车前子,常用方剂以二至丸合茜根散加减;脾虚失摄证常用党参、白术、黄芪、甘草、当归、鸡血藤、仙鹤草,常用方剂以归脾汤加减;脾肾阳虚证常用甘草、仙鹤草、淫羊藿、黄芪、菟丝子、鸡血藤、山茱萸、女贞子、山药、桂枝、补骨脂、白术、茯苓、泽泻、墨旱莲、党参、卷柏、生姜、大枣、薏苡仁。治疗需始终注重顾护脾胃,凉血、止血、化瘀贯穿整个病程,兼顾补肾、养血。林玲云等介绍丘和明经验,丘氏认为慢性ITP以"肝肾阴虚、肝不藏血"为主要病机特点,兼有火、热、风、湿等毒邪交互为患,常运用清肝泻火(多配伍茵陈、栀子、鸡骨草、夏枯草等)、疏肝活血(多配伍柴胡、川芎、郁金等)、平肝宁血(多配伍天麻、钩藤、牡蛎、石决明、白芍药等)、养肝补肾(多配伍山药、熟地黄、山茱萸、枸杞子、菟丝子等)之法,分别以"清、疏、平、养"四法恢复肝脏体阴用阳的生理特性,结合滋水涵木法填补肝肾真阴,滋阴养血。

孙平根将80例气不摄血证患者随机分为两组,对照组予氨甲苯酸+氨基己酸+维生素K_1治疗,观察组在此基础上加服健脾生血汤(黄芪、白茅根、仙鹤草、党参、黄精、小蓟等),持续治疗6个月。结果:观察组PLT计数为$(81.93\pm16.22)\times10^9/L$,对照组$(67.85\pm13.45)\times10^9/L$,$P<0.05$。两组中医证候积分均降低,且观察组更甚($P<0.05$)。韩鹏等将80例慢性ITP湿热蕴毒证患者随机分为两组,对照组口服醋酸泼尼松龙片,观察组在此基础上加服活血凉血解毒方(白芍药、茯苓、旱莲草、栀子、当归、牡丹皮等)治疗,疗程均为12周。结果:观察组总有效率为87.5%(35/40),对照组为65.0%(26/40);观察组中医证候疗效总有效率为92.5%(37/40),对照组70.0%(28/40),均$P<0.05$;治疗第4、8、12周时,两组PLT计数均点升高;两组血小板相关抗体(PAIgA、PAIgG、PAIgM)水平均降低($P<0.05$),且均以观察组更为明显(均$P<0.05$)。孙立根等将84例ITP患者随机分为两组,观察组在对照组口服泼尼松片的治疗基础上加服芪黄汤(黄芪、生地黄、熟地黄、菟丝子、枸杞子、山萸肉等)治疗。疗程均为

3 个月。结果:观察组总有效率为 92.9%(39/42),对照组为 76.2%(32/42),$P<0.05$。两组 CD_3^+、CD_4^+ 升高,CD_8^+ 降低,两组 PLT、PCT 升高,MPV、PAIG 降低,且均以观察组更甚(均 $P<0.05$)。

徐皓等采用腹腔注射 MWReg30 抗体的方法建立 ITP 模型,将 40 只 SPF 级 BALB/c 小鼠随机分为正常组、模型组、健脾滋肾泻火方(黄芪、党参、白术、女贞子、地黄、菟丝子等)组、泼尼松组,均灌胃 14 d。结果:与正常组比较,模型组脾脏树突状细胞 DC($CD11c^+MHCII^+$)数量明显增多,脾脏 DC 表面共刺激分子 CD86 表达增加,外周血 IL-12p70 表达水平增高(均 $P<0.05$)。与模型组比较,两给药组的 PLT 均显著提升,DC 数量显著减少,脾脏 DC 表面共刺激分子 CD86 表达下降(均 $P<0.05$)。研究提示,健脾滋肾泻火方升高 ITP 小鼠 PLT 的机制,可能与降低小鼠脾脏 DC 数量和 DC 表面共刺激分子 CD86 的表达,减少 IL-12p70 的分泌有关。

(撰稿:李捷凯 周永明 审阅:陈信义)

【2 型糖尿病的治疗与研究】

张欢依据 2 型糖尿病(T2DM)中满内热的核心病机及胰岛 β 细胞功能不足的发病机制,结合张锡纯"消渴一证,古有上中下之分,皆起于中焦及于上下"学术理论以及其临床经验,构建"三消四经辨治模式"——起于中焦(阳明),伤于太阴,旁及上下(肺、少阴肾),杂于厥阴,用以治疗 T2DM。在选方用药时立足三消,结合四经,重视脾胃,理清主次。当阳明起燥,以清热为先;太阴脾虚,健脾为要;旁及肺肾,清补并行;杂于厥阴,则攻补兼施,并针对性地选择具有该辨治模式的降糖功效的中药。倪琳琳等分析冯建华治疗 T2DM 的用药规律和特点,发现其治疗 T2DM 注重清热,肝脾同调,同时擅长使用经方。其处方药物频次出现最高的前 5 味依次是生地黄、黄连、知母、玉米须、丹参;药味使用频率前 5 位依次为甘、苦、辛、酸、淡味;归经频率前 5 位依次为肝、肺、肾、胃、脾经;最常用药对为生石膏-知母;核心处方为生地黄、丹参、玉米须、黄连、知母、五味子、生石膏、葛根。孔丽丽等总结庞国明治疗 T2DM 患者消谷善饥临证经验:病机非独以"胃火炽盛"立论,其辨证分型主要为痰浊中阻、湿热内蕴、肝郁脾虚三种,临证中运用"反治法"治疗消谷善饥症状,在和中降浊、清热祛湿、疏肝健脾的治法上,巧用谷麦芽、莱菔子等消食导滞药物治疗此证。

徐书芬等将 60 例 T2DM 气阴两虚证患者随机分为两组,对照组口服二甲双胍缓释片,治疗组在此基础上合用金蚕胶囊(黄芪、丹参、僵蚕、天花粉、黄连、太子参等)。治疗 5～6 个疗程(15 d 为 1 个疗程)后,治疗组总有效率为 90.0%(27/30),对照组为 66.7%(20/30),$P<0.05$。两组 FPG、2hPG、HbA1c、HOMA-IR 均降低,FINS、胰岛 β 细胞功能指数均升高,且均以治疗组更甚(均 $P<0.05$)。陈晓君将 118 例脾虚夹湿证患者随机分为两组,对照组口服二甲双胍片,观察组在此基础上加服健脾散津汤(黄芪、苍术、佩兰、藿香梗、鸡内金、石膏等)治疗,疗程均为 3 周。结果:观察组总有效率为 83.1%(49/59),对照组为 64.4%(38/59),$P<0.05$。与对照组比较,观察组中医证候评分下降,FBG、2hPG、HbA1c 及肠道酵母菌、肠杆菌、肠球菌均显著降低;肠道双歧杆菌、乳酸杆菌、梭菌及 CD_3^+、CD_4^+、CD_4^+/CA_8 水平均升高(均 $P<0.05$)。何钦等将 98 例心阴虚证患者随机分为两组,对照组口服二甲双胍片,观察组在此基础上加服酸枣仁汤中药颗粒剂,疗程均为 3 周。结果:观察组总有效率为 93.9%(46/49),对照组为 73.5%(36/49),$P<0.05$。与对照组比较,观察组 FBG、2hPG、HbA1c、TNF-α、LI-6、脂多糖水平均显著降低,双歧杆菌属、柔嫩梭菌属、乳酸杆菌属、普雷沃菌属的菌落数量均升高;拟杆菌属、大肠杆菌属的菌落数均下降(均 $P<0.05$)。

刘冬恋等采用高脂饲养联合链尿佐菌素(STZ)诱导痰热互结证 T2DM 大鼠模型,并随机分为模型组、二甲双胍组(MET 组)、小陷胸汤组(黄连、瓜蒌、法半夏)各 12 只,并同时设立正常组。结果:相应灌胃给药 4 周后,与模型组比较,小陷胸汤组的餐后血糖、糖耐量、体质量、体温、24 h 饮水量及 24 h 尿量明显降低($P<0.05$,$P<0.01$)。韩思荣等采用高糖高脂饲养联合 STZ 诱导造模,并随机分为模型组、二甲双胍(MET)组、抵当芪桂汤高剂量(含生药 1.9 g/ml)组(DQG 组,药物:生黄芪、桂枝、酒大黄、炒白芍药、水蛭、鬼箭羽)、抵当芪桂汤常量(含生药 0.9 g/ml)组(DQZ 组)、抵当芪桂汤加二甲双胍组(DQZX)各 10 只,灌胃给药均为 6 周。结果:与模型组比较,DQZ 组、DQZX 组的 FBG、HbA1c 均呈不同程度降低($P<0.05$,$P<0.01$),其中 DQZX 组的 HbA1c 降低最明显(均 $P<0.01$)。DQZ 组、DQG 组及 DQZX 组的肝组织胰岛素受体底物 1(IRS-1)表达升高(均 $P<0.05$),糖原合成酶激酶-3β(GSK-3β)表达均下降($P<0.05$,$P<0.01$)。研究提示,抵当芪桂汤能降低 T2DM 大鼠血糖水平,保护其胰岛细胞,并上调 IRS-1 表达,下调 GSK-3β 水平。代莲等以高热量喂养及 STZ 诱导 T2DM 大鼠模型,并随机分为模型组、MET 组、归一饮组(炙甘草、干姜、附子、葛根、天花粉)、阿托伐他汀组各 10 只,均灌胃给药 8 周。与模型组比较,归一饮组体质量逐渐升高,FBG、糖耐量血糖、FINS 及 HOMA-IR 降低,归一饮组、血清 TC、TG、LDL-C、全血黏度、血浆黏度均降低(均 $P<0.01$)。研究提示,归一饮加减方可降低 T2DM 大鼠血糖、血脂、血液流变学、胰岛素抵抗指数,治疗效应可能与改善 T2DM 大鼠胰岛素抵抗有关。陶毅等以高热量喂养及 STZ 诱导 T2DM 大鼠模型,并随机分为对照组、糖肝煎治疗组(白术、白芍药、柴胡、茯苓、茵陈、虎杖等)各 10 只,另设正常组 8 只。对照组及正常组灌胃生理盐水,治疗组灌胃糖肝煎 10 周。与对照组比较,糖肝煎治疗组 FPG、HOMA-IR 明显下降,平均血浆 Ghrelin 水平显著升高,Nesfatin-1 水平显著降低(均 $P<0.05$)。采用 Spearman 相关分析血清血浆 Ghrelin 水平与其他实验指标的相关性,血浆 Ghrelin 水平与 FPG、HO-MA-IR 呈负相关,Nesfatin-1 水平与 FPG、HOMA-IR 呈正相关(均 $P<0.05$)。研究提示,糖肝煎可能

通过调节 Ghrelin 水平及 Nesfatin-1 水平来实现糖代谢及 IR 的改善。

(撰稿:黄陈招　审阅:周永明)

【糖尿病肾病的治疗及临床研究】

张烨等将 61 例糖尿病肾病(DN)Ⅲ 期且中医辨证为气阴两虚证患者随机分为两组,均口服缬沙坦。治疗组 31 例加服黄芪汤(黄芪、生地黄、茯苓、瓜蒌根、麦门冬、北五味子等)颗粒剂。疗程均为 12 周。结果:治疗组总有效率为 77.4%(24/31),对照组为 56.7%(17/30),$P<0.05$。与对照组比较,治疗组中医证候积分、UACR、空腹及餐后 2 小时血糖、糖化血红蛋白、血脂等均下降($P<0.05$)。马娟娟等将 96 例Ⅳ期气阴两虚证患者随机分为两组,对照组予基础治疗加胰岛素皮下注射治疗,研究组在此基础上再服用参芪地黄汤(人参、黄芪、生地黄、麦冬、山药、五味子等),并随症加减。治疗均为 6 个月。结果:治疗组总有效率为 97.9%(47/48),对照组为 83.3%(40/48),$P<0.05$。两组临床症状均明显改善,与对照组比较,治疗组 SCr、β2-MG、UTP、MDA、TGF-β1、TIMP-1 水平均降低,SOD、GSH-Px、MMP-9 水平均升高(均 $P<0.05$)。

陈璋等将 80 例气阴两虚、肾络瘀阻证患者随机分为两组,对照组予常规西医治疗,包括控制血糖、低蛋白饮食、调节血脂、控制高血压、用药时需注意保护肾脏,对症治疗及健康宣教等。观察组在此基础上加服滋阴升清汤(黄芪、益母草、山药、盐杜仲、石韦、莪术等),并随症加减治疗。治疗均为 3 个月。结果:观察组总有效率为 95.0%(38/40),对照组为 77.5%(31/40),$P<0.05$。与对照组比较,观察组中医证候积分降低,CD_4^+、CD_4^+/CD_8^+ 水平升高,CD_8^+ 降低;MDA、AOPPs 水平下降,SOD 水平明显升高;BUN、Scr、Hcy 水平明显降(均 $P<0.05$)。贾菲等将 92 例气阴两虚夹瘀证患者随机分为两组,均予生活方式指导、控制血糖、血压及血脂等基础治疗。对照组加服氯沙坦,试验组在此基础上再服用

大补元煎加味(熟地黄、黄芪、党参、山茱萸、当归、山药等)治疗。疗程均为 3 个月。结果:试验组治疗总有效率为 91.3%(42/46),对照组为 73.9%(34/46),$P<0.05$。与对照组比较,试验组各项中医证候积分及 FPG、PBG、HbA1C、SCr、24 h 尿总蛋白、尿 β2-MG、BUN、TNF-α、hs-CRP、IL-6、ET-1、VEGF 水平均下,NO 水平升高(均 $P<0.05$)。

艾珊珊等将 100 例脾虚湿盛证患者随机分为两组,对照组予西医基础治疗,试验组加服益肾化湿颗粒(黄芪、人参、白术、羌活、独活、柴胡等)。疗程均为 8 周。并随机收集其中 60 例患者(两组各 30 例)治疗后的粪便样本行 16SrDNAV3+V4 区测序筛选益肾化湿颗粒的作用靶菌。结果:试验组总有效率为 84.0%(42/50),对照组为 64%(32/50),$P<0.05$。两组中医证候积分均下降,UACR、BUN、HbA1C、IL-6 水平均降低,且以试验组更甚($P<0.05$,$P<0.01$)。与对照组比较,试验组 SOD 活性、ALB 水平均明显升高($P<0.05$,$P<0.01$);试验组菌群多样性及丰度升高,菌群的聚合度增加,F/B 值下降,并且 LEfSe 分析显示,试验组的优势属种是副拟杆菌属、长双歧杆菌、黏膜乳杆菌。益肾化湿颗粒可有效改善 DKD 脾虚湿盛证患者的中医临床证候,降低血糖,减少蛋白尿,整体调节氧化应激及炎症水平并稳定肾功能,影响肠道菌群的分布。程丽颖等将 80 例Ⅳ期气虚血瘀、湿热互结证患者随机分为两组,均予控糖、降压、调脂、减少尿蛋白(口服贝那普利)为主的常规综合治疗。观察组在此基础上联用加味升降散(生黄芪、蝉蜕、僵蚕、姜黄、大黄、水蛭等)颗粒剂治疗,疗程均为 12 周。结果:观察组总有效率为 92.5%(37/40),对照组为 77.5%(31/40),$P<0.05$。与对照组比较,治疗组 24 h UP、SCr、BUN 及 IL-1β、IL-6、TNF-α 水平均显著降低(均 $P<0.001$)。姜赫等将 86 例脾肾两虚、浊毒瘀阻证患者随机分为两组,对照组予西药常规治疗,观察组加服建中补肾消癥汤(生晒参、黄芪、炙甘草、菟丝子、炒杜仲、淫羊藿等)治疗,并随证加减。治疗均为 2 个月。结果:观察组总有效率为 88.4%

(38/43),对照组为 62.8%(27/43),$P<0.05$。两组中医证候评分及 SCr、BUN、24 h 尿蛋白、FPG、HbA1C、PCⅢ、LN 水平均降低,CCr、BMP-7、ADM 水平均升高,且观察组改善更为显著(均 $P<0.001$)。

(撰稿:刘霖 审阅:周永明)

【急性痛风性关节炎的治疗与研究】

冯雯等将 90 例急性痛风性关节炎湿热蕴结证患者随机分为治疗组、对照 1 组、对照 2 组,均口服秋水仙碱片。治疗组加用免煎颗粒剂痛风关节膏(连翘、桂枝、黄柏、防己、秦艽、蚕沙等)外敷痛风发作部位,对照 1 组加用饮片剂痛风关节膏外敷,疗程均为 7 d。结果:治疗组总有效率为 93.3%(28/30),对照 1 组为 86.7%(26/30),对照 2 组为 63.3%(19/30),治疗组、对照 1 组分别与对照 2 组比较,有显著性差异(均 $P<0.05$)。治疗组的疼痛程度、疼痛发作频率显著低于对照 1 组及对照 2 组(均 $P<0.01$)。俞鹏飞等将 62 例急性痛风性关节炎患者随机分为两组,治疗组予以吴门清热化浊方(石膏、桂枝、防己、海桐皮、薏苡仁、苦杏仁等)并随证加减及外敷金黄膏(大黄、黄柏、天花粉、姜黄、当归等)治疗,对照组口服依托考昔片及外用七叶皂苷钠凝胶治疗,均连续治疗 1 周。结果:与对照组比较,治疗组视觉模拟评分法(VAS)评分显著降低;患肢肿胀评分、皮温评分、CRP 水平均显著降低(均 $P<0.05$)。

刘东武等将 40 只 SD 大鼠随机分为空白组、模型组、扶他林乳胶剂组、加味九分散(马钱子、麻黄、乳香、没药、薄荷、姜黄等)外敷组,除空白组外均用尿酸盐结晶局部注射造模,给药组分别外敷药物 48 h。结果:与空白组比较,模型组外周血 TNF-α 明显增高($P<0.01$);出现骨小梁减少、骨髓腔增大及脂肪细胞增多表现。与模型组比较,给药组外周血 TNF-α 明显减少($P<0.01$);关节骨小梁减少、骨髓腔增大及脂肪细胞增多现象有所改善。研究提示,

加味九分散可通过降低痛风关节炎大鼠血清 TNF-α 水平起到抗炎止痛作用，从而减少关节骨炎症反应。程媛等将 60 只 SD 大鼠随机分为正常组、模型组、秋水仙碱片组，苏萸痛风方(吴茱萸、木瓜、薏苡仁)高、中、低剂量组(5、2.5、1.3 g/kg)，每组 10 只。除正常组外均以关节腔注入尿酸钠复制痛风性关节炎模型。给药组均灌胃给药 7 d。结果：与正常组比较，模型组关节肿胀度及炎症指数评分显著升高，滑膜组织增厚，炎症细胞数量增加(均 $P < 0.01$)。经苏萸痛风方干预后，大鼠关节肿胀度减轻、炎症指数评分降低、滑膜组织水肿改善、炎症细胞数量减少。与模型组比较，苏萸痛风方各剂量组血清 SOD 活性显著升高，XOD、MDA 以及 IL-1β、IL-18、TNF-α 水平均显著降低(均 $P < 0.01$)；苏萸痛风方高、中剂量组的踝关节组织中 ROS 水平以及 TXNIP、NLRP3、ASC 蛋白表达水平均不同程度降低($P < 0.05$，$P < 0.01$)。研究提示，苏萸痛风方可通过 ROS/TXNIP/NLRP3 信号通路，抑制 NLRP3 炎性小体激活，进而发挥抗痛风性关节炎的作用。南晓强等将尿酸钠混悬液注入大鼠踝关节腔，建立急性痛风性关节炎大鼠模型，将造模成功的 50 只大鼠随机分为模型组、息痛散(生石膏、忍冬藤、苍术、黄柏、牛膝、桃仁等)组、息痛散联合 shRNA 组、秋水仙碱组，各给药组均灌胃 7 d。结果：与模型组比较，息痛散组、秋水仙碱组踝关节肿胀度降低，炎症因子水平降低。富半胱氨酸蛋白 61(Cyr61)、IL-1β、IL-6、TNF-α 水平降低(均 $P < 0.05$)。研究提示，息痛散可通过抑制 Cyr61 表达减轻急性痛风性大鼠的炎症反应。吴睿哲等将 60 只 Wistar 大鼠随机分为空白组、模型组、宣痹通络膏(苍术、黄柏、泽泻、防己、丹参、陈皮等)高、中、低剂量(3.6、1.8、0.9 g/ml)组、秋水仙碱组，除空白组外，于大鼠踝关节局部注射尿酸钠晶体混悬液造模。给药组均灌胃 3 d。结果：与空白组比较，模型组关节肿胀度加重，血清及滑膜组织髓样分化因子 88(MyD88)含量显著升高(均 $P < 0.01$)。与模型组比较，各药物组的踝关节滑膜组织病理形态得到改善；宣痹通络膏高剂量组及秋水仙

碱组关节肿胀度均减轻，各给药组血清 MyD88 含量均降低；宣痹通络膏高、中剂量组、秋水仙碱组滑膜组织 MyD88 含量均降低($P < 0.05$，$P < 0.01$)。研究提示，宣痹通络膏可能通过下调 MyD88 蛋白表达，从而改善急性痛风性关节炎大鼠的踝关节滑膜损伤。

(撰稿：徐光耀　审阅：周永明)

【急性缺血性中风的治疗与研究】

王佩等将 120 例痰瘀阻络证患者随机分为两组，两组均予常规基础干预及醒脑静注射液静滴，观察组在此基础上予化痰活络饮(半夏、僵蚕、银杏叶、川芎、胆南星、枳实等)，均治疗 14 d。结果：治疗组总有效率为 95.0%(57/60)，对照组为 81.7%(49/60)，$P < 0.05$。两组 NIHSS 评分均有不同程度的降低，且治疗组更为明显(均 $P < 0.05$)彭仲祥等将 80 例风痰阻络证患者随机分为两组，对照组予改善脑循环、促进脑代谢、抗血小板聚集等对症支持常规治疗，治疗组在此基础上加服复方天麻颗粒(天麻、地龙、法半夏、大黄、白附子、川芎等)。两组均连续治疗 4 周。结果：治疗组总有效率为 95.0%(38/40)，对照组为 80.0%(32/40)，$P < 0.05$。两组血 hs-CRP、D-Dimer、Hcy 水平均下降，且治疗组更为明显(均 $P < 0.05$)。黄永军等将 116 例风痰瘀阻证患者随机分为两组，参照组采用降糖、降压、脑组织保护及脱水治疗，研究组在此基础上加服熄风祛瘀方(川牛膝、天麻、葛根、当归、水蛭、天南星等)并随证加减。均治疗 14 d。结果：研究组总有效率为 89.7%(52/58)，参照组为 75.9%(44/58)，$P < 0.05$。与参照组比较，研究组神志昏蒙、半身不遂、口舌歪斜、言语謇涩、舌黯红、脉细弦等中医证候积分降低；mRs 积分、NIHSS 评分均降低，MoCA 评分升高；血清 BNDF 含量升高，IMA 含量降低；GQOL-74 评分升高(均 $P < 0.05$)。曾子修等将 212 例急性缺血性中风随机分为两组，对照组予规范化治疗，包括抗血小板聚集(阿司匹林或氯吡格雷)、控制危险

因素(血压、血糖、血脂、房颤等)、健康教育(戒烟、戒酒、控制体质量、低盐饮食、适量运动)等。观察组在此基础上加用续命通脉汤(人参、制附子、川芎、白芍药、生地黄、石菖蒲等),再以体外培育牛黄兑药冲服(0.15 g/d),均连续治疗14 d。结果:除观察组脱落5例、对照组脱落6例外,观察组总有效率为64.4%(65/101),对照组为48.0%(48/100),$P<0.05$。与对照组比较,观察组NIHSS评分降低、BI及FCA评分升高、S100B水平降低(均$P<0.05$)。

李建香基于脑肠肽八肽胆囊收缩素(CCK-8)研究凉血通瘀方(大黄、水牛角、生地黄、赤芍药、牡丹皮、石菖蒲)对急性脑出血模型大鼠的神经保护作用机制。将60只SD大鼠随机分为正常组、假手术组、造模组。造模组采用自体血注入法制作脑出血模型并随机分为模型组与凉血通瘀方组,各组分别灌胃3 d。结果:与正常组及假手术组比较,模型组脑组织NGF平均光密度值降低,SOD活性均显著降低,MDA含量均显著升高(均$P<0.01$);脑组织及肠组织中的CCK-8含量均显著降低($P<0.01$,$P<0.05$)。与正常组比较,模型组及假手术组BDNF蛋白表达水平均降低($P<0.05$,$P<0.01$)。与模型组比较,凉血通瘀方组脑组织NGF平均光密度值、BDNF蛋白表达水平、SOD活性均显著升高,MDA含量显著降低;脑组织及肠组织中的CCK-8含量均显著升高(均$P<0.01$)。研究提示,凉血通瘀方对急性脑出血模型大鼠具有一定的神经保护作用,其机制可能与增加脑、肠组织CCK-8的含量有关。

(撰稿:姜丽莉　审阅:余小萍)

【中风后遗症的治疗及临床研究】

付璐等探析贾跃进调脾论治中风后遗症思路。贾氏主张从脾立论,健脾以补虚、祛痰瘀、调气机及通络养血。临证常用黄芪、党参、山药、白术、茯苓等药,方以补中益气汤、归脾汤、四君子汤等加减运用,健脾扶正补虚。针对气虚血瘀之病理,以补阳还五汤对症加减处方,还常用胆南星、郁金、竹茹、浙贝等

化痰,当归、牛膝、川芎、桃仁、赤芍药、红花等祛瘀。针对络脉痹阻之病理,常用藤类药物首乌藤、络石藤、海风藤、鸡血藤等,若症状顽固不解,则用水蛭、全蝎、虻虫、僵蚕、蜈蚣、地龙等辛散透达,引药入络,破瘀通络。针对气机不畅之病理,常用木香、枳壳、陈皮、佛手等疏肝解郁、理气和血。对于中风后遗症期出现肢体萎软、屈伸无力、四肢不收等症状,贾氏强调可重用生麦芽。麦芽之化瘀能助脾健运、调和滋腻,使养中有清,补而不滞。一般用量为30 g,并配伍益气活血健脾之品,纳差重者酌情加量或加用炒莱菔子、焦神曲等。龙晓华等从"阳气者,精则养神"出发,探讨温阳法治疗中风后睡眠障碍。根据阳虚是中风后睡眠障碍发病基础之一,提出温阳六法,包括:滋阴温阳、安神助眠法,适用于阴阳两虚者,以补天大造丸合金匮肾气丸加减;温补心肾、安神定志法,适用于心肾阳虚者,以保元汤合右归丸加减;温里潜阳、重镇安神法,适用于阳虚神浮者,以潜阳丹合右归丸、桂枝甘草龙骨牡蛎汤加减;温补脾肾、化痰活血、开窍安神法,适用于脾肾阳虚、痰瘀蒙窍者,以附子理中丸合解语丹加减;温阳实卫、和营安神法,适用于阳不入阴、营卫失和者,以桂枝加附子汤合金匮肾气丸加减;温阳益髓、补脑安神法,适用于阳虚髓空者,以七福饮合右归丸加减。华明铭等介绍韩旭治疗老年气阴两虚型中风后眩晕的临证经验。韩氏认为老年气阴两虚型中风后眩晕的病因病机多以肝脾肾三脏不足为本,气阴两虚、痰瘀互结为标,故从益气养阴、化痰祛瘀着手,以家传方玉春散(土茯苓、葛根、天麻、藁本、沙苑子、白蒺藜等)合四君子汤,并随证化裁治疗。夜寐欠安者,可加酸枣仁、柏子仁、首乌藤、合欢皮等宁心安神助眠;气短、周身乏力者,可加入炙黄芪、酒黄精等补中益气;动则汗出者,可加入浮小麦、糯稻根、麻黄根、五味子、瘪桃干等固表止汗;肢体经络不通而痛者,可加入路路通、鸡血藤、络石藤、桑枝、桂枝等通经活络止痛。

崔文华等将80例中风后眩晕患者随机分为两组,对照组口服地芬尼多片,观察组在此基础上予小柴胡汤并随证加减治疗,疗程均为2周。结果:观察

组总有效率为 95%（38/40），对照组为 80.0%（32/40），$P<0.05$。

杨巧萍等将 80 例中风后吞咽障碍患者随机分为两组，均予常规西医治疗和系统化吞咽康复治疗。观察组加用仙桔浓煎汤剂（威灵仙、桔梗、射干、牛蒡子、地龙、红花等）喷咽，均治疗 4 周。结果：观察组总有效率为 95%（38/40），对照组为 77.5%（31/40），$P<0.05$。与对照组比较，观察组饮水功能试验等级及吞咽功能评分均降低（均 $P<0.05$）。潘丽军等将 92 例中风后吞咽障碍患者随机分为两组，均予调节血压、血脂、改善循环及行吞咽器官咽反射训练、舌肌功能训练、运动训练、摄食训练、发声运动等常规吞咽康复治疗。对照组加用冰刺激治疗，观察组在对照组基础上加服续命汤（麻黄、桂枝、附子、赤芍药、川芎、防风等），疗程均为 2 周。结果：观察组总有效率为 87.%（40/46），对照组为 60.9%（28/46），$P<0.05$。与对照组比较，观察组洼田饮水试验评分下降，咽造影检查（VFSS）评分及和吞咽生命质量量表（SWAL-QOL）评分均升高（均 $P<0.05$）。

刘海飞等将 116 例中风后肩手综合征血瘀阻络证患者随机分为两组，对照组实施镜像疗法，观察组在此基础上加用舒筋养血汤（当归、熟地黄、黄芪、伸筋草、赤芍药、鸡血藤等）熏洗，并随症加减治疗。疗程均为 4 周。结果：观察组总有效率为 93.1%（54/58），对照组为 77.6%（45/58），$P<0.05$。与对照组比较，观察组患侧肩关节疼痛程度 VAS 评分、肿胀值均降低，肿胀程度及运动功能障碍程度（FuglMeyer 运动功能评定量表-上肢部分）评分升高；血清 SP、5-HT、PGE_2 水平均降低（均 $P<0.05$）。

（撰稿：姜丽莉　审阅：余小萍）

【类风湿关节炎的治疗与研究】

张子旋等从"一体两翼，疏调气机"理论探讨类风湿关节炎（RA）的治疗。认为其内在因素为脏腑亏虚，经气不利，尤以肝、脾、肾为著。肝肺失调因而体不得疏；脾胃不健因而两翼失衡。故治疗可以"肝为主体，脾肾为侧翼"，疏肝理肺可选用双合汤、身痛逐瘀汤、桃红四物汤、独活寄生汤等加减化裁，或酌加桔梗、杏仁宣畅肝肺气机。健脾和胃可予参苓白术散、平胃散等合防己黄芪汤益气。若湿热偏盛，可予四妙丸、宣痹汤等加强清热利湿之功。袁博等基于"虚、痰瘀、毒"论治类风湿关节炎。认为脾肾亏虚为病之本，痰瘀阻滞为 RA 发展过程中的病理因素，亦为加速疾病发展的重要因素；毒邪则贯穿 RA 发病始终。其具有从化性特征，随着疾病发展表现出不同特性，直接损伤脏腑、肌肉、筋骨关节。在 RA 发展变化过程中，虚、痰瘀、毒三因相互影响。不同时期治法各有侧重。补益法在早期的使用，治当祛风除湿基础上合用健脾益气之品，佐以独活、淫羊藿、肉桂、附子等入肾之品；活动期则需慎用辛热香燥之品，治当固护脾胃阴液；缓解期宜补益气血、培补肝肾，以防复发；晚期治当注重益气健脾、补肾壮骨。化痰祛瘀法在早期的使用，当注重气机血脉运行，酌以木香、当归之品行气活血；活动期常辅以化痰行瘀之法；缓解期以健脾理气化痰、养血活血和络为主，可选桃仁、当归、川芎、苍术、橘红、半夏等；晚期可在培补肝肾时，佐以祛痰化瘀之品通络，可选三棱、莪术、地龙、蜈蚣、全蝎、乌梢蛇、蜂房、胆南星、皂角刺、鸡血藤等加强走窜通络之功，祛旧生新。解毒祛邪法在早期的使用，可佐以祛风解毒之品，可选金银花、虎杖、秦艽、蜂房、豨莶草等，解毒之力不宜过猛；活动期当以清热活血解毒为重，可选玄参、水牛角、金银花、山慈菇、白花蛇舌草、蒲公英等；缓解期要借虫蚁搜剔窜透之功行经畅络，可选全蝎、蜈蚣、地龙、白花蛇等；晚期治当扶正为主，豁痰祛瘀兼以祛毒，可予少量僵蚕、蜈蚣、全蝎、蜂房等。郦琳等总结温成平教授诊治 RA 特色。温氏认为 RA 核心病机是脾虚兼湿、毒、瘀互结，提出从脾及分期辨证论治。前期使用运脾祛风除湿方（苍术、青风藤、金银花、炒薏苡仁、土茯苓、徐长卿等），活动期使用运脾解毒通络祛湿方（苍术、金银花、炒薏苡仁、虎杖、蜈蚣、炒白芍药等）配合甲氨蝶呤治疗，并结合不同伴随症状辨证论治。谢师旅等总结冷文飞"尪痹四味"治疗 RA 的用药经验。冷氏认为其发病以肝、脾、肾三脏不足为本，风寒湿热外袭为标，同时又兼湿、痰、瘀夹杂其间。擅用温、清、消、补四法：温阳散寒、清热利湿、消解痰瘀、补养肝脾肾，并总结出"尪痹四味"的用药经验："热痹四味"（知母、黄柏、生地黄、忍冬藤）、"寒痹四味"（制附片、细辛、制川乌、制草乌）、"乙癸四味"（补骨脂、鹿角霜、熟地黄、淫羊藿）、"脾土四味"（白术、山药、白扁豆、焦三仙）、"风寒四味"（桂枝、麻黄、威灵仙、透骨草）、"著痹四味"（防己、薏苡仁、苍术、泽泻）、"钻窜四味"（全蝎、蜈蚣、僵蚕、地龙）。

赵芳等将 60 例寒湿痹阻证患者随机分为两组，对照组口服来氟米特，治疗组在此基础上予通痹定痛汤（小茴香、红花、艾叶、川芎、木瓜、刘寄奴等）热敷，均连续治疗 14 d。结果：治疗组总有效率为 86.7%（26/30），对照组为 70.0%（21/30），$P < 0.05$。两组关节肿胀指数（SJC）、关节压痛指数（TJC）下降，晨僵时间缩短，疼痛 VAS 评分、疾病活动度（DAS28-CRP）评分、健康评价调查表（HAQ）评分均降低，除 SJC 外，其余指标以治疗组改善更为明显（均 $P < 0.05$）。校钰淽等将 146 例气虚络热证患者随机分为两组，均口服甲氨蝶呤（MTX），治疗组加服益气清络方颗粒剂（黄芪、白芍药、知母、桂枝、汉防己、白术等），对照组则服用安慰剂，疗程均为 24 周。结果：最终完成病例为治疗组 73 例、对照组 68 例。两组 ESR、CRP、D-Di、PLT、IL-6、TNF-α 水平及 DAS28-ESR 均降低，且治疗组更甚（均 $P < 0.05$）。两组患者的 AKP、VitD、骨钙素（OC）、I 型胶原羧基端前肽（PICP）水平均升高，β 型胶原降解产物（β-CTX）水平降低，且治疗组的 AKP、VitD、OC、PICP 水平更高（均 $P < 0.05$）。两组关节超声半定量评分降低，X 线 sharp 评分升高，且治疗组的关节超声半定量评分更低；治疗组骨密度升高，而对照组骨密度降低（均 $P < 0.05$）。

凌益等研究金乌健骨胶囊对类风湿关节炎滑膜细胞增殖、迁移及凋亡的影响。采用组织块贴壁法分离培养 RA-FLS 细胞，HE 染色和免疫化学法鉴定细胞。根据含药血清比例将细胞分为空白对照组，兔血清对照组，金乌健骨胶囊（金毛狗脊、乌梢蛇、千年健、黑骨藤、三七粉、小花清风藤等）含药血清高、中、低剂量（20% 含药血清、10% 含药血清、5% 含药血清）组，来氟米特对照组。检测细胞增殖与迁移，检测 Caspase 8、Caspase 3 蛋白表达水平，以及 TNF-α、TNFR1 的分泌。结果：组织块法分离培养的细胞为 RA-FLS。与空白组比较，不同浓度金乌健骨胶囊 24、48 h 能抑制 RA-FLS 增殖（均 $P < 0.05$）。与兔血清对照组比较，金乌健骨胶囊各剂量组可抑制 RA-FLS 伤口愈合，下调 Caspase 8、Caspase 3 蛋白表达，下调细胞培养上清中 TNF-α 浓度，上调 TNFR1 浓度（均 $P < 0.05$）。并且金乌健骨胶囊高剂量组各指标均优于来氟米特对照组（均 $P < 0.05$）。研究提示，金乌健骨胶囊可通过 TNF 信号通路，促进 TNFR1 的分泌，增加 Caspase 8、Caspase 3 蛋白表达，正向调节 RA-FLS 细胞凋亡，抑制 RA-FLS 增殖和迁移。

（撰稿：姚博 李俊莲 审阅：孟静岩）

【强直性关节炎的治疗及临床研究】

高佳琪等总结国医大师刘柏龄治疗强直性关节炎（AS）学术特色及用药规律。刘氏依据"肾主骨"的理论，主张从"肾督阳虚，外邪侵袭"辨治，以"扶正祛邪，通督壮腰，补益肝肾，祛瘀通络，散寒化湿"为治则。共纳入处方 462 首，涉及中药 137 味，药性以温、寒、平为主，药味以甘、苦为主，主要归经为肝、脾、肾经。高频药物聚类分析，得到 6 个聚类组；关联规则分析，得到 8 个常用药对。复杂网络分析显示，治疗该病的核心处方为：附子、肉桂、鸡矢藤、延胡索、鸡血藤、狗脊、杜仲、丹参。岳铭等总结姜泉从标本论治 AS，其以本虚标实为特点，肾督亏虚为本，风寒湿热瘀为标，根据疾病的标本缓急和临床指标可以分为活动期与缓解期。以"急则治标，缓则治本"为治疗原则，活动期以祛邪通络为要，根据致病邪的不同采取不同治法。风寒湿邪偏盛者,常选用羌活胜湿汤加减,配合苍术、土茯苓、蜂房等;感受风寒湿邪易从热化者,常选用苦参、土茯苓、生薏苡仁、黄柏、秦艽、萆薢、虎杖、茵陈、车前草、黄连等,热象明显者再配合生石膏、知母、地骨皮、青蒿等;瘀血阻络者,常用炙没药、三七粉、穿山龙、桃仁、红花、丹参等药活血祛瘀止痛,或用延胡索、川芎、莪术、姜黄、郁金等药活血行气止痛。缓解期以补肾活血为要,补肾治本,活血通络,治本不忘祛邪。选用桑寄生、续断、杜仲、菟丝子、女贞子、淫羊藿、骨碎补、枸杞子、川牛膝、怀牛膝、狗脊、吴茱萸、生地黄、熟地黄等药调补肾阴肾阳。不论急缓,全程注重舒筋活络,常配伍白芍药、伸筋草、木瓜等;顾护脾胃,常配伍白术、苍术、茯苓、白扁豆等。并善用青风藤、忍冬藤、海风藤、鸡血藤、络石藤等藤药舒筋活络。王鹤潼等总结朱婉华运用益肾壮督蠲痹通络法治疗 AS 经验。认为朱婉华继承了朱良春的辨治思路,治疗着眼于"益肾壮督治其本,蠲痹通络治其标"。阳虚络瘀证者治以益肾温阳、化瘀通督,方以痹通汤加金刚骨、青风藤、生黄芪、补骨脂、骨碎补、制南星、泽兰、泽泻、淫羊藿、山茱萸,且随症加减。阴虚脉痹证者治以益肾滋阴,通调督脉,方以痹通汤加金刚骨、青风藤、生黄芪、补骨脂、骨碎补、泽兰、泽泻、胆南星、生白芍药、生地黄、熟地黄,且随症加减。并研发了益肾蠲痹丸、浓缩益肾蠲痹丸、扶正蠲痹胶囊Ⅰ、扶正蠲痹胶囊Ⅱ、蝎蚣胶囊等多种中成药及院内制剂。

王夜将 90 例患者随机分为两组。对照组(44 例)予来氟米特治疗,治疗组(46 例)在此基础上予中医辨证(寒湿痹阻证、湿热阻络证、瘀血阻络证、肝肾亏虚证),分别予三痹汤加减(黄芪、当归、续断、熟地黄、独活、川芎等)、四妙丸加减(薏苡仁、牛膝、黄柏、滑石、鸡血藤、忍冬藤等)、身痛逐瘀汤加减(红花、当归、牛膝、香附、威灵仙、透骨草等)、独活寄生汤加减(独活、桑寄生、秦艽、赤芍药、杜仲、狗脊等),疗程均为 24 周。结果:治疗组总有效率为 91.3%(42/46),对照组为 75.0%(33/44),$P<0.05$。与对照组比较,治疗组疼痛指数下降,晨僵时间缩短,

ESR、CRP 水平均下降(均 $P<0.05$)。马景和等将 120 例患者随机分为两组,对照组以西医常规治疗,试验组在此基础上联用加味五子散(延胡索、炒白芥子、紫苏子、补骨脂、炒莱菔子、炒决明子等)热敷治疗。均连续治疗 8 周。结果:观察组总有效率为 91.7%(55/60),对照组为 78.3%(47/60),$P<0.05$。两组中医证候积分、ESR、CRP、TGF-β_1、TGF-β_2 及细胞核因子-κB 受体活化因子配体(RANKL)水平均下降;枕墙距降低,Schober 试验及胸廓活动度升高,且试验组的上述指标变化更甚(均 $P<0.05$)。两组 Bath 强直性脊柱炎测量指数(BASMI)、Bath 强直性脊柱炎疾病活动性指数(BASDAI)及 Bath 强直性脊柱炎功能指数(BASFI)评分均降低,且试验组降低幅度更甚(均 $P<0.05$)。张静等将 80 例患者随机分为两组,均口服沙利度胺片,对照组加服塞来昔布胶囊,观察组加服腰痛宁胶囊(马钱子、乳香、没药、䗪虫、僵蚕、全蝎等),疗程均为 4 周。结果:观察组总有效率为 90.0%(36/40),对照组为 77.5%(31/40),$P<0.05$。与对照组比较,治疗组的症状评分,枕墙距,全血 CRP、ESR、IL-1β、IL-17 水平均降低,标记距离升高(均 $P<0.05$)。

(撰稿:姚博 李俊莲 审阅:孟静岩)

【失眠症的治疗及临床研究】

陈明琪等介绍黄世敬从"肾虚髓减脑消"论治老年失眠症的经验。黄氏认为老年失眠患者多因年老体衰,过度劳作,或久病体弱,损及于肾,肾精不足,以致肾虚。而病程后期进展并非局限于肾脏,亦与脑密切相关。故可从"补肾培元,健脑安神"出发进行辨证治疗。肾精亏虚者方选六味地黄丸为基础方,阴虚火旺者方选知柏地黄丸为基础方,肾阳不足者方选金匮肾气丸为基础方,心肾不交者方选六味地黄丸合交泰丸为基础方。若肾虚日久,精髓化生不足,元气虚衰,元神脑府失养,神机运转不利,脑功能得不到正常发挥,则应用自拟黄精健脑方(黄精、

葛根、茯苓、远志、石菖蒲、酸枣仁、丹参、人工牛黄）益肾填精，健脑安神。入睡困难者，常用酸枣仁、合欢花、远志、郁金宁心解郁安神；梦多者，常用柏子仁、首乌藤养心安神；噩梦者，多用珍珠母镇静安神；眠浅易醒者，多用龙骨、牡蛎、磁石等重镇安神。车丽坤等从病因病机、临床思路等方面探讨了三甲复脉汤论治失眠症。失眠症其病性属本虚标实，以肝肾阴虚为本，阳亢于上为标，临床中可以运用三甲复脉汤思路，以调整阴阳为大法，从调和营卫、调理脏腑以及调畅神机三方面求解，并针对患者状态选择合适的方药加减，能够起到滋补肝肾、潜阳熄风、镇惊安神的作用。

孙洁等将 60 例"夜寐早寤"老年患者随机分为两组，中药组口服"补肾安志方"（熟地黄、山药、枸杞子、菟丝子、核桃肉、五味子等）并随证加减，西药组口服艾司唑仑片，均治疗 8 周，疗程结束后继续随访 4 周。结果：停药 4 周后，中药组有效率为 50%（15/30），西药组为 3.3%（1/30），$P < 0.01$。与西药组比较，中药组在治疗第 4 周、第 8 周及停药 4 周后的匹兹堡睡眠质量指数量表（PSQI）指数持续下降（均 $P < 0.05$）。刘瑞利等将 112 例肝郁化火证患者随机分为两组，对照组口服佐匹克隆，研究组口服清心镇肝汤（黄连、茯神、黄芩、生地黄、远志、淡豆豉等）并随症加减。疗程均为 4 周。结果：研究组总有效率为 96.4%（54/56），对照组为 82.1%（46/56），$P < 0.05$。与对照组比较，研究组 PSQI 指数降低，血清 NF-κB 水平降低，BDNF、5-HT 水平升高（均 $P < 0.05$）。陈智文将 60 例脾虚证患者随机分为两组，对照组口服地西泮片，治疗组服用五指安神汤（五指毛桃、炒薏苡仁、麦芽、茯神、白术、豆蔻等）并随症加减。疗程均为 14 d，治疗第 7 d、第 14 d 观察 1 次，停药后 7 d，观察或随访 1 次。结果：治疗组总有效率为 86.7%（26/30），对照组为 63.3%（19/30）；治疗组复发率为 16.7%（5/30），对照组为 46.7%（14/30），均 $P < 0.05$。与对照组比较，治疗组的 PSQI 指数、中医证候积分均减低（均 $P < 0.05$）。

胡璘媛等将 144 例肝肾不足、肝风上扰证患者随机分为试验组与阳性药对照组，试验组口服天麻醒脑胶囊（天麻、地龙、石菖蒲、远志、肉苁蓉、熟地黄）及复方钩藤片模拟剂，对照组口服复方钩藤片及天麻醒脑胶囊模拟剂。疗程均为 8 周。结果：最终共 136 例患者完成实验。试验组总有效率为 92.1%（94/102），阳性药对照组为 76.5%（26/34），$P < 0.05$。与阳性对照组比较，试验组在第 8 周时睡眠所需时间减少，在第 4 周及第 8 周时睡眠持续时间增加（均 $P < 0.05$）。陈文洁等将 288 例气虚证患者随机分为两组，均给予基础治疗。治疗组 216 例加服七叶神安滴丸（主要成分为三七叶总皂苷），对照组加服 72 例七叶神安滴丸模拟剂，疗程均为 4 周。有效性评价采用全分析（FAS）集及符合方案（PPS）集进行分析。结果：最终治疗组 212 例、对照组 72 例进入 FAS 集，治疗组总有效率为 76.9%（163/212），对照组为 27.8%（20/72）；治疗组 185 例、对照组 62 例进入 PPS 集，治疗组总有效率为 84.9%（157/185），对照组为 30.7%（19/62），均 $P < 0.000\,1$。PPS 集与 FAS 集结果均显示，两组 PSQI 评分及 FSS 评分均下降，且以治疗组更甚（$P < 0.000\,1$）。

钱妮等将 110 例阴虚火旺证患者随机分为两组，均给予艾司唑仑片口服。干预组在此基础上配合中医五行音乐治疗，选择以宫音（1-Do）为主音的宫调式乐曲和以羽音（6-la）为主音的羽调式乐曲。每晚睡前听 30 min，音量控制在 40～60 分贝之间。疗程为 28 d。结果：干预组总有效率为 92.7%（51/55），对照组为 78.2%（43/55），均 $P < 0.05$。与对照组比较，干预组 PSQI 评分降低（$P < 0.05$）。

（撰稿：徐光耀　审阅：孟静岩）

【阿尔茨海默病的研究】

贾裕智等认为阿尔茨海默病（AD）的发病与少阳有密切关系。可将其病机概括为少阳不和，枢机不利；相火妄动，君火失衡；胆气不和，三焦不调。治疗可从少阳病证特点辨证选方，如小柴胡汤、蒿芩清胆汤、黄连温胆汤等。

杨柳等将100例AD肝郁脾虚证患者随机分为两组,对照组口服盐酸多奈哌齐,观察组口服解郁益智汤(柴胡、远志、党参、当归、茯苓、麸炒白术等),均治疗12周。结果:与对照组比较,观察组日常生活能力(ADL)评分升高,中医症状评分均下降(均$P<$0.05)。观察组出现不良反应10例,对照组则为28例($P<0.05$)。省格丽等将72例脾肾阳虚、痰瘀阻络证患者随机分为两组,对照组口服多奈哌齐,治疗组在此基础上加服益智治呆方(熟地黄、川芎、石菖蒲、山茱萸、益智仁、远志等),两组均治疗6个月。结果:两组主要症状记忆力、计算力、语言障碍积分均降低;ADL评分均升高,AchE均降低,CAT水平均升高,且均以治疗组改善更为明显(均$P<0.05$)。治疗组出现不良反应3例,对照组则为10例。陈雪梅将84例AD患者随机分为两组,对照组口服盐酸多奈哌齐,观察组在此基础上联合清心益智汤(地龙、火麻仁、当归、桃仁、桂枝、炙甘草等)治疗,并随症加减,均连续治疗60d。结果:两组患者ADL、MMSE(简易智能精神量表)评分及血清SOD、T-AOC(总抗氧化能力)水平均升高;血清MDA水平、ADAS-cog(AD评估量表认知次量表)评分均降低,且均以观察组更甚(均$P<0.05$)。

吕翰林等观察黄连解毒汤(HLJDT)对淀粉样前体蛋白(APP)/早老素1(PS1)双转基因小鼠闭锁小带蛋白(ZO-1)表达的影响。将40只APP/PS1双转基因小鼠随机分为模型组,多奈哌齐组,黄连解毒汤高、中、低剂量(1.5、3、6 g·kg^{-1}·d^{-1}),另设正常组8只。均灌胃45d。结果:与正常组比较,模型组穿越平台次数减少,目标象限游程减少,Aβ蛋白表达增加,ZO-1蛋白表达减少,Aβ mRNA表达增加($P<0.05$),ZO-1 mRNA表达减少(均$P<0.05$)。与模型组比较,多奈哌齐组及HLJDT高剂量组穿越平台次数均增加,目标象限游程增加,Aβ蛋白表达减少,ZO-1蛋白表达增加,Aβ mRNA表达减少,ZO-1 mRNA表达增加(均$P<0.05$)。研究提示,HLJDT可能是通过降低Aβ表达、升高ZO-1表达来改善小鼠学习记忆能力,以及实现对神经的保护作用。孟胜喜等以APP/PS1小鼠为AD动物模型,探讨恒清Ⅱ号方(益智仁、黄芪、菟丝子、川芎、熟地黄、桑寄生等)对其作用及机制。将20只雄性APP/PS1双转基因小鼠随机分为模型组、恒清Ⅱ号方组各10只,另设正常组10只。分别连续灌胃8周。采用Morris水迷宫实验检测各组学习记忆能力,蛋白质印迹法检测小鼠海马区域磷脂酰肌醇-3激酶(PI3K)、蛋白激酶B(Akt)、磷酸化蛋白激酶B(p-Akt)、哺乳动物雷帕霉素靶蛋白(mTOR)、磷酸化哺乳动物雷帕霉素靶蛋白(p-mTOR)的蛋白表达水平。结果:与正常组比较,模型组逃避潜伏期(EL)明显延长,定位航行路径长度明显增加,跨越平台的次数(NCP)明显减少,模型组小鼠海马组织PI3K、Akt、p-Akt、mTOR、p-mTOR蛋白表达水平均明显升高(均$P<0.01$)。与模型组比较,恒清Ⅱ号方组EL及定位航行路径长均明显缩短,NCP明显增加(均$P<0.01$),海马组织PI3K、Akt、p-Akt、mTOR、p-mTOR蛋白表达水平均降低($P<0.05$,$P<0.01$)。研究提示,恒清Ⅱ号方可改善APP/PS1小鼠的学习记忆功能,可能通过抑制PI3K/Akt/mTOR信号通路、增强自噬而发挥抗AD作用。曹颖颖等观察补肾益志方(何首乌、黄精、黄芪、山茱萸、熟地黄、五味子等)对AD大鼠模型的作用及其对β淀粉样蛋白(Aβ)与tau蛋白的影响。将60只SD大鼠随机分为假手术组,模型组,补肾益志方高、中、低剂量(13.0、6.5、3.3 g/kg)组,多奈哌齐阳性组。除假手术组外,其余各组均以Aβ25-35造模。各组均灌胃60d。结果:与假手术组比较,模型组逃避潜伏期、目标象限游泳时间、游泳总路程以及自主活动时间均升高;海马中40、Aβ42、p-tau的含量及蛋白表达均升高(均$P<0.05$)。与模型组比较,补肾益志方各剂量组逃避潜伏期、目标象限游泳时间、游泳总路程以及自主活动时间均降低;海马中Aβ40、Aβ42、p-tau的含量及蛋白表达降低(均$P<0.05$)。模型组海马损伤最严重,补肾益志方各剂量组海马均有明显好转,高剂量组海马与假手术组最接近。研究提示,补肾益志方可改善AD大鼠的学

习记忆能力,其机制与抑制 Aβ 与 tau 蛋白有关。李旭华等将 32 只 SD 大鼠随机分为模型组、假手术组。模型组采用侧脑室注入 β 淀粉样蛋白 25～35 造模,再随机分成阳性对照组(盐酸多奈哌齐混悬液)、滋肾醒脑汤(生地黄、熟地黄、山茱萸、法半夏、陈皮、竹沥等)组,均灌胃 4 周。结果:与假手术组比较,模型组学习记忆能力下降,海马神经元细胞损伤严重,海马区 Caspase-3、Caspase-9 的表达明显增加(均 $P<0.05$)。与模型组比较,滋肾醒脑汤组及阳性对照组神经元细胞损伤情况均有所减轻,海马区 Caspase-3、Caspase-9 的表达均降低(均 $P<0.05$)。研究提示,滋肾醒脑汤可减轻大鼠海马神经元的损伤,提高 AD 大鼠学习记忆能力,其机制可能与抑制海马组织中 Caspase-3、Caspase-9 的表达有关。刘娟等将 30 只 SD 大鼠随机分为空白组、模型组、黄蒲通窍胶囊(大黄、石菖蒲、益智仁、川芎、制何首乌、人参)组各 10 只,以腹腔注射 D-半乳糖联合双侧海马注射 Aβ25-35 造模,均灌胃 28 d。结果:与空白组比较,模型组逃避潜伏期明显延长,目标象限路程与时间百分比明显减少;海马神经细胞萎缩破裂、层数减少、排列松散;Wnt5、Frizzled、PLCβ 表达水平以及血清三磷酸肌醇(IP3)表达水平均升高。与模型组比较,黄蒲通窍胶囊组逃避潜伏期缩短,目标象限路程百分比和时间百分比增加;海马神经细胞损伤减轻;Wnt5、Frizzled、PLCβ 表达水平以及 IP3 表达水平均降低(均 $P<0.05$)。研究提示,黄蒲通窍胶囊可减少 AD 模型大鼠海马神经细胞的损伤,改善其学习记忆的能力,其机制可能与抑制 Wnt/Ca^{2+} 信号通路有关。

(撰稿:胡菲 审阅:余小萍)

[附] 参考文献

A

艾珊珊,崔涛,周乐,等.基于"肠-肾轴"理论探讨益肾化湿颗粒改善糖尿病肾病的临床疗效及作用机制[J].南京中医药大学学报,2022,38(12):1103

B

边彩月,范文强,高晓,等.益肾祛瘀化湿汤对狼疮性肾炎患者肾功能和 NGAL、HMGB1、sTM、IGBP1 水平的影响[J].中医药信息,2022,39(5):60

C

蔡修成,刘永刚,闫瑞娟,等.李京涛教授运用"水木衡治"法辨治肝硬化腹水经验[J].现代中西医结合杂志,2022,31(20):2838

曹亚选,郑荣菲,王贺,等.参附益心颗粒对急性心肌梗死后心力衰竭大鼠心肌细胞线粒体自噬的影响[J].中国药房,2022,33(10):1183

曹颖颖,张绍兰,杨楠,等.补肾益志方通过 β 淀粉样蛋白和 tau 蛋白调节大鼠阿尔茨海默病的实验研究[J].湖南中医药大学学报,2022,42(8):1271

柴小琴,冯文哲,雷彪,等.三仁汤加减治疗急性期溃疡性结肠炎(湿热证)患者的临床研究[J].中国中医急症,2022,31(3):381

车丽坤,张晓梅,胡家蕊,等.从《温病条辨》三甲复脉汤思路论治失眠症[J].中华中医药杂志,2022,37(10):5812

陈旭,李应存,季文达,等.李应存依敦煌宣肺调气血法治疗咳嗽变异性哮喘经验[J].光明中医,2022,37(11):1941

陈艺,王伟,曹志群.自拟芪仙苡酱汤联合中药灌肠治疗溃疡性结肠炎的临床观察[J].疑难病杂志,2022,21(1):41

陈璋,顾鸣佳,张航.滋阴升清汤加减对糖尿病肾病患者免疫功能及氧化指标的影响[J].世界中西医结合杂志,2022,17(5):959

陈克龙,陈凌,宋成城,等.逍遥散合半夏厚朴汤对肝郁脾虚型抑郁症患者认知功能和事件相关电位 P300 的影响[J].中华全科医学,2022,20(4):665

陈明琪,黄世敬.黄世敬教授从"肾虚髓减脑消"论治老年失眠症的经验总结[J].中国医药导报,2022,19(11):147

陈文洁,何春颖,陈芷妍,等.七叶神安滴丸治疗失眠症气虚证的随机、双盲、平行对照、多中心临床研究[J].中医杂志,2022,63(24):2339

陈小英,姚明龙,林燕云,等.基于RhoA/ROCK/NF-κB信号通路探究益肾活血化痰方对动脉粥样硬化小鼠炎症反应的影响[J].山西医科大学学报,2022,53(9):1059

陈晓君.健脾散精法对2型糖尿病患者血糖控制、肠道菌群及免疫功能的影响[J].新中医 2022,9(54):90

陈雪梅.清心益智汤治疗阿尔茨海默病临床观察[J].光明中医,2022,37(3):443

陈智文.自拟五指安神汤治疗脾虚失眠的研究[J].中外医疗,2022,(4):187

程媛,张礼,唐熠,等.苏萸痛风方通过ROS/TXNIP/NLRP3信号通路抗痛风性关节炎的作用机制[J].中国药房,2022,33(19):2343

程丽颖,张鑫,马继伟,等.加味升降散辅助治疗Ⅳ期糖尿病肾病患者的临床疗效观察[J].天津中医药大学学报,2022,41(2):182

崔鑫,吕健,邓跃毅,等.三金片治疗下焦湿热证急性单纯性下尿路感染的随机对照双盲多中心临床研究[J].中华中医药杂志,2022,37(5):2681

崔文华.小柴胡汤治疗中风后眩晕临床观察[J].光明中医,2022,37(6):1002

D

代莲,许珈齐,游平平,等.归一饮加减方对2型糖尿病大鼠血糖、血脂和血液流变学的影响[J].福建中医药,2022,6(53):17

戴方圆,杨阳,马鑫,等.连夏宁心方对心肌梗死后大鼠左室重构和心房利钠肽前体蛋白A的影响[J].中华中医药杂志,2022,37(5):2911

丁小平,蒋文蔚,施海斌.加减利水软肝汤治疗气滞血瘀证肝硬化腹水临床研究[J].新中医,2022,54(20):69

董彬,于斌,孙闵,等.二黄益肾汤调控TGF-β1/Smad信号通路治疗慢性肾功能衰竭研究[J].天津中医药大学学报,2022,41(3):336

董敬,彭小芸,付西,等.基于数据挖掘和网络药理学的中医药治疗肺结节用药规律及作用机制分析[J].中草药,

2022,53(20):6544

董南希,叶宝东.浅析水血同治法在再生障碍性贫血中的运用[J].新中医,2022,54(8):216

董晓茜,吴怡,陈贺,等.清血通脉饮对脂肪肝模型大鼠肝组织中CYP2E1、p38MAPK、CRP表达的影响[J].中华中医药学刊,2022,40(1):177

F

方翔宇,邱世光,吉贞料,等.补肺益肾定喘方对慢性阻塞性肺疾病缓解期(肺肾亏虚型)患者miR-145、TGF-β1、IL-33及肺功能的影响[J].广州中医药大学学报,2022,39(5):1020

冯雯,张彤,盖云,等.免煎颗粒剂痛风关节膏外敷治疗急性痛风性关节炎临床疗效观察[J].中医临床研究,2022,14(11):112

符琼方,胡朋,杨文秀,等.钩藤饮子合小青龙汤辨证治疗咳嗽变异性哮喘(风邪犯肺证)的效果及对外周血白三烯D4、C4及尿白三烯E4水平的影响[J].天津中医药大学学报,2022,41(3):317

付璐,刘毅,苏志霞,等.贾跃进调脾论治中风后遗症思路探析[J].中医药临床杂志,2022,34(6):1053

G

高燕,王石红,霍如晨,等.活血消浊方治疗单纯性肥胖的临床疗效及对血清指标、健康状况评分的影响[J].河北中医药学报,2022,37(2):53

高佳琪,刘金涛,刘茜,等.刘柏龄治疗强直性脊柱炎的学术特色及用药规律分析[J].长春中医药大学学报,2022,38(9):972

葛燕萍,王绍谦,孔静.清肺化痰汤对重症肺炎(痰热壅肺证)患者中医证候积分、免疫功能及炎性因子的影响[J].中国中医急症,2022,31(8):1213

龚帆影,邹菲,朱燕,等.精灵颗粒对动脉粥样硬化患者血管弹性功能影响的临床研究[J].南京中医药大学学报,2022,38(9):803

郭绮萍,陈文英,姚绍枢.调和寒热方加减联合复方甘草酸苷片治疗非酒精性脂肪肝的效果观察[J].实用中医内科杂志,2022,36(11):137

H

韩丹,吴芳,黎林,等.大黄附子汤治疗脓毒症致急性胃

肠损伤的临床研究[J].上海中医药大学学报,2022,36(S1):16

韩玲,颜志浪,胡美凤.益肾强肝抗疲方对慢性疲劳综合征(肝肾亏虚型)患者SOD、GSH-Px、IFN-γ及免疫功能的影响[J].中国免疫学杂志,2022,38(7):853

韩鹏,王曜宇.活血凉血解毒方治疗慢性原发性免疫性血小板减少性紫癜临床研究[J].新中医,2022,54(8):136

韩思荣,屈杰,杨景锋,等.抵当茋桂汤2型糖尿病大鼠血糖和肝组织IRS-1、GSK-3β的影响[J].现代中医药,2022,3(42):49

何钦,陶飞宝,温晓文,等.养心安神法对2型糖尿病患者疗效观察及对患者肠道微生态菌群和炎症因子影响[J].中医临床研究2022,22(14):100

何昊兰,鲁英娟,张小莉,等.健脾生血汤联合促红素治疗再生障碍性贫血疗效及对患者中医症候、炎症因子水平的影响[J].陕西中医,2022,43(10):1411

胡璘媛,陈维,魏明清,等.天麻醒脑胶囊治疗失眠(肝肾不足、肝风上扰证)的随机、双盲、平行对照、多中心临床研究[J].天津中医药大学学报,2022,41(2):188

胡一川,崔红生,张馨予.从药物气味理论探讨桑梅止咳方在咳嗽变异性哮喘治疗中的运用[J].中华中医药杂志,2022,37(6):3238

华明铭,韩旭.韩旭教授运用玉春散加减治疗老年中风后眩晕经验[J].浙江中医医院大学学报,2022,46(1):105

怀宝赓,姚鹏宇,梁景乾,等.刘德山教授基于"疏散通络"法治疗特发性肺纤维化经验[J].现代中西医结合杂志,2022,31(6):825

黄雁,杨小红.益气养阴通淋方治疗气阴虚夹湿热型复发性尿路感染的临床观察[J].广州中医药大学学报,2022,39(7):1516

黄龙虎,吴志平,余信之,等.益肾汤联合肾衰一体化治疗对慢性肾衰竭患者血清TGF-β1及PAI-1的影响[J].广州中医药大学学报,2022,39(5):1033

黄盛琦,卢爱妮,王德龙,等.基于MAPK/ERK通路研究芍药汤对溃疡性结肠炎黏膜损伤修复作用机制[J].浙江中医药大学学报,2022,46(12):1301

黄文博,付西,黄娅,等.基于"玄府气液"学说探析肺结节的治疗[J].中医杂志,2022,63(12):1189

黄雪君,杨九妹,毕晓黎,等.布芍调脂胶囊对非酒精性脂肪肝大鼠脂质水平、肝功能、血液流变学及肝脏病理形态

的影响[J].环球中医药,2022,15(1):25

黄永军,安红伟,周哲屹.熄风祛瘀方在急性缺血性脑卒中治疗中的应用价值及对神经功能恢复的促进作用[J].中华中医药学刊,2022,40(8):129

J

贾菲,朱艺欣,刘红梅.大补元煎加味联合氯沙坦治疗气阴两虚夹瘀证糖尿病肾病疗效及对蛋白尿、炎症因子的影响[J].四川中医,2022,40(2):134

贾钰洁,何靖,马萌.基于营卫和六经病中风理论辨治免疫性血小板减少症[J].中医杂志,2022,63(18):1793

贾裕智,张喆,田财军.从少阳论治阿尔茨海默病[J].环球中医药,2022,15(11):1941

姜赫,刘武,陈皓,等.自拟建中补肾消癥汤联合达格列净对糖尿病肾病患者肾纤维化及肾上腺髓质素表达的影响[J].疑难病杂志,2022,21(3):277

姜可园,谢莉莹,梁绵杰,等.孙增涛教授基于肺阳虚理论治疗肺结节的经验探讨[J].天津中医药,2022,39(7):901

蒋佩珍,丁宇斌,王文儒,等.补肾生血法与益气养血法联合西药治疗再生障碍性贫血的前瞻性随机双盲安慰剂对照的多中心临床研究[J].中医杂志,2022,63(11):1043

K

孔丽丽,李方旭,陈丹丹,等.庞国明教授反治法治疗2型糖尿病消谷善饥临证心得[J].光明中医2022,6(37):971

L

李峻,孟广松,陈明.补中益气汤合小柴胡汤对肺小结节患者肺功能及免疫炎症指标的影响[J].湖南中医药大学学报,2022,42(12):2083

李芮,丁宇斌,王文儒,等.补肾生血方治疗慢性再生障碍性贫血的临床疗效及对T细胞亚群、T-bet与GATA3表达的影响[J].中国实验方剂学杂志,2022,28(15):94

李琰,刘佑晖,蔡虎志,等.温阳振衰颗粒对慢性肾衰竭大鼠TGF-β1/Smad/MMP-2信号通路的影响[J].湖南中医药大学学报,2022,42(12):1995

李东昇,程楠,董健健,等.基于Nrf2通路研究通腑养髓方调控Wilson病模型TX小鼠神经细胞铁死亡的机制[J].安徽中医药大学学报,2022,41(5):95

李建香,刘云芳,王君君,等.基于脑肠肽 CCK-8 研究凉血通瘀方对急性脑出血模型大鼠的神经保护作用机制[J].江苏中医药,2022,54(5):71

李思琦,赵兵,张磊,等.稳斑汤对 ApoE 基因敲除小鼠动脉粥样硬化不稳定斑块自噬相关蛋白 Atg5 和 LC3B 的影响[J].中医药信息,2022,39(12):11

李伟艺.柴牡四物方联合重组人脑利钠肽对急性心力衰竭病人左室舒张功能及血清 TRPC1、miR-181b、心肌细胞凋亡因子的影响[J].中西医结合心脑血管病杂志,2022,20(16):2983

李旭华,王钰莹,李腾,等.滋肾醒脑汤对阿尔茨海默病模型大鼠行为学及海马组织中 Caspase-3、Caspase-9 表达的影响[J].世界中医药,2022,17(13):1891

郦琳,李殿明,孔祥聿,等.温成平从脾及分期论治类风湿性关节炎经验介绍[J].新中医,2022,54(6):219

梁浩卫,刘全忠.补肾益肝方治疗 50 例肝硬化腹水患者的临床观察[J].世界中西医结合杂志,2022,17(5):1009

林孔秦,赵建高,林浩,等.桑芩止咳浓煎剂对咳嗽变异性哮喘急性发作期患者小气道功能的影响[J].中国中医急症,2022,31(1):49

林玲云,周艳群,胡莉文.丘和明清疏平养四法治疗特发性血小板减少性紫癜经验[J].环球中医药,2022,15(6):1037

凌益,任妮娜,徐晖,等.金乌健骨胶囊对类风湿关节炎滑膜细胞增殖、迁移及凋亡的影响[J].中华中医药杂志,2022,37(1):513

刘娟,叶树,谢道俊,等.黄蒲通窍胶囊对阿尔茨海默病模型大鼠 Wnt/Ca$_2^+$ 信号通路的影响[J].安徽中医药大学学报,2022,41(1):73

刘东武,莫成荣,高明利,等.加味九分散对痛风性关节炎大鼠血清 TNF-α 水平及关节骨病理影响[J].辽宁中医药大学学报,2022,24(11):8

刘冬恋,张谦,谢蕾,等.小陷胸汤型糖尿病痰热互结证大鼠的影响[J].中成药,2022,3(44):972

刘海飞,宋丰军,李灵浙,等.舒筋养血汤熏洗结合镜像疗法治疗脑梗死后肩手综合征临床研究[J].新中医,2022,54(8):108

刘瑞利,丁世芹.清心镇肝汤治疗肝郁化火型失眠临床研究[J].河南中医,2022,42(2):293

刘文君,刘诗富,凌小三,等.通腑泄浊方灌肠治疗脾虚湿浊型慢性肾衰竭的疗效及对中医证候和肾功能的影响[J].河北中医,2022,44(12):1990

刘鑫晔,沈红权,张志丹,等.益气消瘿法对气虚痰凝型非毒性结节性甲状腺肿预后的影响[J].中国肿瘤临床与康复,2022,29(7):811

柳云飞,徐晓华.清热宣肺汤联合乌司他丁治疗重症肺炎疗效及对炎症因子、免疫功能的影响[J].新中医,2022,54(3):70

龙晓华,肖延龄.温阳法治疗中风后睡眠障碍的理论探讨[J].中国中医药现代远程教育,2022,20(13):196

路爽,杨莺.益气养阴活血通络法对急性心肌梗死大鼠 Sirt1-FoxO1-FoxO3a 信号通路的影响[J].中华中医药学刊,2022,40(6):123

罗丹,黄杰,房国伟,等.基于"肠-胰轴"的健脾消渴方对代谢综合征患者胰岛 β 细胞功能的影响研究[J].中药新药与临床药理,2022,33(8):1118

吕梦,纪晓迪,刘珂珂,等.稳心颗粒对心肌梗死大鼠 BCL-2/BAX/Caspase 凋亡途径基因表达的影响[J].海南医学院学报,2022,28(7):493

吕梦,纪晓迪,刘珂珂,等.稳心颗粒对心肌梗死大鼠缝隙连接蛋白43和内质网应激通路基因表达的影响[J].中国现代中药,2022,24(4):644

吕翰林,张英华,樊丽,等.黄连解毒汤对阿尔茨海默病小鼠闭锁小带蛋白表达的影响[J].智慧健康,2022(11):190

M

马炳亚,李志明,刘殿娜,等.基于辛温通络散结法探究肺结节的临床辨治模式[J].现代中医药,2022,29(3):52

马景和,薛国忠.加味五子散热敷治疗强直性脊柱炎临床研究[J].新中医,2022,54(15):103

马娟娟,任磊,刘红梅.加减参芪地黄汤对糖尿病肾病患者氧化应激指标及血清转化生长因子 β1、基质金属蛋白酶-9、金属蛋白酶组织抑制剂 1 水平的影响[J].世界中西医结合杂志,2022,17(4):826

孟胜喜,陈慧泽,刘雨,等.恒清 Ⅱ 号方对阿尔茨海默病模型小鼠学习记忆能力的作用及机制研究[J].中西医结合心脑血管病杂志,2022,20(2):247

孟子惠,白光,姜巍,等.疏肝利胆和胃方对反流性食管炎大鼠 IL-8 及 VIPmRNA 表达影响的研究[J].中华中医药学刊,2022,40(9):120

N

南晓强,杨浩峰,雷鹏.息痛散通过富含半胱氨酸蛋白61对痛风性关节炎大鼠炎症反应的干预机制[J].陕西中医,2022,43(12):1659

倪琳琳,徐云生,周洪雷.基于数据挖掘的冯建华名老中医治疗2型糖尿病用药规律分析[J].中国医药导报,2022,18(19):102

P

潘丽军,李沙.续命汤联合冰刺激治疗中风后吞咽功能障碍的临床观察[J].中国中医药科技,2022,29(5):812

彭仲祥,石丽飞,黄素结,等.加服复方天麻颗粒治疗急性脑梗死风痰阻络证临床研究[J].广西中医药,2022,45(2):1

Q

齐宁,宋姝西,刘香玉,等.参芪延肾方治疗慢性肾脏病疗效及对患者半乳糖缺陷IgA1、晚期糖基化终产物和微炎性反应状态的影响[J].陕西中医,2022,43(5):596

钱妩,张健.中医五行音乐疗法在老年阴虚火旺型失眠症治疗中的应用[J].健康教育与健康促进,2022,17(1):78

S

邵静,吴欢.消溶稳斑方对冠脉微循环障碍患者血管内皮功能及炎症因子的影响[J].时珍国医国药,2022,33(4):910

省格丽,胡琴,阿布都沙拉木,等.益智治呆方对阿尔茨海默病乙酰胆碱酯酶和过氧化氢酶浓度的影响[J].中华中医药学刊,2022,40(1):22

施雪斐,王肖龙,陈铁军,等.清热化瘀方对热毒血瘀型急性ST段抬高型心肌梗死病人急诊PCI术后左室重构的影响[J].中西医结合心脑血管病杂志,2022,20(1):19

石锐,于克英,田腾辉,等.解毒消痈方干预急性心肌梗死后心力衰竭的临床研究[J].中医药学报,2022,50(6):63

宋立艳,袁庆丰.化滞柔肝颗粒治疗湿热蕴结型非酒精性脂肪肝44例[J].浙江中医药杂志,2022,57(4):253

苏卫仙,刘倩,杜丙杰,等.荜铃胃痛颗粒联合艾司奥美拉唑四联疗法治疗Hp相关性慢性胃炎的疗效及对外周血T淋巴细胞亚群和血清炎症相关细胞因子水平的影响[J].中国中西医结合消化杂志.2022,30(6):419

孙洁,郝振华,张星平,等."补肾安志方"治疗以"夜寐早寤"为主症的老年不寐临床研究[J].中医药学报,2022,50(7):65

孙军伟,杜跃亮,林静.生血宁联合重组人促红细胞生成素治疗维持性血液透析患者肾性贫血临床研究[J].新中医,2022,54(3):91

孙立根,周林.芪黄汤联合激素治疗对免疫性血小板减少性紫癜患者淋巴细胞亚群及血小板计数的影响[J].湖北中医药大学学报,2022,24(2):75

孙平根.健脾生血汤治疗气不摄血型慢性特发性血小板减少性紫癜临床观察[J].中国中医药现代远程教育,2022,20(8):90

T

唐艺娜,郑鑫鋆,汤宏婷,等.刘鑫治疗肺结节临床经验[J].中国中医药图书情报杂志,2022,46(4):52

唐颖慧,李粉萍,薛敬东,等.张氏肝病流派从"补肝体强肝用"辨治臌胀[J].陕西中医,2022,43(6):763

陶毅,徐乃佳,曹圆,等.糖肝煎对2型糖尿病大鼠Nesfatin-1、Ghrelin水平及胰岛素抵抗的影响研究[J].时珍国医国药,2022,6(33):1342

W

王波,肖健,刘正萌,等.黄芪益肾颗粒联合腹膜透析对慢性肾衰竭肾功能及血清miR-30Aa、Hcy、CysC表达影响[J].中华中医药学刊2022,40(6):161

王佩,雷亚玲,曹瑾,等.化痰活络饮联合醒脑静注射液治疗急性缺血性脑卒中(痰瘀阻络型)临床研究[J].陕西中医药大学学报,2022,45(1):93

王硕,李明,李志栋,等.滋阴补肾填精益髓法对老年高血压患者血液流变学、血管内皮功能及动脉弹性功能的影响[J].现代中西医结合杂志,2022,31(12):1670

王夜.中西医结合治疗强直性脊柱炎临床观察[J].山西中医,2022,38(7):21

王泽,黄传兵,陈君洁,等.健脾滋肾方对脾肾阳虚型系统性红斑狼疮疾病活动的影响[J].安徽中医药大学学报,2022,41(1):17

王鹤潼,蒋恬,朱婉华,等.朱婉华运用益肾壮督蠲痹通络法治疗强直性脊柱炎经验[J].陕西中医,2022,43(3):

351

王兴丽,史哲新,杨向东,等.杨文华教授辨治慢性再生障碍性贫血经验浅析[J].天津中医药大学学报,2022,41(3):306

王钰铭,靳露露,苗静,等.化浊开郁方对非酒精性脂肪肝大鼠 SREBP-1 信号通路的影响[J].中国中医基础医学杂志,2022,28(1):91

韦鹏飞,胡双元,张怡,等.基于脾"苦欲补泻"理论从脾阴论治溃疡性结肠炎[J].北京中医药大学学报,2022,45(6):641

巫燕慧,林海丹,陈英男,等.温肾化痰方对动脉粥样硬化模型大鼠主动脉血管平滑肌细胞凋亡及细胞内胆固醇酯的影响[J].西部中医药,2022,35(3):14

吴倩,邓扬嘉,孙小平,等.解毒化痰平喘汤对重症肺炎患者 PRDX6 蛋白表达影响的临床研究[J].中国中医急症,2022,31(11):1945

吴冬芝,吴柯楠,程雯,等.固肠止泻丸对溃疡性结肠炎小鼠的治疗作用研究[J].湖南中医药大学学报,2022,42(10):1626

吴睿哲,吴洁,张德生,等.宣痹通络膏对急性痛风性关节炎大鼠 MyD88 表达及踝关节滑膜组织形态的影响[J].湖南中医杂志,2022,38(4):179

吴雄飞,邓飞.小陷胸汤联合支气管镜肺泡灌洗治疗重症肺炎的疗效观察[J].中国中医急症,2022,31(3):500

X

肖鹏,袁健芳,江劲波.从"虚、瘀、郁"论治慢性再生障碍性贫血[J].山西中医,2022,38(2):1

校钰湉,薛鸾,朱翠云,等.益气清络方对类风湿关节炎患者炎症和骨破坏的影响[J].上海中医药大学学报,2022,36(4):19

谢斌,邓超,陈栩栩,等.凉膈白虎汤加减对重症肺炎患者血清淀粉样蛋白 A、高迁移率族蛋白水平的影响[J].世界中西医结合杂志,2022,17(12):2444

谢娜,范开亮,邵旭鹏,等.调气利水汤治疗中度急性呼吸窘迫综合征患者的临床研究[J].中国中医急症,2022,31(5):789

谢蓉,蔡翠珠,王月平.护肝利水汤联合中药敷脐对肝硬化腹水患者门静脉压力的影响[J].湖北中医药大学学报,2022,24(5):32

谢师旅,陈宏道,周琼,等.冷文飞"尪痹四味"治疗类风湿关节炎临证经验举隅[J].中医临床研究,2022,14(18):24

徐皓,鲍计章,朱文伟,等.健脾滋肾泻火方对免疫性血小板减少症小鼠脾脏树突状细胞、CD86 表达和外周血 IL-12p70 的影响[J].中华中医药学刊,2022,40(3):107

徐锐煌,林丽.林丽教授治疗再生障碍性贫血临证经验[J].中国民族民间医药,2022,31(16):77

徐书芬,张铁征,陈月雯,等.金蚕胶囊治疗 2 型糖尿病气阴两虚型临床研究[J].辽宁中医杂志 2022,6(49):155

许滔,郑玉华,雷雨,等.理气活血滴丸对动脉粥样硬化模型 ApoE$^{-/-}$ 小鼠主动脉 Integrin-YAP/TAZ 通路的影响[J].中医杂志,2022,63(7):671

Y

严方利,童敏,张丰华,等.基于数据挖掘分析常克教授治疗过敏性紫癜的用药规律[J].亚太传统医药,2022,18(5):174

杨柳,毛亚瑞,韩冠先,等.解郁益智汤治疗肝郁脾虚型阿尔茨海默病临床研究[J].新中医,2022,54(8):77

杨娅,刘建辉,李艳,等.益气解毒复方对Ⅰ、Ⅱ型重症肌无力患者的临床疗效及免疫调节作用[J].世界科学技术(中医药现代化),2022,24(1):338

杨巧萍,郑旭鹏.仙桔利咽方浓煎剂喷咽对脑卒中后吞咽障碍患者吞咽功能的影响[J].中国中医药科技,2022,29(2):339

杨志然,李军祥,陈润花,等.芪地通便方治疗功能性便秘患者的临床疗效分析[J].中国中西医结合消化杂志,2022,30(12):820

姚飞,甘淳,吴旭涛,等.益气固肾润肠方治疗老年功能性便秘(阳虚型)的临床研究[J].实用中西医结合临床,2022,22(4):59

俞鹏飞,陈咏真,戴宇祥,等.吴门清热化浊方联合外敷金黄膏治疗急性痛风性关节炎的临床研究[J].上海中医药杂志,2022,56(3):86

袁博,曹炜,张解玉,等.基于"虚、痰瘀、毒"论治类风湿关节炎[J].中国中医药信息杂志,2022,29(5):140

岳铭,刘蔚翔,姜泉,等.从标本缓急论治强直性脊柱炎[J].中华中医药杂志,2022,37(2):820

岳悦,郑桂玲,褚月颉,等.四逆散合平胃散联合罗格列

学术进展

酮治疗代谢综合征疗效及对患者氧自由基水平的影响[J].陕西中医,2022,43(4):479

Z

曾子修,傅泽锋,肖云,等.续命通脉汤治疗急性缺血性卒中疗效及对血清S100B蛋白表达的影响[J].中国中医急症,2022,31(5):793

张欢,张效科,孔程程,等.基于三消四经辨治模式治疗型糖尿病的用药体会[J].四川中医2022,10(40):26

张静,汪福东,孙雪梅,等.腰痛宁胶囊联合沙利度胺片对寒湿痹阻型强直性脊柱炎患者的临床疗效[J].中成药,2022,44(7):2424

张叶,李盼盼,吴力群,等.加味六安煎对咳嗽变异性哮喘豚鼠肺组织病理及辅助性T细胞1、2类细胞因子的影响[J].世界中医药,2022,17(1):82

张烨,朱冰冰,池杨峰,等.黄芪汤对气阴两虚型糖尿病肾病Ⅲ期患者肾功能及糖脂代谢的影响[J].时珍国医国药,2022,33(10):2435

张兴涵,张怀锐,李姝蒙,等.辨体质、辨病、辨证"三位一体"辨治肺结节临证经验[J].北京中医药,2022,41(5):498

张亚萌,曹小勇.高萍教授治疗免疫性血小板减少症的经验总结[J].中医临床研究,2022,14(22):121

张子旋,曹炜,张解玉,等.基于"一体两翼,疏调气机"理论探讨类风湿关节炎的治疗[J].湖北中医药大学,2022,24(3):53

赵芳,宋秀娟,蔺耐荣,等.通痹定痛汤热敷治疗类风湿性关节炎疗效观察[J].山西中医,2022,38(6):56

赵丹丹,瞿惠燕,杨涛,等.鹿红方通过调控自噬流对心肌梗死大鼠心功能障碍的影响[J].中成药,2022,44(5):1427

赵洪宵,张金颖.参芪五味子汤加味结合五运六气理论对溃疡性结肠炎患者肠道免疫屏障的影响[J].现代中西医结合杂志,2022,31(19):2675

赵一娜,黄晓燕,陈广文,等.调中化湿汤治疗功能性便秘的临床效果及其对患者血清胃肠激素水平的影响[J].广西医学,2022,44(14):1619

郑金粟,朱宏勋,权红.加味和肝汤治疗肝郁脾虚型功能性便秘的临床疗效及对血清肠神经递质的影响[J].北京中医药,2022,41(3):309

钟远,蔡汉炯,曹建标,等.抗敏镇咳方治疗咳嗽变异性哮喘临床研究[J].河南中医,2022,42(6):923

周华虹,董艺,成栋,等.肾毒宁方联合常规西药治疗慢性肾衰竭3~4期气虚血瘀证临床研究[J].新中医,2022,54(21):101

周同鑫,石静娟,裴昶,等."支炎一号"方治疗成人痰热壅肺型支气管扩张临床疗效分析[J].药物与临床,2022,(2):103

朱爽,齐继鹏,张志娇,等.基于"三辨"模式探讨强直性脊柱炎的中医辨治思路[J].云南中医中药杂志,2022,43(1):19

朱叶珊,陆庆革,李凤红,等.化浊解毒润肠方治疗热积型功能性便秘患者36例随机对照临床研究[J].中医杂志,2022,63(9):845

（五）妇　科

【概述】

2022 年是新冠疫情防控面临重大挑战的一年，中医妇科学界的学术交流活动仍以线上交流为主要形式。2022 年 12 月 17—18 日，中国中医药研究促进会妇科流派分会 2022 年学术年会在岐黄网举行，大会邀请国医大师肖承悰、全国名中医何嘉琳、罗颂平以及全国十大中医妇科流派传承人等 26 位中医妇科专家就生殖疑难、热点问题线上论道，全球 3 万余人同期在线观看。

2022 年国医大师、全国名中医、岐黄学者和青年岐黄学者评选中，有一批中医妇科学杰出人才当选。其中，北京中医药大学肖承悰和贵州中医药大学何成瑶荣获第四届"国医大师"称号；杭州市中医院何嘉琳、云南中医药大学张良英、贵州中医药大学丁丽仙、广州中医药大学罗颂平、河北中医学院杜惠兰、山东中医药大学连方、复旦大学附属妇产科医院俞瑾、华中科技大学同济医学院黄光英、湖南中医药大学尤昭玲、湖北省中医院姜惠中、澳门卫生局莫蕙等妇科专家获第二届"全国名中医"荣誉称号；南京中医药大学谈勇、黑龙江中医药大学冯晓玲获评国家中医药领军人才"岐黄学者"；广州中医药大学郜洁，山东中医药大学孙振高、李霞，黑龙江中医药大学匡洪影，山西中医药大学王瑞霞，宁夏回族自治区中医医院冯亚宏被评为"青年岐黄学者"。

在学术研究上，中医药防治妇科疾病的基本理论和作用机制的研究均得到广泛开展。

谈静等基于调周法理论基础，结合"五阴"学说，认为宫腔粘连病机主要在于肾阴（精）亏损。提出以滋养肾阴为防治宫腔粘连分离术后再粘连的主要方法，在经后期使用滋阴重剂，强调宁心生水，重视服药时辰，结合奇数律的特点，提高癸阴使"海阴"增长，促使血海充盈，从而促进子宫内膜增生修复，改善内膜局部微循环，促进生育。

张智华从妇科常见病入手，探讨了中医伏邪理论在妇科的应用。张氏认为与伏邪相关的妇科病种多有正虚邪实的双重特点，且病程缠绵，反复发作，体虚尤甚。治疗伏邪所致妇科疾病宜扶正祛邪，驱除伏邪需贯穿始终，在辨证论治过程中邪正兼顾，防止复发。

徐佳宁等介绍了程志强从"寒入血室"治疗妇科疾病的经验。程氏认为寒入血室之"寒"并不仅限于外感寒邪，但凡下焦胞宫感受寒邪引发女子疾患者，均属于"寒入血室"范畴。寒邪直中、因寒生热、血虚寒凝、寒邪伤肝、寒邪碍脾、寒邪客肾都可能是寒入血室的病机。临床治则重在辨清标本缓急，以散寒为核心，温阳治疗固其本，兼顾化瘀、化浊、益气祛其标，同时巧用药对，平衡五脏。

徐可等认为，雌、孕激素共同作用于女性生殖系统，二者的作用特点符合阴阳特性，雌、孕激素在月经周期中变化波动，与中医角度月经阴阳变化的"重阴→重阴转阳，阴盛阳动→阴盛阳生至重阳→重阳转阴"具有相通性。中医学中雌、孕激素阴阳属性的理论研究不仅可以扩充中医基础理论的内涵，也能指导内分泌相关研究。

刘晓倩等基于异病同治理论，认为"肾-天癸-冲任-胞宫轴"的紊乱是排卵障碍性疾病共同的病机特点，癸水不足、阴虚阳弱、重阴偏盛、时相性异常等"天癸"异常导致多囊卵巢综合征、高泌乳素血症、甲状腺功能异常、卵巢功能减退、脑垂体及下丘脑疾病等排卵障碍性疾病，认为排卵障碍性疾病治疗应以天癸作为靶点,异病同治,提高临床效率,拓展验方的适应症。

陈贞月等首先从"肾主生殖"理论认识子宫内膜容受性,认为"肾-天癸-冲任-胞宫轴"调控子宫内膜容受性。再从"肾主生殖"理论认识同源框基因 A10(HOXA10)与子宫内膜容受性密切相关,而补肾中药能通过上调 HOXA10 的表达改善子宫内膜的容受性、促进胚胎植入以及提高妊娠率。

杨益萍等借助数则妊娠病经方医案,包括小承气汤加味愈妊娠麻疹案、胶艾汤合附子建中法愈妊娠腹痛下血案、大承气汤加味愈妊娠二便不通危症和吴茱萸汤愈妊娠胸脘痛案,结合其学习体会和临床实践,评析了"有故无殒,亦无殒也"经典理论。

邓敦等通过中医古籍文献研究探讨了风药在妇科疾病中的应用。从金水相生与肝肾同源理论角度寻找风药与妇科病间的联系,提出风药惯用于妇科血瘀证的观点,如细辛主血不行,桂枝行血温中,白芷破血,藁本通血,羌活、秦艽畅血脉,芍药和血,麻黄"破癥坚积聚",桂枝茯苓丸活血化瘀、缓消癥块治疗瘀阻胞宫证。

梁瑞宁等认为肾气维护胞宫"脏"之属性是实现月经生理的关键,提出了月经生理的气化学说。从三维时空层面揭示了"天癸"与"胞宫"在女性生殖生理的独特作用及价值,以天癸、脏腑、冲任为切入点,初步明确月经生理理论的辨析要点,以进一步推动月经生理理论的临床应用。

赵倩倩等介绍了周仲瑛提出的瘀热理论在产科抗磷脂综合征治疗中的应用经验,认为该病为本虚标实之证,根据"急则治其标"原则,治疗大法应以凉血化瘀为主,补肾固胎为辅,选用犀角地黄汤作为治疗 OAPS 的主方。并浅析一则犀角地黄汤加减治疗产科抗磷脂综合征病案。

王尉荧等梳理了中医妇科外治法的发展历程。根据张仲景《金匮要略·妇人杂病》中关于"狼牙外洗方"的论述,提出中医妇科外治法创立于汉代。经晋至隋唐时期发展,外治法剂型方式逐渐丰富。宋朝设立妇产专科,大量妇产外用方剂随之出现,外治法在金元时期进一步得到发展。明清时期,中医妇科外治法逐渐形成治疗体系,并有医家以内治法的思路用于外治。现代中医妇科外治创新研究主要集中于透皮吸收敷贴、利用天然腔道导药以及药物熏蒸等方向。

朱晨晨等总结广义及狭义"毒邪"概念,根据毒邪的特点进一步分析其在妇科难治疾病中的致病机理,并提出清热解毒、化瘀解毒、化痰解毒、祛湿解毒、通络解毒、扶正解毒等解毒之法,强调需重视"辨毒""治毒"及"防毒"的诊疗方法。

周苗苗等围绕"带脉主司女子带下"理论进行溯源。结合带脉"横、环、垂"的生理特点,分析带脉为病而致带下的病因病机。并深入剖析该理论所蕴含的中医思维,包括中和思维和类比思维,梳理了该理论形成的源流。

叶金飞等总结岭南罗氏妇科朱玲对复发性念珠菌性阴道炎的临床和研究经验,用以阐明其主要病机及分期论治。朱氏提出分期论治、标本同调的治则,发作期祛湿活血,重在攻邪,顾护脾本;缓解期补脾固肾,重在扶正,兼清余邪。同时提倡结合现代技术,中西合参,三因制宜,个体调护,可有效缩短疗程,取得一定成效。

谢宝珍等认为中医妇科病证结合流产动物模型为阐释中医药防治自然流产机理的重要载体。总结了目前常用的流产疾病模型、流产疾病相关的证候模型以及病证结合模型,并比较三种模型的优缺点。介绍了肾虚-黄体抑制病证结合流产动物模型的构建及优化过程,并举例说明该模型目前的应用。指出中医妇科病证结合模型构建的难点,并提出完善模型构建的思路与方法。

闫晓彤等探讨了补肾活血方(黄芪、巴戟天、当归、水蛭、牛膝、熟地黄等)联合补佳乐对宫腔粘连大鼠的疗效及机制,将 SD 雌性大鼠随机分为假手术组、模型组(应用双重感染建立宫腔粘连模型)、中药组(补肾活血方)、西药组(补佳乐)、中药+西药组(补肾活血方+补佳乐),每组 8 只。应用双重感染建立宫腔粘连模型后,灌胃给药 4 周,HE 染色观察子宫内膜病理变化;Masson 染色观察子宫内膜纤维化;免疫组化检测子宫内膜 Yes 相关蛋白 1(YAP1)及转化生长因子-β1(TGF-β1)蛋白表达。最后将每组剩余大鼠与雄鼠合笼,7 d 后记录胚胎孕囊数。结果:与模型组相比,中药+西药组的内膜厚度和腺体数明显改善,YAP1 蛋白表达明显降低,TGF-β1 蛋白表达明显减少;中药组、西药组、中药+西药组纤维化明显减轻,其中中药+西药组更为显著;与模型组、中药组、西药组相比,中药+西药组子宫孕囊数明显增多(均 $P<0.05$)。认为补肾活血方联合补佳乐能够有效抑制大鼠宫腔粘连,减轻子宫内膜纤维化,改善妊娠结局,其作用机制可能与调控 YAP1/TGF-β1 信号通路有关。

周雨玫等研究二补助育改良方(骨碎补、巴戟天、桑寄生、川续断、川牛膝、丹参等)对高龄小鼠子宫内膜形态学及氧化应激相关指标的影响,将 8～9 月龄妊娠小鼠分为高龄模型组(每日灌服 0.5% CMC 溶液)、补佳乐组(0.3 mg/kg)、阿司匹林组(15 mg/kg)和二补助育改良方高、中、低剂量组(43.56、21.78、10.89 g/kg),育龄空白组(每日灌服 0.5% CMC 溶液),每组 8 只,妊娠第 1 d～第 5 d 每日 9 时进行灌胃。结果:与高龄模型组比较,各治疗组子宫颜色、管腔内淤血、内膜厚度、血管与腺体数量均有不同程度改善,改良方各剂量组和补佳乐组胞饮突评分提高,改良方各剂量组平均着床位点数及妊娠率提高,改良方高剂量组与阿司匹林组血清 SOD 活性升高,改良方各剂量组与补佳乐组子宫 SOD 活性升高、血清 MDA 含量降低,改良方中、高剂量组子宫 MDA 含量降低(均 $P<0.05$)。认为二补助育改良方可丰富内膜微绒毛和胞饮突的表达,提高 SOD 活性,降低 MDA 含量,改善血清与子宫氧化应激水平,从而改善子宫内膜容受性,提高胚胎着床位点数和妊娠率。周雨玫等同时探讨二补助育改良方对高龄小鼠子宫内膜胞饮突、微绒毛、雌激素受体 α、白血病抑制因子的影响。结果:扫描电镜下,育龄空白组子宫内膜表面形态平整,微绒毛短而致密,胞饮突表达丰富;高龄模型组子宫内膜表面凹凸

不平、破坏严重,微绒毛稀疏,几乎不可见胞饮突;各给药组微绒毛及胞饮突表达均优于高龄模型组。与育龄空白组比较,高龄模型组子宫内膜雌激素受体 αmRNA 及蛋白表达水平升高,LIF mRNA 及蛋白表达水平均降低;与高龄模型组比较,各给药组子宫内膜 ERα mRNA 及蛋白表达水平均降低,LIF mRNA 及蛋白表达水平均升高(均 $P<0.05$)。认为二补助育改良方可丰富子宫内膜微绒毛和胞饮突的表达,降低 ERα mRNA 及蛋白表达,提高 LIF mRNA 及蛋白表达,从而改善子宫内膜容受性。

亢雪峰等探讨保产无忧散(当归、荆芥炭、川芎、艾叶、枳壳、炙黄芪等)对孕晚期大鼠 Cx-43 基因表达及宫颈成熟相关指标的影响,采用随机法将孕鼠分成模型对照组,保产无忧散高、低剂量给药组(1.17、0.585 g/ml)3 组,每组 10 只,另取 11 只未孕鼠作为正常对照组。模型对照组、正常对照组均以蒸馏水灌胃,保产无忧散各剂量给药组孕鼠于妊娠第 16 d 开始给药,1 次/d,均按 1 ml/100 g 体重灌胃给药。所有动物连续灌胃 5 d。与正常对照组比较,模型对照组、低剂量给药组、高剂量给药组子宫 Cx-43 表达及子宫平滑肌中 Cx-43 阳性表达强度均显著升高(均 $P<0.01$),子宫组织中 PEG2、IL-8、MMP-9 水平均显著升高(均 $P<0.05$);与模型对照组比较,低剂量给药组 Cx-43 表达及子宫平滑肌中 Cx-43 阳性表达强度升高、子宫组织中 PEG2、IL-8、MMP-9、TIMP-1 水平均升高(均 $P<0.05$)。认为低剂量保产无忧散通过提高孕晚期大鼠子宫组织中 Cx-43 表达及 PEG2、IL-8、MMP-9 含量,参与并介导宫颈成熟。

于涛等观察宫腔镜治疗联合补肾调冲汤对宫腔粘连后月经不调患者的临床疗效。将 120 例患者随机分为两组各 60 例,对照组予宫腔镜治疗,观察组在宫腔镜治疗的基础上加用补肾调冲汤(白芍药、黄芪、川牛膝、菟丝子、紫河车、枸杞子等),连续服用 3 个月经周期。结果:观察组的总有效率 96.7%(58/60)优于对照组的 53.3%(32/60);子宫内膜厚度、生活质量评分均高于对照组,中医证候评分低于

对照组(均 $P<0.05$)。认为宫腔镜治疗联合补肾调冲汤可显著改善宫腔粘连后月经不调的症状,促使子宫内膜厚度增加。

牛红萍等观察姜氏调肾通络方对重度宫腔粘连(IUA)术后患者的临床疗效。将 60 例患者随机分为两组各 30 例,对照组采用宫腔镜下粘连分离术与芬吗通治疗,治疗组采用宫腔镜下粘连分离术联合姜氏调肾通络方(菟丝子、肉苁蓉、制黄精、炙黄芪、当归、赤芍药等),连续服用 3 个月经周期。结果:治疗组粘连评分、症状积分、排卵日子宫内膜 PI 和 RI 均低于对照组,排卵日子宫内膜厚度高于对照组(均 $P<0.05$)。认为重度 IUA 术后使用姜氏调肾通络方能明显改善临床症状,增加子宫内膜厚度,改善子宫内膜血流,促进子宫内膜修复,有效防治重度 IUA 术后再发粘连。

李敏艳等为探究肉苁蓉防治 IUA 的作用机制,利用网络药理学的方法,获得肉苁蓉活性成分 5 个,与 IUA 交集靶点 117 个,关键活性成分为槲皮素、β谷甾醇,主要作用于 AKT1、CCND1、MAPK1、RELA、TNF、TP53 等核心靶点。GO 分析主要涉及纤维化、细菌病毒感染、炎症反应、氧化应激等分子生物过程;KEGG 富集分析包括 AGE-RAGE、HIF、TNF、IL 等信号通路。分子对接结果显示槲皮素与核心靶点结合效果最佳。故认为肉苁蓉可能通过 AKT1、MAPK1、RELA、TNF 等靶点和 AGE-RAGE、HIF、TNF 等信号通路预防宫腔粘连的发生,通过调控纤维化、炎症反应、氧化应激反应、细菌病毒感染等生物过程发挥作用。

Zhang Y 等采用多中心、随机、双盲、安慰剂对照试验评价七子育嗣丸(山茱萸、熟地黄、肉苁蓉、姜黄、枸杞子、女贞子等)对高龄育龄妇女体外受精胚胎移植(IVF-ET)的疗效。该试验共有 124 名患者,分为七子育嗣丸(QYP)组和安慰剂组各 62 名,QYP 和安慰剂从 GnRH(一种垂体下调至卵母细胞抽取的药物)那天起,共服用 24～30 d。两种药物每日口服三次,每次 10 g。结果:QYP 组 60 例患者和安慰剂组 59 例患者完成了研究。七子育嗣丸组 6 个月

累积妊娠率为 43.3%(26/60),显著高于安慰剂组的 25.4%(15/59)($P<0.05$)。从七子育嗣丸组提取的卵母细胞多于安慰剂组(8.95±3.12 比 7.85±1.91)($P=0.022$)。七子育嗣丸组 HCG 子宫内膜厚度显著高于安慰剂组[(11.78±2.27)mm 比(10.68±2.07)mm]($P=0.012$)。认为七子育嗣丸能有效地增强卵巢储备能力和卵巢反应,并可能促进子宫内膜容受性,改善接受 IVF-ET 的年龄≥35 岁患者的累积妊娠率。

梅珊珊等探讨子宫内膜异位症证型分布规律及证候特点。通过多中心纳入子宫内膜异位症患者 1 918 例,收集患者一般资料、中医临床症状体征和舌象等信息。结果显示,子宫内膜异位症病位多在于胞宫、肝、肾、脾、胃;病因多为痰、饮、湿、热、火、寒、气滞、血瘀、阴虚、阳虚、血虚、气虚。子宫内膜异位症主要分为寒凝气滞血瘀证、湿热血瘀证、肝郁肾虚血瘀证、痰湿血瘀证和气虚血瘀证 5 种证型。

李春阳等通过纳入 90 例复发性念珠菌性阴道炎(RVC)患者进行随机对照研究以观察康妇凝胶联合克霉唑栓治疗 RVC 的效果;对照组 45 例给予克霉唑栓,观察组 45 例给予康妇凝胶(蛇床子、白芷、土木香、花椒、冰片等)联合克霉唑栓,持续用药 14 d。结果:观察组的总有效率 95.6%(43/45)优于对照组的 77.8%(35/45)($P<0.05$);观察组在降低各临床症状评分、丙二醛(MDA)水平、炎性因子(IL-4、IL-6、IL-10)水平、随访 3 个月和 6 个月复发率、超氧化物歧化酶(SOD)活性及缩短症状消失时间方面均优于对照组(均 $P<0.05$)。故认为康妇凝胶联合克霉唑栓治疗 RVC 疗效较好。

郭华林等通过选取 66 例顽固性霉菌性阴道炎患者进行随机对照研究,以观察中西医结合治疗顽固性霉菌性阴道炎的临床疗效。对照组 33 例给予氟康唑胶囊及克霉唑药膜,治疗组 33 例在对照组治疗基础上给予自拟清热解毒、除湿止痒方(蛇床子、苍术、地肤子、紫草、苦参、土茯苓等),连续服用 3 个月。结果:治疗组的有效率 97.0%(32/33)优于对照组的 72.7%(24/33)($P<0.01$);与对照组治疗后对

比,治疗组的不同维度症状评分和阴道 pH 值、IL-2、INF-α 均下降,疗效、乳酸杆菌数量、IL-4 均升高;两组与同组治疗前对比,各项指标变化明显(均 $P <$ 0.01)。认为中西医结合治疗顽固性霉菌性阴道炎可提高临床效果,改善阴道环境,减轻阴道炎症反应,降低复发率。

王玉等为观察滋阴补肾汤联合中药外洗治疗复发性霉菌性阴道炎的临床疗效,将 84 例复发性霉菌性阴道炎患者随机分为对照组和研究组各 42 例。对照组予氟康唑胶囊和硝酸咪康唑阴道软胶囊,研究组在对照组基础上应用滋阴补肾汤(薏苡仁、山药、熟地黄、知母、黄柏、山茱萸等)联合中药外洗方(蛇床子、白鲜皮、苦参、黄柏、生百部、甘草),共治疗 4 周。结果:与同组治疗前比较,治疗后两组各项中医证候积分及阴道 pH 值、IL-6、TNF-α 水平均降低,分泌型免疫球蛋白 A(sIgA)水平升高($P <$ 0.05);与对照组治疗后比较,研究组治疗后各项中医证候积分及阴道 pH 值、IL-6、TNF-α 水平、随访至治疗后 6 个月复发率均较低,总有效率、sIgA 水平较高(均 $P <$ 0.05)。认为滋阴补肾汤配合中药外洗治疗复发性霉菌性阴道炎在消除患者不适症状、促进阴道环境恢复、减轻机体炎症方面优势显著,可明显降低患者复发风险。

宋桂红等为探究屏风四妙汤(防风、黄芪、白术、黄柏、苍术、牛膝等)治疗 RVVC 小鼠模型疗效及机制。将 120 只 ICR 雌性小鼠,随机分为 A、B、C、D、E、F 组和对照组,A、B 组为雌激素化接种白色念珠菌组,C、D 组为地塞米松构建的免疫抑制接种白色念珠菌组,E、F 组为植物油构建的正常免疫接种白色念珠菌组;A、C、E 组给予屏风四妙汤,B、D、F 组给予生理盐水。结果:与对照组比较,A-F 组的病理评分显著升高,免疫指标 CD11c+阳性细胞减少、光密度值下降(均 $P <$ 0.05)。HE 及 PAS 染色图显示:对照组阴道黏膜无角化、溃疡、充血和炎性浸润,A-F 组阴道黏膜出现不同程度的上皮角化、炎性浸润和充血情况,其中中药干预组的阴道内黏膜充血和炎症细胞浸润情况均优于对应的生理盐水组。因此认为屏风四妙汤可以有效缓解白色念珠菌感染小鼠阴道内黏膜充血和炎症细胞浸润。

(撰稿:曹蕾 谢宝珍 李经纬 黄煦格 黄娴 刘紫嫣 何雪 审阅:罗颂平)

【子宫憩室致经期延长的治疗】

侯晶艳等以剖宫产术后子宫瘢痕憩室(CSD)的中医病种分类、分期、分证作为切入点探讨其诊疗思路。提出 CSD 可归属于中医学"月经病""癥瘕病""不孕病"等范畴,治疗目标为改善临床症状、消除憩室、恢复解剖结构、降低再次妊娠并发症。治疗上可根据分期选择治疗方式,即:起病前期,未病先防;临床表现期,因时施治;迁延难愈期,膏丸缓治。另外,针对不同的证型可选用补益气血、健脾利湿、化瘀消癥等治法。

周颖对赵宏利主任医师运用"三步九法"治疗 CSD 致月经延长的经验进行总结。第一步:经行第 1~3 d,治宜化瘀活血,畅流调冲。根据患者寒热体质的不同选方遣药,体寒者予少腹逐瘀汤、体热者予血府逐瘀汤、寒热不偏者予自拟化冲汤。第二步:经行第 4~5 d 起至经净,治宜化瘀止血,塞流固冲。第三步:经行第 4~5 d 起至下次月经前,填补奇经,辨证复旧。强调金刃伤及胞宫冲任是最关键的病因病机,填补奇经是治本之法,常用血肉有情之品。在此基础上,提出辨体分证用药法则,即六法:脾虚者选用归脾汤;虚热者选用黄连阿胶汤;实热者选用大黄泻心汤;虚寒者选用胶艾汤;实寒者选用黄土汤;寒热错杂者选用附子泻心汤。

崔金玲观察宫腔镜电切术联合中药治疗子宫憩室经期延长的临床效果。将 120 例阳虚血瘀型子宫憩室患者随机分为对照组和观察组各 60 例。两组均给予宫腔镜电切术治疗,对照组加用达英-35 治疗;观察组加用中药治疗,非经期用加减理冲汤(黄芪、党参、白术、山药、熟地黄、当归等),经期用将军斩关汤(大黄炭、巴戟天、茯神、蒲黄炭、阿胶、当归等)加乌贼骨、茜草炭、藏红花或党参、益母草,共治疗3个月经周期。结果:两组治疗后子宫憩室大小、月经来潮时间、经期时间、假腔面积及中医证候评分均降低,且观察组降低更为显著;观察组的总有效率96.7%(58/60)高于对照组的80.0%(48/60)(均$P<0.05$)。

(撰稿:张惠敏　审阅:罗颂平)

【先兆流产合并宫腔积血的治疗】

韩延华等总结了韩氏妇科诊治先兆流产合并子宫内血肿的经验,认为本病的病机主要在于肾气不固、瘀血内阻于冲任胞宫、胎元失养,治疗当治病与安胎并举,以补肾安胎为主,在安胎的基础上酌情使用活血化瘀之品以祛病,方用韩氏滋肾汤(熟地黄、川续断、桑寄生、山萸肉、女贞子、煅牡蛎等),临证酌加丹参、茜草、三七、鸡血藤等活血之品,所谓"有故无殒亦无殒也",临床疗效显著。

戴桂艳等探讨了"有故无殒亦无殒"的思想对先兆流产合并宫腔积液的中医治疗,认为肾虚血瘀是本病的病机基础,瘀血阻碍气血运行、新血化生及营养供给,故使得胎元不固。在治疗中强调补肾安胎为基础,辅以活血化瘀之品,中病即止,顾护正气,从而达到安胎与祛病的平衡。

黄雪萍等通过研读中医文献及现代临床研究,认为血分不调是绒毛膜下血肿的重要病因病机。从血论治绒毛膜下血肿应在辨脏腑、论虚实的基础上配合调血和血之法,养血资血以固胎元、清热凉血以安胎室、活血化瘀而不伤正,从而改善母胎界面微循环,提高抱婴率。

潘建凤等将80例先兆流产绒毛下血肿(TASH)患者随机分为地屈孕酮组(对照组)与滋肾育胎丸(菟丝子、党参、续断、白术、巴戟天、何首乌等)联合地屈孕酮组(治疗组),每组各40例,治疗2周。结果:治疗组的总有效率92.5%(37/40)显著高于对照组的75.0%(30/40);治疗组血肿消失时间、阴道出血时间短于对照组(均$P<0.05$)。两组治疗后中医证候主证、次证评分,出血面积较治疗前减少,P、

HCG、E_2水平较治疗前增高;且治疗组中医证候主证、次证评分,出血面积低于对照组,P、HCG、E_2水平高于对照组(均$P<0.05$)。故认为滋肾育胎丸联合地屈孕酮能有效提高TASH患者的疗效,降低中医证候积分,增加孕妇性激素水平,缩短血肿消失时间、阴道出血时间,其作用机制可能涉及内分泌及免疫调剂等途径。

李艳青等将90例妊娠早期绒毛膜下血肿患者随机分为试验组和对照组各45例,实验组口服地屈孕酮片联合中药加味寿胎丸方(菟丝子、桑寄生、党参、黄芪、续断、杜仲等),对照组口服地屈孕酮片,连续用药2周,比较两组患者临床疗效、中医证候积分、SCH缩小体积、流产率以及持续妊娠率。结果:治疗后试验组的临床总有效率86.7%(39/45)优于对照组的66.7%(30/45);实验组治疗后SCH缩小体积以及持续妊娠率高于对照组,中医证候总积分和流产率低于对照组(均$P<0.05$)。

皮阿琼等探讨补肾活血法(菟丝子、白术、续断、女贞子、阿胶、墨旱莲等)联合地屈孕酮片治疗先兆流产合并宫腔积血的临床疗效。将60例患者随机分为对照组和观察组各30例,观察组口服补肾活血方联合地屈孕酮片,对照组口服补肾活血方,比较两组疗效。结果:观察组的治疗有效率83.3%(25/30)高于对照组的73.3%(22/30);两组患者治疗后中医主次证候总积分、宫腔积血面积和胚芽长度、P及E_2水平与对照组治疗后比较均较治疗前改善,且观察组优于对照组(均$P<0.05$)。认为单用中药及中西药联合治疗均能改善患者临床症状,促进胚胎生长发育,且中西药联合的临床疗效优于单用中药。

王思允等依据"肾虚血瘀"的病机,选取120例SCH孕妇分为中药组37例、西药组41例、中西药结合组42例,分别予补肾活血安胎方加减(菟丝子、阿胶、续断、桑寄生、人参、茯苓等)、地屈孕酮以及两者联合运用,均治疗1周,探讨补肾活血安胎方治疗SCH的疗效。结果:中西药结合组在治疗后血浆凝血因子Ⅷ、NK细胞活性、D-D水平显著低于西药组、中药组,Ps、Pc活性显著高于西药组、中药组,E_2、P水

平高于西药组、中药组,β-HCG、PRL 水平显著低于西药组、中药组;中西药结合组总不良妊娠结局率、总产科并发症发生率低于西药组、中药组(均 $P<0.05$)。认为补肾活血安胎方可改善 SCH 患者 Ps、Pc、D-D 及血清孕激素水平,降低不良妊娠结局和产科并发症发生率,且与地屈孕酮联用效果更佳。

孙丽丽将 88 例气血虚弱型早期先兆流产合并绒毛膜下血肿患者分为观察组和对照组各 44 例,对照组予黄体酮注射液,观察组予黄体酮注射液联合益气养血护胎方(菟丝子、桑寄生、续断、阿胶、黄芪、白术等),连续治疗 2 周。结果:观察组的临床总有效率 97.7%(43/44)高于对照组的 86.4%(38/44),观察组阴道流血持续时间(4.32±0.95)d、阴道流血量(15.26±2.31)ml、腹痛持续时间(1.23±0.51)d 均少于对照组(均 $P<0.05$)。两组中医证候积分、绒毛膜下血肿面积及血肿面积/孕囊面积比值、糖类抗原 125(CA125)水平均较治疗前下降,且观察组低于对照组;β-hCG 水平均较治疗前升高,且观察组高于对照组($P<0.05$)。认为益气养血护胎方联合黄体酮注射液治疗早期先兆流产合并绒毛膜下血肿(气血虚弱证)能有效促进绒毛膜下血肿吸收,缩短阴道流血和腹痛持续时间,减少阴道流血量,降低中医证候积分、CA125 水平,提高 β-hCG 水平。

(撰稿:曾丽华 张茹雯 审阅:罗颂平)

【妊娠期糖尿病的治疗及实验研究】

胡秀等基于体质理论探讨妊娠期糖尿病(GDM)的中医药防治思路。总结 GDM 患者的中医体质分布具有多样性、倾向性等特点,孕中、晚期的主要体质类型为阴虚质和痰湿质。提出通过对中医体质辨识,针对 GDM 体质证型分布的倾向性,制定个性化防治方案,其中包括中医饮食指导,中医运动(五禽戏、八段锦、太极等传统功法),情志调护,中医治疗等,以期有效降低 GDM 发生率。

肖淑通过评述《糖尿病饮食四宜五忌》一书,阐述妊娠期糖尿病患者在饮食管理上的重要性,通过控制营养摄入比,可以在保证母亲和胎儿正常营养需求的同时,又不至于因过度摄取营养素而引起血糖的波动。认为妊娠期糖尿病患者应注意热量摄入均衡,注重蛋白质、油脂类、纤维物质的摄取,并增加食物营养的多样性,对妊娠期糖尿病患者提供了理论指导。

任美莲等进行一项 Meta 分析(8 项随机对照试验)探讨了中药汤剂联合门冬胰岛素对妊娠期糖尿病患者疗效、血糖指标以及母婴结局的影响。结果:相较于单纯用门冬胰岛素治疗组,经中药汤剂联合干预组疗临床总疗效明显强于对照组[OR=4.05,95%CI(2.24,7.31),$P<0.000\ 01$]。体现在联合干预组血糖指标控制水平较佳,包括空腹血糖、餐后 2 h 血糖、糖化血红蛋白;不良母婴结局的发生率较低,包括早产、新生儿低血糖、巨大儿、产后出血、羊水过多、胎膜早破等,差异均具有统计学差异(均 $P<0.05$)。

杨鑫等为观察护肾秘糖汤对妊娠期糖尿病患者血糖控制、肾功能及血清内脂素、抵抗素水平的影响,将 104 例患者随机分为甲、乙两组各 52 例,甲组采用常规治疗,乙组在甲组的基础上辅以护肾秘糖汤(生地黄、熟地黄、赤芍药、生龙骨、牡蛎、山茱萸等)治疗,比较两组血糖、肾功能相关指标、血清内脂素、抵抗素水平、妊娠不良事件发生率的差异。结果:与同组治疗前比较,治疗 7、14 d 后两组空腹血糖、餐后 2 h 血糖均降低,且乙组效果更优于甲组;治疗后,与甲组相比,乙组肾功能相关指标水平、血清内脂素、抵抗素水平、妊娠不良事件发生率均较低(均 $P<0.05$)。认为护肾秘糖汤对妊娠糖尿病控糖效果良好,同时还能保护肾功能,改善母婴结局,安全性高。

余志衡等为探讨黄芪四君子汤(黄芪、太子参、茯苓、白术、女贞子、生地黄等)联合盐酸二甲双胍对妊娠糖尿病患者血清炎性介质的影响,选取 120 例患者随机分为对照组和观察组各 60 例,对照组给予盐酸二甲双胍治疗,观察组在对照组基础上给予黄芪四君子汤,治疗 2 个月,比较两组患者在临床疗效、母婴结局、血清炎性介质水平、胰岛素抵抗指数方面的差异。结果:观察组临床治疗总有效率93.3%(56/60)高于对照组的80.0%(48/60),观察组脂联素水平高于对照组,而血清各项炎性介质水平、HOMA-IR指标、母婴不良结局发生率显著均低于对照组(均$P<0.05$)。认为黄芪四君子汤联合盐酸二甲双胍可提高临床治疗效果,降低机体炎症反应,提高脂联素水平,减轻胰岛素抵抗,对改善母婴结局有积极作用。

张珊珊等观察黄芪四君子汤联合胰岛素对妊娠期糖尿病患者血清生化指标及妊娠结局的影响。选取 101 例妊娠期糖尿病患者进行回顾性分析,并随机分为两组,对照组 49 例采取常规饮食运动疗法联合胰岛素进行治疗,观察组 52 例在对照组基础上服用黄芪四君子汤,治疗 3 个月。结果:观察组疗效分级情况明显优于对照组,观察组不良妊娠结局相关率、FBG、P2hBG、HbA1c 值均低于对照组(均$P<0.05$)。认为黄芪四君子汤联合胰岛素对妊娠期糖尿病患者疗效较好,可有效控制血糖水平并降低不良妊娠结局风险。

杨根岭等研究葛根素对妊娠期糖尿病大鼠的治疗效果及作用机制。将妊娠 SD 大鼠随机分为正常妊娠组、妊娠期糖尿病组及葛根素组,每组各10 只。妊娠 SD 大鼠腹腔注射链脲佐菌素建立GDM 模型,建模成功后 4~20 d,葛根素组每日给予葛根素 150 mg/kg 灌胃治疗,糖尿病组与正常妊娠组每日给予等量的生理盐水。结果:相较于糖尿病组,葛根素组 GDM 大鼠的血糖显著降低,胎鼠血脂和体质量降低(均$P<0.05$)。认为葛根素可以有效控制妊娠期糖尿病大鼠血糖水平,恢复病鼠胰岛数量和体积,同时增加 GLUT-4 蛋白表达。

(撰稿:龚慧雨 曾粤睿 审阅:罗颂平)

【多囊卵巢综合征痰湿证的治疗与研究】

胡翔等总结国医大师刘敏如治疗多囊卵巢综合征(PCOS)的经验。从中医对 PCOS 病因病机的认识出发,论证其发病机理主要为天癸泌至失调(内因)、痰、湿、脂、瘀诱发(外因),诸多因素导致脏腑功能失常,气血失调,冲任胞宫病变发为诸症,病变定位在胞中,因此将 PCOS 命名为"胞中脂膜壅塞诸证",补遗中医新病种,并归纳其治法以化瘀消脂、软坚散结为主,用药宜平和,顾护脾胃,以种子类药物益肾固本。

郑伊等认为 PCOS 以痰湿型体质为主,基本病机为脾肾阳虚、痰湿内蕴,治当温助脾肾阳气、消散痰湿之邪。故沿袭张仲景治痰饮之法,以国医大师夏桂成补肾调周法为基础,从"痰饮"立论,以"温药和之"立法,撷取《伤寒论》中附子汤温扶阳气、温化寒湿之义,将附子汤及其类方运用于月经周期各阶段,功能温补脾肾、化痰消脂、燮理阴阳,使经自调、胎自萌。临床常用的附子汤类方有四逆汤、真武汤、白术附子汤、甘草附子汤、芍药甘草附子汤、麻黄细辛附子汤、乌头汤等。

张多加等对苍附导痰汤(苍术、香附、半夏、茯苓、陈皮、胆南星等)治疗 PCOS 胰岛素抵抗的作用机制进行阐述,认为苍附导痰汤纠正 PCOS 患者的排卵障碍、月经异常、不孕及子宫内膜病变的作用机制可能与以下几点有关:①改善下丘脑胰岛素抵抗,从而调控促性腺激素的分泌异常;②改善卵巢胰岛素抵抗,纠正高雄性激素血症的内分泌紊乱,进而有效调节糖脂代谢;③改善子宫内膜胰岛素抵抗,促进子宫内膜容受性的恢复,促进胚泡发育,有利于早期妊娠,改善孕妇体质,避免流产,并降低子宫内膜增生性病变的发生率。

张晓静探讨了健脾益肾化浊方(黄芪、党参、仙茅、淫羊藿、白术、茯苓等)治疗多囊卵巢综合征的机制,认为"脾肾两虚、痰浊瘀阻"为本病的基本病机,其中脾虚为 PCOS 之源,肾虚为 PCOS 之本,痰浊为PCOS 发展重要因素,贯穿于 PCOS 始终。由四君子汤、二仙汤、苍附导痰丸加减组成的健脾益肾化浊方具有健脾益肾、燥湿化痰、降浊祛瘀之功效,在改善PCOS 患者肥胖、痤疮、多毛等临床症状及 LH/FSH生化指标方面具有显著疗效。故认为其作用机制可能是通过降低卵巢雄激素分泌量,提高雌激素分泌量,从而调节患者体内性激素水平,促进正常月经周期及排卵功能恢复。

陈佩佩等运用数据挖掘及网状 Meta 分析的方法探索中医药治疗多囊卵巢综合征并胰岛素抵抗(PCOS-IR)的处方特征及评价疗效。通过检索 CNKI、Wan Fang、VIP、Pub Med、Web of Science 等数据库,筛选对照组为二甲双胍治疗,干预组为中药临床协定方或合并二甲双胍治疗的临床随机对照研究。结果:共纳入 18 个研究(1 155 名患者),分析得出协定方中使用频率较高的中药依次为苍(白)术、茯苓、菟丝子等;最高频的药物组合为苍(白)术分别与黄芪、丹参、川芎及黄连;中药在降低 BMI、调控 LH/FSH、提高妊娠率及药物安全性方面有较大优势;中药联合二甲双胍的疗效优于单一治疗方案。

周天一等系统评价了苍附导痰丸治疗 PCOS 的有效性和安全性。24 篇文献 Meta 分析显示,与单纯西药疗法相比,苍附导痰丸联合常规西药疗法能提高总有效率、排卵率和妊娠率,降低血清激素水平中促黄体生成素、促黄体生成素/卵泡刺激素、睾酮、体质量指数、体征评分(痤疮)、中医症状积分和卵巢体积;但在卵泡刺激素、体征评分(多毛)、基础体温测定和不良反应发生率的方面,两组差异无统计学意义。序贯分析结果提示试验组疗效证据较为可靠,苍附导痰丸联合常规西药治疗 PCOS 疗效优于对照组。

潘紫萌等将 939 例 PCOS 患者依据是否合并肥胖及代谢综合征(MS)分为单纯 MS 组(1 组)、非肥胖非 MS 组(2 组)、肥胖伴 MS 组(3 组)、单纯肥胖组(4 组),并进行中医证候、体质与相关指标分析。①中医体质分布:气虚质所占比例中 3 组显著高于 2 组和 4 组($P < 0.01$);痰湿质所占比例中 3 组和 4 组显著高于 2 组($P < 0.05$)。②性激素、糖、脂及胰岛素代谢指标:1 组泌乳素值低于 2 组,游离雄激素指数值(FAI)低于 3 组;2 组较其他 3 组具有高 LH/FSH、性激素结合球蛋白(SHBG)和载脂蛋白(Apo)A,但黑棘皮评分、空腹胰岛素(FINS)、稳态

模型胰岛素抵抗指数(HOMA-IR)、低密度脂蛋白(LDL-C)、FAITC 及 ApoB 值较低,且 LH 值高于 3 组及 4 组;3 组较 4 组具有高 FINS 和 ApoB,但低 SHBG 和 ApoA;4 组较 1 组具有高 ApoA 及低 ApoB(均 $P < 0.01$)。③各组别判定与临床指标间的相关性分析:1 组与年龄、E_2/T 和 HOMA-IR 间存在正相关($P < 0.01$,$P < 0.05$);与 E_2 和 FINS 间存在负相关($P < 0.05$);两组与初潮年龄、多毛评分、LH 和雄烯二酮间存在正相关($P < 0.05$),与年龄、黑棘皮评分、FINS 和 LDL-C 间存在负相关($P < 0.01$,$P < 0.05$);3 组与气虚质、痰湿质、年龄、黑棘皮评分、DHEAS 和 LDL-C 间存在正相关($P < 0.01$,$P < 0.05$),与多毛评分和 ApoA 间存在负相关($P < 0.01$);4 组与黑棘皮评分、HOMA-IR 和 FINS 间存在正相关($P < 0.01$);与 FAI 和 ApoA 间存在负相关($P < 0.05$,$P < 0.01$)。认为肥胖的 PCOS 患者(伴或不伴 MS)存在较为严重的糖脂代谢紊乱情况。

孙畅等将 1 462 例 PCOS 患者依据是否合并肥胖及代谢综合征(MS)分为代谢健康肥胖组、代谢异常肥胖组、代谢健康非肥胖组、代谢异常非肥胖组。结果:①代谢健康肥胖组、代谢异常肥胖组、代谢异常非肥胖组患者以痰湿质、气虚质为主;代谢健康非肥胖组患者以痰湿质、气虚质、平和质、阳虚质多见;代谢健康肥胖组、代谢异常肥胖组患者以脾虚痰湿证、痰瘀互结证为主,代谢健康非肥胖组患者以肾虚肝郁证多见;代谢异常非肥胖组患者则以痰瘀互结证最为常见($P < 0.05$)。②两肥胖组患者的黑棘皮评分高于两非肥胖组($P < 0.05$)。③代谢健康非肥胖组患者 LH、DHEAS 水平及 LH/FSH 值、LH/FSH>2.5 发生率高于两肥胖组;SHBG 水平及溢脂率、IR 发生率、血脂异常发生率高于其他 3 组;脂质蓄积指数(LAP)、内脏脂肪指数(VAI)、FAI 及 HOMA-IR、HOMA-β 低于其他 3 组;代谢异常肥胖组高雄激素血症发生率低于两代谢健康组($P < 0.05$)。④代谢健康肥胖的发生与 LAP 呈正相关,与 VAI 呈负相关;代谢异常肥胖的发生与 LAP、

VAI 及血脂异常呈正相关;代谢异常非肥胖的发生与 LAP、LH/FSH>2.5 及血脂异常呈正相关,与 LH/FSH 呈负相关。认为肥胖的 PCOS 患者(伴或不伴 MS)存在较为严重的糖脂代谢紊乱情况。

于婧璐等探讨痰湿型 PCOS 患者血清尿酸(SUA)水平与糖代谢的相关性。将 PCOS 患者 406 例分为痰湿组和非痰湿组。结果:痰湿组 BMI、腰臀比(WHR)、T、各时项血糖和胰岛素水平、HOMA-IR、β 细胞功能指数(HOMA-β)、血糖曲线面积(GluAUC)、胰岛素曲线面积(InsAUC)、SUA 高于非痰湿组,LH、LH/FSH、SHBG 低于非痰湿组($P<0.05$)。此外,根据痰湿型 PCOS 患者 SUA 水平三分位分为低(LSUA)、中(MSUA)、高(HSUA)三组,结果:①HSUA 组服用 75g 糖 120 分钟后血糖(G120)、胰岛素各时项水平、HOMA-IR 高于 LSUA 组;MSUA 组 HOMA-β 高于 LSUA 组、HUSA 组($P<0.05$)。3 组胰岛素释放曲线基本一致,但 HSUA 组胰岛素各时项水平均高于 LSUA、MSUA 组;LSUA 和 MSUA 组葡萄糖耐量曲线基本一致,但 HSUA 组曲线与二者不同,血糖高峰出现在 60 min 以后。②痰湿型 PCOS 患者 SUA 水平与各时项胰岛素水平、HOMA-IR、HOMA-β、GluAUC、InsAUC 呈正相关($P<0.05$)。认为痰湿型 PCOS 糖脂代谢紊乱较为严重,SUA 水平与痰湿型 PCOS 胰岛素代谢指标关系密切,并且对痰湿型 PCOS 糖代异常具有预测价值。

杨潇曼等探讨 miRNA-193b、miRNA-5739 在多囊卵巢综合征痰湿证颗粒细胞中的表达及意义。以行 ICSI 的 PCOS 患者 48 例作为实验组,并按中医辨证依据分为痰湿证组 20 例和非痰湿证组 28 例。以同期单纯因男方因素不孕的患者 14 例作为对照组。采用实时荧光定量 PCR 检测所有患者颗粒细胞中 miRNA-193b、miRNA-5739 的表达量。结果:痰湿型 PCOS 患者 BMI、WHR、FPG、FINS、HOMA-IR 显著高于非痰湿型 PCOS 患者;痰湿组获卵率、MII 卵率以及粒细胞中 miRNA-193b、miRNA-5739 相对表达量显著低于非痰湿组

及正常对照组,正常受精卵、优质胚胎率显著低于正常对照组(均 $P<0.05$),而 miRNA-5739 表达水平与 MII 卵率、正常受精卵、2PN 卵裂率呈显著正相关。认为痰湿型 PCOS 患者更容易发生腹型肥胖、IR 和糖代谢紊乱,同时卵母细胞质量下降,促排卵结局欠佳,可能与 miRNA-5739 对卵母细胞质量产生不利影响有关。

章芳芳等通过观察二甲地黄汤加减(龟甲、鳖甲、生地黄、熟地黄、菟丝子、女贞子等)联合来曲唑片治疗肾虚痰湿型 PCOS 不孕症的临床疗效。选取 80 例 PCOS 患者随机分为观察组和对照组各 40 例,对照组给予来曲唑片治疗,观察组在此基础上加服二甲地黄汤加减,连续治疗 3 个月经周期。结果:观察组较对照组血清 LH、FBG、FINS、HOMA-IR 及子宫螺旋动脉搏动指数(PI)、阻力指数(RI)均显著下降,子宫内膜厚度显著增加,E_2 水平显著升高,且两组组内干预后与治疗前相比对应指标也均呈同样的变化趋势(均 $P<0.05$);观察组的妊娠率 47.5%(19/40)显著高于对照组的 25.0%(10/40)($P<0.05$)。认为二甲地黄汤加减联合来曲唑片能显著改善肾虚痰湿型 PCOS 不孕症患者子宫内膜容受性,纠正生殖内分泌紊乱,减轻胰岛素抵抗,提高妊娠率。

李小梅对苍附导痰丸加减化裁治疗 PCOS 的疗效及对血清 TNF-α、IL-17 水平的影响进行探讨,将 125 例 PCOS 患者分为观察组(63 例)和对照组(62 例)。对照组给予克罗米芬常规治疗,观察组给予苍附导痰丸加减化裁治疗,治疗 3 个月。结果:治疗后观察组治疗有效率升高,且胸闷多痰、头晕目眩、月经停闭、带下量多、神疲嗜睡等症状积分均低于对照组;观察组 FSH、LH、T 及炎性因子 TNF-α、IL-17、CRP 水平下降(均 $P<0.05$)。认为苍附导痰丸加减化裁治疗 PCOS 对患者中医症状、性激素水平及炎性反应均具有调节作用。

张玉红选取 86 例 POS 患者随机分为观察组与对照组各 43 例,对照组给予克罗米芬治疗,观察组在此基础上加用苍附导痰汤治疗。结果:观察组总

有效率 93.5%（43/46）显著高于对照组的 78.3%（36/46）；治疗后观察组较对照组促黄体激素水平显著降低、雌二醇水平显著升高（均 $P<0.05$）。认为苍附导痰汤联合克罗米芬治疗 PCOS 不孕症能显著提高临床疗效并改善性激素水平。

张迎春等进行苍附导痰汤联合炔雌醇环丙孕酮片治疗肥胖型多囊卵巢综合征临床研究。将 119 例肥胖型 PCOS 患者以随机数字法分为对照组（59例）和观察组（60例），对照组给予二甲双胍联合炔雌醇环丙孕酮片治疗，观察组给予苍附导痰汤联合炔雌醇环丙孕酮片治疗，于月经来潮第 5 d 开始服药，连续服用 21 d 为 1 个周期，连续治疗 3 个周期。结果：与对照组相比，治疗后观察组总有效率为 96.7%（58/60），优于对照组的 79.7%（47/59）（$P<0.05$）；空腹胰岛素、空腹血糖、BMI、腰围、TG、LDL-C、TC、LH/FSH 及 T 水平降低，HDL-C 水平升高，治疗组均优于对照组（均 $P<0.05$）；观察组不良反应发生率为 16.7%（10/60），低于对照组的 20.3%（12/59）（$P<0.05$）。认为苍附导痰汤可调节肥胖型 PCOS 患者性激素水平，降低肥胖程度，调节其糖代谢水平及血脂代谢水平。

高金金等应用临床及蛋白质组学结合的方法观察补肾化痰方（黄芪、淫羊藿、苍术、茯苓、丹参）治疗多囊卵巢综合征痰湿证的疗效。30 例痰湿证 PCOS 患者连续服用中药补肾化痰方 3 个月后检测临床指标。结果：治疗后 30 例患者的 FINS、HOMA-IR、TG、载脂蛋白 B/A1（ApoB/A1）较治疗前显著下降，性激素结合球蛋白（SHBG）较治疗前升高（$P<0.05$）。蛋白质组学检测方面，取临床试验中 12 例 PCOS 痰湿证患者应用补肾化痰方治疗前、后的血清样品分别作为 PCOS 痰湿证组和补肾化痰方组，另随机选取 12 例健康者作为对照组。经质谱分析发现补肾化痰方干预后主要富集的 KECG 通路包括补体和凝血级联、Fc-γ-R 介导的吞噬作用和 Jak-STAT 信号通路。故认为补肾化痰方治疗 PCOS 痰湿证发挥作用主要涉及了调控炎症反应、糖脂代谢、抗氧化反应、补体活化调节等重要病理环节。

洪艳丽等探究补肾化痰方（淫羊藿、仙茅、苍术、半夏、陈皮、石菖蒲等）对超重及肥胖型 PCOS 患者的 IVF 过程及结局的影响。选取 96 例患者，根据不同体质量将行 IVF 助孕的 PCOS 患者 96 个周期，分为 3 组：偏瘦型/正常组（33 例）、超重/肥胖组（31例）、中药＋超重/肥胖组（32 例）。结果：随着 BMI 增加，其囊胚形成率、HCG 日 E_2 水平、临床妊娠率显著下降，早期自然流产率显著升高（$P<0.05$）；在 IVF 治疗前运用补肾化痰方预处理 3 个月后，患者囊胚形成率、临床妊娠率显著升高，生化妊娠率、早期自然流产率则显著降低，各时点 GLP-1 分泌均显著提高，60、120 min 时 GLU、INS 则显著降低（均 $P<0.05$）。认为补肾化痰方可显著改善超重及肥胖型 PCOS 患者胚胎发育潜能及 IVF 临床结局。

黄丽慧等基于"痰脂壅阻论"研究健脾温肾化痰祛湿法对 PCOS 伴 IR 的影响。选取 120 例 PCOS-IR 患者随机分为观察组和对照组各 60 例，对照组给予二甲双胍和达英-35 治疗，观察组在此基础上加用毓麟珠和健脾温肾化痰祛湿法加减（党参、白术、茯苓、胆南星、杜仲、菟丝子等），同时结合调周法治疗。两组均以 3 个月为 1 个疗程，共治疗 2 个疗程。结果：观察组的总有效率 83.3%（50/60）高于对照组的 75.0%（45/60）（$P<0.05$）。治疗后 3 个月、6 个月，观察组月经及中医症状、痤疮、多毛、黑棘皮评分及 BMI、WHR 显著低于对照组；同时两组双侧卵巢体积、T、LH、LH/FSH 比值及 FINS、FPG、HOMA-IR 较治疗前降低，脂联素（APN）水平较治疗前升高（均 $P<0.05$）。认为健脾温肾化痰祛湿法治疗 PCOS-IR 疗效显著，可改善患者性激素分泌水平及糖脂代谢紊乱。

郝松莉等观察参芪调体方（西洋参、黄芪、白术、丹参、茯苓、山楂等）治疗脾虚痰湿型 PCOS-IR 的疗效及对炎症微环境状态的影响。将 96 例脾虚痰湿型 PCOS-IR 患者随机分为对照组和治疗组各 48 例，对照组予地屈孕酮片治疗，治疗组在对照组治疗基础上加用参芪调体方治疗，均治疗 3 个月经周期。结果：治疗后 2 组 FPG、FINS、HOMA-IR、LH、

TC、TG、LDL-C、血清 sRAGE、IL-8、TNF-α 水平均较治疗前降低，且治疗后治疗组 FINS、HOMA-IR、血清 sRAGE、IL-8、TNF-α 水平均低于对照组（$P<0.05$）。认为参芪调体方可明显改善脾虚痰湿型 PCOS-IR 患者胰岛素抵抗和炎症微环境状态。

解成霞等观察健脾化痰方（苍术、山药、白术、陈皮、草果、半夏等）治疗多囊卵巢综合征患者子宫动脉血流的超声指标。选取 118 例 PCOS 患者随机分为观察组和对照组各 59 例，对照组给予二甲双胍治疗，观察组在此基础上加服健脾化痰方，共治疗 3 个月经周期。结果：观察组的总有效率 91.5%（54/59）显著高于对照组的 71.2%（42/59）（$P<0.05$）；两组子宫内膜厚度增加，血流搏动、血流阻力指数均下降，且观察组子宫内膜厚度高于对照组，血流搏动、血流阻力指数均低于对照组；两组卵巢体积、卵泡数、卵巢表面积、基质面积均下降，且观察组卵巢体积、卵泡数、卵巢表面积、基质面积均低于对照组；两组 E_2 升高，FSH、LH、T、HOMA-IR 均下降，且观察组 E_2 高于对照组，FSH、LH、T、HOMA-IR 均低于对照组（均 $P<0.05$）。

丛培玮等为探究痰湿型 PCOS"痰湿不孕"的机制，将 22 只 SD 大鼠随机分为对照组（n=10）和模型组（n=12），模型组予高脂饲料连续喂养 12 周，第 4 周开始每日灌胃来曲唑溶液（$1\ mg\cdot kg^{-1}\cdot d^{-1}$）溶于 0.5% CMC-Na 溶液中，连续 9 周。对照组予常规饲料喂养 12 周，第 4 周开始每日灌胃 0.5% CMC-Na 溶液，连续 9 周。造模结束后，选取周期延长，即造模成功大鼠（n=10）为模型组大鼠。结果：与对照组大鼠相比，模型组大鼠动情周期紊乱，颗粒细胞线粒体数量减少，出现肿胀、嵴断裂及空泡化改变；模型组大鼠颗粒细胞 ATP 含量降低、ROS 含量增高，p-AMPKα/AMPKα 比值降低，UCP2 蛋白表达升高（均 $P<0.05$）。认为痰湿型 PCOS 状态下大鼠颗粒细胞线粒体有明显的损伤；"痰湿不孕"可能与痰湿型 PCOS 大鼠颗粒细胞腺苷酸活化蛋白激酶/解偶联蛋白 2（AMPK/UCP2）途径所致的线粒体受损相关。

徐海燕等探讨苍附导痰汤加减对肥胖型 PCOS 大鼠内分泌、糖脂代谢及核因子 κB（NF-κB）p65 蛋白的影响。建立空白组及肥胖型 PCOS 大鼠模型。模型大鼠随机分为模型组、西药组、中药组。空白组和模型组给予等体积 0.9% 氯化钠注射液，西药组予以二甲双胍（$135\ mg\cdot kg^{-1}\cdot d^{-1}$），中药组予以苍附导痰汤加减（$14.49\ g\cdot kg^{-1}\cdot d^{-1}$），连续灌胃干预 21 d。结果：与空白组比较，模型组 HOMA-IR、FINS、TC、TG 及血清 FSH、LH、T 水平均升高；与模型组比较，西药组 HOMA-IR、FINS、TG 水平及血清 FSH、LH、T 水平均下降，而中药组 HOMA-IR、FINS、TG 及 FSH、T 水平下降（均 $P<0.05$）。与空白组比较，模型组子宫指数降低，大鼠卵巢呈囊性改变，颗粒细胞层减少，κB（NF-κB）p65 蛋白表达上升；与模型组比较，西药组、中药组子宫指数均升高，NF-κB p65 蛋白表达均下降（均 $P<0.05$）。认为苍附导痰汤加减能有效改善肥胖型 PCOS 大鼠高雄激素血症，降低血脂和胰岛素抵抗，其作用机制可能与 NF-κB 介导的炎症反应有关。

吴林玲等探索哈氏补肾化痰方（菟丝子、紫河车、茯苓、葛根、石楠叶、丹参等）改善肥胖型 PCOS 大鼠胰岛素抵抗的作用机制。按高、低、中剂量（7.04、4.84、2.64 g/ml）分别予雌性 SD 大鼠（来曲唑＋高脂饮食法造模）哈氏补肾化痰方灌胃，空白组和模型组予以等量 0.9% 氯化钠溶液灌胃，每日 1 次，连续 4 周。结果：与空白组比较，模型组大鼠 FPG、FINS、HOMA-IR 炎症因子-1β 显著升高（$P<0.05$），卵巢及脂肪组织中脂联素受体、丁酸、己酸显著降低；与模型组比较，中、高剂量组 FPG、FINS、IL-1β 水平，以及中剂量组丁酸水平显著降低；而卵巢及脂肪组织中脂联素受体，高剂量组和低剂量组丙酸，高剂量组乙酸显著升高（均 $P<0.05$）。认为痰湿证 PCOS 大鼠胰岛素抵抗可能与短链脂肪酸生成、促炎因子分泌及脂联素受体表达存在相关，哈氏补肾化痰方可能通过促进肠道短链脂肪酸的生成，调节炎症因子达到调控胰岛素抵抗的作用。张晗等以同样的实验方法探索哈氏补肾化痰方对痰湿证

PCOS 大鼠脂代谢及卵巢功能的作用机制。结果:模型组较空白组卵巢组织形态学有所差异,且模型组卵巢脂滴含量及体积增加,体质量、TC、TG、LDL 显著升高,而子宫指数、超氧化物歧化酶(SOD)显著降低($P<0.05$)。中药各剂量组相较模型组,在卵巢组织形态学、卵巢脂滴含量及体积方面有所改善,并且 SOD 水平显著升高;高剂量组谷胱甘肽过氧化物酶显著升高,低密度脂蛋白(LDL)、活性氧(ROS)显著降低;中剂量组甘油三酯(TG)、ROS 显著降低(均 $P<0.05$)。认为痰湿证 PCOS 大鼠卵巢功能及卵泡的成熟及发育与卵巢氧化应激关系密切,哈氏补肾化痰方可能通过改善高脂状态进而减少卵巢组织氧化应激反应,从而恢复 PCOS 患者的生殖功能。

(撰稿:夏波 王冬盈 黄晨
王芳 金珊米 审阅:罗颂平)

[附] 参考文献

C

陈佩佩,毛萍,蔡三金,等.中医药治疗多囊卵巢综合征并胰岛素抵抗的特征评价及疗效分析[J].中医药临床杂志,2022,34(6):1086

陈贞月,邓高丕.基于"肾主生殖"理论探讨同源框基因 A10 表达对子宫内膜容受性的作用[J].中华中医药杂志,2022,37(8):4848

丛培玮,张丽娜,郭隽馥,等.痰湿型多囊卵巢综合征大鼠颗粒细胞 AMPK/UCP2 途径与线粒体功能变化的研究[J].中华中医药学刊,2022,40(7):44

崔金玲.宫腔镜电切术结合中药治疗子宫憩室经期延长效果观察[J].实用中医药杂志,2022,38(3):460

D

戴桂艳,黄烨,陈姣洁.基于"有故无殒,亦无殒"论治先兆流产合并宫腔积液[J].江西中医药大学学报,2022,34(1):18

邓敦,雷磊.试论风药在妇科疾病治疗中的应用[J].中华中医药杂志,2022,37(6):3080

G

高金金,李妍,徐芳,等.基于蛋白质组学的补肾化痰方治疗多囊卵巢综合征痰湿证患者血清差异蛋白的研究[J].辽宁中医杂志,2022,49(8):9

郭华林,贺燕.中西医结合治疗顽固性霉菌性阴道炎的临床疗效及对症状评分、阴道环境、阴道分泌物相关因子的影响[J].中医研究,2022,35(3):20

H

韩延华,康针珍,耿甜甜,等.韩氏妇科诊治先兆流产合并子宫内血肿经验[J].中国中医基础医学杂志,2022,28(2):297

郝松莉,张春兰,孟小钰,等.参芪调体方治疗多囊卵巢综合征胰岛素抵抗脾虚痰湿型的疗效及对炎症微环境状态的影响[J].河北中医,2022,44(6):913

洪艳丽,薛瑾婷,陈小娟,等.补肾化痰方对超重及肥胖型多囊卵巢综合征患者卵母细胞及胚胎发育潜能的影响[J].中华中医药杂志,2022,37(1):527

侯晶艳,胡若倩,傅萍.剖宫产术后子宫瘢痕憩室的辨治思路[J].浙江中医杂志,2022,57(1):48

胡翔,文怡,刘敏如.刘敏如教授补遗多囊卵巢综合征(胞中脂膜壅塞诸证)之探讨[J].成都中医药大学学报,2022,45(2):4

胡秀,方朝晖.基于体质理论探讨妊娠期糖尿病的中医药防治思路[J].中医药临床杂志,2022,34(8):1383

黄丽慧,彭惠平,桂香,等.基于"痰脂壅阻论"研究健脾温肾化痰祛湿法对多囊卵巢综合征伴胰岛素抵抗的影响[J].四川中医,2022,40(9):163

黄雪萍,李丽美,和秀魁,等.从血论治绒毛膜下血肿[J].中医药导报,2022,28(4):178

K

亢雪峰,马兰,钟伟兰,等.保产无忧散对孕晚期大鼠 Cx-43 基因表达及宫颈成熟相关指标的影响[J].陕西中医,

2022，43(10)：1364

L

李春阳，宋艳.康妇凝胶联合克霉唑栓治疗复发性念珠菌性阴道炎临床研究[J].实用中医药杂志,2022,38(7)：1184

李敏艳，刘文娥，安建平，等.肉苁蓉防治宫腔粘连的作用机制研究[J].中医药临床杂志,2022,34(3)：463

李小梅.苍附导痰丸加减化裁治疗多囊卵巢综合征的疗效及对血清 TNF-α、IL-17 水平的影响[J].四川中医,2022,40(9)：171

李艳青，王颖，刘艺，等.寿胎丸联合地屈孕酮治疗妊娠早期绒毛膜下血肿临床观察[J].光明中医,2022,37(7)：1264

梁瑞宁，徐玲，李佩双，等."月经生理"理论的中医学认知初探[J].中医杂志,2022,63(13)：1211

刘晓倩，马堃，杨斌，等.排卵障碍性疾病"异病同治"："天癸"本质及与排卵障碍性疾病关系的探讨[J].中国中药杂志,2022,47(12)：3397

M

梅珊珊，俞超芹，丁杰，等.1 918 例子宫内膜异位症患者中医证候学特征分析的多中心研究[J].中医杂志,2022,63(2)：149

N

牛红萍，姜丽娟，詹兴秀，等.姜氏调肾通络方应用于重度宫腔粘连术后的临床疗效[J].云南中医学院学报,2022,45(1)：5

P

潘建凤，方瑶，颜惠芳，等.滋肾育胎丸联合地屈孕酮对先兆流产绒毛下血肿患者 HCG 水平、出血面积的影响[J].湖北中医药大学学报,2022,24(5)：77

潘紫萌，侯丽辉，孙淼，等.肥胖与代谢综合征对多囊卵巢综合征患者中医体质分布及代谢的影响[J].中华中医药杂志,2022,37(3)：1656

皮阿琼，周琼，曾诚.补肾活血法联合地屈孕酮片治疗先兆流产合并宫腔积血[J].世界中医药,2022,17(3)：408

R

任美莲，徐健众.中药联合门冬胰岛素治疗妊娠期糖尿

病 Meta 分析[J].中医药临床杂志,2022,34(2)：299

S

宋桂红，邢冬杰，刘陶然.屏风四妙汤治疗复发性外阴阴道假丝酵母菌病小鼠模型疗效及机制研究[J].西部中医药,2022,35(6)：17

孙畅，潘紫萌，李婧，等.不同代谢状态和肥胖对多囊卵巢综合征患者性激素水平及中医体质、证型分布的影响[J].上海中医药杂志,2022,56(1)：28

孙丽丽.自拟益气养血护胎方联合黄体酮注射液对早期先兆流产合并绒毛膜下血肿气血虚弱证患者疗效及 β-人绒毛膜促性腺激素水平的影响[J].四川中医,2022,40(9)：151

T

谈静，柳静.从"滋肾水，育五阴"角度探讨宫腔粘连分离术后再粘连的防治[J].浙江中医杂志,2022,57(3)：173

W

王玉，闫晓晴，魏丹丹.滋阴补肾汤联合中药外洗治疗复发性霉菌性阴道炎临床研究[J].新中医,2022,54(13)：98

王思允，汪亚琼，陈晓颖.补肾活血安胎方治疗妊娠早期绒毛膜下血肿疗效研究[J].陕西中医,2022,43(10)：1369

王尉荧，殷岫绮.中医妇科外治法发展轨迹探析[J].中国中医基础医学杂志,2022,28(7)：1203

吴林玲，张晗，闫颖，等.哈氏补肾化痰方改善肥胖型多囊卵巢综合征大鼠胰岛素抵抗的机制[J].中华中医药杂志,2022,37(3)：1406

X

肖淑.妊娠期糖尿病患者的饮食管理探究评——《糖尿病饮食四宜五忌》[J].中国实验方剂学杂志,2022,28(11)：172

谢宝珍，郗洁，曾丽华，等.中医妇科病证结合流产动物模型的研究思路[J].中华中医药杂志,2022,37(2)：589

解成霞，赵延辉，张爱萍，等.健脾化痰方治疗多囊卵巢综合征患者子宫动脉血流的超声指标观察[J].湖北中医药大学学报,2022,24(2)：97

徐可，史云，田丁阳，等.女性雌、孕激素的阴阳属性探讨[J].山东中医药大学学报,2022,46(5)：593

徐海燕,杜青,王红梅,等.苍附导痰汤加减对肥胖型多囊卵巢综合征大鼠的干预作用研究[J].湖南中医杂志,2022,38(8):181

徐佳宁,程志强.寒入血室理论治疗妇科疾病探析[J].中华中医药杂志,2022,37(6):3197

Y

闫晓彤,朱婷,章晓乐,等.补肾活血方联合补佳乐对宫腔粘连大鼠 YAP1/TGF-β1 信号通路的影响[J].陕西中医,2022,43(8):987

杨鑫,谢旦红.护肾秘糖汤对妊娠期糖尿病患者血糖控制、肾功能及血清内脂素、抵抗素水平的影响[J].新中医,2022,54(17):101

杨根岭,胡荣静,李金艳.葛根素对妊娠期糖尿病大鼠的治疗效果及作用机制的研究[J].中国中医急症,2022,31(1):67

杨潇曼,王克华,王晓丹,等.miRNA-193b、miRNA-5739 在多囊卵巢综合征痰湿证颗粒细胞中的表达及意义[J].中华中医药学刊,2022,40(10):72

杨益萍,马凤岐,王恒苍,等.浅析"有故无殒,亦无殒也"在古代名家经方妊娠病医案中的应用[J].浙江中医杂志,2022,57(8):596

叶金飞,李茂飞,王松露,等.岭南罗氏妇科朱玲分期论治 RVVC 经验[J].中国中医基础医学杂志,2022,28(1):148

于涛,张秀芳,郝征.补肾调冲汤联合宫腔镜治疗宫腔粘连后月经不调的疗效观察[J].内蒙古中医药,2022,41(4):8

于婧璐,侯丽辉,孙淼,等.痰湿型多囊卵巢综合征患者血清尿酸水平与糖代谢的相关性分析[J].中华中医药杂志,2022,37(4):2395

余志衡,刘晃,谭晓明,等.黄芪四君子汤联合二甲双胍对妊娠糖尿病患者血清炎症介质的影响[J].世界中医药,2022,17(2):233

Z

Zhang Y, Qiao Y, Li L, et al. Efficacy of Qizi Yusi Pill on pregnancy outcomes in women of advanced reproductive age: A multicenter, randomized, double-blind, placebo-controlled trial [J]. Chinese Journal of Integrative Medicine, 2022, 28(8):675

张晗,吴林玲,闫颖,等.哈氏补肾化痰方对痰湿证多囊卵巢综合征大鼠卵巢局部氧化应激的影响[J].中华中医药杂志,2022,37(4):2280

张多加,吴效科.苍附导痰汤治疗多囊卵巢综合征胰岛素抵抗的作用机制[J].世界中医药,2022,17(2):280

张珊珊,张化莲,袁银花,等.黄芪四君子汤联合胰岛素对妊娠期糖尿病患者血清生化指标及妊娠结局的影响[J].新中医,2022,54(7):128

张晓静,冯亚宏,季德江,等.健脾益肾化浊方论治多囊卵巢综合征的作用机制[J].实用中医内科杂志,2022,36(10):49

张迎春,刘伟娜,朱艳菊.苍附导痰汤联合炔雌醇环丙孕酮片治疗肥胖型多囊卵巢综合征临床研究[J].新中医,2022,54(19):156

张玉红.苍附导痰汤辅治多囊卵巢综合征不孕症疗效观察[J].实用中医药杂志,2022,38(8):1315

张智华,郭淑允,朱庭轩,等.伏邪理论在妇科的应用[J].湖北中医药大学学报,2022,24(4):127

章芳芳,石明晴.二甲地黄汤加减联合来曲唑片治疗肾虚痰湿型多囊卵巢综合征不孕症临床研究[J].新中医,2022,54(19):161

赵倩倩,经燕.基于瘀热理论探讨产科抗磷脂综合征辨证治疗[J].新中医,2022,54(12):242

郑伊,任青玲,司雨,等.附子汤类方治疗痰湿型多囊卵巢综合征理论探析[J].环球中医药,2022,15(10):1635

周颖,赵宏利."三步九法"治疗剖宫产术后子宫疤痕憩室致月经延长经验[J].浙江中医杂志,2022,57(2):112

周苗苗,魏盛,耿希文,等.论带脉主司带下理论的形成[J].中国中医基础医学杂志,2022,28(4):518

周天一,隋娟,孟云霄,等.苍附导痰丸治疗多囊卵巢综合征临床疗效的系统评价及试验序贯分析[J].时珍国医国药,2022,33(5):1235

周雨玫,刘雁峰,金凡惠,等.二补助育改良方对高龄小鼠子宫内膜胞饮突、微绒毛及 ERα、LIF 表达的影响[J].北京中医药大学学报,2022,45(4):398

周雨玫,刘雁峰,申萌萌,等.二补助育改良方对高龄小鼠子宫内膜形态学及氧化应激的影响[J].北京中医药大学学报,2022,45(2):157

朱晨晨,曾诚."毒邪"与妇科疑难疾病[J].陕西中医,2022,43(4):492

（六）儿　科

【概述】

2022 年度公开发表的学术论文 1 900 余篇，内容涉及基础理论、临床治疗、名医经验、实验研究和预防保健等方面。

1. 急重症、传染病及新生儿疾病的治疗

（1）急重症的中医治疗继续彰显良好态势，热性惊厥、感染性喉炎、难治性支原体炎、病毒性脑炎、川崎病、百日咳等均有报道，已列新冠感染、传染性单核细胞增多症等专条，注重对急危重症合并症的治疗，而且不断探索更多、更快捷的治疗方式。①热性惊厥　魏丹等以羚角钩藤汤治疗 40 例，与对照组 40 例均予常规对症治疗加用地西泮，疗程 3 d。结果：治疗组的总有效率 92.5%(37/40)高于对照组的 72.5%(29/40)；治疗组退热、惊厥消失、神志恢复时间和血清 S100β、NSE 及 IgG、IgM、IgA 水平均改善(均 $P<0.05$)。董建华等自拟清热止惊方(滑石粉、葛根、炒山楂、石膏、板蓝根、黄芩等)保留灌肠治疗 38 例，与对照组 38 例均予综合治疗加用复方苯比妥钠静脉注射，疗程 5 d。结果：治疗组的总有效率 89.5%(34/38)高于对照组的 65.8%(25/38)；治疗组出现再次发热时间、24 h 内再次抽搐发生率优于对照组；两组治疗后血清 CRP、TNF-α、IL-6、NSE、NPY 水平均改善，且治疗组更显著(均 $P<0.05$)。②急性感染性喉炎　朱莹莹以消积利咽汤(黄芩、生地黄、莱菔子、芦根、赤芍药、牛蒡子等)治疗 41 例，与对照组 41 例均予常规治疗，疗程 5 d。结果：两组声嘶、咳嗽、喉鸣音证候评分均下降，且治疗更显著($P<0.05$)。③病毒性脑炎　曹杏等以热

毒宁(青蒿、金银花、栀子)治疗 62 例，与对照组 62 例均予更昔洛韦治疗，疗程 2 周。结果：两组血清 IL-2、IL-6、IL-10、CD_3^+、CD_4^+、CD_8^+、CD_4^+/CD_8^+ 水平均改善，且治疗组更显著(均 $P<0.05$)。④流行性感冒　汪军以柴葛解肌汤加减治疗 44 例，与对照组 44 例均予奥司他韦治疗，疗程 1 周。结果：治疗组的总有效率 95.5%(42/44)高于对照组的 81.8%(36/44)，治疗组退热、咳嗽鼻塞缓解、头痛缓解时间和不良反应发生率均优于对照组(均 $P<0.05$)。⑤重症手足口病　谢曼芬等以清解透表汤(甘草、牛蒡子、甘菊、桑叶、紫草根、金银花等)治疗 52 例，与对照组 52 例均予甲泼尼龙和常规西医治疗，疗程 7 d。结果：治疗组的总有效率 90.4%(47/52)高于对照组的 75.0%(39/52)；治疗组体温复常、住院时间均低于对照组；两组口腔溃疡、恶心呕吐、皮肤疱疹、发热等中医证候积分和血清 NSE、TNF-α、IL-6 水平均改善，且治疗组更显著(均 $P<0.05$)。⑥川崎病　郭倩等以银翘散治疗 56 例，与对照组 55 例均予阿司匹林口服加丙种球蛋白静脉滴注，疗程 10 d。结果：治疗组的总有效率 94.6%(53/56)优于对照组的 80.0%(44/55)，冠状动脉损害发生率 5.4%(3/56)优于对照组的 18.2%(10/55)；两组临床症状积分、免疫功能指标、血清炎症因子水平、血常规指标均改善，且治疗组更显著(均 $P<0.05$)。王戍等以加减清营汤治疗本病气营两燔证 30 例，与对照组 30 例均予丙种球蛋白、阿司匹林，疗程 14 d。结果：治疗组的总有效率 100.0%优于对照组的 96.7%(29/30)($P<0.05$)。⑦水痘　黄敏自拟祛痘方内服外洗(黄连、黄芩、生地黄、连翘、升麻、牡丹皮等，上药渣加苦参、蛇床子再煎后外洗)治疗本病邪炽气营证 42 例，与对照组 42 例均予抗病毒治疗，疗程 5 d。

结果:治疗组的总有效率 92.9%(39/42)高于对照组的 76.2%(32/42);治疗组体温恢复正常、皮疹消失、皮疹结痂时间和不良反应发生率均短于对照组;两组治疗后壮热、典型皮疹、结痂等中医证候积分和血 CRP、TNF-α、PCT 均改善,且治疗组更显著(均 $P<0.05$)。⑧百日咳 张辉果等以苇茎汤加味治疗 42 例,设立常规西医治疗对照组 42 例,疗程 2 周。结果:治疗组的总有效率 95.2%(40/42)高于对照组的 81.0%(34/42);两组治疗后痉咳频次、痉咳时间等中医证候积分和潮气呼吸肺功能以及血清炎症因子水平均改善,且治疗组更显著(均 $P<0.01$)。路芳等以苇茎汤加味治疗 55 例,与对照组 55 例均常规西药治疗,疗程 2 周。结果:治疗组的总有效率 94.5%(52/55)高于对照组的 81.8%(45/55);治疗组每日痉咳次数、痉咳时间、痰鸣均优于对照组,指标 VT、Ti/Te、TPTEF/TE、VPEF/VE、RR 值和血 WBC、IgG、IgM 水平均优于对照组(均 $P<0.05$)。

(2)新生儿疾病更多涉猎 如胆汁淤积性肝病、小儿胆道闭锁肝门-空肠吻合术后等。新生儿高胆红素血症列专条。①胆汁淤积性肝病 李涛等以复方甘草酸苷联合微生态制剂治疗胆汁淤积性肝病 54 例,对照组 54 例予常规治疗,疗程 2 周。结果:治疗组的总有效率 87.0%(47/54)优于对照组的 66.7%(36/54);治疗组血清 TBIL、DBIL、TBA、γ-GT、ALT、AST 水平均优于对照组,黄疸、NBNA 指数、胎便初排时间、每日排便次数及胎便转黄时间均优于对照组;治疗组肠道菌群中双歧杆菌、乳酸杆菌改善优于对照组,且治疗组血清 TGF-β1、IL-6 水平改善(均 $P<0.05$)。②小儿胆道闭锁肝门-空肠吻合术后 李蕾等以温阳利湿化瘀方(苍术、赤芍药、茵陈蒿、白术、党参、熟附子等)治疗 30 例,设立熊去氧胆酸片对照,两组均以综合治疗,疗程 3 个月。结果:治疗组的总有效率 90.0%(27/30)高于对照组的 66.7%(20/30);两组双歧、乳酸、大肠杆菌含量均改善,且治疗组更显著;治疗组 B/E 值和血清 TBIL、DBIL、TBA、ALP、ALT、ALB 水平均改善(均

$P<0.05$)。

2. 常见病、多发病的治疗

(1)肺系疾病的治疗 肺系疾病仍是今年研究总结的重点。咳嗽变异性哮喘、外感发热、支气管肺炎已列专条研究。①小儿普通性感冒 郭丽华等以佑儿清合剂(金银花、连翘、大青叶、黄芩、桔梗、蝉蜕等)治疗本病风热证 120 例,设立双黄连颗粒对照组 120 例,疗程 5 d。结果:治疗组的总有效率 91.7%(110/120)高于对照组的 81.7%(98/120);两组发热、咽红肿痛、咳嗽和总积分均改善,且治疗组更显著(均 $P<0.05$)。邵颖月等自制熏囟方(艾叶、黑芝麻、荆芥穗)外治 20 例,设立复方氨酚甲麻口服液对照组 20 例,疗程 4 d。结果:治疗组的总有效率 85.0%(17/20)与对照组的 75.0%(15/20)相当($P>0.05$);治疗组改善鼻塞流涕、咳嗽症状优于对照组($P<0.05$),缓解发热方面两组疗效相当($P>0.05$)。②小儿顽固性发热 刘兴林等以中药(石膏、连翘、金银花、薄荷)塌渍治疗 30 例,与对照组 30 例均予布洛芬混悬液治疗,疗程 1 周。结果:治疗组的总有效率 96.7%(29/30)高于对照组的 60.0%(18/30);治疗组血 CRP、WBC 水平均优于对照组(均 $P<0.05$)。③反复呼吸道感染 李宁等以健脾固肾颗粒(焦白术、鸡内金、黄芪、枳壳、益智仁、槟榔等)治疗本病脾肾两虚证 45 例,与对照组 45 例均予常规西医治疗,疗程 3 周。结果:治疗组的临床疗效 93.3%(42/45)优于对照组的 77.8%(35/45);两组咳嗽痰多、气喘、神疲乏力、食少纳呆、气短懒言中医证候评分和 FVC、PEF、FEV1 指标值以及血清 TNF-α、CRP、IL-4、IgA、IgG、IgM、CD$_3^+$、CD$_4^+$、CD$_4^+$/CD$_8^+$ 水平均改善,且治疗组更显著(均 $P<0.05$)。杨冉冉等以运脾益肺膏方(白术、山药、茯苓、藿香、葛根、升麻等)治疗本病肺脾气虚证 35 例(脱落 3 例),设立玉屏风颗粒对照(35 例,脱落 4 例),疗程 3 个月。结果:治疗组的总有效率 93.8%(30/32)优于对照组的 74.2%(23/31)($P<0.05$);经过 1 年随访,治疗组发病次数、临床症状积分和血

清 IgA、IgM、IgG 的含量水平以及均患儿身高、体质量的增加均优于对照组（$P<0.05$，$P<0.01$）。④小儿急性支气管炎　邢彦伟等以越婢加半夏汤合苇茎汤加减治疗 45 例，设立西药常规治疗对照组 45 例，疗程 7 d。结果：治疗组的总有效率 95.6%（43/45）高于对照组的 82.2%（37/45），治疗组血清 WBC、hs-CRP、TNF-α、IL-4 水平和肺部啰音、咳嗽、咳痰消失时间均优于对照组（均 $P<0.05$）。冯晓鹏以新制六安煎（清半夏、橘红、茯苓、苦杏仁、黄芩、瓜蒌皮等）治疗本病痰热壅肺证 47 例，与对照组 47 例均予西医常规治疗。结果：治疗组在肺部体征恢复、咳嗽消失、住院时间、痰响消失时间等均优于对照组；两组血清 IL-8、IL-17、TNF-α 水平均改善，且治疗组更显著（均 $P<0.05$）。⑤小儿感染后咳嗽　刘运军自拟化痰祛风汤（蜜麻黄、紫苏子、紫菀、浙贝母、柴胡、款冬花等）治疗本病风痰阻肺证 30 例，与对照组 30 例均予布地奈德混悬液、硫酸特布他林雾化液雾化吸入，疗程 10 d。结果：治疗组的总有效率 96.7%（29/30）高于对照组的 73.3%（22/30），治疗组咳嗽消失、肺部啰音消失、住院时间均短于对照组；两组日间、夜间咳嗽症状评分和血清 IL-6、IL-17A、IL-17F、TNF-α 水平均改善，且治疗组更显著（均 $P<0.05$）。余建军等以养阴止嗽方（沙参、麦冬、玄参、桑白皮、地骨皮、杏仁等）治疗 35 例，与对照组 35 例均口服复方氢溴酸右美沙芬口服液，疗程 10 d。结果：治疗组的总有效率 91.4%（32/35）优于对照组的 74.3%（26/35）（$P<0.05$）。⑥急性毛细支气管炎　徐薇薇等以温肺化瘀定喘方（杏仁、瓜蒌、半夏、黄芩、桂枝、五味子等）治疗 60 例，与对照组 60 例均予糖皮质激素治疗，疗程 2 周。结果：治疗组的总有效率 96.7%（58/60）优于对照组的 81.7%（49/60）；治疗组的潮气量、tPTEF/tE、VPTEF/VE 的上升幅度以及各项中医证候积分、总积分的下降幅度均高于对照组（均 $P<0.05$）。戴兴龙等以小儿咳喘灵口服液（麻黄、石膏、苦杏仁、瓜蒌、金银花、板蓝根等）治疗本病痰热壅肺证 41 例，与对照组 41 例均予吸入用布地奈德混悬液＋吸入

用硫酸沙丁胺醇溶液治疗，疗程 7 d。结果：治疗组的总有效率 95.1%（39/41）优于对照组的 75.6%（31/41）；治疗组咳嗽、喘息、湿啰音、三凹征等症状消失时间短于对照组；两组治疗后 TV、tPTEF/tE、VPTEF/VE 水平和血清 PCT、hs-CRP 水平明显改善，且治疗组更显著（均 $P<0.05$）。⑦喘息样支气管炎　牛艳玲以补肺汤合二陈汤（炙黄芪、熟地黄、炒麦芽、陈皮、茯苓、菟丝子等）治疗本病肾肺两虚脾虚痰阻证 50 例，与对照组 49 例均予常规西医治疗，疗程 7 d。结果：治疗组的总有效率 96.0%（48/50）优于对照组的 81.6%（40/49），两组治疗后 RrsSO 水平改善，且治疗组更显著（$P<0.05$）。⑧闭塞性细支气管炎　曹丽萍等以清肺化痰方（蜜麻黄、生石膏、苦杏仁、葶苈子、鱼腥草、瓜蒌皮等）治疗轻中度小儿闭塞性细支气管炎痰热闭肺证 43 例，与对照组 42 例均予西医常规治疗，疗程 14 d。结果：治疗组的总有效率 95.3%（41/43）优于对照组的 78.6%（33/42）（$P<0.01$）；治疗组咳嗽、气促、喘憋、肺部啰音消失时间短于对照组（$P<0.05$）；两组 FVC、FEV1、FEV1/FVC 水平和血清 CD_3^+、CD_4^+、CD_8^+、CD_4^+/CD_8^+ 均改善，且治疗组更显著（均 $P<0.05$）。⑨哮喘　周东胜等以活血定喘汤（丹参、地龙、川芎、桃仁、紫菀、葶苈子等）治疗 45 例，与对照组 47 例均予常规西药治疗，疗程 4 周。结果：治疗组的总有效率 88.9%（40/45）优于对照组的 70.2%（33/47）；两组 FVC、FEV1、PEF 和血清 IL-33、IL-17、PCT、Eotaxin 水平均改善，且治疗组更显著（均 $P<0.05$）。赵西斌等以麻芍平喘汤（麻黄、细辛、五味子、赤芍药、钩藤、白术等）治疗 48 例，与对照组 48 例均予常规西医治疗，疗程 2 周。结果：治疗组的总有效率 91.7%（44/48）高于对照组的 77.1%（37/48）；治疗组哮鸣等症状积分优于对照组；两组血清 IL-6、TNF-α、ACTH、CORT、IL-4 水平和双歧、乳酸、大肠杆菌含量均改善，且治疗组更显著（均 $P<0.05$）。苏保宁等以通络定喘汤（炙麻黄、桃仁、黄芩、甘草、杏仁、地龙等）治疗 45 例，与对照组 45 例均予布地奈德联合复方异丙托溴铵治疗，疗程 5～

9 d。结果：治疗组血清 IL-4、TIgE 水平降低，且高于对照组；治疗组 IL-4 水平在 TT、AA 基因型组下降幅度更高（均 $P<0.05$）。姚晓荣等自拟健脾补肺方（黄芪、太子参、炒白术、山药、防风、陈皮等）治疗本病肺脾气虚证 60 例，设立孟鲁司特钠对照组 60 例，疗程 12 周。结果：治疗组的总有效率 90.0%（54/60），中医临床症状疗效 91.7%（55/60），复发率 48.3%（29/60），优于对照组的 71.7%（43/60）、68.3%（41/60）、21.7%（13/60）（均 $P<0.05$）；两组治疗后中医症状积分低于治疗前，且治疗组更显著（$P<0.05$）。⑩大叶性肺炎　徐沙沙等以清瘟败毒饮加减治疗 62 例，与对照组 61 例均予西医对症支持治疗，疗程 14 d。结果：治疗组的总有效率 98.4%（61/62）优于对照组的 85.2%（52/61）；治疗组热退、咳嗽咳痰消失、喘息消失时间和中医证候总积分以及血清 IL-6 及 D-二聚体水平改善均优于对照组（均 $P<0.05$）。

（2）脾系疾病的治疗　消化系统疾病的研究颇多突破，脾系急、重症的研究逐步涉猎，较多功能性腹痛、肠系膜淋巴炎的治疗都很具特色，从辨证、治法、用药、给药途径等各个方面进行突破。小儿泄泻见专条。①功能性消化不良　杨绍心等以五行健脾汤加减（蒲公英、乌贼骨、黄芪、白芷、川芎、山楂等）治疗本病脾胃虚弱证 66 例，设立健胃消食片对照组 66 例，疗程 4 周。结果：治疗组主要症状疗效、证候疗效、复发率均优于对照组；两组各项中医症状积分、总积分和血清 MTL、PG Ⅰ、PG Ⅱ 水平以及 NDI 指数得分均改善，且治疗组更显著（均 $P<0.05$）。龚寅乐等以健脾消痞方（党参、茯苓、白术、木香、陈皮、姜半夏等）治疗本病脾虚气滞型 53 例，设立双歧杆菌三联活菌胶囊对照组 53 例，疗程 4 周。结果：治疗组的总有效率 94.3%（50/53）优于对照组的 77.4%（41/53）（$P<0.05$）；两组治疗后中医证候总积分明显下降，且治疗组更低（$P<0.001$）。②积滞　邹丽云等以香曲消积饮（木香、神曲、焦山楂、莱菔子、陈皮、砂仁等）治疗 110 例，设立王氏保赤丸对照组 110 例，疗程 7 d。结果：治疗组的总有

效率 90.0%（99/110）高于对照组的 80.0%（88/110）（$P<0.01$）；两组食欲不振等中医证候积分、总积分均改善，且治疗组更显著（均 $P<0.05$）。徐雪芳以健脾贴（炒白术、党参、茯苓、干姜、生甘草）治疗 40 例，设立保和丸对照组 40 例，疗程 7 d。结果：治疗组的愈显率 82.5%（33/40）优于对照组的 62.5%（25/40）；两组中医症状积分、各主要症状消失时间均改善，且治疗组更显著（均 $P<0.05$）。③胃脘痛　余洁等以中药封包热敷（肉桂、干姜、桂枝、吴茱萸、香附、川芎等）治疗本病寒邪犯胃证 63 例，与对照组 63 例均予奥美拉唑肠溶片、克拉霉素片、阿莫西林治疗，疗程 4 周。结果：治疗组的总有效率 98.4%（62/63）、Hp 根除率 95.2%（60/63），高于对照组的 87.3%（55/63）、82.5%（52/63）（$P<0.05$）；两组中医症状评分和 VAS、GSRS 评分均改善，且治疗组更显著（均 $P<0.01$）。④小儿肠系膜淋巴结炎　付芸芸以和腹汤（炒神曲、炒麦芽、茯苓、连翘、姜半夏、陈皮等）治疗 31 例，设立西医常规治疗对照组 31 例，疗程 10 d。结果：治疗组的总有效率 93.5%（29/31）优于对照组的 83.9%（26/31），治疗组症状改善，6 个月内复发率、淋巴结缩小率均优于对照组（均 $P<0.05$）。张健等以桂枝加芍药汤合消瘰丸加减（桂枝、炒白芍药、大枣、生姜、炙甘草、玄参等）治疗 40 例，设立西医抗感染、对症治疗对照组 40 例，疗程 4 周。结果：治疗组的总有效率 100%优于对照组的 85.0%（34/40）；治疗组主症、次症消失所需时间和系膜淋巴结缩小情况明显优于对照组（均 $P<0.05$）。何秀娇等以肠痈消炎汤（金银花、薏苡仁、败酱草、连翘、生大黄、牡丹皮等）灌肠治疗本病胃肠结热证 35 例（脱落 3 例），与对照组 35 例（脱落 2 例）均予常规西药治疗，疗程 5 d。结果：治疗组总有效率和随访 1 个月的总有效率分别为 81.3%（26/32）、90.6%（29/32），优于对照组的 54.5%（18/33）、57.6%（19/33）；治疗组腹痛等症状消失时间和 WBC、hs-CPR 恢复正常时间及住院时间均短于对照组；随访 1 个月后，治疗组肠系膜淋巴结缩小程度优于对照组（均 $P<0.05$）。⑤便秘　申慧贞等

以升降润肠方(茯苓、橘红、伏龙肝、钩藤、火麻仁、枳实等)治疗脾虚肠燥证38例,设立乳果糖口服溶液口服对照组38例,疗程3周。结果:两组排便间隔时间、大便性状均较治疗前明显改善,且治疗组更显著;治疗组总有效率、纳差缓解效果优于对照组,且复发率低(均$P<0.05$)。王追越等以中医序贯疗法(早期以清消法清热消积通下,常用大黄、牵牛子、金银花、连翘、蒲公英、紫花地丁等;中期以补法健脾养阴,常用陈皮、白扁豆、沙参、麦冬、生地黄、石斛等;后期以养法调理体质,常在中期健脾养阴的方药基础上减轻药量,以小剂量、缓投的方式巩固)治疗38例,设立乳果糖对照组38例,疗程3周。结果:治疗组治疗2、3周总有效率和排便间隔时间、大便性状评分均高于对照组(均$P<0.05$)。

(3)心系疾病的治疗 重点研究了病毒性心肌炎的治疗。①病毒性心肌炎 田莉等以四妙勇安汤合救真汤加味(金银花、玄参、当归、炙甘草、栀子、白芍药等)治疗本病热毒侵心证35例,与对照组35例均予常规治疗,疗程14 d。结果:治疗组的总有效率94.3%(33/35)高于对照组的71.4%(25/35);治疗组治疗7、14 d后,LVEF、LVFS、CI指标值和血清CK、CK-MB、LDH、cTnI、H-FABP、IL-8、TNF-α水平均优于对照组(均$P<0.05$)。李祥等以养心汤加减(柏子仁、太子参、麦冬、玄参、黄芪、白芍药等)治疗本病恢复期25例,与对照组25例均予西药常规治疗,疗程2周。结果:治疗组的总有效率88.0%(22/25)高于对照组的64.0%(16/25);两组中医证候积分和EF、CO、SV水平均改善,且治疗组更显著(均$P<0.05$)。②盗汗 张娟等以醒脾养儿颗粒(毛大丁草、蜘蛛香、一点红、山栀茶)联合中药(五倍子、煅牡蛎、煅龙骨)贴脐治疗小儿盗汗50例,与对照组50例均予葡萄糖酸钙口服液和维生素D滴剂治疗,疗程4周。结果:治疗组的总有效率96.0%(48/50)高于对照组的76.0%(38/50),治疗组盗汗、夜卧不安消失时间短于对照组;两组中医症状评分、总积分较前降低,且治疗组更显著(均$P<0.05$)。

(4)肾系疾病的治疗 急性肾小球肾炎、难治性肾病、遗尿等仍是研究的重点。紫癜性肾炎研究见专条。①急性肾小球肾炎 亓四广以麻黄连翘赤小豆汤加减治疗31例,与对照组32例均予常规西医治疗,疗程1个月。结果:治疗组的总有效率87.1%(27/31)高于对照组的65.6%(21/32);两组治疗后血清SCr、BUN、1hRBCer、24 h UPro及GM-CSF、TNF-α、VEGF水平均改善,且治疗组更显著(均$P<0.05$)。王曼等以五味消毒饮合小蓟饮子加减治疗本病湿热内侵证51例,设立西医常规治疗对照组51例,疗程2周。结果:治疗组的总有效率90.2%(46/51)高于对照组的72.5%(37/51)($P<0.05$);治疗组蛋白尿、血尿转阴及浮肿消退时间短于对照组,24 h UPro、BUN、Scr、TNF-α、IL-6水平均优于对照组(均$P<0.01$)。②肾病综合征 华晖辉等以补肾健脾方分期(黄芪、太子参、山药、白术、茯苓、泽泻等,激素诱导期阴虚内热加熟地黄、石斛、枸杞子;激素维持期阳虚加生姜、淫羊藿、菟丝子)治疗42例,设立泼尼松片、钙加维生素D软胶囊对照组42例,疗程3个月。结果:治疗组的总缓解率90.5%(38/42)优于对照组的71.4%(30/42);两组24 h UPro、TC、TG、ALB均改善,且治疗组更显著(均$P<0.05$)。徐英等以芪苓通络方加减(生黄芪、茯苓、白术、土茯苓、蝉蜕、制僵蚕等)治疗48例,与对照组48例均予糖皮质激素治疗,疗程2个月。结果:治疗组的有效率93.8%(45/48)优于对照组的81.3%(39/48);两组浮肿、纳呆等中医证候积分和PI、TP、HPT值以及血清IL-2、IL-4、IL-10、IFN-γ水平均改善,且治疗组更显著(均$P<0.05$)。③难治性肾病综合征 肖景霞等以益气固肾活血汤(黄芪、太子参、白术、防风、桑寄生、菟丝子等,激素诱导期阴虚者加知母、麦冬;激素巩固期湿热者加茯苓、防风、夏枯草;激素维持期阳虚者加淫羊藿、巴戟天)序贯辨证治疗44例,与对照组44例均予醋酸泼尼松、他克莫司治疗,疗程12周。结果:治疗组完全缓解率、复发率、中医证候疗效有效率均优于对照组($P<0.05$,$P<0.01$);两组24 h UPro、Fib和血清

Scr、BUN、ALB、TNF-α、TGF-β1、IL-6、IL-17 水平以及中医证候积分均改善,且治疗组更显著(均 $P<0.05$)。倪锦玉等以益气化瘀清热方(黄芪、党参、丹参、水蛭、黄芩、蒲公英,诱导缓解阶段气阴两虚兼虚热证加知母、夏枯草、黄柏;巩固维持阶段气阴两虚证加麦冬、当归、茯苓;维持治疗阶段脾肾阳虚证加菟丝子、桑寄生、淫羊藿)序贯辨证治疗 57 例,与对照组 57 例均予泼尼松片、他克莫司治疗,疗程 12～24 个月。结果:治疗组的总有效率 90.6%(48/53)高于对照组的 76.9%(40/52);治疗组的中医生存质量量表总分优于对照组($P<0.05$),激素总疗程、总累积量更优($P<0.01$);治疗组在每个随访时间节点上 24 h UPro、ALB、CHO、TG 水平均优于对照组($P<0.05$,$P<0.01$)。④遗尿 李战等以补肾益气组方(党参、黄芪、白术、菟丝子、覆盆子、桑螵蛸等)治疗本病下元虚寒型 66 例,设立口服醋酸去氨加压素对照(39 例),疗程 12 周。结果:治疗组的总有效率 95.5%(63/66)优于对照组的 82.1%(32/39);治疗后 3 个月,治疗组的复发率 23.8%(15/63)优于对照组的 50.0%(16/32);治疗后 6 个月,治疗组的复发率 27.0%(17/63)优于对照组的 62.5%(20/32);两组遗尿等中医症状积分均改善,且治疗组更显著(均 $P<0.05$)。⑤神经性尿频 蒋雨琪等以健脾固渡汤合补中益气丸(桑螵蛸、黄芪、补骨脂、菟丝子、金樱子、乌梅等)治疗本病肺脾两虚证 30 例,设立补中益气丸对照,疗程 20 d。结果:治疗组的总有效率 93.3%(28/30)优于对照组的 73.3%(22/30);随访 3 个月,治疗组的复发率 3.3%(1/30)优于对照组的 20.0%(6/30);治疗组小便频数中医症状积分均优于对照租(均 $P<0.05$)。

(5) 神经系疾病的治疗 今年的研究更加广泛,小儿多发性抽动症见专条。①抽动-秽语综合征 牟丽萍以半夏白术天麻汤联合天麻钩藤饮加减治疗儿童难治性抽动-秽语综合征 46 例,疗程 3 个月。结果:治疗 3、6、9 个月后,总有效率由 47.8%(22/46)、69.6%(32/46)提高至 93.5%(43/46)($P<0.05$),YGTSS 评分连续降低,YGTSS 减分率

持续增高(均 $P<0.01$)。②儿童注意缺陷多动障碍 张学强以归脾汤加减治疗本病 40 例,设立盐酸托莫西汀胶囊对照组 40 例,疗程 2 个月。结果:治疗组的总有效率 92.5%(37/40)高于对照组的 72.5%(29/40);治疗 1、2 个月,两组行为诊断量表、CBCL 评分均改善,且治疗组更明显(P 均<0.05)。李超等以清热养阴柔肝汤(白芍药、熟地黄、煅龙骨、煅牡蛎、菊花、山茱萸等)治疗本病 36 例,与对照组 36 例均予 rTMS 治疗,疗程 12 周。结果:治疗组的总有效率 94.4%(34/36)高于对照组的 77.8%(28/36);治疗后两组划对数、划错数、划漏数评分和 Conners 儿童行为问卷评分均改善,且治疗组更显著(均 $P<0.05$)。③癫痫 蒋小锋等以醒神愈痫汤(钩藤、石决明、郁金、黄芩、麦冬、天麻等)治疗小儿难治性癫痫 50 例,与对照组 50 例均予托吡酯片和左乙拉西坦片口服,疗程 6 个月。结果:治疗组的总有效率 92.0%(46/50)高于对照组的 74.0%(37/50);两组治疗后 FIQ、VIQ、PIQ 评分和血清 IgA、IgG、IgM、CD_3^+、CD_4^+、CD_8^+、CD_4^+/CD_8^+ 水平均改善,且治疗组更显著(均 $P<0.05$)。王时群等以癫痫促效方(牡蛎、龙齿、白矾、郁金、胆南星、法半夏等)治疗癫痫 40 例,与对照组 40 例均予左乙拉西坦治疗,疗程 3 个月。结果:治疗的临床有效率 92.5%(37/40)高于对照组的 77.5%(31/40);两组智力水平和血清 IL-6、IL-1β 水平均改善,且治疗组更显著(均 $P<0.05$)。④孤独症 施茜馨等以益肾豁痰汤加减(石菖蒲、胆南星、紫河车、川芎、陈皮、茯苓等)治疗本病精亏痰扰证 35 例,疗程 12 周。结果:总有效率为 65.7%(23/35)、显效率 34.3%(12/35),治疗后 CARS、ABC 评分均改善(均 $P<0.01$)。

(6) 血液系统疾病的治疗 再生障碍性贫血、缺铁性贫血、过敏性紫癜的治疗是研究的热点。①再生障碍性贫血 郑文献以复方皂矾丸(大枣、海马、核桃仁、肉桂、西洋参、皂矾)治疗 35 例,与对照组 35 例均予左旋咪唑联合雄激素治疗,疗程 3 个月。结果:治疗组稍微总有效率 97.1%(34/35)高于对照组的 57.1%(20/35);治疗组血小板指标、中性

粒细胞、血红蛋白、网织红细胞均高于对照组(均 $P<0.05$)。②缺铁性贫血 傅跃燕等以健脾生血颗粒(党参、茯苓、黄芪、山药、山麦冬、醋龟甲等)治疗50例,与对照组50例均予琥珀酸亚铁片,疗程4周。结果:治疗组的总有效率为92.0%(46/50)高于对照组76.0%(38/50);两组面色、唇色等中医证候评分和PDI、MDI、DQ评分以及血清SF、Hb、MCH水平均改善,且治疗组更显著(均 $P<0.05$)。③过敏性紫癜 尤艳萍等自拟归芍丹草汤(丹参、槐花、板蓝根、荆芥炭、金银花、牡丹皮等)治疗60例,与对照组60例均予西医常规治疗,疗程15 d。结果:治疗组的总有效率96.7%(58/60)优于对照组的86.7%(52/60);治疗组紫癜消失、腹痛消失、皮疹消失、消化道症状消失时间均短于对照组,血清 TNF-α、PDGF、IgA、IgM、IgE 及 IgG 水平均优于对照组(均 $P<0.05$)。

(7)耳鼻喉、眼系疾病的治疗 眼耳鼻喉系疾病的研究日益成熟,内治、外用等综合疗法形成规模,更有不少不同治疗法则在慢性鼻、鼻窦、腺样体疾病中的运用。①急性化脓性扁桃体炎 姚百会等以升降散合小承气汤加减治疗本病肺胃蕴热证40例,与对照组40例均予阿莫西林克拉维酸钾静滴、对症处理,疗程 6 d。结果:治疗组的总有效率97.5%(39/40)高于对照组的87.5%(35/40);治疗组中医症状评分和退热、咽痛、脓性分泌物消失时间以及不良反应发生率均优于对照组;两组外周血WBC、GRA%、CRP 和血清 IL-6、IL-8、TNF-α 水平均改善,且治疗组更显著(均 $P<0.05$)。②疱疹性咽峡炎 欧晓华以凉膈散治疗儿童疱疹性咽峡炎47例,与对照组47例均予开喉剑喷雾剂治疗,疗程1周。结果:治疗组的总有效率97.9%(46/47)高于对照组的85.1%(40/47);治疗组退热、疼痛改善、流涎消失、疱疹消退时间和血清 LDH、CK-MB、CK水平均优于对照组(均 $P<0.05$)。③儿童鼾眠 李妙媛等以扁桃体灼烙法结合消瘰丸合苍耳子散(玄参、浙贝母、生牡蛎、辛夷、苍耳子、白芷等)治疗40例,设立单用灼烙法组(5~7 d灼烙1次,共 10~15

次)和孟鲁司特片、丙酸氟替卡松鼻喷雾剂治疗对照组各40例,疗程3个月。结果:各组患儿腺样体均缩小($P<0.05$),组间比较相当($P>0.05$);三组腺样体、扁桃体大小、睡眠打鼾声量、张口呼吸程度、躁动多梦、睡眠中呼吸暂停、倦怠嗜睡、记忆衰退、注意力不集中、生长发育迟缓积分均改善,且治疗组有效率高于对照组(均 $P<0.05$)。④儿童腺样体肥大 靳千城等以慈莪散结方(醋鳖甲、炒苍耳子、辛夷、浙贝母、山慈菇、夏枯草等)治疗本病痰瘀互结证41例(脱落2例),与对照组41例(脱落3例)均予糠酸莫米松鼻喷雾剂喷鼻治疗,疗程4周。结果:治疗组的总有效率 92.3%(36/39),复发率分别为 8.3%(3/36),优于对照组的 76.3%(29/38)、34.5%(10/29)($P<0.01$);两组主症、症状总积分和 OSA-18 评分以及腺样体体积、腺样体体积分级均改善,且治疗组更显著($P<0.01$,$P<0.05$)。王海等自拟通窍宣痹汤(射干、紫花地丁、蒲公英、辛夷、鸭跖草、连翘等)治疗本病气血瘀阻证39例,设立常规西医治疗对照组37例,疗程3周。结果:治疗组的总有效率94.9%(37/39)优于对照组的83.8%(31/37);两组中医症状积分、影像学检查积分均改善,且治疗组更显著(均 $P<0.05$)。宋瑶等以清肺化痰通窍方(金银花、连翘、辛夷、黄芩、石菖蒲、夏枯草等)联合迎香穴按摩治疗本病肺热壅鼻证75例,设立孟鲁司特钠对照组75例,疗程3个月。结果:治疗组的总有效率97.3%(73/75),中医证候疗效总有效率98.7%(74/75),优于对照组的 93.3%(70/75)、94.7%(71/75)($P<0.05$);两组主要、次要症状积分和A/N值均明显改善($P<0.01$),且治疗组更显著($P<0.05$)。⑤过敏性结膜炎 裴玉喜等以加味清中汤(海螵蛸、黄连、栀子、甘松、木香、草豆蔻等)治疗过敏性结膜炎52例,与对照组52例均予色甘酸钠滴眼液治疗,疗程2周。结果:两组治疗后眼痒、结膜充血、眼部异物感、畏光等中医症状体征评分和泪液、血清的 ECP、TSLP 水平均改善,且治疗组更显著;治疗组的总有效率94.2%(49/52)优于对照组的 69.2%(36/52),治疗组的并发症发生率3.8%

(2/52)优于对照组的 23.1%(12/52)(均 $P<0.05$)。

（8）其他 ①女童单纯性乳房早发育 艾斯等以滋阴降火化痰法（知母、生地黄、黄柏、山茱萸、陈皮、法半夏等）治疗 63 例,设立饮食、运动、睡眠等健康教育对照组 63 例,疗程 3 个月。结果:治疗组的有效率 90.5%(57/63)高于对照组的 65.1%(41/63)($P<0.01$);两组鸢尾素、LH、FSH、BMI 和中医证候总积分均改善,且治疗组更显著(均 $P<0.05$)。张超虹等以滋阴泻火方（醋龟甲、生地黄、知母、黄柏、牡丹皮、泽泻等）治疗本病阴虚火旺证 38 例(脱落 6 例),对照组 38 例(脱落 2 例)予饮食生活指导,疗程 4 周。结果:治疗组的总有效率、中医证候疗效分别为 78.1%(25/32)、78.1%(25/32),优于对照组的 19.4%(7/36)、13.9%(5/36)(均 $P<0.05$);治疗组乳房发育分期、中医证候评分均较治疗前改善($P<0.05$),而对照组均无明显变化($P>0.05$)。唐香芸等以九味楮实方（楮实子、知母、黄柏、生地黄、柴胡、白芍药等）内服、芎桂双黄膏（生地黄、黄柏、柴胡、猫爪草、夏枯草、川芎等）贴敷（乳根、太冲、涌泉）治疗本病 34 例,与对照组 34 例均予注射用醋酸曲普瑞林,疗程 3 个月。结果:两组乳房疼痛症状积分、血清性激素水平变化、乳腺超声分级均改善,且治疗组更显著(均 $P<0.05$)。②矮小症 潘丹萍等以补中助长颗粒（人参、炒白术、茯苓、陈皮、香附、郁金等）治疗特发性矮身材脾虚证 22 例,设立赖氨肌醇维生素 B_{12} 口服溶液对照组 21 例、生活方式干预空白组 20 例,疗程 12 个月。结果:治疗 6 个月,治疗组 IGF-1 高于空白组、对照组(均 $P<0.05$);治疗 12 个月,治疗组身高、IGF-1 高于两对照组($P<0.05$),治疗组体质量高于空白组,对照组 IGF-1 高于空白组($P<0.05$)。李慧杰以健脾肾助长方（太子参、山药、白术、茯苓、陈皮、熟地黄等）治疗小儿特发性矮小症 43 例,与对照组 43 例均予 rhGH 皮下注射,疗程 12 个月。结果:两组治疗后身高、GV、PAH、BAP 水平及中医主、次症状评分均改善,且治疗组更显著(均 $P<0.05$)。

回顾过去一年,中医儿科的临床研究仍有较大的突破空间,传统治疗的多样性、中医治疗的临证应用和中医儿科基础理论研究,有待进一步提高。

（撰稿:高修安 审阅:朱锦善）

【新生儿高胆红素血症的治疗】

贾蓓蕾以茵陈蒿汤加减治疗新生儿高胆红素血症 46 例,与对照组 46 例均予蓝光治疗,疗程 1 周。结果:治疗组的总有效率 95.7%(44/46)高于对照组的 80.4%(37/46);两组血清 TSB、DB、TCB 水平均降低,且治疗组更显著(均 $P<0.05$)。曹玲雅自拟清热利湿祛黄汤（茵陈、薏苡仁、白术、泽泻、猪苓、龙胆草等）治疗本病湿热内蕴证 46 例,与对照组 46 例均予苯巴比妥口服、蓝光照射治疗,疗程 7 d。结果:治疗组的总有效率 97.8%(45/46)高于对照组的 87.0%(40/46)($P<0.05$);两组治疗 3、5、7 d 时经皮 TBIL 水平均改善($P<0.05$, $P<0.01$),且治疗组在治疗 5、7 d 时下降更显著($P<0.05$)。冯静以健脾祛湿退黄汤（薄荷、山栀子、茵陈蒿、党参、枳壳、大黄等）治疗本病湿热内蕴证 50 例,与对照组 50 例均予蓝光照射、枯草杆菌二联活菌颗粒等治疗,疗程 7 d。结果:治疗组的总有效率 98.0%(49/50)优于对照组的 86.0%(43/50);两组中医证候积分和治疗后 3、7 d 血清 TBIL、DBIL 水平较治疗前均改善,且治疗组更显著(均 $P<0.05$)。

骆城以自拟方（黄柏、艾叶、茵陈、苦参、金银花）外洗治疗本病 29 例,与对照组 29 例均予常规治疗,疗程 5 d。结果:治疗组总有效率 96.6%(28/29)优于对照组的 79.3%(23/29)($P<0.05$);治疗组血清 TBIL 水平低于对照组,退黄时间短于对照组,不良反应发生率低于对照组(均 $P<0.05$)。王育等以茵陈蒿汤药浴（茵陈、大黄、黄芩、炒黄柏、苦参、白头翁）治疗本病 50 例,与对照组 50 例均蓝光照射,疗程 7 d。结果:治疗组的总有效率 90.0%(45/50)优于对照组的 74.0%(37/40);治疗组血清 TBIL 水平、TBIL 日下降水平、胆红素恢复正常、胎便转黄等时间均短于对照组(均 $P<0.05$)。刘丽平等以降黄

散药浴(茵陈、栀子、大黄、山楂、大枣、佛手等)干预新生儿 30 例,设立温水池游泳对照,疗程 7 d。结果:治疗组黄疸出现时间晚于对照组;两组治疗后第 3、7、14 d 经皮 TBIL 值均较前改善(均 $P<0.05$),第 3 d 治疗组的升幅与对照组相当($P>0.05$),而第 7、14 d 明显改善($P<0.05$)。郑艳芝以中药药浴(茵陈、炒栀子、郁金、广金钱草、茯苓、木瓜等)治疗 100 例,与对照组 100 例均予蓝光等常规治疗,疗程 1 周。结果:治疗组蓝光照射时间、胎便转黄、黄疸消失时间均短于对照组;两组血清 DBIL、TBIL、CK-MB、LDH、AST 水平和 GAS、MTL 水平均改善,且治疗组更显著(均 $P<0.05$)。陈虹余等以自拟方药浴(茵陈、栀子、泽泻、水杨梅、土茯苓、地耳草等)治疗不同病因 161 例,与对照组均予蓝光照射,治疗 1 周。结果:两组日均大便次数有明显差异($P<0.05$),光疗时间、短期疗效无明显差异($P>0.05$);两组治疗后血清 TSB 在母乳性黄疸中有统计学意义,不同病因 TSB 下降的幅度不同($P<0.05$);治疗后 48hG-6-PD 缺乏病因与其他病因比较有差异性($P<0.05$)。

(撰稿:刘瑜 高修安 审阅:朱锦善)

【小儿外感发热的治疗】

孙夺以桂枝加葛根汤治疗外感发热 50 例,与对照组 50 例均予利巴韦林气雾剂吸入治疗,疗程 3～5 d。结果:治疗组的总有效率 98.0%(49/50)优于对照组的 84.0%(42/50);治疗组在不良反应发生、满意程度和退热、退热起效时间均优于对照组(均 $P<0.05$)。管艳萍等以柴葛退热汤(甘草、柴胡、白芍药、黄芩、防风、桂枝等)治疗本病 60 例,与对照组 60 例均予小儿豉翘清热颗粒治疗,疗程 3 d。结果:治疗组的总有效率 93.3%(56/60)优于对照组的 78.3%(47/60)($P<0.05$);治疗组退热、退热起效时间优于对照组,退热后体温重复上升次数低于对照组;治疗组治疗后中医证候积分和血清 PCT、CRP、IL-6、TNF-α 水平均低于对照组(均 $P<$

0.05)。樊梦等以加味银翘散治疗本病 65 例,与对照组 65 例均予单磷酸阿糖腺苷治疗,疗程 5 d。结果:治疗组的总有效率 93.8%(61/65)高于对照组的 81.5%(53/65);治疗组治疗 1、2、3 d 后体温恢复正常时间短于对照组,治疗组治疗 5 d 后血清 IL-6、TNF-α 水平均低于对照组;治疗组用药后降温起效、解热、降温痊愈时间均优于对照组(均 $P<0.05$)。何炽勇等以羚羊角颗粒序贯给药模式联合布洛芬混悬液治疗本病 50 例,与对照组 50 例均采用抗感染、布洛芬混悬液等常规治疗,疗程 3 d。结果:治疗组的总有效率 96.0%(48/50)优于对照组的 82.0%(41/50);两组给药 4 h 后,治疗组温差低于对照组;两组血清 CRP、PCT 水平均下降,治疗组 CRP 下降更显著(均 $P<0.05$)。

张骁等以黄花双解汤(黄芩、金银花、连翘、石膏、柴胡、薄荷等)灌肠治疗本病风热夹滞证 42 例,设立小儿豉翘清热颗粒对照组 40 例,疗程 3 d。结果:治疗组的总有效率 95.2%(40/42)优于对照组的 77.5%(31/40);治疗组开始退热、完全退热时间均短于对照组;两组治疗后症状积分均低于治疗前,治疗组咽红疼痛、腹胀、纳差症状积分更显著(均 $P<0.05$)。刘兴林等以中药塌渍(石膏、连翘、金银花、薄荷等)治疗本病 30 例,与对照组 30 例均予布洛芬混悬液治疗,疗程 7 d。结果:治疗组的总有效率 96.7%(29/30)优于对照组的 60.0%(18/30),治疗组 CRP、WBC 水平均低于对照组(均 $P<0.05$)。

(撰稿:高修安 刘瑜 审阅:朱锦善)

【小儿支气管肺炎的治疗】

陶媛媛等以小青龙汤加减治疗本病 50 例,与对照组 50 例均予常规治疗,疗程 7 d。结果:治疗组的总有效率 82.0%(41/50)优于对照组的 70.0%(35/50);两组咳嗽咯痰、气喘、啰音消失时间及退热时间均缩短,且治疗组优于对照组(均 $P<0.05$)。吴庆灵以清肺化痰平喘方(黄芩、蜜枇杷叶、桑白皮、前胡、石菖蒲、蜜麻黄等)治疗本病 40 例,与对照组

40 例均予常规治疗,疗程 7 d。结果:治疗组无效例数、症状持续时间更少;两组治疗后 FEV1/FVC、FVC、FEV1 均改善,且治疗组更显著(均 $P<0.05$)。王啸等自拟止咳化痰汤(炙麻黄、杏仁、生石膏、鱼腥草、金银花、甘草等)治疗本病风热闭肺证 60 例,与对照组均予常规治疗,疗程 1 周。结果:治疗组的总有效率 95.0%(57/60)优于对照组的 80.0%(48/60);治疗组血 WBC、CRP、IL-6 水平和血浆黏度、红细胞比容、血小板黏附率优于对照组(均 $P<0.05$)。李莲等以五虎汤合葶苈大枣泻肺汤(杏仁、麻黄、紫苏子、葶苈子、浙贝母、僵蚕等)治疗本病痰热闭肺证 45 例,与对照组 45 例均予常规治疗,疗程 7 d。结果:治疗组的总有效率 95.6%(43/45)高于对照组的 77.8%(35/45);治疗组中医证候积分和血清 IL-6、IL-8、TNF-α 均低于对照组(均 $P<0.05$)。彭露等以五虎汤合四君子汤(蜜麻黄、生石膏、法半夏、黄芩、杏仁、浙贝母等)治疗本病 46 例,与对照组 46 例均予常规治疗,疗程 3 d。结果:治疗组的总有效率 84.8%(39/46)优于对照组的 63.0%(29/46);治疗组血清 CD_3^+、CD_4^+、CD_8^+ 水平改善均优于对照组(均 $P<0.05$)。王振华等以肺炎三号(太子参、黄芪、炒白术、白前、茯苓、川芎等)治疗本病肺脾气虚证 90 例,与对照组 90 例均予常规西医治疗,疗程 14 d。结果:治疗组的有效率 93.3%(84/90)高于对照组的 78.9%(71/90);治疗组中医证候积分和 VC、PEF、V-T 水平及血清 CD_3^+、CD_4^+、CD_8^+、CD_4^+/CD_8^+ 水平的改善均优于对照组(均 $P<0.05$)。张小雨以加味桔梗汤(桔梗、白及、橘红、葶苈子、甘草、贝母等)合保和丸治疗本病 55 例,设立单用保和丸对照组 55 例,疗程 2 个月。结果:治疗组的有效率 96.4%(53/55)高于对照组的 85.5%(47/55);中医证候积分低于对照组,FEV1、FVC、FEV1/FVC 以及血清 IL-2、IL-4、IL-10 水平的改善均优于对照组(均 $P<0.05$)。魏瑞丽等以安儿宁颗粒(天竺黄、红花、人工牛黄、岩白菜、甘草、高山辣根菜等)治疗本病 137 例,与对照组(69 例)均予常规抗感染治疗,疗程 10 d。结果:在治疗后第 8 d,治疗组的痊愈率

70.8%(97/137)优于对照组的 56.5%(39/69);在治疗第 10 d,治疗组的痊愈率 78.8%(108/137)高于对照组的 69.6%(48/69);治疗结束后,胸部 X 线总有效率比较,治疗组的 98.0%(97/99)高于对照组的 86.3%(44/51);治疗组中医证候疗效优于对照组($P<0.01$)。

何薇等以醒肺汤(青黛、黄芩、冬瓜子、土茯苓、桃仁、当归等)离子导入治疗本病 44 例,与对照组 44 例均予常规治疗,疗程 5 d。结果:治疗组的总有效率 97.7%(43/44)优于对照组的 81.8%(36/44);治疗组症状、体征消失时间优于对照组(均 $P<0.05$)。毛庆东等自制中药(大黄、厚朴、枳实)脐贴外敷治疗本病风热闭肺证 45 例,与对照组 45 例均予以西医常规治疗,疗程 7 d。结果:治疗组的总有效率 93.3%(42/45)高于对照组的 77.8%(35/45);治疗后两组中医证候积分和症状、体征消失时间、抗生素使用时间及血清 WBC、CRP、PCT、IL-8 水平均改善,且治疗组更显著(均 $P<0.05$)。吴胜等以中药塌渍法(芒硝粉、大黄粉、蒜泥)治疗本病 50 例,与对照组 50 例均予常规治疗,疗程 7 d。结果:治疗组的总有效率 96.0%(48/50)高于对照组的 78.0%(39/50),治疗组退热、咳嗽消失、肺部啰音消失、X 线吸收时间均优于对照组,肺炎复发率低于对照组;两组治疗后中医症状积分和血 RBC、PLT、WBC、CRP 计数均改善,且治疗组更显著(均 $P<0.05$)。

(撰稿:刘瑜 高修安 审阅:朱锦善)

【小儿支原体肺炎的治疗】

张俊华等以芩桔清肺方(黄芩、桔梗、鱼腥草、知母、芦根、淡豆豉等)治疗小儿支原体肺炎 53 例,与对照组 53 例均予阿奇霉素治疗,疗程 14 d。结果:治疗组的总有效率 96.2%(51/53)优于对照组的 84.9%(45/53);两组中医症状积分和 FEV、FEV1、FEV/FVC 以及 CRP 水平均改善,且治疗组更显著(均 $P<0.05$)。尹巧丽以桑菊饮合止咳散加减(桑叶、苦杏仁、桔梗、紫菀、前胡等)治疗本病 35

例,与对照组 35 例均予阿奇霉素治疗,疗程 14 d。结果:治疗组的有效率 94.3%(33/35)高于对照组的 74.3%(26/35);治疗组中医证候积分和血清 CRP、TNF-α、IFN-γ 水平均优于对照组(均 $P<0.05$)。陶黎梅等以辛宣通络颗粒(蜜麻黄、金银花、连翘、苦杏仁、生石膏、淡豆豉等)治疗本病风热闭肺证 40 例,与对照组 40 例均口服阿奇霉素,疗程 2 周。结果:治疗组的总有效率 97.5%(39/40)高于对照组的 82.5%(33/40)($P<0.05$);两组中医证候积分均显著下降,且治疗组主症积分、次症积分更明显($P<0.05$ 或 $P<0.01$)。苏小燕等以清肺化痰方(生石膏、苦杏仁、黄芩、浙贝母、桑白皮、竹茹等)治疗本病 65 例,与对照组 40 例均予常规对症加用阿奇霉素治疗,疗程 3 周。结果:治疗组的总有效率 93.9%(61/65),优于对照组的 80.0%(32/40);两组治疗后中医证候积分和 FVC、FEV1、FEV1/FVC 以及 IL-6、IL-8、TNF-α、CRP 均改善,且治疗组更显著(均 $P<0.05$)。石对先等以五虎汤加减(炙麻黄、黄芩、法半夏、苦杏仁、石膏、葶苈子等)治疗本病 35 例,与对照组 35 例均予常规西医治疗,疗程 2 周。结果:治疗组的有效率 97.1%(34/35)优于对照组的 82.9%(29/35);两组中医症状积分和血清 CD_3^+、CD_4^+、CD_4^+/CD_8^+、CRP、TNF-α、IFN-γ、IL-6、IL-10 水平均明显改善,且治疗组更明显(均 $P<0.05$)。包春秀等以加味宣白承气汤(生石膏、杏仁、瓜蒌皮、制大黄、桑白皮、葶苈子等)治疗本病痰热闭肺证 30 例,与对照组 30 例均予阿奇霉素治疗,疗程 5 d。结果:治疗组的总有效率 93.3%(28/30)优于对照组的 70.0%(21/30);治疗组粪便双歧杆菌、乳酸杆菌、黄瘤胃球菌、丁酸梭菌数量和 sIgA 含量减少,治疗后两组数量增加,且优于对照组(均 $P<0.001$)。苟旭蕾等以清肺饮(葶苈子、甘草、炙麻黄、炒苦杏仁、炒苏子、黄芩等)治疗本病痰热闭肺证 51 例,与对照组 51 例均予阿奇霉素治疗,疗程 14 d。结果:治疗组的总有效率 96.1%(49/51)明显高于对照组的 80.4%(41/51);两组中医证候积分和血清 IL-8、IL-13 水平及 FVC、PE 均明显改善,且治疗组更显著(均

$P<0.05$)。韩卫军等以肃肺解毒汤(炙甘草、半夏、桔梗、炒牛蒡子、陈皮、炒僵蚕等)治疗本病 68 例,与对照组 68 例采用常规西医治疗,疗程 14 d。结果:两组发热、咳嗽痰鸣等症状积分和 FVC、FEV1、PEF、MMEF25-75、MEF25、MEF50 水平均显著改善,且治疗组更显著($P<0.05$,$P<0.01$);治疗组肺部湿啰音、发热、咳嗽、X 线阴影消失、住院时间较对照组更短($P<0.01$)。孙晓旭等以加味千金苇茎汤治疗本平凡风热闭肺证 50 例(脱落 2 例),与对照组 50 例(脱落 1 例)均予阿奇霉素静脉滴注,疗程 14 d。治疗组稍微显效率 91.7%(44/48)高于对照组的 81.6%(40/49);治疗组咳嗽、发热症状消失和住院时间以及 IL-6、CD_3^+/CD_8^+、IL-10、CD_3^+/CD_4^+ 水平均明显改善(均 $P<0.05$)。蒋芹等以清肺通络汤(平地木、葶苈子、桃仁、地骨皮、桑白皮、杏仁等)治疗本病 90 例,与对照组 90 例均予阿奇霉素治疗,疗程 2 周。结果:治疗组的总有效率 88.9%(80/90)高于对照组的 77.8%(70/90);治疗组退热、肺啰音消失、肺部阴影消失、住院时间和中医证候积分均明显低于对照组;治疗组 CD_3^+、CD_4^+ 水平、血清维生素 A、维生素 D 均优于对照组(均 $P<0.05$)。邢彦伟等以麻杏苏芩汤(麻黄、苦杏仁、苏子、黄芩、桑白皮、百部等)治疗本病风热闭肺证 45 例,与对照组 45 例均予阿奇霉素治疗,疗程 14 d。结果:治疗组的总有效率 95.6%(43/45)高于对照组的 82.2%(37/45);治疗组中医证候积分和 IL-6、TNF-α、MCP-4、gSH-Px、SOD、MDA、CD_4^+、CD_4^+/CD_8^+ 水平均优于对照组,FEV、FEV1、PEF 高于对照组(均 $P<0.05$)。吴超雄等以桑芩化痰通络汤(桑白皮、黄芩、麻黄、杏仁、百部、桔梗等)治疗本病 36 例,与对照组 36 例均予阿奇霉素治疗,疗程 14 d。结果:治疗组的总有效率 97.2%(35/36)优于对照组的 77.8%(28/36);治疗组症状、体征消失时间和血清 CRP、D-D 水平均优于对照组(均 $P<0.05$)。陈景洲等以沙参麦冬汤加减治疗本病阴虚肺热证 45 例,与对照组(42 例)均予阿奇霉素口服,疗程 14 d。结果:治疗组的总有效率 97.8%(44/45)优于对照组的

83.3%(35/42);两组中医证候积分和血清 CD_3^+、CD_4^+、CD_8^+、CD_4^+/CD_8^+、IL-6、TNF-α 水平均明显下降,且治疗组更显著(均 $P<0.05$)。

张骁等以清肺活瘀方(苇茎、生薏苡仁、桃仁、冬瓜仁、鱼腥草、金荞麦等)治疗难治性支原体肺炎 36 例(脱落 3 例),与对照组(36 例,脱落 4 例)均予阿奇霉素静滴联合糖皮质激素、免疫球蛋白、纤维支气管镜肺泡灌洗术等治疗,疗程 14 d。结果:治疗组缩短发热、咳嗽时间优于对照组($P<0.05$,$P<0.01$);治疗组的显愈率 78.8%(26/33)高于对照组的 53.1%(17/32)($P<0.05$);两组中医症状评分和 D-D、PLT 水平均显著降低($P<0.01$,$P<0.05$),且治疗组更显著($P<0.05$)。杨会荣等以清热解毒祛痰方(炙麻黄、苦杏仁、生石膏、桔梗、连翘、蒲公英等)治疗本病痰热闭肺证 45 例,与对照组(42 例)均予支气管镜灌洗、阿奇霉素抗菌等,疗程 14 d。结果:治疗组的愈显率 77.8%(35/45)高于对照组的 52.4%(22/42)($P<0.05$),治疗组退热、咳嗽缓解、咳痰减少、肺部呼吸音恢复、住院时间均优于对照组;治疗组治疗 10 d 后 WBC、CRP、LDH 水平和 14 d CT 肺炎实变高密度影吸收较对照组好转($P<0.05$,$P<0.01$)。高丽娜等以苇茎汤合麻杏石甘汤加减治疗本病热毒闭肺证 42 例,与对照组 42 例均予常规西医治疗,疗程 2 周。结果:治疗组的总有效率 97.6%(41/42)优于对照组的 83.3%(35/42);治疗组止咳、热退、肺部啰音消失、住院时间均短于对照组,两组血清 IL-13、IL-17、TNF-α、INF-γ 水平均改善,且治疗组更显著(均 $P<0.05$)。

(撰稿:高修安 刘瑜 审阅:朱锦善)

【儿童咳嗽变异性哮喘的治疗】

赵长江等以疏风清热宣肺方(桔梗、石膏、苦杏仁、白前、黄芩、川贝母等)治疗咳嗽变异性哮喘风热袭肺证 51 例,与对照组 51 例均予常规西药治疗,疗程 4 周。结果:治疗组的总有效率 90.2%(46/51)高于对照组的 74.5%(38/51);两组中医证候评分和血

清 Th1、Th2、IL-4、Th1/Th2、IFN-γ、IFN-γ/IL-4 水平均改善,且治疗组更显著(均 $P<0.05$)。杨慧艳等以柴胡六味汤加减(柴胡、法半夏、黄芩、防风、紫苏叶、党参等)治疗本病 45 例,与对照组 45 例均予沙美特罗替卡松粉吸入剂治疗,疗程 8 周。结果:治疗组的总有效率 93.3%(42/45)高于对照组的 77.8%(35/45),治疗组咳嗽缓解及消失时间均较短;两组治疗后日间、夜间症状积分和血清 EOS、IgE 水平以及 PEFR、FEV1、FEV1/FVC 水平均改善,且治疗组更显著(均 $P<0.05$)。袁洋等以小青龙汤加减联合痉咳静(蜜百部、蜈蚣、甘草)治疗本病风寒证 30 例,设立地氯雷他定糖浆口服对照组 30 例,疗程 2 周。结果:治疗组的总有效率 86.7%(26/30)高于对照组的 63.3%(19/30);治疗组治愈患儿咳嗽、咳痰、咽痒、鼻塞流涕、多汗、睡时打鼾等症状消失时间短于对照组;两组治疗后多项中医症状评分均明显改善,且治疗组更显著(均 $P<0.05$),仅鼻痒症状评分差异无统计学意义($P>0.05$)。张立娜等以小青龙汤合二陈汤治疗本病 32 例,与对照组 32 例均予常规西药治疗,疗程 2 周。结果:治疗组的总有效率 93.8%(30/32)优于对照组的 81.3%(26/32);两组血清 IgM、IgG、IgA、IL-4、TNF-α、IFN-γ 水平均改善,且治疗组更显著(均 $P<0.05$)。朱银花以润肺止咳汤(陈皮、川贝母、桔梗、法半夏、炙甘草、杏仁等)治疗本病 52 例,设立孟鲁司特钠对照组 52 例,疗程 7 d。结果:治疗组的总有效率 96.2%(50/52)高于对照组的 69.2%(36/52);治疗组中医证候积分低于对照组,生活质量总分高于对照组;随访 6 个月,治疗组的复发率 5.8%(3/52)低于对照组的 19.2%(10/52);两组血清 IL-2、IL-6、IL-α 水平均改善,且治疗组更显著(均 $P<0.05$)。张军等以滋阴清嗓汤(北沙参、芦根、黄柏、连翘、麦冬、知母等)治疗本病阴虚内热证 75 例,与对照组 75 例均予吸入布地奈德混悬液、孟鲁司特钠片进行治疗,疗程 2 周。结果:治疗组的总有效率 96.0%(72/75)高于对照组的 92.0%(69/75);两组中医证候评分、总分和 FEV1、FeNO、PEF 指标值及血清

IgE、ECP、IL-4、IL-5 均改善,且治疗组更显著(均 $P<0.05$)。

(撰稿:刘瑜 高修安 审阅:朱锦善)

【小儿泄泻的治疗】

郑晓枫以清热燥湿汤(葛根、茯苓、黄芩、黄连、白头翁、党参、生甘草等)治疗小儿腹泻湿热证 31 例,与对照组 31 例均予蒙脱石散及对症治疗,疗程 1 周。结果:治疗组的总有效率 96.8%(30/31)优于对照组的 80.6%(25/31);两组中医症状评分和情感职能、精神健康、躯体疼痛、生命活力、生理功能、生理职能、社会功能、总体健康评分以及血清 IL-6、IL-10、TNF-α、hs-CRP 水平均较治疗前改善,且治疗组更显著(均 $P<0.05$)。李孟等以黄芩汤(黄芩、炒芍药、甘草、大枣)治疗小儿湿热型腹泻 48 例(脱落 2 例),与对照组 48 例(脱落 3 例)均予双歧杆菌乳杆菌三联活菌片联合蒙脱石散治疗,疗程 2 周。结果:治疗组的总有效率 97.8%(45/46)高于对照组的 84.4%(38/45);两组中医证候积分和腹泻缓解、退热、呕吐缓解、腹痛缓解时间以及血清 IL-6、IL-10、TN-α、CD4/CD8、IgA、IgG 水平较治疗前均改善,且治疗组更显著(均 $P<0.05$)。李亚楠等以葛根芩连汤治疗轮状病毒肠炎 59 例,与对照组 59 例均予蒙脱石散、消旋卡多曲、布拉氏酵母菌治疗,疗程 7 d。结果:治疗组的总有效率 96.6%(57/59)优于对照组的 86.4%(51/59);治疗组大便性状、大便次数、呕吐缓解时间和肠道菌群指标及血清 IL-2、IL-10、TNF-α 水平均优于对照组(均 $P<0.05$)。罗辉等以辣蓼止泻颗粒(辣蓼、千里光、白术、苍术、隔山撬、青蒿等)治疗小儿细菌性肠炎 45 例,与对照组 45 例均予基础治疗加头孢克肟颗粒,疗程 3 d。结果:治疗组的总有效率 95.6%(43/45)优于对照组的 80.0%(36/45);治疗组腹痛、腹泻和脱水评分均优于对照组(均 $P<0.05$)。何辉等以益气清热解毒汤(太子参、黄芪、防风、茵陈、葛根、蒲公英等)治疗急性感染性腹泻 105 例,与对照组 105 例均予头孢他啶治疗,疗程 1 周。结果:治疗组的总有效率 91.4%(96/105)高于对照组的 70.5%(74/105);治疗组脱水、腹痛消失时间及止泻、退热时间均短于对照组;两组血清 SAA、CRP 水平及外周血 WBC 均降低,且治疗组更显著(均 $P<0.05$)。袁潮钢等以益儿散(葛根、党参、薏苡仁、白术、白扁豆、莲子肉等)治疗小儿轮状病毒性肠炎 54 例,与对照组 54 例均予蒙脱石散治疗,疗程 5 d。结果:治疗组的总有效率 94.4%(51/54)高于对照组的 72.2%(39/54);两组血清 TNF-α、IL-18 水平均明显改善,且治疗组更显著;治疗组各项症状消失、肠道菌群恢复时间均优于对照组(均 $P<0.05$)。孔庆森等以健脾养胃汤加味(干姜、桂枝、黄芪、白芍药、砂仁、山楂等)治疗小儿脾虚型泄泻 75 例,与对照组 75 例均予抗生素联合蒙脱石散,疗程 10 d。结果:治疗组的总有效率 97.3%(73/75)高于对照组的 84.0%(63/75);治疗组大便次数减少,大便性状好转时间短于对照组,不良反应发生率低于对照组(均 $P<0.05$)。徐嘉辉以脾胃康颗粒(太子参、茯苓、苍术、鸡蛋花、山药、葛根等)口服联合中药热敷(莱菔子、芥子、王不留行、补骨脂、五灵脂)治疗小儿轮状病毒感染性腹泻脾虚湿热证 40 例,与对照组 40 例均口服补液盐Ⅲ和蒙脱石散,疗程 5 d。结果:治疗组的总有效率 97.5%(39/40)高于对照组的 77.5%(31/40),治疗组止泻时间、RV 转阴率高于对照组;两组中医证候评分和血清 IL-1β、IL-6 水平均下降,且治疗组更显著(均 $P<0.05$)。林之涵等以填坎汤加味(白术、茯苓、党参、巴戟天、肉桂、车前子等)治疗小儿腹泻脾肾阳虚证 38 例,与对照组 38 例均予双歧杆菌三联活菌散、蒙脱石散口服,疗程 10 d。结果:治疗组的总有效率 94.7%(36/38)优于对照组的 73.7%(28/38);治疗组大便次数、大便性状、中医症状评分和大便次数、大便性状恢复正常时间、评分均优于对照组;两组治疗后肠道益生菌分区明显增加,且治疗组更明显(均 $P<0.05$)。

张美霞以芩连止泻汤(黄芩、黄连、山药、陈皮、茯苓、白术等)治疗小儿慢性腹泻 50 例,与对照组 50

例均予布拉氏酵母菌散治疗,疗程 2 周。结果:治疗组的总有效率 94.0%(47/50)优于对照组的 76.0%(38/50);治疗组腹痛、腹泻等消失时间和生活质量评分均优于对照组(均 $P<0.05$)。张耀燕以健脾止泻汤(炒扁豆、白术、党参、炒山药、薏苡仁、茯苓等)治疗小儿迁延性腹泻 50 例,设立蒙脱石散对照组 48 例,疗程 2 周。结果:治疗组的总有效率 96.0%(48/50)高于对照组的 75.0%(36/48);两组中医症状积分和腹痛、呕吐、退热、排便、治疗疗程等缓解时间以及血清 IgA、IgG 和 CD_4^+/CD_8^+ 水平均明显改善,且治疗组更显著(均 $P<0.05$)。钟玉萍以健脾止泻汤(党参、茯苓、炒白术、炒薏苡仁、木香、肉豆蔻等)治疗儿童迁延性腹泻 35 例,与对照组 35 例均予常规西医治疗,疗程 14 d。结果:治疗组的总有效率 94.3%(33/35)优于对照组的 82.9%(29/35);治疗组症状评分和均大便次数、大便性状恢复、食量恢复至正常时间均优于对照组(均 $P<0.05$)。胡勇刚等以健脾温肾止泻汤(黄芪、茯苓、人参、炮姜、制附子、白术等)治疗儿童迁延性腹泻 37 例,与对照组 37 例均予常规西医治疗,疗程 10 d。结果:治疗组的总有效率 94.6%(35/37)优于对照组 78.4%(29/37);治疗组大便次数、性状恢复至正常时间优于对照组;两组大便稀溏、形寒肢冷、神疲倦怠评分较治疗前改善,且治疗组更显著(均 $P<0.05$)。

袁潮钢等以黄芪建中汤加减治疗儿童抗生素相关性腹泻 60 例,与对照组 60 例均予常规西药治疗,疗程 6 d。结果:治疗组的总有效率 96.7%(58/60)优于对照组的 83.3%(50/60);治疗组止泻、大便性状恢复正常时间均短于对照组(均 $P<0.05$)。木金雪等以参术止泻方(党参、茯苓、炒白术、陈皮、炒麦芽、麸炒芡实等)治疗儿童抗生素相关性腹泻脾胃虚弱证 42 例,与对照组 42 例均予布拉氏酵母菌散治疗,疗程 7 d。结果:治疗组的总有效率 95.2%(40/42)优于对照组的 81.0%(34/42);治疗组腹泻停止、大便正常时间低于对照组;两组 GAS 含量均明显改善,且治疗组更显著(均 $P<0.05$)。李树枫等以中药封包(丁香、肉豆蔻、附子、干姜、鸡内金、丹

参等)治疗儿童抗生素相关性腹泻 50 例,对照组 50 例予布拉氏酵母菌及常规治疗,疗程 4 d。结果:治疗组的总有效率 74.0%(37/50)高于对照组的 56.0%(28/50);治疗组腹泻停止、住院时间和大便性状评分优于对照组(均 $P<0.05$)。

(撰稿:刘瑜 高修安 审阅:朱锦善)

【小儿紫癜性肾炎的治疗】

姚丽娜以温阳祛湿活血法(黄芪、生地黄、益母草、当归、山茱萸、川芎等)治疗小儿过敏性紫癜性肾炎 30 例,与对照组 30 例均予常规糖皮质激素治疗,疗程 2 个月。结果:治疗组的总有效率 96.7%(29/30)高于对照组的 73.3%(22/30);治疗组主症、次症、总积分和 24 h UPro、RBC-U 以及血清 IL-4、IFN-γ 水平均优于对照组(均 $P<0.05$)。王一鸣等以紫癜汤加减(白茅根、生地黄、赤芍药、三七粉、小蓟、藕节炭等)治疗本病血热妄行证 90 例,对照组 45 例予双嘧达莫片、卡托普利片、醋酸泼尼松龙片口服,治疗 2 个月。结果:治疗组的总有效率 91.1%(82/90)优于对照组的 75.6%(34/45);两组中医症状积分和 24 h UPro、RBC-U、β-MG 水平以及血清 CD_3^+、CD_4^+、CD_4^+/CD_8^+ 水平均较治疗前明显改善,且治疗组更显著(均 $P<0.05$)。代彦林等以清热止血方(生地黄、牡丹皮、赤芍药、墨旱莲、三七、小蓟等)联合雷公藤多苷治疗紫癜性肾炎 45 例,对照组 45 例予贝那普利联合双嘧达莫治疗,疗程 12 周。结果:治疗组治疗 4 周降低蛋白尿疗效高于对照组($P<0.05$),两组治疗 8、12 周降低尿蛋白疗效相当($P>0.05$);治疗组在治疗 4 周时,血清 sFlt-1 表达水平优于对照组,两组在治疗 12 周时血清 sFlt-1、vWF 水平均较前下降(均 $P<0.05$)。徐燕莉等以化瘀消癜汤(青黛、紫草、生地黄、桃仁、甘草、炙没药等)治疗本病 49 例,与对照组 48 例均予盐酸贝那普利片治疗,疗程 2 个月。结果:治疗组的总有效率 95.9%(47/49)优于对照组的 81.3%(39/48);两组中医证候积分和血 Scr、尿素、24 h UPro、肾小球滤

过率以及血清 CD_3^+、CD_4^+、CD_4^+/CD_8^+、IL-1β、IL-17、MCP-1、TNF-α 水平均较治疗前改善,且治疗组更显著(均 $P<0.05$)。万单华等以黄葵胶囊(黄蜀葵花)治疗本病 32 例,与对照组 33 例均予泼尼松等西药常规治疗,疗程 8 周。结果:治疗组的总有效率 87.5%(28/32)优于对照组的 78.8%(26/33);治疗组 24 h UPro、RBC-U、β-MG 水平和血清 Scr、甘油三酯水平均优于对照组(均 $P<0.05$)。何盼盼以益肾化湿颗粒(人参、黄连、炙甘草、生姜、大枣、防风等)治疗本病脾虚湿盛证 32 例,对照组 32 例予氢化可的松注射液静脉滴注,1 周后口服醋酸泼尼松片,疗程 3 个月。结果:治疗组的总有效率 96.9%(31/32)优于对照组的 75.0%(24/32)($P<0.05$);治疗组尿蛋白、关节痛、血尿、腹痛、紫癜消失时间显著短于对照组;两组血清 CD_3^+、CD_4^+、CD_4^+/CD_8^+、BUN、Scr、Th1、Th2、Th17 水平较治疗前改善,且治疗组更显著(均 $P<0.05$)。

(撰稿:刘瑜 高修安 审阅:朱锦善)

【儿童传染性单核细胞增多症的治疗】

董玲等以青原饮(生麻黄、苦杏仁、生石膏、桂枝、厚朴、槟榔等)治疗本病 30 例,对照组 30 例予肌注重组人干扰素 α1b,疗程 1 周。结果:治疗组的总有效率 93.3%(28/30)高于对照组的 76.7%(23/30)($P<0.05$);治疗组体温恢复正常、咽峡炎好转、肿大淋巴结回缩、肝脾脏缩小时间均优于对照组(均 $P<0.05$);两组临床症状、体征积分和 WBC、异型淋巴细胞、血清铁蛋白、CD_3^+、CD_4^+、CD_8^+、CD_4^+/CD_8^+ 均较治疗前改善($P<0.01$,$P<0.05$),且治疗组更显著($P<0.05$)。宋忠鹏等以和解清热汤(柴胡、黄芩、法半夏、葛根、升麻、桔梗等)治疗本病 40 例,与对照组 40 例均予西医常规治疗,疗程 7～10 d。结果:治疗组在热退、咽扁桃体炎消退、淋巴结明显缩小、肝脾肿大回缩、住院时间上均优于对照组;主要症状积分、实验室指标及 EB-DNA 转阴率均优于对照组(均 $P<0.05$);治疗组总有效率 97.5%(39/40),与

对照组的 95.0%(38/40)差异无统计学意义($P>0.05$)。李向峰等以解毒散瘀汤(黄芩、黄连、栀子、连翘、桔梗、牛蒡子等)治疗本病热毒炽盛证 40 例,与对照组 40 例均予更昔洛韦静脉滴注,疗程 7 d。结果:治疗组症状改善时间、治疗前后中医证候评分优于对照组;两组血清 CD_3^+、CD_4^+、CD_8^+、CD_4^+/CD_8^+ 水平均改善,且治疗组更显著(均 $P<0.05$);对照组不良反应发生率为 12.5%(5/40),治疗组未见不良反应。解换弟等以清咽利膈汤(金银花、连翘、牛蒡子、生石膏、薄荷、甘草)治疗本病热毒炽盛证 73 例,配合补液、保护营养脏器等治疗,自身治疗前后对照,疗程 5 d。结果:治疗后总有效率为 94.5%(69/73);治疗前后外周血 WBC、异型淋巴细胞百分比、天门冬氨酸氨基转移酶、EB 病毒抗原、全血 EB 病毒-DNA 均下降,治疗后肝、脾、颈部淋巴结逐渐缩小(均 $P<0.05$)。张烛等以解毒保肝汤(金银花、连翘、板蓝根、牛蒡子、石膏、知母等)治疗本病合并肝损害 50 例,与对照组 50 例均予以静脉滴注阿昔洛韦、保肝等治疗,疗程 4 周。结果:治疗组的总有效率 98.0%(49/50)优于对照组的 78.0%(39/50);治疗组症状体征改善时间、住院时间和血常规、肝功能指标改善情况优于对照组(均 $P<0.05$)。朱广丽等以槐杞黄颗粒(槐耳菌质、枸杞子、黄精)治疗本病 50 例,与对照组 50 例均予更昔洛韦静脉滴注,疗程 2 周。结果:治疗组的总有效率 100%优于对照组的 96.0%(48/50);治疗组热退、体征消失、住院时间均短于对照组;两组治疗后血清 CD_3^+、CD_4^+、CD_8^+、CD_4^+/CD_8^+ 水平均改善,且治疗组更显著(均 $P<0.05$)。

(撰稿:高修安 刘瑜 审阅:朱锦善)

【女童特发性性早熟的治疗】

徐海霞等以滋阴泻火颗粒(生地黄、玄参、泽泻、知母、黄柏、生麦芽等)治疗特发性中枢性性早熟阴虚火旺证 41 例,设立知柏地黄汤对照组 41 例,疗程 6 个月。结果:治疗组的总有效率 90.2%(37/41)优

于对照组的 70.7%(29/41);治疗组乳房 Tanner 分期、阴道分泌物、主症总积分、次症、子宫容积、卵巢容积、卵泡大小、骨龄指数、血清性激素(LH、FSH、PRL)较治疗前均有改善,且优于对照组(均 $P<0.05$),对照组仅阴道分泌物、次症、骨龄指数有改善。甘婷婷等以小儿抗早育 1 号方(柴胡、牡丹皮、栀子、黄芩、夏枯草、当归等)治疗本病肝郁化火证 30 例,与对照组 30 例均生活方式的改进,疗程 6 个月。结果:治疗组的总有效率 93.3%(28/30)优于对照组的 66.7%(20/30);两组中医症状评分、乳核直径、阴唇发育伴色素沉着均改善,且治疗组更显著(均 $P<0.05$);两组治疗后骨龄指数均改善($P<0.05$),但组间比较无差异($P>0.05$)。黄懿等以知柏地黄汤治疗本病 31 例,与对照组 31 例予醋酸亮丙瑞林微球治疗,疗程 3 个月。结果:治疗组的总有效率 93.5%(29/31)优于对照组的 64.5%(20/31);两组血清 FSH、LH、E_2 水平和子宫容积、卵泡直径、卵巢容积以及 LP、ADP 水平均较治疗前改善,且治疗组更显著(均 $P<0.05$)。王斌等以调肝防早方(醋柴胡、当归、川芎、白芍药、菝葜、炒白术等)治疗本病 30 例,设立丹栀逍遥丸对照组 30 例,治疗 6 个月。结果:治疗组的总有效率 86.7%(26/30)优于对照组的 66.7%(20/30)($P<0.05$);治疗组乳房 Tanner 分期、卵巢体积较干预前改善($P<0.05$),对照组差异无显著性($P>0.05$);两组干预后中医证候总积分和血清 FSH、LH、E_2、IGF-1、orexin 水平以及子宫体积、最大卵泡直径均较前改善,且治疗组更显著(均 $P<0.05$)。史壮丽以丹栀逍遥胶囊(牡丹皮、栀子、白术、当归、白芍药、茯苓等)治疗本病 45 例,与对照组 45 例均予注射用醋酸亮丙瑞林微球皮下注射治疗。4 个月为 1 个疗程,共治疗 3 个疗程。结果:治疗组的总有效率 91.1%(41/45)优于对照组的 68.9%(31/45);两组中医证候积分和卵巢容积、子宫体积、乳腺体积、左右乳核指数以及血清 FSH、LH、E_2 水平较治疗前改善,且治疗组更显著(均 $P<0.05$)。

(撰稿:高修安 刘瑜 审阅:朱锦善)

【小儿新型冠状病毒感染的治疗】

杨京华等评价中医药救治福建省 115 例新型冠状病毒 Delta 毒株感染儿童的疗效。中药使用情况:所有 115 例患儿均使用中药,98.0%患儿全程服用中药,最短服用中药 6 d,最长服用中药 39 d。整体上以宣表化湿、清热解毒为主要治法。参考"三药三方"进行处方调整。疾病早期(病程 1 周左右)使用协定处方(藿香 9 g、厚朴 6 g、姜半夏 9 g、茯苓 10 g、苍术 9 g、陈皮 9 g、柴胡 9 g、黄芩 6 g、连翘 10 g、桔梗 6 g、青蒿 6 g、紫苏叶 6 g)者 51 例(占 44.35%),麻杏石甘汤加减 12 例(占 10.43%),清肺排毒汤加减 12 例(占 10.43%)。入院 10 d 左右,部分患儿舌红苔黄腻者,改用《温病条辨》"上焦宣痹汤"加减 56 例(占 48.70%)。后期、康复期以益气养阴、清热化湿解毒法者 58 例(占 50.43%),其中沙参麦冬汤加减者 10 例,生脉散加减者 34 例,沙参麦冬汤合黄芪生脉饮加减 14 例;以健脾益气为主要治法者 33 例(占 28.70%),其中以陈夏六君子汤加减者 18 例,参苓白术散加减者 15 例。结果:115 例患儿中,入院时最常见证型湿热蕴肺证 67 例(占 58.26%)、寒湿郁肺证 15 例(占 13.04%)、肺卫郁热证 10 例(占 8.70%);后期、康复期肺脾气虚证 33 例(占 28.70%)、气阴两虚证 58 例(占 50.43%)。单用中药治疗 69 例(占 60.00%)、中西医结合 46 例(占 40.00%)。均预后良好,均未转重症。平均住院时间(19.75±6.70)d,核酸转阴时间(16.41±7.33)d,治疗后改善最快的是发热、乏力症状,平均热程(2.34±1.77)d,乏力消失时间(2.56±1.36)d。治疗第 7、14 d 的中医症状积分明显改善,14 d 更显著(均 $P<0.001$)。治疗过程中有 3 例出现转氨酶升高,停用中药或护肝治疗后改善。杨京华等以清热透邪、化湿解毒法协定方(麻黄、生石膏、杏仁、生甘草、藿香等,高热单用或合并用退热方,柴胡、荆芥、黄连、黄芩、青蒿、大青叶、连翘、石膏等;高热不退,或伴见烦躁惊啼,甚至热引肝风者加用羚羊角粉)治

疗兰州地区本病 OmicronBA.2.38 变异株感染 251 例。治疗后,所有患儿预后良好,均未病情加重。平均住院时间为(10.8±3.9)d,核酸转阴时间为(12.0±3.4)d;症状缓解最快的是发热,服药后热退时间(1.4±0.7)d;其次为咳嗽,平均咳嗽缓解时间为(2.1±1.0)d;治疗 3、7 d 后的中医证候积分均较治疗前降低,且治疗 7 d 后又较治疗 3 d 后降低($P<0.001$)。所有患儿均未出现不良反应或不良事件。黄莉荣等以扶正和解方(柴胡、黄芩、金银花、藿香、苍术、生甘草等)治疗本病 Omicron 变异株无症状感染 33 例,设立重组人干扰素 α-2b 喷雾剂对照,疗程 7 d。结果:治疗组核酸转阴时间优于对照组;治疗

组治疗第 1、2、3、4、5、6、7 d 转阴率均优于同期对照组(均 $P<0.05$)。李婵以清肺排毒汤(麻黄、杏仁、黄芩、射干、白术、姜半夏等)联合雷火灸治疗寒湿闭肺证 COVID-19 患儿 30 例,设立单用清肺排毒汤对照组(30 例),疗程 5～6 d。结果:治疗组总有效率 83.3%(25/30)优于对照组的 60.0%(18/30),治疗组咳嗽咯痰消失率 83.3%(25/30)高于对照组的 40.0%(12/30)($P<0.05$);两组治疗后中医证候积分和血清 IgG、IgA、IgM 水平改善,且治疗组更显著($P<0.05$ 或 $P<0.01$)。

(撰稿:高修安 刘瑜 审阅:朱锦善)

［附］ 参考文献

A

艾斯,江宝春,余岩雁,等.滋阴降火化痰法治疗女童单纯性乳房早发育 63 例[J].福建中医药,2022,53(6):58

B

包春秀,姜永红.加味宣白承气汤对痰热闭肺型肺炎支原体肺炎患儿肠道菌群及 sIgA 水平的影响[J].上海中医药杂志,2022,56(7):53

C

曹杏,沈雷,张伟东,等.热毒宁联合更昔洛韦治疗小儿病毒性脑炎临床研究[J].新中医,2022,54(3):123

曹丽萍,陈金来,杨晓鸿.中西医结合治疗轻中度小儿闭塞性细支气管炎痰热闭肺证 43 例临床观察[J].中医儿科杂志,2022,18(5):52

曹玲雅.自拟清热利湿祛黄汤辅助治疗新生儿黄疸湿热内蕴型 46 例临床观察[J].中医儿科杂志,2022,18(1):79

陈虹余,邹敏,韦小霞,等.中药浴辅助治疗不同病因新生儿高胆红素血症疗效评价[J].中国中西医结合儿科学,2022,14(4):339

陈景洲,郭书真,陈雪春.沙参麦冬汤加减辅助治疗小儿支原体肺炎阴虚肺热证 45 例临床观察[J].中医儿科杂志,2022,18(3):64

D

代彦林,韩姗姗,丁樱,等.清热止血方联合雷公藤多苷治疗儿童紫癜性肾炎疗效及其对血清 sFlt-1、vWF 的影响[J].中国中医基础医学杂志,2022,28(8):1296

戴兴龙,吴建飞.小儿咳喘灵口服液联合常规疗法治疗痰热壅肺证小儿毛细支气管炎临床研究[J].新中医,2022,54(18):101

董玲,陈启雄,曹霞,等.青原饮治疗儿童传染性单核细胞增多症(邪袭卫气证)的临床研究[J].中国中医急症,2022,31(5):805

董建华,王萍萍,陈永宏.自拟清热止惊方保留灌肠治疗小儿复杂性热性惊厥的临床观察[J].中国中医急症,2022,31(9):1437

F

樊梦,潘笑悦,高媛媛,等.加味银翘散结合单磷酸阿糖腺苷治疗儿童发热性上呼吸道感染性疾病的临床疗效[J].实用中西医结合临床,2022,22(4):43

冯静.健脾祛湿退黄汤联合枯草杆菌二联活菌颗粒治疗新生儿黄疸湿热内蕴证疗效观察[J].河南中医,2022,42

（10）：1574

冯晓鹏.新制六安煎治疗小儿支气管炎疗效观察及对炎症因子的影响[J].国医论坛，2022，37（3）：46

付芸芸，李婧，胡营杰，等.和腹汤治疗小儿肠系膜淋巴结炎临床观察[J].山西中医，2022，38（7）：26

傅跃燕，陈芳，丁传彪.健脾生血颗粒联合琥珀酸亚铁片治疗儿童缺铁性贫血临床研究[J].新中医，2022，54（5）：148

G

甘婷婷，杜春晖，屠赟.小儿抗早育1号方治疗肝郁化火型女童性早熟的疗效观察[J].中国中医药科技，2022，29（4）：721

高丽娜，李永建，夏菁，等.中西医结合治疗儿童难治性支原体肺炎热毒闭肺证42例临床观察[J].中医儿科杂志，2022，18（4）：58

龚寅乐，王海燕.健脾消痞方治疗小儿功能性消化不良（脾虚气滞型）的临床疗效[J].内蒙古中医药，2022，41（4）：37

苟旭蕾，魏丽娜，张志伟，等.清肺饮联合阿奇霉素治疗小儿肺炎支原体肺炎（痰热闭肺证）疗效观察[J].吉林中医药，2022，42（8）：913

管艳萍，钟文英，刘红新.柴葛退热汤联合小儿豉翘清热颗粒治疗急性上呼吸道感染合并高热患儿的临床疗效及对血清炎症因子影响[J].四川中医，2022，40（1）：96

郭倩，李金红，李扬名.银翘散联合丙种球蛋白和阿司匹林治疗川崎病的疗效及对患儿血清免疫功能和炎症因子的影响[J].河北中医，2022，44（4）：626

郭丽华，艾斯，王菊霞.佑儿清合剂治疗小儿风热型感冒120例[J].福建中医药，2022，53（2）：60

H

韩卫军，郭淑枝.肃肺解毒汤辅助西医治疗小儿支原体肺炎及对患儿肺功能的改善效果分析[J].新疆中医药，2022，40（3）：19

何辉，吴锐.益气清热解毒汤治疗急性感染性腹泻患儿临床研究[J].新中医，2022，54（7）：139

何薇，黄燕芳，张俊绮.醒肺汤离子导入治疗小儿支气管肺炎的疗效观察[J].中国中医药科技，2022，29（2）：260

何炽勇，邓杰，钟美雄.基于序贯给药模式下羚羊角颗粒联合布洛芬混悬液治疗小儿感染性发热对患儿血清炎性因子的影响[J].内蒙古中医药，2022，41（5）：57

何盼盼.益肾化湿颗粒辅助治疗小儿紫癜性肾炎脾虚湿盛证32例临床观察[J].中医儿科杂志，2022，18（4）：74

何秀娇.肠痈消炎汤灌肠治疗胃肠结热型小儿肠系膜淋巴结炎35例[J].湖南中医杂志，2022，38（9）：17

胡勇刚，华洁.健脾温肾止泻汤联合常规西药治疗儿童迁延性腹泻临床研究[J].新中医，2022，54（17）：175

华晖辉，倪云波，邓颖萍.补肾健脾方分期论治儿童原发性肾病综合征的疗效观察[J].中国中医药科技，2022，29（2）：312

黄敏.自拟祛痘方内服外洗联合抗病毒治疗小儿水痘（邪炽气营证）的疗效及对临床症状、血清CRP、TNF-α、PCT的影响[J].四川中医，2022，40（3）：72

黄懿，裘利英，李岚.知柏地黄汤联合醋酸亮丙瑞林微球治疗女童特发性中枢性性早熟临床研究[J].新中医，2022，54（20）：11

黄莉荣，刘亚尊，薛征，等.扶正和解方干预新型冠状病毒奥密克戎变异株无症状感染儿童的临床研究[J].上海中医药杂志，2022，56（12）：53

J

贾蓓蕾.茵陈蒿汤加减结合蓝光治疗新生儿高胆红素血症[J].实用中医药杂志，2022，38（3）：415

蒋芹，惠雷，孙亚娜，等.清肺通络汤对支原体肺炎患儿血清维生素A、维生素D及免疫功能的影响[J].世界中医药，2022，17（10）：1430

蒋小锋，蒋冬杰，吴菲，等.醒神愈痫汤辅助治疗小儿难治性癫痫50例临床观察[J].中医儿科杂志，2022，18（5）：57

蒋雨琪，宋浩田，智新星，等.健脾固溲汤联合补中益气丸治疗儿童神经性尿频肺脾两虚型临床观察[J].实用中医药杂志，2022，38（1）：14

靳千城，耿少怡，王轻轻，等.慈莪散结方联合糠酸莫米松鼻喷雾剂治疗儿童腺样体肥大临床疗效观察[J].广州中医药大学学报，2022，39（4）：805

K

孔庆森，黄婉婷，赖一章.健脾养胃汤加味治疗小儿脾虚型泄泻的临床效果[J].内蒙古中医药，2022，41（1）：61

L

李婵.雷火灸联合清肺排毒汤治疗临床症状符合小儿寒湿闭肺证新型冠状病毒肺炎的临床疗效[J].临床合理用药杂志,2022,15(4):32

李超,林丽红.清热养阴柔肝汤联合重复经颅磁刺激治疗儿童注意缺陷多动障碍临床研究[J].新中医,2022,54(13):112

李蕾,张华,王京斌.温阳利湿化瘀方对小儿胆道闭锁kassi术肠道菌群及预后的影响分析[J].中华中医药学刊,2022,40(3):51

李莲,谈江波,胡卫均,等.五虎汤合葶苈大枣泻肺汤治疗痰热闭肺型儿童支气管肺炎临床观察[J].中国中医药现代远程教育,2022,20(16):96

李孟,郭艳辉,刘珂宏,等.黄芩汤治疗小儿湿热型腹泻的疗效及对血清 IL-6、IL-10、TNF-α 水平的影响[J].时珍国医国药,2022,33(5):1161

李宁,李君,李兴永,等.健脾固肾颗粒联合现代医学常规疗法治疗小儿反复呼吸道感染脾肾两虚证临床研究[J].新中医,2022,54(19):165

李涛,程旸,买斯吐热·尼加提.复方甘草酸苷联合微生态制剂对胆汁淤积性肝病婴儿肠道菌群及血清 TGF-β1、IL-6 的影响[J].中西医结合肝病杂志,2022,32(2):131

李祥,李欣,张莹莹,等.养心汤加减联合西药治疗小儿病毒性心肌炎恢复期临床研究[J].新中医,2022,54(20):119

李战,顾申枫,李华,等.补肾益气组方治疗原发性小儿遗尿症(下元虚寒型)随机对照临床研究[J].湖北中医药大学学报,2022,24(1):88

李慧杰.健脾肾助长方辅助重组人生长激素治疗小儿特发性矮小症的效果观察[J].中国中医药科技,2022,29(2):247

李妙媛,潘立晋,郑勇,等.扁桃体灼烙法结合消瘰丸合苍耳子散治疗儿童鼾眠的疗效观察[J].中国中西医结合杂志,2022,42(8):1014

李树枫,肖琦.中药封包联合布拉氏酵母菌治疗儿童抗生素相关性腹泻 50 例[J].浙江中医杂志,2022,57(9):658

李向峰,安兰花,闫永彬,等.解毒散瘀汤治疗儿童 EB 病毒感染相关传染性单核细胞增多症热毒炽盛证临床观察[J].中国中医药现代远程教育,2022,20(9):95

李亚楠,陈斐斐.葛根芩连汤联合消旋卡多曲治疗轮状病毒肠炎患儿临床疗效及对肠道菌群的影响[J].湖北中医杂志,2022,44(3):26

林之涵,张希.填坎汤加味治疗小儿腹泻脾肾阳虚证的疗效观察[J].中国中医药科技,2022,29(5):898

刘丽平,王晓燕,何森辉,等.降黄散药浴预防新生儿黄疸 30 例临床观察[J].中医儿科杂志,2022,18(3):69

刘兴林,欧阳福连,谢桃香.中药塌渍联合布洛芬混悬液对于小儿顽固性发热的疗效观察[J].中医外治杂志,2022,31(3):1

刘运军.自拟化痰祛风汤联合雾化吸入治疗儿童感染后咳嗽风痰阻肺证 30 例临床观察[J].中医儿科杂志,2022,18(5):72

路芳,李爱民,许姗姗.苇茎汤加味联合西药治疗小儿百日咳综合征疗效及对潮气呼吸肺功能的影响[J].四川中医,2022,40(5):79

罗辉,王昕,任清良.辣蓼止泻颗粒治疗小儿细菌性肠炎(湿热证)疗效观察[J].四川中医,2022,40(4):71

骆城.中药外洗联合双歧杆菌三联活菌散治疗新生儿黄疸临床观察[J].中国中医药现代远程教育,2022,20(9):131

M

毛庆东,金鑫,汪思梦.基于"肺-肠轴"理论运用中药脐贴外敷治疗小儿肺炎风热闭肺证 45 例[J].湖南中医杂志,2022,38(4):72

木金雪,王学玲,缪青芳,等.中西医结合治疗小儿抗生素相关性腹泻(脾胃虚弱型)的疗效观察[J].内蒙古中医药,2022,41(6):50

牟丽萍.中医药治疗儿童难治性抽动-秽语综合征临床观察[J].光明中医,2022,37(14):2571

N

倪锦玉,翟文生,李乐,等.益气化瘀清热方序贯辨证治疗儿童难治性肾病综合征临床疗效观察[J].中国实验方剂学杂志,2022,28(4):116

牛艳玲.补肺汤合二陈汤治疗小儿喘息样支气管炎肾肺两虚脾虚痰阻证临床观察[J].光明中医,2022,37(10):1726

O

欧晓华.凉膈散联合开喉剑喷雾剂治疗儿童疱疹性咽峡炎的临床效果[J].内蒙古中医药,2022,41(3):56

P

潘丹萍,韩雪,孙凤平.补中助长颗粒联合生活方式干预脾虚型特发性矮身材疗效观察[J].西部中医药,2022,35(3):96

裴玉喜,汪琳,吕海江.加味清中汤联合色甘酸钠滴眼液对过敏性结膜炎患儿ECP、TSLP的影响[J].新中医,2022,54(7):46

彭露,董晓斐,周娅微,等.五虎汤合四君子汤治疗小儿支气管肺炎临床观察[J].光明中医,2022,37(8):1325

Q

亓四广.麻黄连翘赤小豆汤对急性肾小球肾炎患儿肾功能及血清炎性因子水平的影响[J].光明中医,2022,37(1):80

S

邵颖月,陈慧,郭素香.自制熏囟方治疗婴幼儿外感的临床观察[J].中医外治杂志,2022,31(1):70

申慧贞,赵骞,闫慧敏.升降润肠方治疗儿童脾虚肠燥型功能性便秘临床研究[J].北京中医药,2022,41(4):370

施茜馨,王军,闫海虹,等.益肾豁痰汤加减治疗儿童孤独症谱系障碍精亏痰扰证35例临床观察[J].中医儿科杂志,2022,18(5):47

石对先,崔付超.五虎汤加减联合阿奇霉素辨治儿童支原体肺炎的疗效及对T细胞亚群水平的影响[J].河南中医,2022,42(2):248

史壮丽.丹栀逍遥胶囊联合醋酸亮丙瑞林治疗女童特发性性早熟临床研究[J].新中医,2022,54(1):124

宋瑶,刘秀秀,毛黎明,等.清肺化痰通窍方联合中医外治法治疗儿童腺样体肥大肺热壅鼻证多中心随机对照研究[J].中国中西医结合杂志,2022,42(3):322

宋忠鹏,韩雪,马超.自拟和解清热汤治疗小儿传染性单核细胞增多症疗效观察[J].国医论坛,2022,37(5):34

苏保宁,毛黎明,徐珊珊,等.通络定喘汤干预哮喘儿童IL-4及受体基因多态性临床观察[J].山西中医,2022,38(9):19

苏小燕,史晓霞,阮仙利.清肺化痰方联合阿奇霉素治疗儿童支原体肺炎临床研究[J].新中医,2022,54(8):124

孙夺.桂枝加葛根汤治疗小儿外感发热临床观察[J].光明中医,2022,37(10):1731

孙晓旭,董玉琼.加味千金苇茎汤治疗小儿支原体肺炎风热闭肺证[J].中医学报,2022,37(6):1326

T

唐香芸,刘建忠.芎桂双黄膏联合九味楮实方对性早熟乳腺早发育患儿的临床疗效观察[J].湖北中医杂志,2022,44(2):33

陶黎梅,邵罡.辛宣通络颗粒辅助治疗小儿支原体肺炎风热闭肺证40例临床观察[J].中医儿科杂志,2022,18(2):61

陶媛媛,陈鹏,张金兰.小青龙汤加减治疗小儿支气管肺炎疗效观察[J].吉林中医药,2022,42(2):184

田莉,李淑兰.四妙勇安汤合救真汤加味辅助治疗小儿急性病毒性心肌炎(热毒侵心证)的疗效观察[J].中国中医急症,2022,31(4):704

W

万单华,高向莹,李天,等.黄葵胶囊联合泼尼松治疗儿童紫癜性肾炎32例[J].西部中医药,2022,35(2):96

汪军.柴葛解肌汤加减联合奥司他韦治疗小儿流行性感冒发热的临床疗效[J].内蒙古中医药,2022,41(2):32

王斌,刘惠瑾,赵莉,等.调肝防早方干预肝郁化火型女童特发性性早熟的临床疗效研究[J].河北中医药学报,2022,37(5):13

王海,赵宝珠.自拟通窍宣痹汤治疗小儿慢性腺样体炎气血瘀阻证39例临床观察[J].中医儿科杂志,2022,18(1):51

王曼,巫梦雪,梁逢奇,等.五味消毒饮合小蓟饮子加减治疗小儿急性肾小球肾炎(湿热内侵证)的疗效观察[J].中国中医急症,2022,31(1):112

王啸,孟牛安,赵丽莎,等.自拟止咳化痰汤治疗小儿肺炎喘嗽病风热闭肺证临床疗效观察[J].实用中医内科杂志,2022,36(6):124

王戊,吴富甫,杨一民,等.清营汤联合丙球治疗气营两燔型川崎病30例[J].光明中医,2022,37(12):2161

王育,王薇.茵陈蒿汤药浴治疗新生儿黄疸的临床效果[J].内蒙古中医药,2022,41(1):128

王时群,林道炯,何书香,等.癫痫促效方联合左乙拉西坦治疗癫痫病患儿的疗效及对智力水平、血清 IL-6、IL-1β 的影响[J].四川中医,2022,40(4):137

王一鸣,童一川.紫癜汤加减治疗儿童紫癜性肾炎血热妄行证 45 例临床观察[J].中医儿科杂志,2022,18(3):72

王振华,王燕飞,石立宣.肺炎三号辅治小儿肺炎肺脾气虚证的疗效及对免疫功能的影响[J].四川中医,2022,40(9):98

王追越,刘华,袁振华,等."清、消、补、养"中医序贯疗法辨治小儿反复功能性便秘[J].安徽中医药大学学报,2022,41(4):52

魏丹,潘海涛,董静.羚角钩藤汤联合地西泮对热性惊厥患儿免疫功能及血清 NSE、S100β 蛋白水平的影响[J].新疆中医药,2022,40(4):3

魏瑞丽,吕健,李新民,等.基于儿童社区获得性肺炎评价安儿宁颗粒减少抗生素应用的随机、双盲单模拟、安慰剂平行对照、多中心临床试验[J].中国实验方剂学杂志,2022,28(19):105

吴胜,符顺丹,马艳艳.中药塌渍法对小儿肺炎喘嗽临床疗效研究[J].时珍国医国药,2022,33(2):419

吴超雄,徐时芬,董逸翔,等.桑芩化痰通络汤联合阿奇霉素治疗小儿肺炎支原体肺炎的疗效观察[J].中国中医药科技,2022,29(3):449

吴庆灵.清肺化痰平喘方治疗小儿肺炎的临床观察[J].中医临床研究,2022,14(12):86

X

肖景霞,李广,翟文生.益气固肾活血汤序贯辨证治疗儿童难治性肾病综合征[J].中医学报,2022,37(8):1786

谢曼芬,关丽,朱道谋.清解透表汤联合甲泼尼龙治疗重症手足口病临床观察[J].中国中医急症,2022,31(5):830

解换弟,喻闽凤,龙廷蔚,等.清咽利膈汤治疗小儿传染性单核细胞增多症的临床疗效研究[J].中国中西医结合儿科学,2022,14(1):72

邢彦伟,刘静生,刘素云,等.越婢加半夏汤合苇茎汤加减治疗小儿急性支气管炎临床观察[J].实用中医药杂志,2022,38(9):1483

邢彦伟,赵庆华,郭子华,等.麻杏苏芩汤辨证治疗风热闭肺型支原体肺炎患儿疗效观察[J].吉林中医药,2022,42(1):49

徐英,王敏,符馨.芪苓通络方加减联合糖皮质激素对肾病综合征患儿肾脏微循环和 Th1/Th2 平衡的影响[J].四川中医,2022,40(1):132

徐海霞,张菲菲,孙海英,等.滋阴泻火颗粒治疗特发性中枢性性早熟(阴虚火旺证)女童的临床研究[J].湖南中医药大学学报,2022,42(3):457

徐嘉辉,张畅,陈丽君,等.脾胃康颗粒口服联合中药热敷辅助治疗小儿轮状病毒感染性腹泻脾虚湿热证 40 例临床观察[J].中医儿科杂志,2022,18(3):49

徐沙沙,汤昱,赵二要,等.清瘟败毒饮加减治疗儿童大叶性肺炎临床观察[J].云南中医中药杂志,2022,43(5):47

徐薇薇,彭登发.温肺化瘀定喘方联合糖皮质激素治疗小儿毛细支气管炎的疗效及对肺功能、ECP、PCT 的影响[J].四川中医,2022,40(1):89

徐雪芳,蒋红宇,吴轶颖,等.健脾贴治疗小儿乳食内积症的临床研究[J].浙江中医杂志,2022,57(1):23

徐燕莉.化瘀消癜汤联合盐酸贝那普利片治疗儿童紫癜性肾炎疗效及对中医症候积分、肾功能和免疫功能的影响[J].四川中医,2022,40(1):120

Y

杨会荣,张英谦,黄坤玲,等.清热解毒祛痰方辅助支气管镜治疗儿童难治性肺炎支原体肺炎痰热闭肺证的临床研究[J].河北中医药学报,2022,37(1):13

杨慧艳,陈东晖.柴胡六味汤加减联合沙美特罗替卡松粉吸入剂治疗小儿咳嗽变异性哮喘临床研究[J].新中医,2022,54(7):143

杨京华,黄建山,原丹,等.福建省 115 例新型冠状病毒 Delta 毒株感染患儿中医疗效分析[J].广州中医药大学学报,2022,39(7):1461

杨京华,李玉霞,郭建文,等.奥密克戎 BA.2.38 变异株感染儿童证候特点及中医疗效分析[J].广州中医药大学学报,2023,40(5):1053

杨冉冉,苏小霞,刘惠聪,等.运脾益肺膏方对小儿(肺脾气虚型)反复呼吸道感染临床疗效影响的研究[J].河北中医药学报,2022,37(1):37

杨绍心,员丽,张卫星.五行健脾汤加减治疗小儿脾胃

虚弱型消化不良的临床观察[J].中华中医药学刊,2022,40(2):185

姚百会,冉志玲,王君霞.升降散合小承气汤加减治疗儿童急性化脓性扁桃体炎(肺胃蕴热证)的疗效观察[J].中国中医急症,2022,31(5):868

姚丽娜.温阳祛湿活血法联合糖皮质激素治疗小儿过敏性紫癜性肾炎的临床疗效[J].中医临床研究,2022,14(10):103

姚晓荣,邵光新,吴礼梅.自拟健脾补肺方治疗肺脾气虚型小儿哮喘临床观察[J].中国中医药现代远程教育,2022,20(15):46

尹巧丽,谢斌.桑菊饮合止咳散加减联合阿奇霉素治疗小儿肺炎支原体感染疗效研究[J].中医临床研究,2022,14(6):147

尤艳萍,张虹.自拟归芍丹草汤对过敏性紫癜患儿PDGF、TNF-α以及免疫球蛋白表达的影响[J].辽宁中医杂志,2022,49(9):116

余洁,陈浩业,潘向群.中药封包热敷用于儿童胃脘痛寒邪犯胃证的疗效观察[J].实用中医内科杂志,2022,36(7):55

余建军,徐力.养阴止嗽方治疗小儿感染后咳嗽的临床观察[J].中国中医药科技,2022,29(2):316

袁洋,陈光明,徐玲,等.小青龙汤加减联合痉咳静治疗小儿过敏性咳嗽风寒型30例临床观察[J].中医儿科杂志,2022,18(2):49

袁潮钢,曹丽芳.黄芪建中汤加减联合常规西药治疗儿童抗生素相关性腹泻60例[J].中国中医药科技,2022,29(1):141

袁潮钢,曹丽芳.益儿散治疗小儿轮状病毒性肠炎的疗效观察及对血清炎性因子、肠道菌群的影响[J].中国中医药科技,2022,29(5):792

Z

张健,廖成莉.桂枝加芍药汤合消瘰丸加减治疗小儿肠系膜淋巴结炎的疗效观察[J].内蒙古中医药,2022,41(8):59

张娟,白辉辉.醒脾养儿颗粒联合中药贴脐治疗小儿盗汗临床研究[J].新中医,2022,54(3):120

张军,赵文坛.滋阴清嗓汤联合西药治疗小儿咳嗽变异性哮喘阴虚内热证疗效及对患儿中医证候、肺功能的影响[J].新中医,2022,54(17):170

张骁,马淑霞,闫永彬,等.黄花双解汤灌肠治疗小儿风热夹滞型外感发热临床观察[J].中国中医基础医学杂志,2022,28(9):1471

张骁,闫永彬,陈欢迎,等.清肺活瘀方治疗儿童难治性支原体肺炎的临床效果观察[J].中药药理与临床,2022,38(4):140

张烛,侯飞,沈明富.解毒保肝汤联合阿昔洛韦治疗儿童传染性单核细胞增多症合并肝损害的效果观察[J].中国中医药科技,2022,29(1):91

张超虹,喻闽凤,赖意芬,等.滋阴泻火方治疗单纯性乳房早发育患儿临床观察[J].广州中医药大学学报,2022,39(9):2028

张辉果,朱珊,祝志朋,等.苇茎汤加味对百日咳综合征患儿潮气呼吸肺功能及炎症因子的影响[J].中药药理与临床,2022,38(2):199

张俊华,沈初,王燕霞.芩桔清肺方联合阿奇霉素治疗小儿支原体肺炎的临床观察[J].中国中医药科技,2022,29(5):842

张立娜,魏丽娜,苟旭蕾.小青龙汤合二陈汤治疗儿童咳嗽变异性哮喘临床观察[J].山西中医,2022,38(5):22

张美霞.芩连止泻汤联合布拉氏酵母菌散治疗小儿慢性腹泻临床观察[J].光明中医,2022,37(5):869

张小雨.加味桔梗汤合保和丸治疗小儿支气管肺炎临床分析[J].实用中医药杂志,2022,38(4):533

张学强.归脾汤加减治疗小儿多动症临床观察[J].实用中医药杂志,2022,38(2):187

张耀燕.健脾止泻汤治疗对小儿迁延性腹泻临床疗效、症状积分及免疫功能的影响[J].四川中医,2022,40(5):114

赵长江,刘全胜,杨莹莹,等.基于Th1/Th2失衡机制评估疏风清热宣肺方对儿童咳嗽变异性哮喘的临床疗效[J].长春中医药大学学报,2022,38(6):655

赵西斌,赖定源,肖琦,等.基于肠道菌群探析麻芍平喘汤对小儿支气管哮喘炎症因子及ACTH、CORT的影响[J].中华中医药学刊,2022,40(5):213

郑文献.复方皂矾丸联合左旋咪唑＋雄激素治疗非重型再生障碍性贫血患儿的临床疗效[J].内蒙古中医药,2022,41(1):41

郑晓枫.清热燥湿汤对小儿湿热型腹泻临床疗效、炎性

因子的影响[J].辽宁中医药大学学报,2022,24(2):217

郑艳芝.中药药浴干预对新生儿高胆红素血症患者排便情况及蓝光照射疗程的影响[J].内蒙古中医药,2022,41(2):108

钟玉萍.健脾止泻汤联合西医疗法治疗儿童迁延性腹泻的疗效分析[J].中国中医药科技,2022,29(4):698

周东胜,李磊磊,张燕.活血定喘汤对支气管哮喘患儿气道炎症及血清 IL-17、PCT、Eotaxin 水平的影响[J].四川中医,2022,40(4):62

朱广丽,徐凯虹.槐杞黄颗粒辅助治疗儿童传染性单核细胞增多症 50 例临床观察[J].中医儿科杂志,2022,18(5):65

朱银花.润肺止咳汤治疗儿童咳嗽变异性哮喘临床观察[J].光明中医,2022,37(11):1912

朱莹莹.消积利咽汤治疗小儿急性感染性喉炎临床观察[J].光明中医,2022,37(12):2182

邹丽云,王明溪,李园.香曲消积饮治疗乳食内积型小儿积滞 110 例[J].福建中医药,2022,53(8):62

（七）外　科

【概述】

2022年，公开发表的有关中医外科的文献1 300多篇，内容广泛，以临床报道为主，实验研究主要集中在急性胰腺炎、糖尿病足、银屑病、急慢性乳腺炎性疾病、前列腺增生、慢性皮肤溃疡、烧伤等。除了中药内服、外用和手术疗法，也有部分运用针灸埋线等治疗外科疾病的报道。

1. 疮疡

临床治疗的文献以皮肤丹毒居多，其次为压疮、疖肿、羊毛疔，实验研究则集中在压疮。

茅迪敏等根据治疗方案的不同将320例下肢丹毒继发淋巴水肿患者随机分为两组各160例，均使用阿莫西林克拉维酸钾治疗，对照组在此基础上采用硼酸氯霉素溶液外敷，试验组则联合加味大黄牡丹汤（冬瓜仁、黄花地丁、紫花地丁、大黄、白鲜皮、桃仁等）外敷，连续治疗14 d。结果：试验组的总有效率92.5%（148/160）高于对照组的85.6%（137/160）（$P<0.05$）；两组中医证候评分均较治疗前降低，且试验组评分低于对照组（$P<0.01$）；试验组下肢红肿程度的改善情况优于对照组（$P<0.05$）；两组白细胞计数、中性粒细胞计数及血清CRP水平均较治疗前降低，双下肢外周径差均较治疗前减少，且试验组各项指标值均低于对照组（$P<0.01$）。

王宪等采用体内埋置铁片加外用磁铁加压的方法制作大鼠压疮模型，实验分为正常组、模型组、紫莲膏组、复褥方（黄连、紫草、黄柏、生地黄、当归、血竭等）组，每组10只，除正常组外，另外3组在造模成功后予对应药物处理，每日2次，连续10 d。结果：治疗3 d，复褥方组压疮面积（1.79 ± 0.74）cm² 少于治疗前（2 ± 0）cm²（$P<0.01$）；治疗10 d，复褥方组压疮面积（0.10 ± 0.08）cm² 小于模型组（0.56 ± 0.11）和紫草膏组（0.26 ± 0.13）cm²（$P<0.05$）。

王金玉将60例疖肿患者随机分为两组各30例，对照组用75%乙醇消毒后红霉素软膏涂于患处，治疗组则用10%鱼石脂软膏外敷，每日2次，连用8 d。结果：治疗组痊愈26例，化脓4例，治愈率为86.7%（26/30），优于对照组的23例、7例和76.7%（23/30）（$P<0.05$）。

2. 皮肤病

主要是对带状疱疹、湿疹、银屑病、痤疮、湿疹、黄褐斑、荨麻疹、手足癣、扁平疣、白癜风等的临床治疗，也有皮肤瘙痒症、尖锐湿疣、特应性皮炎、脱发等报道，实验研究则集中在银屑病。

有关带状疱疹、痤疮、慢性荨麻疹、白癜风、脱发的治疗与实验研究详见专条。

3. 乳腺病

以急性乳腺炎、肉芽肿性乳腺炎、浆细胞性乳腺炎、乳腺增生病为主，也可见乳汁郁积症的临床治疗，实验研究主要集中在肉芽肿性乳腺炎。

王灿等将100例早期浆细胞性乳腺炎（PCM）患者随机分为两组各50例，对照组予乳管镜中药灌注（10 ml 0.5%甲硝唑溶液，5 ml痰热清溶液合100 ml生理盐水，1次/周）治疗，观察组在对照组基础上联合阳和汤（金银花、夏枯草、熟地黄、路路通、白芥子、鹿角胶等）治疗，均治疗4周。结果：观察组的总有效率94.0%（47/50）高于对照组的72.0%（36/50）；两组各项中医证候评分均低于治疗前，且观察组低于对照组;两组患者血清 CRP、TNF-α、IL-6 和 IL-1β 含量均低于治疗前,且观察组优于对照组(均 $P<0.05$)。随访 3 个月,对照组复发 8 例,观察组复发 1 例($P<0.05$)。

徐留燕等采用将 122 例女性乳腺增生症冲任失调证患者随机分为两组各 61 例,对照组予安慰剂硬膏外敷,治疗组予散结消痛膏(莪术、香附、乳香、没药、血竭、王不留行等)外敷治疗,隔日 1 次,连续 8 周。结果:治疗组的临床痊愈率 9.8%(6/61)、显效率 31.1%(19/61)、总有效率 86.9%(53/61),均高于对照组的 0、9.8%(6/61)、32.8%(20/61);与治疗前比较,两组治疗后汉密尔顿抑郁量表评分、中医证候评分均降低;治疗组乳腺彩色超声评分、触诊肿块评分、E_2、PRL 水平亦降低,且低于同期对照组,P 水平明显升高,且高于同期对照组(均 $P<0.05$)。

殷玉莲等根据文史材料及临床资料,认为顾氏外科临证辨治乳腺病,重视结合疾病的独特病位与病机,讲求内外病机参合、阴阳变通的诊疗思路,注重调畅气机;治疗则攻邪化痰之余不忘清养,内外治相结合,并重视调理冲任、脾胃、情志。

肉芽肿性乳腺炎及急性乳腺炎的治疗与实验研究详见专条。

4. 肛肠病

集中在对痔疮、肛瘘、肛周脓肿和肛裂、肛门湿疹、肛窦炎及直肠黏膜内脱垂等的临床报道。

丁晓红等将 122 例混合痔伴肛周湿疹患者随机分为两组各 61 例,均行改良的混合痔外剥内扎术治疗,在此基础上,对照组予高锰酸钾坐浴,研究组予清热利湿方(鱼腥草、苦参、生大黄、土茯苓、黄柏、防风等)坐浴,治疗 4 周。结果:研究组的总有效率 96.7%(59/61)高于对照组的 85.2%(52/61);研究组肛缘水肿时间、创面愈合时间低于对照组;治疗后两组肛周湿疹中医证候评分均降低,研究组更甚;研究组的肛周湿疹复发率 7.1%(2/28)低于对照组的 35.3%(6/17)(均 $P<0.05$)。

卢玉阳等将 70 例单纯肛周脓肿手术后患者随机分为两组各 35 例,观察组予疮愈膏(珍珠、血竭、熟地黄、琥珀、制乳香、制没药等)外敷,对照组予肛泰软膏外敷,连续使用 20 d。结果:治疗第 5、10 d,观察组的细菌清除率分别为 94.3%(33/35)、100%,优于对照组的 20.0%(7/35)、77.1%(27/35);观察组患者伤口分泌物量、创缘红肿、肉芽新鲜度、创面面积、愈合时间和住院费用等指标均优于对照组(均 $P<0.05$)。

肖新凯等将 90 例肛窦炎湿热下注证患者随机分为两组各 45 例,对照组予甲硝唑注射液、硫酸庆大霉素注射液混合溶液灌肠治疗,观察组在对照组基础上加服升清化浊方(炙黄芪、炒白术、太子参、枳壳、陈皮、焦三仙等),治疗 4 周。结果:观察组的总有效率 93.3%(42/45)高于对照组的 75.6%(34/45);治疗后 3、6 个月,观察组复发率分别为 4.4%(2/45)和 11.1%(5/45),优于对照组的 17.8%(8/45)、31.1%(14/45)(均 $P<0.05$)。

高献明等将 80 例中气下陷型直肠内脱垂患者随机分为两组各 40 例,对照组口服聚乙二醇 4000 散和地奥司明片,观察组口服加味升陷汤(炙黄芪、升麻、柴胡、知母、桔梗、生白术等)治疗,治疗 4 周。结果:治疗组的总有效率 100% 优于对照组的 62.5%(25/40)($P<0.05$);观察组排便时间症状积分、肛门坠胀症状积分、直肠黏膜松弛症状积分均低于对照组($P<0.05$,$P<0.01$)。

肛瘘的治疗详见专条。

5. 男性泌尿性疾病

以前列腺炎、前列腺增生和男性不育症的文献为多,也可见附睾炎、男性更年期的临床报道。

刘毅豪等将 86 例住院接受手术治疗的良性前列腺增生症(BPH)患者随机分为两组各 43 例,对照组接受常规治疗(包括前列腺抗感染药物、止血、冲洗膀胱等)和盆底功能锻炼(提肛、收缩逼尿肌、协同训练),治疗组在对照组的基础上加服五苓散(泽泻、猪苓、茯苓、桂枝、白术),治疗 3 个月。结果:治疗组住院时间、留置导尿管时间短于对照组,VAS 评分低于对照组;治疗后两组患者最大尿流率(MFR)均上升,最大尿道压(MUP)、最大尿道闭合压(MUCP)均较治疗前下降,且治疗组改善程度更明显(均 $P<0.05$)。

曾银等将 73 例ⅢB型前列腺炎患者随机分为两组,试验组 36 例予乌茴止痛方(乌药、小茴香、肉桂、青皮、延胡索、当归等)治疗,对照组 37 例予盐酸坦洛新缓释胶囊治疗,疗程 6 周。结果:试验组的治愈率为 27.8%(10/36),显效率为 38.9%(14/36),优于对照组的 10.8%(4/37)和 21.6%(8/37);治疗后两组疼痛症状积分、生活质量积分、慢性前列腺炎症状积分指数(NIH-CPSI)总分均较治疗前改善,且试验组优于对照组(均 $P<0.05$)。

胡黄金等以去势加皮下注射丙酸睾酮 5 mg·kg^{-1}·d^{-1},每周调整 1 次丙酸睾酮剂量,所有大鼠连续注射 28 d,复制大鼠 BPH 模型。将 60 只 SD 雄性大鼠实验分组为假手术组,模型组,非那雄胺组(0.45 g·kg^{-1}·d^{-1}),升降通癃方(熟地黄、山药、酒山萸肉、酒肉苁蓉、益母草、醋三棱等)中空栓高、中、低(3.98、1.99、0.99 g·kg^{-1}·d^{-1})剂量组,每组 10 只。手术后第 8 d 起,假手术及模型组肛塞空白中空栓,非那雄胺组及升降通癃方中空栓高、中、低剂量组大鼠给予相应中空栓肛塞,塞入后按住肛门 5 min,待中空栓栓壳融化释放药液。28 d 后,与假手术组比较,模型组大鼠前列腺指数显著升高,前列腺中 DHT 水平显著升高,Caspase-3 及 Bax 蛋白表达水平显著下降,Bcl-2、PI3K 及 Akt 蛋白表达水平显著上升(均 $P<0.01$);与模型组比较,非那雄胺组和升降通癃方中空栓高剂量组大鼠前列腺指数明显降低($P<0.05$,$P<0.01$),升降通癃方中空栓中剂量组和升降通癃方中空栓低剂量组大鼠前列腺指数有下降趋势,但差异无统计学意义;非那雄胺组及升降通癃方中空栓各剂量组大鼠前列腺中 DHT 水平均明显下降,降通癃方中空栓各剂量组 Caspase-3 及 Bax 蛋白表达水平明显上升,Bcl-2、Akt 蛋白表达水平明显下降,降通癃方中空栓高、中剂量组 PI3K 蛋白表达水平上升($P<0.05$,$P<0.01$)。

买鹏宇等基于 Th17/Treg 平衡探讨构建自身免疫性前列腺炎(EAP)湿热证病证结合小鼠模型。将 160 只 C57BL/6 小鼠随机分为正常组、湿热因素组、免疫组(EAP 模型组)、复合组(中医湿热证候因素+免疫诱导组)4 组,每组 40 只。采用中医湿热证候因素+免疫诱导的多因素复合法建立 EAP 湿热证模型,具体如下:空白组与湿热因素组小鼠多点皮下及腹腔注射 0.9% 氯化钠溶液 0.5 ml/只;免疫组与复合组小鼠多点皮下注射前列腺组织蛋白提纯液 0.5 ml/只、弗氏完全佐剂 0.5 ml/只;30 d 后均重复注射 1 次。造模期间空白组、免疫组自由饮水摄食,常规饲养;湿热因素组、复合组以高脂饲料(普通饲料+胆固醇 25 g/kg+猪脂 100 g/kg+蛋黄粉 80 g/kg)喂养,单日予以普通纯净水 1 000 ml+56° 米酒 50 ml,双日予 20% 蜂蜜饮料,每日 10:00—16:00 放入温度 35 ℃ 和湿度 95% 温控动物房中。两次免疫 30 d 后完成造模,进行模型评价。结果:与正常组比较,免疫组炎症细胞浸润现象更明显;湿热因素组前列腺腺泡细胞壁增厚现象更明显,复合组前列腺病理损伤包括腺腔结构紊乱、炎症细胞浸润明显加重。从造模第 15 d 至第 60 d 湿热因素组与复合组湿热证候积分较正常组显著升高($P<0.01$)。复合组前列腺指数较正常组、免疫组均显著升高;湿热因素组、免疫组、复合组较正常组 IL-17、RORγt 表达升高,Foxp3 表达降低;免疫组、复合组前列腺内 RORγt 表达升高,Foxp3 表达降低($P<0.01$,$P<0.05$)。采用中医湿热证候因素+免疫诱导的多因素复合法可以使 Th17/Treg 平衡紊乱,建立 EAP 湿热证病证结合小鼠模型。

男性不育症的治疗及实验研究详见专条。

6. 周围血管疾病

以糖尿病足、下肢深静脉血栓、下肢动脉硬化闭塞症、慢性下肢溃疡为主,也有静脉炎、动脉炎等的治疗,实验研究则主要集中在糖尿病足。

赵明等将 60 例糖尿病足(DF)患者随机均分为两组各 30 例,对照组在常规治疗的基础上予重组牛碱性成纤维细胞生长因子凝胶治疗,治疗组加用二味拔毒膏(雄黄、白矾、凡士林)治疗,14 d 为 1 个疗程,治疗 2 个疗程。结果:治疗组的总有效率 90.0%(27/30)高于对照组的 76.7%(23/30);两组治疗后疗效性症状、体征总积分均较治疗前下降,且治疗组改善更为明显(均 $P<0.05$)。

潘孙峰等将 150 只昆明小鼠随机分为空白对照组,模型对照组,玉米须提取液高、中、低(20、10、5 g/L)剂量组 5 组,每组 30 只。空白组予标准饲料喂养,其余各组予高脂高糖饲料喂养,第 12 周起除空白组外各组予以链脲佐菌素(STZ)40 mg·kg^{-1}·d^{-1}腹腔注射 5 d 至小鼠空腹血糖大于 11.1 mmol/L,空白对照组、模型组予以生理盐水灌胃,玉米须提取液各组按剂量灌胃,持续给药 30 d。结果:玉米须提取物高、中、低剂量组均具有降低糖尿病足小鼠模型 IL-1、hs-CRP、血管细胞黏附分子-1(VCAM-1)、细胞间黏附分子-1(ICAM-1)、单核细胞趋化蛋白-1(MCP-1)的作用($P<0.01$),且呈现剂量浓度依赖性,玉米须提取液高剂量组要明显优于低剂量组($P<0.05$)。

潘孙峰等将 60 例气虚血瘀型下肢静脉溃疡(VLU)患者随机分为两组各 30 例,均予基础治疗及行下肢静脉曲张手术,治疗组术后于溃疡处外用活血生肌方(当归、丹参、红花、黄芪、乳香、没药等)纱条包扎,对照组术后于溃疡处外用凡士林纱条包扎,每 2 d 换药 1 次,连续 4 周。结果:治疗组的总有效率 96.7%(29/30)优于对照组的 80.0%(24/30)($P<0.05$);治疗 2、3、4 周后,两组患者溃疡愈合率均明显高于本组前 1 周时,且治疗组愈合率明显高于同期对照组(均 $P<0.01$)。

高利权等将 80 例下肢深静脉血栓形成患者随机分为两组各 40 例,均予基础治疗,对照组联合迈之灵片治疗,研究组予康脉Ⅱ号胶囊(蓬子菜、三棱、莪术、苍术、茯苓、黄柏等)治疗,疗程 45 d。结果:研究组的总有效率 95.0%(38/40)优于对照组的 80.0%(32/40);研究组肢体肿胀、患肢疼痛、股三角区压痛缓解情况优于对照组,血浆 D 二聚体、纤维蛋白原低于对照组(均 $P<0.05$)。

血栓性静脉炎的治疗详见专条。

7. 其他外科疾病

有关急性胰腺炎、阑尾炎、胆囊炎、胆结石、肠梗阻、烧伤、外伤的临床报道较多,也可见蛇咬伤、各类术后等报道,实验研究则集中在急性胰腺炎和烧烫伤。

雷浩强等将 90 例急性非复杂性阑尾炎患者随机分为两组各 45 例,观察组采用加味大黄牡丹汤加减方(大黄、牡丹皮、甘草、桃仁、芒硝、连翘等)联合内镜逆行阑尾炎治疗术,对照组采用内镜逆行阑尾炎治疗术及常规治疗,疗程 7 d。结果:观察组总有效率 100%高于对照组的 95.6%(43/45)。两组炎性因子指标 CRP、IL-6 值均降低,且观察组各指标值均低于对照组;两组 CD$_4^+$、CD$_4^+$/CD$_8^+$ 值均升高,且观察组高于对照组(均 $P<0.05$)。治疗 1 年后观察组的复发率 2.2%(1/45)低于对照组的 13.3%(6/45)($P<0.05$)。

金顺德等将 72 例慢性胆囊炎反复发作患者随机分为两组各 36 例,对照组予常规治疗(阿莫西林、曲匹布通、熊胆胶囊),观察组在对照组的基础上加服柴芍六君子汤(柴胡、炙甘草、白芍药、白术、党参、茯苓等)加减口服,疗程 1 个月。结果:观察组的总有效率 94.4%(34/36)高于对照组 72.2%(26/36);治疗后两组血清 EGF、IL-6 水平均低于治疗前,且观察组低于对照组;观察组 VAS 疼痛评分(2.18±0.22)分低于对照组的(3.48±0.79)分(均 $P<0.05$)。

孙纯等将 84 例肠梗阻患者随机分为两组各 42 例,对照组予西药常规治疗,观察组在对照组的基础上加用通肠汤(生大黄、厚朴、炒枳壳、芒硝、虎杖根、桃仁等)加减治疗,疗程 2 周。结果:观察组的总有效率 95.2%(40/42)高于对照组的 85.7%(36/42)($P<0.05$)。治疗后观察组中医症状积分明显低于对照组,肠蠕动恢复时间、肛门排气时间、腹胀/腹痛消失时间及住院时间均明显短于对照组;治疗后两

组患者胃泌素(GAS)及胃动素(MOT)水平均上升，生长抑素(SST)水平均有所下降，且观察组优于对照组(均 $P<0.05$)。

单永改等将 76 例大肠息肉内镜下治疗术后脾虚湿毒证患者随机分为两组各 38 例，对照组予常规术后治疗，治疗组在对照组的基础上加服健脾利湿解毒方(党参、炒白术、土茯苓、连翘、忍冬藤、白薇)，3 个月后治疗组完成 31 例，对照组完成 29 例。结果：治疗组中医证候总有效率为 90.3%(28/31)，优于对照组的 55.2%(16/29)($P<0.05$)；治疗组 3 个月后、术后半年及术后 1 年息肉复发例数分别为 6、7 及 12 例，明显低于对照组的 10、15 及 19 例($P<0.05$)。

张允申等选取 120 例蝮蛇咬伤患者随机分为两组各 60 例，均予常规治疗，对照组在此基础上联合传统外治法(扩创排毒＋刺络拔罐)，试验组联合改良外治法(常规消毒＋八风八邪穿刺排毒＋七叶一枝花酊外搽＋红光照射)。结果：对照组在治疗后 3 d 时，伤肢肿胀疼痛程度无显著性差异，治疗后 6 d 时有显著性差异($P<0.05$)；而试验组在治疗后 3 d 时，伤肢肿胀疼痛程度即有显著性差异($P<0.05$)，治疗后 6 d 时有极显著性差异($P<0.01$)，且治疗后 3、6 d，试验组伤肢肿胀疼痛缓解优于对照组($P<0.05$，$P<0.01$)。两组治疗后 WBC、N%、CRP、IL-6、TNF-α 水平均较治疗前有统计学差异，但试验组各指标有非常显著性差异($P<0.01$)。

凌书建等将 150 只雄性 Wistar 大鼠随机分为假烧伤组、模型组、大蒜素注射液(高、中、低剂量)组(20、10、5 mg/kg)，每组 30 只。除假烧伤组，其余大鼠通过烫伤仪(设置压力 0.03 MPa、温度 106 ℃、时间 5 s)制备深Ⅱ度烧伤大鼠模型，造模成功后，假手术组、模型组予以生理盐水注射，大蒜素各剂量组分别对应给药处理。结果：给药治疗 14 d 后，与模型组相比，大蒜素各剂量组创面愈合率升高($P<0.05$，$P<0.01$)；与假烧伤组比较，模型组大鼠创面组织微循环血流灌注值(MPD)显著降低，含水量显著升高($P<0.01$)；与模型比较，大蒜素中、高剂量组 MPD 显著升高且含水量显著降低($P<0.05$，$P<0.01$)。与模型组相比，大蒜素中、高剂量组创面血小板聚集率降低，血清 sVCAM-1、血管紧张素-Ⅱ(Ang-Ⅱ)、硝酸还原酶法测定血清 NO 含量降低，创面组织 ET-1 蛋白表达量降低、NOS 蛋白表达量升高($P<0.05$，$P<0.01$)。

胆石症的治疗及实验研究详见专条。

（撰稿：吴晶晶　马丽娜　审阅：李斌）

【白癜风的治疗与研究】

1. 医家经验

朱建龙等总结陶迪生的治疗经验。临证将白癜风分为 6 种证型，即血虚风袭证、脾虚风袭证、肾虚风袭证、肝郁风袭证、血瘀风袭证及风湿热证。血虚风袭证，治以养血祛风，常用生地黄、熟地黄、当归、白芍药、川芎、鸡血藤等。脾虚风袭证，治以健脾祛风，常用党参、黄芪、茯苓、炒白术、山药、炙甘草等。肾虚风袭证，治以补肾祛风，常用熟地黄、山萸肉、山药、牡丹皮、泽泻、茯苓等。肝郁风袭证，治以疏肝祛风，常用柴胡、白芍药、当归、茯苓、白术、牡丹皮等。血瘀风袭证，治以活血祛风，根据白斑部位不同，常规用"五逐瘀汤"加减：白斑分布在头面部，通窍活血汤加味；白斑分布在胸胁部位，血府逐瘀汤加味；白斑分布在膈下、腹部，膈下逐瘀汤加味；白斑分布在少腹，少腹逐瘀汤加味；白斑分布在四肢，身痛逐瘀汤加味。风湿热证，治以祛风利湿清热，常用苦参、苍术、防风、黄芩、猪苓、茵陈等。此诊治思路实用性强且有助于疗效的提高、病程的缩短。

赵公泽等总结王莒生的治疗经验。其在继承赵炳南、郭念筠等对白癜风病因病机认识的基础上，不断开拓对黑白药物的认识及运用，"以色治色"，形成以滋补肝肾为主的"十白、六黑"(十白：白芷、白僵蚕、白蒺藜、白术、白芍药、白花蛇舌草、白梅花、白鲜皮、桑白皮、白芥子；六黑：黑芝麻、桑葚、补骨脂、何首乌、首乌藤、黑豆皮)常用药物；同时认为身心同治是中医药治疗白癜风的一大优势，"话疗"是中医问诊中独具特色的一种疗法,亦是中医"以色治色"疗法中的重要组成部分。临床中之中对白癜风患者进行针对性的心理疏导。

林燕等总结叶建州的治疗经验。叶氏提出以"木郁"为中心环节,病位在肝、胆,以实证里证为多,或虚实夹杂,病及多脏,日久可致血虚,还可生风、挟瘀。"达"法关键在于疏利通达,以升发疏理肝胆之气为主,养血活血、祛风通络亦为"达"法,总以使周身气机得以和畅为目的。

徐春艳等总结黄尧洲使用升麻、桔梗治疗面部白癜风的经验。其认为升麻、桔梗作为常用的两味引经药,在面部白癜风的治疗中,二者均为风药,皆可外散风邪,载药上行头面,二者可畅行血脉之瘀滞,畅达情志之郁结。二药兼顾白癜风患者气血失和、外有风邪、气滞血瘀病因,同时引补益之品上达头面,力专效宏,临床可推广应用。

张艳红等总结杨素清运用角药治疗白癜风的经验。其从"风""肝肾""血""现代药理""以黑治白"等不同角度阐明角药在白癜风中的应用。具体包括:以荆芥、防风、浮萍为角药,从"风"论治白癜风;以沙苑子、女贞子、墨旱莲为角药,从"肝肾"论治白癜风;以当归、川芎、鸡血藤为角药,从"血"论治白癜风;以蒺藜、补骨脂、白芷为角药,从"现代药理"论治白癜风;以紫草、丹参、自然铜为角药,从"以黑治白"论治白癜风。其从中医理论及西医药理等多个层面分析中医中药的配伍精髓,并与皮肤疾病相互结合,形成独特配伍风格,体现了角药治疗白癜风的重要意义。

王筱等总结于军的临证经验。其认为白癜风肝肾不足证的治疗根本是滋补肝肾,发病诱因是风邪壅滞搏结于肌肤,而久病最终导致脉络瘀阻。立补益肝肾、活血祛风为法,自拟补骨脂僵蚕汤(补骨脂、僵蚕、刺蒺藜、当归、乌梢蛇、赤芍药等)为基础方治疗,临床取得较好疗效。

2. 临床治疗

王世博等基于"风气百疾"理论探析白癜风病程

缠绵、迁延难愈、反复发作的临床特点,提出风邪外袭、气血不和乃白癜风发病之本,伏风内潜是白癜风易于复发的重要原因。治疗方面依据"薯蓣丸主之"的论治特点,确立补气、和血、祛风三法并行治疗白癜风的遣方用药思路,治疗时更应区别进展期、稳定期的病机特点,注重标本同治、攻补兼施。所举验案为白癜风所致脾胃虚弱,以补气和血、祛风益胃为治则,方选薯蓣丸加减(山药、当归、桂枝、生地黄、川芎、白芍药等)联合西药治疗,临床获效显著。

郭潋等将80例患者随机分为两组各40例,对照组接受窄谱中波紫外线(NB-UVB),观察组接受白驳汤(生甘草、乌梅、浮萍、川芎、当归、防风等)联合NB-UVB治疗,疗程8周。结果:观察组的总有效率82.5%(33/40)明显高于对照组的60.0%(24/40)($P<0.05$);治疗后观察组中医症状积分、皮肤病生活质量指数(DLQI)评分和外周血CD_8^+百分比明显低于对照组,皮损面积明显小于对照组,外周血CD_4^+、CD_4^+/CD_8^+、调节性T细胞(Treg)百分比和血清IgA、IgM、IgG水平均明显高于对照组(均$P<0.05$)。研究提示,白驳汤联合NB-UVB治疗白癜风疗效确切,可显著改善皮损,调节免疫功能。

尚智伟等将82例患者随机分为两组各41例,对照组予308 nm准分子激光治疗,观察组在对照组的基础上加用消白灵汤(白蒺藜、鸡血藤、豨莶草、紫草、红花、赤芍药等),治疗12周。结果:观察组的临床总有效率97.6%(40/41)明显高于对照组的87.8%(36/41)($P<0.05$);治疗1、3个月后,两组中医证候积分、VASI评分均较治疗前下降,且观察组治疗后两个时间点的中医证候积分、VASI评分均低于对照组(均$P<0.05$)。

严雪妹等将80例患者随机分为两组,观察组37例予益气解毒调色汤(何首乌、女贞子、合欢皮、墨旱莲、百合、黑芝麻等)联合窄波紫外线治疗,对照组43例采用单纯西药联合窄波紫外线治疗,疗程12周。结果:观察组的临床有效率91.9%(34/37)高于对照组的69.8%(30/43)($P<0.05$);两组治疗后主证皮损颜色、瘙痒、肢体乏倦等中医证候积分均减少,且

观察组较对照组明显降低;治疗后两组 IgG、IgM、IgA 均较之前降低,C3、CH50 均较之前有所升高,观察组免疫指标改善明显优于对照组(均 $P <$ 0.05)。研究提示,益气解毒调色汤加减联合窄波紫外线治疗白癜风,可增强机体免疫力,一定程度上增加皮肤的光敏性,改善患者身体免疫机能。

(撰稿:赵杭 周蜜 审阅:陈红风)

【痤疮的治疗与研究】

1. 医家经验

郝华明等总结付正良的治疗经验,认为女子肝郁化火,灼伤阴液,阴血亏虚,相火妄动,加之经前期阳长,扰动肝阳,以致虚火上炎攻于颜面,故经期加重;又肝气郁结,疏泄失常,冲任气血运行不畅,郁结肌肤,而经前气血下聚,冲任过满,加重经脉气血瘀滞,故见痤疮经前加重;阴血亏虚,冲任失畅,气血瘀滞则血海不能按时满盈,以致女子常伴见月事紊乱。临证以疏肝解郁、凉血活血、清热解毒为治疗原则,同时顺应女性生理特点,结合中药调周治疗。自拟桑拳饮(桑白皮、拳参、柴胡、紫草、黄芪、当归等),使肝火得泻,肝气得疏,肝郁得解,进而达到健脾利湿、清热解毒、活血化瘀的效果,机体气血调和,则痤疮自愈。

马欢欢等总结史晓伟的治疗经验,认为当下"郁乃痤"中"郁"更多指气郁,即肝气郁结,故而当下关于本病的治疗已不能单纯视为皮肤病进行诊疗,更应重视其情志的调节,重视肝气的疏调,以使脾气健运,认为肝木疏土,助其运化,脾土营木,利其疏泄。根据"郁乃痤"理论及其此类患者发病特点,以疏肝健脾立法,并将这一治法作为整个治疗过程中基本原则,自拟柴胡六白汤加减(白芍药、白术、柴胡、黄芩、白芷、白鲜皮等)进行治疗,每获良效。

邢爽洁等总结谭金华的治疗经验,主张从阴阳角度出发,结合患者体质、舌象、微观辨证,把握痤疮发病的病机要点及诊疗思路,使阴阳趋于平衡。谭氏认为痤疮患者体质整体可分为阴阳两类。偏向阳者,多表现实、热之征,可细分为热毒质、湿热质、气郁质、阴虚质;偏向阴者,多表现为寒、虚之征,可细分为阳虚质、气虚质、寒湿质、血瘀质。舌象分为阴阳两类:偏于阳者,舌尖红提示心火上炎,舌绛红提示热毒壅盛,舌红有芒刺为气分热盛,舌黯提示瘀血阻滞,舌苔白腻提示寒湿凝滞;偏于阴者,舌淡提示脾虚气虚,齿痕舌为脾虚水泛征兆,舌体偏大为水盛阳微,舌体瘦小为气血不足,舌质娇嫩为气血虚弱。治疗痤疮,须结合体质、舌脉及病症,以体为本,以病为标,标本同治。阴阳是相互关联、相互转化的,在痤疮的临床治疗中,应结合体质、舌象、专科微观三者辨证。

张世翼等总结夏永良基于"玄府郁闭"理论治疗湿热郁闭型青春期后痤疮的治疗经验。夏氏认为玄府壅塞,开阖失司,经脉阻滞,郁而化火,痤疮乃生,治当宣通玄府、清化郁热,兼以化湿,则气机舒展,津液流通,湿热之郁阻可祛,痤疮可消。临证遣方以麻黄连轺赤小豆汤加减为基础,若火郁夹湿闭阻玄府者,常合升降散或葛根芩连汤升降清浊、通调气机、肃清湿热;若气郁化火闭阻玄府者,常合丹栀逍遥散或小柴胡汤调气开郁、清散郁火;若气血津液代谢失常日久,痰瘀闭塞玄府者,常以麻黄连轺赤小豆汤配合牡丹皮、赤芍药、丹参、紫草、茜草等活血凉血化瘀之品以善其后。

2. 临床治疗

王文颖等认为囊肿型痤疮病机为在外感与内伤因素作用下,肺脾功能失调导致痰瘀热互结,热盛肉腐,酝酿成脓而发为本病。从肺脾论治常能获得良好的效果。在囊肿型痤疮的治疗中,早期常需根据辨证联合运用清肺化痰(桑白皮、枇杷叶、黄芩等)、健运脾胃(茯苓、陈皮、白术、薏苡仁等)、化痰散结(半夏、浙贝母、海藻、昆布、乳香、没药等)及解毒消痈(连翘、蒲公英、白花蛇舌草、败酱草等)的治法。而中后期需托毒外出或囊肿溃脓不佳时,常由正气不足,需在以上四种治法的基础上加补脾益肺(黄芪、党参等),才能获得较好的临床疗效。

何霞认为阳虚寒凝是痤疮常见的证型,以阳虚为主,寒凝为标。通过详细探讨扶阳思想的理论基础,并结合病案指出痤疮在治疗上以扶阳散结法为总则,主以扶阳,辅以散结,方以薏苡附子败酱散为主加减治疗。方中附子大补元阳、祛陈寒,使全身之气血流通;薏苡仁淡渗利湿消疮散结;败酱草解毒排脓消痤,全方共达扶阳散结,排脓消痤之意。

孟长海等认为"郁乃痤"是痤疮辨治的理论基础,寒、热、气、血四郁是"郁乃痤"的主要表达形式。痤疮的发生与郁关系密切,主要表现为寒郁、热郁、气郁、血郁四种,其中病情复杂者又杂合痰、湿、虚、食等综合为患。治疗痤疮应该注重阴阳本质,注重八纲辨证,从"寒、热、气、血、郁、滞"入手,明晰思路。以气血疏利为本,兼顾寒热虚实、痰瘀等诸证,可提纲挈领,治疗精准,常可取效。

陈蒙等通过对"玄府"与"序贯郁邪"的梳理,分析玄府郁邪与佩戴口罩引起的面部机械性痤疮,得出气、湿、热、毒序贯性郁于面部 O 区是口罩痤疮的主要病理,并认为其发病机制为在面部佩戴口罩后,呼出之气郁闭于面部,玄府气津通利失常,气郁玄府,面部气机郁久化热,与呼出之热共同郁蒸面部,热郁玄府,扰动毛窍,精脂排泄渐旺,发为粉刺。同时,汗出加快,汗出遇呼出后凝结之水汽,当属"汗出见湿",水湿为患,湿郁玄府,初步发生痤痹。湿与热二邪的病理产物——水湿与精脂夹热,郁久生毒,毒蕴肌肤乃生痤。在痤疮的治疗中酌加开郁散滞药,可使郁滞的气、湿、热、毒之邪得以疏散,力求重建玄府正常的开阖流通功能,面部气津流通恢复,邪气可祛,痤疮可消。

杨文志等将 80 例重度痤疮患者随机分为治疗组和对照组各 40 例,另选取 40 例健康体检者作为正常组。两组患者均予阿达帕林凝胶外涂治疗,在此基础上,治疗组予加减仙方活命饮(白芷、贝母、防风、赤芍药、当归尾、甘草等)治疗,对照组给予盐酸多西环素片联合维生素 B6 片治疗,疗程 1 个月。结果:治疗 1 个月后,治疗组的总有效率 90.0%(36/40)优于对照组的 75.0%(30/40);治疗组的粉刺、丘

疹、脓包、结节或囊肿等各项皮损评分及皮损总积分降低作用均明显优于对照组;治疗组对血清 IL-1α 与 IL-4 水平的降低作用均明显优于对照组(均 $P<$ 0.05)。患者治疗后血清 IL-1α、IL-4 表达与疗效呈负相关,提示该方治疗重度痤疮的机制与其调节血清中失调的 IL-1α、IL-4 表达相关。郭梦圆等将 64 例结节型痤疮患者随机分为两组各 32 例,治疗组予慈菇散结方(山慈菇、皂角刺、莪术、丹参、柴胡、赤芍药等)配合复方黄柏液涂剂外用治疗,对照组予盐酸多西环素配合复方黄柏液治疗,疗程 8 周。结果:两组患者皮损情况、Acne-QOL 均较治疗前明显改善,且治疗组改善较对照组更为明显(P<0.01);治疗组的有效率 90.6%(29/32)高于对照组的81.3%(26/32)(P<0.01)。朱潇莹等将 106 例轻中度痤疮患者随机分为两组各 53 例,对照组予夫西地酸软膏联合红蓝光照射治疗,观察组在对照组基础上予五味消毒饮加减(金银花、野菊花、蒲公英、紫花地丁、天葵子),治疗 6 周。结果:观察组的总有效率88.7%(47/53)优于对照组的 56.6%(30/53)(P<0.05)。贾镜立等将 60 例寻常痤疮患者随机分为两组,治疗组 30 例(脱落 2 例)每日用中药痤疮搽剂外涂配合 CO_2 激光治疗,对照组 30 例(脱落 3 例)单用 CO_2 激光治疗,疗程 4 周。结果:治疗组的总有效率92.9%(26/28)高于对照组的 74.1%(20/27)(P<0.05)。

3. 基础研究

郭斐斐等探讨三黄凝胶(黄芩、黄连、黄柏、苦参、白芷、丹参等)通过调控 P38 丝裂原活化蛋白激酶(P38MAPK)/细胞外调节蛋白激酶(ERK)信号通路干预痤疮的作用机制。将 48 只大鼠分为空白组、模型组、维 A 酸乳膏组及三黄凝胶高、中、低(生药 0.08、0.04、0.02 g·kg^{-1}·d^{-1})剂量组,治疗前后观察痤疮鼠耳的病理变化;酶联免疫吸附试验(ELISA)法测定血清磷酸化-丝裂原活化蛋白激酶 P38 抗体(P-P38MAPK)与磷酸化-细胞外信号调节激酶(P-ERK)含量。结果:与模型组比较,维 A 酸

乳膏组及三黄凝胶各剂量组鼠耳表皮及角质层变薄,毛囊及皮脂腺扩张、角栓、角化物质堆积、淋巴细胞浸润等病理变化均改善。各组痤疮鼠血清 P-P38MAPK 与 P-ERK 含量较空白组高;与模型组相比,治疗后维 A 酸乳膏组及三黄凝胶各剂量组血清 P-P38MAPK 与 P-ERK 含量下降(均 $P<0.01$)。研究提示,三黄凝胶能降低痤疮鼠血清 P-P38MAPK 及 P-ERK 含量,促进恢复痤疮模型大鼠表皮微生态环境的动态平衡,改善痤疮症状。

纪薇等通过细胞计数试验盒检测消炎祛痘方(丹参、连翘、牛蒡子、苦参、黄芩等)对 THP-1 细胞活力的影响并采用 ELISA 法观察消炎祛痘方对 THP-1 细胞上清中 TNF-α、IL-1α、IL-8 水平的影响;采用 qRT-PCR 和 Westernblot 法分别检测 Toll 样受体 2 及核因子-kBP65mRNA 和蛋白的表达水平。结果:12.5、25 μg/ml 消炎祛痘方均能抑制痤疮丙酸杆菌诱导的 TNF-α、IL-1α、IL-8 表达水平,但 25 μg/ml 消炎祛痘方对 3 种细胞因子表达的抑制作用更强。12.5、25 μg/ml 消炎祛痘方均能抑制 TLR2mRNA 的表达,并且两组 TLR2mRNA 表达水平的差异无统计学意义。消炎祛痘方能有效降低痤疮丙酸杆菌诱导的 TLR2 表达水平,25 μg/ml 消炎祛痘方降低 TLR2 的作用更明显。25 μg/ml 消炎祛痘方能显著抑制 NF-kBp65 的表达。研究提示,消炎祛痘方能抑制痤疮丙酸杆菌诱导的 THP-1 细胞分泌炎症因子,其机制可能与抑制 TLR2/NF-kB 信号通路。

(撰稿:蔺乃炬 周蜜 审阅:陈红风)

【带状疱疹的治疗与研究】

罗茂等将 100 例急性期带状疱疹患者随机分为对照组和试验组各 50 例,在采用常规抗病毒、镇痛、营养神经作为基础治疗上,对照组加用 3%硼酸溶液湿敷,试验组加用复方黄柏液及 3%硼酸溶液交替湿敷,连续治疗 14 d。结果:试验组治疗前后皮损评分为(9.72±2.84)分 VS(1.48±1.02)分,对照组治疗前后皮损评分为(9.62±2.76)分 VS(3.86±1.03)分,差异具有统计学意义($P<0.05$)。另外,皮疹止疱时间[(6.260±0.965)d VS(8.000±0.756)d]、结痂时间[(8.020±0.845)d VS(11.760±1.170)d]及愈合时间[(10.620±1.276)d VS(13.300±0.614)d],试验组均短于对照组,且试验组出现皮损继发感染几率更小($\chi^2=4.762$,$P=0.029$)。

夏金根观察四味中药经验方(红花、瓜蒌仁、瓜蒌皮、生甘草)联合物理疗法治疗带状疱疹急性期的临床疗效。将 65 例患者随机分为两组,对照组 30 例采用常规抗病毒治疗,试验组 35 例采用四味中药经验方联合物理疗法(包括对于局部皮肤实施激光治疗、超短波治疗和紫外线治疗等),治疗 2 周。结果:试验组的总有效率 97.1%(34/35)明显优于对照组的 73.3%(22/30);治疗后治疗组止痛时间、结痂时间和脱痂时间均明显短于对照组,其治疗后 VAS 评分结果也显著低于对照组($P<0.05$)。

东媛等观察瓜蒌散合活络效灵丹加减治疗带状疱疹对患者疼痛的减轻效果。将 108 例带状疱疹患者随机分为两组各 54 例,对照组进行西药抗病毒及对症止痛治疗,观察组在对照组的基础上加用瓜蒌散合活络效灵丹加减(瓜蒌皮、瓜蒌仁、赤芍药、丹参、地龙、红花等),连续治疗 14 d。结果:治疗后的总有效率 90.7%(49/54)高于对照组的 74.1%(40/54);观察组止疱时间、完全结痂时间及皮损痊愈时间均少于对照组(均 $P<0.05$)。

王贵梅等观察清热解毒化瘀汤(黄连、生地黄、升麻、牡丹皮、赤芍药、栀子等)结合王不留行外敷治疗急性期带状疱疹的疗效。将 64 例患者随机分为两组各 32 例,对照组口服盐酸伐昔洛韦片、甲钴胺片和维生素 B1 等对症治疗,试验组口服清热解毒化瘀汤并配合王不留行外敷,治疗 14 d。结果:试验组的总有效率 90.6%(29/32)高于对照组的 83.4%(27/32);治疗组止疱、结痂、脱痂时间早于对照组,VAS 评分下降优于对照组,试验疗组后遗神经痛发生率低于对照组(均 $P<0.05$)。

彭武斌等观察参芪银花扶正解毒汤(黄芪、金银花、鱼腥草、夏枯草、制何首乌、板蓝根等)联合阿昔洛韦片治疗老年带状疱疹的临床疗效。将 86 例患者随机分成两组各 43 例,对照组采用阿昔洛韦片治疗,治疗组在对照组基础上加用参芪银花扶正解毒汤,连续治疗 14 d。结果:治疗组的总有效率 93.0%(40/43)高于对照组的 79.1%(34/43);治疗组的止疱时间、结痂时间及止痛时间均短于对照组;随访 2 个月后,治疗组神经痛发生率低于对照组(均 $P<0.05$)。

王万春等观察中药复方精油(由艾叶、薰衣草、茶树、冬青、薄荷中提取的挥发油组成,比例为 2∶2∶2∶1∶3)联合中药热奄包(丹参、五灵脂、炒蒲黄、桃仁、红花、川芎等)外用治疗带状疱疹后遗神经痛气滞血瘀证的临床疗效及安全性。将 60 例患者随机分为两组各 30 例,治疗组予中药复方精油按摩局部疼痛部位联合中药热奄包外敷,对照组口服加巴喷丁胶囊,同时外涂复方利多卡因乳膏,治疗 28 d。结果:治疗组的总有效率 93.3%(28/30)优于对照组的 86.7%(26/30)($P<0.05$);治疗组 VAS、QOL 评分下降的幅度明显大于对照组,且治疗组患者疼痛消退时间短于对照组(均 $P<0.01$)。

严欢等探讨中西医结合治疗带状疱疹后遗神经痛的疗效。将 60 例带状疱疹后遗神经痛患者随机分为对照组和试验组各 30 例。两组均采用常规西医治疗(抗病毒、止痛、微波照射等),试验组在此基础上加用中药(桃仁、红花、赤芍药、熟地黄、当归等),治疗 2~3 周。结果:试验组的总有效率 83.3%(25/30)明显高于对照组的 53.3%(16/30);两组治疗前后比较 VAS、SAS 与中医证候积分均有显著差异性,且试验组优于对照组(均 $P<0.05$)。

崔洁娜等探讨益气活血止痛汤(黄芪、茯苓、当归、白芍药、忍冬藤、鸡血藤等)联合偏光红外线刺激对于老年带状疱疹后遗神经痛患者疼痛、睡眠质量的影响。将 70 例老年带状疱疹后遗神经痛患者随机分为观察组和对照组各 35 例,对照组实施常规西药治疗,观察组实施益气活血止痛汤和偏光红外线刺激治疗,疗程 1 个月。结果:观察组的总有效率

97.1%(34/35)显著高于对照组的 80.0%(28/35),VAS 评分、睡眠质量 PSQI 评分均低于对照组(均 $P<0.05$)。

金霞霞等总结雷正权从"菀陈则除之"论治带状疱疹后遗神经痛的经验。雷氏认为,带状疱疹后遗神经痛为火热毒邪瘀滞皮部,气血运行不畅则发疼痛。蛇串疮后残邪潜伏,加之素体亏虚,气血失和,正气弱则无力清余邪外出,余邪久伏,阻遏气机,留滞经络致气血凝滞不畅,以致疼痛缠绵难愈。雷教授在临床中运用"菀陈则除之"理论治疗带状疱疹后遗神经痛,强调立足整体,重视选穴,针药结合;注重调和气血,扶正补虚,以达到清除余邪、畅通气血、通络止痛之效,充分发挥中医药治疗优势。

(撰稿:陈艺苒 周蜜 审阅:陈红风)

【慢性荨麻疹的治疗与研究】

龚宇欣等从免疫反应、血液流变学、炎症反应及氧化应激反应探讨发现痰湿体质人群是慢性荨麻疹患者的高发人群,鉴于痰邪与气血津液的关系密切,从痰论治慢性荨麻疹当放广思路,围绕痰邪,从调气机、利水道、祛瘀浊、运脾胃等方面治疗,临床需四诊合参,辨证选用理气化痰,祛风化痰,宣肺降痰,利饮祛痰,化痰祛湿、化痰祛瘀,健脾补肺,健脾温肾等不同治法。

康帅等以环境毒邪理论为出发点,发现其致荨麻疹的病机特点有四:或郁闭皮毛,循经传肺使肺失宣降;或由口入胃,邪侵中焦使运化无权;或邪扰心神,情志暴躁使心肝热盛;又或毒邪伏蛰于里,伺机而动。根据其病因病机特点提出以攻为用、祛其毒邪与攻补并用、扶正祛邪的治则治法,以期为环境毒邪所致荨麻疹的临床防治提供一定的理论依据。

赵月纯等从"肤-体相关论"辨治急性荨麻疹,提出"体虚风动"是本病发作的核心病机。故治疗时急性期"养血祛风、脱敏消疹"为大法,常选用乌蛇荣皮汤加减(生地黄、当归、赤芍药、桂枝、牡丹皮、紫草等)治疗;缓解期注重调理体质,以"温阳补气,解郁

疏肝"为重心,常选用玉屏风散、逍遥散、肾四味等方治疗。同时,为尽快缓解急性发作时水肿、瘙痒症状,配合清热燥湿祛风中药(虎杖、大黄、焦栀子、紫草、白鲜皮、马齿苋等)煎汤外洗,疗效显著。

宋玮等基于"玄府-腠理-三焦"理论辨治胆碱能性荨麻疹。胆碱能性荨麻疹是一种特殊荨麻疹亚型,皮肤黏膜由于暂时性血管通透性增加而发生的局限性水肿。文章遵循"玄府-腠理-三焦"理论,运用麻黄连翘赤小豆汤合五皮饮加减(麻黄绒、连翘、赤小豆、桑白皮、地骨皮、白鲜皮等)治以开宣玄府、疏泄腠理、畅达三焦,可获良效。

王彦瑾等总结郭静基于"固本祛邪"法自拟三黄消荨散(黄芪、黄精、生地黄、水牛角、牡丹皮、刺蒺藜等)治疗慢性荨麻疹的经验。郭氏认为慢性荨麻疹久治难愈、易于复发,应责之于正虚失御、邪气外犯,该病病程日久,邪已入里,病位较深,虚实夹杂,治疗应固本与祛邪并济,标本兼顾,自拟三黄消荨散治疗,效果显著。

蒋薇等认为三焦以气化功能将五脏六腑联系起来,推动着脏腑生理功能的进行、气血精津液的代谢,对于慢性荨麻疹反复发作的病证特点,可以从三焦气化不利,气之生成、运动失常与津液化生、敷布失常所致之"虚"和"湿"来解释。基于此理论指导下,作为温阳化气第一方的五苓散,兼有疏风利水通利三焦之功,气津同治,表里双解,标本兼顾,可为临床治疗慢性荨麻疹提供一定参考。

沈思怡等探究慢性自发性荨麻疹(CSU)伴甲状腺自身抗体(TA)阳性患者的临床特点和中医证型分布规律。选取 294 例 CSU 患者,检测血清抗甲状腺球蛋白抗体(TgAb)和抗甲状腺过氧化物酶抗体(TPOAb)水平,采集病程、荨麻疹病情活动性评分(UAS)、伴随症状并予以中医辨证分型,进行统计学分析。结果:TA 阳性 CSU 患者病程更长、UAS 更高、女性比例更高($P<0.05$),年龄差异无统计学意义($P>0.05$),女性伴 TA 阳性的风险高于男性($P<0.01$)。TA 阳性 CSU 伴随症状以心烦、失眠、乏力倦怠为主,中医证型多为肝气郁结证,其次为阴

虚内热证。阴虚内热证 TgAb、TPOAb 水平和 UAS 均高于肝气郁结组($P<0.05$)。认为 TA 女性患者,如出现心烦、失眠、乏力倦怠等症状,可提示或伴有甲状腺疾患。

孟艳鲜等将 128 例血虚风燥型慢性荨麻疹患者随机分为两组各 64 例,对照组予盐酸西替利嗪片治疗,观察组予益气疏风汤(生石膏、黄芪、当归、生地黄、知母、荆芥等)联合盐酸西替利嗪片治疗,疗程 4 周。结果:观察组的总有效率 95.3%(61/64)高于对照组的 82.8%(53/64)($P<0.05$);治疗后两组患者瘙痒、风团发作个数、最大风团直径、风团发作持续时间、风团外观及风团发作频次评分均较治疗前下降,观察组 6 项荨麻疹严重程度评分均低于对照组;两组 MCP-1、Rantes、Eotaxin 水平均较治疗前下降,观察组 3 项指标值均低于对照组(均 $P<0.05$);两组补体 C3、C4 水平均较治疗前上升,IgE 水平均较治疗前下降,观察组补体 C3、C4 水平均高于对照组,IgE 水平低于对照组;两组 DLQI 评分均较治疗前下降,观察组 DLQI 评分低于对照组(均 $P<0.05$)。

杨秀秀等将 90 例慢性荨麻疹患者随机分为两组各 45 例,均予左西替利嗪口服液治疗,观察组加用固卫御风汤(黄芪、荆芥、防风、细辛、蝉蜕、浮萍等)治疗,疗程 4 周。结果:治疗后两组 LTC4、LTB4 水平及 UAS 评分均降低,且观察组低于对照组;观察组 IgE 水平及复发率低于对照组,CD_4^+/CD_8^+ 高于对照组(均 $P<0.05$)。观察组的总有效率 91.1%(41/45)高于对照组的 71.1%(32/45),观察组的总复发率 11.1%(5/45)低于对照组的 37.8%(17/45)(均 $P<0.05$)。

杨子发将 70 例慢性荨麻疹患者随机分为两组各 35 例,对照组予常规治疗,观察组在对照组的基础上加用灭荨汤(蝉花、太子参、茯苓、何首乌、红花、山蜡梅叶等)联合自血疗法治疗,疗程 4 周。结果:观察组的总有效率 91.4%(32/35)明显高于对照组的 71.4%(25/35);治疗后两组皮肤瘙痒评分均下降,且观察组低于对照组;治疗后免疫因子指标

IgM、IgG、IgA 均上升,且观察组高于对照组(均 $P<0.05$)。

黄培等将 80 例老年慢性荨麻疹患者随机分为两组各 40 例,对照组予氯雷他定治疗,观察组在对照组基础上加用养血祛风汤(当归、川芎、炒白芍药、生地黄、黄芪、荆芥等),治疗 2 周。结果:观察组的总有效率 90.0%(36/40)高于对照组的 57.5%(23/40);观察组的中医证候积分低于对照组,生活质量指标评分高于对照组(均 $P<0.05$)。

张敏等将 106 例慢性荨麻疹患者随机分为两组各 53 例,对照组采用盐酸氮卓斯汀片治疗,试验组在对照组的基础上联合润燥止痒胶囊(生地黄、苦参、何首乌、桑叶、红活麻)治疗,疗程 1 个月。结果:治疗 15 d 后,试验组的总有效率 83.0%(44/53)高于对照组的 66.0%(35/53);治疗 1 个月后,试验组的总有效率 92.5%(49/53)高于对照组的 75.5%(40/53);随访 2 个月,试验组的复发率 6.3%(2/32)高于对照组的 28.0%(7/25)(均 $P<0.05$)。

张帆等将 60 例患者随机分为两组各 30 例,对照组服用富马酸卢帕他定片,观察组服用消风止痒汤(当归、生地黄、防风、荆芥、白鲜皮、浮萍等),治疗 4 周。结果:观察组的愈显率 86.7%(26/30)明显高于对照组的 30.0%(9/30);两组治疗后瘙痒 VAS 评分、皮肤划痕消退时间均较治疗前缩短,且观察组短于对照组(均 $P<0.05$)。

(撰稿:王思涵 周蜜 审阅:陈红风)

【肛瘘的治疗及实验研究】

1. 临床治疗

冷涛等将 120 例湿热下注型单纯低位肛瘘术后患者随机分为两组各 60 例,观察组予以萆薢渗湿汤(萆薢、薏苡仁、赤茯苓、黄柏、牡丹皮、泽泻等)加减内服,联合肛肠洗剂一号(马齿苋、五倍子、金银花、大黄、玄明粉、冰片)熏洗治疗,对照组采用高锰酸钾液熏洗治疗,疗程 14 d。结果:治疗后两组创面肿胀、渗出及疼痛评分均较治疗前降低,且观察组各项

评分低于对照组(均 $P<0.05$)。观察组术后第 7、14、28 d 创面愈合率均高于同期对照组,且创面愈合时间短于对照组(均 $P<0.05$)。治疗后两组血清 hs-CRP、TNF-α 水平均较治疗前下降,血清 VEGF 水平均较治疗前升高,且观察组以上指标水平变化较对照组更显著(均 $P<0.05$)。杨英楠等将 82 例肛瘘切除术+挂线术后患者随机分为两组各 41 例,对照组予以重组人酸性成纤维细胞生长因子冻干粉外用,观察组在对照组的基础上加用五倍子汤(五倍子、芒硝、莲房、桑寄生、紫地丁、黄柏等)熏洗坐浴治疗,疗程 3 周。结果:观察组总有效率 95.1%(39/41)显著高于对照组的 73.2%(30/41);观察组的炎性介质 IL-12、TNF-α、IFN-γ 水平均显著低于对照组(均 $P<0.05$)。孙英杰等将 78 例高位单纯性肛瘘患者随机分为两组各 39 例,均接受低位瘘道切开高位挂线术,对照组采用传统橡皮筋挂线治疗,观察组则采用六神丸药线挂线。结果:观察组术后创面愈合时间(19.63±2.43)d 明显低于对照组的(25.49±3.09)d;术后第 14 d,观察组疼痛、肿胀、渗液积分均低于对照组,肛管直肠收缩压明显高于对照组,Wexner 肛门失禁评分明显低于对照组(均 $P<0.05$)。孙少哲等将 90 例肛瘘术后出现肛门瘙痒的患者随机分为两组各 45 例,治疗组采用痛痒消洗剂(黄柏、芒硝、防风、苍术、秦艽、苦参等)熏洗坐浴治疗,对照组采用 1:5 000 高锰酸钾溶液熏洗坐浴治疗,疗程 14 d,结果:治疗组总有效率 97.8%(44/45)显著高于对照组的 75.6%(34/45);治疗组 VAS 评分、改良 Duo 氏瘙痒评分、IL-6 水平均显著低于对照组(均 $P<0.05$)。金杰等将 80 例低位肛瘘患者随机分为两组各 40 例,对照组行单纯肛瘘切开术治疗,治疗组则行肛瘘切开术联合袋形缝合术治疗。结果:治疗组手术时长大于对照组;治疗组 VAS 评分低于对照组,创面渗出量少于对照组;治疗组手术创面面积、愈合时瘢痕面积小于对照组,创面愈合时间短于对照组(均 $P<0.05$)。

陆宏等总结杨巍诊治肛周窦瘘疾病的经验。将《外科正宗》"使毒外出为第一"的治疗理念灵活运用

于肛瘘的各个阶段,采用箍围、引流、挂线等外治法驱邪外出,结合中药内服顾护脾胃、扶正祛邪,临证以"内外同治、消托兼施、箍围为要"为治疗原则,强调"开户逐贼、就近出邪"的治疗理念。具体在肛瘘术式选择上,提出中低位肛瘘宜采用切除术结合切开术,高位复杂性肛瘘应灵活选用挂线或旷置法,而高位单纯性肛瘘可采用激光闭合术,避免损伤括约肌。对于克罗恩病肛瘘的辨证总不离"脾胃虚弱为本、湿热下注为标",须分清虚实缓急。急性活动期治疗应注重箍围控制炎症反应,以利于后期引流和手术治疗;在手术时机掌握上,主张规范应用生物制剂和免疫抑制剂,待进入疾病稳定期再行手术。肛瘘术后的换药提倡辨证选用,初期腐肉未脱、渗液较多时用红油膏或红油膏纱条等祛腐生肌;腐脱后改用三石散油膏、白玉膏等生肌长肉,三石散等收口。中医辨证施治则以固护脾胃、扶植正气为要,黄芪、党参、白术等健脾益气药物贯穿始终。

2. 实验研究

张欢等将 54 只大鼠随机分成模型组、对照组、实验组,每组 18 只,均制备模拟肛瘘术后创面模型后,模型组予 0.9% NaCl 溶液、对照组予乳酸依沙吖啶(利凡诺)溶液、实验组予促愈熏洗方(虎杖、蒲公英、苦参、五倍子、当归)外用换药处理。第 2 d 开始,上述各组每日换药 1 次,连续 2 周。结果:造模后第 3、7、14 d,实验组创面愈合率均高于模型组;3 个时点创面组织及血清中 TGF-β1 在实验组中的含量均高于模型组(均 $P < 0.05$)。

孙晓健等将 64 只大鼠随机分为空白组、模型组、白竭散组、贝复济组,每组 16 只。空白组于肛门部制备一方形创面,余 3 组在大鼠肛门处制作急性感染性创面模型,术后 48 h 有脓性分泌物出现,则判定造模成功。空白组和模型组均以生理盐水棉球清创治疗;白竭散组在此基础上将白竭散(1 g/cm²)均匀撒于创面;贝复济组将贝复济(150 Au/cm²)均匀喷洒于创面。4 组均每日早晚各 1 次,重复 2 周。结果:治疗第 14 d,各组创面愈合率(%)为模型组(58.23±4.88)<空白组(69.11±3.69)<贝复济组(78.45±4.56)<白竭散组(95.34±5.01)(均 $P < 0.05$);白竭散组(145.23±8.19)与贝复济组(138.89±7.46)大鼠创面血流值(ml/min)均明显高于模型组(82.89±9.01),且模型组低于空白组(159.23±8.01)(均 $P < 0.05$);白竭散组及贝复济组大鼠创面组织细胞间黏附分子-1(ICAM-1)、TNF-α 的蛋白表达量较模型组均显著降低(均 $P < 0.05$)。

(撰稿:褚美玲　审阅:李斌)

【急性乳腺炎的治疗及实验研究】

1. 临床治疗

谢琼将 64 例气滞热壅型急性乳腺炎患者随机分为两组各 32 例,对照组采用手法通乳联合西医常规治疗(抗生素、退热等),观察组在此基础上加服理气消肿解毒汤(柴胡、香附、青皮、蒲公英、金银花、连翘等),治疗 7 d。结果:观察组的总有效率 90.6%(29/32)优于对照组的 71.9%(23/32)($P < 0.05$);两组症状积分、NEUT、WBC、CRP、PCT 均较治疗前改善,且观察组改善更明显(均 $P < 0.05$)。张敬进等将 70 例急性乳腺炎并脓肿形成患者随机分为两组各 35 例,对照组用麦默通微创置管引流术及术后常规治疗(轻型予青霉素钠静滴,重型予哌拉西林钠他唑巴坦钠静滴),观察组在此基础上加用蒲公英汤(蒲公英、天花粉、全瓜蒌、王不留行、柴胡、金银花等),治疗 6 周。结果:观察组的总有效率 94.3%(33/35)高于对照组 74.3%(26/35);观察组抗生素使用时间及治愈时间均短于对照组(均 $P < 0.05$)。潘志欣等将 70 例急性乳腺炎患者随机分为两组各 35 例,对照组予头孢曲松钠静滴,硫酸镁湿敷患处,治疗组在此基础上加瓜蒌牛蒡汤加减(瓜蒌、牛蒡子、天花粉、蒲公英、王不留行、黄芩等),联合红外线照射及通乳手法按摩,连续治疗 5 d。结果:治疗组的有效率为 97.1%(34/35)显著高于对照组的 80.0%(28/35);治疗组肿块消失、疼痛缓解、体温降至正常和治愈时间均较对照组明显减少(均 $P <$

0.01)。殷飞等将120例急性乳腺炎患者随机等分为3组,A组40例(脱落1例)予蒲公英瓜络汤(蒲公英、青皮、丝瓜络、王不留行、漏芦)联合手法排乳;B组40例(脱落2例)予手法排乳,C组40例(脱落1例)予头孢拉定胶囊联合手法排乳,治疗6 d。结果:A组的临床治愈率74.4%(29/39),显著高于B组的39.5%(15/38)、C组的48.7%(19/39);A组的总有效率89.7%(35/39),明显高于B组的68.4%(26/38)和C组的74.4%(29/39)。A组治疗后的排乳通畅程度、肿块大小、疼痛程度明显优于其他两组,且治愈后继续母乳喂养率89.7%(35/39),明显高于B组的65.8%(25/38)、C组的71.8%(28/39)(均P<0.05)。危美谊等将80例急性乳腺炎早期患者随机分为两组各40例,对照组予头孢呋辛+生理盐水静滴,研究组予柴胡疏肝散汤(枳壳、柴胡、香附、芍药、陈皮、香附)配合手法治疗,每周3次。结果:研究组的总有效率97.5%(39/40)高于对照组的75.0%(30/40);研究组干预后中医证候积分、WBC、CRP、IL-6、TNF-α水平低于对照组(均P<0.05)。

方忠祥等将60例急性乳腺炎患者随机分为两组各30例,对照组予头孢克肟片联合乳腺按摩,观察组在此基础上加用瓜蒌牛蒡方加减(连翘、金银花、瓜蒌、栀子、黄芩、皂角刺等)+仙人掌外敷,治疗7 d。结果:观察组的总有效率93.3%(28/30)高于对照组的73.3%(22/30);治疗后观察组肿块大小、红肿面积、疼痛程度、乳汁排出评分及中性粒细胞、WBC、IL-6、IL-1α和CRP较对照组低,健康调查简表(SF-36)评分较对照组高(均P<0.05)。谢静华将100例急性乳腺炎患者随机分为两组各50例,对照组采用抗生素治疗(口服头孢克肟),研究组在此基础上外敷复方冲和膏(紫荆皮、独活、赤芍药、白芷、石菖蒲),治疗21 d。结果:研究组的总有效率94.0%(47/50)高于对照组的82.0%(41/50);研究组脓肿消退、体温恢复、疼痛缓解、治疗时间均优于对照组(均P<0.05)。朱细妹将64例急性乳腺炎患者随机分为两组各32例,对照组接受单纯理疗(理疗仪+揉抓排乳),观察组在此基础上外敷中药

(蒲公英50 g煮水,纱布浸润后外敷,20~30 min/次,2~3次/d),治疗7 d。结果:观察组的总有效率96.9%(31/32)高于对照组的78.1%(25/32);观察组的治愈时间[(1.50±0.25)d]较对照组的治愈时间[(4.25±1.05)d]缩短,且观察组乳房红肿、胀痛和发热评分较对照组改善更明显(均P<0.05)。

林梦燕认为"肝脾同治"是中医治疗哺乳期乳腺炎的优势所在,通过疏肝、健脾,使气机升降协调,母乳微生态趋于平衡,能有效防治哺乳期乳腺炎,达到未病先防、既病防变的目的。金信妍等总结裴晓华的治疗经验,将中医"扶正祛邪"理论与微生物动态平衡理论相结合,提出中药可通过调控乳汁菌群和(或)抑制细菌生长,减少抗生素治疗在急性乳腺炎中的应用。急性乳腺炎临床上可分为淤滞期、炎症期、成脓期、溃脓期和炎症僵块期,应分期论治。淤滞期以通为和,以消为贵;炎症期疏肝清胃,解郁疏肝;成脓期透邪托毒,扶正祛邪;溃脓期气血同调,扶助护场;炎症僵块期调补通腠,温消僵块。

2. 实验研究

马晓佳等将50只分娩后泌乳第5~7 d的SD大鼠随机均分为空白组、模型组和疏肝解郁汤(瓜蒌、柴胡、牛蒡子、重楼、蒲公英、香附等)高、中、低剂量组(10、5、2.5 mg/kg),与幼鼠隔离1 h后,将疏肝解郁中药汤剂浓缩过滤至1 g/ml,冷藏备用,分别稀释为0.125 mg/ml、0.25 mg/ml、0.5 mg/ml,给药容积为20 ml/kg,进行灌胃,空白组和模型组灌胃生理盐水,1次/d,持续5 d。5 d后复制大鼠LPS乳腺炎模型,造模后12 h再给药1次。造模24 h后HE染色,观察乳腺组织的病理学变化;Elisa检测大鼠血清与乳腺组织中IL-1、IL-6、TNF-α含量;Western Blot检测乳腺组织中p-p38、p-MAPKAPK2蛋白表达水平。结果:模型组乳腺组织损伤严重,血清与组织中IL-1、IL-6、TNF-α的含量升高,组织中p-p38与p-MAPKAPK2蛋白表达水平升高;实验组乳腺组织损伤减轻,血清与组织中IL-1、IL-6、TNF-α的含量降低,组织中p-p38与p-MAPKAPK2

蛋白表达水平降低(均 $P<0.05$)。提示:疏肝解郁汤能减轻大鼠急性乳腺炎症,降低血清与组织中的炎症因子,作用机制可能是抑制 p38/MAPKAPK2 通路。

(撰稿:周悦 谭旻劼 审阅:李斌)

【肉芽肿性乳腺炎的治疗及实验研究】

1. 临床治疗

王西跃等根据术前治疗方法的不同,将 59 例肉芽肿性乳腺炎(GM)患者随机分为两组,观察组 30 例采用活血化瘀方(桃仁、红花、熟地黄、当归、赤芍药、川芎等)外敷联合糖皮质激素治疗,对照组 29 例仅用糖皮质激素治疗。术前治疗 8 周后序贯手术切除病灶,术后糖皮质激素单药治疗至停药。结果:两组治疗后 GM 患者病灶范围均小于治疗前,且观察组小于对照组(均 $P<0.05$);观察组的客观缓解率 83.3%(25/30)优于对照组的 69.0%(20/29)($P<0.05$);术中在切除组织量、切除组织量占比,观察组均低于对照组(均 $P<0.05$)。宿琦琦等将 80 例 GM 初期患者随机分为两组各 40 例,对照组采用基础和激素治疗,观察组在对照组的基础上加服益气和营方(黄芪、党参、柴胡、当归、丹参、赤芍药等),治疗 3 个月。结果:观察组较对照组更有效缩小肿块、缓解疼痛($P<0.01$);观察组的总有效率 100%显著高于对照组的 77.5%(31/40)($P<0.01$);观察组较对照组更能降低外周血 C3、C4 水平,及病变组织内 C3、C4 的表达水平明显降低(均 $P<0.05$)。

韩旭等将 64 例 GM 急性期患者随机两组各 32 例,对照组予透脓散(黄芪、皂角刺、川芎、鳖甲、当归)加减内服,辅以切开排脓,药捻引流治疗,观察组在对照组治疗的基础上配合乳痈散外敷(紫花地丁、黄柏、皂角刺、生石膏)。结果:乳腺肿块差值比较,观察组在治疗前及第 8、16、24 周肿块范围较对照组缩小明显($P<0.05$,$P<0.01$,$P<0.001$)。各项临床症状评分比较,观察组治疗后病灶皮肤温度、皮肤颜色、肿块质地、疼痛较对照组改善明显($P<$

0.05,$P<0.01$);脓液渗出量评分比较,观察组破溃后第 8 周与第 16 周脓液渗出量显著优于对照组($P<0.05$,$P<0.01$),且在第 24 周脓液量明显减少对照组($P<0.001$),脓液性质多呈血性、瘘管也变浅愈合,各项临床症状评分均明显优于对照组($P<0.05$,$P<0.01$);观察组临床有效率为 100%,显著高于对照组的 87.5%(28/32)。

耿金珠等将 68 例肉芽肿性小叶性乳腺炎(GLM)患者随机分为两组各 34 例,清消组采用清消方(柴胡、黄芩、郁金、芍药、龙葵、半枝莲等)加减联合金黄膏外敷,温消组采用温消方(熟地黄、鹿角片、炮姜炭、肉桂、炙麻黄、白芥子等)联合冲和膏外敷,观察 6 个月。结果:清消组剔除 1 例,脱落 1 例,完成 32 例;温消组剔除 2 例,脱落 4 例,完成 28 例。清消组治愈 20 例(62.5%),好转 11 例(34.4%),无效 1 例(3.1%),总有效率 96.9%(31/32);温消组治愈 16 例(57.1%),好转 12 例(42.9%),无效 0 例,总有效率 100%。清消组在治疗第 2、3、4、6 个月的治愈率均高于温消组,在治疗第 4 个月清消组治愈率高于温消组($P<0.05$);治疗第 3、4 个月时,清消组肿块面积小于温消组($P<0.05$)。

王君月等运用中医传承辅助平台研究燕京外科流派治疗 GM 经验及用药规律。结果:四气中寒性及平性使用最频,五味中苦味及甘味使用最多,归经中肝经及脾经比例最高,补气药及清热解毒药最常用,使用频次最高的 12 味药物分别为茯苓、赤芍药、蒲公英、丝瓜络、陈皮、白芍药、连翘、黄芪、甘草、柴胡、白术、山楂。结论:根据数据挖掘结果,充分体现了燕京名家在治疗上确立"疏肝清热,健脾益气"的治疗总则,临床上本病辨证以阳证为主,使用清消之法治疗。舒国发等基于"伏邪理论"探讨 GLM 的临证治疗。认为"伏痰入络"是 GLM 发病的基本病机,病性总属本虚标实。治疗时辨证分期论治,急性期清热化痰散结以透邪,亚急性期温阳通络化痰以祛邪,慢性期益气通络化痰以除邪,同时配合适时手术的治疗理念,使隐匿潜藏之伏邪消散,则邪祛正安,为本病临床治疗提供了新思路。王婷等系统评价中医药治疗 GLM 的临床疗效及安全性。结果：共纳入文献 12 篇，包括 864 例 GLM 患者，其中治疗组 443 例，对照组 421 例。Meta 分析显示，中医药治疗 GLM 的总有效率高于西医治疗[$OR = 3.11$，$95\%CI(1.92, 5.03)$，$Z = 4.63$，$P < 0.000\ 01$]，乳房外形优良率上比西医治疗有优势（$P < 0.05$）。

陈樟荣等探讨 GM 患者出生日期的五运六气分布特点与体质之间的关系。将 469 例 GM 患者出生日期的五运六气分布情况分别从岁运、司天、在泉、主气及客气对体质进行统计学分析，判断各体质与五运六气之间是否存在相关性。结果：GM 患者的体质分布在阴虚质所主体质人数分布最多，共 277 例，占 59.1%。GM 患者的出生日期的特点为岁运为土运、主气为少阴君火或厥阴风木。提示：出生日期五运六气与体质倾向存在一定关系，阴虚体质的人患 GM 的可能性较高。

2. 实验研究

周瑶等探讨柴胡清肝汤治疗 GLM 模型大鼠的作用机制。将 60 只雌性大鼠分为正常组、模型组、醋酸泼尼松龙组及柴胡清肝汤（柴胡、连翘、当归、生地黄、赤芍药、川芎等）高、中、低剂量组（17.8、8.9、4.5 $g \cdot kg^{-1} \cdot d^{-1}$），采用 GLM 病变组织与弗氏佐剂混合后的组织匀浆进行造模，造模成功后药物干预组均给予相应的处理因素，正常组、模型组给予等量生理盐水，干预 14 d。结果：与正常组比较，模型组大鼠肉眼可见乳房明显红肿，乳腺炎症指数显著升高（$P < 0.01$），形成以乳腺小叶为中心的肉芽肿，伴见大量淋巴细胞、浆细胞等炎性细胞浸润；与正常组相比，模型组大鼠乳腺组织中的 NLRP3、Caspase-1 及 IL-1β mRNA 相对表达量显著增加，NLRP3、Caspase1、IL-1β 和 IL-18 蛋白的表达显著增加（均 $P < 0.01$）；与模型组比较，各治疗组大鼠乳房红肿均有改善，柴胡清肝汤高剂量组及泼尼松龙组乳腺炎症程度明显改善，柴胡清肝汤高剂量组、泼尼松龙组能够明显下调 NLRP3、Caspase-1 及 IL-1β mRNA 的表达，降低 NLRP3、Caspase-1、IL-1β 和

IL-18 蛋白的表达（$P < 0.05$，$P < 0.01$）。赵泽等将有孕产史的雌性 SD 大鼠 20 只，使用人肉芽肿小叶性乳腺炎组织匀浆注射法诱导 GLM 模型，分组为空白组、模型组、西药组（糖皮质激素组）、托里透脓汤（人参、白术、王不留行、白芷、升麻、当归等）组，其中西药组给药剂量为 10 $mg \cdot kg^{-1} \cdot d^{-1}$，托里透脓汤组给药剂量为 20 mg/d，造模次日起给药，连续给药 4 周后取材。结果：与模型组相比，西药组及托里透脓汤组的血清 IL-18、组织活化的 caspase-1、GSDMD-n、活化的 IL-1β 均表达降低（均 $P < 0.05$），托里透脓汤组的 ER、PR 表达均增高（均 $P < 0.05$）；西药组可见乳腺小叶结构存在，炎细胞浸润不明显，托里透脓汤组可见脓肿边界清晰，脓肿内主要成分为多核巨细胞，脓肿外较模型组炎症细胞浸润较少。结论：托里透脓汤对 GLM 有治疗作用，机制可能与类雌激素作用与抗细胞焦亡作用有关。

（撰稿：殷玉莲 袁丹仪　审阅：李斌）

【男性不育症的治疗及实验研究】

1. 临床治疗

曾锋等将 300 例少弱精子症患者随机分为两组各 150 例，对照组予星状神经节阻滞治疗，观察组在对照组的基础上加用复方玄驹胶囊（玄驹、淫羊藿、枸杞子、蛇床子等），治疗 12 周。结果：观察组精子密度、精子存活率、精液量、a 级精子比例以及（a+b）级精子比例均大于对照组，T、LH 以及 FSH 水平均高于对照组，E_2 水平低于对照组（均 $P < 0.05$）。毛可人等将 96 例弱精症患者分为两组各 48 例，观察组予维生素 E 软胶囊联合补肾衍精汤（熟地黄、山药、菟丝子、枸杞子、山茱萸、当归等）治疗，对照组给予维生素 E 软胶囊联合五子衍宗丸治疗，疗程 12 周。结果：治疗后两组精子活力水平、精子活动率、a 级精子、（a+b）级精子比例水平、血清 T、LH 水平均高于治疗前，且观察组高于对照组（均 $P < 0.05$）；两组精浆果糖、中性 α-葡萄糖糖苷酶水平均高于治疗前，且观察组高于治疗组（均 $P < 0.05$）。严峰等

将 100 例精索静脉曲张合并不育患者随机分为两组各 50 例,对照组予迈之灵片口服,观察组在对照组的基础上加服通络生精汤(熟地黄、山药、山茱萸、菟丝子、覆盆子、桑葚子等),治疗 3 个月。结果:治疗后观察组精子浓度、精子活率、精子前向活动力均高于对照组,精子内 DNA 碎片数量低于对照组($P<0.05$);治疗后两组精索静脉血管管径均减小,且观察组小于对照组(均 $P<0.05$);观察组的治疗总有效率 96.0%(48/50)高于对照组的 84.0%(42/50)($P<0.05$)。张迪等将 122 例男性不育症患者随机分为两组各 61 例,对照组口服维生素 E 胶囊,观察组服用益肾通络祛湿方(菟丝子、续断、淫羊藿、白术、黄芪、熟地黄等),治疗 12 周。结果:观察组 DFI 水平、精浆 MDA 浓度及肾虚湿热络阻证评分显著低于对照组,精子浓度、PR、PR+NP、SOD、VSL 水平均高于对照组(均 $P<0.05$)。

2. 实验研究

胡语杰等随机选取 8 只 SD 雄性大鼠为正常组,其余大鼠连续 5 d 腹腔注射环磷酰胺(35 mg·kg^{-1}·d^{-1})制备大鼠少弱精子症模型,而后随机分为模型组,益肾生精方(黄精、山药、枸杞子、桑葚、覆盆子、益智仁等)高、中、低剂量组(11.66、5.83、2.91 g/kg),五子衍宗丸组(1.03 g/kg),左卡尼汀组(0.17 g/kg),每组 8 只。结果:药物干预 28 d 后,益肾生精方高剂量组、五子衍宗丸组和左卡尼汀组可以明显提高 SOD 活性,降低 MDA 水平($P<0.05$,$P<0.01$)。益肾生精方组、五子衍宗丸组和左卡尼汀组可以显著提高 T 水平($P<0.01$),降低 LH 水平($P<0.05$,$P<0.01$)。凋亡实验结果显示,益肾生精方中剂量组、五子衍宗丸组和左卡尼汀组可显著降低凋亡率($P<0.01$)。Western blot 结果显示,益肾生精方高剂量组、五子衍宗丸组和左卡尼汀组可以明显升高 Bcl-2 蛋白水平,降低 cleaved Caspase-3 蛋白水平($P<0.05$,$P<0.01$)。

何超拔等随机将 40 只 8 周龄 SPF 级 SD 雄性大鼠分为假手术组,模型组,丹红通精方(蒲黄、五灵脂、水蛭、丹参、黄芪、红景天等)高、中、低剂量组(5.0、2.5、1.3 g·kg^{-1}·d^{-1}),每组各 8 只。除假手术组外,其余组大鼠采用 Turner 肾静脉缩窄术建立精索静脉曲张大鼠模型。造模成功后,丹红通精方给药组大鼠灌胃给予相应剂量的丹红通精方溶液,假手术组及模型组灌胃给予等体积生理盐水,每日早晚各给药 1 次,连续 8 周。结果:与模型组比较,丹红通精方各给药组精子总数、运动精子百分比及 DHT 水平升高,睾丸组织细胞凋亡率及血清中 FSH 水平降低;丹红通精方低剂量组、中剂量组睾丸组织 Fas、FasL 蛋白表达水平降低;丹红通精方中剂量组、高剂量组不运动精子百分比降低;丹红通精方高剂量组 FasL 蛋白表达水平降低,血清 LH 水平上升,差异均有统计学意义(均 $P<0.05$)。丹红通精方各给药组大鼠睾丸组织病理改变得到不同程度的改善,其中丹红通精方中剂量组改善最为明显。

赵沛沛等将 35 只大鼠随机分为正常对照组,模型组,益肾通络补气方(菟丝子、枸杞子、熟地黄、淫羊藿、黄芪、党参等)高、中、低剂量组(每只每日 0.3、0.6、1.2 g),每组 7 只。正常对照组 7 只每日给予正常饮食,共 42 d;剩余 28 只先予以雷公藤多苷 20 mg·kg^{-1}·d^{-1}灌胃造模,共 4 周,取 7 只判断造模成功后,剩余 21 只分别予益肾通络补气方高、中、低剂量灌胃,共 14 d。结果:雷公藤多苷组大鼠精子前向运动精子百分率(PR)、精子总活力(PR+NP)、浓度等功能指标均较正常对照组和生理盐水组显著降低。睾丸组织 HE 染色显示雷公藤多苷组大鼠生精小管内各级精母细胞和精子细胞数明显减少、生精细胞排列紊乱。益肾通络补气方高、中、低剂量组均可显著提高模型大鼠精子前向运动精子百分率(PR)、精子总活力(PR+NP)、浓度等($P<0.01$)。各给药组均能提高 Catsperl 蛋白含量水平,其中益肾通络补气方中、高剂量组有明显作用($P<0.05$)。提示:雷公藤多苷可以诱导稳定的弱精子症大鼠模型,益肾通络补气方具有提高弱精子症大鼠精子的前向运动精子百分率、精子总活力、浓度的作用,雷公藤可以显著降低大鼠精子特异性钙通道 CatSperl

的表达,而益肾通络补气方可以上调弱精子症大鼠CatSperl的表达。

(撰稿:仲芜沅 丛汇 审阅:李斌)

【血栓性静脉炎的治疗及实验研究】

1. 临床治疗

黄倩等将 50 例血栓闭塞性脉管炎(TAO)患者随机分为两组各 25 例,对照组采用常规西药治疗(前列地尔静滴,阿司匹林肠溶片,阿托伐他汀,贝前列素钠片口服,溃疡者配合换药),治疗组在此基础上给予四妙通脉汤(金银花、玄参、当归、甘草),治疗 14 d。结果:治疗组的总有效率 96.0%(24/25)优于对照组的 64.0%(16/25)($P<0.05$);治疗后两组患者的最大行走距离和踝肱指数,以及患肢疼痛、发凉、麻木和疮面情况均较治疗前明显改善,且治疗组的改善作用均明显优于对照组(均 $P<0.05$)。吕忠俊等将 100 例 TAO 患者随机分为两组各 50 例,对照组采取单纯动脉切开取栓术治疗,研究组在对照组的基础上加服通闭益气活血汤(党参、炒白术、枸杞子、蒲黄、赤芍药、白芍药等),治疗 90 d。结果:研究组的总有效率 98.0%(49/50)高于对照组的88.0%(44/50)($P<0.05$)。治疗后两组全血黏度(BV)、血浆黏度(PV)、红细胞压积(Hct)、红细胞聚集指数(AI)、全血还原黏度(BRV)均较治疗前降低,红细胞沉降率(ESR)、红细胞变形指数(RCD)均较治疗前上升,且研究组优于对照组(均 $P<0.05$)。李宇宏等将 109 例 TAO 患者随机分为两组,对照组54 例予前列地尔注射液治疗,观察组 55 例加服解毒祛瘀通脉汤(黄芪、川牛膝、丹参、冬青、地龙、水蛭等),治疗 8 周。结果:观察组的总有效率 96.4%(53/55)高于对照组的 85.2%(46/54)($P<0.05$);观察组低切血黏度、高切血黏度、血浆比黏度、AI、CPR、IL-6、TXB2 水平均较对照组低;观察组最大行走距离较对照组远,ABI 较对照组高($P<0.05$)。

仇立花等将 82 例慢性血栓性静脉炎患者随机分为两组各 41 例,均外用喜辽妥软膏,观察组加服益气活血通脉汤(黄芪、鸡血藤、桂枝、金银花、丹参、当归等),治疗 15 d。结果:观察组的总有效率95.1%(39/41)优于对照组 80.5%(33/41)($P<0.05$);两组患者主要症状、体征评分(肤色、肿胀感、疼痛、条索或结节)均较治疗前明显减低,且观察组减低更为显著(均 $P<0.05$);观察组主要症状明显减轻时间短于对照组($P<0.05$);治疗后两组患者血液流变学指标(BV、PV)、纤维蛋白原(FIB)较治疗前均有改善,且观察组改善更为显著(均 $P<0.05$)。王军静等将 108 例下肢血栓性浅静脉炎患者随机分为两组各 54 例,均外用喜辽妥软膏,观察组加用丹芍凉血方熏洗(赤芍药、牡丹皮、苍术、黄柏、白茅根、三棱等),治疗 14 d。结果:治疗后两组患者主要症状体征评分、患侧与健侧下肢周径差值、全血高切黏度、全血低切黏度、PV 和 FIB 均较治疗前显著降低,且观察组显著低于对照组($P<0.05$)。李婵等将90 例下肢血栓性静脉炎患者随机分为两组各 45 例,均用利伐沙班口服、派拉西林钠他唑巴坦钠静滴治疗,观察组在此基础上予蜡疗(维持 50 ℃左右,20 min/次,2 次/d)联合血府逐瘀汤口服(生地黄、当归、赤芍药、桃仁、红花、川芎等),治疗 12 d。结果:治疗后观察组 VAS 评分低于对照组,髌骨上下缘 10 cm 处周径差值较对照组改善;观察组 hs-CRP、IL-6 及肿瘤坏死因子-α 含量显著低于对照组(均 $P<0.05$);观察组的总有效率 93.3%(42/45)高于对照组的 77.8%(35/45)($P<0.05$)。张乐群将104 例血栓性浅静脉炎患者随机分为两组各 52 例,对照组予头孢呋辛酯片、利伐沙班片口服,地塞米松静滴,观察组在对照组的基础上在患处外敷清湿热化瘀膏(金银花、黄芩、黄连、黄柏、大黄、当归等),治疗 4 周。结果:观察组的总有效率 96.2%(50/52)优于对照组的 84.6%(44/52)($P<0.05$);治疗后两组患者的肤色、肿胀感、疼痛、索条状物或结节、超声静脉分级等情况评分、PV 及高切血液黏度、低切血液黏度、FIB 指标均较治疗前下降,且观察组各项评分均低于对照组(均 $P<0.05$)。

李桓等总结唐祖宣辨“痛”治疗 TAO 的经验。

唐氏认为 TAO 的"寒痛"多为寒邪致病,寒凝经脉,痹阻不通,从而发病,常用附子汤、四逆汤、通脉四逆汤、当归四逆汤及细辛、桂枝、肉桂等温经散寒的方药;"热痛"因热毒侵袭,多用四妙勇安汤及板蓝根、蒲公英和黄芩等清热解毒方药;"寒热痛"为患病日久化热,常寒热并用,如四逆汤、当归四逆汤合四妙勇安汤等药合用;"瘀血痛"因寒凝、气滞导致瘀血阻滞,常用补阳还五汤加引经药桑枝、桂枝引药上行,牛膝、杜仲引药下行;"气虚痛"因先天禀赋不足或后天失养导致气血亏虚,常用四逆加人参汤及黄芪、甘草等;"气滞痛"为肝气不疏,气滞血阻,常用柴胡疏肝散、枳实芍药散等;"痰湿痛"为痰、湿等有形之邪阻滞经脉,常用附子汤、苓桂术甘汤等。

2. 实验研究

王梦丽将 60 只雄性 SD 大鼠随机分为 TAO 模型组、模型＋通塞脉片(TSM)、模型＋脉络舒通丸(MLST)(黄芪、金银花、黄柏、苍术、薏苡仁、玄参等)(3.8、7.6、15.2 g/kg)及假手术组,每组 10 只。模型＋TSM 组予 TSM、羧甲纤维素钠(CMC-Na)混合溶液,模型＋MLST 各浓度组予 MLST、CMC-Na 混合溶液,TAO 模型组、假手术组给予同体积 CMC-Na 溶液灌胃(1 次/d),持续 14 d。结果:在干预第 14 d,TAO 模型组体重下降,患肢病变重(色紫暗发黑,变硬,枯黄,伴患肢跛行和曳行,部分坏疽脱落);血常规指标(白细胞、中性粒细胞、淋巴细胞和血小板数目及红细胞比容)升高(均 $P < 0.01$),FIB 水平升高($P < 0.05$),凝血酶原时间、活化部分凝血活酶时间和凝血酶时间缩短($P < 0.05$,$P < 0.01$),ET-1、TXB2 和 IL-1β 水平升高,6-K-PGF1α 水平下降($P < 0.01$);股动脉和股静脉内膜、中膜和外膜均被炎症细胞浸润,股动脉组织 NF-κB 表达水平升高($P < 0.01$)。在 MLST 3.8、7.6 g/kg 剂量干预后,上述症状、病理表现、指标均改善,其中又以 7.6 g/kg 剂量干预组效果更佳($P < 0.05$,$P < 0.01$),且与 TSM 2.6 g/kg 剂量组效果相近。

(撰稿:孟畑 何斌俊 审阅:李斌)

【脱发的治疗及实验研究】

1. 临床治疗

闫可可等从玄府气液角度阐述脱发之病因病机,认为其病机可概括为气血亏虚、玄府不充,瘀血内阻、玄府不通,湿热熏蒸、玄府郁热三点,并认为通调玄府,恢复气液运行,调畅气血是治疗脱发的关键,具体治法包括通玄泻火、通玄润燥、通玄补虚、辛香通玄等,具有一定的特色。

黄南等基于络病理论的内涵,认为脱发的病理性质为本虚标实,以脏腑亏虚为本,络病为发病的关键。外邪损伤络脉、脏腑亏虚致络脉气血不足、痰湿瘀血阻滞络脉皆可致皮毛失荣失养而毛发脱落。基于络病理论论治脱发可从祛邪和络、养络扶络、化浊畅络等法入手,为临床治疗脱发提供了新思路。并附验案 2 则以佐证。

李春霄等基于"五行相生"理论,发现"脾-肺-肾"轴功能失调与脂溢性脱发的病因病机密切相关,将"培土生金""金生水起"理论结合"取象比类"法有机地切入到脂溢性脱发的中医序贯治疗思路之中,方选健脾化浊开玄饮加减(南沙参、炒白术、茯苓、桑白皮、地骨皮、牡丹皮等)、补肾健脾开玄饮加减(南沙参、炒白术、茯苓、黄芪、黄精、女贞子等),取得了满意的疗效。

高晖等基于"精血同源"理论结合祛风之法辨治脂溢性脱发。临证将本病分为血热风燥证、脾虚湿蕴证、湿热熏蒸证、肝肾不足证 4 型,治疗分别以凉血消风、健脾除湿、清利湿热、滋补肝肾为法;辨证论治的同时基于"精血同源"理论,酌加黄精、何首乌、枸杞子、女贞子、墨旱莲等补益精血类药物,认同"巅顶之上唯风可及""风动发落"的观点,将祛风之法贯穿始终,临床疗效显著。

顾晓霞等总结李应存运用敦煌医学中益脾补肾调气血法治疗脱发的经验。李氏基于"百病皆由脾胃衰而生也"与"发为肾之候"的中医理论,认为脱发病因病机多为脾肾不足,气血不调导致。治疗以益

学术进展

脾补肾为本、兼施气血同调的方法,运用敦煌大补肾汤(熟地黄、竹叶、泽泻、桂枝、干姜、五味子等)和建中补脾汤(甘草、大枣、生姜、黄饴、芍药、桂枝)两汤为基础方进行加减,并结合二至丸、四物汤等中医经方,提倡根据"脾肾同补,调气血"来治疗脱发,临床效果甚佳。

王梅梅等总结门九章的治疗经验。门氏认为斑秃病发于内,主要与肝脾有关。肝主疏泄与脾主运化相互为用,肝藏血和脾统血相互协调,从而维持了人体的水谷精微得以正常吸收与转输,以及气血的正常运行,水谷精微濡养须发,故须发乌黑茂密;反之,肝脾失调则气血不足,须发无以荣养,故发枯脱落。临床治疗从肝脾论治,以脾为主,关键在于采用联合方组且小剂量,长期服药,使患者气血充足,毛发生长有序,脱落有时。

钟良等总结杨志波运用中医内外联合疗法治疗斑秃的经验。杨氏认为斑秃多由血热风燥、肝郁血瘀、肝肾不足、气血两虚引起,其在临床中注重整体观念,病证结合,辨证论治,灵活用药,将斑秃分为血热风燥、肝郁血瘀、肝肾不足、气血两虚证四种证型,分别采用凉血消风散加减、逍遥散合桃红四物汤加减、七宝美髯丹加减、人参养荣汤加减,并配合中医特色外治法,自创外用方(姜黄、红花、侧柏叶)结合梅花针、红灵酊(红花、细辛、桂枝、干姜、樟脑等)以促进头皮血液循环、刺激毛发生长,对于斑秃的临床疗效明显。

丁雄飞总结喻文球治疗斑秃的经验。提出"伏邪体质"这一患病因素,抓住伏邪体质,精血不足这个根本病因,切合"阴阳双补""阴中求阳,阳中求阴"的治疗原则,以二仙汤合二至丸为补精血基本方。在此基础上配合疏肝、健脾、调和阴阳等法,无黏腻之弊,选用靶向性强的中药方剂,再配以精神疗法,获得比较满意的疗效。

彭玉峰等将 124 例早期雄激素性脱发患者随机分两组,治疗组 62 例(完成 61 例)用祛湿止脱方(侧柏叶、藿香、茵陈、苍术、苦参、龙胆草等)外洗,对照组(完成 60 例)外搽 5％米诺地尔酊,治疗 4 周。结果:治疗组的总有效率 88.5％(54/61)高于对照组的 63.3％(38/60)($P < 0.05$);两组治疗后,脱发、油腻、鳞屑、瘙痒四大症状均较治疗前明显改善,且治疗组改善情况优于对照组(均 $P < 0.05$)。

李雅茹等将 80 例湿热上蒸型脂溢性脱发患者随机分为两组各 40 例。对照组给予丹参酮胶囊口服治疗,治疗组予天麻公英汤(天麻、蒲公英、丹参、白术、茯苓、陈皮等)联合丹参酮胶囊口服,治疗 12 周。结果:治疗组的总有效率 92.5％(37/40)明显优于对照组的 75.0％(30/40)($P < 0.05$);治疗组脱发量、油腻性程度、瘙痒程度、脱屑程度等主要症状评分及症状总积分均明显优于对照组(均 $P < 0.05$)。疗程结束后随访半年,治疗组的复发率 10.0％(4/40)低于对照组的 27.5％(11/40)($P < 0.05$)。

陆方方等将 80 例脂溢性脱发患者随机分为两组各 40 例,对照组予非那雄胺治疗,观察组在对照组基础上加用通络生发方(熟地黄、制首乌、薏苡仁、生牡蛎、生龙骨、茯苓等),连续治疗 3 个月。结果:观察组的总有效率 97.5％(39/40)高于对照组的 85.0％(34/40)($P < 0.05$);治疗后两组患者脱发、低热盗汗、口干咽痛、腰膝酸软、心悸及肌肉酸痛评分均有所降低,且观察组低于对照组($P < 0.05$);两组患者皮屑、瘙痒及油腻评分均有所降低,且观察组低于对照组($P < 0.05$)。

2. 实验研究

朱红柳等应用马尾松针提取物干预双氢睾酮(DHT)诱导的雄激素性脱发(AGA)模型小鼠,采用 DHT 皮下注射建立 AGA 小鼠模型,将 48 只雄性 C57BL/6 小鼠随机分为空白组、DHT 组、原花青素组、马尾松针提取物(松针)高、中、低剂量(12、8、4 mg/kg)组,每组 8 只。28 d 后取其背部圆形皮片,刮取毛发称质量,行 HE 染色。结果:马尾松针提取物呈剂量依赖性地促进 AGA 小鼠的毛发生长,松针高剂量组与原花青素组毛发质量以及生长期/休止期毛囊比值均无显著性差异。马尾松针提取物能够降低组织内 ROS 和 MDA 含量,呈剂量依赖性地促进 Nrf2、NQO1、HO-1mRNA 与蛋白的表达,抑制 Keap1、TGF-β1 mRNA 与蛋白的表达。表明马尾松针提取物可能通过激活 Nrf2-ARE 信号通路,改善氧化应激水平,从而促进 AGA 小鼠毛发的生长。

(撰稿:虞湲婷 周蜜 审阅:陈红风)

［附］ 参考文献

C

陈蒙,敖旭东,任贵珍,等.基于"玄府序贯郁邪"探讨口罩型机械性痤疮辨治思路[J].四川中医,2022,40(6):19

陈樟荣,孙小慧,陈翰翰,等.基于五运六气学说探讨肉芽肿性乳腺炎与体质的关系[J].亚太传统医药,2022,18(1):5

崔洁娜,郭智.益气活血止痛汤联合偏光红外线刺激对老年带状疱疹后遗神经痛患者疼痛、睡眠质量的影响[J].内蒙古中医药,2022,41(4):2

D

丁晓红,范从畑,汤景杰.清热利湿方坐浴联合手术治疗混合痔伴肛周湿疹的疗效观察[J].中国中医基础医学杂志,2022,28(8):1300

丁雄飞.喻文球治疗斑秃经验介绍[J].山西中医,2022,38(10):9

东媛,张丽琨.瓜蒌散合活络效灵丹加减治疗带状疱疹对患者疼痛的减轻效果[J].内蒙古中医药,2022,41(2):29

F

方忠祥,刘守亮,黄箕然.中西医结合治疗哺乳期急性乳腺炎的临床疗效观察[J].实用中西医结合临床,2022,22(9):33

G

高晖,申洁婷,蓝海冰.基于"精血同源"理论结合祛风之法辨治脂溢性脱发[J].北京中医药,2022,41(5):532

高利权,李令根,丁玉鑫,等.康脉Ⅱ号治疗下肢深静脉血栓形成的临床研究[J].中医药学报,2022,50(7):89

高献明,黄晓捷,吴才贤,等.加味升陷汤治疗中气下陷型直肠内脱垂综合征 40 例[J].福建中医药,2022,53(6):56

耿金珠,热孜亚,孙霓平,等.清消法与温消法治疗肉芽肿性小叶性乳腺炎临床疗效比较[J].辽宁中医杂志,2022,49(8):148

龚宇欣,张旭婷,董建,等.从痰论治慢性荨麻疹[J].环球中医药,2022,15(9):1626

顾晓霞,李应存,刘馨遥,等.李应存教授运用敦煌医学中益脾补肾调气血法治疗脱发验案举隅[J].光明中医,2022,37(12):2122

郭潋,彭明霞,张春华.白驳汤联合窄谱中波紫外线治疗白癜风的临床疗效及对免疫功能的影响[J].四川中医,2022,40(7):139

郭斐斐,王思农,牛凡琪,等.三黄凝胶通过调控 P38MAPK/ERK 信号通路干预痤疮的作用机制[J].西部中医药,2022,35(9):28

郭梦圆,杨玉峰,李雅茹,等.慈菇散结方对结节型痤疮临床疗效的影响[J].河北中医药学报,2022,37(1):21

H

韩旭,张杰,李银燕.加减透脓散配合乳痈散外敷治疗肉芽肿性小叶性乳腺炎 64 例[J].辽宁中医杂志,2022,49(4):75

郝华明,黎珍娟,王丽芳.付正良从肝论治成人女性寻常痤疮经验[J].河北中医,2022,44(4):551

何霞.从扶阳思想论治阳虚寒凝型痤疮[J].中国中医药现代远程教育,2022,20(8):133

何超拔,王友炼,袁少英,等.丹红通精方对精索静脉曲张模型大鼠生精功能的影响[J].河南中医,2022(8):42

胡黄金,雷利娟,赵鹏,等.基于 PI3K/Akt 信号通路研究升降通癃方中空栓对前列腺增生大鼠的影响[J].中国实验方剂学杂志,2022,28(19):89

胡语杰,徐砚通,高健,等.益肾生精方治疗少弱精子症

的药效评价及作用机制[J].中国实验方剂学杂志,2022
(11):28

黄南,杨鑫源,杨欢,等.基于络病理论探讨脱发的中医证治[J].江苏中医药,2022,54(9):47

黄培,李瑜兰,黄媛媛.养血祛风汤治疗老年慢性荨麻疹的临床疗效及对中医证候积分的影响[J].内蒙古中医药,2022,41(6):40

黄倩,李治.四妙通脉汤加减治疗血栓闭塞性脉管炎的临床疗效观察[J].广州中医药大学学报,2022,39(1):62

J

纪薇,马莉,唐洁,等.消炎祛痘方对痤疮丙酸杆菌诱导的炎症反应抑制作用研究[J].安徽中医药大学学报,2022,41(4):75

贾镜立,陆东庆.痤疮搽剂联合二氧化碳激光对寻常痤疮(肺经风热证)的疗效观察[J].中医临床研究,2022,14(25):112

蒋薇,丁凯熙,李斌.基于三焦气化理论探讨五苓散治疗慢性荨麻疹刍议[J].四川中医,2022,40(4):27

金杰,施捷,钱晶晶,等.肛瘘切开术联合袋形缝合术治疗低位肛瘘的临床观察[J].上海中医药杂志,2022,56(8):59

金顺德,曹亮,沈秋菊,等.柴芍六君子汤联合常规治疗对慢性胆囊炎反复发作患者的临床疗效[J].中成药,2022,44(1):334

金霞霞,雷正权,周锋,等.雷正权教授从"菀陈则除之"论治带状疱疹后遗神经痛经验撷要[J].河北中医,2022,44(8):1254

金信妍,张琼,金思妍,等.分期运用中药以减少急性乳腺炎治疗中抗生素的应用[J].中医杂志,2022,63(4):387

K

康帅,李悠然,李冰,等.基于环境毒邪论荨麻疹病因探赜[J].中国中医基础医学杂志,2022,28(4):507

L

雷浩强,潘孟,陈俊元,等.加味大黄牡丹汤加减联合内镜逆行阑尾炎治疗术治疗急性非复杂性阑尾炎临床观察[J].湖北中医药大学学报,2022,24(2):68

冷涛,谢振年,韩小勇,等.萆薢渗湿汤加减内服联合协

定方熏洗治疗单纯低位肛瘘术后湿热下注证患者效果观察[J].北京中医药,2022,41(8):925

李婵,李慧玲,康永,等.蜡疗联合血府逐瘀汤加减治疗下肢血栓性静脉炎疗效观察[J].四川中医,2022,40(8):88

李桓,魏丹丹,唐静雯,等.国医大师唐祖宣辨"痛"治疗血栓闭塞性脉管炎经验[J].时珍国医国药,2022,33(7):1750

李春霄,赖江,黄莺.基于"五行相生"理论探析脂溢性脱发的中医治疗思路[J].四川中医,2022,40(8):30

李雅茹,杨玉峰,郭梦圆,等.天麻公英汤联合丹参酮胶囊治疗脂溢性脱发的临床观察[J].广州中医药大学学报,2022,39(8):1798

李宇宏,索芳芳.解毒祛瘀通脉法辅治血栓闭塞性脉管炎临床观察[J].实用中医药杂志,2022,38(2):219

林燕,伍迪,凡福青,等.叶建州基于"木郁达之"论治白癜风临证经验[J].中国民族民间医药,2022,31(16):89

林梦燕,刘琛.基于母乳微生态探讨"肝脾同调"在哺乳期乳腺炎中的运用[J].中医药通报,2022,21(3):27

凌书建,杨丽萍,陶剑光,等.大蒜素对大鼠深Ⅱ度烧伤创面微循环的改善作用[J].中医学报,2022,37(2):371

刘毅豪,黄智峰,吴松,等.五苓散联合盆底功能锻炼对良性前列腺增生症术后膀胱动力学、I-PSS评分及逼尿肌收缩能力的影响[J].中华中医药学刊,2022,40(3):201

卢玉阳,杨会举,凡会霞,等.疮愈膏外敷促进肛周脓肿术后创面愈合的临床研究[J].中国中西医结合外科杂志,2022,28(1):59

陆宏,郑德,张志君,等.杨巍诊治肛周窦瘘疾病经验[J].中医文献杂志,2022,40(1):62

陆方方,房梁柱,何琪璋.通络生发方联合非那雄胺治疗脂溢性脱发效果及对临床体征的影响[J].浙江中医杂志,2022,57(1):19

罗茂,袁睿,田超群.复方黄柏液湿敷治疗带状疱疹急性期皮损临床观察[J].光明中医,2022,37(9):1601

吕忠俊,杨轲,马从乾.通闭益气活血汤联合动脉切开取栓术治疗血栓闭塞性脉管炎临床研究[J].新中医,2022,54(17):131

M

马欢欢,王晓晖,史晓伟,等.基于"郁乃痤"理论刍议史晓伟自拟柴胡六白汤治疗痤疮[J].中医药临床杂志,2022,

34(9):1652

马晓佳,杨璐妍,黄冬涵,等.疏肝解郁汤对大鼠急性乳腺炎的抑制效果与机制研究[J].吉林中医药,2022,42(2):208

买鹏宇,朱闻,彭杰,等.基于Th17/Treg平衡探讨构建自身免疫性前列腺炎湿热证病证结合小鼠模型[J].中华中医药杂志,2022,37(1):124

毛可人,孙欣,王紫逸.补肾衍精汤联合维生素E治疗弱精症患者的疗效及机制分析[J].云南中医中药杂志,2022(8):43

茅迪敏,王海明,张萍萍.加味大黄牡丹汤外敷联合西药治疗下肢丹毒继发淋巴水肿临床研究[J].新中医,2022,54(16):15

孟长海,王治英.从"郁乃痤"理论治疗寻常型痤疮寒热气血型经验[J].中医研究,2022,35(2):70

孟艳鲜.益气疏风汤联合盐酸西替利嗪片治疗慢性荨麻疹临床研究[J].新中医,2022,54(6):139

P

潘孙峰,苏玉娟,王振君,等."活血生肌方"外用对气虚血瘀型下肢静脉溃疡的干预作用研究——附30例临床资料[J].江苏中医药,2022,54(4):51

潘志欣,沈秀华,汤亚静,等.瓜蒌牛蒡汤内服联合红外线照射和通乳手法治疗急性乳腺炎的疗效及对肿块消失时间、疼痛程度的影响[J].中医研究,2022,35(5):61

彭武斌,蔡宇浩.参芪银花扶正解毒汤联合阿昔洛韦片治疗老年带状疱疹临床研究[J].新中医,2022,54(9):126

彭玉峰,翟曼吟,张绍栋,等.祛湿止脱方外洗治疗早期雄激素性脱发临床观察[J].云南中医中药杂志,2022,43(6):21

Q

仇立花,揭乐琴,缪敏芳.益气活血通脉汤联合喜辽妥治疗慢性血栓性静脉炎41例[J].中国中医药科技,2022,29(6):1086

S

单永改,刘万里,吴昊.健脾利湿解毒方治疗大肠息肉内镜下治疗术后脾虚湿毒证31例临床研究[J].江苏中医药,2022,54(8):45

尚智伟,冯海瑕,赵冰洁.消白灵汤联合308 nm准分子光治疗白癜风临床研究[J].新中医,2022,54(4):122

沈思怡,马丽俐.慢性自发性荨麻疹伴甲状腺自身抗体阳性的临床特点和中医证型分布规律[J].浙江中医杂志,2022,57(5):336

舒国发,祝东升,钟馨,等.基于伏邪理论治疗肉芽肿性乳腺炎辨证探讨[J].现代中医临床,2022,29(1):39

宋玮,周水涵,冯全生,等.基于"玄府-腠理-三焦"理论辨治胆碱能性荨麻疹[J].中华中医药杂志,2022,37(1):243

宿琦琦,刘晓菲,李斐斐,等.益气和营方联合激素治疗特发性肉芽肿乳腺炎临床疗效及C3、C4免疫紊乱机制探讨[J].中医药学报,2022,50(8):48

孙纯,袁康意,高琪媛.通肠汤加减联合西药治疗肠梗阻患者疗效及对胃肠功能的影响[J].四川中医,2022,40(3):88

孙秋,闫禹竹,王海英,等.玉米须提取物对小鼠糖尿病足模型的炎症干预作用研究[J].中医药学报,2022,50(7):42

孙少哲,孙宏远,孔祥前,等.痛痒消洗剂治疗肛瘘术后肛门瘙痒的临床研究[J].河北中医学报,2022,37(4):28

孙晓健,赵梦月,王宏昌,等.白竭散对肛瘘术后急性感染性创面模型大鼠 ICAM-1、TNF-α 表达水平的影响[J].中国中医急症,2022,31(6):974

孙英杰,刘越军,刘振生,等.六神丸药线挂线对高位单纯性肛瘘临床疗效及直肠肛管功能的影响[J].中国中西医结合外科杂志,2022,28(2):218

W

王灿,徐其锋,蔡文敏.阳和汤联合乳管镜中药灌注治疗早期浆细胞性乳腺炎临床研究[J].中药药理与临床,2022,38(3):152

王宛,俸一然,刘晗,等.复褥方对大鼠皮肤刺激性和压疮创面局部病理改变的观察[J].云南中医中药杂志,2022,43(4):54

王婷,王永悦,王鸿林,等.中医药治疗肉芽肿性乳腺炎疗效的 Meta 分析[J].中国民族民间医药,2022,31(14):114

王筱,于军.补骨脂僵蚕汤治疗白癜风肝肾不足证验案[J].光明中医,2022,37(15):2819

王贵梅,易松,骆向东,等.从脾胃积热论治带状疱疹的临床观察[J].四川中医,2022,40(7):137

王金玉.鱼石脂软膏外敷治疗疖肿临床观察[J].光明中医,2022,37(17):3156

王军静,徐秋生,高晓冉,等.丹芍凉血方熏洗结合喜辽妥外用治疗急性期下肢血栓性浅静脉炎的疗效观察[J].中国中医急症,2022,31(5):888

王君月,张董晓,孙琪琦,等.燕京外科流派治疗肉芽肿性乳腺炎经验总结[J].中医药学报,2022,50(2):50

王梅梅,张伟杰,刘松,等.门九章运用调和肝脾法治疗斑秃的方证经验[J].中医临床研究,2022,14(19):108

王梦丽,楚尧娟,左莉华,等.脉络舒通丸对血栓闭塞性脉管炎模型大鼠的治疗作用[J].中国药理学与毒理学杂志,2022,36(1):17

王世博,宋秀祖.基于"风气百疾"理论探析白癜风临证论治[J].浙江中医药大学学报,2022,46(4):395

王万春,王雨欢,李思亭,等.中药复方精油联合中药热奄包外用治疗带状疱疹后遗神经痛气滞血瘀证30例临床观察[J].中医杂志,2022,63(19):1847

王文颖,吴荣荣,郑笑冉,等.从肺脾论治囊肿型痤疮临床经验[J].北京中医药,2022,41(6):637

王西跃,王豫平,袁惠玲,等.活血化瘀方外敷联合激素治疗肿块型肉芽肿性乳腺炎[J].长春中医药大学学报,2022,38(2):196

王彦瑾,杨峥茹,张雪珥,等.基于"固本祛邪"法自拟三黄消荨散治疗慢性荨麻疹经验集萃[J].亚太传统医药,2022,18(5):118

危美谊,黄月甜.柴胡疏肝散配合手法治疗哺乳期急性乳腺炎早期的效果[J].内蒙古中医药,2022,41(8):94

X

夏金根.四味中药经验方联合物理疗法治疗带状疱疹的疗效观察[J].内蒙古中医药,2022,41(2):136

肖新凯,曹科,叶宇飞,等.升清化浊方治疗肛窦炎湿热下注证疗效研究[J].陕西中医,2022,43(9):1242

谢琼.理气消肿解毒汤联合手法通乳治疗哺乳期急性乳腺炎的疗效观察[J].中国中医药科技,2022,29(5):822

谢静华.中药经方复方冲和膏治疗急性乳腺炎的效果评价[J].内蒙古中医药,2022,41(4):115

邢爽洁,史永兴,谭金华.谭金华从阴阳辨治痤疮经验

[J].中国中医药图书情报杂志,2022,46(3):55

徐春艳,陈颜颜,陈超,等.升麻、桔梗治疗面部白癜风增效作用浅析[J].新疆中医药,2022,40(3):50

徐留燕,程旭锋,王蓓蓓,等.散结消痛膏外敷治疗乳腺增生症冲任失调证61例随机对照研究[J].中医杂志,2022,63(17):1647

Y

闫可可,邢赛伟,席俊羽,等.基于玄府气液理论治疗脱发[J].陕西中医药大学学报,2022,45(3):42

严峰,王萍,王柏山,等.通络生精汤对肾虚血瘀型精索静脉曲张合并不育患者精液质量和精子DNA碎片指数的影响[J].辽宁中医药大学学报,2022,24(3):152

严欢,胡利兵.中西医结合治疗带状疱疹后遗神经痛疗效观察[J].时珍国医国药,2022,33(7):1684

严雪妹,占永久,徐丰.益气解毒调色汤加减联合窄波紫外线治疗白癜风80例临床观察[J].四川中医,2022,40(10):179

杨文志,潘锡伟,甘海芳.加减仙方活命饮治疗重度痤疮的疗效及与血清IL-1α和IL-4表达的相关性分析[J].广州中医药大学学报,2022,39(7):1536

杨秀秀,寇东灿,马国臣.固卫御风汤联合左西替利嗪治疗慢性荨麻疹临床观察[J].实用中医药杂志,2022,38(1):69

杨英楠,于丹,袁志强,等.自拟五倍子汤结合rhaFGF治疗促进肛瘘患者术后创面愈合疗效观察[J].四川中医,2022,40(7):128

杨子发.灭荨汤联合自血疗法治疗慢性荨麻疹的效果及对免疫功能的影响[J].内蒙古中医药,2022,41(4):52

殷飞,倪毅,刘伟,等.蒲公英瓜络汤治疗哺乳期乳腺炎临床观察[J].光明中医,2022,37(15):2694

殷玉莲,仲芫沅,陈红风.顾氏外科辨治乳腺病临证经验[J].上海中医药杂志,2022,56(8):30

Z

曾锋,彭可,曾令浩,等.复方玄驹胶囊联合星状神经节阻滞对少弱精子症患者精液质量及激素水平的影响[J].实用中西医结合临床,2022,22(8):4

曾银,王福,余国今,等.暖肝温肾活血法治疗ⅢB型前列腺炎寒凝肝脉兼瘀阻证临床观察[J].北京中医药,2022,

41(2):190

张迪,孙自学,门波,等.益肾通络祛湿方治疗精子DNA损伤不育症的临床研究[J].中药材,2022(7):1756

张帆,孔连委,马林.自拟消风止痒汤联合富马酸卢帕他定片治疗风热型慢性人工荨麻疹的疗效观察[J].中国中医药科技,2022,29(2):287

张欢,汤慧丽,陈诗雨,等.促愈熏洗方对大鼠创面愈合作用的实验研究[J].上海中医药杂志,2022,56(6):73

张敏,尹善雪.氮卓斯汀片联合润燥止痒胶囊治疗慢性荨麻疹疗效观察[J].中国中西医结合皮肤性病学杂志,2022,21(2):143

张敬进,王炳东,刘鑫,等.蒲公英汤联合麦默通微创置管引流术治疗急性哺乳期乳腺炎并脓肿形成临床研究[J].长春中医药大学学报,2022,38(2):179

张乐群.清湿热化瘀膏外敷联合西药治疗血栓性浅静脉炎的临床观察[J].中国中医药科技,2022,29(4):635

张世翼,夏永良.夏永良应用"玄府郁闭"理论治疗青春期后痤疮的经验浅析[J].浙江中医药大学学报,2022,46(7):748

张艳红,安月鹏,杨素清.杨素清运用角药治疗白癜风经验[J].吉林中医药,2022,42(2):180

张允申,刘海红,龚旭初.改良外治法治疗蝮蛇咬伤肢体肿痛疗效观察及对炎性因子水平的影响[J].中医外治杂志,2022,31(1):11

赵明,张静云,胡爱飞,等.二味拔毒膏治疗糖尿病足的疗效观察[J].北京中医药,2022,41(2):194

赵泽,左禧萌,汪唐顺,等.托里透脓汤对肉芽肿小叶性乳腺炎 caspase-1/GSDMD 信号通路的影响[J].环球中医药,2022,15(9):1537

赵公泽,王莒生,尚俊良,等.王莒生基于"以色治色"法治疗白癜风经验浅析[J].西部中医药,2022,35(3):50

赵沛沛,孙自学,李鹏超.益肾通络补气方对弱精子症模型大鼠生殖功能损伤的保护机制研究[J].时珍国医国药,2022(7):33

赵月纯,郭红,张玉衡,等.从"肤-体相关论"辨治急性荨麻疹探析[J].中国中医急症,2022,31(5):915

钟良,杨志波,徐静,等.杨志波运用中医内外联合疗法治疗斑秃经验[J].湖南中医杂志,2022,38(9):55

周瑶,刘丽芳,柳佳璐,等.柴胡清肝汤干预 NLRP3/IL-1β 通路治疗肉芽肿性小叶性乳腺炎模型大鼠的作用机制[J].中国实验方剂学杂志,2022,28(15):1

朱红柳,魏跃钢,闵仲生,等.马尾松针提取物调控Nrf2-ARE 通路治疗雄激素性脱发的研究[J].南京中医药大学学报,2022,38(2):129

朱建龙,陶迪生.陶迪生治疗白癜风临床经验[J].浙江中医杂志,2022,57(8):565

朱细妹.外敷中药联合理疗与单纯理疗治疗哺乳期乳腺炎的对比研究[J].黑龙江中医药,2022,51(1):360

朱潇莹,陶茂灿.五味消毒饮加减联合夫西地酸红蓝光治疗轻中度痤疮 53 例观察[J].浙江中医杂志,2022,57(6):439

学术进展

（八）骨伤科

【概述】

2022 年,公开发表的中医骨伤学科学术论文 1 200 余篇,内容涵盖了基础理论、临床治疗、名医经验、实验研究与预防保健等方面,体现了中医骨伤学在中西医结合临床诊断与治疗、基础与临床研究及专家经验等方面取得的丰硕成果。骨伤科常见疾病如膝骨关节炎、颈椎病、骨质疏松症、腰椎间盘突出症和股骨头坏死是 2022 年的研究热点,将分专条介绍。

1. 基础研究

中医药在骨修复方面具有很好的疗效,位春巍等利用家兔骨干短缩后延长牵拉模型探讨伤科九味健骨片(三七、续断、骨碎补、煅自然铜、川芎、当归等)对骨缺损后成骨的作用。通过建立单侧胫骨干缺损模型分为空白组、对照组和实验组。在术后 1 周、3 周及 5 周时比较各组家兔骨组织 HE 染色、Masson 染色、血清骨钙素浓度及骨组织 BMP2、FGF2 的表达水平。结果:胫骨短缩延长术后 1 周、3 周及 5 周时,3 组均可见新生血管,大量成骨细胞和成软骨细胞;实验组纤维性骨痂均比对照组更成熟,骨小梁排列更加规则,髓腔再通更快;与空白组、对照组比较,实验组在胫骨短缩延长术后 3 周及 5 周时,血清骨钙素浓度及骨组织 BMP2 的基因表达、蛋白表达水平显著提高;实验组在胫骨短缩延长术后 1 周、3 周及 5 周时,骨组织 FGF2 的基因表达、蛋白表达水平显著提高。提示伤科九味健骨片可以促进血管、骨组织再生,提高血清骨钙素浓度及骨组织 BMP2、FGF2 表达水平,从而达到促进骨短缩延长牵拉成骨的作用。

由于股骨血管网丰富且密集,股骨骨折术后需长期卧床,下肢活动明显减少所以,深静脉血栓是其术后的常见并发症。段小云等采用机械损伤性造模成股骨骨折模型,以利伐沙班片作为阳性对照药观察静脉血栓方(黄芪、党参、丹参、当归尾、赤芍药、桃仁等)高、中、低剂量(4.48、2.24、1.12 g·100 g^{-1}·d^{-1})对深静脉血栓的治疗作用。检测指标包括 APTT、PT、TT、D-D、TNF-α、IL-6、SOD、MDA、大鼠血栓形成处静脉组织 HE 染色切片。提示静脉血栓方对股骨骨折模型的凝血指标、炎症指标、静脉内膜损伤均有明显改善,可减轻股骨骨折大鼠术后炎性反应及氧化应激反应,改善凝血状态。

2. 临床研究

中西医结合治疗骨伤科疾病往往可以得到更优的疗效,王丽彬等探讨金天格胶囊联合阿法骨化醇对四肢骨折患者的临床疗效。将 96 例患者随机分为两组,在施行手术复位后,对照组 47 例给予阿法骨化醇,观察组 49 例在对照组基础上加用金天格胶囊,治疗 8 周。结果:观察组的总有效率 95.9%(47/49)高于对照组的 83.0%(39/47)($P < 0.05$);观察组骨折愈合时间更短,并发症发生率更低($P < 0.05$)。治疗后,两组骨痂生长评分、骨再生相关因子、BALP、BGP 升高,TRACP-5b、CTX-Ⅰ降低,且观察组改善更加明显(均 $P < 0.05$)。提示金天格胶囊联合阿法骨化醇可安全有效地提高四肢骨折患者血清 TGF-β1、BMP-2、VEGF 水平,有利于骨再生,从而可促进骨折愈合进程。

拔罐疗法作为中医学的一种特色疗法,在理论上以传统中医学理论和经络学说为基础,遵循阴阳五行、寒热虚实的辨证,在临床上的应用有着明显的疗效。郭立华等观察中药药罐疗法对颞下颌关节紊乱病(TMD)疼痛的疗效。将119例随机分为两组，采用拔罐治疗。治疗组60例采用三七、白芷酒精浸液药罐治疗，对照组59例采用安慰剂拔罐，隔日治疗1次，5次为1疗程，共治疗2个疗程。结果：两组共完成治疗112例，与本组治疗前比较，两组受试者治疗后VAS均降低，压痛值均升高($P<0.05$)。治疗组治疗后VAS低于对照组，压痛值高于对照组($P<0.05$)。治疗组的总有效率93.0%(53/57)优于对照组的76.4%(42/55)($P<0.05$)。药罐疗法是从拔罐疗法逐步发展而产生的，具有特殊的功效及优势。中药穴位拔罐集针灸、敷贴、推拿疗效为一体，利用负压原理，致拔罐皮肤区域呈曲面状，增大了皮肤与药物的有效接触面积，使药效加强；药物的辛散走窜之性，刺激穴位经络，达到固本扶正的作用；拔罐产生的机械刺激，经传入神经传到中枢神经系统，使大脑对兴奋与抑制产生一定的调节作用，使诸脏腑功能重新趋于平衡，促进机体机能的恢复，增强了人体的免疫功能。药罐疗法治疗颞下颌关节紊乱病疼痛疗效确切。

3. 经验总结

王庆谚等认为"骨络"是向骨组织输送营养的通路，可以将精、气、血、津液等营养物质输送至骨腔，充髓以养骨，提出"肾虚络病，瘀阻骨络"是原发性骨质疏松症(POP)发病的核心病机。POP确切的发病机制目前尚未完全清楚。"脉络"是人体运行血液的网络结构，属于经脉系统，具有运行血液于全身各脏腑组织的功能。从现代医学角度出发，"微循环"指的是微动脉和微静脉之间的血液循环，既是循环通路，也是物质交换的场所，保证了全身营养物质的吸收、输送和废物的代谢，这与"脉络"的功能具有同一性，分布于各组织、器官的微循环，即相当于筋络、骨络、脏络、髓络等。中医学认为，"微循环"的障碍与"瘀血"的产生相关，"瘀血"既是病理产物，又是致病因素。"瘀血"是患者血液发生浓、黏、凝、聚等血流变的改变，血液流速缓慢，运行不畅，"骨络"为"络"，具有"微细""迂曲"的特点，则血液运行更是缓慢，易形成瘀滞不通，所以微循环障碍与"瘀血"有密切的关系。可以导致骨组织周围微循环障碍的原因很复杂，气为血之帅，气引血行，气虚则血运无力，血行迟滞成瘀；或者气虚则摄血无力，血溢脉外成瘀，均可造成骨组织周围微循环障碍。肾中之精气，为一身之精气的根本，肾虚则气血衰少，涩滞不畅，不能达于骨络，或肾虚鼓动无力，气血瘀滞骨络。骨络理论对于深入研究原发性骨质疏松症的发病机制及防治都有着重要意义。

侯晓宙等总结孙树椿运用腰痹汤治疗痰瘀互结型腰痛的临床经验。孙氏认为腰痛常常为慢性病程，痰瘀互结更是腰痛反复发作、缠绵难愈的关键。临证需从"痰""瘀"论治，提出活血化瘀通络是治疗慢性腰痛的一个重要的原则，自拟腰痹汤(桃仁、半夏、薏苡仁、鸡血藤、白术、茯苓等)治疗。全方重用活血及化痰散结药物，旨在对久病之腰府祛除痰浊和瘀血的病理性产物，又健脾祛湿，从病之源头解决问题。

李叶兰等介绍周长征基于络病理论运用藤虫类药治疗慢性筋骨病的经验。周氏阐述了络病理论与慢性筋骨病之间的关系，提出无论新旧虚实，考虑到其本质为"不通"，因此行气活血均应兼顾，配合散寒、清热、利湿、祛风、化痰等针对病因的治法，一为开路，二为攻邪，将帅并用。其认为藤类性舒展，能为气血通行提供河道，虫类性攻窜，能为气血顺行除却路障，藤虫合用，脉络通调顺畅。临证常用藤虫类药物包括四类：①行气活血通络类，如鸡血藤、大血藤、鸡矢藤、䗪虫；②清热利湿通络类，如络石藤、丝瓜络、忍冬藤、地龙；③散寒祛湿通络类，如石南藤、海风藤；④化痰散结通络类，如钩藤、白僵蚕、蜈蚣、全蝎。周氏总结内外诸因作用于人体，全身脉络必受之，为瘀，成滞，致虚，营养精微不输不化，渐成慢性筋骨病，而络病理论帅兵点将，以"通"为用，故予舒展通达之藤虫类药，再配清、温、补、泻等法，谋勇俱到，祛瘀，通滞，补虚，攻邪除疾固本，力甚效彰。

(撰稿：施杞 徐浩 审阅：王拥军)

【股骨头坏死的治疗及实验研究】

1. 基础研究

赵云超等探究丹参酮 2A 治疗股骨头坏死的作用机制。取 30 只 SPF 级 C57 雌性小鼠，随机分为对照组、模型组和观察组 3 组，每组 10 只。采用脂多糖联合激素法构建股骨头坏死小鼠模型。对照组按照模型组小鼠肌肉注射等剂量的生理盐水；Meeh-Rubner 公式计算丹参酮 2A 磺酸钠注射液的鼠用剂量 35 mg/kg 肌内注射。观察组肌肉注射丹参酮 2A，1 次/d，连续给药 5 d。给药结束后，断颈法处死小鼠，剥离两侧股骨头，留取标本待检。结果：与对照组相比，模型组小鼠股骨头坏死率、空骨陷窝率均显著升高，骨保护素（OPG）、骨钙素（OCN）蛋白表达显著降低，NLRP3 蛋白表达显著升高，p-PI3K、p-Akt 蛋白表达显著降低（$P<0.05$）。与模型组相比，观察组小鼠以上指标均发生反向变化，趋于对照组。提示：丹参酮 2A 可减轻股骨头坏死的损伤，其作用机制与 PI3K/Akt 信号通路的活性有关。

杨武斌等探究右归饮对激素性股骨头坏死（SANFH）模型大鼠的影响，并探讨其作用机制。取 50 只 SD 大鼠按随机分为正常组、模型组及右归饮低（6.6 g 生药/kg）、中（13.2 g 生药/kg）、高（26.4 g 生药/kg）剂量组，每组 10 只。除正常组外，其余各组大鼠采用脂多糖联合激素法制备 SANFH 模型。右归饮各剂量组在造模同时灌胃相应剂量的右归饮，模型组和正常组灌胃等体积生理盐水，1 次/d，连续 8 周。末次给药后，采用全自动生化分析仪测定各组大鼠血清钙、磷水平；各组大鼠股骨头标本行 MRI 检测，采用 HE 染色观察大鼠股骨头病理学改变，采用 RT-PCR 检测大鼠股骨头 caspase-3、β-catenin、Wnt3α 基因表达。结果：右归饮各剂量组血清钙、磷、β-catenin mRNA 水平均升高，caspase-3 mRNA 水平降低，且右归饮高剂量组空骨陷窝较少。提示右归饮对 SANFH 大鼠具有保护作用，且可能与抑制 Wnt/β-catenin 信号通路的激活有关。

孟东方等探究 SANFH 的分子机制及三补一活方（淫羊藿、骨碎补、补骨脂、川芎）治疗 SANFH 的物质基础和生物效应靶点。造模成功后将家兔分成正常组、模型组、三补一活方组 3 组，每组 8 只；于分组后第 1 d，三补一活方组给予三补一活方颗粒剂混悬药液 10 mL 灌胃，模型组及正常组给予等量生理盐水灌胃，连续灌胃 8 周。末次给药后处死动物，留取标本待检。结果：三补一活方组与正常组兔股骨头组织中 OPG mRNA、RANKL mRN 和 RANK mRNA 表达水平相当，且 OPG/RANKL/RANK 信号通路相关蛋白 OPG、RANKL、RANK 的表达水平相当，均明显高于模型组（$P<0.05$）。提示三补一活方可以通过调控 OPG/RANKL/RANK 通路影响破骨细胞的活性，抑制激素所诱导的骨质疏松，达到治疗激素性股骨头坏死的目的。

孙楠等观察股骨头坏死愈胶囊（鹿茸、杜仲、续断、黄芪、鸡血藤、连翘等）对乙醇干预后大鼠成骨细胞碱性磷酸酶（ALP）表达的影响，并探讨其可能的机制。采用酶消化法分离 SD 大鼠新生 24 h 内乳鼠股骨头中成骨细胞，原代培养，取 P3 代细胞消化制成单细胞悬液。设股骨头坏死愈胶囊组各剂量组、酒精组和空白对照组（培养基组）。均于同等条件下培养，于培养第 7 d 和第 14 d 收集上清液，收集对应的细胞提取蛋白，求单位蛋白含量下对应 ALP 的含量。结果：中药股骨头坏死愈胶囊可促进体外成骨细胞 ALP 的表达。此可能是其疗股骨头坏死的作用机制，即股骨头坏死愈胶囊促进成骨细胞 ALP 的表达，促进骨的生发，从而促进新骨的形成，达到治疗股骨坏死的临床效果。

2. 临床研究

阎晓霞等观察补肾生骨方（骨碎补、续断、杜仲、丹参、鸡血藤、当归等）对股骨头坏死患者髋关节功能的影响，选择股骨头坏死患者 71 例（120 髋），采用配对病例对照研究设计方案分为两组。治疗组 60 髋（脱落 1 例）口服补肾生骨方，并对髋关节功能锻炼（不负重）、出行方式及体质量进行管理；对照组 60

髋(脱落 2 例)给予髓芯减压植骨术。治疗后比较两组患者髋关节(Harris)评分及影像学结果。结果：治疗后治疗组 Harris 评分优良率为 96.6%(57/59)，优于对照组的 79.3%(46/58)(P<0.05)。治疗 3 个月、6 个月、9 个月,治疗组 Harris 评分均高于本组治疗前,且高于同期对照组(均 P<0.05)。治疗 12 个月后,治疗组稳定率为 93.2%(55/59),高于对照组的 79.3%(46/58)；治疗组加重率为 6.8%(4/59),低于对照组的 20.7%(12/58)(均 P<0.05)。提示补肾生骨方能有效减轻股骨头坏死患者髋部疼痛症状,改善患者髋关节功能活动,降低患者股骨头塌陷发生率。

廖明军等探讨活血健脾方(丹参、茯苓、川芎、延胡索、薏苡仁、泽泻等)治疗非创伤性股骨头坏死(痰瘀阻络型)的临床疗效。将 96 例非创伤性股骨头坏死(痰瘀阻络型)患者随机分为两组各 48 例,对照组采取常规治疗,研究组在对照组基础上加用活血健脾方,连续治疗 6 个月,对比两组 Harris 评分以及视觉模拟疼痛评分(VAS)。结果：治疗后两组 Harris 评分均较治疗前提高,且研究组较对照组更高；两组 VAS 评分均下降,但研究组较对照组更低(均 P<0.05)。提示活血健脾方治疗非创伤性股骨头坏死(痰瘀阻络型)能够进一步缓解疼痛症状,改善髋关节功能。

刘冠虹等观察股密葆方(黄芪、丹参、制何首乌、肉苁蓉片、补骨脂、牛膝等)治疗早中期非创伤性股骨头坏死肾虚血瘀证的临床疗效。将 57 例(61 髋)非创伤性股骨头坏死肾虚血瘀证患者,按照国际骨微循环研究学会(ARCO)分期 Ⅰ 期 7 髋、Ⅱ 期 41 髋、ⅢA 期 13 髋。均采用口服股密葆方治疗,每日 1 剂,水煎服,早晚各 1 次,3 个月为 1 个疗程,共治疗 4 个疗程。采用 Harris 髋关节评分标准和欧洲五维健康量表(EQ-5D)进行疗效评价。结果：治疗开始后 2 年时,患者的 Harris 髋关节评分总分及其中的疼痛评分、关节功能评分、关节活动度评分均较治疗前提高；EQ-5D 指数也较治疗前提高(均 P<0.05)。提示采用股密葆方治疗早中期非创伤性股骨头坏死

肾虚血瘀证,可有效缓解髋关节疼痛、改善髋关节功能,提高患者生活质量,延缓股骨头塌陷。

刘登等探讨活血通络汤(地龙、当归、黄芪、丹参、川芎、鸡内金等)合并辛伐他汀对激素性股骨头坏死患者 ALP、骨 γ-羧基谷氨酸蛋白(BGP)水平的影响。将 90 例激素性股骨头坏死患者随机分为两组各 45 例,对照组使用辛伐他汀治疗,观察组在对照组基础上加用活血通络汤,治疗 8 周。结果：观察组的总有效率 93.3%(42/45)高于对照组的 75.6%(34/45)(P<0.05)；观察组疼痛评分、功能评分、Harris 总分,以及血清 ALP、BGP、VEGF 水平均显著高于对照组(均 P<0.05)。提示活血通络汤联合辛伐他汀治疗激素性股骨头坏死患者,可以疏通微小血管,建立侧支循环,降低患者疼痛感,提高关节活动度。

郑敦辉等探究四妙消肿方(苍术、生薏苡仁、黄柏、川牛膝、木瓜、泽兰等)联合西药治疗早期股骨头坏死的疗效及对髋关节功能的影响。将 82 例早期股骨头坏死患者随机分为两组各 41 例,对照组予西药治疗,观察组在西药基础上加用四妙消肿方,连续治疗 3 个月。结果：观察组的总有效率 97.6%(40/41)高于对照组的 78.0%(32/41)(P<0.05)；治疗后两组患者的 Harris 评分均升高,且观察组高于对照组(均 P<0.05)；两组 VAS 评分、中医证候积分、全血比黏度和血浆比黏度均降低,且观察组低于对照组(均 P<0.05)；观察组的不良反应发生率 2.4%(1/41)低于对照组的 19.5%(8/41)(P<0.05)。

郑英豪观察仙灵骨葆胶囊(淫羊藿、续断、补骨脂、生地黄、知母、丹参等)辅助手术治疗非创伤性股骨头坏死的临床疗效。将 92 例非创伤性股骨头坏死患者随机分为两组各 46 例,对照组予头颈开窗复合植骨术治疗,术后给予常规药物治疗；观察组在对照组基础上于术后第 2 d 开始口服仙灵骨葆胶囊,连续服药 1 年。结果：术后 1 年,两组疼痛程度、关节畸形、关节活动范围、关节功能评分及总分均较术前升高,观察组疼痛程度、关节畸形、关节活动范围、关

节功能评分及总分均高于对照组(均 $P < 0.05$)。

周毅等探究川骨片(黄芪、白术、茯苓、续断、杜仲、骨碎补等)联合髓芯减压术治疗早期激素性股骨头坏死的临床疗效。将 128 例激素性股骨头坏死患者随机分为两组各 64 例,对照组行髓芯减压术,治疗组行川骨片联合髓芯减压术治疗,分别于术前、术后 6 月、1 年行 VAS 评分、Harris 评分及 MRI 影像学对比。结果:术后 6 月、1 年随访时,两组患者 VAS 评分较术前均明显下降,Harris 评分均明显提高(均 $P < 0.05$)。其中,治疗组末次随访中 VAS 评分、Harris 评分均优于对照组(均 $P < 0.05$)。末次随访时,对照组 6 名患者 ARCO 分期进一步加重,治疗组无进一步加重。

(撰稿:梁倩倩 邵渝博 审阅:王拥军)

【骨关节炎的治疗及实验研究】

1. 基础研究

针对膝骨关节炎病理进程中骨-软骨复合体的机械应力分布情况,马潇苒等从关节软骨的组织特性及对机械负荷的敏感性、不同强度机械负荷对软骨代谢的影响、机械负荷对软骨下骨的影响等方面做出论述。由软骨和软骨下骨组成的骨-软骨复合体在 KOA 的发生发展中起着重要作用。关节软骨和软骨下骨对机械负荷的强度、持续时间、频率都非常敏感。适当的机械负荷对关节软骨和软骨下骨的代谢可起到正向作用。周期性机械负荷通过 integrinβ1-Src-Rac1/PLCγ1-ERK1/2 信号通路可促进软骨细胞的代谢和细胞外基质的生成,而机械负荷过低和过载均会对软骨和软骨下骨的代谢造成严重影响,导致不可逆的损伤。对膝关节保持或恢复中等强度的机械负荷对于维持关节软骨的正常功能是十分重要的,但目前仍缺少修复包括软骨下骨在内的软骨全层缺损的方法。因此,对促进软骨下骨修复的生物材料的研究将会是未来 KOA 防治研究的重点。

临床中 KOA 患者常伴有患处关节的反复疼痛、屈伸活动不利等症状,病情进展至疾病后期还可出现关节活动受限乃至致残,研究发现 PERK 信号通路介导的软骨细胞内质网应激(ERS)是影响 KOA 软骨退变的重要环节之一。付长龙等通过提取 C57 小鼠原代软骨细胞并使用荣筋拈痛方冻干粉干预软骨细胞,通过 RT-PCR、WB 等技术检测 PERK 通路相关因子的表达,发现荣筋拈痛方干预 TG 诱导的软骨细胞后,细胞中 miR-377-3p 基因表达上调,内质网应激反应 PER 信号通路相关蛋白 EDEM1、PERK、ATF4、BIP、GADD153 异常增高的蛋白表达水平下降,表明荣筋拈痛方可以有效缓解软骨细胞内质网应激,发挥延缓软骨退变的作用,其机制可能与 miR-377-3p 调控内质网应激相关蛋白有关。

宋庆慧等人在前期实验中分别从动物和细胞水平确证了芍药甘草汤(SGD)治疗 OA 的药效,但 SGD 治疗 OA 的具体分子机制尚不明确,通过前期的转录组学以及网络药理学分析,发现芍药甘草汤保护关节软骨细胞的机制可能为通过靶向阻断预测的丝裂原活化蛋白激酶(MAPK)信号通路中 p38 MAPK 信号通路而下调 Wnt/β-catenin 信号通路下游转录因子 C-myc 来实现的,因此以大鼠内侧半月板失稳骨关节炎模型为研究对象,通过免疫印迹实验方法在蛋白水平验证关键靶标及通路。根据实验结果,发现经造模干预后大鼠软骨的 C-myc 和 p38 MAPK 分子蛋白表达水平明显升高,而芍药甘草汤能显著抑制 C-myc 和 p38 MAPK 蛋白过表达。芍药甘草汤可能作用机制为通过阻断 p38 MAPK 信号通路而下调 C-myc,由于 C-myc 的下调抑制了细胞凋亡,促进软骨细胞增殖,降低了 VEGF 水平,抑制了炎性因子释放和 MMPs 的表达,进而抑制细胞外基质(ECM)过度降解,维持软骨代谢平衡,延缓软骨退变和 OA 进程,达到保护关节软骨的目的。

胡锋等发现 OA 大鼠经三仁汤(生薏苡仁、竹叶、滑石、制半夏、厚朴、白豆蔻等)处理后,其关节软骨病理损伤减轻,关节肿胀度、关节炎症评分、膝关节宽度,及血清 IL-1β、IL-6、COMP 水平均降低,压痛阈值、热痛阈值、膝关节被动活动度均升高,表明三仁汤可抑制 OA 模型大鼠炎症,明显减轻关节病理损伤和肿胀、疼痛症状,修复关节功能。此外三仁汤还可降低 OA 大鼠膝关节软骨组织 NLRP3 及核内 NF-κB p65 蛋白表达,表明三仁汤可抑制 OA 大鼠 NF-κB/NLRP3 信号通路激活。联合应用三仁汤和 NF-κB 信号通路抑制剂 PDTC,可进一步减轻关节软骨病理损伤,降低 OA 大鼠关节肿胀度、关节炎症评分,表明下调 NF-κB/NLRP3 通路可降低促炎因子表达,减轻关节软骨炎症损伤,改善关节疼痛、肿胀症状,恢复关节正常功能,揭示三仁汤减轻 OA 大鼠关节疼痛和软骨损伤的药理机制可能与抑制 NF-κB/NLRP3 信号通路有关。

王欢等通过流式细胞术、一氧化氮一步法、酶联免疫吸附测定等实验技术方法分析舒筋活络方(川芎、青风藤、羌活、白芷、苏木、当归等)对以 TLR2、TLR4 为代表性的固有免疫反应系统中 TLRs 介导的炎症信号转导通路及其下游炎症因子的调节作用,旨在阐述 SHC 缓解 OA 滑膜炎症的具体途径。研究发现,TLR2 和 TLR4 表达于实验各组 FLS 表面,信号通路经 LPS 活化后,TLR2、TLR4 和 NO、IL-6 的表达较空白组均显著升高,而与模型组比较,SHC 各浓度组均不同程度地抑制上述指标的表达,有效缓解 OA 滑膜炎症,且各指标之间呈显著正相关(均 $P < 0.05$)。说明在紧密的固有免疫反应关联网络中,各元件通过相互的感知与应答共同参与调节 OA 的进程,其中任一元件的表达发生了改变,都将相应地影响其他元件的表达,这也说明药物对他们的调节,都将通过复杂的网络信号影响着整个疾病的进程。

2. 临床研究

中医药在骨关节炎的治疗中,取得了显著的临床疗效,但具有见效慢、疗程长等特点,因此,王华兴分析影响患者中药用药依从性的主要因素,旨在为制定提高骨性关节炎患者用药依从性的治疗对策。研究发现,骨性关节疾病患者用药依从性好,服用中药的依从性普遍不高。二元 Logistic 回归分析显示,文化水平、剂型是否利于服用、疾病严重程度及是否缺乏用药提醒等因素为影响患者用药依从性的显著性因素骨关节疾病越严重,患者的服药依从性比例越高。骨关节炎主要表现为关节疼痛、僵硬、活动受限,疾病越严重,临床症状越严重,对日常生活的影响越大,为此患者服药的渴求越高,依从性越好。患者越缺乏用药提醒,用药依从性越差,尤其对于记忆力减退的老年患者或者用药品种繁多的患者,容易造成漏服或忘记服药,从而造成依从性差,但本研究存在一定局限性,纳入因素数量有限,样本量较少,需要在以后的研究中继续完善。

潘婷等评价火龙疗法干预早期膝痹病患者的临床疗效。将 100 例早期寒湿痹阻型膝痹病患者随机分为两组各 50 例,观察组采用火龙疗法治疗,辨证施以熥敷合剂(红花等),具体方法为:将配方中药磨成粉末,置于干净容器中,加入适量蜂蜜、醋、水,搅拌调和成厚度约 1 cm 的药饼,敷于患者梁丘、犊鼻、足三里、内外膝眼穴处;将数显全自动微电脑智能温控器测温探头置于皮肤与药饼之间,实时监测皮肤温度;用一条干毛巾覆盖药饼,药饼四周皮肤用毛巾遮盖,以防烫伤;用注射器沿药饼环状内面点撒浓度为 95% 酒精约 20 mL,点燃酒精使药物发热至 42 ℃左右时,用湿毛巾扑灭火焰,采集灭火时温度及最高温度;静置待温度降低为 39 ℃后,再次点燃乙醇并重复以上步骤,反复点火 3 次为 1 次治疗,每日 1次,连续治疗 5 d 为 1 个疗程;对照组采用中药熥敷合剂热敷法治疗。治疗 1 个疗程后,观察两组患者临床疗效,疼痛视觉模拟评分(VAS)、骨关节炎指数评分(WOMAC)、慢病管理自我效能量表评分的变化情况。结果:观察组的总有效率 96.0%(48/50)优于对照组的 84.0%(42/50)($P < 0.05$)。VAS 评分、WOMAC 评分及慢病管理自我效能量评分,两组治疗前比较及治疗前后组内比较,差均异有统计学意义;治疗后组间比较,差异均有统计学意义(均 $P < 0.05$)。研究发现,火龙疗法能使中药逐层渗透、充分吸收,减轻患者局部水肿,促进炎症吸收,减少组

织痉挛,从而缓解患者的症状,起到良好的治疗作用,提高患者的生活质量。火龙疗法全过程以中医辨证施护理论为指导,既遵循了中医护理整体观念,又着眼于三因制宜的个体化要求,有简、便、廉、验的特点,无副作用,值得进行推广应用。

林嘉伟等观察加味豨桐汤配方颗粒(豨莶草、臭梧桐叶、薏苡仁、白术、川牛膝、土茯苓等)治疗膝骨性关节炎性滑膜炎湿热阻络证的临床疗效。将80例患者随机分为两组各40例,治疗组口服加味豨桐汤配方颗粒,对照组口服滑膜炎颗粒,治疗2周。结果:治疗组脱落1例,对照组脱落2例。治疗后两组患者 VAS 评分、HSS 积分、膝关节压痛及肿胀度较治疗前均有改善,HSS 积分、膝关节压痛及肿胀度改善方面治疗组优于对照组($P<0.05$);治疗组的总有效率 92.3%(36/39)显著优于对照组的 81.6%(31/38)($P<0.05$);两组患者治疗不良反应发生率比较差异无统计学意义($P>0.05$)。提示加味豨桐汤配方颗粒治疗膝骨关节炎性滑膜炎止痛效果与滑膜炎颗粒相当,两者都可以改善患者的膝关节压痛和肿胀症状,相比后者,加味豨桐汤配方颗粒对关节功能的改善效果更好,二者安全性无明显差异。

罗勋观察仙灵骨葆胶囊(淫羊藿、补骨脂、续断、丹参等)对骨关节炎患者血清护骨素(OPG)、核因子 κB 受体活化因子配体(RANKL)表达的影响。将114例患者随机分为两组各57例,对照组予常规西药治疗,观察组在对照组的基础上予仙灵骨葆胶囊治疗,疗程8周。结果:治疗后,观察组的总有效率 98.2%(56/57)显著高于对照组的 87.7%(50/57)($P<0.05$);两组膝关节功能评分显著高于治疗前,且观察组显著高于对照组($P<0.05$);两组血 C 反应蛋白、血沉值均显著低于治疗前,且观察组显著低于对照组($P<0.05$);两组血清 OPG 值显著高于治疗前,RANKL 值低于治疗前,且观察组与对照组对比差异均有统计学意义(均 $P<0.05$)。提示:仙灵骨葆胶囊能调节骨关节炎患者的血清 OPG/RANKL 分泌平衡,抑制 CRP、ESR 的释放,从而促进改善患者的膝关节功能,提高治疗效果。

张中斌等观察附桂骨痛胶囊联合腓骨截骨术治疗膝关节骨性关节炎的可行性、有效性与安全性。将80例患者随机分为两组各40例,两组均接受腓骨截骨术治疗,观察组在此基础上联合附桂骨痛胶囊,连续用药4周,术后随访12周。结果:观察组的总有效率 95.0%(38/40)高于对照组的 80.0%(32/40)($P<0.05$);术后1周、4周,观察组 VAS 评分较对照组降低;观察组术后4周、12周膝关节功能改善优于对照组,膝关节液炎症因子水平较对照组降低(均 $P<0.05$);治疗期间两组未见明显不良反应。提示骨性关节炎患者在接受腓骨截骨术治疗基础上联合使用附桂骨痛胶囊疗效优于单用腓骨截骨术,患者疼痛感及炎症反应更轻,膝关节功能改善更理想,而且无明显不良反应,安全可靠。

(撰稿:徐浩 孙大卫 审阅:王拥军)

【颈椎病的治疗及实验研究】

刘鑫等观察桂枝附子汤(桂枝、制附子、炙甘草、生姜、大枣)治疗神经根型颈椎病(太阳病阳虚表证)的临床疗效。将60例患者随机分为两组各30例,治疗组服用桂枝附子汤,对照组服用塞来昔布胶囊联合甲钴胺片,以临床疗效、VAS 评分、症状和体征(颈椎疼痛、肢体麻木、颈项活动)评分及颈椎功能障碍指数(NDI),分别在治疗前、治疗后2周、治疗后3个月末次随访进行评定。结果:治疗组的有效率 90.0%(27/30)优于对照组的 86.7%(26/30);两组在 VAS 评分、症状和体征评分、NDI 评分与治疗前比较均有改善,并且治疗组优于对照组(均 $P<0.05$)。提示桂枝附子汤对神经根型颈椎病(太阳病阳虚表证)疗效显著,可以改善神经根型颈椎病在颈、项、肩、上肢等部位出现的僵硬、活动受限、怕冷、困重、乏力、疼痛、麻木等症状,安全有效,值得推广应用。

吴鸿伟等观察颈舒颗粒(三七、肉桂、当归、红花、川芎、天麻等)联合理筋手法对风寒湿阻型颈型颈椎病的疗效。将70例患者随机分为两组,对照组

35 例(完成 33 例)予生活宣教以及理筋松解手法进行治疗,观察组 35 例(完成 32 例)在对照组治疗基础上联合颈舒颗粒口服,疗程 4 周。结果:与治疗前比较,VAS 评分、Northwick Park 颈痛量表(NPQ)评分、颈椎病临床评价量表(CASCS)评分、中医证候积分均较治疗前改善,以观察组改善程度最为明显(P<0.05);观察组的总有效率 93.8%(30/32)优于对照组的 75.8%(25/33)(P<0.05)。

林纯瑾等观察独活寄生汤加减联合塞来昔布对急性期神经根型颈椎病患者的临床疗效。将 104 例患者随机分为两组各 52 例,均予健康宣教、功能锻炼、牵引治疗,同时对照组予塞来昔布,观察组在对照组基础上加用独活寄生汤加减,疗程 4 周。结果:观察组的总有效率 90.4%(47/52)高于对照组的 75.0%(39/52)(P<0.05);治疗后,两组 NF-κB、TNF-α、IL-1β、CGRP、中医证候评分、McGill 疼痛评分均降低,颈功能活动度均升高,且以观察组更明显(均 P<0.05)。提示独活寄生汤加减辅助塞来昔布即可安全有效地减轻急性期神经根型颈椎病患者疼痛,降低相关因子水平,改善颈功能活动度。

贾红亮观察益气化瘀补肾方(黄芪、补骨脂、党参、丹参、川芎、甘草等)联合颈前路手术治疗脊髓型颈椎病患者的临床疗效。将 72 例患者随机分为两组各 36 例,对照组采取颈前路手术联合尼莫地平治疗,治疗组在此基础上加用益气化瘀补肾方治疗,疗程 4 周。结果:治疗组的总有效率 88.9%(32/36)高于对照组的 69.4%(25/36)(P<0.05);治疗组治疗 1、2、3 个月后日本骨科协会评估治疗分数(JOA)评分均较对照组高(P<0.05 或 P<0.01)。

李强等观察芪麝丸(黄芪、人工麝香、川芎、青风藤、防己等)对气虚血瘀神经根型颈椎病模型大鼠不同给药周期的证型的变化。选用 3 月龄大鼠 96 只,随机分为对照组、模型组、芪麝丸组,每组再分为 1 周组、2 周组、3 周组及 4 周组,共计 12 组,每组 8 只。除对照组外所有大鼠均采用神经根压迫复合疲劳加饥饱失常法及激素干预制备大鼠模型。芪麝丸组分别以 0.81 g/kg 剂量给予 14 周不同给药时长的

芪麝丸药液。实验结束后,通过对不同给药周期大鼠游泳时间、血液流变学、PLA2 和 PGE2 炎症因子的测定及颈椎组织病理学观察模型大鼠证型变化情况。结果:在 4 周时间内以 0.81 g/kg 剂量灌胃给药,随着给药时间的延长,芪麝丸组大鼠表现出不同程度的游泳时间增加,血液流变学指标下降,PLA2 和 PGE2 含量及组织形态趋于正常化。提示芪麝丸对不同给药时间气虚血瘀神经根型颈椎病模型大鼠的证型表现出一定的变化,为临床辨证施治及对该病的研究提供了实验依据。

(撰稿:崔学军 浦佩珉 审阅:王拥军)

【腰椎间盘突出症的治疗及实验研究】

1. 基础研究

张天龙等通过观察杜仲腰痛丸对腰椎间盘突出症(LDH)慢性下肢痛模型大鼠的疼痛行为学的影响,探讨杜仲腰痛丸改善 LDH 大鼠疼痛的药效应。取 SD 雄性大鼠 72 只,随机分为正常组、模型组、模型治疗组,各 24 只。模型治疗组予杜仲腰痛丸(杜仲、牛膝、狗脊、山萸肉、桑寄生、川芎等)溶液灌胃,其余两组予等量生理盐水灌胃,喂药疗程 28 d。各组大鼠于不同时间节点比较自发行为学评分、机械痛阈值及热痛阈值等行为学变化,以此观察杜仲腰痛丸对模型大鼠的痛阈影响。结果:各组给予药物干预后,与正常组和模型组比较,模型治疗组在喂药 2、7、14、21、28 d 后自发性疼痛行为评分均显著降低(均 P<0.05)。机械痛阈值及热痛阈值结果显示各组数据之间均差异无统计学意义(P>0.05)。在手术后 14 d(喂药 0 d 时),模型组及模型治疗组机械痛阈值及热痛阈值均有不同程度的上升但是上升幅度较小(P>0.05),再给予杜仲腰痛丸药物治疗后,与模型组比较,模型治疗组在喂药 2、7、14、21、28 d 后机械痛阈值及热痛阈值上升显著(P<0.05)。认为杜仲腰痛丸可以通过降低 LDH 所致的慢性下肢痛模型大鼠的自发性疼痛行为学评分和提高模型大鼠机械痛阈值及热痛阈值来发挥良好的镇

痛药效。

康小彪等通过观察淫羊藿苷对椎间盘退变大鼠的治疗作用及机制。将 48 只大鼠采用纤维环穿刺法建立椎间盘退变模型随机分为模型组、淫羊藿苷组、激动剂组、激动剂＋淫羊藿苷组，每组 12 只，另取 10 只作为假手术组。激动剂＋淫羊藿苷组给予淫羊藿苷 6.0 g/kg 灌胃、尾静脉注射脂多糖 5 mg/kg，淫羊藿苷组给予淫羊藿苷 6.0 g/kg 灌胃，激动剂组给予尾静脉注射脂多糖 5 mg/kg，每日 1 次，连续 2 周。给药结束后，酶联免疫吸附分析（ELISA）检测血清 IL-6、IL-1β、TNF-α 含量，苏木素-伊红（HE）染色法观察椎间盘组织病理学改变，末端脱氧核苷酸转移酶介导的 dUTP 缺口末端标记（TUNEL）法检测髓核细胞凋亡率，蛋白免疫印迹（Western Blot）法检测椎间盘组织核转录因子 kappaB（NF-κB）p65、p-p65、B 淋巴细胞瘤 2 基因（Bcl-2）、Bcl-2 相关 X 蛋白（Bax）的蛋白表达水平，免疫组织化学法检测椎间盘组织 p-p65 蛋白阳性表达。结果：模型组大鼠椎间盘髓核与纤维环之间界限模糊，纤维环排列紊乱且存在缝隙，髓核细胞聚集、皱缩，基质减少；与模型组比较，淫羊藿苷组椎间盘纤维环结构和髓核形态及排列趋于正常；激动剂组大鼠椎间盘病变程度较模型组严重；激动剂＋淫羊藿苷组大鼠椎间盘病变较激动剂组减轻。与模型组、淫羊藿苷组及激动剂组相比，激动剂＋淫羊藿苷组血清 IL-6、IL-1β、TNF-α 含量，髓核细胞凋亡率，p-p65、Bax 蛋白表达水平降低，Bcl-2 蛋白表达水平升高（均 $P<0.05$）。认为淫羊藿苷可改善椎间盘退变大鼠椎间盘病理损伤，减轻炎症反应，减少髓核细胞凋亡，其机制可能与抑制 NF-κB 信号通路有关。

2. 临床研究

许小兵等分析独活寄生汤联合热奄包外敷治疗腰椎间盘突出症的疗效。将 60 例患者随机分为两组各 30 例，对照组采用常规西药治疗，观察组采用独活寄生汤（独活、白芍药、枸杞子、防风、桑寄生、当归等）联合热奄包（苏木、艾叶、白芥子、麻黄、肿节风、千年健等）外敷治疗，疗程 2 周。结果：观察组的总有效率 96.7%（29/30）显著高于对照组的 80.0%（24/30）；治疗后观察组 IL-6、TNF-α 均显著低于对照组，JOA 评分、VAS 评分优于对照组（均 $P<0.05$）。

伊伟恩等观察活血通络汤对血瘀证 LDH 患者的临床疗效，并分析其对血液流变学及 IL-1β、IL-6、TNF-α 的影响。将 80 例患者随机分成两组各 40 例，均进行牵引、针灸及中药外敷照射等常规治疗，对照组口服美洛昔康片，治疗组在此基础上内服活血通络汤（香附、乳香、土鳖虫、鸡血藤、续断、杜仲等），治疗 2 周。结果：治疗组的总有效率分别 92.5%（37/40）优于对照组的 67.5%（27/40）（$P<0.05$）；治疗组治疗后 VAS 数值、JOA 数值均优于对照组，血液流变学指标均优于对照组，血清 IL-1β、IL-6、TNF-α 水平较对照组降低明显（均 $P<0.05$）。认为活血通络汤在血瘀证腰椎间盘突出症诊治中临床疗效较对照组改善显著。活血通络汤治疗腰椎间盘突出症能够抑制炎性相关因子的表达水平、改善 JOA、VAS 评分及血液流变学指标，提示中西医结合医治腰椎间盘突出症较西药治疗更能获得的显著的临床疗效。

黄振星等观察恒古骨伤愈合剂治疗 LDH 瘀血阻络型的临床疗效。将 60 例患者随机分为两组，治疗组 30 例（纳入 26 例）予恒古骨伤愈合剂（三七、红花、人参、黄芪、杜仲、鳖甲等）治疗，对照组 30 例（纳入 28 例）予甲钴胺片联合塞来昔布胶囊治疗，疗程 12 d。结果：治疗组的有效率为 84.6%（22/26），对照组为 82.1%（23/28），两组在疗效、VAS 评分、JOA 评分、中医证候积分比较，差异均无统计学意义（$P>0.05$）。认为恒古骨伤愈合剂对腰椎间盘突出症（瘀血阻络型）疗效显著，可以改善腰腿部刺痛、拒按、夜间加重等症状，短期内可以达到与甲钴胺片联合塞来昔布胶囊相似的效果，服药期间未发生严重的不良反应和毒副作用，安全性高，值得临床推广应用。

林依怀等观察腰椎定点旋转复位手法联合如意

金黄膏外敷治疗 LDH 的临床疗效。将 100 例患者随机分为两组各 50 例,均接受腰椎定点旋转复位法治疗,观察组在上述基础上加用如意金黄膏(大黄、黄柏、姜黄、白芷、陈皮、苍术等)外敷治疗,疗程 2 周。结果:腰椎定点旋转复位法联合如意金黄膏外敷治疗腰椎间盘突出症可显著降低腰腿疼痛的 VAS 评分,提高腰椎功能的 JOA 评分,观察组评分均明显于对照组(均 $P<0.05$);观察组的总有效率 92.0%(46/50)明显优于对照组的 78.0%(39/50)($P<0.05$)。认为如意金黄膏外敷治疗 LDH 有益于腰腿痛症状的减轻和腰椎功能的改善,减轻或预防定点旋转复位手法引起的软组织和神经根的损伤,进一步提高腰椎定点旋转复位手法治疗的疗效,可作为 LDH 治疗的临床联合用药。

郑州铭分析补肾祛湿汤对 LDH 患者肢体功能及炎性状态的影响。将 108 例患者随机分为两组各 54 例,对照组予常规西药塞来昔布治疗,试验组予补肾祛湿汤(熟地黄、巴戟天、牛膝、白术、茯苓、桂枝等)治疗,比较两组患者临床疗效及改良 MacNab 标准临床疗效评分,对两组恢复质量、肢体功能、炎性状态进行对比。结果:试验组的总有效率 98.2%(53/54)高于对照组的 83.3%(45/54)($P<0.05$);试验组 VAS 评分、治疗时间、康复时间均低于对照组,治疗后试验组 JOA 评分高于对照组,ODI 评分低于对照组(均 $P<0.05$)。试验组炎性指标均低于对照组,试验组改良 MacNab 标准疗效优良率高于对照组($P<0.05$)。

梁爽等观察龙血竭片、消栓通络胶囊联合中医理疗治疗 LDH 的临床疗效。将 106 例患者随机分为两组各 53 例,对照组使用中医理疗(中药离子导入、拔罐、推拿治疗),观察组在此基础上内服龙血竭片、消栓通络胶囊(川芎、丹参、黄芪、泽泻、三七、槐花等),疗程 2 周。结果:两组治疗后 VAS 评分、ODI 均较治疗前降低,JOA 评分升高,且观察组优于对照组(均 $P<0.05$)。观察组的总有效率 94.3%(50/53),优于对照组的 86.8%(46/53)($P<0.05$)。

宋德明分析中药通络活血汤辅助治疗 LDH 急性期的疗效。将 80 例患者随机分成两组各 40 例,对照组予常规保守治疗,观察组在此基础上予通络活血汤(白芍药、红花、丹参、苍术、延胡索、没药等)服用,治疗 4 周。结果:观察组的总有效率 92.5%(37/40)高于对照组的 75.0%(30/40)($P<0.05$);治疗后观察组患者的腰痛 VAS 评分、下肢痛 VAS 评分、腰椎功能障碍指数 ODI 均低于对照组;血清 IL-6、TNF-α、CRP 水平均低于对照组(均 $P<0.05$)。

(撰稿:李晨光 杭明辉 审阅:王拥军)

[附] 参考文献

D

段小云,万军,曾琳琳,等.静脉血栓方防治大鼠股骨骨折后深静脉血栓实验研究[J].陕西中医,2022,43(8):1009

F

付长龙,谢新宇,何俊君,等.基于 PERK 通路探讨荣筋拈痛方对软骨细胞内质网应激反应抑制作用[J].福建中医药,2022,53(4):22

G

郭立华,肖京,路丽,等.药罐治疗颞下颌关节紊乱病随机双盲对照研究[J].中国中西医结合杂志,2022,42(7):822

H

侯晓宙,王平,殷京,等.孙树椿教授应用腰痹汤治疗痰瘀互结腰痛的经验[J].天津中医药,2022,39(9):1111

胡锋,胡小军,李建伟,等.三仁汤调控骨关节炎大鼠关节疼痛和软骨损伤机制研究[J].时珍国医国药,2022,33

(6)：1348

黄振星，杨少锋，郭彦涛，等.恒古骨伤愈合剂治疗瘀血阻络型腰椎间盘突出症的临床疗效[J].中国中医骨伤科杂志，2022，30(3)：35

J

贾红亮.益气化瘀补肾方联合颈前路手术治疗脊髓型颈椎病36例疗效观察[J].湖南中医杂志，2020，36(10)：57

K

康小彪，李鹏飞，滕元平，等.淫羊藿苷通过核转录因子KappaB通路减轻大鼠椎间盘退变[J].广州中医药大学学报，2022，39(8)：1878

L

李强，杜思邈，李秋芬，等.芪麝丸对气虚血瘀神经根型颈椎病大鼠证型变化的影响[J].中药药理与临床，2013，29(4)：118

李叶兰，周长征.周长征教授基于络病理论运用藤虫类药治疗慢性筋骨病经验[J].中国民族民间医药，2022，31(9)：79

梁爽，李巨骅，马兆润.龙血竭片消栓通络胶囊联合中医理疗治疗腰椎间盘突出症临床观察[J].光明中医，2022，37(10)：1704

廖明军，马开好，苟凌云.活血健脾方治疗非创伤性股骨头坏死(痰瘀阻络型)的临床疗效[J].内蒙古中医药，2022，41(7)：66

林纯瑾，邹丽芬，骆雍阳，等.独活寄生汤加减联合塞来昔布对急性期神经根型颈椎病患者的临床疗效[J].中成药，2021，43(12)：3552

林嘉伟，唐本夫.加味豨桐汤配方颗粒治疗膝骨关节炎性滑膜炎湿热阻络证的临床观察[J].云南中医中药杂志，2022，43(8)：50

林依怀，王史潮，吕存贤.腰椎定点旋转复位手法联合如意金黄膏外敷治疗腰椎间盘突出症的临床观察[J].中国中医药科技，2022，29(3)：431

刘登，惠银银，吴秀芳，等.活血通络汤联合辛伐他汀对激素性股骨头坏死患者ALP、BGP水平的影响[J].吉林中医药，2022，42(4)：431

刘鑫，杨雷，王浩翔，等.桂枝附子汤治疗神经根型颈椎

病(太阳病阳虚表证)的临床研究[J].中国中医骨伤科杂志，2021，29(6)：45

刘冠虹，吉万波，刘锦涛，等.股密葆方治疗早中期非创伤性股骨头坏死肾虚血瘀证的临床研究[J].中医正骨，2022，34(2)：12

罗勋，吴玲慧.仙灵骨葆胶囊对骨关节炎患者血清OPG、RANKL表达的影响[J].湖北中医药大学学报，2022，24(3)：38

M

马潇苒，马信龙，马剑雄.机械负荷对关节软骨代谢与软骨下骨代谢的影响[J].中医正骨，2022，34(5)：53

孟东方，李慧英，杜晨阳.基于OPG/RANKL/RANK信号通路探讨三补一活方治疗兔激素性股骨头坏死的机制[J].中医研究，2022，35(7)：71

P

潘婷，王颖，范东英，等.火龙疗法干预早期膝痹病患者效果评价[J].西部中医药，2022，35(6)：118

S

宋德明.通络活血汤辅助治疗腰椎间盘突出症急性期临床观察[J].光明中医，2022，37(14)：2562

宋庆慧，李秋月，杨丽平，等.基于免疫印迹实验验证芍药甘草汤治疗骨关节炎关键靶点和通路[J].辽宁中医药大学学报，2022，24(9)：10

孙楠，陈晓波，李纳，等.股骨头坏死愈胶囊对酒精干预大鼠成骨细胞碱性磷酸酶表达的影响[J].中医研究，2022，35(4)：78

W

王欢，丁海涛，舒峻，等.舒筋活络方对Toll样受体介导的滑膜炎症调控作用[J].中华中医药杂志，2022，37(1)：469

王华兴.骨性关节炎患者中药用药依从性现状及影响因素分析[J].光明中医，2022，37(1)：28

王丽彬，辜智岗，喻林，等.金天格胶囊联合阿法骨化醇对四肢骨折患者的临床疗效[J].中成药，2022，44(10)：3179

王庆谚，李佳，郑洪新.从"肾虚络病，瘀阻骨络"探讨原发性骨质疏松症中医病机[J].中华中医药杂志，2022，37

(2):756

位春巍,陈嘉怡,郑臣校.伤科九味健骨片对家兔骨短缩延长后血清骨钙素及骨组织的影响[J].中国中医骨伤科杂志,2022,30(2):1

吴鸿伟,李超雄.颈舒颗粒联合理筋手法治疗风寒湿阻型颈型颈椎病疗效观察[J].福建中医药,2021,52(3):16

X

许小兵,邱树茂,黄海根.独活寄生汤联合热奄包外敷治疗腰椎间盘突出症临床观察[J].中国中医药现代远程教育,2022,20(6):86

Y

阎晓霞,韩崇涛,赵志强,等.补肾生骨方治疗股骨头坏死[J].中医学报,2022,37(8):1754

杨武斌,王松,唐金凤,等.右归饮介导 Wnt/β-catenin 通路干预大鼠激素性股骨头坏死研究[J].国际中医中药杂志,2022,44(7):770

伊伟恩,邓建军,郑小锋,等.活血通络汤治疗腰椎间盘突出症(血瘀证)疗效及对患者血液流变学和 IL-1β、IL-6、TNF-α 的影响[J].四川中医,2022,40(7):120

Z

张天龙,赵继荣,陈祁青,等.杜仲腰痛丸对腰椎间盘突出症慢性下肢痛模型大鼠疼痛行为学影响[J].辽宁中医药大学学报,2022,24(2):20

张中斌,张玉,李华,等.附桂骨痛胶囊联合腓骨截骨术治疗骨性关节炎效果观察[J].西部中医药,2022,35(3):112

赵云超,李晓明,王恒俊,等.丹参酮 2A 治疗股骨头坏死的作用机制研究[J].中国中医骨伤科杂志,2022,30(7):1

郑敦辉,李国湘,符方涛.四妙消肿方联合西药治疗早期股骨头坏死的疗效及对髋关节功能的影响[J].四川中医,2022,40(4):15

郑英豪.仙灵骨葆胶囊辅助手术治疗非创伤性股骨头坏死临床研究[J].新中医,2022,54(8):104

郑州铭.补肾祛湿汤对腰椎间盘突出症患者肢体功能及炎性状态的影响[J].中医临床研究,2022,14(12):121

周毅,陈日高,江中潮,等.川骨片联合髓芯减压术治疗早期激素性股骨头坏死的临床疗效观察[J].中药与临床,2022,13(1):48

学术进展

（九）五官科

【视网膜静脉阻塞及其并发症黄斑水肿的治疗与研究】

千运龙等介绍左韬从"五脏之气"论治视网膜静脉阻塞（RVO）。该病属于络瘀暴盲范畴，左氏认为目络瘀阻乃一脏或多脏的脏气功能失常影响血运所致，认为治疗应多针对五脏之气从虚或从郁论治，气不足而"虚"者予以益气补虚之法，气不畅而"郁"者予以行气开郁之法。张欣欣等以中医理论和现代医学研究分析为基础，结合文献研究，认为瘀与毒同为RVO的重要病理环节，瘀毒为疾病之根本，与气血阴阳虚损互为因果，在治疗中可将祛瘀解毒与其他治则同用，应与"化痰通络""凉血止血"等治则联合应用并贯穿治疗始终。陈子扬等探讨"去菀陈莝"的内涵，结合视网膜静脉阻塞继发黄斑水肿（RVO-ME）的临床特点，认为其可归属于"水肿病"范畴。提出活血利水是治疗RVO-ME的基本治法。具体应用包括活血利水通脉、益气活血利水、理气活血利水、化痰活血利水、温阳活血利水、祛积通络等；代表方药包括散血明目片、益气活血化瘀汤、逍络方、加味苓桂术甘汤、金匮肾气丸合补阳还五汤加减、祛积通络方等。

李亚坤等将90例RVO患者随机分为两组，对照组（38例）采取静脉滴注血栓通＋口服复方血栓通胶囊＋肠溶阿司匹林治疗，观察组（52例）患者在此基础上加用丹参注射液离子导入治疗，疗程均为3个月。结果：观察组总有效率为86.5%（45/52），对照组为57.9%（22/38），$P<0.05$。与对照组比较，观察组视网膜静脉循环时间、视网膜静脉相对直径、视网膜相对出血面积均降低，全血低切黏度、纤维蛋

白原水平均降低，最佳矫正视力提高（均$P<0.05$）。朱成义等将62例RVO-ME气滞血瘀证患者随机分为两组，均予玻璃体腔注射雷珠单抗，观察组在此基础上加服黄斑消肿方（桃仁、红花、当归、川芎、生地黄、赤芍药等），疗程均为6个月。结果：除脱落病例外，观察组总有效率为89.7%（26/29），对照组为69.0%（20/29），$P<0.05$。与对照组比较，观察组治疗后1、6、12个月的中医证候总分、各症状积分、CST均降低，BCVA升高（均$P<0.05$）。陈娟红等将72例RVO-ME痰瘀互结证患者随机分为两组，对照组予雷珠单抗眼内注射，观察组加服眼络通方（葛根、川芎、地龙、三棱、莪术、水蛭等），疗程均为3个月。结果：观察组总有效率为88.9%（32/36），对照组为63.9%（23/36），$P<0.05$。与对照组比较，观察组BCVA提高、CMT减少，中文视功能相关生存质量量表-25评分均显著升高（均$P<0.01$）。

吴紫雯等将30只新西兰白兔随机分为对照组（CG）、模型组（MG）、通窍活血汤（TQHX）组。CG组进行假手术，MG组、TQHX组兔双眼采用532 nm激光建立BRVO模型，各组分别灌胃21 d。结果：与CG组比较，MG组兔视网膜OPN表达升高，IL-8、IL-6表达均升高（均$P<0.01$）。与MG组比较，TQHX组视网膜OPN表达降低，IL-8、IL-6表达均降低（均$P<0.05$）。研究提示，通窍活血汤对BRVO兔视网膜OPN、IL-6、IL-8以及玻璃体IL-6、IL-8的表达具有抑制作用，能够改善炎症反应。王玉丽等通过对前房加压建立大鼠视网膜缺血再灌注损伤模型，将50只SD大鼠随机分为模型组，阿司匹林组，丹红化瘀口服液高、中、低剂量（13.0、6.5、3.3 ml/kg），另设10只大鼠作为正常对照组。各组分别灌胃30 d。结果：与正常对照组比较，模型组血

清 SOD、GSH-Px 及 CAT 活性均明显下降（均 $P<$ 0.05，$P<0.01$），MDA 水平显著升高（$P<0.05$）；血清 IL-1β、IL-6、TNF-α 水平显著升高，IL-10 水平显著降低（均 $P<0.01$）；视网膜组织 HIF-1、Caspase-3、NF-κB p65 及 VEGF 阳性表达显著升高（均 $P<$ 0.01）。与模型组比较，丹红化瘀口服液各剂量组血清 SOD、GSH-Px 及 CAT 活性均明显升高（均 $P<$ 0.05，$P<0.01$），血清 MDA 水平均显著降低（$P<$ 0.05）；血清 IL-1β、IL-6、TNF-α 水平均显著降低，IL-10 水平均显著升高（均 $P<0.05$，$P<0.01$）；各给药组视网膜组织 HIF-1、Caspase-3、NF-κB p65 及 VEGF 阳性表达均显著降低（均 $P<0.05$，$P<$ 0.01）。研究提示，丹红化瘀口服液对视网膜缺血再灌注损伤大鼠的视网膜结构具有改善作用，对神经节细胞具有保护作用，其作用机制可能与抑制视网膜组织细胞凋亡、抗炎和抑制新生血管生成有关。

（撰稿：谢立科　审阅：熊大经）

【中心性浆液性脉络膜视网膜病变的治疗及临床研究】

曾敏等介绍罗向霞从"脾虚湿困"论治中心性浆液性脉络膜视网膜病变（CSC）。脾气虚，失于健运，湿邪困阻，滞于黄斑，引起黄斑区水液潴留，水湿之邪通过病变的色素上皮进入视网膜，造成视网膜神经上皮层脱离，发为该病。据此确立"温阳健脾、渗湿利水"为脾虚湿困型 CSC 基本治法。吴建国等从"气、血、痰、火、湿、食"六郁论治 CSC。认为 CSC 的发生与肝失疏泄，情绪郁结，脾失运化，痰湿阻滞，郁而化火等密切相关，患者多有抑郁和焦虑的表现。其对于病情迁延、反复发作的慢性中心性浆液性脉络膜视网膜病变（cCSC），需攻补兼施，既注重开郁、解郁，也应顾及肝、脾、肾等脏的虚实，当补则补。万婧雯等介绍李翔临证经验。李氏认为"肝脾不调"是其主要病机，治当以疏肝解郁，健脾利湿。方选四逆散加减：若胸胁胀闷疼痛、烦躁易怒、舌红苔黄，脉弦

数者，可加郁金、栀子、丹皮、延胡索等清肝泻火；若全身困倦、口臭黏腻、大便黏滞不爽、舌黄苔白腻，齿痕明显，脉滑数者，选用薏苡仁、白土苓、冬瓜子、金钱草、酒黄芩等；若伴焦虑、失眠多梦，可加郁金、合欢皮、酸枣仁、煅磁石等；且"诸湿肿满，皆属于脾"，可酌加砂仁、茯苓、焦三楂、建曲等；待水湿渐去，可选用枸杞子、楮实子、菟丝子等补益肝肾，同时要注重开导患者情绪，减压消虑。李丽英等从络脉-气络理论探讨中心性浆液性脉络膜视网膜病变的证治，认为 CSC 与络脉-气络密切相关。CSC 的主要病机为正气亏虚，气络失和，气滞水停；气络失和，络脉郁滞可致 CSC 迁延；脾肾亏虚，络气乏源，气络不振易致 CSC 复发。急性期治以解郁和络、利水祛湿，可随证选用柴归汤、柴苓汤、柴胡三仁汤等；迁延期预防络积之变，可辨证选用苓桂术甘汤、真武汤等，还可加用子仁类药物以补益肝肾、活血明目；愈后防复发宜注意顾护脾胃、调畅情志。邢文浩等提出以泻南补北法论治 cCSC。认为心肾不交是其核心病机，提出泻南补北的治疗法则。当 cCSC 初起，全身症状以心阳上亢为主时，应以天王补心丹为主方，配交泰丸增强交通心肾之效。当患者病久，全身症状以肾阴、肾阳不足时，则以交泰丸配金匮肾气丸为主。若患者浆液性渗出较多，可加白术或以真武汤为主进行化裁。

刘成旺将 76 例 CSC 患者随机分为两组，单一组口服羟苯磺酸钙胶囊，结合组在此基础上加服五苓散化裁方（石决明、泽泻、山药、茯苓、猪苓、桂枝等），并随症加。疗程均为 3 个月。结果：结合组总有效率为 97.4%（37/38），视网膜复位率为 97.4%（37/38）；单一组分别为 78.9%（30/38）、76.3%（29/38），$P<0.05$。与单一组比较，结合组黄斑水肿面积缩小，黄斑水肿高度下降；视力水平升高，FFA 荧光渗漏面积缩小（均 $P<0.05$）。周妍妍等将 50 例 CSC 患者随机分为常规组（25 例 27 眼）与观察组（25 例 28 眼），均用常规西医治疗，观察组加服复明地黄汤（枸杞子、菊花、生地黄、苏木、黄芪、丝瓜络等）治疗，疗程均为 30 d。结果：与常规组比较，观

察组视力及眼底改善时间缩短,中央 1 mm 黄斑厚度、中央 6 mm 黄斑厚度、黄斑容积减小、视野缺损、黄斑水肿高度、荧光渗漏面积缩小(均 $P<0.05$)。张新彦等探讨中药联合阈下激光治疗陈旧性 CSC 的有效性和安全性。选取 20 例 CSC 患者进行回顾性试验,随机分为两组,A 组(10 例)在给予阈下激光治疗的基础上加服行气利水活血汤(陈皮、木香、茯苓、泽泻、白术、猪苓等),B 组(10 例)单纯予以阈下激光治疗,疗程均为 4 周并随访 6 个月。结果:A 组术后 6 个月黄斑区旁中心凹渗漏点和黄斑神经上皮层下积液 90.0% 均消失,B 组黄斑区旁中心凹渗漏点和黄斑神经上皮层下积液 30.0% 依旧存在。

(撰稿:谢立科 审阅:熊大经)

【糖尿病视网膜病变的研究】

黎晓冬等介绍谢学军辨治糖尿病视网膜病变(DR)经验。根据"循内科以究眼科"与"治病必求于本"的理论,谢氏提出肾虚血瘀是其发病的重要病机,两者互为因果。提出以补肾治虚为基础的整体辨证与以活血化瘀为主的眼局部辨证有机结合,将补肾活血贯穿 DR 各个阶段治疗的始终。具体包括:滋养肾阴、益气活血,多用六味地黄丸合用生脉散加葛根、丹参、川芎等;凉血活血兼调补脾肾,方选陈氏生蒲黄汤(丹参、牡丹皮、生地黄、川芎、蒲黄、旱莲草等)合用五苓散加白茅根;补肾滋肝兼活血散瘀,方选陈氏驻景丸(河车粉、楮实子、枸杞子、五味子、寒水石、茺蔚子等)合用桃红四物汤或血府逐瘀汤加减浙贝母、石菖蒲等。王振华等介绍罗燕基于"扶阳学说"防治糖尿病视网膜病变思路及经验。罗氏认为 DR 病机为阴阳两虚夹瘀,阳虚是疾病进展的重要因素,治疗时应以"扶阳学说"为指导思想,采用扶阳抑阴、用阳化阴等方法,力推阳主阴从关系,在运用活血化瘀、利水消肿法的同时,施以温阳化气、温阳化痰法,使得机体达到阴平阳秘状态。

丁艳红等基于数据挖掘探讨中医药治疗非增殖性糖尿病视网膜病变(NPDR)用药规律。检索 2010 年 1 月—2020 年 12 月中国知网、万方、维普、中国生物医学文献数据库中中医药治疗 NPDR 的临床研究类文献,将纳入文献的方药组成、中医证候录入 Excel2016 建立数据库,采用古今医案云平台的医案数据库进行中药的使用频次分析,对药物属性、中医证候进行统计,并做关联分析、聚类分析和复杂网络分析。结果:相关度排在前 5 位的药对分别是玄参-生地黄,丹参、生地黄-黄芪,丹参、黄芪-生地黄,黄芪-生地黄,生地黄-黄芪。聚类分析显示,药对和方剂共 5 类,其功效分别是滋阴补气、凉血滋阴健脾、活血化瘀、补肝益肾养阴、清热凉血通络。核心药物对应证候分析显示,权重排在前 5 位的分别是黄芪-气阴两虚证、生地黄-气阴两虚证、黄芪-瘀血阻络证、当归-气阴两虚证、麦冬-气阴两虚证。研究提示,治疗 NPDR 所选的中药药性多微寒,药味多甘,主入肝经,以气阴两虚证多见,临证时应注重组方配伍,活用核心药物。

贾鑫等观察止血明目方(墨旱莲、丹参、郁金、蒲黄、赤芍药、牡丹皮等)对糖尿病视网膜病变(DR)大鼠炎症因子和氧化应激的影响。以腹腔注射链脲佐菌素诱导 DR 模型,将 40 只 SD 大鼠随机分为模型组(MG),羟苯磺酸钙组(CD),止血明目方低剂量(3.1 g/ml)组(LZXMM)、高剂量(4.6 g/ml)组(HZXMM),正常对照组(CG),各组分别灌胃 30 d。结果:与 CG 比较,MG 体质量减轻,空腹血糖升高;视网膜组织病理损伤明显;血清及视网膜 IL-6、sICAM-1、VEGF-A 水平均升高,SOD 水平降低($P<0.05$,$P<0.01$)。与 MG 比较,各给药组视网膜组织病理损伤减轻;血清及视网膜 IL-6、sICAM-1、VEGF-A 水平均降低,SOD 水平均升高($P<0.05$,$P<0.01$)。研究提示,止血明目方可改善 DR 大鼠视网膜病理损伤,机制可能与抑制机体及视网膜组织炎症因子并增强其抗氧化应激能力有关。赵越等选择 SD 雄性大鼠以高脂饲料喂养配合 STZ 注射造模,用高、低剂量(1.0、3.0 g·kg^{-1}·d^{-1})芪地明目颗粒(黄芪、生地黄、石斛、黄蜀葵花、丹皮、丹参等)分别进行灌胃 8 周,并设立正常对照组、模型组、羟

苯磺酸钙组。结果:与正常对照组比较,模型组空腹血糖显著升高($P<0.01$),视网膜节细胞层细胞排列紊乱,内核层与外核层排列较空白组相比稀疏,排列不紧密。与模型组比较,芪地明目颗粒各剂量组节细胞紊乱有所减轻,内核以及外核层细胞排列较为紧密;微血管数目及 E/P 比值均显著下降(均 $P<0.01$);TGF-β1 以及 VEGF 蛋白表达均下降($P<0.05$,$P<0.01$)。研究提示,芪地明目颗粒可减轻 DR 大鼠视网膜损伤,抑制视网膜微血管增殖。其可能通过抑制视网膜中 TGF-β1/miR-200b/VEGF 信号通路激活而发挥作用。赵永旺等探讨双丹明目胶囊(女贞子、旱莲草、山茱萸、山药、丹参、三七等)对 DR 大鼠血液流变学与视网膜微血管的影响。以腹腔注射链脲佐菌素造模,将 72 只 SD 大鼠随机分为:正常组,模型组,羟苯磺酸钙对照组,双丹明目胶囊高、中、低剂量(22.4、11.2、5.6 g/kg)组。各组分别灌胃 12 周。结果:与正常组比较,模型组视网膜动脉血管管径均变细,静脉血管管径均增粗(均 $P<0.05$)。与模型组比较,羟苯磺酸钙对照组及双丹明目胶囊高剂量组 WBV、PV、ESR、HCT、FIB 均降低(均 $P<0.05$),中剂量组 HCT 亦明显降低($P<0.01$),羟苯磺酸钙对照组及双丹明目胶囊高剂量组视网膜微血管荧光素渗漏面积均减小(均 $P<0.01$)。研究提示,双丹明目胶囊可以改善 DR 大鼠血液流变学状态,扩张视网膜动脉,改善视网膜血供,减少视网膜微血管荧光素渗漏面积。

(撰稿:谢立科　审阅:熊大经)

【青光眼的治疗与研究】

颜春薇等基于数据挖掘分析彭清华治疗青光眼的用药经验。收集整理 103 首处方,通过复方中药的频次与关联规则分析,依据欧式距离法进行聚类分析。结果:得出青光眼患者 26 种主要证素,常用药物为茯苓、赤芍药、当归等,多用寒、温、甘、辛、苦味药,归肝经药物最多,以活血化瘀、利水渗湿之品为主;通过药物关联规则,得到 16 项药物组合,药物聚类分析得到 5 个潜在方。研究提示彭氏治疗青光眼多从肝、肾、脾入手,多选活血利水的药物。

彭波等将 80 例肝肾阴虚证患者随机分为两组,对照组口服甲钴胺,观察组加服滋补肝肾明目汤(夜交藤、丹参、车前子、生地黄、茯苓、女贞子等)并随症加减,疗程均为 3 个月。结果:除对照组失联 2 例外,观察组总有效率为 95.0%(38/40),对照组为 84.2%(32/38),$P<0.05$。与对照组比较,观察组眼压下降,视敏度、视力增高,hs-CRP 及 IL-6 含量均下降,图形视觉诱发电位(P-VEP)振幅增加,潜伏期缩短(均 $P<0.05$)。蒋鹏飞等将 120 例眼压控制后青光眼气阴两虚血瘀证患者随机分为两组,对照组予降眼压及对症治疗,治疗组在此基础上加服青光安Ⅱ号方(枸杞子、灯盏细辛、川芎、黄芪、女贞子、牛膝),疗程均为 6 个月。结果:与对照组比较,治疗组最佳矫正视力、视野均有改善,包括静态视野的平均敏感度(MS)值升高、平均缺损(MD)值、丢失方差平方根(sLV)值均降低;进展期青光眼干预研究(AGIS)评分降低;中医证候积分(包括视盘色淡、腰膝酸软、身体疲乏、舌质暗或有瘀点、脉细涩积分)降低(均 $P<0.05$)。随访 6 个月时,除治疗组 6 例、对照组 8 例失联外,治疗组视野巩固率为 75.9%(41/54),对照组为 36.5%(19/52),$P<0.01$。

秦惠钰等还观察了青光安Ⅱ号方及其有效组分对 DBA/2J 小鼠视网膜细胞中 Ras、MEK 与 ERK 蛋白表达的影响。将 8 只雌性 C57BL/6J 小鼠作为正常对照组(A 组),将 48 只雌性 DBA/2J 小鼠随机分为模型组(B 组),阳性对照组(C 组),青光安Ⅱ号方汤剂组(D 组),青光安Ⅱ号方有效组分高、中、低剂量(3.4、1.7、0.9 g·kg^{-1}·d^{-1})组(E、F、G 组),各给药组分别灌胃 4 周。结果:与 A 组比较,B 组 Ras、MEK、ERK 蛋白表达水平均降低;与 B 组比较,C、D、E、F、G 组 Ras 蛋白表达水平均升高,G 组 MEK、ERK 蛋白表达水平均升高;与 C 组比较,G 组 Ras 蛋白表达水平升高;与 D 组比较,G 组 MEK 蛋白表达水平升高;与 E、F 组比较,G 组 Ras 蛋白表达水平升高(均 $P<0.05$)。研究提示,青光

安Ⅱ号方及其有效组分低、中、高剂量对 DBA/2J 小鼠视网膜 Ras、MEK、ERK 蛋白可起到不同程度的上调作用,以青光安Ⅱ号方有效组分高剂量组效果最佳。陈梦婷等建立 RGC-5 细胞缺氧缺糖-复氧复糖损伤模型,将 20 只 SD 大鼠随机分为正常组、模型组,清肝利水方(夏枯草、葛根、车前子、枸杞子)高、中、低浓度(3.1、6.2、12.4 g/kg)组,连续灌胃 4 d。制备大鼠清肝利水方含药血清,进行细胞毒性试验。结果:与正常组比较,模型组细胞存活率下降,细胞内 Ca^{2+} 荧光强度升高,瞬时受体电位阳离子通道 6(TRPC6)表达升高(均 $P < 0.05$)。与模型组比较,清肝利水方低、中浓度组细胞存活率均提高,细胞内 Ca^{2+} 荧光强度下降;中、高浓度组 TRPC6 表达降低;各浓度组 Caspase-3 表达、Bax 表达均降低、Bcl-2 表达均升高(均 $P < 0.05$)。研究提示,清肝利水方可降低 RGC-5 中的 Caspase-3、Bax 表达,提高 Bcl-2 表达,抑制 RGC 凋亡,保护视神经,其作用机制可能与降低 TRPC6 表达以减少 Ca^{2+} 内流相关。杨凤姣等观察补精益视片(枸杞子、菟丝子、五味子、丹参、三七、茺蔚子等)对自发性青光眼模型 DBA/2J 小鼠 RGCs 的 SIRT1 组蛋白去乙酰化酶表观遗传调控影响。将 24 只 DBA/2J 小鼠随机分为模型组,补精益视片高、中、低剂量(1.8、0.9、0.5 g/kg)组,对照组,各组分别灌胃 8 周。结果:与对照组比较,模型组眼压升高,体外培养 RGCs 中的 SIRT1 mRNA 表达降低,RGCs 凋亡率升高(均 $P < 0.05$)。与模型组比较,补精益视片各剂量眼压下降,体外培养 RGCs 中的 SIRT1 mRNA 表达升高,RGCs 凋亡率降低,且与剂量呈正相关(均 $P < 0.05$)。研究提示,补精益视片可能通过降眼压、上调 SIRT1 组蛋白去乙酰化酶、抑制 RGCs 凋亡、促进 RGCs 生存而实现保护青光眼视功能的作用。宋影慧等将 40 只 SD 大鼠随机分为正常组、模型组、法舒地尔组和苦参素组,除正常组外,其余组建立青光眼模型,均腹腔注射 8 d。结果:与正常组比较,模型组视网膜厚度降低,视网膜神经节细胞数量减少,视网膜组织内 Tau 及突触素蛋白表达水平下降,视网膜组织内 p-LIMK、

p-MLC、p-MLCP 蛋白表达水平,以及 ROCK1、ROCK2 蛋白表达水平低均升高(均 $P < 0.05$)。与模型组比较,给药组视网膜厚度升高,视网膜神经节细胞数量增加,视网膜组织内 Tau 及突触素蛋白表达水平上升,视网膜组织内 p-LIMK、p-MLC、p-MLCP 蛋白表达水平,以及 ROCK1、ROCK2 蛋白表达水平低均降低(均 $P < 0.05$)。研究提示,苦参素对青光眼模型大鼠视神经具有保护作用,可促进青光眼大鼠视网膜神经节细胞的存活和轴突的生长,其作用机制可能与抑制 ROCK 的活性有关。王贤婧等将 60 只大鼠随机分为空白组、阴性对照组、绞股蓝皂苷高、中、低剂量(100、50、25 $mg \cdot kg^{-1} \cdot d^{-1}$)组,阳性对照(维生素 B_1、维生素 B_{12})组。除空白组外,其余组建立慢性高眼压模型,并均予噻马洛尔滴眼液治疗。各给药组分别灌胃 14 d。结果:与空白组比较,阴性对照组 STAT3 mRNA 与 JAK2 mRNA 的相对表达量均升高。与阴性对照组比较,绞股蓝皂苷各剂量组及阳性对照组此二指标则均降低,以绞股蓝皂苷高剂量组最为明显(均 $P < 0.05$)。研究提示,绞股蓝皂苷可抑制 STAT3 mRNA 与 JAK2 mRNA 的表达,对慢性高眼压大鼠视网膜神经节细胞有一定的保护作用。

(撰稿:谢立科　审阅:熊大经)

【干眼症的治疗与研究】

吴改萍等介绍谢立科疏肝养阴法治疗干眼症临床经验。谢氏认为干眼病因病机多为气机郁滞,日久化火,津液亏虚不布,与肝脏密切相关。提出"郁""虚"为主要病理因素,将其病机概括为"肝郁阴虚"。拟定道生散方(柴胡、白芍药、当归、党参、五味子、麦冬等)进行治疗。重视使用风药,常配伍防风、菊花、桑叶之品,并将调畅情志贯穿疾病始终。曹丛红等介绍姚靖从阳明论治干眼症经验。姚氏认为阳明经络系统与眼有着密切的联系,目珠的营养有赖于阳明经脉气血的濡养。阳明经脉气血失调,气不能摄津,血失濡养,不能荣养目珠,目失润泽,从而致干眼

的发生。可以清泻阳明里热论治:阳明热盛为主者,治宜清阳明热、泻热存阴,以白虎加参汤为基础方,常用石膏、知母、北沙参、玄参、麦冬等药;阳明腑实为主者,治宜泻阳明腑实、养阴润燥,以承气类方合清眩润目饮加减;阳明血亏为主者,治宜养阳明血,濡养目珠,选用自拟养血润目汤(四君子汤合四物汤化裁)治疗。

吴紫雯等将 120 例肝肾阴虚证患者随机分为两组,观察组采用二仙汤超声雾化联合 10% 玻璃酸钠滴眼液治疗,对照组单纯予 10% 玻璃酸钠滴眼液滴眼,疗程均为 28 d。结果:观察组总有效率为 90.0%(54/60),对照组为 73.3%(44/60),$P < 0.05$。与对照组比较,治疗组眼部症状评分及角膜荧光染色评分降低,泪膜破裂时间(BUT)延长,泪液分泌增加(均 $P < 0.05$)。朱成义等将 146 例中度阻塞型睑板腺功能障碍型干眼症(肺肾阴虚证)患者随机分为两组,对照组予 0.1% 玻璃酸钠滴眼液及普拉洛芬滴眼液点眼、蒸馏水雾化熏蒸及睑板腺按摩治疗;治疗组将蒸馏水替换为杞菊甘露饮(枸杞子、菊花、石斛、北沙参、麦门冬、玉竹等)药液熏蒸治疗,同时口服,余均同对照组。两组均治疗 1 个月。结果:治疗组总有效率分别为 91.8%(67/73)、对照组为 67.1%(49/73),$P < 0.05$。与对照组比较,治疗组 OSDI 评分、眼红分析、角结膜荧光染色评分、睑板腺评分、中医证候积分均降低(均 $P < 0.05$),BUT 延长,下泪河高度升高(均 $P < 0.01$)。赵永旺等将 100 例睑板腺功能障碍相关的干眼症患者随机分为两组,中药组口服参麦润目组方(太子参、麦门冬、五味子、密蒙花、防风、黄芩等)并联合以此方熏蒸治疗,对照组口服 ω-3 脂肪酸配合 OPT 强脉冲光疗,疗程均为 3 个月。结果:中药组总有效率为 96.0%(48/50),对照组为 72.0%(36/50),$P < 0.05$。与对照组比较,中药组主观症状积分下降,4 项干眼相关指标(BUT、TMH、FL、MGS)均不同程度改善,MGD 程度及分级均减轻(均 $P < 0.05$)。

储俐等将 30 只健康成年家兔随机分为对照组、模型组、黄芪组,除对照组外均建立兔黏蛋白缺乏型干眼模型,黄芪组予黄芪免煎颗粒灌胃 28 d。结果:与对照组比较,模型组第 28、56 d 泪液 MUC1 表达降低,角膜、结膜 MUC1 基因表达降低(均 $P < 0.05$)。与模型组比较,黄芪组第 56 d 泪液 MUC1 表达升高,角膜、结膜 MUC1 基因表达升高;MUC1 蛋白表达均升高(均 $P < 0.05$)。研究提示,黄芪免煎颗粒可通过提高干眼模型兔的泪液及角膜、结膜 MUC1 蛋白表达,发挥补益卫气作用,从而缓解黏蛋白缺乏型干眼症状。白雪等将 60 只 SD 小鼠分为空白组,模型组,刺槐素 0.1%、0.25%、0.5% 组,除空白组外以皮下注射氢溴酸东莨菪碱造模。各组均在眼球表面局部给药 7 d。结果:与空白组比较,模型组泪液分泌量、结膜杯状细胞数量明显减少,角膜荧光素染色评分显著升高,角膜新血管生成评分减少,角膜组织中 IL-1β、TNF-α、IL-10、MDA 水平上升,SOD、GSH-Px 含量下降,TLR4、MyD88、NLRP3、p-NF-κBp65 蛋白相对表达量均升高(均 $P < 0.05$)。与模型组比较,刺槐素 0.25%、0.5% 组泪液分泌量、结膜杯状细胞数量明显增加,角膜荧光素染色评分显著降低,角膜新血管生成评分增加,角膜组织中 IL-1β、TNF-α、IL-10、MDA 水平下调,SOD、GSH-Px 水平则上调(上述指标的变化以刺槐素 0.5% 组更为明显);角膜组织中 TLR4、MyD88、NLRP3、p-NF-κB p65 蛋白相对表达量均降低(均 $P < 0.05$)。研究提示,刺槐素对干眼症大鼠具有保护作用,其保护机制与抑制干眼症大鼠的氧化应激反应、炎症反应和 TLR4/MyD88/NLRP3 通路活性有关。

(撰稿:谢立科　审阅:熊大经)

【耳鸣的治疗及临床研究】

任润媛等认为耳鸣除从肾论治外,还存在辨证属"痰瘀滞络证"者。发病之本在于"脾胃不足",其标为"痰瘀阻于耳络"。其中"脾胃不足",具体涵盖"气虚"以及"失运"两方面,或因气虚无力推动津血运行,致痰瘀内生,或因脾失健运、湿浊内生,一则可致气血滞涩,二则湿浊久郁化火上承,灼炼津血成痰瘀,互结于耳络发为耳鸣。临床辨证以脉象、舌象为关键,治当以"理中化痰,祛瘀通络"为大法,其中脾虚者当益气养血、化痰祛瘀,常投以陈皮、半夏配伍桃仁、红花、丹参、川芎、山楂,而切勿过用三棱、莪术、乳香、没药等耗气伤脾;气滞痰瘀者当燥湿豁痰、行气祛瘀,常以干姜、桂枝、炮附子合半夏、茯苓、陈皮,再酌加桃仁、红花、川芎、丹参;阴火上乘者当醒脾开郁、清火降逆,多用藿香、佩兰、白豆蔻、砂仁等配伍半夏、苍术、黄芩、黄连、栀子。或佐以地龙,取其利湿降火、通络化瘀之力;或选丹参、牡丹皮、赤芍药酌加芦根、葛根、天花粉、生地黄等,养阴生津又不致滋腻碍脾助痰。廖垚等从"圆运动"及"一气周流"理论认识神经性耳鸣的病因及发病特点,认为其核心病机是中土亏虚,气血乏源,斡旋失司,气运升降逆乱,清阳虚于下,浊阴逆于上;又从圆运动的一气周流模式出发,探讨其治疗要以斡旋中土、轴轮并运,补土生源,升降复序,阴阳归位为原则。自拟百合鸣宁方治疗(黄芪、茯苓、白术、山茱萸、醋郁金、醋北柴胡等)。方中党参、黄芪、茯苓、白术、葛根、半夏配伍砂仁、桔梗、炙甘草,以补土生源、斡旋中土;日久脾虚肝郁者,配伍百合、柴胡,以佐金抑木,枢利气机;日久伤肾阳者,配伍生龙骨、生牡蛎、山茱萸,或酌加附子,以降火暖水,既济阴阳。

张浩鹏等基于二十五音理论探讨耳鸣的诊疗。以左右择取、二十五音出自《黄帝内经》"五音"相关理论及体质分类学说,是把"角、徵、宫、商、羽"五音按照古琴排列、发音和手足三阳经在人体上下循行,以及阴阳五行之气的盛衰进一步细分为二十五音。二十五音用于辨证耳鸣,有体质分类、发音频率、耳鸣频率的不同,尚需进一步研究。治疗应遵循五行生克原则,即五行相生法,虚者选择其母脏对应乐曲以补之,实者选择其子脏对应乐曲以泻之。如二十五音辨证为钛角之人,对应木火,若为实证,临证见耳鸣隆隆,常伴口苦、咽干、面红目赤等肝火上扰之证,则取子脏(心)对应乐曲右徵以泻之;若为虚证见双目干涩、肢体麻木、爪甲不荣等症状,则取其母脏(肾)对应乐曲桎羽以补之。五行相克法,取"抑强扶弱"之意,一脏为实证,取其相克制的脏对应的乐曲进行治疗。如钛角之人,若为实证,则取与之相克之脏对应乐曲左商以克之,以达金克木之意。在辨证的基础上分清脏腑虚实,选择单个或数个乐曲进行治疗。

范小利等将 89 例慢性耳鸣肝气郁结证患者随机分为两组,对照组(44 例)口服甲钴胺、氟桂利嗪及加减柴胡疏肝散并进行心理疏导。治疗组(45 例)在此基础上增加五行角音治疗,音乐选择:参照中国医学音像出版社发行的《中医传统五行音乐(正调式)》,随机选取角调音乐《姑苏行》《江南丝竹乐》《胡笳十八拍》等。根据患者喜好播放(或者随机循环播放),1 次/d,每次 45 分钟,55~65 dB。两组疗程均为 1 个月。结果:治疗组总有效率为 80.0%(36/45),对照组为 68.1%(30/44),$P < 0.05$。与对照组比较,治疗组耳鸣残疾评估量表(THI)、症状自评量表(SCL-90)评分均下降(均 $P < 0.05$)刘小娟等将 134 例耳鸣患者随机分为两组,对照组口服耳聋左慈丸,治疗组服用通窍止鸣汤(柴胡、川芎、香附、石菖蒲、路路通、白芷等),并随症加减。均连续治疗 3 周。结果:主症改善方面,治疗组总有效率为 67.2%(45/67),对照组为 37.3%(25/67);综合疗效评价方面,治疗组总有效率为 74.6%(50/67),对照组为 37.3%(25/67),$P < 0.05$。

(撰稿:赵梦迪 薛明 审阅:熊大经)

【过敏性鼻炎的治疗与研究】

陈继鑫等从病位相应、病因相关、病性相似三部分,探讨络病理论与过敏性鼻炎发病的相关性。提出络病的致病特点为"久、瘀、顽、杂",认为痰瘀同病是过敏性鼻炎的发病基础,气滞、津停、痰瘀是主要病理因素,并提出取藤入络、排毒解毒、顽疾缓攻的防治原则。对于久病入络者,可在治疗中加以藤类药行经通络,祛瘀行血,根据病情可随证加减,补虚通络药用鸡血藤等,祛湿通络药用天仙藤等,祛风通络药用络石藤等。反复发作、痰瘀互结者,选用金银花、紫花地丁、鱼腥草等清热解毒之品,痰血重者酌用蝉蜕、全蝎、乌梢蛇、穿山甲以化瘀通络,搜风解毒。虚实夹杂、过敏体质者可用调体方(灵芝、蝉蜕、制何首乌、乌梅),在此基础上酌加当归、丹参、鸡血藤等以通络养血,寓通于补。郑佳昆等从《内经》"少阳将两脏"角度探讨过敏性鼻炎的治疗。肾中阳气,赖三焦以通行,水谷、水液在三焦运化为精微物质,转输于肺,肺布散于全身而滋养脏腑器官。肺肾阳虚,三焦不利,卫外失司,风寒侵袭;水谷水液失于运化,水饮内停,风水相击而发鼻鼽。阳虚为本,水饮、郁热乃标。饮为阴邪,得阳则化,遇寒则聚。治疗当以温通阳气为主,佐以疏利少阳,化饮通窍。方选麻黄附子细辛汤温肾宣肺,合小柴胡汤疏利少阳,健脾化饮,并酌加辛夷、蝉蜕、僵蚕祛风止痒,宣肺通窍。朱子钰等认为从伏风、伏痰、伏湿、伏燥、伏瘀五种不同病性伏邪分析变应性鼻炎的病因病机,运用祛风疏风、化痰通络、清透升阳、养阴润燥、活血化瘀为大法治疗该病,以扶助正气、改善体质为核心,邪正兼顾,攻逐宿根,可从根本上减少发病。在未发作期,可予玉屏风散或黄芪桂枝五物汤加减调和营卫,若长期倦怠乏力者,可用异功散加减健运肺脾,强调饮食调护禁忌,随节气养生。针对伏风之邪,按其病位深浅祛风疏风。病位表浅者,主以辛夷、炒苍耳子、白芷、防风等辛散祛风之品轻宣透邪、宣窍通络,兼夹风寒者酌加荆芥、桂枝等,兼夹风热者酌加薄荷、连翘等。病位较深者,可用牡丹皮、川芎、赤芍药、白芍药等养血活血祛风,亦可配伍僵蚕、地龙、蝉蜕等虫类祛风药。针对伏痰之邪,可选用运脾化痰、消积化痰、温阳化痰三法。分别以异功散加减配伍苍术、生山药、胆南星等;或可配伍焦神曲、鸡内金、胡黄连等;或多配伍桂枝、干姜、法半夏等。针对伏湿之邪,当以清透、升阳、祛湿为尤。选用石膏、连翘、广藿香、石菖蒲等清热透邪;或苓桂术甘汤配伍葛根、白芷等培土升阳化湿。针对伏燥之邪,多以养阴润燥。若见燥热上犯清窍,可予沙参麦冬汤加减。对于节气病,兼夹外燥者,根据温凉偏性,配伍桑杏汤或杏

苏散。若见燥邪炼液成痰,可配伍浙贝母、麦冬、茯苓等。亦有伏燥深重累及肠道,症见大便干结或如羊屎状者,可配伍炒牛蒡子、瓜蒌仁、石斛等。针对伏瘀之邪,以辛香入络祛瘀,多在辨证的基础上加以辛散通络之品如蜜麻黄、石菖蒲、辛夷、藿香、夏枯草等。亦可酌加以小剂量的川芎、丹参、玄参、莪术等理气活血之品缓攻宿邪。张青青等探讨湿邪与过敏性鼻炎的相关性。认为湿邪伤人多从口鼻而入,不仅影响鼻的生理功能,又内伤五脏六腑,易致过敏性鼻炎发作。湿邪有内湿和外湿,皆可引发过敏性鼻炎,不可一概而论。外湿所致者,当以解表祛湿为基本治法。可采用苦杏仁、生薏苡仁、桔梗、茯苓等轻清宣散、利水祛湿之品。因外感湿邪常兼它邪为病,故治疗时应各有不同,风湿相合时,方用羌活胜湿汤、防己黄芪汤或麻黄加术汤加减;寒湿相合时,可选用藿香正气散。内湿所致者,治以温阳健脾、化湿和胃为主。方用参苓白术散加减。寒湿中阻时,方以白术附子汤加减;湿热内蕴时,可用选用石膏、黄芩、桑白皮、辛夷、石菖蒲、生薏苡仁、茯苓、苍耳子等苦寒燥湿。除脾之外,肝、肺、肾、心皆可生湿,应随证治之。如肝生湿时,可选用泽泻、茵陈、薏苡仁、车前草、黄芩、栀子等清肝泻火利湿;肺生湿时,可选用贝母、竹沥、瓜蒌等清肺化痰利湿;肾生湿时,可选用杜仲、菟丝子、枸杞子、山茱萸等滋阴益肾;心生湿时,可选用淡竹叶、木通、生甘草等清热宁心利尿。汤臣建等介绍熊大经治疗过敏性鼻炎临床经验。熊氏认为应将体质辨识放在首位,多以阳虚质、气虚质为主。强调"风邪致病",且要辨患者是否存在气滞血瘀。提倡以"疏利肝胆,佐以益气健脾、温阳祛风"为原则治疗。处方用药常佐以白芍药、郁金、延胡索等疏理肝气,同时注意顾护脾胃,多选用补中益气汤以培土生金。温阳处方多以柴胡桂枝汤减黄芩、生姜加干姜,苓桂术甘汤或麻黄附子细辛汤化裁。且善于将地龙、僵蚕协同使用。

赵雪飞等将80例肺脾两虚证患者随机分为两组,对照组口服依巴斯汀片,观察组服用中药益气温阳方(黄芪、防风、芍药、柴胡、徐长卿、乌梅等),均治

疗 3 周。结果：观察组总有效率为 87.5%（35/40），对照组为 67.5%（27/40），$P<0.05$。两组鼻痒、鼻塞、喷嚏及鼻涕积分均降低，观察组更甚（$P<0.05$，$P<0.01$）。葛仪方等将 120 例肺脾气虚兼阳虚证患者随机分为两组，对照组口服盐酸西替利嗪片，研究组在此基础上加服益气温阳、通窍止涕方（太子参、补骨脂、细辛、地龙、五味子、诃子等），均治疗 4 周。结果：研究组总有效率为 91.7%（55/60），对照组为 76.7%（46/60），$P<0.05$。两组四项主症状（喷嚏、清涕、鼻痒、鼻塞）积分以及血清 IgE、EOS 水平均下降，研究组更甚（均 $P<0.05$）。随访 6 个月，研究组复发 5 例，对照组复发 11 例。龚寅乐等将 90 例肺经伏热证患儿随机分为两组，对照组予糠酸莫米松鼻喷剂喷鼻，地氯雷他定干混悬剂、孟鲁司特钠咀嚼片口服，中药雾化组予辛夷散汤剂（辛夷、白芷、苍耳子、薄荷叶、黄连）经鼻雾化吸入治疗，疗程均为 14 d。结果：中药雾化组总有效率为 93.3%（42/45），对照组为 77.8%（35/45），$P<0.05$。与对照组比较，中药雾化组 IL-6、IL-8 以及 TNF-α 水平均下降（均 $P<0.05$）。王明晶等将 66 例脾虚痰阻证患儿随机分为两组，观察组予运脾化痰通窍方（苍术、薏苡仁、辛夷、黄芩、石菖蒲、夏枯草等）免煎颗粒剂，对照组予孟鲁司特钠咀嚼片及中药安慰剂。均连续治疗 3 个月。结果：两组治疗 1、2、3 个月后主要症状总积分、鼻腔检查积分均下降，且观察组主要症状总积分下降更为明显（均 $P<0.05$）。

彭林峰等探究补气通窍方（黄芪、党参、甘草、细辛、桔梗、升麻等）通过调控 Treg/Th17 平衡缓解变应性鼻炎（AR）炎性损伤的分子机制。将 40 只 Wistar 大鼠随机分为空白组、模型组、补气通窍方组、鼻炎康组。除空白组外其余各组以卵白蛋白抗原佐剂混悬液造模，均灌胃 7 d。结果：空白组鼻黏膜纤毛完整，未见腺体增生、充血等改变。模型组可见纤毛脱落与倒伏现象，小血管增生扩张明显，以及大量炎症细胞浸润，黏膜下腺体数量明显增加。与模型组比较，给药组纤毛倒伏和腺体增生现象明显缓解，嗜酸性粒细胞浸润降低，病理损伤明显好转。

给药组 IL-17、IgE 含量均降低，IL-10、TGF-β 含量均升高；Foxp3 蛋白水平与 mRNA 相对表达量均显著上升（均 $P<0.05$）；补气通窍方 TLR4 mRNA 相对表达量降低，鼻炎康组 TLR4 蛋白水平与 mRNA 相对表达量均降低（均 $P<0.05$）。研究提示，补气通窍方可修复鼻黏膜病理损伤，降低炎症因子的表达，缓解 AR 大鼠鼻黏膜炎性损伤，其机制可能与抑制 TLR4 水平促进恢复 Treg/Th17 平衡有关。

（撰稿：赵梦迪 薛明 审阅：熊大经）

【慢性鼻窦炎的治疗及临床研究】

袁英等介绍田理治疗慢性鼻窦炎的临床经验。田氏认为治疗上应注重肺脾同治，以健脾补肺、益气通窍排脓为法，方选《外科正宗》之托里消毒散进行加减。托里消毒散集"升散、托补、透达、清解"为一体，可益气补托、通窍排脓。以原方人参、黄芪、当归、川芎、白芍药、白术、茯苓、金银花、白芷、甘草、皂角刺、桔梗再酌加荆芥、防风补肺气，白芷开窍，及蒲公英加强排脓通窍之功效。冯壮壮等介绍朱镇华基于清阳清窍理论治疗鼻窦炎的经验。朱氏认为鼻窦炎的基本病机可归纳为清阳不升、窍窍失荣、浊阴不降、窍窍滞邪，其虚证多责之于肺脾，实证多责之于肝胆。治疗以升清降浊为基本治法，主张以升清为纲、降浊为要，升降相应则窍窍邪去得养。主张升清为纲，降浊为要，升降相应。针对肺脾气虚、湿聚窍窍之虚证者，在参苓白术散原方的基础上以党参代人参，加辛夷、白芷、石菖蒲、桂枝以益气升阳、利湿化浊。鼻塞严重者，可酌加苍耳子、鹅不食草等；若鼻塞遇风加重者，可酌加黄芪、防风等；若鼻塞遇寒加重者，可酌加细辛、诃子等；若鼻涕质稠而量多者，可酌加鱼腥草、半夏等；若嗅觉下降明显者，可酌加远志、路路通等；若头痛明显者可酌加川芎、葛根等。

徐鑫铭等将 160 例慢性鼻窦炎肺气虚寒证患者随机分为两组，对照组予桉柠蒎肠溶软胶囊及糠酸莫米松鼻喷雾剂，治疗组予温阳止涕汤（桂枝、巴戟天、炮附子、干姜、人参、桔梗等）局部透药（使用浸泡过药液的棉片对鼻腔进行局部填塞),疗程均为 28 d。结果:除治疗组、对照组分别脱落 2、4 例外,治疗组总有效率为 94.9%(74/78),对照组为 75.0%(57/76),$P<0.01$;两组中医证候积分、VAS 评分、鼻窦 CT Lund-Mackay 评分均降低;鼻黏膜纤毛清除速度及清除率均增加;血清 IL-17、IL-33、sTim1、sTim3、sTim4 均降低;血清 IL-37 水平均升高(均 $P<0.05$),且均以治疗组更甚(均 $P<0.01$)。于宏海等将 96 例肺脾气虚证患者随机分为两组。对照组患者给予生理盐水冲洗鼻腔,糠酸莫米松鼻喷雾剂喷鼻,以及口服桉柠蒎肠溶软胶囊、克拉霉素缓释片。观察组在此基础上予自拟补肺健脾利窍汤(黄芪、党参、防风、茯苓、白芷等)治疗,均治疗 1 个月。结果:观察组总有效率为 89.6%(43/48),对照组为 70.8%(34/48),$P<0.05$。两组患者鼻塞、流脓涕、鼻腔分泌物、鼻黏膜充血、嗅觉减退、头痛等 6 项鼻部症状评分均降低,以观察组更为明显(均 $P<0.05$)。

(撰稿:刘思敏 薛明 审阅:熊大经)

【反流性咽喉炎的治疗及临床研究】

汪志伟等认为脾胃升降失常是反流性咽喉炎的关键病机。脾不升清,胃不降浊,清浊相干,斡旋中焦,久则气逆;脾胃居中焦,升降失常,水液代谢紊乱,久则化湿生热,湿阻气滞,进而影响脾升胃降;中央脾土灌四傍,脾胃升降失司,则四维不调。治疗以调理脾胃升降为主,应注意辨病与辨证结合,配伍使用理气降逆、健脾祛湿、疏肝和胃之药物。

叶平平将 50 例肝胃不和证患者随机分为两组,对照组口服金嗓利咽丸,观察组在此基础上加服桔梗枇杷膏(大枣、薄荷、莱菔子、桔梗、枇杷叶),均治疗 10 d。结果:两组的中医证候积分、RSI 评分、RFS 评分以及咽喉反流患者生活质量(LPR-HRQL)量表均下降,以观察组更甚(均 $P<0.05$)。张娟等将 84 例肝郁脾虚证患者随机分为两组,对照组口服奥美拉唑,观察组加服柴胡疏肝散并随症加减,或随证加用穴位贴敷(陈皮、黄芩、山楂、木香、生姜汁)治疗,

疗程均为 4 周。结果:观察组总有效率为 95.2%(40/42),对照组为 81.0%(34/42),$P<0.05$。与对照组比较,观察组 RSI 评分、RFS 评分均降低,胃蛋白酶水平下降,食管下括约肌静息压力增大(均 $P<0.05$)。王鑫霞等将 68 例反流性咽炎患者随机分为两组,对照组给予雷贝拉唑治疗,观察组在此基础上加服补中益气颗粒剂。均连续治疗 4 周。结果:治疗组的有效率为 94.1%(32/34),对照组为 76.5%(26/34),$P<0.05$。与对照组比较,观察组的反流症状指数评分表(RSI)、反流体征评估表(RFS)评分明显下降(均 $P<0.05$)。林万春将 70 例患者随机分为两组,对照组口服奥美拉唑肠溶片,观察组予自拟健脾和胃降逆汤(山药、茯苓、丹参、木蝴蝶、陈皮、姜半夏等)颗粒剂治疗。疗程均为 4 周。结果:与对照组比较,观察组咽喉疼痛、嗳气、反酸烧心、声音嘶哑等中医证候积分,以及 RSI 评分、RFS 评分均降低(均 $P<0.05$)。食管 pH 检测结果显示两组第一通道 pH<4、比较第二通道 pH<4 均降低,观察组更甚(均 $P<0.05$)。

(撰稿:赵梦迪 薛明 审阅:熊大经)

【复发性口腔溃疡的治疗及临床研究】

杨帅等认为火热蕴伏是复发性口腔溃疡(ROU)的病机关键,浊郁不透是反复发作的重要条件,内里亏虚是其发生发展的重要因素,提出"火蕴浊郁内亏"的病机观以及"清热透散补虚"的基本治法。清热时需辨虚实脏腑,如心脾积热者以导赤散、泻黄散加减,胃火炽盛者以清胃散、玉女煎加减,肝胆火盛者以龙胆泻肝汤加减,虚火如阴虚火旺者以知柏地黄汤、三才封髓丹加减,气虚阴火者以补中益气汤加减,寒热错杂者以半夏泻心汤加减。透散时轻则加金银花、连翘、竹叶、薄荷、升麻、丝瓜络等,重则可酌加细辛、白芷、皂角刺、麻黄等;或以栀子、半枝莲、半边莲、白花蛇舌草清热解毒化浊,豆蔻、砂仁健脾化浊,以僵蚕、蝉蜕升清散火,以姜黄、郁金、大黄活血通络,以茵陈、竹茹、砂仁、黄柏解郁散火。补

虚时采用滋阴生精、补血生津、益气生肌、温阳归元、补中升散等法。可酌情选用沙参麦冬汤、甘露饮加黄芪、白及等；归脾汤、四物汤加山药、黄精等；理中汤、右归丸加附子、巴戟天等。何相红等介绍王诚喜运用温脾汤化裁治疗 RUO 经验。王氏认为该病发病以脾胃虚寒居多，治之当温阳为本。补益脾胃阳气，使中阳得复，阴寒得消，摄纳浮阳，引火归元，阴阳平衡，脏腑协调则口疮得愈。以《千金备急方》之温脾汤稍佐小剂量黄连、黄柏、知母、麦冬、生地黄等清热养阴之品进行治疗。

吕梅将 126 例脾气虚弱证患者随机分为两组，对照组予维生素 C、B 族维生素及金栀洁龈含漱液治疗，观察组服用补脾胃泻阴火升阳汤（柴胡、甘草、黄芪、苍术、羌活、升麻等）并随症加减，均治疗 4 周。结果：观察组总有效率为 93.7%（59/63），对照组为 73.0%（46/63），$P<0.05$。与对照组比较，观察组溃疡持续时间缩短，溃疡面积和疼痛 VAS 评分均降低，IL-4、IL-6 和 TNF-α 水平均降低，CD_4^+ 和 CD_4^+/CD_8^+ 升高，CD_8^+ 均降低（均 $P<0.05$）。随访 6 个月观察组复发 14 例，对照组复发 31 例。梁培军等将 87 例心脾积热证患者随机分为两组，对照组（43 例）予复方氯己定含漱液含漱，观察组（44 例）在此基础上加服自拟清心泻火汤（黄连、黄芩、金银花、连翘、石膏、川牛膝等）治疗，均治疗 5 d。结果：观察组口腔溃疡愈合时间为（3.06±0.71）d，随访 6 个月复发 6 例，复发率为 13.6%（6/44）；对照组口腔溃疡愈合时间为（5.46±1.65）d，随访 6 个月复发 19 例，复发率为 44.2%（19/43），$P<0.05$。泮灵芝等将 90 例阴虚火旺证患者随机分为两组，对照组予康复新液喷敷患处，观察组在此基础上加服降火愈疡汤（熟地黄、赤芍药、牡丹皮、黄柏、胡黄连、天门冬等）。疗程均为 5 d。结果：观察组总有效率为 95.6%（43/45），对照组为 80.0%（36/45），$P<0.05$。与对照组比较，观察组口腔溃疡及充血面积均缩小，VAS 疼痛评分均降低，溃疡疼痛缓解时间及溃疡愈合时间均缩短（均 $P<0.05$）。随访 3 个月，观察组复发 4 例，对照组复发 10 例（$P<0.05$）。黄春江等将 60 例

患者随机分为两组，对照组予碘甘油涂抹溃疡表面，观察组给予喉咽清口服液（土牛膝、马兰草、车前草、天名精）治疗。疗程均为 7 d。结果：观察组总有效率为 90.0%（27/30），对照组为 66.7%（20/30），$P<0.05$。与对照组比较，观察组第 3、5、7 d 疼痛指数均下降，平均溃疡期缩短，TNF-α、CRP、IL-8 水平均降低（均 $P<0.05$）。随访 3 个月，观察组复发 4 例，对照组复发 17 例。观察组复发患者的平均溃疡复发间隔时间长于对照组（均 $P<0.05$）。

（撰稿：赵梦迪 薛明 审阅：熊大经）

【慢性牙周炎的治疗及临床研究】

姜德志等将 76 例重度牙周炎胃热炽盛证患者随机分为两组。常规组口服替硝唑片、罗红霉素胶囊；研究组在此基础上加用金银花清胃汤（生地黄、牡丹皮、升麻、黄柏、生石膏、金银花等），同时冲服三七粉、珍珠层粉，两组均治疗 2 周。结果：研究组总有效率为 94.7%（36/38），常规组为 78.9%（30/38），$P<0.05$。与常规组比较，研究组中症状积分下降（$P<0.05$）。两组牙菌斑指数（PLI）、牙龈指数（GI）、牙周探诊深度（PD）评分均下降，均以研究组更为明显（均 $P<0.05$）。徐锦文等将 110 例慢性牙周炎患者随机分为两组。对照组给予龈上洁治、龈下刮治、根面平整等牙周基础治疗，给予丁硼乳膏涂抹患处；观察组在此基础上加服补肾固齿清胃汤（骨碎补、枸杞子、熟地黄、怀牛膝、杜仲、黄芩等），均连续治疗 3 周。结果：治疗组总有效率为 94.5%（52/55），对照组为 80.0%（44/55），$P<0.05$。两组 GI、PLI、PD、龈沟出血指数（SBI）等牙周指标均降低，均以观察组更甚（均 $P<0.05$）。辛越红等将 108 例老年慢性牙周炎患者随机分为两组。对照组给予常规基础治疗，包括拔出不利修复的患牙，进行龈上洁治、龈下刮治以清除菌斑、牙石，修整根面，充填龋洞，改正不良修复体等；研究组在此基础上加服三黄健齿汤（熟地黄、生地黄、黄柏、泽泻、牡丹皮、砂仁等）。两组均治疗 2 周。结果：研究组总有效率为

94.4％（51/54），对照组为 81.5％（44/54），$P<$0.05。两组 PD、SBI、PLI、临床附着丧失（AL）评分均下降；主症、次症积分均降低；龈沟液中细胞因子 HMGB1、Shh、MMP-8 水平均降低，而 TGF-β1 水平均升高；骨代谢相关指标：碱性磷酸酶（ALP）、骨钙素（OCN）水平均降低，骨保护素（OPG）水平均升高。以上指标的改善均以研究组更为显著（$P<$0.01）。张燕等将 64 例中重度慢性牙周炎患者随机分为两组，对照组予复方氯己定含漱液治疗，观察组予双花甘芍饮漱口水（金银花、野菊花、甘草、白芍药、薄荷、肉桂等）治疗，两组均治疗 4 周。结果：观察组总有效率为 96.9％（31/32），对照组为 75.0％（24/32），$P<$0.05。与对照组比较，观察组 GI、PLI、PD、AL、SBI 均明显降低；IL-1β、IL-6、IL-17 水平亦均明显降低；hs-CRP、IL-8 及 TNF-α 水平均降低（均 $P<$0.05）。舒传继等将 85 例患者随机分为两组，对照组（42 例）给予常规治疗，指导患者口腔卫生，并给予龈上洁治等牙周基础治疗，口服甲硝唑片、头孢拉定片；观察组（43 例）在此基础上加服银花解毒汤（蒲公英、金银花、夏枯草、甘草、土茯苓、白及等），均治疗 7 d。结果：观察组总有效率为 90.7％（39/43），对照组为 71.4％（30/42），$P<$0.05。与对照组比较，观察组龈沟液 Th17 细胞相关细胞因子水平（IL-17、IL-23）、牙周指标（GI、PLI、PD、PAL）均下降（均 $P<$0.05）。

（撰稿：鲍健欣　审阅：熊大经）

［附］　参考文献

B

白雪，刘艳茹，王海.刺槐素通过调控 TLR4 通路对干眼症大鼠的保护作用及其机制研究［J］.世界科学技术（中医药现代化），2022，24(7)：2740

C

曹丛红，姚靖.姚靖从阳明论治干眼经验［J］.中国中医眼科杂志，2022，32(9)：716

陈继鑫，周沁心，王慈，等.络病理论与过敏性鼻炎发病相关性探赜［J］.中国中医基础医学杂志，2022，28(4)：510

陈娟红，冯燕兵，朱君华，等.眼络通方治疗痰瘀互结型视网膜静脉阻塞继发黄斑水肿的疗效观察［J］.中国中医药科技，2022，29(2)：233

陈梦婷，董志国，张殷建，等.清肝利水方调控 TRPC6/Ca2＋通路抑制慢性青光眼 RGC 凋亡的研究［J］.中国中医眼科杂志，2022，32(1)：5

陈子扬，谢立科，郝晓凤，等.从"去菀陈莝"谈视网膜静脉阻塞继发黄斑水肿的治疗［J］.中国中医眼科杂志，2022，32(9)：731

储俐，曹文富，马素红.黄芪免煎颗粒对兔干眼模型泪液及角膜、结膜黏蛋白 1 表达的影响［J］.中国中医眼科杂志，2022，32(10)：762

D

丁艳红，张东蕾，何伟.基于数据挖掘探讨中医药治疗 NPDR 用药规律［J］.中国中医眼科杂志，2022，32(4)：263

F

范小利，王正.五行角音辅助治疗慢性肝郁气滞型耳鸣的临床研究［J］.实用临床医学，2022，23(5)：48

G

葛仪方，谯凤英，刘萧.益气温阳、通窍止涕方治疗过敏性鼻炎的疗效及对血清 IgE、EOS 的影响［J］.辽宁中医药杂志，2022，49(10)：90

龚寅乐，王海燕.辛荑散汤剂经鼻雾化吸入治疗肺经伏热型小儿过敏性鼻炎的临床研究［J］.智慧健康，2022，(19)：110

H

何相红，王诚喜.王诚喜教授加味温脾汤治疗复发性口腔溃疡经验［J］.光明中医，2022，37(7)：1177

黄春江，张玲，王艺，等.喉咽清口服液治疗复发性口腔

溃疡的效果[J].中外医学研究,2022,20(13):131

J

贾鑫,刘英琳,杨赞章,等.止血明目方对糖尿病视网膜病变大鼠炎症因子和氧化应激的影响[J].中国中医眼科杂志,2022,32(4):257

姜德志,初铁楠,屈波.金银花清胃汤佐治慢性牙周炎患者的临床价值[J].辽宁中医药杂志,2022,49(5):95

蒋鹏飞,彭俊,黄学思,等.青光安Ⅱ号方治疗眼压已控制的青光眼气阴两虚血瘀证患者60例临床观察[J].中医杂志,2022,63(05):443

L

黎晓冬,武海燕,何润西,等.从补肾活血论治糖尿病视网膜病变[J].中华中医药杂志,2022,37(10):5808

李丽英,沈立台,陈强,等.从络脉-气络理论探讨中心性浆液性脉络膜视网膜病变的证治[J].新中医,2022,54(18):159

李亚坤,刘志强,郭向东,等.丹参注射液离子导入治疗视网膜静脉阻塞的疗效[J].国际眼科杂志,2022,22(10):1698

梁培军,徐峰,童赛伟,等.清心泄火汤治疗心脾积热型复发性口腔溃疡44例[J].中国中医药科技,2022,29(1):148

廖垚,曹凤珍,邱思月,等.基于圆运动的一气周流理论论治神经性耳鸣[J].中医杂志,2022,63(19):1894

林万春.自拟健脾和胃降逆汤治疗反流性咽喉炎患者的临床疗效分析[J].2022,现代诊断与治疗,33(4):483

刘成旺.五苓散加减治疗对中心性浆液性脉络膜视网膜病变患者视力恢复及视网膜复位的影响[J].内蒙古中医药,2022,41(6):30

刘小娟,曹刘.通窍止鸣汤治疗主观性耳鸣临床疗效观察[J].四川中医,2022(40)8:161

吕梅.补脾胃泻阴火升阳汤加减治疗脾气虚弱型复发性阿弗他口炎疗效观察[J].四川中医,2022,40(4):175

M

马壮壮,齐同飞,黄钧伟,等.朱镇华基于清阳清窍理论治疗鼻窦炎经验[J].湖南中医杂志,2022,38(7):52

P

泮灵芝,张一骁.降火愈疡汤联合康复新液治疗复发性口腔溃疡的疗效观察[J].中国中医药科技,2022,29(6):1114

彭波,毛盼.滋补肝肾明目汤联合甲钴胺对青光眼眼压、视敏度的影响[J].新中医,2022,54(12):162

彭林峰,冯家茹,王明刚,等.补气通窍方调控Treg/Th17平衡缓解变应性鼻炎大鼠鼻黏膜炎性损伤的机制[J].中华中医药杂志,2022,37(3):1648

Q

千运龙,赵磊,左韬.左韬从"五脏之气"论治络瘀暴盲[J].中国中医眼科杂志,2022,32(11):883

秦惠钰,曾志成,李银鑫,等.青光安Ⅱ号方及其有效组分对DBA/2J小鼠视网膜Ras、MEK及ERK蛋白表达的影响[J].湖南中医药大学学报,2022,42(5):738

R

任润媛,雷刚,任全伟,等.从"脾胃不足,痰瘀滞络"辨治耳鸣[J].中国中医基础医学杂志,2022,28(12):2063

S

舒传继,成惠玲.银花解毒汤加减治疗慢性牙周炎疗效及对龈沟液Th17细胞相关细胞因子的影响[J].四川中医,2022,40(8):170

宋影慧,李文霥,贺琳,等.苦参素对青光眼模型大鼠的视网膜神经保护作用及机制[J].广州中医药大学学报,2022,39(10):2354

T

汤臣建,李季,王理臻,等.熊大经教授治疗过敏性鼻炎辨治思路[J].四川中医,2022,40(1):1

W

万婧雯,李翔,韩明江,等.李翔教授运用四逆散治疗中心性浆性脉络膜视网膜病变经验撷英[J].中医眼耳鼻喉杂志,2022,12(1):31

汪志伟,许卫华,侯文肖,等.基于脾升胃降理论论治反流性咽喉炎[J].北京中医药,2022,41(7):776

王明晶,刘秀秀,姜之炎.运脾化痰通窍方治疗脾虚痰阻型儿童过敏性鼻炎疗效观察[J].现代中西医结合杂志,2022,31(23):3306

王贤婧,胡蓉,喻娟,等.绞股蓝皂苷对慢性高眼压SD大鼠模型中视网膜STAT3和JAK2 mRNA表达的影响[J].亚太传统医药,2022,18(6):39

王鑫霞,曹丽军,宋瑾,等.补中益气颗粒联合雷贝拉唑治疗反流性咽喉炎临床观察[J].中国中医药现代远程教育,2022,20(11):119

王玉丽,林娟,李新,等.丹红化瘀口服液对视网膜缺血再灌注损伤大鼠视网膜中央静脉阻塞症的保护作用及机制研究[J].中草药,2022,53(6):1621

王振华,罗燕,董玉,等.罗燕基于"扶阳学说"防治糖尿病视网膜病变思路及经验[J].中国中医眼科杂志,2022,32(8):627

吴改萍,郝晓凤,罗金花,等.谢立科疏肝养阴法治疗干眼临床经验[J].辽宁中医杂志,2022,49(2):12

吴建国,韦东,褚利群,等.浅析从"六郁"论治中心性浆液性脉络膜视网膜病变[J].中国中医眼科杂志,2022,32(7):553

吴紫雯,张磊,杜佳伦,等.通窍活血汤对兔视网膜分支静脉阻塞模型骨桥蛋白和炎症因子表达的影响[J].中国中医眼科杂志,2022,32(10):757

吴紫雯,张磊,李沐岩,等.二仙汤雾化联合人工泪液治疗肝肾阴虚型干眼症的疗效观察[J].中华中医药杂志,2022,37(6):3620

X

辛越红,高维诺,凌雪峰.三黄健齿汤对老年慢性牙周炎患者龈沟液中HMGB1、TGF-β1及Shh蛋白、MMP-8的影响[J].四川中医,2022,40(7):170

邢文浩,郭承伟,苏风军.泻南补北法治疗慢性中心性浆液性脉络膜视网膜病变的理论与应用探讨[J].中国中医眼科杂志,2022,32(5):379

徐锦文,王仁飞,许赞赞.补肾固齿清胃汤治疗牙周炎的临床观察[J].中国中医药科技,2022,29(2):297

徐鑫铭,蔡纪堂,李静波,等.温阳止涕汤治疗肺气虚寒型慢性鼻窦炎的临床研究[J].南京中医药大学学报,2022,38(2):109

Y

颜春薇,蒋鹏飞,彭俊,等.基于数据挖掘分析彭清华教授治疗青光眼的用药经验[J].湖南中医药大学学报,2022,42(03):425

杨帅,张亮亮,于金德,等.基于"火蕴浊郁内亏"理论探讨复发性口腔溃疡病机及治法[J].北京中医药,2022,41(9):1028

杨凤姣,李翔,刘红佶,等.基于SIRT1观察补精益视片对自发性青光眼模型DBA/2J小鼠RGCs凋亡的干预及影响[J].中医眼耳鼻喉杂志,2022,12(2):74

叶平平.桔梗枇杷膏辅助治疗反流性咽喉炎的效果观察[J].内蒙古中医药,2022,41(5):65

于宏海,叶圣荣.补肺健脾利窍汤联合西药治疗慢性鼻窦炎的临床观察[J].中国中医药科技,2022,29(1):151

袁英,罗莉,田理.田理应用托里消毒散加味治疗慢性鼻窦炎经验[J].实用中医药杂志,2022,38(1):136

Z

曾敏,罗向霞,苏梅贵,等.罗向霞从"脾虚湿困"论治中心性浆液性脉络膜视网膜病变[J].实用中医内科杂志,2022,36(8):44

张娟,周思平,张勇辉.柴胡疏肝散联合穴位贴敷治疗反流性咽喉炎42例的疗效[J].江西医药,2022,57(10):1365

张燕,廖宁,陈延燕,等.双花甘芍饮漱口水对中重度慢性牙周炎患者临床症状及龈沟液细胞因子水平的影响[J].中国医学创新,2022,19(30):70

张浩鹏,王丽华,李季,等.基于二十五音理论诊疗耳鸣[J].中医学报,2022,37(10):2045

张青青,王敏,李承贤,等.从湿论治过敏性鼻炎探赜[J].天津中医药,2022,39(1):49

张欣欣,谢立科,郝晓凤,等.视网膜静脉阻塞的瘀毒理论探讨[J].中国中医眼科杂志,2022,32(10):810

张新彦,孙成晖.中药联合阈下激光治疗陈旧性中心性浆液性脉络膜视网膜病变[J].内蒙古中医药,2022,41(6):77

赵越,周雷,余旭,等.芪地明目颗粒对糖尿病大鼠视网膜损伤的保护作用[J].南京中医药大学学报,2022,38(7):584

赵雪飞.益气温阳方治疗肺脾两虚型过敏性鼻炎的临床效果[J].临床合理用药杂志,2022,15(2):132

赵永旺,符超君,颜家朝,等.双丹明目胶囊对糖尿病视网膜病变大鼠血液流变学和视网膜微血管的影响[J].眼科新进展,2022,42(5):342

赵永旺,刘峥嵘,符超君,等.参麦润目组方对睑板腺功能障碍相关干眼的临床研究[J].中国中医眼科杂志,2022,32(1):18

郑佳昆,冯淬灵,贺晋芳,等.从"少阳将两脏"论治过敏性鼻炎[J].吉林中医药,2022,42(4):398

周妍妍,贺玲,郭晶晶.复明地黄汤辅治中心性浆液性脉络膜视网膜病变临床观察[J].实用中医药杂志,2022,38(2):252

朱成义,李冬,韦企平,等.杞菊甘露饮三联疗法治疗阻塞型睑板腺功能障碍型干眼的临床观察[J].中国中医眼科杂志,2022,32(1):27

朱成义,李冬,伊琼,等.黄斑消肿方联合雷珠单抗治疗气滞血瘀型视网膜分支静脉阻塞黄斑水肿的临床疗效[J].北京中医药,2022,41(7):786

朱子钰,赵霞,潘青云.从伏邪辨治变应性鼻炎[J].江苏中医药,2022,54(8):9

（十）针 灸

【概述】

2022 年度在公开出版的学术刊物上共发表与针灸有关的学术论文 5 200 余篇，主要涉及经络、腧穴、刺法灸法、子午流注、临床治疗、实验研究与教学等内容。

1. 经络研究

本年度经络研究涉及经络应用与经络实质研究进展等方面。

经络应用方面，朱小香等通过观察艾灸神阙穴和关元穴对阳虚体质者督脉经穴皮肤温度的影响，探讨艾灸任脉穴位对阳虚体质的作用机制。王瑾玉等使用荧光照相法观察电针对小型猪前肢外侧循经低电阻线注射荧光素钠后产生的迁移轨迹的影响，显示电针可促进组织液的流动，其机制可能与肌肉活动产生推动组织液流动的压力有关。

经筋学说研究方面，曹昺焱等以完善经筋病理论、拓展经筋病治疗为目的，对经筋理论的形成年代和经筋实质进行探讨，表明经筋病的各种症状，是应力在肌腱处的集中或过大的力学负荷在张力传导网络中薄弱部位的体现。针刺治疗经筋病时，除可选取本经经筋上的疼痛部位或压痛点为穴位进针外，还可取痛点所在的肌肉两端肌腱为穴位。

2. 腧穴研究

腧穴定位取穴、临床应用及其作用机制、生物学基础研究是 2022 年度腧穴研究主要内容，同时在中医药与现代化技术的结合方面也有新的探究，如数据挖掘分析穴位主治特点等。

穴位定位相关问题方面，孙丽英等梳理了历代医家对《黄帝内经》中"五十九刺"的阐释，总结了"五十九刺"中五十九个穴位定位，对临床治疗热病有重要意义。

在取穴问题上，吕倩忆等通过现代文献研究，探寻针灸治疗泄泻选穴规律，得出泄泻处方强调健运脾胃，辨病选穴，重视胃经腧穴，选穴多为特定穴，配穴以远近配穴为主，标本兼治。

穴位的临床应用及作用机制研究中，杨雅竹等通过大鼠对照实验，得出 CO_2 激光灸刺激足三里能有效改善 PTSD 模型大鼠焦虑样行为，其机制或与边缘下皮质神经元激活有关。谷雨等通过对承山穴古代文献的整理，归纳分析了穴位的临床应用规律。毛强健等认为，近年来督脉灸疗法临床研究有增长趋势，分布区域较为广泛，主要集中在经济较发达地区，在肌肉骨骼系统或结缔组织疾病中应用较为广泛。

生物学基础研究方面，章文春等对十二原穴的太赫兹波谱特征进行了研究，得出十二经原穴的太赫兹波辐射曲线上各频率对应的太赫兹波辐射强度的均值和医学参考值范围。原穴太赫兹波辐射强度医学参考值范围在一定程度上可以代表其所对应的经络平衡状态。张婷等发现毫针针刺能降低穴区温度、电阻值，提高穴区局部能量代谢水平；微丝、微管能影响正常针刺的降温效应，微丝能影响正常针刺的降电阻效应，微管能影响正常针刺的升高能量代谢水平效应，细胞骨架是影响针刺信息传递和调控针刺效应的重要因素。

对于腧穴定位的历史考究方面，袁倩等整理研究《扁鹊心书》中有关命关穴的内容，结合文献及现代研究应用，明确了命关穴即食窦穴，其证治颇广，尤效于脾胃病证,亦用于水肿、情志病及危急重症。

在使用现代化技术方面,宋全枚等采用数据挖掘技术,分析中渚穴现代主治优势病症和腧穴配伍规律,总结得出中渚穴主治以外科病症为主,耳鸣为核心优势病症。李梦玲等归纳得出中华人民共和国成立前,隐白单穴和配伍处方均多用于治疗内科疾病;中华人民共和国成立后隐白单穴多用于治疗妇科疾病,而配伍处方多用于妇科疾病和精神疾病,隐白常用的配伍腧穴有厉兑、少商、足三里、三阴交和关元。龙子临等通过数据挖掘归纳出次髎穴的干预方式以针刺最多,电针次之。单穴主治的优势病症为痛经、分娩镇痛;配伍腧穴主治的优势病症为痛经、尿失禁、尿潴留、慢性盆腔炎、慢性前列腺炎、腰椎间盘突出症等;主治生殖系统疾病、泌尿系统疾病及腰部疾患。次髎配伍腧穴 92 个,多配伍膀胱经、任脉和脾经腧穴;其高频配穴为三阴交、关元、肾俞、中极。李明静等基于 CiteSpace 围绕足三里穴进行文献可视化分析,得出足三里穴在基础和临床的研究重点、热点和趋势不一致。并且在基础研究和临床研究之间,针刺镇痛、电针疗法、胃肠功能这三个内容是同步的,而关于代谢组学、穴位注射、温针灸和揿针的内容则是脱节的。白田羽等基于 CT 三维重建方法,发现 CT 下测量与体表测量的女性次髎、中髎穴针刺参数部分数据存在差别,在取穴确定进针点时,次髎、中髎应在触摸到骶后孔的基础上略向上、向外确定进针点,针尖向下与骶骨平面皮肤成角约 70°,针尖朝向后正中线方向与矢状面所成角度约 5°,此种取穴、进针法比较容易深刺进入骶后孔,且一般不会出现明显不适。孙滢等通过数据挖掘技术,分析得出临床应用合谷、太冲或以合谷、太冲为主配伍其他腧穴治疗优势病种为面瘫、头痛、郁证等神经系统疾病及精神障碍类疾患。

在穴位贴敷方面,邹佳等运用文献计量学等方法归类、总结中药穴位贴敷临床研究进展,总结得出中药穴位贴敷在临床应用及理论研究方面均有新进展,但研究多集中于临床疗效观察或效果评价,临床应用过程中多凭经验,标准化及规范化有待加强,且

穴位贴敷作为辅助和联合疗法较多,相关机制研究多停留在穴位给药和非穴给药透过量的比较,涉及深层次递药机制研究极少,为今后研究提供了新方向。

3. 刺法灸法

刺法灸法的临床应用和影响因素、刺灸手法、作用机制、历史演变依旧为本年度的主要研究内容,一些新型针刺手法以及各类数据的整理分析也有所涉及。

在刺灸手法方面,张心怡等基于"多维证据体"制定《井穴刺络放血技术操作方案》,规范了井穴刺络放血疗法的术语术式、操作前准备、操作方法、注意事项与禁忌。周以皓等总结分析了针刺捻转量效关系的研究现状,以期进一步研究。何艳芹等总结形成了《民间特色诊疗技术马氏竹技药灸技术操作规范(草案)》。湖北省中医药学会总结了《阴阳调理灸技术操作规范》。李福欣等对郑氏温通针法的历史渊源、操作手法、临床应用和典型病例等几个方面进行分析,进一步深化对郑氏温通法针刺技术的研究和探索,拓宽临床工作者的诊疗思路。王朝辉等研究得出"去菀陈莝"之法则在诊治瘀热痰结型痤疮的疗效确切,提出"去菀陈莝"法因其学术渊源深厚,指导着针灸的临床实践,需不断传承与创新,有待进一步开拓针灸治疗疾病的新视野。李成蹊等从"灸贵通腑"入手探讨马氏温灸法的灸治思路,梳理总结了马氏温灸法的思想内核,强调通腑为先,注重宣畅三焦气机,调整五脏平衡。

关于刺灸法的历史考究,王静通过分析《备急千金要方》《千金翼方》和《医心方》中"横三间寸"相关条文,认为"横三间寸"灸量较大,主要取前后正中线上的腧穴,施灸范围为侠正中线两旁一寸之内,在此区域内,横置 3 个直径 3 分的艾炷,是谓"横三间寸"。故"横三间寸"取背俞之法应在该背俞同椎体水平的节上或椎下定位,施灸时三穴同时受灸。

在创新治疗方面,杨凤霞等使用热电偶和红外热像仪将 $Mg-ZrO_2$/石墨烯块体作为发射光源关键

材料用于智能电子艾灸仪中,可实现对艾灸燃烧发射光谱的精准模拟。

关于作用机制,贾玉梅等提出猜想:艾灸督脉可能通过下调 lncRNA H19 表达抑制 mTOR/TFEB 通路,改善 AD 小鼠自噬溶酶体功能,恢复自噬流,促进细胞自噬清除脑内 Aβ,进而改善认知功能。薛玺情等从穴区中肥大细胞、成纤维细胞以及巨噬细胞对针刺时的响应探讨针刺启动,并从整体观念以肥大细胞的级联反应阐释了针刺启动可能存在的机制。刘芸等基于神经血管耦联在不同组织内的差异,提出从穴位-神经血管耦联-针刺效应、刺激方式-神经血管耦联-针刺效应研究穴位效应差异的可能性。吴长乐等结合针灸效应与线粒体动力学提出针灸基于多靶点、多层次,可以影响线粒体分裂蛋白和(或)融合蛋白的表达,对线粒体动力学产生调控效应,从而发挥双向良性调节效能,综合改善线粒体动力学的失衡状态,并最终影响能量代谢,实现对阿尔茨海默病等相关疾病的防治作用。陈肖峰等从穴位局部入手对比电针和手针对机体作用的差异,系统研究和比较手针与电针在针刺起效各环节中对机体的影响,有利于更深入地了解手针和电针的作用特点和作用机制,期望能更好地指导在临床中针对不同的病症特点选择适宜的针刺方式,从而优化针刺效应,促进针刺临床疗效的提高。蒋丽元等通过观察不同频率电针对内淋巴积水豚鼠耳蜗形态及血浆 cAMP、AQP2 的影响,认为高频治疗组降低 EH 模型豚鼠耳蜗积水较低频效果更优,其机制可能依赖于对血浆 cAMP、AQP2 水平的良性调整,抑制细胞变性损伤,促进细胞修复。

4. 临床治疗

2022 年发表针灸临床治疗文献近 4 000 篇,与 2021 年文献相比,针灸治疗骨伤科、神经中枢系统、妇科疾病相关研究文献数量大幅增加。消化系统、泌尿生殖系统疾病、急症等相关文献数量大幅减少。

2021 年、2022 年针灸临床治疗文献数量统计与所占当年百分比

类　　别	文献(篇)		占比(%)		较 2021 年,2022 年增减(篇)
	2021	2022	2021	2022	
骨伤科疾病	702	830	13.54	21.75	↑＋128
神经中枢系统疾病	575	685	11.09	17.95	↑＋110
消化系统疾病	532	316	10.26	8.28	↓－216
外科疾病	272	194	5.25	5.08	
妇科疾病	249	314	4.80	8.22	↑＋65
五官科疾病	248	188	4.78	4.92	↓－60
泌尿生殖系统疾病	224	52	4.32	1.36	↓－172
循环系统疾病	183	107	3.53	2.80	↓－76
内分泌系统疾病	179	163	3.45	4.27	
儿科疾病	174	130	3.36	3.40	
呼吸系统疾病	163	125	3.14	3.27	
肿瘤	143	124	2.76	3.24	
急症	99	25	1.91	0.65	↓－74
临床经验	28	22	0.42	0.57	
传染病	16	10	0.31	0.26	
戒酒戒毒	2	8	0.01	0.02	

针灸治疗疾病谱分布及比例与往年相比有所不同。骨伤科疾病文献仍占比最大为 21.75%（830篇），涉及病种有骨折、腰椎间盘突出、颈椎病、关节炎、肩周炎等。神经系统疾病所占比例为第二，占17.95%（685篇），其中中风相关文献最多为 330 篇，其他涵盖的病种主要还包括偏瘫、脊髓损伤、颅脑损伤、脑梗死、脑缺血和头痛等。再次为消化系统疾病，占比 8.28%（316篇），较去年减少 216篇，主要涉及病种有便秘、肠易激综合征、腹泻、溃疡性结肠炎、胃炎、消化不良等。外科疾病相关文献占比5.08%（194篇），主要涉及病种有术后并发症、外伤、荨麻疹、带状疱疹、痤疮、银屑病等。妇科疾病占8.22%（314篇），主要涉及病种有月经病、带下病、妊娠病、产后病、杂病等。五官科疾病相关报道占比4.92%（188篇），数量较 2021 年减少（60篇），主要涉及病种有干眼、咽喉病、耳鸣、耳聋等。泌尿生殖系统疾病占比 1.36%（52篇），较去年也有所下降，涉及病种有尿失禁、肾绞痛等。循环系统占 2.80%（107篇），较去年减少了 76篇。内分泌系统疾病占比 4.27%（163篇），其中糖尿病相关文献量最多有90 余篇，其次肥胖有 40 余篇，痛风 20 余篇。呼吸系统疾病占 3.27%（125篇），主要涉及慢性阻塞性肺炎、哮喘等。针灸治疗新冠及其后遗症临床疗效评价文献有所增加。针灸儿科占 3.40%（130篇），涉及病种有脑瘫、哮喘等。肿瘤相关文献占比 3.24%（124篇），以胃癌、肺癌居多。针灸治疗急症较去年有所减少，占比 0.65%（25篇）。针灸临床经验 22篇，和去年接近。针刺治疗传染病和针刺戒酒戒毒分别为 10 篇和 8 篇。

5. 机理研究

2022 年度针灸机理研究文章 76篇，主要涉及脑、神经、心血管、免疫、内分泌等系统。

在大脑及中枢相关研究方面，史珊怡等通过小鼠实验观察，得出"原络通经"针刺法与百会穴针刺法均可能通过促进海马组织中 NMDAR 表达、抑制 Aβ40 沉积改善 SAMP8 小鼠的学习记忆能力，但

"原络通经"针刺法效果优于百会穴针刺法。BU Y等明确了电针治疗通过抑制 TLR4/MyD88 信号通路减轻血管性痴呆大鼠海马免疫炎症反应。刘欣媛等研究快速老化小鼠 SAMR8 海马中 Sonic hedgehog信号通路得出 Shh、Smo、Gli1、Ptch1 蛋白表达水平在快速老化的 SAMP8 小鼠海马中呈增龄性上升趋势，针灸干预可能上调 Shh 信号通路蛋白水平，进一步促进 NSCs 增殖分化产生新神经元，可能是治疗神经退行性疾病的新途径。冯志涛等进行大鼠实验对辨证、辨病、辨证结合辨病选穴针刺均可改善失眠大鼠睡眠质量提出猜想，认为其效应机制可能与提高血清中 MTL、GAS、5-HT、MT 的含量有关，其中辨证选穴主要通过提高血清中 MTL、GAS 的含量改善睡眠；辨证结合辨病选穴及辨病选穴主要通过提高血清中 5-HT、MT 含量改善睡眠，结合延长睡眠时间、缩短睡眠潜伏期等依据，辨证结合辨病选穴优于辨证选穴及辨病选穴。张洋等从细胞内 β-淀粉样蛋白（Aβ）及自噬溶酶体角度探讨电针干预阿尔茨海默病（AD）作用机制，实验得出 8 月龄APP/PS1 双转基因小鼠海马神经元自噬功能紊乱；电针可能通过调节小鼠紊乱自噬状态，促进自噬体运输及自噬溶酶体降解，改善 AD 小鼠的空间学习和记忆功能。洪苗苗等人通过观察电针对 SAMP8小鼠海马区离子钙结合衔接分子 1（Iba-1）、补体C1q、分化簇 68（CD68）表达水平的影响，得出电针能改善 SAMP8 小鼠学习记忆能力，其机制可能与抑制补体 C1q 依赖的小胶质细胞吞噬能力有关。李翔等观察电针对慢性社交挫败抑郁模型小鼠脑组织 p11 和 5-羟色胺受体 4（5-HTR4）表达的影响，发现电针可能通过上调慢性社交挫败抑郁模型小鼠中缝核 p11 mRNA 表达，促进 5-HTR4 在谷氨酸能神经元质膜上表达，进而改善小鼠抑郁样行为。熊义和等根据脊髓损伤"从督脉论治"的理论基础，实验论证了电针针刺督脉能够改善脊髓损伤大鼠的 BBB评分结果，上调 NGF、TrkA 因子的表达，进而促进神经细胞修复。周婷等使用大鼠实验论证了电针相关井穴可激活海马 CA1 区 PI3K/Akt/mTOR 信号

通路及 VEGF、bFGF 表达,促进血管再生,进而有效提高学习记忆功能以改善 VD。徐斌等研究发现电针督脉联合 GDNF、HIF-1α 基因修饰 NSCs 移植疗法通过调控 Notch 信号通路改善微环境,阻止瘢痕形成,防止神经细胞凋亡、萎缩,促进轴突生长及神经通路的再通,提高神经干细胞存活率,为其分化修复神经细胞创造条件,从而对 SCI 大鼠起治疗作用。徐子绚等研究表明补肾化痰电针法可能通过调节 PI3K/AKT 通路有效改善 AD 大鼠学习记忆能力。黄倩茹等研究表明电针缺血缺氧脑损伤大鼠长强穴可能通过激活海马 PI3K 及 Akt 蛋白的表达,对神经元异常发育进行调节,进而改善其学习记忆能力。尹炳琪等发现针刺督脉腧穴可以改善 AD 大鼠学习记忆能力,这可能与拮抗 cAMP/PKA 信号通路异常表达有关。

在心血管系统方面,魏肖禹等研究证明针刺与海泥灸贴疗法均能保护高血压前期大鼠肾功能,防治高血压肾损伤,其机制可能与抑制 ET-1 分泌使 Ang II 释放减少进而下调肾 AQP1 表达,从而改善肾血管内皮舒缩功能、透壁压力和水力传导性有关。李笑笑等发现电针联合丁苯酞可上调 VEGF、GFAP、NeuN 的表达,对神经血管单元发挥保护作用,且针药结合效果优于单用电针或丁苯酞,表明电针联合丁苯酞对 MCAO/R 大鼠神经血管单元损伤有协同保护作用。吴立斌等观察电针对急性心肌缺血(AMI)大鼠心肌组织自噬相关通路蛋白激酶 B(Akt)/哺乳动物雷帕霉素靶蛋白(mTOR)的影响,认为电针大鼠心经神门穴、通里穴可能通过激活 AMI 大鼠心肌细胞 Akt/mTOR 通路抑制过度自噬,从而发挥对 AMI 的治疗作用。田岳凤等发现,针刺在减轻 Ca^{2+} 超载过程中,心肌细胞凋亡的抑制作用与 CaMK II 信号通路密切相关。

在呼吸系统方面,张倩等提出穴位注射基础上艾灸、埋线和针刺对 AR 的治疗有增效作用,艾灸优于针刺和埋线,其作用机制可能是通过下调 IL-4 表达和上调 IFN-γ 表达而实现。

在泌尿及生殖系统方面,康春嵋等发现艾灸关

元穴、神阙穴可有效改善骶髓损伤后逼尿肌无反射型 NB 大鼠膀胱功能,其作用机制可能是通过促进 Ach 释放并上调 M2 受体表达,进而促进 ATP 释放、增加 P2X3 受体表达,以促进逼尿肌收缩。李丹等发现电针预处理可抑制血糖升高,减少肾小管上皮细胞凋亡,其可能机制是下调 TRPC6 的表达以减少钙内流,使得 Bcl-2/Bax 比值升高,Caspase-3 表达减少。陈天帷等发现针刺三阴交穴对微波辐射诱导的少弱精子症小鼠精子活力有保护作用,其机制可能与针刺降低睾丸生精微环境中的 Bax 和 Caspase-3,升高 Bcl-2 有关。

对于消化系统相关问题,李凌丰等提出针刺足三里穴对脓毒症大鼠肠组织具有保护作用,其机制与针刺足三里穴减轻脓毒症大鼠小肠组织 VEGF、Ang-1、Ang-2、MMP-2、MMP-9 等因子表达以抑制微血管重建有关。

在免疫及内分泌系统方面,刘益等人研究表明通过针刺先后天之本强壮要穴足三里、三阴交、关元、气海,配以疏通经络要穴合谷、天突调节内分泌免疫网络的平衡,对甲状腺激素功能的恢复产生积极影响,能有效地降低桥本式甲状腺炎大鼠血清中 TSH、TG-Ab 和 TPO-Ab 水平。谭丽等研究发现艾炷灸足三里穴可以升高 CTX 骨髓抑制大鼠模型外周血 WBC、Lym 细胞的含量,在治疗过程中艾炷灸未加重模型大鼠肝细胞损伤。石冬一等研究表明大鼠眼周穴区有肥大细胞聚集现象,聚集程度明显高于眶外非穴区区域,针刺可以诱导肥大细胞脱颗粒,释放组胺等生物活性物质,并推测穴区肥大细胞富集及针刺对肥大细胞的活化作用可能是针灸发挥治疗作用的机制之一。汪秀梅等在"血虚风燥型"慢性湿疹样皮炎表皮通透屏障功能障碍豚鼠模型实验中,发现针灸通过改善表皮水分调节,改善细胞因子表达量,发挥全身免疫作用,修复损伤的表皮通透屏障功能,进一步改善"皮毛微环境"状态。齐伟等研究镇静安神针法对 CUMS(慢性轻度不可预见性应激抑郁模型)小鼠炎性细胞因子的影响,得出结论镇静安神针法可降低 ICR 小鼠全血 IL-1α,IL-6 和

TNF-α 水平,有效改善抑郁症状。

6. 针刺镇痛

针刺镇痛相关文献在本年度共发表 40 余篇。主要分为临床应用和作用机制研究两方面。

临床应用方面,王静霞等人通过对 70 例患者对照比较,得出三阶梯镇痛疗法联合揿针治疗癌痛疗效确切,且能减少阿片类药物不良反应,改善患者生活质量。揿针联合三阶梯镇痛疗法治疗癌痛可能与血清中 PGE2 和 CGRP 水平降低有关。李爱强等研究了 124 例全膝关节置换术患者,显示四物镇痛方结合膝关节穴位针刺可较好促进全膝关节置换术患者康复,患者术后疼痛缓解,症状改善,并发症率低,膝关节功能恢复好,患者生活质量提升。刘郁林等选择腰椎改良 TLIF 术后患者 62 例,研究显示电针联合镇痛药物可以减轻患者术后腰部疼痛,临床应用安全有效。邓亚南等对 60 例接受 THA 治疗患者研究得出针刺内麻点和腕踝穴位超前镇痛与腰丛神经阻滞超前镇痛均可为 THA 患者提供有效的术后镇痛和镇静,且前者能缩短患者术后苏醒时间和拔管时间。徐进辉等研究显示经皮穴位电刺激辅助瑞芬太尼全产程静脉分娩镇痛可有效减轻产妇的产痛,减少瑞芬太尼使用剂量,从而使不良反应发生率更低,对母婴安全可靠。

机制研究方面,谢海梅等观察不同针刺强度对类痛经模型大鼠的镇痛效应,证实针刺能缓解类痛经模型大鼠的疼痛程度,且强刺激优于弱刺激。其作用机制可能是通过调节血清和子宫组织中 PGF2α、PGE2 及 OT 含量,降低血清 Ca^{2+} 含量,从而改善平滑肌异常收缩。杨文文等探讨了针刺对腰椎后路减压融合内固定术大鼠抑炎镇痛作用及蛋白激酶 B(Akt)/核因子 κB(NF-κB)通路的影响,显示针刺可降低腰椎后路减压融合内固定术大鼠炎症反应,同时缓解疼痛,其可能是通过抑制 Akt/NF-κB 信号通路发挥作用。戴超然等研究显示无束缚电针治疗对佐剂 AA 大鼠有明显镇痛效果,可改善关节疼痛症状,且对雌性大鼠的疗效优于雄性大鼠。陈

李圳等观察不同强度不同层次针灸刺激承山穴对腓肠肌炎性痛的镇痛作用,分析热灸样刺激(Mox)、电针(EA)和经皮穴位电刺激(TEAS)的镇痛特征及其和感觉传入的关系,表明 Mox 与 EA 镇痛作用分别通过激活皮肤 C-纤维、肌肉 A-纤维来实现,介导 TEAS 镇痛的感觉传入主要是肌肉 A-纤维,这可能是 3 种针灸刺激镇痛作用的神经传入特征。白凤媛等研究成果证实电针可以调节疼痛引起的 GABA A R beta-1、GABA B R2 及 miR23b 指标的改变,说明电针通过调控 miR23b 的表达,改善疼痛模型大鼠脊髓背角 GABA 能神经元功能,达到镇痛的效果。方芳等总结文献认为针灸对关节炎相关疾病的消炎镇痛作用可以通过差异代谢物质水平变化来体现:如亮氨酸、异亮氨酸、缬氨酸、甘氨酸、谷氨酸、酪氨酸、丙氨酸、花生四烯酸、丙酮酸、乳酸、脂质和糖类等水平的高低变化都能说明炎症疼痛的发生以及针灸消炎镇痛的有效性。针灸镇痛机制可能有:抑制相关炎性因子产生和释放,刺激可以抗炎的物质产生,刺激神经网络释放内源性阿片类物质,抑制信号传导通路等。杨典平等进行大鼠实验,显示电针环跳、委中对 SNI 大鼠产生镇痛作用,其机制可能是抑制脊髓背角小胶质细胞活化,从而阻断小胶质细胞-BDNF-神经元信号,最终降低神经元的兴奋性。高永辉等观察电针对慢性神经病理性疼痛大鼠脊髓小胶质细胞 Toll 样受体 4(TLR4)和 κ 阿片受体(KOR)表达的影响,认为电针对慢性神经病理性疼痛的镇痛机制可能与增强脊髓小胶质细胞上 KOR mRNA 表达,从而抑制小胶质细胞上 TLR4 诱导的致痛信号有关。

7. 针灸文献和历史研究

本年度文献、历史研究主要涉及历史考证、古籍考据、文献计量学研究等。

关于历史文献研究,马巧琳等梳理了《金匮要略》中体系化的针灸思想。

在古籍挖掘研究方面,张磊等挖掘《普济方·针灸门》中针灸治疗不孕症的选穴规律,以近部选穴为

主,多用单穴;临床用穴以任脉、足少阴肾经穴位为主,多运用特定穴治疗;以循经取穴和局部取穴为主,多用艾灸治疗。禄浩等探究《普济方·针灸门》中针灸治疗胸痹心痛处方的选穴规律,发现本书治疗胸痹心痛,选穴精简,以单穴为主;侧重阴经的选用,尤以任脉为重;选穴以近部选穴和循经选穴为要;善用特定穴,尤其注重五输穴和募穴。戚瑞等纠正了历来学者认为"刘季琰"医案归属于张仲景的错误认识,指出因此处的讹误所导致《针灸甲乙经》各今译本及部分医古文教材的错误注释,并对该句文义作出正确解释。高崚等通过对古代文献整理,阐述古今医家对"无病不灸"的不同观点,并用现代的临床及实验研究结论加以印证。

8. 器械研究

器械研究相关文献主要涉及有电针、艾灸、拔罐以及实验器械等方面。

粟胜勇等采用新手法"牵张电针",增强了电针治疗针刺的刺激作用。顾传深等对传统热敏灸仪进行了改良优化,设计了一种新型热敏灸仪。叶思婷等设计了一种适用于刺络拔罐的一次性辅助隔离装置,以期实现医院感染管理提出的"一人一罐"设想,切实有效预防院内交叉感染和血液感染。王福民等设计了一种便于大鼠俞募配穴针灸操作的固定架,便于大鼠俞募配穴针刺或艾灸操作。

针对新型针灸机器人,徐天成等提出智能医疗设备将发挥媒介的作用,以标准化、高集成度的智能针灸设备推动传统针灸的国际化,兼容并蓄整合现代科技成果,是针灸国际化的可行之路。

9. 针灸教学和其他

在针灸教学方面,李思琦等探讨了多中心针刺临床研究实施过程中的质量管理工作体会及针刺操作人员培训的关键点,对研究者分工、方案学习、分中心联络交流等过程管理工作进行阐述,并对针刺研究特性环节——针刺操作培训的实施概况及刺激量控制、医患沟通等相关实施关键点进行探索和总结,以期为后续多中心针刺临床研究的质量把控和提升提供有益参考。蔡晓雯等从课程建设、教学运转、实践反思等方面对 MBBS 中医针灸混合教改进行了总结,以促进中医药文化的传播和中西方文化交流,为 MBBS 专业学生培养提供一定的借鉴。江焕钊等剖析了袁青教授调神针法,结合针刺手法量学诊疗模式的学术特点及步骤量化。

王淑斌等用知识图谱直观展示近 10 年中美两国在针刺领域研究的异同,结果显示中美两国在针刺研究领域除了共同主题外,又因其国情而各具特色。提示中国要加强国际交流合作,不断推动针刺学术发展与进步,提高其国际地位。

10. 小结

在继承的基础上开拓创新,针灸基础理论研究、针灸疗效临床验证、机制研究与创新发展,依然是针灸现在与未来研究的重点。

(撰稿:张皓茗　王宇　杨永清　审阅:黄龙祥)

【针灸治疗新型冠状病毒肺炎研究】

2022 年度针灸治疗新型冠状病毒肺炎(COVID-19)临床报道较前 2 年增加。初步显示了针灸治疗 COVID-19 临床有效。

王一战等纳入 35 例轻型/普通型 COVID-19 患者,在西医及中药治疗基础上联合针刺治疗,主穴取大椎、风池、孔最、合谷等,随证配穴并相应补泻,1 次/d, 5 次/周。观察患者针刺第 3、7 d 主要症状缓解情况,结果表明:针刺第 3、7 d 患者肺系相关症状及非肺系相关症状均得到有效缓解;患者疗效评价量表积分均低于针刺前($P<0.05$),且针刺第 7 d 低于针刺第 3 d($P<0.05$)。痊愈出院患者中,早针刺患者平均住院时间短于晚针刺患者($P<0.05$)。针刺第 7 d 总有效率为 84.4%(27/32),高于针刺第 3 d 的 34.4%(11/32, $P<0.05$)。

赵怀洋等将 COVID-19 出院患者分为两组各 29 例,均予常规干预。观察组在此基础上,接受远程指导下的灸法干预,选取神阙、气海、关元、足三里(双),采用温和灸法,每穴施灸 10 min,1 次/d,共干预 2 周。结果:在治疗 2 周后、治疗结束 2 周后随访积分显示,两组患者中医症状积分、焦虑积分、抑郁积分较治疗前均有改善($P<0.05$),且观察组疗效优于对照组($P<0.05$)。

袁庆亮等将轻型/普通型 COVID-19 患者分为 3 组各 20 例,对照组予一般治疗。中药组加用"庚子一号方"(柴胡、黄芩、炙甘草、法半夏、厚朴、草果等),周期为 7 d。针药组在中药组基础上加用太极开阖六气针法,即以百会穴为中心的同心圆内顺时针针灸,取少阴、少阳,并百会透少阴;并在脐周顺时针太阴、少阳、阳明位,疗程为 7 d。结果:对照组、中药组和针药组 3 组总体有效率分别为 95.0%(19/20)、100.0%(20/20)和 100.0%(20/20),针药组在改善临床症状如咳嗽、乏力等方面明显优于其他组;且针药组在治疗 COVID-19 初期患者 7 d 后其 CD_3^+、CD_4^+、IgM、IgG、补体 C3、补体 C4 等炎症免疫指标含量明显高于中药组和单纯西药组($P<0.05$);针药并用方案在降低 NLR 值、D-二聚体方面明显优于中药组和对照组($P<0.05$)。

罗志辉等将恢复期 COVID-19 患者分为两组各 25 例。观察组采用撳针治疗,穴取关元、足三里、太渊;对照组选用特制皮内针具进行假埋针处理,取穴同观察组。1 次/d,7 d 为 1 个疗程。2 个疗程后,两组患者中医症状总分及各项评分、HAMA 评分、HAMD 评分均较治疗前降低($P<0.05$);除咽干和大便干结评分外,观察组患者中医症状总分及各项评分、HAMA 评分、HAMD 评分均低于对照组($P<0.05$)。治疗后,两组患者 FVC、FEV1、PEF 均较治疗前升高($P<0.05$),且观察组高于对照组($P<0.05$);两组患者肺通气功能障碍程度减轻($P<0.05$),且观察组优于对照组($P<0.05$)。治疗后,两组患者肺部阴影面积均缩小($P<0.05$),且观察组小于对照组($P<0.05$),观察组影像学变化改善优于对照组($P<0.05$)。

罗志辉选取 33 例恢复期 COVID-19 患者行毫

火针治疗,穴取命门、身柱、膏肓、足三里、上巨虚等,隔日治疗 1 次,3 次/周,3 次为 1 个疗程。2 个疗程后,患者中医症状评分及 HAMA、HAMD 评分均较治疗前降低($P<0.05$)。治疗后患者 FVC、FEV1、PEF 均较治疗前升高($P<0.05$),愈显率为 84.8%(28/33)。22 例遗留有肺通气功能障碍患者恢复率为 86.4%(19/22)。治疗后患者肺部阴影面积较治疗前缩小($P<0.05$),25 例遗留有肺部 CT 异常的患者有效率为 84.0%(21/25)。

李仪丙等综述了 2019 年至今针刺治疗 COVID-19 的临床应用概况,在新冠肺炎临床治疗期的针刺干预可以缩短病程,减少住院天数,控制感染,改善肺部症状,控制脓毒症休克,改善意识状态,改善合并症,迅速缓解痛苦,以及在新冠肺炎医学观察期、新冠肺炎相关心理障碍中进行针刺干预都具有一定的疗效。

龚玉等通过查阅古代文献、现代临床研究及现代针灸医家防治疫病的经验,经归纳分析形成技术草案,以问卷的形式向国内针灸行业领域的专家发放,征求专家的意见和建议,初步制定了艾灸防治 COVID-19 诊疗规范,以指导临床实践,提高临床诊疗效果。

任继刚等综述了古代文献中针灸疗法对时行瘟疫的防治,并结合当前 COVID-19 疫情防控中针灸的运用,总结了针灸防治 COVID-19 的作用有消毒作用、退热作用、抗炎效应等。

王金香等对 1949—2020 年有关针灸治疗传染病的临床文献进行计量分析,以了解当代针灸在传染病领域的应用情况及发展态势。其提取了针灸治疗传染病的文献数量、病种、疗法等信息,进行计量分析。结果显示针灸治疗传染病的现代文献报道可追溯到 20 世纪 50 年代,在 70 年的历程中,其文献数量增长不明显,且在针灸现代文献总量中占比很小;针灸治疗传染病的疾病谱呈萎缩态势,临床参与形式向辅助治疗转化。针灸治疗传染病较多涉及的病种为结膜炎、病毒性肝炎、流行性腮腺炎、疣、肺结核、细菌性痢疾、疟疾和艾滋病等,文献类型以临床报道为多,临床研究相对较少,且既有研究均缺少系统和深入;在疗法选择上,有 3 种形式,即单纯针灸治疗、针灸疗法联合治疗和针药结合治疗;少数传染病形成广为采纳的针灸治疗方案。

周彦吉等通过检索古代中医针灸经典、现代研究证据和 COVID-19 肺炎诊疗方案。提取并分析以下数据:证据来源、发表或发布的时间、作者、治疗手段、目标疾病、效果和不良反应,回顾分析了古代医家针灸防治疫病的经验,并结合针灸治疗相关呼吸道系统传染病的循证证据,挖掘针灸防治急性传染病的腧穴处方和诊疗思路进行频数统计,发现中医早在内经时代就系统地阐述了疫病的发生机制、治疗方法及预防措施,并将针灸疗法作为治疗疫病的主要方法。其认为针灸防治新冠肺炎切实可行性且具有巨大发展潜力,但是仍需大样本的临床试验证明其有效性、安全性。

王一战等通过质性分析软件 Nvivo,基于扎根理论观点,对针刺治疗 COVID-19 访谈材料进行分析,多角度评价 COVID-19 的针刺疗法,对进一步深入开展新冠肺炎的针刺治疗提供了参考。其基于强度抽样、信息饱和的原则,对接受针刺治疗的 COVID-19 患者进行半结构化的深度访谈,并筛选导入 Nvivo 软件进行分析。共纳入 17 例 COVID-19 患者。访谈材料的高频词汇是"针灸""害怕""担心""失眠"以及"第一""感谢"等;关于患者的针刺心理体验,针刺前主要为"认可与尝试""紧张与恐惧"等,针刺后为"信任与期待""肯定与接受"等;关于针刺疗效,在肺系症状、非肺系症状等症状改善方面均疗效显著,另外,患者认为针刺等治疗综合起效、改善最痛苦的症状等;针刺安全性方面,患者均认可针刺的安全性,无不良反应发生;开展针刺治疗 COVID-19 的期望/建议方面,患者"感谢和推荐"针刺治疗,并表达了"增加针刺次数"及"出院后继续针刺治疗"的建议与期望。其认为针刺治疗能够改善 COVID-19 患者的相关症状,明显减轻患者痛苦,尤其在改善非呼吸道症状等方面,疗效显著,并且针刺安全性好,得到患者的普遍认同和推荐,患者依从性、满意度高。

Chao YQ 等通过 Meta 分析系统评价了针灸治疗 COVID-19 后遗症所致味觉障碍的疗效和安全性。认为针灸作为中医治疗的重要组成部分,在治疗味觉障碍方面具有一定优势。可以显著改善嗅觉和味觉功能。

Dong ZB 等通过 Meta 分析系统评估了针灸治疗 COVID-19 鼻塞疗效和安全性,认为针灸作为简单、快捷、经济的治疗手段,对 COVID-19 引起的鼻塞患者非常有益。Luo WJ 等通过 Meta 分析评估了针刺对 COVID-19 神经系统表现的有效性和安全性,结果认为针灸具有方便、简单、成本低的特点,对于有神经系统表现的 COVID-19 患者来说,接受针灸治疗是有益的。Huang WJ 等通过 Meta 分析对针灸联合药物治疗 COVID-19 合并双相情感障碍的现有证据进行系统综述,结果认为针灸作为一种非药物治疗,可以作为一种安全的辅助手段,并能减少药物的毒性;且药物治疗与非药物治疗相结合,可以降低 BD 患者的自杀率。Lu XF 等通过 Meta 分析为针灸治疗 COVID-19 康复后干眼症的疗效和安全性提供了系统的评估,结果认为针灸治疗干眼症是在中医的角度中发挥了调理阴阳的作用,其具有不良反应少、无药物依赖性的优点,在临床取得了良好的疗效。

周卓等通过梳理古代针灸用于防治疫疾的文献,总结针灸防治疫情的经验和有效机制,分析了针灸治疗 COVID-19 的可行性,举证了针灸用于 COVID-19 各临床实践的有效性及其增强免疫功能等方面的作用机制,阐述了疫情条件下针灸治疗 COVID-19 的有效性和安全性。

孙瑞等基于肠道微生态探讨了针灸调节人体免疫从而防治 COVID-19 的过程,从"正邪""肺脾肾"角度论述了肠道微生态调节人体免疫防治 COVID-19,认为肠道微生态平衡保障了机体内环境的稳定,COVID-19 的发生发展与肠道微生态紊乱及机体免疫功能下降息息相关。表明针灸可改善肠道微环境,维持肠道菌群的动态平衡,调节机体免疫,在

COVID-19 未病先防、既病防变中发挥重要作用。

张丽娟等通过艾灸、热证以及 COVID-19 之间关系的梳理,对灸法干预 COVID-19 的临床研究文献及其主要作用机制进行总结,分析目前临床中应用灸法的侧重方面和优势疗效,体会到其以抗炎及免疫作用为主,并探讨目前研究中可能存在的问题和不足,为艾灸治疗各类炎性反应,尤其是呼吸系统炎性反应提供新思路,也为"热证可灸"理论的临床应用提供更好的理论支撑。

杨梦等从中医"治未病"思想探讨针灸对 COVID-19 的防治作用,通过艾灸的消毒灭菌、抗病毒作用,针灸提高人体免疫力、增强体质的作用,针灸的抗炎作用,针灸调节脏腑功能等几个方面进行探讨,表明运用中医的"治未病"思想,从"未病先防""既病防变""瘥后防复"3 个方面着眼,对 COVID-19 疫情进行防治具有重要的指导意义。

(撰稿:董心怡 陈艳焦 审阅:黄龙祥)

【针灸调控肠道菌群研究】

1. 临床研究

刘晋英等选取产后抑郁患者和健康女性各 120 例。产后抑郁组在常规治疗基础上给予针灸治疗,选取百会、印堂及双侧神门、内关、合谷、太冲、三阴交,平补平泻,每周针灸 3 次,连续治疗 8 周;健康组不予干预。入组时针灸组肠道双歧杆菌、乳酸杆菌数量低于健康组,大肠埃希菌、肠球菌数量高于健康组($P<0.05$);治疗 8 周后肠道双歧杆菌、大肠埃希菌、乳酸杆菌、肠球菌与健康组比较均 $P>0.05$。

郭早霞等将慢性腹泻患者分为两组各 81 例。对照组使用肠三针温针灸治疗,观察组使用健脾止泻汤加减联合肠三针温针灸治疗,取穴均取上巨虚、天枢、关元穴,留针 30 min,3 次/周,连续 21 d。治疗后与对照组相比,观察组双歧杆菌、肠杆菌、类杆菌、内毒素、降钙素原显著升高,肠球菌、SS、MOT、GAS 水平显著降低($P<0.05$)。

周应成等将原发性肝癌患儿分为两组各 20 例。

两组均行常规西药对症治疗,研究组在此基础上辅以针灸治疗。选取双侧胃区、曲泉、大肠经、三阴交、肝俞、肾俞、心俞、足三里穴位,行雀啄泻法,留针 30 min,15 次为 1 个疗程。治疗 2 个疗程后,研究组双歧杆菌、乳酸杆菌数量高于对照组,大肠杆菌数量少于对照组,患儿肠道菌群脂肪酸代谢产物乙酸、丙酸、正丁酸含量高于对照组,D-乳酸含量低于对照组($P<0.05$)。

俞蕾敏等选取腹泻型肠易激综合征(IBS)患者与健康人各 30 例。对 IBS 组患者进行针刺治疗,以脐蕊为中心,针刺艮、巽、坤、乾位,留针 30 min,治疗 4 周。健康组不予处理。结果:治疗后患儿肠道菌群多样性增加,结构差异明显,血清 TRP、5-HT、KYN、ID01 浓度较前下降,结肠 TPH1 蛋白表达上升(均 $P<0.05$)。

李桂平等选取 20 名卒中后便秘患者进行针刺治疗,选取左水道、左归来、左外水道、左外归来,行提插泻法,留针 30 min,1 次/d,6 天/周,连续 3 周。治疗后患者肠道双歧杆菌、乳酸杆菌、普雷沃菌、梭杆菌、真杆菌相对丰度升高,肠道大肠埃希菌相对丰度降低($P<0.05$)。

2. 基础研究

徐佳等将 SAMP8 小鼠分成模型对照组、原络通经组、百会针刺组各 6 只。原络通经组小鼠给予针刺治疗,取双侧"丰隆""太白""太溪""飞扬""百会",针刺角度 35°~45°,针刺深度为 0.3 cm,针刺后捻转 35 s,90°~180°,60~120 r/min,每间隔 10 min 行针 1 次,1 次/d,20 min/次。百会针刺组小鼠给予"百会"针刺操作,针刺角度等同原络通经针刺组,模型对照组小鼠不进行干预。实验结束后,与空白组相比,模型对照组肠道菌群多样性和肠道短链脂肪酸含量显著降低,原络通经组和百会针刺组肠道菌群多样性和肠道短链脂肪酸含量显著增高,且原络通经组改善更显著($P<0.05$)。

周钰点等将造模成功的肥胖大鼠模型分为 4 组各 10 只。下肢电针组取穴"丰隆""足三里",腹部电针组取穴"中脘""天枢""关元",标本配穴组选取以上两组穴位,均进行电针干预,3 次/周,连续 8 周。治疗后,与正常组比较,模型组厚壁菌门/拟杆菌门比值升高($P<0.01$),乳酸菌属、Muri 菌属、双歧杆菌属丰度降低($P<0.01$),肠道菌群蛋白直系同源簇(COG)功能在碳水化合物、氨基酸、脂质运输和代谢,信号转导机制方面的丰度均降低($P<0.01$);与模型组比较,各电针干预组厚壁菌门/拟杆菌门比值降低($P<0.01$),乳酸菌属、双歧杆菌属、拟杆菌属丰度升高($P<0.01$);与其余电针干预组比较,标本配穴组乳酸菌属、Muri 菌属丰度升高($P<0.01$),柯林斯菌属和高氏瘤胃球菌属丰度降低($P<0.01$)。

耿欢等将大鼠分为假手术组、模型组、电针组各 20 只。采用盲肠结扎穿孔术(CLP)制备脓毒症模型,假手术组除不结扎盲肠外,其余手术步骤同其他 2 组,电针组于术前 3 d 以及术后 6 h 给予肠三针干预,取双侧"足三里""上巨虚""天枢"穴,术前 3 d 及术后 6 h 给予持续电针刺激 30 min。实验结束后,模型组大鼠肠道菌群多样性降低,电针组较模型组增加($P<0.05$);与假手术组比较,模型组大鼠结肠中大肠杆菌含量显著增加,双歧杆菌和乳酸杆菌含量显著减少,结肠组织 TRPV1、CGRP 和 TLR-4 相对表达量显著升高($P<0.05$);与模型组比较,电针组大鼠结肠中大肠杆菌含量显著减少,双歧杆菌和乳酸杆菌含量显著增加,结肠组织 TRPV1、CGRP 和 TLR-4 相对表达量显著降低($P<0.05$)。

陈丹凤等将造模成功后血管性痴呆大鼠模型随机分为模型组、基础电针组、脑肠共治电针组、针药结合组各 10 只,另设假手术组 10 只。基础电针组给予"百会""大椎""肾俞",电针 30 min 针治疗;脑肠共治电针组采用基础电针组穴结合"足三里"电针 30 min;针药结合组采用基础电针组穴结合益生菌灌胃联合治疗,各组干预均 1 次/d,连续 4 周。实验结束后,与假手术组相比,模型组大鼠肠道中有害菌相对丰度增加($P<0.05$)。与模型组相比,基础电针组、脑肠共治电针组、针药结合组肠道中有害菌相对丰度减少($P<0.05$)。与基础电针组相比,脑肠共治

电针组和针药结合组肠道菌群中有益菌相对丰度增加($P<0.05$)。

刘紫薇等将动脉粥样硬化造模成功小鼠分为模型组、电针治疗组及阳性药物对照组各 8 只,另设 8 只小鼠作为空白对照组。造模成功后,阳性药物对照组给予辛伐他汀悬浊液灌胃治疗,1 次/d;电针组选取双侧"内关""心俞""膈俞"穴进行电针治疗,留针 10 min,隔日 1 次,每日灌胃同阳性药物。治疗结束后,与空白组比较,模型组小鼠拟杆菌门丰度显著降低,厚壁菌门丰度显著升高($P<0.05$);与模型组比较,电针组与阳性药物对照组小鼠,拟杆菌门丰度显著升高,厚壁菌门丰度显著降低($P<0.05$)。

侯国亮等将白兔分为对照组、模型组、阿托伐他汀组、电针组和电针预处理组各 5 只。除对照组外,其余各组均进行动脉粥样硬化造模。造模后,电针组进行电针治疗,选取双侧"内关""足三里""关元"穴,留针 20 分钟。阿托伐他汀组服用阿托伐他汀钙片治疗。均为 1 次/d,持续 1 个月。电针预处理组,在建模前 1 个月予电针治疗(针刺方法与电针组相同)。实验结束后,与模型组比较,电针预处理组、电针组和阿托伐他汀组,拟杆菌门丰度明显升高($P<0.05$),厚壁菌门丰度含量明显降低($P<0.05$)。其中,电针预处理组对于厚壁菌和拟杆菌的改变更为显著。

司原成等将小鼠随机选取 7 只为正常组,余下 43 只饲以高脂饮食造模为营养性肥胖鼠,筛选 14 只并分成模型组、电针组各 7 只。电针组选取"天枢""关元""足三里""三阴交"电针治疗,留针 10 min,1 次/d,左右交替取穴。模型组的 Rhodospirillales(红螺螺旋藻菌属)、Desulfovibrionales(脱硫弧菌)、Deferribacterales(去铁杆菌属)、Micavibacterales(微杆菌属)显著高于正常组($P<0.01$),Nitrospirales(硝化螺旋藻)、Betaproteobacteriales(β-变形细菌)、Bacteroidales(拟杆菌)等菌门显著低于正常组。经电针干预后,实验鼠异常的菌属趋向正常组的结构种类。经 Spearman 系数的关联分析、Roseburia(玫瑰菌)、Lachnoclostridium(梭状芽孢杆菌)、Lachnospiraceae（乳酸杆菌科）、Oscillibacter、Odoribacter 之间的关联紧密，具有显著差异（$P<0.01$）。

黎晓宇等将大鼠分为空白对照组、模型组、胃复安组、电针组各8只。除空白对照组外，其余注射造模为糖尿病胃轻瘫模型。电针组取同侧"足三里""梁门""三阴交"电针治疗。胃复安组以胃复安药液灌胃治疗，两组均干预5 d休息2 d为1个疗程，连续3个疗程。造模后，与空白对照组相比，各组间肠道菌群门水平相对丰度和特定菌种数量无差异统计学意义（$P>0.05$）；电针组和胃复安组各组间肠道菌群门水平相对丰度和特定菌种数量无差异统计学意义（$P>0.05$）。与模型组相比，各组间肠道菌群门水平相对丰度和特定菌种数量无差异统计学意义（$P>0.05$）；与胃复安组相比，电针组各组间肠道菌群门水平相对丰度和特定菌种数量差异无统计学意义（$P>0.05$）。

方园等将新西兰兔分为空白组、模型组、益生菌组、隔药饼灸组各9只。空白组予正常饲料喂养，模型组予高胆固醇饲料喂养，益生菌组予高胆固醇饲料＋乳杆菌喂养，隔药饼灸组喂食高胆固醇饲料同时予隔药饼灸，取穴Ⅰ组为"巨阙"、双侧"天枢""丰隆"，Ⅱ组为双侧"心俞""肝俞""脾俞"，两组穴位隔日交替施灸，连续8周。结果与空白组比较，模型组兔血清 TC、TG、LDL-C 含量显著增加（$P<0.01$）；与模型组比较，益生菌组和隔药饼灸组兔血清 TC、TG、LDL-C 含量显著减少（$P<0.01$）。α 多样性结果表明，隔药饼灸可调节 AS 兔肠道菌群丰富度与多样性；β 多样性结果显示，隔药饼灸对肠道菌群具有良性调节作用；物种差异分析结果表明，隔药饼灸可上调兔肠道优势 Melainabacteria、蓝细菌 Cyanobacteria、Gastranaerophilales 丰度（$P<0.01$）。

钟蕊等将大鼠分为正常组、模型组、隔药饼灸组、电针组、西药组各8只。隔药饼灸组和电针组选取双侧天枢、气海穴进行干预，西药组采用柳氮磺吡啶溶液灌胃干预。实验结束后，与正常组比较，模型组拟杆菌门、放线菌门、拟杆菌纲、拟杆菌目、紫单胞菌科、普雷沃菌科、拟杆菌科、普雷沃菌属等的相对

丰度升高，厚壁菌门、变形菌门、梭菌纲、梭菌目、毛螺菌科、瘤胃菌科、乳酸杆菌属等的相对丰度降低（$P<0.05$）；肠道菌群的 Chao1、Observed species、Shannong、Simpson 等 alpha 多样性指数均显著下降（$P<0.05$）；在经过隔药饼灸和电针治疗后，上述大多数微生物相对丰度均有不同程度改善，指数均显著升高（$P<0.05$）。

张楚穹将大鼠分为空白组、假手术组各8只，其余造模后分为模型组和电针组。电针组取穴"关元"、"三阴交"（双）、"肾俞"、"后三里"（双），20 min/次，1 次/d，每周连续干预5 d，共12周。与空白组、假手术组相比，模型组的软壁菌门、放线菌门、脱铁杆菌门丰度增加，厚壁菌门、拟杆菌门、变形菌门、黑水仙菌门丰度降低，拟杆菌属、乳杆菌属、肠球菌属丰度降低；与模型组相比，电针组的厚壁菌门、拟杆菌门、变形菌门、黑水仙菌门丰度增加，软壁菌门、放线菌门、脱铁杆菌门丰度降低，拟杆菌属、乳杆菌属、肠球菌属丰度增加（$P<0.05$）。

（撰稿：颜钰铭 赵玲 审阅：马铁明）

【针灸治疗慢性疲劳综合征的临床与实验研究】

1. 临床研究

胡晶晶等将慢性疲劳综合征患者分为两组各30例。对照组予艾灸治疗，选足三里、关元、三阴交、肝俞、肾俞及脾俞穴，将热敏艾条点燃之后在离穴位的1～2 cm 位置呈现小幅度将艾条转动，以局部存在红晕及温热感当作标准，30 min/次。观察组在此基础上加电针背俞穴（双侧肺俞、心俞、肝俞、肾俞、脾俞），采取连续波，频率为 2 Hz，留针 20 min。两组均1 次/d，5 d为1个疗程，各疗程中间暂停2 d，共治疗4个疗程，合计28 d。治疗 7、14、21、28 d 及治疗后1个月，观察组症状积分、疲劳评定量表（FAI）评分均低于对照组（$P<0.05$），生存质量量表（SF-36）评分均高于对照组（$P<0.05$）。两组不良反应发生率比较 $P>0.05$。胡氏等还发现，每日电针

刺激五脏背俞穴联合舒筋活络洗剂(透骨草、羌活、独活、伸筋草、威灵仙、当归尾等)沐足 20 min,5 d 为 1 疗程,疗程间休息 2 d,治疗 2 个疗程,可改善患者疲劳量表-14 评分(FS-14),有效缓解疲劳状态。

李仲贤等将患者分为两组各 30 例,观察组给予针刺加精灸联合穴位埋针疗法治疗,即用平补平泻法针刺百会、印堂、内关、合谷、太冲 30 min,后用万花油均匀涂抹膈俞、胆俞皮肤上后于两穴施灸,2 炷/穴,最后脾俞、肾俞进行穴位埋线,1 次/2 d,3 次/周,共治疗 4 周。对照组针刺百会、关元、肾俞、足三里、三阴交,平补平泻,3 次/周,共治疗 4 周。治疗 4 周后,两组患者的 FS-14 各维度评分均明显改善($P<0.01$),且观察组在改善 FS-14 各维度评分方面均明显优于对照组($P<0.05$)。治疗后 1 个月随访,观察组患者的 FS-14 各维度评分均明显改善($P<0.01$),且观察组在改善 FS-14 各维度评分方面均明显优于对照组($P<0.05$)。对照组患者的躯体疲劳与疲劳总分均明显改善($P<0.05$);精神疲劳评分稍有改善,但与治疗前比较 $P>0.05$。治疗后及随访时,两组患者的 HAMD-17 评分均明显改善($P<0.05$ 或 $P<0.01$),且观察组在改善 HAMD-17 评分方面均明显优于对照组($P<0.05$)。两组患者的 HAMA 评分均明显改善($P<0.05$ 或 $P<0.01$),且观察组在改善 HAMA 评分方面均明显优于对照组($P<0.05$)。李氏等还将患者随机分为两组各 36 例。电针组(脱落 4 例)采用电针治疗,穴取肝俞、心俞、脾俞、肺俞、肾俞,予连续波,频率 2 Hz;假电针组(脱落 3 例)采用假电针治疗,于非穴点(五脏背俞穴水平向外旁开 1.5~2.0 cm)浅刺,连接电针但不通电。两组均 20 min/次,隔日 1 次,2 周为 1 个疗程。疗 3 个疗程后,电针组 FS-14 躯体疲劳、精神疲劳维度评分及总分与运动皮层 RMT 均较治疗前降低($P<0.01$),假电针组 FS-14 躯体疲劳维度评分及总分较治疗前降低($P<0.05$);电针组 FS-14 各维度评分及总分、运动皮层 RMT 均低于假电针组($P<0.01$,$P<0.05$)。治疗后,电针组 SF-36 各维度评分及总分、运动皮层 MEP-A 较治疗前升高($P<$

0.01),且电针组均高于假电针组($P<0.01$,$P<0.05$)。

马帅等将患者分为两组各 30 例,治疗组采用头针结合"经颅重复针刺法",即患者取坐位,取穴周围消毒后,右手持针,在上述穴位上进行针刺。百会、宁神、情感区和足运感区,针体与皮肤呈 15°沿头皮快速进针,待针体进入帽状腱膜下层后,反复快速捻转稍加提插,由徐到疾,捻转频率>200 次/min,如此手法得气后,予患者动留针 30 min,留针期间每 10 min 行针 1 次,5 min/次。1 次/d,6 次/周。对照组口服谷维素及维生素 B_1,6 d/周,1 周为 1 个疗程,治疗 4 个疗程后,对照组躯体性疲劳较治疗前无明显改善($P=0.083>0.05$);两组 FS-14 量表、SAS 和 SDS 评分均较疗前降低($P<0.05$),且治疗组降低幅度大于对照组($P<0.05$)。治疗组总有效率 86.7%(26/30),对照组为 60.0%(18/30),组间比较 $P<0.05$。

王小俊等将患者分成两组各 40 例。对照组(剔除 2 例)予针刺治疗,选百会、印堂、神门、太溪、太冲、足三里等穴,并随症配穴,采用提插手法,得气后辨证施用补泻手法,留针 30 min。1 次/d,5 次/周。观察组(剔除 4 例)在此基础上联合赵氏雷火灸专用艾条及双孔灸盒 2 个。雷火灸条对半折断,投入 2 个双孔灸盒,固定灸条,点燃灸条顶端。患者取俯卧位,在其五脏背俞穴摆放 2 个双孔雷火灸盒,盖严大毛巾,防止烟雾逸出,20 min/次,1 次/d,5 次/周。连续治疗 3 周后,两组躯体疲劳、精神疲劳评分及总分均较治疗前降低($P<0.05$),观察组躯体疲劳、精神疲劳评分及总分均低于对照组($P<0.05$)。治疗后,两组 DSI、SAS 评分均较治疗前降低($P<0.05$),观察组 DSI、SAS 评分均低于对照组($P<0.05$)。观察组总有效率 94.4%(34/36),对照组为 86.8%(33/38),组间比较 $P>0.05$。

Ma T 等随机对照试验显示,针刺百会、太溪、气海、足三里、肝俞、脾俞、肾俞 30 min,后于背部督脉和膀胱经行隔姜灸 45 min,隔日 1 次,每 3 次/周,共治疗 24 次,可以缓解 CFS 患者的疲劳和伴随症状。

2. 实验研究

徐小珊等发现,以逍遥散组方的药物制成药饼于大鼠"神阙""关元"及双侧"足三里""期门"进行隔药饼灸,5壮/穴,1次/d,持续治疗10 d,可调控血清BLA、CXCL9与β-EP含量,同时激活AMPK/PGC-1α信号通路,从而改善机体氧化应激状态,减轻免疫炎性反应,维持能量代谢的相对平衡,改善CFS症状。

李超然等研究发现,温和灸"神阙""关元"或双侧"足三里",20 min/d,治疗35 d,能减轻CFS模型大鼠结肠黏膜组织病变,上调紧密连接蛋白ZO-1、Occludin相对表达,从而保护肠黏膜屏障以抗疲劳。

刘长征等研究表明,温和灸大鼠"神阙"穴20 min/次,治疗15 d,可延长大鼠力竭游泳时间,改善CFS大鼠运动能力,其作用可能与艾灸能降低血清BUN、BLA水平,抗氧化损伤,改善机体内环境有关。

(撰稿:王艺涵 邓宏勇 审阅:黄龙祥)

【针灸治疗带状疱疹】

仉会玉等将带状疱疹后遗神经痛患者分为两组,均取相同穴:主穴选取病灶同侧相应节段夹脊穴(T1~L5棘突下两侧,后正中线旁开0.5寸,颈部旁开0.3寸),颈、肩、上肢部C1~T3夹脊穴,胸胁部T1~T8夹脊穴;腰腹部T6~L5,下肢部L1~L5。配穴选取病灶局部阿是穴(每次取3~5个)。治疗组33例给予金钩钓鱼针法,快速进针得气后连续虚搓至针下有沉紧感,捏持针柄像鱼吞钩饵上下浮沉,针尖牵钓穴区肌肉做小幅度提抖,使针感加强、扩大感传范围,反复操作至针下松滑、局部组织松软后慢慢出针,不按针孔。对照组32例给予提插泻法。两组均1次/d,留针30 min,连续5次为1个疗程,每个疗程中间间隔2 d,共治疗3个疗程。结果:治疗组有效率为87.9%(29/33),对照组有效率为65.6%(21/32),治疗组疗效优于对照组($P<0.05$)。治疗

组治疗后视觉模拟评分低于对照组($P<0.01$)。

刘雪梅将急性期患者分为两组各45例。对照组采用西药常规治疗,研究组在对照组基础上联合黄帝内针治疗,选穴原则为:阴阳倒换、同气相求、上病下治、下病上治、左病右治、右病左治。主要选取阿是、劳宫、后溪、合谷、外关及曲池等穴,使用毫针直刺0.5~0.8寸,留针40 min,1次/d。两组均连续治疗1周。研究组总有效率为95.6%(43/45),对照组为82.2%(37/45),组间比较$P<0.05$;后遗神经痛发生率为4.4%(2/45),对照组为20.0%(9/45),组间比较$P<0.05$。研究组止疱时间、结痂时间、脱痂时间均较对照组短($P<0.05$)。两组治疗1周后VAS评分,血清CGRP、SP、IL-6、TNF-α、CRP水平较治疗前显著降低,血清β-EP水平较治疗前显著升高,组间比较$P<0.05$。

陈雨佳等将肝经郁热型急性患者分为两组各42例。对照组采用中西药治疗(内服龙胆泻肝汤、泛昔洛韦分散片、甲钴胺片,外用阿昔洛韦乳膏);治疗组在此基础上采用贺氏钨锰合金中粗型火针于病变处点刺及围刺治疗,1次/2 d。10 d后,治疗组在皮损改善方面(结痂和脱痂时间)、疼痛缓解情况、综合疗效及带状疱疹后遗神经痛发生率方面,均优于对照组($P<0.05$)。

张安东等将带状疱疹后遗神经痛患者分为两组各60例,均对病损背根神经节行脉冲射频治疗。治疗组在此基础上给予"逆流补营"火针法,根据疼痛区域大小在其边缘均匀选取4~6个点,将毫针针尖处烧红至发白后,与皮肤呈20°快速准确地刺入,针刺方向与脊髓支配神经传导方向相反,进针深度为20 mm,留针30 min,1次/2 d,3次/周。4周后,治疗组总有效率为95.0%(57/60)对照组为83.3%(50/60),组间比较$P<0.05$。治疗后两组VAS评分、SRSS评分和HAMA评分均较治疗前明显降低($P<0.05$),且治疗组降低较多($P<0.05$);治疗后两组睡眠、食欲、精神、生活兴趣、情绪和社交评分均较治疗前明显升高($P<0.05$),且治疗组评分高于对照组($P<0.05$);治疗后两组血清SP和NK-1水平

均较治疗前明显降低($P<0.05$),且治疗组血清 SP 和 NK-1 水平低于对照组($P<0.05$)。

吴常征等将患者分为两组各 30 例。对照组予西医常规治疗,观察组在此基础上予毫火针半刺治疗,选取阿是穴、皮损对应节段夹脊穴、支沟、丘墟、足三里,采用一次性毫火针迅速刺入,不留针,进针深度不超过 0.5 mm,以达皮肤基底部为度,不可伤及肌肉,点刺处行火罐疗法,留罐 10 min,隔日 1 次,3 次/周。两周后观察组总有效率高于对照组($P<0.05$);两组患者的 Mc Gill 各项评分、SAS 评分均较治疗前降低($P<0.05$),且观察组治疗后的 Mc Gill 各项评分、SAS 评分均显著低于对照组($P<0.05$)。

许纪超等将急性期带状疱疹患者随机分为治疗组和对照组各 30 例。治疗组采用火针针刺疱疹区及夹脊穴配合拔罐治疗,对照组采用西药常规治疗。经治 10 d 后,两组视觉模拟量表(VAS)评分、疼痛缓解时间、疼痛持续时间较治疗前显著降低($P<0.05$),且治疗组均优于对照组($P<0.05$)。治疗组后遗神经痛发生率为 23.3%(7/30),对照组为 50.0%(15/30),组间比较 $P<0.05$。两组治疗后 Th17、Treg 细胞及 Th17/Treg 水平均显著低于治疗前($P<0.05$)。后遗神经痛组 Th17/Treg 细胞水平显著高于无后遗神经痛组($P<0.05$),且后遗神经痛的发生与 Th17/Treg 细胞水平呈正相关($P<0.01$)。

陈少萍等将急性期患者分为两组各 42 例,两组均接受常规药物治疗,观察组在此基础上采用阿是穴铺棉灸及毫火针治疗。首先进行铺棉灸治疗:将脱脂干棉花按皮损大小撕生薄棉片并将其铺于阿是穴,点燃棉片一角,使其燃尽,每次施灸,3 遍。然后进行毫火针治疗:取患者卧位,充分暴露病变皮损处(阿是穴),常规消毒,右手持毫火针,点燃酒精灯外焰对针体进行加热,针尖烧至红白即可迅速刺入疱疹中央(刺入约 0.2~0.3 cm),将疱液挤出后对局部皮肤进行常规消毒,治疗每周 2 次。均治疗 2 周后,观察组综合疗效有效率为 97.6%(41/42),对照组为 85.7%(36/42),组间比较 $P<0.05$。观察组止疱、

结痂、脱痂时间短于对照组($P<0.05$)。与治疗前比较,治疗 1、2 周后,2 组视觉模拟评分法(VAS)、带状疱疹病情评分均呈逐渐降低趋势,且观察组治疗 1、2 周后 VAS、带状疱疹病情评分均低于对照组($P<0.05$)。与治疗前比较,治疗 2 周后,两组末梢血、局部血淋巴细胞比例均降低,且观察组低于对照组($P<0.05$)。

王瑶等将带状疱疹后遗神经痛患者分为两组各 37 例,两组均用常规针刺治疗,试验组加用麦粒灸治疗。常规针刺治疗主穴选阿是穴、夹脊穴,配穴取血海、足三里、合谷、三阴交、太冲等,采用围刺法针刺阿是穴,其他穴位常规针刺,得气后留针 20 min,隔日针刺 1 次。试验组在针刺结束后加用麦粒灸治疗。连续治疗 1 个月。总有效率试验组高于对照组($P<0.05$);两组 VAS 评分均降低,且试验组评分更低($P<0.05$);两组 DLQI 评分均降低,且试验组评分更低($P<0.05$);两组不良反应发生率比较 $P>0.05$。

黄志强等将急性期患者分为两组各 40 例。对照组常规西药治疗;治疗组在此基础上采用带状疱疹皮损外周约 1 cm 范围灯芯灸结合大椎、至阳刺络拔罐治疗,2 次/周。两组均治疗 14 d,治疗组止疱、结痂、脱痂时间较对照组均显著缩短(均 $P<0.05$);治疗组疼痛缓解程度、疼痛开始缓解时间及疼痛持续时间均较对照组明显改善(均 $P<0.05$);治疗组痊愈率 61.5%(24/39),优于对照组 36.8%(14/38)($P<0.05$)。

唐毅等将带状疱疹后遗神经痛血脉瘀阻证患者分为两组各 58 例。对照组应用利多卡因凝胶贴膏治疗;观察组应用通督扶阳针法联合自制穴位贴治疗,通督扶阳针法选穴为百会、至阳、命门、腰阳关、脾俞、肾俞、血海,平补平泻法,留针 20 min,1 次/d,共治疗 4 周。自制穴位贴成分为肉桂、川芎、延胡索、冰片、红花,按 2:2:2:1:2 比例研粉混匀制成药饼,贴敷于夹脊穴处 4 h,隔日 1 次,共治疗 14 次。治疗后,两组患者疼痛情况及中医证候积分较治疗前均有所降低($P<0.001$),且观察组低于对照

组($P<0.001$);两组患者睡眠情况均较治疗前有所好转($P<0.001$),且观察组的患者睡眠质量更好($P<0.001$);两组患者焦虑情况均有消除迹象($P<0.001$),且观察组焦虑情况较对照组更少($P<0.001$);不良反应发生情况,两组差异无统计学意义($P>0.05$)。

(撰稿:纪军　审阅:马铁明)

【针灸治疗颈椎病及其并发症】

1. 临床研究

陈文英等将颈型颈椎病患者分为两组各 28 例。肺经组(脱落 1 例)取患侧列缺、尺泽和压痛点。列缺、尺泽穴进针后施提插捻转手法,得气后压痛点与列缺或尺泽穴(两穴交替使用)连接韩氏穴位神经刺激仪,频率 2～100 Hz,用疏密波;未接电针仪的穴位如前进行手法行针,每间隔 10 min 行针 1 min;共留针 30 min。心经组取患侧灵道、少海和压痛点,进针后施提插捻转手法,得气后压痛点与列缺或尺泽穴(两穴交替使用)连接韩氏穴位神经刺激仪,频率及波谱同肺经组;未接电针仪者进行手法行针,时间频率同肺经组。治疗 2 周后,两组压痛点下肌层高回声区大小均较同组治疗前缩小($P<0.01$),两组组间比较差异无统计学意义($P>0.05$)。两组治疗后各时间点疼痛视觉模拟量表(VAS)、颈椎功能障碍指数(NDI)和健康调查简表(SF-36)评分均较同组治疗前改善($P<0.01$),肺经组治疗后及治疗后 4 周 VAS、NDI 和 SF-36 评分均优于心经组($P<0.05$)。VAS、NDI 和 SF-36 评分中,时间因素和组别均存在交互作用($P<0.05$)。治疗前和治疗后,压痛点下肌层高回声区大小与 VAS 评分均呈正相关性($P<0.05$)。

吴欢等将项痹病风寒湿证患者分为两组各 40 例。治疗组使用国家发明专利艾灸枕盒,艾灸孔正对颈夹脊穴;对照组使用传统艾灸盒,艾灸盒纵向置于患者颈部正中间。各隔日治疗 1 次。治疗 2 周后,治疗组有效率 85.0%(34/40),对照组为 60.0%

(24/40),组间比较 $P<0.05$;治疗前后组内比较,两组 VAS 疼痛评分、颈椎功能评分比较 $P<0.05$;组间治疗后比较,VAS 疼痛评分、颈椎功能评分比较 $P<0.05$;治疗后两组汉密尔顿焦虑/抑郁量表和舒适状态评价比较 $P<0.01$。

王鹏超等将神经根型患者分为两组。对照组 52 例给予推拿治疗,压痛点点按,患处及相关部位拿揉、弹拨等手法,每次总治疗 30 min 左右,1 次/d;浮针组 53 例在此基础上给予浮针埋线治疗:取患者的椎五针、项五针、星状神经节等穴位按浮针及埋线法操作。两组都治疗观察 21 d,结果:治疗后浮针组总有效率为 98.1%(52/53),对照组为 86.5%(45/52),组间比较 $P<0.05$。两组治疗前后颈椎活动度评分比较 $P<0.05$,组间比较亦 $P<0.05$。浮针组与对照组治疗后的疼痛视觉模拟评分法(VAS)评分明显低于治疗前,颈椎日本骨科协会评估治疗分数(JOA)评分明显高于治疗前,治疗后浮针组与对照组对比也有明显差异($P<0.05$)。浮针组与对照组治疗后的颈椎生理曲度明显高于治疗前,浮针组也明显高于对照组($P<0.05$)。

陈英华等神经根型患者分为两组各 128 例。观察组选取阿是穴 1～2 个应用多功能套针浮刺疗法,一般以距痛点 40 mm 左右处作为进针点,按浮针刺法操作后用防水胶贴固定,留置 24 h 后拔除留置软管,继续选择痛点治疗。前 3 d 每日治疗 1 次,疼痛稳定后再隔日治疗 1 次,1 个疗程 5 次,共计 7 d。对照组常规针刺治疗,取阿是穴、颈夹脊、天柱、后溪、悬钟、申脉,针刺得气后行平补平泻,每 10 min 行针 1 min,留针 30 mins,1 次/d。均治疗 7 d 后,简化 McGill 疼痛问卷(SF-MPQ)量表评分、国际标准颈椎功能障碍指数(NDI)量表评分及田中靖久颈椎病症状 20 分法评分与治疗前相比均 $P<0.05$,且观察组优于对照组($P<0.05$);两组患者于治疗后 3 个月随访,SF-MPQ 量表评分与治疗后相比均有改善,且观察组优于对照组($P<0.05$);观察组临床疗效总有效率为 96.9%(124/128),对照组为 78.1%(100/128),组间比较 $P<0.05$。

刘德柱等将椎动脉型患者分为两组各 36 例。埋线治疗组取项五针，即双侧颈夹脊 C5、C6 和大椎，1 次/周；西药组口服盐酸氟桂利嗪胶囊。3 周后，埋线组有效率显著高于西药组（$P<0.01$）。治疗后两组动脉型颈椎病功能评定量表（FS-CSA）评分均较治疗前降低（$P<0.05$），且埋线组降低值优于西药组（$P<0.05$）。与基线值比较，除治疗后左侧椎动脉收缩期流速，各期两组的双侧椎动脉和基底动脉流速及搏动指数均有提高（$P<0.05$），以埋线组的提高更为显著（$P<0.05$）。治疗后，与基线值相比，两组血清一氧化氮浓度升高，血浆内皮素浓度下降（$P<0.05$），两者的改善均以埋线组更为显著（$P<0.05$）。

朱嘉民等将椎动脉型患者分为两组各 54 例。对照组给予前列地尔注射液；观察组在此基础上，取 C3～C6 夹脊穴，直刺进针 20～25 mm，行平补平泻法，行 200 r/min 以上快速捻转，每穴行针 1～2 min。两侧相同穴位连接电子针疗仪，设置连续波，频率为 2～5 Hz，留针 30 min，1 次/d。治疗 14 d 后，观察组总有效率为 90.7%（49/54），对照组为 74.1%（40/54），组间比较 $P<0.05$。两组左侧椎动脉（LVA）、右侧椎动脉（RVA）、基底动脉（BA）水平均明显改善（$P<0.05$），且观察组在改善 LVA、RVA、BA 水平方面均优于对照组（$P<0.05$）。两组全血高切黏度（HBV）、全血低切黏度（LBV）、血浆黏度（PV）、纤维蛋白原（PF）水平均明显改善（$P<0.05$），且组间比较 $P<0.05$。治疗后两组颈性眩晕症状与功能评估量表评分明显改善（$P<0.05$），且组间比较 $P<0.05$。

王鑫等将椎动脉型患者分为温针灸组、平衡针刀组及联合组各 30 例。温针灸组取风府、风池、完骨、天柱，行平补平泻手法；得气后行温针灸 30 min，1 次/d，连续 5 d 后休息 2 d，1 周为 1 个疗程。平衡针刀组先取仰卧位，取肩前喙突及距离喙突内侧 2 cm 上第 1 肋缘上高应力点，再取俯卧位，取腰椎 L4 和 L5、L5 和骶椎 S1 之间的压痛点处，使用平衡针刀治疗，1 次/周。联合组在温针灸组的基础上使用平衡针刀治疗。3 组均治疗 3 周。结果：本组治疗前后比较，3 组治疗后眩晕症状与功能（ESCV）评分及基底动脉（BA）、左椎动脉（LVA）、右椎动脉（RVA）平均血流速度均升高（$P<0.05$），搏动指数（PI）、阻力指数（RI）均下降（$P<0.05$）。与温针灸组、平衡针刀组比较，联合组 ESCV 评分及 BA、LVA、RVA 平均血流速度均升高（$P<0.05$），PI、RI 均下降（$P<0.05$）。与平衡针刀组比较，温针灸组 LVA、RVA、BA 平均血流速度均升高（$P<0.05$），PI、RI 均下降（$P<0.05$）。温针灸组总有效率为 73.3%（22/30）、平衡针刀组为 70.0%（21/30）、联合组为 93.3%（28/30），联合组总有效率高于温针灸组和平衡针刀组（$P<0.05$）。

2. 实验研究

万成雨等将健康雄性新西兰大白兔分为 3 组各 8 只。空白组正常饲养不做干预，模型组和针刀组以改进低头位方法建立颈型颈椎病模型兔，模型组在造模成功后 7 d 取材，针刀组在模型颈 3～颈 6 段寻找硬结和条索状物，以两侧棘突旁开 0.5～1 cm 为进针点，以针刀治疗，结束 7 d 后取材。结果：与空白组比较，模型组兔血清 IL-8、TNF-α、PGE_2 水平均明显升高（$P<0.01$）；与模型组比较，针刀组血清 IL-8、TNF-α、PGE_2 水平明显降低（$P<0.01$）。

陈斌等将新西兰兔分为 4 组各 12 只。采用改良长期低头位法制备颈型颈椎病（CS）兔模型。美洛昔康组予美洛昔康；针刀组以超声扫描结合角诊筋节点，选定相应节段及进针部位，并在超声引导下行针刀干预，1 次/周。4 周后，与空白对照组比较，治疗前模型组、美洛昔康组、针刀组和治疗后模型组压力痛阈值均显著降低（$P<0.01$）；与模型组比较，治疗后美洛昔康组和针刀组压力痛阈值显著升高（$P<0.05$）。与空白对照组比较，模型组血清中前列腺素E2（PGE2）、5-羟色胺（5-HT）和 P 物质（SP）含量显著升高（$P<0.001$，$P<0.05$），颈椎间盘信号显著降低（$P<0.001$），颈椎间盘髓核细胞凋亡率及颈椎间盘髓核凋亡相关因子Fas、半胱氨酸天冬氨酸特

异性蛋白酶 3(Caspase-3)、B 淋巴细胞瘤相关 X 蛋白(Bax)蛋白表达量显著升高($P<0.01$，$P<0.001$)淋巴细胞瘤-2(Bcl-2)蛋白表达量显著降低($P<0.01$)；与模型组比较，美洛昔康组和针刀组血清中 PGE2、5-HT、SP 含量显著降低($P<0.05$)，椎间盘信号显著增强($P<0.05$，$P<0.01$)，髓核细胞凋亡率及 Fas、Caspase-3、Bax 蛋白表达量显著降低($P<0.05$)，Bcl-2 蛋白表达量显著升高($P<0.05$)。

任祥等将 SD 大鼠分为 4 组各 12 只。除空白组外，其余 3 组大鼠均通过结扎左侧 C7 背根神经节远端神经根制备神经根型颈椎病(CSR)模型(假手术组采用同样手术方法但不结扎神经根)。空白组不做任何干预，假手术组、模型组、电针组均从造模后第 15 d 开始连续干预 14 d，其中电针组取大鼠双侧 C6、C7"夹脊"穴，直刺 3 mm，轻捻转提插，接电子针疗仪，采用 10/50 Hz 疏密波，电流强度以局部出现肌肉震颤为度，1 次/d，20 min/次。结果：干预前，假手术组大鼠较空白组热痛阈值相比 $P>0.05$，模型组大鼠与假手术组相比，热痛阈值明显降低($P<0.05$)。连续干预 14 d 后，电针组大鼠与模型组对比，热痛阈值显著升高($P<0.05$)；模型组大鼠与假手术组相比，脊髓组织谷氨酸、前列腺素、NO 表达均明显升高($P<0.05$)，电针组与模型组相比，脊髓组织谷氨酸、前列腺素、NO 表达均明显降低($P<0.05$)；蛋白和基因结果显示，模型组大鼠与假手术组相比，背根神经节降钙素基因相关肽(CGRP)、腺苷酸环化酶(AC)、人钙离子通道抗体(VGCC)蛋白及基因表达均明显升高($P<0.05$)，电针组与模型组相比，背根神经节 CGRP、AC、VGC 蛋白及基因表达均明显降低($P<0.05$)。

杨松等将 SD 大鼠分为空白组、假手术组、模型组、电针组和星形胶质细胞抑制剂 L-α-氨基己二酸(LAA)组各 12 只。除空白组外，所有大鼠均进行神经根型颈椎病(CSR)造模和鞘内置管处理，假手术组只暴露神经根而不结扎。空白组无任何干预，常规饲养；假手术组和模型组仅在干预时同电针组进行捆绑操作，无其他干预；电针组取双侧 C6-7"夹脊"穴，直刺 0.3~0.6 cm，轻度捻转提插后，以单侧 C6-7 为 1 组，两侧均通过针柄连接电子针疗仪，疏密波，20 min/次，1 次/d，连续干预 14 d；LAA 组采取鞘内置管 LAA 干预。4 组均从造模后第 7 d 开始干预，1 次/d。结果发现，电针颈夹脊穴治疗神经根型颈椎病所致神经病理性疼痛的镇痛机制可能与抑制星形胶质细胞活化，下调 NF-κB、IL-1β、IL-6、IL-18 及 TNF-α 的表达有关。

林媛媛等将 SD 大鼠分为假手术组、模型组、麦粒灸组及麦粒灸+3-MA 组各 12 只。采用椎管插线法制备神经根型颈椎病(CSR)模型。造模后第 3 d，模型组予腹腔注射氯化钠溶液；麦粒灸组在模型组基础上予麦粒灸"大椎"穴(6 壮/次，每壮时间约 10 s，共 1 min)；麦粒灸+3-MA 组予腹腔注射 3-甲基腺嘌呤(3-MA)溶液及氯化钠溶液，并麦粒灸"大椎"穴(6 壮/次)。3 组均 1 次/d。7 d 后，与假手术组比较，模型组大鼠步态评分升高、机械痛阈值降低($P<0.01$)，脊髓背角葡萄糖调节蛋白-78(GRP78)表达升高($P<0.01$)；与模型组及麦粒灸+3-MA 组比较，麦粒灸组大鼠步态评分降低、机械痛阈值升高($P<0.01$)，脊髓背角 GRP78 表达降低、自噬效应蛋白(Beclin-1)mRNA 及蛋白表达升高($P<0.01$)。电镜下观察麦粒灸组大鼠脊髓背角细胞超微结构未见明显损坏，其结构基本接近正常，且较其他 3 组的自噬小体数量增多。

覃美相等将 SD 大鼠分为 4 组各 10 只。采用鱼线压迫颈局部神经根法制备神经根型颈椎病(CSR)大鼠模型。造模 3 d 后，模型组仅腹腔注射氯化钠溶液，1 次/d，温和灸组温和灸"大椎"10 min 并腹腔注射氯化钠溶液，温和灸+3-MA 组予温和灸"大椎"和腹腔注射 3-MA。连续干预 7 d 后，与空白组比较，模型组步态障碍评分明显升高($P<0.01$)，机械痛阈明显降低($P<0.01$)，Bax 蛋白及 mRNA 表达水平明显升高($P<0.05$)，脊髓组织自噬与凋亡因子 LC3 蛋白及 mRNA 表达水平比较 $P>0.05$。与模型组比较，温和灸组、温和灸+3-MA 组步态障碍评分明显降低（$P<0.01$，$P<0.05$），机械痛阈明显升高（$P<0.01$，$P<0.05$），脊髓组织 LC3 蛋白及 mR-NA 表达水平明显升高（$P<0.05$），Bax 蛋白及 mRNA 表达水平明显降低（$P<0.05$）。与温和灸＋3-MA 组比较，温和灸组步态障碍评分明显降低（$P<0.05$），机械痛阈明显升高（$P<0.05$），脊髓组织 LC3 蛋白及 mRNA 表达水平明显升高（$P<0.05$），Bax 蛋白及 mRNA 表达水平明显降低（$P<0.05$）。

（撰稿：王静　审阅：马铁明）

【针灸治疗肩周炎】

陈琼君等用苍龟探穴中平穴联合局部报刺法治疗急性期患者 38 例。方法：苍龟探穴中平穴。健侧中平穴（足三里下约 1 寸，腓骨小头与外踝连线上 1/3 处，又叫肩痛穴），用毫针直刺 25～35 mm，出现针感后将针缓慢退至皮下，以穴位为中心向上下左右四个方向 45 度角斜刺，在每个方向的浅、中、深做"三进一退"的钻剔动作，刺激量以患者耐受为度。报刺法：取患者阿是穴，活动患肩，寻找 2～3 个阿是穴，根据阿是穴部位情况选择适宜的方向及深度用毫针进针，得气后即出针，嘱患者小幅度、慢节奏活动肩关节，在活动过程中再次寻找阿是穴，以上述方法针刺，反复操作，直至患肩疼痛明显好转，或可解除患肩受限动作。急性期报刺穴位一般不超过 10 个，治疗结束后避免搬抬重物。3 d/次，6 次为 1 个疗程。2 个疗程后，较治疗前各项指标比较均有改善（$P<0.05$）。治疗结束后总有效率 92.1%（35/38），1 月后总有效率 89.5%（34/38）。

曹坤燕等将患者分为两组各 31 例。对照组进行局部常规针刺治疗，选取肩髃、肩髎、臂臑、阿是穴、条口等穴，随证加减，得气后行泻法，20 min/次，1 次/d；功能锻炼包括屈肘旋臂法、抱颈撑合法、前屈高举法、后伸摸背法、内收探肩法、外展指路法，2 次/d，5 min/次。观察组在对照组基础上采用平乐正骨手法治疗，手法以轻柔缓和为主，用肩法、点揉舒筋法先将周围组织肌肉放松，然后用拔伸摇肩

法、抖筋法将肩关节被动活动，1 次/d。两组均治疗 14 d。结果：两组患者在治疗 7 d、14 d 后 VAS 评分、肩关节囊厚度均较治疗前显著降低（$P<0.05$），Constant-Murley 肩关节评分较治疗前显著升高（$P<0.05$）；治疗 7 d 后，VAS 评分、Constant-Murley 肩关节功能评分对照组与观察组相比 $P>0.05$；治疗 14 d 后，观察组 VAS 评分、Constant-Murley 肩关节功能评分改善优于对照组（$P<0.05$）。治疗 7 d、14 d 后，肩关节囊厚度组间比较 $P>0.05$，观察组肩关节囊厚度的差值大于对照组（$P<0.05$）；观察组治疗 14 d 后总有效率 96.8%（30/31），对照组为 87.1%（27/31），组间比较 $P<0.05$；两组患者在治疗过程中均未出现明显不良反应；3 个月随访后对照组复发率 19.4%（6/31），观察组复发率 9.7%（3/31），观察组复发率显著低于对照组（$P<0.05$）。

高乾等将冻结期患者分为两组各 40 例。对照组采用传统针灸治疗，主穴选取肩前、肩贞、肩髎、肩髃穴、阿是穴等，在基础穴位之外，根据辨证分型，风寒湿盛加刺合谷、风池，气血瘀滞加刺内关、膈俞，气血虚弱加刺足三里、气海，选用 40 mm 针灸针直刺足三里、气海，用补法，其他穴位用泻法。肩部各穴刺入深度保持在 1～1.2 寸之间，待得气后留针 30 min，1 次/d，每治疗 10 d 后休息 1～2 d 后继续治疗，共 2 个疗程。治疗组采用针刺夹脊穴联合肩三针组：患者取坐位，医者在病变侧夹脊穴颈 4 到胸 5 段从上到下按压，找到相应压痛点，用 40 mm 针灸针，常规消毒后直刺 0.5～0.8 寸（同身寸），平补平泻手法，得气后留针 30 min。又取肩髃穴，和肩前、肩后穴，治疗方法同夹脊穴。1 次/d，10 次为 1 个疗程，共治疗 2 疗程，疗程间隔 2 d。结果：治疗组有效率为 85.7%（30/35），对照组为 71.1%（27/38），两组比较 $P<0.05$，视觉模拟评分低于对照组（$P<0.05$），肩关节功能评分总体优于对照组（$P<0.05$），喙肱韧带厚度低于对照组（$P<0.05$）。

袁雷等将急性期患者分为两组各 35 例。对照组采用"肩三针"（肩髃、肩髎、肩贞）随证配穴风池、

合谷、外关、后溪、尺泽等联合洛索洛芬凝胶膏外贴治疗。患者坐位，暴露肩部，进针后以泻法强刺激，提插捻转局部酸胀得气后于肩髎、肩髃、肩贞、尺泽接脉冲针灸治疗仪，连续波，强度以患者耐受为宜，留针 20 min，1 次/d，起针后 2 h 于疼痛最明显处外贴洛索洛芬凝胶膏，1 次/d，12 h/次，5 d 为 1 个疗程，共 2 个疗程，疗程间隔 2 d。观察组采用"肩三针"随证配穴风池、合谷、外关、后溪、尺泽等联合杵针疗法。"肩三针"行法同上。毫针起针后静坐 5 min，再行杵针治疗。杵针工具选用成都中医药大学附属医院李氏杵针流派传承工作室的专利杵针器具，选取肩髃八阵、大椎八阵、至阳八阵、河车路脑椎段、肩贞、肩髎、外关、曲池、合谷等穴位，定位参照《杵针学》。医者持奎星笔在肩髃八阵、大椎八阵、至阳八阵行开阖手法，由外向内，每个八阵行 14 次；用七曜混元杵的杵尖在河车路脑椎段行升降、分理手法各 14 次；用五星三台杵的杵尖在肩髃八阵、大椎八阵、河车路脑椎段行点叩手法各 49 次；用金刚杵的杵柄在肩髃八阵、河车路脑椎段行运转手法各 49 次；用金刚杵的杵尖在肩髃、肩贞、曲池、外关、合谷等穴位行开阖手法各 21 次。力量由轻渐重，以患者舒适愉悦、略有酸胀感，以及施术部位皮肤潮红有温热感为宜。1 次/d，5 d 为 1 个疗程，共 2 个疗程，疗程间隔 2 d。结果：治疗组治疗前后 VAS 评分、Melle 量表评分、ADL 评分明显低于对照组（$P<0.05$）。观察组临床疗效明显优于对照组（$P<0.05$）。

（撰稿：安广青　审阅：马铁明）

【针灸治疗膝骨关节炎的临床及实验研究】

1. 临床研究

王虎等将风寒湿痹型膝关节骨性关节炎（KOA）患者分为两组各 32 例。对照组给予中药（川乌、草乌、红花、透骨草、独活、伸筋草）外敷治疗；观察组在此基础上联合温针灸治疗，予内外膝眼、梁丘、血海直刺进针，施提插捻转补法，深度 25～40 mm，以局部酸麻肿胀感为止，得气后留针 20 min，将 10 mm

长度艾条插入针柄，下方垫一硬纸片，点燃施灸，燃尽后取针，1 次/d，5 d/周。4 周为 1 个疗程，两组均治疗 2 个疗程。治疗 8 周后，观察组临床疗效明显高于对照组（$P<0.05$）。两组中医证候积分、外周血淋巴细胞 mTOR mRNA 相对表达量、血清 IL-1β、IL-17 水平及 WOMAC、Lequesne 评分均较治疗前降低（$P<0.05$），且观察组治疗后低于对照组（$P<0.05$）；两组外周血淋巴细胞 DDIT4 mRNA 相对表达量均较治疗前升高（$P<0.05$），且观察组治疗后高于对照组（$P<0.05$）。

邱曼丽等将瘀血阻滞证患者分为两组各 34 例（各脱落 3 例）。两组取穴相同（患侧犊鼻、内膝眼、髌中、梁丘、足三里、阳陵泉等），短刺组采用短刺手法，予犊鼻、内膝眼向膝关节腔、与皮肤呈 45°角斜刺 35～50 mm 至针尖抵达髌骨后；髌中向委中方向刺入 40～55 mm；梁丘、血海向髌中方向、与皮肤呈 45°角斜刺 35～50 mm 至针尖抵达股骨；足三里、阳陵泉向髌中方向、与皮肤呈 45°角斜刺 35～50 mm 至针尖抵达腓骨；阴陵泉向髌中方向、与皮肤呈 45°角斜刺至针尖抵达胫骨。缓慢进针，摇动针体逐步深入达骨膜，行提插捻转平补平泻法 1 min；常规针刺组采用常规针刺，均针刺达肌肉层。两组针刺得气后，犊鼻和内膝眼、足三里和梁丘分别连接电子针灸治疗仪，予疏密波（2 Hz/10 Hz），留针 30 min，同时予特定电磁波治疗器照射膝关节 30 min，均隔日 1 次，3 次/周。治疗 4 周后，两组患者 WOMAC 量表疼痛、僵硬、功能分项评分及总分均较治疗前降低（$P<0.05$）；除疼痛分项评分外，短刺组降低幅度均大于常规针刺组（$P<0.05$）；两组患者 VAS 评分，血清 TNF-α、IL-1β、IL-6、PGE2 水平及患侧膝关节滑膜厚度、关节腔内积液厚度均较治疗前降低（$P<0.05$），短刺组 TNF-α、IL-1β、IL-6 水平低于常规针刺组（$P<0.05$）；短刺组总有效率为 87.1%（27/31），常规针刺组为 83.9%（26/31），组间比较 $P<0.05$。

高源洁等将患者分为两组各 33 例，均进行基础健康管理。火针组接受火针点刺治疗，取双侧梁丘、血海、犊鼻、内膝眼、阳陵泉、足三里等穴;毫针组采用普通毫针治疗,取穴同火针组,2次/周。治疗6周后,与治疗前比较,火针组与毫针组治疗后WOMAC疼痛、僵硬、关节功能和总分均降低($P<0.05$),中医症状评分、VAS评分、膝关节疼痛受累区域个数均降低($P<0.05$),SF-12量表中总体健康、生理功能、生理职能、活力、情感职能、生理健康状况、心理健康状况评分均升高($P<0.05$),火针组躯体疼痛、心理健康、社会功能评分升高($P<0.05$);治疗后,与毫针组比较,火针组WOMAC关节功能评分和总分、VAS评分降低($P<0.05$),SF-12量表中总体健康评分升高($P<0.05$)。

徐桂兴等选取814例患者,对使用频率最高的鹤顶、梁丘、命门、内膝眼、曲泉、犊鼻等穴为检测穴位。应用全平台红外热成像仪采集穴位温度,电子Von Frey测痛仪测穴位机械痛阈,压痛仪检测受试者的压痛阈。217例健康受试者被检测穴位同上。结果:与健康受试者比较,患者穴位温度升高、机械痛阈和压痛阈降低($P<0.05$),且存在区分穴位是否发生敏化现象的界值。机器学习结果显示,穴位敏化预测准确率最高为86.7%,所在穴为肾俞;最低为73.9%,所在穴为鹤顶;对KOA患者临床3期预测准确率较高,最高为93.3%,所在穴为曲泉。

李华南等将血瘀型患者分成两组各60例,均予双氯芬酸钠肠溶片,10 d为1个疗程,连续治疗3个疗程。观察组在此基础上联合瘀血痹片(红花、没药、香附、乳香、姜黄、丹参等,疗程同对照组)及火针"三通法"治疗,1周治疗3次,连续治疗4周,取穴内外膝眼、阴陵泉及阳陵泉、膝中、鹤顶、委中、血海。治疗后观察组患者中医症状积分(膝关节疼痛、关节肿胀或畸形、面色黧黑、舌紫黯或瘀斑、苔薄白等)及IL-1β、IL-6及TNF-α水平、CTX-Ⅰ、CTX-Ⅱ、COMP、MMP-3、WOMAC评分、VAS评分及Lequesne指数评分、WHOQOLBREF评分等指标均优于对照组($P<0.05$)。

郭春艳等将患者分为两组各40例,观察组采用"筋骨转枢"整体针法进行治疗,选取双侧大杼、

太溪、太白、太冲、足临泣及患侧阴陵泉透阳陵泉、患侧犊鼻,在穴位留针时嘱一定的运动训练,每周一、三、五各治疗1次,6周为1个疗程。对照组口服盐酸氨基葡萄糖片,6周为1个疗程。治疗6周后,观察组总有效率为92.5%(37/40),对照组为67.5%(27/40),组间比较$P<0.05$;观察组的膝关节活动度及关节功能指标的改善均优于对照组($P<0.05$)。

郭妍等将寒湿痹阻型患者分为3组。五日治疗组75例和三日治疗组72例采用火针点刺治疗,取患肢血海、梁丘、内膝眼、外膝眼、阳陵泉、阿是穴,其中五日治疗组每5 d治疗1次,三日治疗组每3 d治疗1次。对照组80例口服塞来昔布胶囊。治疗30 d后,治疗组患者膝关节活动度、关节周径、关节腔积液、滑膜厚度、血清炎症因子、WOMAC评分、VAS评分改善优于对照组($P<0.05$),三日治疗组治疗后膝关节活动度、关节腔积液、滑膜厚度、血清炎症因子、WOMAC评分、VAS评分改善优于五日治疗组($P<0.05$),三日治疗组治疗后关节周径较五日治疗组无明显差异($P>0.05$)。

2. 实验研究

喻溢楠等将SD大鼠分为4组各10只。用木瓜蛋白酶关节腔注射建立KOA大鼠模型。电针组予右膝关节"内膝眼""犊鼻"电针治疗,连续波,频率为2 Hz,电流强度1 mA,15 min/次,1次/d,6 d/周。药物组予塞来昔布灌胃,1次/d,6 d/周。连续4周后,与对照组比较,模型组右膝关节Lequesne评分和滑膜炎病理评分显著上升($P<0.01$),血清中IL-1β、IL-18的含量显著增加($P<0.01$),NLRP3在滑膜内衬层和血管、炎性细胞中大量表达,滑膜中NLRP3、ASC、GSDMD、Caspase-1、IL-1β、IL-18的mRNA和蛋白表达水平及GSDMD-N的蛋白表达水平均显著升高($P<0.01$)。与模型组比较,电针组和药物组右膝关节Lequesne评分和滑膜炎病理评分显著降低($P<0.01$),血清中IL-1β、IL-18的含量显著降低($P<0.01$),滑膜中NLRP3、ASC、

Caspase-1、IL-1β、IL-18 的 mRNA 和蛋白表达水平及 GSDMD-N 的蛋白表达水平均显著降低（P＜0.01），GSDMD 的 mRNA 表达水平降低（P＜0.05），药物组 GSDMD 蛋白表达水平降低（P＜0.05）。与药物组比较，电针组血清中 IL-1β、IL-18 的含量升高（P＜0.05），滑膜组织中 IL-1β 的 mRNA 和蛋白的表达显著升高（P＜0.01，P＜0.05）。

陈耘东等将新西兰兔分为空白组 10 只、造模组 20 只。采用 Hulth 法制备兔 KOA 模型，造模成功后再分为模型组和治疗组各 10 只，治疗组进行 4 周的内热针治疗予选髌上正中点与肢体纵轴的垂直线两侧各定位 1 点，共计 2 点；髌下正中定 1 点，内外膝眼各 1 点，共计 5 点。进针后针尖抵触骨膜后停止进针，针体连接内热针治疗仪，治疗时间为 20 min，1 次/周。共治疗 4 次后，与模型组比较，内热针能显著降低行为学评分（P＜0.05）及改善实验兔膝关节软骨下骨组织的病理学变化，且能显著抑制实验兔膝骨关节软骨下骨中成骨细胞的凋亡。

谈倩等将 SD 大鼠分为 4 组各 12 只。采用膝关节注射碘乙酸钠制备 KOA 大鼠模型。针刺组、艾灸组和温针灸组于造模后 3 d 分别针刺、艾灸、针刺＋艾灸"足三里"，15 min/次，1 次/d。连续治疗 21 d 后，与同时点对照组比较，模型组大鼠右侧足部体积、Mankin 评分和膝关节软骨组织 MDA 含量、NOX2 及 IL-1β 阳性表达均上升（P＜0.01，P＜0.05），MPT、SOD2 阳性表达均明显降低（P＜0.01）。治疗后与同时点模型组比较，针刺组、艾灸组和温针灸组大鼠右侧足部体积、Mankin 评分和膝关节软骨组织 MDA 含量、NOX2 及 IL-1β 阳性表达均降低（P＜0.05），MPT、SOD2 阳性表达均升高（P＜0.05，P＜0.01）。治疗后与同时点针刺组、艾灸组比较，温针灸组大鼠右侧足部体积、Mankin 评分和膝关节软骨组织 MDA 含量、NOX2 及 IL-1β 阳性表达均明显降低（P＜0.05），MPT、SOD2 阳性表达均明显升高（P＜0.05）。HE 染色结果显示，模型组关节面粗糙受损，软骨下新生血管形成，结缔组织中度增生，淋巴细胞和单核细胞大量浸润，干预

21 d 后针灸组尤其是温针组上述情况明显减轻。

武永利等将 6 月龄新西兰雄兔分为 4 组各 10 只。采用管型石膏伸直位固定法建立兔早期 KOA 模型。温针灸组取兔右后肢"鹤顶""犊鼻""内膝眼" 3 个穴位治疗，1 次/d，针刺后小幅捻转，取艾炷小心插到 3 穴针柄上点燃，每次治疗灸满 3 壮艾炷。西药组使用阿仑膦酸钠溶液灌胃，1 次/d。连续治疗 4 周后，HE 染色结果：空白组软骨层表面光滑，软骨细胞排列整齐，软骨及软骨下骨结构完整；模型组软骨层表面粗糙，软骨层明显变薄，骨小梁架构紊乱，软骨细胞排列不均；温针灸组与西药组软骨及软骨下骨病理学表现均有显著改善，软骨细胞较多，分布较为整齐，骨小梁完整。免疫组化与 Western blot 实验结果：与空白组比较，模型组 RANKL 蛋白表达显著升高（P＜0.01），OPG/RANKL 比值显著降低（P＜0.01）；与模型组比较，温针灸组与西药组 OPG 蛋白表达显著上调（P＜0.01），RANKL 蛋白显著降低（P＜0.01），OPG/RANKL 比值均显著升高（P＜0.01）。qPCR 实验结果：与空白组比较，模型组 RANKL mRNA 表达水平显著升高（P＜0.01）；与模型组比较，温针灸组与西药组 OPG mRNA 显著上调（P＜0.01），RANKL mRNA 显著下调（P＜0.01），OPG/RANKL 比值显著升高（P＜0.01）。

李杨乐等将 SD 大鼠分为 6 组各 8 只，除空白组和盐水组外，均采用左膝关节腔注射谷氨酸钠碘乙酸制备 KOA 慢性疼痛模型，盐水组左膝关节腔注射生理盐水。注射后第 15 d，电针组于左侧"阳陵泉""内膝眼"行电针刺激，15 min/次，1 次/d，CB2R 阻断组腹腔注射 CB2R 阻断剂，CB2R 阻断＋电针组腹腔注射 CB2R 阻断剂后行电针干预，干预方法同电针组，均 5 次为 1 个疗程。治疗 2 个疗程后，电针组、CB2R 阻断＋电针组大鼠左侧机械痛缩足阈和左后肢负重能力显著升高（P＜0.01），且电针组优于 CB2R 阻断＋电针组（P＜0.05，P＜0.01），电针组大鼠左侧脊髓背角 CB2R 表达和 CB2R/NeuN 双染阳性细胞数显著增加（P＜0.01），p-P38/NeuN 和 p-ERK/NeuN 双染阳性细胞数显著减少（P＜0.01）。

李琳慧等将普通级雄性新西兰兔分为空白组（6只）、假手术组（6只）、造模组（24只）。采用木瓜蛋白酶溶液注射膝关节腔法造模 15 d，假手术组关节腔内注射等量的生理盐水。造模成功后，选取 6 只为模型组，其余艾灸"犊鼻"穴，距离约 3 cm，1 次/d，40 min/次，共 7 d，根据兔艾灸过程中温度变化分为热敏灸组和非热敏灸组各 6 只；空白组、假手术组、模型组不予干预措施。造模后，与空白组比较，假手术组、模型组、非热敏灸组、热敏灸组兔 Lequesne MG 评分均显著升高（$P<0.01$）。干预后，与模型组比较，非热敏灸组及热敏灸组 Lequesne MG 评分显著下降（$P<0.05$，$P<0.01$）。与空白组比较，模型组血清 NGF 含量显著上升（$P<0.01$）；与模型组比较，非热敏灸组、热敏灸组血清 NGF 含量显著下降（$P<0.01$）；与非热敏灸组比较，热敏灸组血清 NGF 含量显著下降（$P<0.05$）。与空白组比较，模型组 p-p38 MAPK、TRPV1 蛋白含量显著升高（$P<0.01$）；与模型组比较，非热敏灸组及热敏灸组 p-p38 MAPK、TRPV1 蛋白表达显著下降（$P<0.01$）；与非热敏灸组比较，热敏灸组 p-p38 MAPK、TRPV1 蛋白表达显著下降（$P<0.01$）。

（撰稿：吴文婕 刘堂义 审阅：马铁明）

【针灸在辅助生殖中作用的研究】

1. 临床研究

张瑾等将薄型子宫内膜肾虚型患者分为两组各 53 例。对照组给予戊酸雌二醇联合黄体酮治疗。治疗组在此基础上予温针灸联合透药疗法，透药用方为补肾汤（淫羊藿、鹿角、菟丝子、枸杞子、熟地黄、当归等），用中医定向透药治疗仪，取穴为气海、关元、肾俞（双），25 min/次，1 次/d。之后，温针灸双侧子宫、关元、足三里、内关、三阴交穴，均用补法。以月经干净第 3 d 为治疗前，月经第 20 d 为治疗后。与治疗前相比，治疗后两组子宫内膜厚度、子宫内膜 A 型比例均高于治疗前（$P<0.05$），两组 PI、RI 低于治疗前（$P<0.05$），治疗组 PI、RI 低于对照组

（$P<0.05$）。治疗组移植周期所占比例、临床妊娠率、胚胎种植率方面显著高于对照组（$P<0.05$）。

樊金卿等将男科门诊不育症患者分为两组各 35 例。对照组给予自拟益肾活血方（杜仲、枸杞子、菟丝子、覆盆子、车前子、五味子等）水煎服，观察组在此基础上联合针刺治疗，取关元、气海、太冲、血海、阴廉、昆仑等穴，温补法，慢插轻提、小角度捻转运针，留针 30 min，5 次/周。同时嘱患者治疗期间规律性生活，优质蛋白饮食，男女双方保持心情舒畅。12 周后，观察组患者疗效总有效率为 82.9%（29/35），对照组患者疗效总有效率 71.4%（25/35），观察组优于对照组（$P<0.05$）。

方育恩等将卵巢储备功能减退（DOR）肾精亏虚证患者分为两组各 30 例。所有入组患者均采用拮抗剂方案，对照组进行常规控制性超促排卵，观察组在对照组的基础上加用针刺、艾灸和补肾中药（熟地黄、当归、山药、山萸肉、枸杞子、淫羊藿等）治疗。针刺取中脘、气海、关元、水道、归来、子宫等穴，行捻转提插泻法，平补平泻，留针 20 min；艾灸取穴气海、关元，艾灸 10～15 min。针刺、艾灸每周 1 次。经治疗 3 个月经周期后，观察组患者获卵数、受精率、卵裂率、优胚率均高于对照组，取消移植率、临床妊娠率均低于对照组。与对照组比较，观察组患者优胚率升高（$X^2=38.471$，$P=0.040$）、取消移植率降低（$X^2=35.268$，$P=0.049$），差异有统计学意义；获卵数（$t=0.068$，$P=0.290$）、受精率（$X^2=12.583$，$P=0.070$）、卵裂率（$X^2=24.865$，$P=0.071$）、临床妊娠率（$X^2=3.652$，$P=0.546$）差异无统计学意义。对照组卵巢颗粒细胞线粒体 CMXRos 信号的平均荧光强度值为 93.05 ± 36.72，观察组卵巢颗粒细胞线粒体 CMXRos 信号的平均荧光强度值为 135.17 ± 38.33。与对照组比较，观察组卵巢颗粒细胞线粒体 CMXRos 信号的平均荧光强度值增强（$t=0.929$，$P=0.046$）。

胡静等选取 DOR 的患者 60 例，按随机数字表法分为联合组（温针灸＋盆底康复）和西药组（克龄蒙）各 30 例，西药组口服克龄蒙，联合组为温针灸联

合盆底康复治疗,温针灸取穴为关元、足三里、血海、三阴交、肾俞、次髎等,灸两壮,30 min 后起针。21 d 为 1 个疗程,3 个疗程后,联合组中医总有效率高于西药组($Z=-2.067$, $P=0.039$)。治疗后,两组中医证候积分低于治疗前,且联合组低于西药组($P<0.05$);联合组 AMH 较干预前升高($P<0.05$),且联合组 AMH 高于西药组($P<0.05$)。两组 RI、PI 均较治疗前降低($P<0.05$),两组 PSV 均较治疗前升高($P<0.05$),且联合组 PSV 高于西药组($P<0.05$)。

邢利威等将冷冻胚胎移植(FET)多囊卵巢综合征患者分为两组各 36 例(各脱落 2 例),均采用 FET 方案。分期针灸组在此基础上联合基于"冲为血海"的分期针灸疗法,即取公孙、内关,并根据月经周期(月经期、卵泡期、排卵期、黄体期)加上相应腧穴,月经期选合谷、肝俞、肾俞;卵泡期选肓俞、子宫、足三里;排卵期选水道、归来、中极;黄体期选至阳、膈俞、肾俞;均双侧取穴。从入组后的第 2 个月经周期起进行针灸治疗,3 次/周,留针 30 min,1 个疗程是 1 个月经周期。3 个疗程后,两组患者 LH、LH/FSH、E_2、T 水平较治疗前显著降低($P<0.05$),FSH 显著增高($P<0.05$)。分期针灸组治疗后 LH、LH/FSH、E_2、T 显著低于对照组($P<0.05$),FSH 显著高于对照组($P<0.05$)。两组患者治疗后"着床窗口期"子宫内膜厚度水平较治疗前显著增高($P<0.05$),分期针灸组子宫内膜厚度显著高于对照组($P<0.05$),A、B 型内膜类型显著多于对照组($P<0.05$),C 型内膜类型显著少于对照组($P<0.05$)。分期针灸组治疗后"着床窗口期"临床妊娠率、活产率显著高于对照组,生化妊娠率显著低于对照组($P<0.05$)。

杨婷等将行体外受精-胚胎移植(IVF-ET)治疗的波塞冬卵巢低反应(POR)患者分为两组。针刺组 50 例采用房緊恭教授的"房氏调经促孕十三针"方案,即选关元、大赫(双)、气海、肾俞(双)、中极、足三里(双)等穴,留针期间每隔 10 min 平补平泻法行针 1 次,共留针 30 min。在促排卵前连续 2 个月于患者早卵泡期开始每日针刺 1 次,共 10 d;促排卵期间

从促排卵第 1 d 开始针刺 10 d,共计 3 个周期。对照组 59 例不进行针刺治疗。3 个周期后结果显示针刺组 MII 卵率显著高于对照组($P<0.05$),针刺组患者卵泡液中 ICAM-1 及 COX-2 浓度均显著低于对照组($P<0.05$)。

2. 实验研究

董文佳等将连续 2 个动情周期正常大鼠分组。10 只为空白组;30 只以环磷酰胺单次腹腔注射造模,2 h 立即灌胃给药,1 次/d,连续 3 周。空白组和模型组大鼠均予生理盐水灌胃,1 次/d。西药组大鼠予脱氢表雄酮灌胃,1 次/d。针刺组予针刺,选取"命门""关元",双侧"肾俞""太冲""太溪",平补平泻,1 次/d,留针 20 min。针刺 6 d,休息 1 d,连续治疗 3 周。于给药的第 21 d 断头处死大鼠。结果显示:在卵巢湿重和卵巢指数方面,与模型组相比,西药组、针刺组大鼠左侧卵巢湿重和卵巢指数均明显升高(均 $P<0.01$),西药组、针刺组大鼠右侧卵巢湿重显著升高(均 $P<0.05$)。在卵巢组织形态方面,与模型组相比,西药组、针刺组大鼠卵巢整体情况均有所改善。在卵泡数量面,与模型组相比,西药组原始卵泡、初级卵泡数量显著增加($P<0.05$),闭锁卵泡显著减少($P<0.01$);针刺组原始卵泡、初级卵泡、窦状卵泡差异均无统计学意义(均 $P>0.05$),闭锁卵泡数量显著减少($P<0.05$);但与空白组相比,治疗后的各级卵泡仍明显减少($P<0.01$),提示卵巢受损后其功能下降是不可逆的。

(撰稿:袁永根 许吉 审阅:马铁明)

【《针灸大成》研究】

马巧琳等总结分析《针灸大成》的诊疗特色,认为其临床通权达变,治疗范围广;在治疗中针、灸、药并重,但长于针灸,针刺则重手法;取穴精练,善用特定穴,重视任督脉穴,以奇辅正,结合远近配穴;重视临床规范和安全性。

宋伯骐等探讨了《针灸大成》中有关泄泻的治疗

特点,认为泄泻的外因乃外感风寒及热病,内因为脾胃失调,肝气乘脾,命门之火不能温煦脾阳,饮食不节等,临床当根据不同原因,选用不同穴位和治法;其配穴方法有:原络配穴、上下配穴、本经配穴、表里经配穴、八脉交会穴配穴等;治疗中针灸、推拿与药物治疗各具有优势,尤重用灸法。

冯嘉玮等对该书中治疗痰证的学术思想及经验进行了总结,认为针、灸、药三法在临床上各有所长,当审机施治,发挥各自优势;在治疗中以健脾为本,理气为要;取穴少而精,配伍精当,从肺论治取肺俞穴,从脾论治取中脘穴和足三里穴,病在手臂取曲池穴和肩髃穴,这些对临床治疗具有指导作用。

李仁洁等探讨该书中有关天枢穴的论述,认为其主治以肠腑病症、脾胃病症为主,涉及妇科及其他内科杂病;临床操作用针,或灸,或针灸并用,并强调辨证施治。

林梦园等总结该书中有关神门穴的文献,认为该穴具有宁心安神、养血固表、调气导气的效用;临床多用于心肺系及神志疾病,也可用于肢体经脉疾病。

周洋等对该书中后溪穴的内容进行整理,认为该穴可治疗经络肢节疾病、头面五官疾病、心神疾病、气血津液病以及外科疾病等;临床上该穴既可单独使用,也可配合其他穴位,且多配阳经腧穴,具有较高临床价值。

宁世鸿等梳理该书中关于肾俞穴的记载,分析认为该穴具有补肾纳气、强筋健骨、益髓充耳、固精敛涩、调经止带之功,主治泌尿系统疾患、腰部病症、男性病、妇科病、耳聋耳鸣等。

马一帆等梳理该书中承山穴的相关记载,认为于该穴上多用针灸兼施之法,针刺较深,常用泻法,艾灸壮数较多,往往是"针七分,灸五壮";在选穴配伍上通常为多穴并用,促进筋脉之气流通;其主治范围广,可治疗肢体经络病症,尤善治腰背、下肢病证,又可调节肠腑气机,治疗痔病及其伴随症状;此外,还用于儿病急救,且多施掐法,以指代针。

何姗姗等研究该书中复溜穴的相关条文,认为

该穴为肾经之经穴,善调水液代谢,治疗水肿、汗证等,尤以止汗见长;在功效上既可温补肾阳,又可滋肾阴、通肾气,应用于多种疾病;临床可单独使用,亦可与他穴相配,如与足太阳膀胱经作表里经相配,治疗痛症、痔疾等,又与合谷上下相配,治疗汗证。

孙满超等对该书中气海穴的文献进行研究,结果显示,该穴尤善治疗内科疾病,常用于脾胃系病证、气血津液疾病、肾系病症和妇科疾病;该穴单独应用的比例最高;其配穴多采用上下配穴、同名经配穴,以及前后配穴等方法,所配较多的是任脉穴和足太阳膀胱经以背腧穴。宁世鸿等对该穴亦有类似研究。

牛一飞等对该书中百会穴的定位进行分析,认为应将骨度分寸定位法、体表标志定位法和简便取穴法相结合,并参照前后发际、头顶凹陷、耳尖和发旋等标志,才能准确定位,上述诸法及标志缺一不可,单独运用其中之一都可能有所偏差。

(撰稿:张馥晴 刘立公 审阅:黄龙祥)

【针灸临床疗效评价】

Zhang YQ 等认为,The BMJ 针灸专辑分析了目前针灸随机对照临床试验、临床实践指南(CPG)、卫生经济学研究的现状和质量评价,并提出方法学建议,总结了针灸系统评价(SRs)的数量和质量。该专辑将有助于 CPG 的制订、服务卫生政策和医疗保险报销的决策。根据目前总结的针灸证据,研究者应进一步丰富现有针灸证据,并加快将针灸整合于常规医疗保障体系之中。全球各国、地区和国际组织,以及各国医疗卫生系统应该助力循证针灸干预措施和常规医疗保障体系整合的进程,并进一步支持高质量针灸临床研究。

Fei YT 等认为,针灸临床试验中,设计和实施所面对的特有方法学挑战主要涉及三方面:①针灸治疗方案描述简化或报告不完整。针刺治疗方案应涉及的因素应该包括,不同理论指导下的针刺技法和腧穴定位、针刺治疗量和行针手法、施针者的专业

技能、联合治疗方案,以及个性化治疗方案。②治疗的情境效应,包括有治疗效果的医患沟通和受试者对针灸疗效的期望值,经常被忽视。③由于针刺干预的复杂性,假针刺既难以实施,又可能具有特异性疗效,导致针刺的最佳疗效可能被低估。

Li HC 等认为,在针灸医疗保险报销决策过程中,考虑经济学评价证据的挑战包括:现有研究较少考虑情境因素的影响;服务经济学评价的临床研究较少评价远期临床结局;研究报告质量低;经济学评价仅在少数国家和地区实施;当前医疗保险决策中鲜有将考虑经济学评价证据纳入决策过程的规定;开展经济性评价的资源有限。为克服上述挑战,决策者应更多考虑现有经济学评价证据,并为本土的经济学评价研究提供资金支持。为提高未来针灸相关经济学评价模型的可信度,研究人员需要加强与针灸临床医生的合作,同时测量情境因素和远期临床结局,以提高研究报告质量。

许能贵等认为随着针灸疗法在临床实践中的广泛应用和研究的迅速增加,基于证据的 SRs 为临床和政策决策提供有效信息,并对于在全球范围内确定针灸疗法的资助和研究方向至关重要。营造有据可依的针灸决策氛围,努力协调多方利益相关者以促进证据的产生和实施,并使用数字化存储库来促进证据使用者(患者、临床工作者、政策制订者)获取信息,将为针灸疗法的实践、政策、研究和资助方向提供更多循证的依据和指导。

Zhang YQ 等认为现代医学越来越重视针灸的应用,三分之二临床指南涉及针灸疗法。然而,由于目标人群描述不清、针灸干预方案和对照组干预报告不完整、缺乏对所有患者重要结局的全面考虑、未考虑患者的价值观和意愿,或未明确描述其如何影响推荐意见,并忽略了大部分可用的针灸证据,导致这些临床指南中针灸推荐意见的实用性受到限制。有限的证据表明,在针灸相关指南实施和推广中,存在的障碍在各个文化背景下具有共性。并且有关针灸指南实施应用的研究数量稀少。提议指南制订者应联合起来,促进现代医学和补充医学之间的合作,

确定优先研究领域,并遵循相关的指南报告标准和清单,制订出清晰、可操作、可信度高、以患者为中心的指南。开展对于指南的全球性研究,以提高循证针灸指南在临床实践中的应用。

Tang XR 等系统总结了 2010 年 1 月 1 日至 2020 年 9 月 20 日 9 个数据库的针灸相关 CPG 的临床和方法学特征,并使用分析工具"指南研究与评估 II(AGREE II)"评估其方法学质量。结果显示:在 133 份合格 CPG 中,肌肉骨骼和结缔组织疾病是最常见的针灸治疗领域;CPG 在范围和目的明确、表述清晰、开发严谨、利益相关者参与、编辑独立性和适用性等方面质量中等。该研究确定了 433 项针灸相关建议,其中 380 项建议使用针灸疗法、28 项建议不使用针灸疗法、25 项考虑使用针灸疗法。在 303 项使用《建议评估、发展和评估分级》确定建议强度的 CPG 中,152 项是弱建议、131 项是强建议,其中 104 项得到了低或极低确定性证据(不一致的建议)的支持。提示针灸相关 CPG 质量还有很大提升空间。

Lu LM 等为了给针灸疗法 SRs 的操作提供路线图,开展了基于临床证据的针灸疾病图谱研究。研究对象包括:①2015 年 1 月至 2020 年 11 月间,4 个中文电子数据库和 Epistemonikos 数据库中无语言限制的对随机对照试验(RCT)进行荟萃分析(MA)的 SRs;②从最后搜索日期到 2020 年 11 月期间的 PubMed、Medline、Cochrane Central Register of Controlled Trials、Embase 和 4 个中国电子数据库中最新发布的符合入选最佳 SRs 条件的 RCT。结果显示:过去 5 年中发表的 120 篇 SRs,涉及 12 个治疗领域和 77 种疾病和病证;SRs 包括 205 项结果,涉及 1 402 个 RCT 的 138 995 名参与者;构建了 77 个证据矩阵,包括 120 个 SRs 及其包含在 Epistemonikos 数据库中的 RCT。77 个 SRs 代表了针灸疗法的效果评估。系统总结有:8 项具有大中效应的中高质量针灸证据,优势病种涉及中风后失语、颈肩痛、肌筋膜痛、纤维肌痛、非特异性腰痛、血管性痴呆、妇女产后泌乳、过敏性鼻炎;67 项有大效应的

低质量证据和 23 项具有中效应的低质量证据。认为前者在临床应用上应给予大力推荐和转化,后者为针灸的潜在优势病种提供了方向,应该得到更多的研究投入和支持以进一步明确针灸疗效。该项研究首次构建了针灸临床证据矩阵,制订了全球首个针灸临床证据图谱,解决了目前针灸的优势病种与潜力病种分类不清的问题,为针灸的国际化推广应用及未来研究奠定了基础。

Gang WJ 等对影响针灸临床疗效的相关因素进行了 Meta 流行病学研究,并评估其在多大程度上影响针灸在各个治疗领域的疗效。数据来源自 2015 年至 2019 年间,Medline、Embase、Cochrane 对照试验中央注册中心、中国国家知识基础设施、万方数据库、VIP 数据库和中国生物医学光盘。入选标准是随机患者总数超过 100 人的试验,且两组比较中有一组至少有一个重要结局指标。该研究对 584 项针灸 RCT 中的 1 304 项疗效评估进行了分析。多变量分析包含 15 个独立变量。结果显示:在多变量分析中,对疗效产生较大影响的因素包括(>0.4):生活质量(调整后的 SMD 差异 0.51,95% CI:0.24 至 0.77),疼痛(0.48,95% CI:0.27 至 0.69),功能(0.41,95% CI:0.21 至 0.61)与主要事件;对疗效产生中等影响的因素包括(0.2—0.4):单中心与多中心随机对照试验(0.38,95% CI:0.10 至 0.66);穿透针刺与非穿透类型针刺(0.34,95% CI:0.15 至 0.53);非疼痛症状与主要事件(0.32,95% 可信区间 0.12 至 0.52);对疗效产生较小影响的因素包括(<0.2):高频率治疗与低频率治疗(0.19,95% CI:0.03 至 0.35);疼痛与非疼痛症状(0.16,95% CI:0.04—0.27)。提示患者、临床医生和决策者应考虑采用穿透针灸而非非穿透针灸,并尽可能地增加治疗频次。在设计针灸随机对照试验时,试验者应考虑以上影响针灸治疗效果的因素。

杨继维等检索并分析 PubMed、Cochrane 和 Embase 数据库从建库至 2020 年 12 月 31 日发表的 SRs 文献,分析国际针灸 SRs 的发表现状。共纳入 717 篇相关文献,涉及 15 大类疾病,其中 113 篇认为针灸治疗有效、12 篇不支持针灸治疗,其他结论尚不确定。建议采用循证医学标准规范针灸试验设计,提高临床研究水平;SRs 研究应参照 PRISMA 报告的原则和方法筛选符合标准的优质文献,为针灸疗法提供可靠的临床证据。

Li M 等检索从建库到 2021 年 4 月 25 日 PubMed、Cochrane 图书馆、Web of Science 和 Embase 数据库,检索针灸治疗偏头痛随机对照试验相关文献,涉及缓解率、偏头痛天数、强度及频率疗效检测项目。结果纳入 20 项随机对照试验,含 2 725 名患者。汇总数据表明,针刺在降低治疗和随访后偏头痛频率方面优于假针刺[平均差(MD)=−0.52,95% CI:−0.71 至 −0.34,$P<0.000\ 01$](MD=−0.51,95% CI:−0.70 至 −0.32,$P<0.000\ 01$)。在降低视觉模拟量表方面,针刺治疗后优于假针刺(MD=−0.72,95% CI:−1.17 至 −0.27,$P=0.002$),在随访中也优于假针刺(MD=−0.82,95% CI:−1.31 至 −0.33,$P=0.001$)。在应答率方面,针刺疗效优于假针刺(相对风险=1.28,95% CI:1.00 至 1.64,$P=0.05$)。但针刺组治疗后偏头痛天数减少与假针刺组差异无统计学意义(MD=−0.62;95% CI:−1.31 至 0.08;$P=0.08$),随访结果相同(MD=−0.68;95% CI:−1.52 至 0.17;$P=0.12$)。结论认为,与假针刺相比,针刺在偏头痛频率、视觉模拟量表和应答率方面有较大改善,但偏头痛天数差异无统计学意义。

Ding FF 等将检索 PubMed、Embase、Cochrane 图书馆、医学、Web of Science、中国国家知识基础设施、万方数据库、中国生物医学文献服务系统、重庆 VIP 中文科学等数据库。将包括 2021 年 11 月之前发表的针灸联合按摩治疗颈源性头痛(CGH)的随机对照试验。主要疗效指针包括总体效率、视觉模拟评分、颈部活动评分、生活质量评分和不良反应。Cochrane 偏倚风险评估工具将用于文献数据筛选和质量评估,并使用 RevMan5.4 收集数据进行统计分析。然后,我们将使用建议分级评估、开发和评估方法来评估支持主要疗效的证据的整体质量。该结果为评价针灸联合按摩疗法治疗 CGH 的有效性和安全性提供高质量的综合评价,为安全有效的治疗方案提供参考。证明针灸结合按摩对 CGH 患者是有效和安全的。

丁楠等以 28 个国内针灸 CPG 为对象,对其制定过程中与共识相关的内容进行归纳与分析。结果显示:28 个 CPG 均报告了在"形成推荐意见"环节使用了共识,并对共识人员、共识方法、共识过程及共识材料等方面进行了报告。但研究发现目前国内针灸 CPG 对共识的报告尚不规范,主要表现为"专家组"的定义不清且职责不明、"共识会议"和"专家讨论会"存在概念混淆、"形成推荐意见"环节的共识流程不规范和缺乏对共识过程的详细报告等。建议未来研究者就如何进一步规范指南制定中各共识环节开展研究,以提升针灸 CPG 的质量与临床适用性。

李思琦等探讨多中心针刺临床研究实施过程中的质量管理工作体会及针刺操作人员培训的关键点,对研究者分工、方案学习、分中心联络交流等过程管理工作进行阐述,并对针刺研究特性环节——针刺操作培训的实施概况及刺激量控制、医患沟通等相关实施关键点进行探索和总结,以期为后续多中心针刺临床研究的质量把控和提升提供有益参考。

王辉等对国内针刺领域卫生经济评价研究文献进行系统汇总及分析,从研究角度、成本测算范围、数据分析方法总结当前研究中存在的问题,对卫生经济评价研究的关键点进行探讨,并将研究目的、预期研究结果与数据分析方法的关系、思维考量过程进行梳理,对研究报告撰写提出建议,为日后国内针刺领域卫生经济评价研究质量的提高提供参考。

焦睿珉等针对针刺 RCT 中真假针刺疗效无差异的结论引发的争议,分析其原因之一是很多临床研究对 RCT 研究设计理解与研究结果解读得不恰当。从解释性 RCT 与实用性 RCT 的概念与涵盖范畴出发,从研究目的与试验环境、受试者选择、干预措施、对照措施及结局评价 5 个方面列举两种 RCT 在针刺领域的应用实例,为其在临床试验中的应用提供一定的思路。

刘彩娇等检索 Web of Science 数据库中 2011—2020 年的针灸 RCT 文献,采用 Cite Space V 5.6.R2,对国家、机构、作者、关键词、被引文献等进行可视化分析,探究针灸领域的研究热点及前沿。共纳入文献 1 147 篇。中国的发文量最多,发文量排名前 3 位的机构分别是北京中医药大学、首都医科大学、庆熙大学;针灸临床的热点研究干预措施有针刺、电针、蜂针;热点研究内容包括神经再生、痉挛、恶心、疼痛、肥胖、癌症等;研究前沿包括针刺镇痛、针灸多样化及其临床效应、针灸脑效应和针灸临床机制。

王超等为了明确真实世界针灸病例注册登记研究质量控制方法应遵循的原则、规范针灸病例注册登记研究质量控制中现场稽查工作、提高针灸病例注册登记研究质量,基于针灸病例注册登记研究稽查工作实践并借鉴其他质控工作的经验总结对稽查环节进行优化。提出应从稽查要点、流程、注意事项出发,形成真实世界针灸病例注册登记研究的现场稽查设计方案。认为真实世界针灸病例注册登记研究质量控制工作应遵循伦理性、真实性、及时性、可溯源性原则。规范的现场稽查工作是针灸病例注册登记研究质量控制工作的重要环节,也是针灸病例注册登记研究科学性的有力保障。

未来,建立适合针灸特点的真实世界个体化疗效评价与专病专方随机对照验证相结合的针灸临床疗效评价体系,提供高质量的针灸临床疗效评价证据与经济学评价数据,既是针灸医学自身发展的需要,也有助于 CPG 的制定与实施、卫生政策和医疗保险报销,并促进针灸国际化进程。

(撰写:张欢 王宇 审阅:马铁明)

［附］ 参考文献

B

Bu Y, Li WS, Lin J, et al. Electroacupuncture Attenuates Immune-Inflammatory Response in Hippocampus of Rats with Vascular Dementia by Inhibiting TLR4/MyD88 Signaling Pathway[J]. Chinese Journal of Integrative Medicine, 2022, 28(2):153

白凤媛,岳雯,赵冬梅,等.基于 miR23b 调控的 GABA 能神经元功能研究电针镇痛的机理[J].世界科学技术-中医药现代化,2022, 24(7):2852

白田雨,李伟正,沈春子,等.基于 CT 三维重建的深刺女性次髎、中髎穴针刺参数研究[J].中医杂志,2022, 63(10):951

C

Chao YQ, Zhang L, Chen Q, et al. The efficacy and safety of acupuncture in the treatment of taste disorders after rehabilitation from COVID-19: A protocol for systematic review and meta-analysis[J]. Medicine (Baltimore), 2022, 101(47):e31649

蔡晓雯,张治楠,张继苹,等.来华留学生 MBBS 中医针灸混合教学的实践[J].中国中医药现代远程教育,2022, 20(16):21

曹昺焱,饶毅,庄威,等.经筋实质和治疗应用的探讨[J].针灸临床杂志,2022, 38(4):6

曹坤燕,郭珈宜,李峰,等.平乐正骨手法结合针刺治疗肩周炎的临床疗效观察[J],中国疗养医学,2022, 31(11):1168

陈斌,刘洪,张良志,等.可视化针刀抑制髓核细胞凋亡从而改善颈椎病兔的椎间盘退变[J].针刺研究,2022, 47(11):1005

陈丹凤,张泓,谢菊英,等.从"脑病治肠"探讨电针对血管性痴呆大鼠肠道菌群及血清 IL-1β 及 IL-18 的影响[J].针刺研究,2022, 47(3):216

陈李圳,王晓宇,何伟,等.不同针灸刺激的镇痛作用与神经传入特征[J].中华中医药杂志,2022, 37(5):2622

陈琼君,刘通,刘悦.苍龟探穴中平穴联合局部报刺法治疗急性期肩周炎 38 例[J/OL].中国针灸,https://doi.org/10.13703/j.0255-2930.20220301-k0003

陈少萍,梁超,张燕珍,等.急性期带状疱疹患者经铺棉灸结合毫火针治疗的效果研究[J].吉林中医药,2022, 42(7):846

陈天帷,李海松,毕焕洲,等.针刺"三阴交"对微波辐射诱导的少弱精子症小鼠生精细胞的作用研究[J].针刺研究,2022, 47(10):891

陈文英,袁海光,范琳,等.基于肌骨超声对循经取穴治疗颈型颈椎病的疗效观察及疼痛相关研究[J].上海针灸杂志,2022, 41(8):800

陈肖峰,吕伟,康丽娟,等.手针与电针对穴区局部影响的比较研究[J].针灸临床杂志,2022, 38(7):6

陈英华,李俊峰,王浩宇,等.多功能套针浮刺疗法治疗神经根型颈椎病——一项随机对照观察研究[J].世界科学技术-中医药现代化,2022, 24(6):2507

陈雨佳,谢淑君,张静,等."火郁发之"火针点围刺法治疗肝经郁热型急性带状疱疹临床观察[J].亚太传统医药,2022, 18(7):63

陈耘东,田心保,张金晨,等.内热针疗法对膝骨性关节炎兔软骨下骨成骨细胞凋亡及 Fas 和 FasL 表达的影响[J].中国中医基础医学杂志,2022, 28(6):898

D

Ding FF, Liu Z, Li R, et al. Acupuncture plus massage for cervicogenic headache: A protocol for systematic review and meta-analysis[J]. Medicine (Baltimore), 2022, 101(4):e28736

Dong ZB, Guo J, Deng T, et al. Acupuncture for nasal congestion in COVID-19: A protocol for systematic review and meta-analysis[J]. Medicine(Baltimore), 2022, 101(2):e28600

戴超然,刘希茹,赵玲.无束缚条件下针刺对不同性别佐剂关节炎大鼠镇痛的疗效观察[J].西部中医药,2022, 35(6):38

邓亚南,潘小妮,刘鑫,等.针刺与腰丛神经阻滞在全髋关节置换术患者超前镇痛中的应用比较[J].陕西中医,

2022，43(10)：1455

丁楠，武晓冬，赵楠琦，等.对国内针灸临床实践指南制定中共识达成的分析与思考[J].中国针灸，2022，42(3)：337

董文佳，吴兆利，白云.针刺对卵巢储备功能下降模型大鼠的影响[J].辽宁中医药大学学报，2022，24(9)：206

F

Fei YT，Cao HJ，Xia RY，et al. Methodological challenges in design and conduct of randomised controlled trials in acupuncture[J]. British Medical Journal，2022，376：e064345

樊金卿，高蕳璐.益肾活血方联合针刺治疗肾虚血瘀型男性不育症的临床观察[J].中国中医药科技，2022，29(6)：1013

方芳，龙宇，郭玉岩，等.基于代谢组学分析针灸在关节炎中的镇痛消炎作用[J].针灸临床杂志，2022，38(5)：80

方园，黄河，谭舒怀，等.隔药饼灸对动脉粥样硬化兔肠道菌群的影响[J].中国中医药信息杂志，2022，29(3)：72

方育恩，舒蒙蒙，杨炜敏，等.针药结合辅助治疗卵巢储备功能减退的临床观察及对颗粒细胞线粒体活性的影响[J].北京中医药大学学报，2022，45(11)：1168

冯嘉玮，张海峰，杨继洲.《针灸大成》治疗痰证经验探析[J].浙江中医杂志，2022，57(4)：263

冯志涛，邱占爽，王之虹.不同腧穴配伍治疗失眠模型大鼠效应机制差异的研究[J].吉林中医药，2022，42(2)：129

G

Gang WJ，Xiu WC，Shi LJ，et al. Factors associated with the magnitude of acupuncture treatment effects(FAMOUS)：A meta-epidemiological study of acupuncture randomised controlled trials[J]. British Medical Journal open，2022，12(8)：e060237

高崚，郭承，高希言，等.对"无病不灸"的认识[J].中华中医药杂志，2022，37(6)：3030

高乾，刘武军，邓成明.针刺夹脊穴联合肩三针对冻结期肩周炎患者临床疗效及喙肱韧带厚度的影响[J].天津中医药，2022，39(8)：1032

高永辉，王俊英，韩焱晶，等.脊髓小胶质细胞 Toll 样受体 4 和 κ 阿片受体的相互作用参与针刺镇痛的机制研究[J].针刺研究，2022，47(2)：95

高源洁，孙敬青，侯学思，等.火针点刺治疗膝关节骨关节炎：随机对照试验[J].针刺研究，2022，47(10)：902

耿欢，孙芳园，卢明，等.肠三针介导 TRPV1/CGRP 信号通路对脓毒症肠道菌群紊乱影响[J].辽宁中医药大学学报，2022，24(4)：80

龚玉，张旭东，刘继鹏，等.艾灸防治新型冠状病毒肺炎诊疗规范研究[C].2022 年中国针灸学会年会，中国山东济南，2022，494

谷雨，王新义，张玉飞，等.承山穴古代文献临床应用的文献计量学分析[J].针刺研究，2022，47(10)：927

顾传深，陈欣怡，胡馨梓，等.基于半导体单片机平台的热敏灸仪开发思路[J].时珍国医国药，2022，33(7)：1792

郭妍，曾慧，王一战，等.不同频次火针治疗对寒湿痹阻型膝骨关节炎的疗效及安全性评价——随机对照试验[J].中医杂志，2022，63(15)：1442

郭春艳，方永江，栾莎，等."筋骨转枢"整体针法治疗膝关节骨性关节炎的临床疗效观察[J].中华中医药杂志，2022，37(7)：4198

郭早霞，王聪，吴晓东.健脾止泻汤加减联合肠三针温针灸治疗慢性腹泻疗效及对肠道菌群的影响[J].四川中医，2022，40(6)：85

H

Huang WJ，Zhu L，Wu M，et al. Effects of acupuncture combined with medication on patients with COVID-19 complicated with bipolar disorder：A protocol of systematic review and meta-analysis[J]. Medicine(Baltimore)，2022，101(45)：e31474

何姗姗，肖家顺，常广琪，等.《针灸大成》中复溜穴的临床运用规律探析[J].中医药通报，2022，21(5)：37

何艳芹，付静，崔瑾，等.民间特色诊疗技术马氏竹技药灸技术操作规范(草案)[J].贵州中医药大学学报，2022，44(2)：47

洪苗苗，赵恩聪，陈丽敏，等.电针对 SAMP8 小鼠海马区补体及小胶质细胞吞噬能力的作用机制[J].针刺研究，2022，47(6)：479

侯国亮，王芮，沈宇平，等.电针对动脉粥样硬化家兔肠道菌群及 5-羟色胺影响[J].辽宁中医药大学学报，2022，24(1)：18

胡静，袁明.温针灸联合盆底康复对卵巢储备功能下降

患者的影响[J].时珍国医国药,2022,33(3):653

胡晶晶,陈小砖,钟霆缓.电针背俞穴配合艾灸治疗慢性疲劳综合征的效果[J].中外医学研究,2022,20(14):17

胡晶晶,钟霆缓,贾利军,等.背俞穴电针配合舒筋活络洗剂沐足治疗慢性疲劳综合征临床观察[J].中国民族民间医药,2022,31(1):109

湖北省中医药学会,湖北省针灸学会.阴阳调理灸技术操作规范[J].湖北中医药大学学报,2022,24(5):92

黄姬玲,魏翔宇,龚志刚,等.不同取穴模式下脑效应的相对特异性研究[J].辽宁中医杂志,2022,49(3):185

黄倩茹,董亚琴,潘晓华,等.电针长强穴对缺血缺氧脑损伤仔鼠学习记忆能力及海马 PI3K、Akt 蛋白表达的影响[J].中华中医药杂志,2022,37(1):416

黄志强,苏瑟琴,曾爱虹,等.灯芯灸结合大椎、至阳刺络拔罐治疗带状疱疹急性期的临床研究[J].黑龙江医药科学,2022,45(6):40

J

贾玉梅,朱才丰,杨坤,等.艾灸督脉对 APP/PS1 双转基因小鼠 mTOR/TFEB 通路介导的自噬溶酶体功能及 lncRNA H19 表达的影响[J].针刺研究,2022,47(8):665

江焕钊,温健辉,黄子津,等.袁青教授调神针法结合针刺手法量学诊疗模式浅析[J].针灸临床杂志,2022,38(8):86

蒋丽元,史莹莺,叶恬恬.不同频率电针对内淋巴积水豚鼠耳蜗形态及血浆 cAMP、AQP2 的影响[J].上海针灸杂志,2022,41(2):191

焦睿珉,岗卫娟,张誉清,等.解释性与实用性随机对照试验在针刺临床研究中的选择与应用[J].中国针灸,2022,42(9):1073

L

Li HC, Jin XJ, Herman PM, et al. Using economic evaluations to support acupuncture reimbursement decisions: current evidence and gaps [J]. British Medical Journal, 2022, 376: e067477

Li M, Wang WJ, Gao W, et al. Comparison of Acupuncture and Sham Acupuncture in Migraine Treatment: An Overview of Systematic Reviews [J]. Neurologist, 2022, 27(3):111

Liu DZ, Ma YT, Yan JY, et al. Efficacy of catgut-embedding therapy at "five neck points" on cervical spondylotic arteriopathy and effects on hemodynamics: A randomized clinical trial [J]. World Journal of Acupuncture-Moxibustion, 2022, 32(4):317

Lu L, Zhang YQ, Ge S, et al. Evidence mapping and overview of systematic reviews of the effects of acupuncture therapies [J]. British Medical Journal open, 2022, 12(6):e056803

Lu LM, Zhang YQ, Tang XR, et al. Evidence on acupuncture therapies is underused in clinical practice and health policy [J]. British Medical Journal, 2022, 376: e067475

Lu XF, Li J, Ye S, et al. Acupuncture for dry eye disease after recovery from COVID-19: A protocol for systematic review and meta-analysis[J]. Medicine(Baltimore), 2022, 101(43):e31234

Luo WJ, Zhai Y, Sun M, et al. Clinical study on acupuncture treatment of COVID-19: A protocol for a systematic review and meta-analysis [J]. Medicine (Baltimore), 2022, 101(2):e28296

黎晓宇,肖小娟,赵莎彤,等.电针足三里等穴对糖尿病胃轻瘫大鼠肠道菌群的影响[J].2022,50(5):232

李冰,王永福,任亚锋,等.艾灸对骶髓损伤后逼尿肌无反射型神经源性膀胱大鼠膀胱组织 M2、P2X3 受体的影响[J].中国针灸,2022,42(3):291

李丹,陈泽斌,郑洲,等.电针预处理通过下调瞬时受体电位阳离子通道蛋白6抑制肾小管上皮细胞凋亡[J].针刺研究,2022,47(3):209

李翔,孙漫沁,李蔚,等.电针对慢性社交挫败抑郁模型小鼠行为学及脑组织 p11、5-HTR4 表达的影响[J].中国中医药信息杂志,2022,29(6):75

李爱强,张锐,柴喜平,等.四物镇痛方结合膝关节穴位针刺促进全膝关节置换术康复效果分析[J].中华中医药学刊,2022,40(8):221

李超然,王雪,冯楚文,等.艾灸对慢性疲劳综合征大鼠肠黏膜屏障修复及疲劳改善作用的研究[J].中国中医药科技,2022,29(4):523

李成蹊,孔霞,翟煦,等.马氏温灸法"灸贵通腑"思想探略[J].中国针灸,2022,42(5):559

李福欣,杜小正,方晓丽,等.郑氏温通针法技术浅析[J].针灸临床杂志,2022,38(8):82

李桂平,张杰,刘佳琳,等.针刺对卒中后便秘患者临床症状及肠道菌群的影响[J].时珍国医国药,2022,33(2):416

李华南,章晓云,吴剑锋.瘀血痹片结合火针"三通法"对膝骨性关节炎(气滞血瘀型)疗效、膝关节功能及血清炎症因子水平影响研究[J].中华中医药学刊,2022,40(3):197

李琳慧,何阳梅,周志刚,等.基于NGF/p38 MAPK/TRPV1信号通路探讨热敏灸治疗膝骨关节炎的外周敏化效应机制[J].中华中医药杂志,2022,37(3):1379

李灵丰,邱露,周有东,等.针刺足三里对脓毒症大鼠小肠微血管重建的影响[J].中华中医药学刊,2022,40(9):213

李梦玲,张振领,贾红玲,等.基于数据挖掘技术探析隐白穴主治优势病症和配伍规律[J].针刺研究,2022,47(2):177

李明静,张健强,蒋凡,等.基于CiteSpace的足三里穴研究可视化分析[J].世界科学技术-中医药现代化,2022,24(3):1240

李仁洁,曾觉铭,李金香.从《针灸大成》论天枢穴探析其当代临床应用规律[J].中医药临床杂志,2022,34(6):1023

李思琦,慕容志苗,王辉,等.多中心针刺临床研究实施过程中的质控方法体会[J].中国针灸,2022,42(3):321

李笑笑,李广大,董健健,等.电针联合丁苯酞对MCAO/R大鼠神经血管单元的保护效应[J].中国中西医结合杂志,2022,42(7):841

李杨乐,杨锋,樊静杰,等.电针对膝骨关节炎大鼠脊髓背角CB2R、p-P38和p-ERK表达的影响[J].中国中医药信息杂志,2022,29(7):60

李仪丙,彭茂菡,吴帮启,等.针刺在新型冠状病毒肺炎防治中的应用[J].上海针灸杂志,2022,41(12):1228

李仲贤,符文彬,张嘉谕,等.整合针灸疗法对慢性疲劳综合征患者抑郁及焦虑状态的影响[J].广州中医药大学学报,2022,39(5):1084

李仲贤,张瑜,阎路达,等.电针五脏背俞穴对慢性疲劳综合征疲劳状态及皮层兴奋性的影响[J].中国针灸,2022,42(11):1205

林梦园,周男,冯国湘.《针灸大成》神门穴的临床应用探讨[J].光明中医,2022,37(2):209

林媛媛,粟胜勇,许铱杨,等.麦粒灸对神经根型颈椎病大鼠脊髓背角Beclin-1/GRP78表达的影响[J].中国针灸,2022,42(5):533

刘益,代瑜,李慧丽,等.针刺强壮要穴对桥本氏甲状腺炎大鼠的FT3、FT4、TSH及TGAb、TPOAb水平的影响[J].时珍国医国药,2022,33(7):1775

刘芸,余芝,姜劲峰,等.基于神经血管耦联视域下的针刺调控途径探析[J].针刺研究,2022,47(1):83

刘彩娇,陈芷涵,李思静,等.近10年针灸临床随机对照试验研究热点与前沿可视化分析[J].中国针灸,2022,42(2):221

刘长征,雷波.艾灸神阙穴对慢性疲劳综合征大鼠运动能力的影响[J].右江医学,2022,50(9):653

刘晋英,刘喜芹,孙荣华,等.基于"脑肠轴"探讨针灸治疗产后抑郁的疗效及对肠道菌群的影响[J].吉林医学,2022,43(9):2524

刘欣媛,杜艳军,邓晓妮,等.Sonic hedgehog信号通路在SAMP8小鼠海马中增龄性变化及针灸干预作用研究[J].中华中医药学刊,2022,40(10):64

刘雪梅.黄帝内针治疗带状疱疹急性期的临床研究[J].实用中西医结合临床,2022,22(21):74

刘郁林,朱文俊,常跃文,等.电针联合镇痛药物对腰椎管狭窄症术后镇痛的影响[J].上海针灸杂志,2022,41(5):515

刘紫薇,成泽东,董宝强,等.电针对ApoE$^{-/-}$小鼠肠道菌群及胆汁酸代谢的影响[J].时珍国医国药,2022,33(10):2535

龙子临,刘志顺.基于数据挖掘浅析次髎穴主治病症及配伍规律[J].中国针灸,2022,42(4):459

禄浩,吴丽萍,耿乃志,等.《普济方·针灸门》治疗胸痹心痛处方的选穴规律研究[J].中西医结合心脑血管病杂志,2022,20(5):831

罗志辉,王昆秀,张艳琳,等."标本配穴"毫火针治疗新型冠状病毒肺炎恢复期后遗症33例疗效观察[J].中国针灸,2022,42(7):760

罗志辉,王昆秀,张艳琳,等."标本配穴"揿针治疗新型冠状病毒肺炎恢复期后遗症疗效观察[J].中国针灸,2022,42(3):281

吕倩忆,卢小叶,李棋龙,等.基于复杂网络分析针灸治疗泄泻选穴规律[J].针灸临床杂志,2022,38(6):46

M

Ma T, Wu J, Yang L, et al. Ginger-indirect moxibustion plus acupuncture versus acupuncture alone for chronic fatigue syndrome: A randomized controlled trial[J]. Journal of Traditional Chinese Medicine, 2022, 42(2):242

马帅,王玉琳,张思琪,等.头针结合"经颅重复针刺法"治疗慢性疲劳综合征临床研究[J].针灸临床杂志,2022,38(1):13

马巧琳,胡斌,王培,等.《金匮要略》体系化针灸思想初探[J].中国中医药现代远程教育,2022,20(10):65

马巧琳,胡斌,席林林.《针灸大成》中临床诊疗特色及其时代价值[J].中国民间疗法,2022,30(6):1

马一帆,宁世鸿,陈彦坤,等.《针灸大成》中承山穴临床应用浅析[J].山西中医药大学学报,2022,23(3):233

毛强健,吴德盛,杨亚男,等.督脉灸疗法的临床研究现状及疾病谱文献分析[J].中医杂志,2022,63(8):781

N

宁世鸿,马一帆,谢梦洲.《针灸大成》气海穴临床运用规律浅析[J].深圳中西医结合杂志,2022,32(4):44

宁世鸿,马一帆,谢梦洲.《针灸大成》肾俞穴临床应用浅析[J].实用中西医结合临床,2022,22(6):103

牛一飞,宋翎玮,张萍,等.《针灸大成》中百会穴定位探析[J].针灸临床杂志,2022,38(9):82

Q

戚端,葛倩倩.《针灸甲乙经》皇甫谧序纠谬一则[J].中国中医基础医学杂志,2022,28(9):1480

齐伟,李丽,曹然,等.镇静安神针法对抑郁模型小鼠的炎性因子影响[J].时珍国医国药,2022,33(3):745

覃美相,粟胜勇,张熙,等.温和灸对神经根型颈椎病大鼠脊髓组织LC3/Bax表达的影响[J].针刺研究,2022,47(3):244

邱曼丽,孙开龙,钟俊武,等.短刺治疗瘀血阻滞证膝关节骨关节炎及对血清炎性因子的影响[J].中国针灸,2022,42(7):733

R

任祥,杨松,孟灵,等.电针颈夹脊穴对神经根型颈椎病模型大鼠伤害性感觉神经元兴奋性的影响研究[J].中医药学报,2022,50(12):17

任继刚,廖伯年,申治富,等.针灸在新型冠状病毒肺炎疫情防控中的研究进展[J].中国民间疗法,2022,30(16):107

S

石冬一,姜宇晴,王哲,等.眼针对眼周穴区皮下肥大细胞活化作用的实验研究[J].辽宁中医杂志,2022,49(2):182

史珊怡,邢菁,陈奥,等."原络通经"针刺法促进痴呆小鼠学习记忆能力恢复的机制研究[J].现代中西医结合杂志,2022,31(9):1182

司原成,任晨晨,康朝霞,等.电针对营养性肥胖小鼠肠道菌群结构组成的影响[J].时珍国医国药,2022,33(8):2025

宋伯骐,贺煜竣,杨凌毓,等.《针灸大成》治疗泄泻浅析[J].河南中医,2022,42(2):205

宋全枚,张学成,贾仰理,等.基于数据挖掘分析中渚穴现代主治优势病症和配伍规律[J].中国中医基础医学杂志,2022,28(4):602

粟胜勇,林欣颖,林媛媛,等."牵张电针":一种新型电针连接方式[J].中国针灸,2022,42(10):1195

孙瑞,成泽东,沈宇平.基于肠道微生态浅谈针灸调节人体免疫防治新冠肺炎[J].辽宁中医杂志,2022,49(1):161

孙滢,李艳梅,宋沂晓,等.合谷穴、太冲穴主治病证及配伍规律的数据挖掘分析[J].中国中医急症,2022,31(4):616

孙丽英,史周晶,史周莹,等."五十九刺"定穴探微[J].中医学报,2022,37(11):2326

孙满超,任冬旭,许胜男,等.《针灸大成》关于气海穴临床应用的文献研究[J].世界中医药,2022,17(19):2806

T

Tang XR, Shi XS, Zhao H, et al. Characteristics and quality of clinical practice guidelines addressing acupuncture interventions：a systematic survey of 133 guidelines and 433 acupuncture recommendations［J］. British Medical Journal open, 2022, 12(2)：e058834

谈情,李佳,李柏村,等.温针灸减轻膝骨性关节炎大鼠软骨组织的氧化损伤和炎性反应［J］.针刺研究,2022,47(4):321

谭丽,谢煜,陈洪达,等.艾炷灸对CTX骨髓抑制大鼠模型外周血及肝功能的影响［J］.亚太传统医药,2022,18(6):24

唐毅,郑全成,黄建福,等.针刺联合自制穴位贴对带状疱疹后遗神经痛血脉瘀阻证患者疗效与安全性的影响［J］.湖南中医药大学学报,2022,42(2):265

田岳凤,张斌仁,高海宁,等.针刺对心肌缺血再灌注损伤大鼠心肌组织CaMK Ⅱ表达及细胞凋亡的影响［J］.中华中医药杂志,2015,30(8):2983

W

万成雨,宋子琪,李沅骋,等.针刀干预对颈型颈椎病模型兔血清中IL-8、TNF-α、PGE₂水平的影响［J］.中华中医药学刊,2022,40(9):240

汪秀梅,武亦阁,贺乙,等.针灸对表皮通透屏障功能障碍"血虚风燥型"慢性湿疹样皮炎豚鼠模型调控机制的研究［J］.四川中医,2022,40(6):42

王超,刘佳,李洪皎,等.真实世界针灸病例注册登记研究质量控制中稽查工作实践与总结［J］.世界中医药,2022,17(5):625

王虎,陈顺喜,陈益丹.温针灸配合中药外敷治疗膝关节骨性关节炎对炎症反应及膝关节功能的影响［J］.中华中医药学刊,2022,40(7):63

王辉,李思琦,慕容志苗,等.国内针刺领域卫生经济评价研究存在问题初探［J］.中国针灸,2022,42(6):691

王静."横三间寸"灸法再探讨——兼与《李鼎先生"横三间寸"灸法的解说和临床应用》一文商榷［J］.中医文献杂志,2022,40(1):39

王鑫,李艾琳,闫绍妹,等.平衡针刀联合温针灸治疗椎动脉型颈椎病的疗效观察［J］.针刺研究,2022,47(7):625

王瑶,汤涛屹.针刺联合麦粒灸治疗带状疱疹后遗神经痛临床观察［J］.实用中医药杂志,2022,38(8):1413

王朝辉,谭蕊蕊,艾诗奇,等.论"去菀陈莝"法在针灸临床中的应用策论［J］.辽宁中医杂志,2022,49(9):181

王福民,熊静,曾芳,等.一种便于大鼠俞募配穴针灸操作的固定架设计［J］.针灸研究,2022,47(10):938

王金香,石洁洁,张欣,等.现代针灸临床治疗传染病文献计量分析(1949—2020)［J］.上海针灸杂志,2022,41(10):1039

王瑾玉,王燕平,熊枫,等.电针对小型猪荧光素钠循经迁移的影响研究［J］.陕西中医,2022,43(8):1024

王静霞,龙灿海,周小翠,等.三阶梯镇痛疗法联合揿针治疗癌症疼痛的临床疗效［J］.中医药学报,2022,50(10):71

王鹏超,梁兰芳,徐建明,等.浮针埋线联合推拿疗法对神经根型颈椎病疗效及对颈椎活动度、生理曲度变化的影响［J］.现代生物医学进展,2022,22(22):4274

王淑斌,陈子杰.近十年中美针刺研究比较［J］.中国中医基础医学杂志,2022,28(2):270

王小俊,黄运旋,顾莹璇,等.雷火灸联合针刺治疗慢性疲劳综合征临床研究［J］.新中医,2022,54(8):205

王一战,李彬,荆晓红,等.基于深度访谈的新冠肺炎患者针刺治疗的质性研究［J］.中国中医急症,2022,31(8):1159

王一战,李彬,王麟鹏,等.针刺辅助治疗32例新型冠状病毒肺炎疗效观察［J］.中国针灸,2022,42(6):634

魏肖禹,王建波,乔野,等.海泥灸联合针刺调控AQP1表达保护正常高值血压大鼠肾功能机制研究［J］.时珍国医国药,2022,33(1):244

吴欢,王丽莉,余安胜,等.艾灸枕盒治疗神经根型颈椎病风寒湿证临床观察［J］.辽宁中医杂志,2022,49(6):174

吴长乐,张利,袁懿芸,等.针灸效应与线粒体动力学［J］.中华中医药杂志,2022,37(4):2152

吴常征,朱璇璇,顾宝东.毫火针半刺法治疗带状疱疹肝经郁热证的临床观察［J］.按摩与康复医学,2022,13(16):1

吴立斌,张帆,余情,等.电针心经腧穴对急性心肌缺血大鼠心肌Akt/mTOR通路的影响［J］.针刺研究,2022,47(2):121

武永利,马遇原,刘娣,等.温针灸对早期膝骨关节炎软骨下骨中OPG/RANKL水平的影响［J］.中华中医药杂志,2022,37(7):4074

X

谢海梅,柳依江,王培,等.针刺强度对类痛经模型大鼠

镇痛效应、前列腺素及缩宫素含量的影响[J].中医杂志，2022，63(5)：475

邢利威，刘凡，董芹作，等.基于"冲为血海"的分期针灸治疗多囊卵巢综合征冷冻胚胎移植的疗效观察[J].中华中医药杂志，2022，37(5)：2755

熊义合，周宾宾，夏伟华，等.电针干预脊髓损伤大鼠督脉脊髓受损节段的神经营养因子 NGF、TrkA 的表达[J].四川中医，2022，40(8)：42

徐斌，李江，谭龙旺.电针联合 HIF-1α、GDNF 基因修饰 NSCs 移植对大鼠脊髓损伤治疗作用[J].辽宁中医药大学学报，2022，24(7)：91

徐佳，陈奥，史珊怡，等."原络通经"针法调节痴呆小鼠肠道菌群微生态及肠道 SCFA 代谢的机制研究[J].辽宁中医药大学学报，2022，24(9)：161

徐桂兴，周玉梅，孙宁，等.基于膝关节骨关节炎揭示穴位敏化现象的特征与规律[J].中国针灸，2022，42(1)：51

徐进辉，熊丹丹.经皮穴位电刺激辅助瑞芬太尼全产程静脉分娩镇痛对母婴的影响[J].实用中西医结合临床，2022，22(14)：6

徐天成，夏有兵.智能医疗设备研发与针灸国际化——来自针灸机器人研发者的思考[J].中国针灸，2022，42(2)：199

徐小珊，马伟，熊罗节，等.隔药饼灸对慢性疲劳综合征大鼠血乳酸及 AMPK/PGC-1α 信号通路的影响[J].针刺研究，2022，47(10)：878

徐子绚，宋杰，王平，等.电针通过调节 PI3K/AKT 信号通路改善 AD 大鼠学习记忆能力[J].时珍国医国药，2022，33(6)：1516

许纪超，曾婧纯，李铨江，等.火针赞刺法治疗急性期带状疱疹疗效观察及对血清 Th17、Treg 细胞水平的影响[J].中华中医药杂志，2022，37(12)：7508

薛玺情，曾以德.从穴区细胞对针刺时的响应浅谈手针针刺启动[J].中华中医药杂志，2022，37(9)：5248

Y

杨梦，周鹏.中医"治未病"思想探讨针灸对新型冠状病毒肺炎(COVID-19)的防治作用[J].针灸临床杂志，2022，38(1)：82

杨松，孟灵，钟青华，等.电针颈夹脊穴对神经根型颈椎病神经病理性疼痛模型大鼠脊髓背角 GFAP、NF-κB 及炎性细胞因子表达的影响[J].针灸临床杂志，2022，38(1)：70

杨婷，苟文婕，王薇，等.传统针刺疗法对波塞冬第三分组 POR 患者 IVF-ET 辅助治疗效果及细胞因子的影响：随机对照研究[J].生殖医学杂志，2022，31(11)：1513

杨典平，张英，林培敏，等.基于小胶质细胞-BDNF-神经元信号探讨电针对 SNI 大鼠的镇痛作用及机制[J].中国针灸，2022，42(9)：1029

杨凤霞，双爽，陈义祥，等.ZrO₂/石墨烯高温发射光谱与艾灸燃烧发射光谱比较研究[J].中华中医药杂志，2022，37(8)：4737

杨继维，修文萃，岗卫娟，等.国际发表针灸临床研究系统评价的现状分析[J].中国针灸，2022，42(6)：707

杨文文，许兰，吴越新，等.针刺对腰椎后路减压融合内固定术大鼠的抑炎镇痛作用及 Akt/NF-κB 通路的影响[J].中医药导报，2022，28(5)：47

杨雅竹，吴楚婷，秦思月，等.CO₂ 激光灸刺激足三里穴对创伤后应激障碍模型大鼠行为学及边缘下皮质 c-Fos 表达的影响[J].上海中医药杂志，2022，56(6)：79

叶思婷，沈琼颖，黄孝笑，等.适用于刺络拔罐的一次性辅助隔离装置的设计与应用[J].时珍国医国药，2022，33(3)：761

尹炳琪，李星，武峻艳，等.针刺督脉对 AD 大鼠海马区葡萄糖代谢及 cAMP/PKA 信号通路的影响机制[J].时珍国医国药，2022，33(5)：1264

俞蕾敏，吴婵妮，叶蔚，等.基于肠道菌群及色氨酸代谢探讨脐针对腹泻型肠易激综合征患者的治疗机制[J].中国中西医结合消化杂志，2022，30(3)：211

喻溢楠，唐成林，郭啸，等.电针对膝骨关节炎大鼠膝关节滑膜组织细胞焦亡的影响[J].针刺研究，2022，47(6)：471

袁雷，董远蔚，汤富友，等.杵针联合"肩三针"治疗急性期肩周炎的疗效观察[J].中国中医急症，2022，31(11)：1979

袁倩，崔为，胡树毅.《扁鹊心书》中命关穴的考证与探析[J].长春中医药大学学报，2022，38(1)：13

袁庆亮，周芳，郑莉，等.基于五运六气针药并用在新型冠状病毒肺炎湿热蕴肺证中的临床研究[J].辽宁中医杂志，2022，49(4)：158

Z

Zhang YQ, Jing XH, Guyatt G. Improving acupuncture research: progress, guidance, and future directions [J].

British Medical Journal，2022，376：487

Zhang YQ, Lu LM, Xu NG, et al. Increasing the usefulness of acupuncture guideline recommendations ［J］. British Medical Journal, 2022, 376:e070533

张瑾,赵虎斌,陈琳,等.温针灸联合透药疗法治疗薄型子宫内膜临床研究[J].陕西中医,2022,43(8):1106

张磊,孙甘霖,游俊,等.《普济方·针灸门》治疗不孕症的选穴规律[J].河南中医,2022,42(1):50

张倩,王钰,周芋伶,等.穴位注射结合不同刺灸方法对变应性鼻炎大鼠鼻黏膜辅助性 T 淋巴细胞相关细胞因子表达的影响[J].针刺研究,2022,47(5):409

张婷,赖清,陈波,等.细胞骨架对毫针针刺"足三里"调控穴区温度、电阻和 ATP/ADP 的影响[J].亚太传统医药,2022,18(9):36

张洋,谭韵湘,高誉珊,等.电针"百会""涌泉"对 6 月龄 APP/PS1 双转基因小鼠行为学及海马 Dynein、CTSD 水平影响的研究[J].针灸临床杂志,2022,38(4):67

张安东,王婷婷,李旭英,等."逆流补营"火针法联合脉冲射频治疗带状疱疹后遗神经痛的疗效及对血清 SP 和 NK-1 水平影响[J].针灸临床杂志,2022,38(4):19

张楚穹,石娜,欧阳钢.针刺干预对绝经后骨质疏松症模型大鼠肠道菌群影响的研究[J].实用老年医学,2022,36(2):129

张丽娟,赵中亭,李爱丽,等.从新冠肺炎的艾灸防治探讨"热证可灸"的相关机制[J].实用中医内科杂志,2022,36(10):46

张心怡,陈波,任海燕,等.基于"多维证据体"制定井穴刺络放血技术操作方案[J].中医杂志,2022,63(17):1631

章文春,张舟南,刘建城,等.人体十二经原穴的太赫兹波特征研究[J].中华中医药杂志,2022,37(8):4413

仉会玉,秦晓光,雒明栋."金钩钓鱼针法"针刺夹脊穴治疗带状疱疹后遗神经痛的疗效及对 VAS 评分的影响[J].中医研究,2022,35(6):29

赵怀洋,付利然,谢长才,等.基于互联网模式对新冠肺炎出院患者灸法干预效应的观察[J].江西中医药,2022,53(2):46

钟蕊,林亚莹,朱毅,等.基于 16S rDNA 高通量测序研究针灸对克罗恩病大鼠肠道菌群的调节作用[J].世界中医药,2022,17(3):311

周婷,王婧吉,舒琳睿,等.电针井穴对 VD 大鼠海马 CA1 区 PI3K/Akt/mTOR 通路及 VEGF、bFGF 的影响[J].时珍国医国药,2022,33(4):1015

周洋,黄雪,赵征宇.浅析《针灸大成》中的后溪穴[J].中医药临床杂志,2022,34(5):830

周卓,王姿雯,徐桂兴,等.浅析针灸疗法辅助治疗新型冠状肺炎的可行性及有效性[J].按摩与康复医学,2022,13(19):21

周彦吉,刘长信,张佳佳,等.基于针灸防治疫病及新型冠状病毒肺炎的分析[J].西部中医药,2022,35(8):6

周以皓,黄淦,黄志霖,等.基于文献的针刺捻转量效关系研究现状分析[J].中医杂志,2022,63(9):882

周应成,李智强,王磊,等.针灸干预儿童原发性肝癌的临床效应及对免疫功能和肠道菌群代谢功能的影响[J].中国中西医结合消化杂志,2022,30(12):854

周钰点,杨姝瑞,王雅媛,等.不同腧穴配伍电针对肥胖大鼠肠道炎性反应和肠道菌群的影响[J].中国针灸,2022,42(10):1145

朱嘉民,孙忠人,崔杨,等.电针颈夹脊穴联合前列地尔治疗椎动脉型颈椎病的临床观察[J].广州中医药大学学报,2022,39(7):1549

朱小香,周丽莉,许金森,等.艾灸神阙和关元对阳虚体质者督脉经穴皮肤温度的影响[J].福建中医药,2022,53(4):10

邹佳,余俊英,管咏梅,等.中药穴位贴敷的研究现状及问题分析[J].中华中医药杂志,2022,37(9):5471

（十一）推　拿

【概述】

2022 年度在公开学术刊物上共发表与推拿有关的学术论文 1 000 余篇，主要涉及实验研究、手法研究、临床治疗、小儿推拿、文献研究等内容。

1. 实验研究

袁兰英等通过动态观察理筋手法对颈后肌慢性损伤家兔的中枢及外周疼痛调节因子 β-内啡肽（β-EP）、脑啡肽（ENK）与 5-羟色胺（5-HT）表达的影响，探讨在家兔颈部慢性损伤形成的早中晚不同阶段，理筋手法的干预作用及其调节方式。通过早中晚三期的动态观察发现，理筋手法中早期干预能通过调节中枢 ENK、β-EP 及外周 β-EP、5-HT 的含量，减轻无菌性炎症对局部组织的炎症刺激，减缓机体对疼痛刺激感受，缓解慢性静力性损伤导致的疼痛。

伍丹丹等通过研究推拿联合脊髓电刺激（SCS）对坐骨神经损伤大鼠脊髓前角运动神经元的凋亡调控及 B 淋巴细胞瘤-2（Bcl-2）、B 淋巴细胞瘤-2 相关蛋白 X（Bax）表达的影响。认为推拿联合 SCS 干预可促进 SNI 大鼠神经功能恢复，同时对损伤的脊髓前角运动神经元具有保护作用，并且可能通过上调 Bcl-2、下调 Bax 蛋白表达参与坐骨神经损伤后脊髓前角运动神经元的抗凋亡过程。

姚重界等观察局部炎性微环境与大鼠疼痛行为之间的相关性，探讨推拿干预腰椎间盘突出症（LDH）相关疼痛的可能机制。认为局部炎性微环境的改变可能会导致大鼠的疼痛行为，而推拿干预或可通过调控局部炎性微环境来缓解疼痛。

李华南等验证腹部推拿对肠易激综合征（IBS）便秘模型家兔胃肠动力障碍的调节作用。认为腹部推拿干预便秘型 IBS 的机制可能与其调节结肠组织中 L 型 Ca^{2+} 通道 mRNA 表达，改善结肠平滑肌细胞 Ca^{2+} 浓度有关，血中的神经递质 SP、VIP 可能是脑肠轴的中间介质反馈腹部推拿的良性刺激。

吴琼等观察按法干预心俞穴对心肌缺血大鼠能量代谢的影响，及其对心肌的保护作用机制。认为按法干预心俞穴可有效保护缺血心肌，其机制可能是降低心肌细胞 ADP、AMP 含量，提高 ATP 含量和能荷值，改善心肌能量代谢和缺血缺氧状态，从而起到对心肌的保护作用。

张玮等研究腹部推拿对非酒精性脂肪性肝病（NAFLD）大鼠肠道黏膜的蛋白闭锁连接蛋白-1（ZO-1）、E-钙黏蛋白（E-Cadherin）、多聚体纤维状肌动蛋白（F-actin）蛋白及超微结构的影响。认为腹部推拿可上调 F-actin 和 ZO-1 蛋白含量，修复肠道黏膜组织结构，以改善 NAFLD 大鼠肠道黏膜通透性，逆转 NAFLD 的脂肪变性。

高建辉等观察和探讨摩腹手法对睡眠-觉醒相关神经递质及下丘脑 Orexin 系统的影响。认为摩腹手法可通过调节原发性失眠大鼠下丘脑内 Orexin-A 以及脑干内 DA、NE 和 5-HT 水平，起到调节大鼠睡眠和觉醒状态、治疗原发性失眠的作用。其中，下丘脑 Orexin 系统只是部分参与了摩腹手法对睡眠-觉醒相关神经递质的影响，且并不是唯一参与此过程的调节系统。

2. 手法研究

手法频率的研究是近年来主要研究的方向。李哲等通过小肠炭末推进率观察不同频率摩法的补泻效应,认为:每分钟101～150次频率摩法能促进脾虚家兔消化功能恢复,而每分钟201～250次频率摩法无促进功能恢复;当肌球蛋白轻链激酶(MLCK)通路被阻断后,摩法仍能明显影响脾虚家兔的胃肠传输功能,其产生效应的机制可能是通过其他通路和靶点发挥作用。

高丽君等探究不同频率一指禅手法对于脾虚型家兔小肠推进率的影响,认为:一指禅手法对脾虚型家兔小肠推进率具有促进作用,且频率150次/min比200次/min促进作用更明显。

3. 临床治疗

2022年度推拿发表的文章中,临床治疗数量较多,其中又以脊柱四肢关节的文章居多,推拿在妇科生育疾病治疗也有了报道。

杨波等观察络虚通补法联合揉筋正脊手法对椎动脉型颈椎病(CSA)患者颈肌MRI影像学指标及颈椎功能的影响。对照组给予基础药物;研究组在此基础上加用络虚通补法联合揉筋正脊手法。比较两组的疗效、颈肌MRI影像学指标、颈性眩晕症状与功能评估(ESCV)评分、颈椎功能障碍指数(NDI)评分、血流动力学,并检测血清血栓素A2(TXA2)、一氧化氮(NO)水平。结果:研究组总有效率较对照组高($P<0.05$)。治疗后两组的ESCV评分较治疗前均增大($P<0.05$),NDI评分较治疗前均减小($P<0.05$),且研究组的ESCV评分较对照组大($P<0.05$),NDI评分较对照组小($P<0.05$)。

丁兴等观察施氏脊柱平衡手法结合筋骨导引术治疗中老年腰椎间盘突出症的临床疗效。试验组予施氏脊柱平衡手法结合筋骨导引术,对照组予骨盆牵引结合腰背肌康复训练;施氏脊柱平衡手法、骨盆牵引疗程为4周,筋骨导引术、腰背肌康复训练疗程为6个月。结果:试验组、对照组总有效率分别为91.6%(65/71)、88.6%(62/70),试验组临床疗效优于对照组($P<0.05$);随着治疗时间的延长,两组VAS评分逐渐降低($P<0.001$),治疗2周、4周、3个月、6个月时组间比较,试验组VAS评分低于对照组($P<0.05$)。随着治疗时间的延长,两组JOA评分逐渐升高($P<0.001$);治疗3个月、6个月时组间比较,试验组JOA评分高于对照组($P<0.05$)。随着治疗时间的延长,两组ODI值逐渐降低($P<0.001$);治疗2周、4周时组间比较,试验组ODI值低于对照组($P<0.05$)。

郭智等观察中药熏蒸配合手法按摩治疗强直性脊柱炎的临床疗效。常规组口服柳氮磺吡啶肠溶片治疗,观察组在常规组基础上应用中药(没药、乳香、艾叶、制草乌、胆南星、制川乌)熏蒸配合手法按摩治疗。结果:治疗后两组晨僵时间、VAS评分、指地距、枕墙距均显著下降,观察组明显低于常规组($P<0.05$)。治疗后两组ESR和CRP水平均显著下降,相比常规组,观察组明显低于常规组($P<0.05$)。

文永海等探讨抱揉法推拿结合俯卧垫枕运动整复法治疗退行性腰椎滑脱症的近期疗效。对照组给予腰椎牵引物理治疗,观察组给予抱揉法推拿结合俯卧垫枕运动整复法治疗。结果:治疗4周、治疗8周、治疗12周后,两组VAS评分、ODI评分、腰椎前凸角、腰骶椎间盘角以及骶骨倾斜角度数均低于治疗前($P<0.05$),且观察组低于对照组($P<0.05$);治疗12周后,观察组治疗临床有效率高于对照组($P<0.05$)。

黄金星等通过推拿理经手法治疗腰椎间盘突出症(LDH)患者行椎间孔镜微创术后出现的残余疼痛,探究其临床疗效机理与残余疼痛出现的原因。试验组采用推拿手法进行按揉松筋、弹拨痛点、点穴止痛治疗,频率为1次/d,连续治疗6d休息1d,共计14d;对照组口服塞来昔布治疗14d。结果:试验组的推拿手法治疗临床疗效稳定,未复发;且对于快速缓解残余疼痛症状,缩短住院治疗周期的效果明显优于对照组。

常红等观察肩部松解推拿术联合雷火灸治疗肩关节周围炎风寒湿痹证的疗效及对肩关节活动度、血清炎症相关因子的影响。治疗组予肩部松解推拿术联合雷火灸治疗,对照组予电针疗法,均治疗2周后比较两组临床疗效。结果:治疗组总有效率 90.0%(45/50),对照组总有效率 76.0%(38/50),治疗组临床疗效优于对照组($P<0.05$)。治疗后,两组主要中医症状肩关节疼痛、肩关节屈伸不利、肢冷重着恶风评分和疼痛 VAS 均较本组治疗前降低($P<0.05$),且治疗组均低于对照组($P<0.05$)。治疗后,两组肩关节活动(前屈、后伸、内收、外展和外旋)度均较本组治疗前增加($P<0.05$),且治疗组均大于对照组($P<0.05$)。治疗后,两组 JOA 疼痛评分均较本组治疗前升高($P<0.05$),且治疗组高于对照组($P<0.05$)。治疗后,两组 TNF-α、IL-6、CRP、NO 水平均较本组治疗前降低($P<0.05$),且治疗组均低于对照组($P<0.05$)。

刘渊等观察足阳明经筋手法治疗对膝关节骨性关节炎(KOA)患者症状、股四头肌力学性能及软骨细胞铁死亡代谢的影响。结果:治疗 4 周后,足阳明经筋手法组 VAS 评分、WOMAC 评分、Lequesne 指数及股四头肌 L500g 位移值改善均优于常规手法推拿组、股四头肌力锻炼组($P<0.05$),关节液铁死亡相关因子 GPX4、ACSL4、ROS 及 GSH 表达低于常规手法推拿组、股四头肌力锻炼组($P<0.05$)。认为:足阳明经筋手法辨证治疗能提高 KOA 疗效,降低软骨细胞异常死亡代谢,从而改善临床症状。

鲜明等观察郑氏手法结合粘膏支持带治疗运动员三角软骨盘复合体损伤疗效。运用郑氏手法结合粘膏支持带治疗 6 周。结果:6 周郑氏手法结合粘膏支持带联合治疗后腕关节功能评分(6.88±0.96),较治疗前(3.31±0.8)明显升高,差异有统计学意义($P<0.05$);VAS 评分由治疗前(6.87±1.36)明显下降至治疗后(1.25±0.93),差异有统计学意义($P<0.05$)。

周可林等观察宫廷推拿法治疗松弛性跖痛症的临床疗效。观察组采用宫廷推拿法治疗,即在点按穴位、摩擦足底手法的基础上,采用摇拔戳踝关节治疗手法结合跖趾关节拔伸法;对照组采用理疗治疗。结果:治疗前两组 VAS 评分、ACFAS 评分比较 $P>0.05$;与治疗前比较,治疗后两组 VAS 评分降低,

ACFAS 评分升高($P<0.01$),治疗后及随访 4 周、8 周观察组 VAS 评分低于对照组,ACFAS 评分高于对照组($P<0.01$)。

李晓等通过多中心、随机、对照的临床研究观察不同介入时间推拿手法对脑卒中患者肢体障碍的影响。观察组在发病后 7~14 d 的时间段开始采用推拿手法,对照组为在发病后 14~30 d 的时间段开始采用推拿手法。结果:治疗后,两组 NFDS、BBS、10 m MWS、FMA、MBI 评分均较治疗前明显改善($P<0.05$)。治疗后,观察组 NFDS 评分与对照组比较,明显下降($P<0.05$);观察组 BBS、10 m MWS、FMA 评分、MBI 分别与对照组比较,均明显升高($P<0.05$)。

李婵等观察三伏贴前配合推拿开穴防治肺气虚寒型变应性鼻炎的疗效。对照组单独使用三伏贴治疗,治疗组在三伏贴前配合推拿开穴治疗,两组均于初伏、中伏、末伏治疗 1 次,结果:治疗组有效率为 86.7%(26/30),对照组为 60.0%(18/30),组间比较 $P<0.05$;治疗后两组症状体征评分均较治疗前下降($P<0.05$),且治疗组较对照组下降更明显($P<0.05$);治疗后 1、3 个月治疗组复发率为 20.0%(6/30)、30.0%(9/30),对照组为 50.0%(15/30)、60.0%(18/30),组间比较均 $P<0.05$。

蒋慧等评价循经穴位按摩在慢性阻塞性肺疾病(COPD)便秘患者中的应用效果。对照组给予便秘常规指导,治疗组在对照组的基础上实施手阳明大肠经、手太阴肺经的循经穴位按摩,1 次/d。结果:治疗组、对照组首次排便时间为 32.75±1.88 h,51.96±2.21 h,干预 7 d 后 PAC-SYM 总分分别为 12.09±3.16 h,22.75±3.63 h,组间比较 $P<0.05$;治疗组临床疗效优于对照组($P<0.05$)。

吴波等研究足月妊娠行穴位按摩对 I 期泌乳始动时间的影响。结果:试验组产妇的未分娩即有泌乳比例 14.3%(15/105)高于对照组 6.7%(7/105)($P<0.05$),泌乳始动时间短于对照组($P<0.05$),开始泌乳时间<1 d、1~2 d 比例 51.4%(54/105)、41.0%(43/105)均高于对照组 22.9%(24/105)、

38.1%(40/105)（$P<0.05$），>2 d 比例 7.6%（8/105）低于对照组 39.0%（41/105）（$P<0.05$）。试验组产妇的总有效率 93.3%（98/105）高于对照组82.9%（87/105）（$P<0.05$）。试验组产妇的乳房胀痛程度 0 级比例 87.6%（92/105）高于对照组 49.5%（52/105）（$P<0.05$），Ⅰ级、Ⅱ级、Ⅲ级比例 5.7%（6/105）、4.8%（5/105）、1.9%（2/105）均低于对照组 10.5%（11/105）、18.1%（19/105）、21.9%（23/105）（$P<0.05$）。试验组产妇的母乳喂养率92.4%（97/105）高于对照组 75.2%（79/105）（$P<0.05$）。

赵志斌等观察振腹推拿联合附件炎 1 号方（当归芍药散加减）热敷对输卵管积水患者体外受精-胚胎移植（IVF-ET）妊娠结局的影响。治疗组在行IVF 前予振腹推拿联合附件炎 1 号方热敷治疗，预处理对照组在体外受精（IVF）前对输卵管积水进行西医预处理治疗，未预处理对照组例在 IVF-ET 前未接受任何治疗。结果：治疗组治疗后输卵管积水程度较治疗前出现不同程度的减轻或消失（$P<0.05$）。治疗组人绒毛膜促性腺激素（HCG）日子宫内膜厚度、获卵数、成熟卵子（MII）期卵子数均高于预处理对照组、未预处理对照组（$P<0.05$）；3 组促性腺激素（Gn）总量、Gn 总天数比较 $P>0.05$；治疗组卵裂率、正常受精率、胚胎着床率、临床妊娠率均高于预处理对照组、未预处理对照组（$P<0.05$）；治疗组周期取消移植率高于预处理对照组（$P<0.05$），低于未预处理对照组（$P<0.05$）。治疗组异位妊娠率、流产率均低于未预处理对照组（$P<0.05$），但与预处理对照组比较 $P>0.05$；治疗组胚胎停止发育率低于预处理对照组、未预处理对照组（$P<0.05$）。

齐凤军等观察推拿桥弓结合针刺治疗桥本氏甲状腺炎的临床疗效。观察组予以推拿桥弓结合针刺治疗，对照组给予优甲乐治疗。结果：治疗后，两组患者甲状腺激素均较治疗前有明显变化，观察组促甲状腺激素（TSH）降低幅度大于对照组（$P<0.05$），游离 T3（FT3）、游离 T4（FT4）升高幅度大于对照组（$P<0.05$）；抗甲状腺过氧化物酶抗体（TPO-Ab）、甲状腺球蛋白抗体（TGAb）与甲状腺微粒体抗体（TMAb）滴度均较治疗前降低（$P<0.05$）；观察组甲状腺体积和峡部厚度炎性肿胀均较治疗前降低（$P<0.05$），而对照组甲状腺体积和峡部厚度炎性肿胀为部分降低；观察组综合疗效优于对照组（$P<0.05$）。

张红石等探索腹部推拿治疗心脾两虚型失眠脑肠互动效应的物质基础。结果：患者组治疗前与健康组比较 N-乙酰天门冬氨酸（NAA）、胆碱复合物（Cho）的肌酸（Cr）比值降低，血清中 SP、ENK、Ghrelin 含量增高，NPY 含量降低；患者组治疗前后比较 NAA/Cr 比值明显升高，血清中 SP、ENK、Ghrelin 含量降低，NPY 含量增高。NAA/Cr 与 PSQI指数呈线性负相关，ENK、SP 与 PSQI 指数呈线性正相关。

潘琳等探讨五音疗法联合穴位按摩在慢性心衰（CHF）患者中的应用效果。对照组实施常规护理，观察组在此基础上加用五音疗法联合穴位按摩进行干预，持续干预 4 周。结果：观察组干预后焦虑自评量表（SAS）评分、抑郁自评量表（SDS）评分和左心室射血分数（LVEF）、左室收缩末期内径（LVESD）水平、左室舒张末期内径（LVEDD）水平均低于对照组（$P<0.05$）。

4. 小儿推拿

小儿推拿的文献以小儿推拿特定手法、流派以及临床疗效观察等为主。

方淡思等观察不同频率清天河水手法治疗小儿外感发热的临床疗效，探讨手法频率与退热效应之间的关系。认为清天河水手法治疗小儿外感发热，200 次/min 的频率可明显降低患儿体温，且对患儿皮肤的损伤较弱，同时节省了操作者的体能，更好地保证了手法操作的稳定性。

王粟实等通过不同捏脊手法、捏脊部位对厌食症患儿食欲因子影响的随机对照研究，挖掘冯氏捏脊手法特色。分为 3 组：冯氏捏脊治疗组、三指捏脊治疗组 42 例、非捏脊穴位对照组。结果：3 组患儿

Ghrelin 水平比较,三指组和对照组 Ghrelin 水平较本组治疗前均上升($P<0.05$),3 组治疗前后差值比较 $P<0.05$。与对照组比较,冯氏组 Ghrelin 水平治疗前后差值较低($P<0.05$)。3 组患儿 Leptin 水平比较,对照组 Leptin 水平较本组治疗前下降($P<0.05$)。3 组症状量表评分较本组治疗前均下降($P<0.05$)。3 组症状量表评分治疗前后差值比较 $P<0.05$。与对照组比较,冯氏组症状量表评分治疗前后差值较低($P<0.05$)。与冯氏组比较,三指组症状量表评分治疗前后差值较低($P<0.05$)。对治疗后各指标进行 Spearman 秩相关分析,结果显示治疗后患儿的 Ghrelin 和年龄呈正相关关系($r=0.248$,$P=0.012$)。

李明等探讨小儿推拿联合止敏平喘汤对咳嗽变异性哮喘(CVA)患儿的影响。对照组在"六经病欲解时"理论指导下对小儿进行推拿治疗,观察组在对照组治疗基础上联合止敏平喘汤治疗。结果:观察组临床总有效率高于对照组($P<0.05$)。观察组治疗后 FVC、FEV1、PEF 均比对照组高($P<0.05$)。观察组治疗后外周血 CD_3^+、CD_4^+ 水平均比对照组高,CD_8^+ 水平比对照组低($P<0.05$)。观察组治疗后外周血 EOS、ECP、IL-5 水平均比对照组低($P<0.05$)。

王小利等研究补髓柔筋推拿配合平衡肌力训练对小儿痉挛型脑瘫下肢功能及表面肌电图的影响。对照组接受平衡肌力训练,联合组予平衡肌力训练配合补髓柔筋推拿治疗。结果:治疗后,联合组总有效率、下肢活动度和 GMFM 评分高于对照组,表面肌电图 RMS 值和 MAS 评分低于对照组(均 $P<0.05$)。

5. 足部按摩

许丽华观察全蝎软膏外敷联合足底穴位按摩治疗糖尿病足的临床效果,两组均给予足底穴位按摩治疗,联合组加外敷全蝎软膏治疗。结果:总有效率联合组比足底按摩组高($P<0.05$)。治疗后两组创口面积、肉芽形态、渗出、疼痛评分均降低($P<$

0.05),联合组更低($P<0.05$)。治疗后两组踝肱指数、足部震动感觉阈值均增高($P<0.05$),联合组更高($P<0.05$)。治疗后两组 VCAM-1、IL-6、FGF-2 水平均降低($P<0.05$),联合组更低($P<0.05$)。

6. 文献研究

王爽等系统梳理了明清时期小儿推拿古籍的相关信息,并按时间顺序考证了古籍的名称、异名、作者信息、成书年代等要素,以期为研究小儿推拿学科的发展奠定文献基础。

黄常乐等基于中医古籍文献的检索、整理,挖掘古代医家运用膏摩法治疗腰痛的方剂谱。以《中华医典》(第五版)为数据来源,按检索词"摩""三拊""擦"进行检索;对检索的结果逐一按纳入标准及排除标准筛选出符合的膏摩方,并按膏摩名、出处、应用、药物摘录至 Microsoft Excel 表格中,再参照《中医内科学》"腰痛"分型标准将收录的膏摩方予以分类整理分析。结果:共纳入条目 148 条,共有膏摩方 50 首。膏摩方的剂型有膏剂、散剂、丸剂、丹剂及酒剂,以膏剂为多,共 31 次。

谢会慧等从中国知网中导出从建库至 2020 年 12 月推拿治疗糖尿病相关文献,并利用 Citespace 软件绘图进行分析。共纳入有效文献 526 篇,其中关键词有 437 个,"推拿""糖尿病""糖尿病周围神经病变""护理"出现频次较多,研究作者有 505 位,研究机构有 373 所,其中发文量最多的作者和机构均来自长春中医药大学及其附属医院,同一个机构中的作者联系更紧密,而跨组织机构合作的现象并不明显。

7. 推拿教学

推拿技能操作是检验推拿教学效果和评判学生掌握情况的重要手段,优化推拿技能考评体系符合新时代高校育人的总体要求。李忠正等结合临床教学实际,提出"三层次-四维度-五主体"的推拿考评体系构建思路,旨在使推拿考评体系标准化、规范化,同时结合推拿学科特点,兼具开放性和推广性,以最终客观、量化评价学生推拿临床技能水平。

罗宇君等针对军队医学院校中医本科生小班制学生人数极少,推拿教学凸显课时少、内容多、教学要求高的困境,通过精心设计课堂导入环节,采用LBL、CBL、PBL、Seminar 等教学方法,混合应用,因材施教,再加上在课堂上多种媒介+灵活组织和强化学生门诊带教学习,能够初步实现在较短课时内让学生掌握手法的目的。

(撰稿:许军 审阅:严隽陶)

【基础实验研究】

张英琦等将幼兔随机分为盐水对照组、模型组、退热六法组各 8 只。模型组、退热六法组采用耳缘静脉大肠杆菌内毒素注射法制备发热模型。模型建立后 60 min,退热六法组给予退热六法干预:开天门、推坎宫、揉太阳、揉耳后高骨、清天河水、推脊。造模后 20 min/次记录体温,连续测量温度 180 min。结果:与盐水对照组相比,模型组幼兔体温升高($P<0.05$),退热六法组幼兔体温升高明显低于模型组($P<0.05$)。干预后 120 min,与盐水对照组相比,模型组幼兔血白细胞降低、中细粒细胞百分比显著升高($P<0.05$)。退热六法组中性粒细胞百分比较模型组降低明显($P<0.05$),白细胞降低无统计学意义($P>0.05$)。ELISA 结果显示,与盐水对照组比较,模型组外周血、肝、肺组织 PGE2 均显著上升($P<0.05$)。退热六法组经干预后,各组织 PGE2 表达量均较模型组降低($P<0.05$),其中外周血 PGE2 表达量较盐水对照组无统计学意义($P>0.05$),肝、肺组织表达较盐水对照组差异显著($P<0.05$)。Western Blot 结果显示,模型组肝、肺组织 COX-2 蛋白表达增加,与盐水对照组相比具有统计学差异($P<0.05$)。与模型组比较,退热六法组肝、肺组织 COX-2 表达水平显著下降($P<0.05$)。

王雄将等将雄性 SD 大鼠分为空白组、假手术对照组、SNL 模型组各 16 只,以及慢病毒干扰组、假推拿组、枢经推拿组各 8 只,除空白组和假手术对照组外,余组均以结扎 L5 脊神经致神经病理性痛的方法建立 SNL 模型。造模 7 d 后分别从空白组、假手术对照组、SNL 模型组中各随机选取 8 只进行行为学检测及取材。慢病毒干扰组、假推拿组、枢经推拿组均在造模 7 d 后开始干预,空白组、假手术对照组和 SNL 模型组不进行干预。慢病毒干扰组:将抑制 VGLUT2 的慢病毒一次性注入大鼠脊髓;假推拿组:轻轻抚摸大鼠的背部,1 次/d, 18 min/次,共 10 d;枢经推拿组:用按摩推拿手法模拟仪依次刺激大鼠双侧的"环跳""风市"和"阳陵泉"穴,1 min/穴,18 min/次,共 10 d。结果:造模 7 d 后,与空白组比较,SNL 模型组的热痛觉阈值、机械刺激痛觉阈值、斜板试验角度均显著降低($P<0.05$);VGLUT2 表达及 IL-6、TNF-α 的水平显著升高($P<0.05$)。干预 10 d 后,与 SNL 模型组比较,枢经推拿组与慢病毒干扰组的热痛觉阈值、机械刺激痛觉阈值均显著升高($P<0.05$),VGLUT2 表达及 IL-6、TNF-α 的水平显著降低($P<0.05$)。

陈海南等观察按法对脑卒中肌痉挛大鼠脊髓内 5-羟色胺 2B(5-HT2B)受体和 5-羟色胺 2C(5-HT2C)受体表达水平与 γ-氨基丁酸(GABA)含量变化的影响。32 只大鼠采用随机数字表法均分为 4 组,分别是空白组、假手术组、模型组和治疗组,模型组和治疗组通过将线栓插入颈外动脉堵塞血液流通方式构造 MCAO 脑缺血模型,假手术组进行与模型组相同的手术操作但不插入线栓。结果:治疗后,改良 Ashworth 肌张力评分方面,模型组、治疗组明显高于空白组和假手术组($P<0.05$),而治疗组肌张力水平显著低于模型组($P<0.05$);平衡木运动能力评分方面,模型组、治疗组评分均显著低于空白组和假手术组($P<0.05$),而治疗组评分显著高于模型组($P<0.05$);模型组、治疗组 5-HT2B 受体和 5-HT2C 受体表达量相比于空白组和假手术组有明显提升($P<0.05$),且治疗组中 5-HT2B 受体和 5-HT2C 受体表达量显著低于模型组($P<0.05$);模型组 GABA 含量低于空白组和假手术组($P<0.05$),且治疗组 GABA 含量高于模型组($P<0.05$)。

蒙蒙等将 SD 大鼠分为假手术组、模型组、推拿组各 10 只。缺血性卒中再灌注模型制备成功后推拿组给予推拿刺激，即于每日上午 9 点点按头顶部"百会""神庭"，腿部"足三里"，10 min/次，1 次/d。其余两组不予处理。2 周后，ZeaLonga 评分显示，与假手术组比较，模型组的评分明显增高（$P<0.05$），与模型组比较，推拿组的评分明显降低（$P<0.05$）；TTC 染色显示，模型组的脑梗死面积明显高于假手术组与推拿组（$P<0.05$）；TUNEL 法显示，推拿组与假手术组的脑神经细胞凋亡指数明显低于模型组（$P<0.05$）。推拿组的 Beclin 1 蛋白的表达含量较模型组增加（$P<0.01$）；推拿组的 Beclin 1 mRNA 表达显著高于模型组（$P<0.01$）。

黄文婷等将成年新西兰兔分为 K 组（空白组）、P 组（模型组）、I-1 组（频率 101～150 次/min）、I-2 组（频率 201～250 次/min）各 10 只，用灌饲小承气汤和饥饱失常法造脾虚模型。I-1 组和 I-2 组在"中脘""天枢"（双）予以不同频率一指禅推法干预治疗，每日手法治疗后均进行腹腔注射 Akt 激酶选择性强效抑制剂（ML-9），其余组不采取干预措施。连续干预 10 d 后，与 K 组比较，P 组家兔小肠推进率显著降低（$P<0.05$）；与 P 组比较，I-1 组和 I-2 组家兔小肠推进率均明显提高（$P<0.01$）；I-1 组与 I-2 组比较，I-1 组小肠推进率高于 I-2 组（$P<0.05$）。

钮妍等将 Wistar 大鼠适应性跑台训练后随机取出 8 只作为空白组，再运用改进的递增跑台有氧力竭运动法造运动性疲劳模型，将造模成功大鼠，分为模型组和推拿组各 8 只。推拿组常规喂养，每日力竭运动后予推拿干预 1 次，即用不透光棉袋套住大鼠头部及胸部，随后将大鼠置于自然俯卧体位，一手轻按大鼠项背部安抚其情绪，另一手运用中指揉法先后作用于双侧天枢穴，作用力 1.5 N，频率 60 次/min，双侧同时施术，干预 5 min；随后食、中、无名三指松振法作用于"中脘"穴至"关元"穴的任脉区域，作用力 1 N，频率 200 次/min，各干预 5 min。每次腹部推拿干预时间总计 15 min。连续 21 d。空白组及模型组在推拿组手法干预时段，给予同样时长及力度的抓取固定。结果：与空白组比较，模型组 EF 相关代谢产物血乳酸（Lac）、尿素氮（BUN）及肌酸激酶（CK）水平均显著升高（$P<0.01$）；与模型组比较，推拿组 Lac、BUN 及 CK 水平均显著下降（$P<0.05$，$P<0.01$）。与空白组比较，模型组磷酸化腺苷酸活化蛋白激酶（pAMPK）与腺苷酸活化蛋白激酶（AMPK）比值及过氧化物酶体增殖物激活受体 γ 共激活因子 1α（PGC-1α）蛋白表达水平显著降低（$P<0.01$），半胱氨酸蛋白酶（caspase-3）蛋白表达水平显著升高（$P<0.01$），肿瘤坏死因子-α（TNF-α）及白细胞介素-1β（IL-1β）蛋白表达水平显著上调（$P<0.05$，$P<0.01$）。与模型组比较，推拿组 pAMPK/AMPK 比值及 PGC-1α 蛋白表达水平显著升高（$P<0.05$，$P<0.01$），caspase-3 蛋白表达水平出现下降趋势，TNF-α 及 IL-1β 蛋白表达水平显著下调（$P<0.05$，$P<0.01$）。

郅晓宇等通过实验动物脑电实验以及血清酶联免疫检测，观察振腹环揉法对 PCPA（对氯苯丙氨酸）失眠模型大鼠脑电活动及下丘脑 5-HT、β-EP 含量的影响。结果：模型组与空白组相比，δ 波百分比降低（$P<0.001$）；θ 波、α 波、β 波百分比升高（$P<0.05$）；下丘脑内 5-HT、β-EP 含量下降（$P<0.001$）。推拿组与模型组相比，δ 波百分比升高（$P<0.05$）；θ 波百分比降低（$P<0.05$）。下丘脑内 5-HT 的含量升高（$P<0.05$）；β-EP 的含量升高（$P<0.001$）。

吕智桢等将雄性 SD 大鼠分为空白组、假手术组、慢性下腰痛（CLBP）模型组和推拿治疗组各 8 只。通过外部链接固定钢板固定大鼠腰椎制备 CLBP 模型，固定 2 周后成模。推拿治疗组大鼠在造模后第 15 天开始给予按揉两侧 L3～S1"夹脊"穴进行推拿治疗，共 10 穴，1 min/穴。设定推拿按揉力度 5N，频率 2 Hz，10 min/次，1 次/d，连续干预 2 周。运用 CatWalk 步态分析系统检测 4 组大鼠造模前及干预后第 1、3、7、10、14 d 步态参数的改变。结果：干预后第 1 d 开始，CLBP 模型组和推拿治疗组大鼠的站立时相持续时间、举步时相持续时间和步行持续时间较空白组均显著上升($P<0.01$),干预后第 7 或 10 或 14 d,推拿治疗组大鼠这 3 项步态参数出现显著下降($P<0.05$,$P<0.01$);干预后第 1 天开始,CLBP 模型组和推拿治疗组大鼠的举步速度较空白组显著下降($P<0.01$),干预后第 10、14 d,推拿治疗组大鼠举步速度较 CLBP 模型组显著上升($P<0.05$,$P<0.01$)。

吴志伟等将 SD 大鼠随机分为空白组、假手术组、模型组、模型+推拿组各 16 只。采用羊肠线结扎的方法建立坐骨神经慢性压迫损伤模型(CCI);模型+推拿组造模后第 4~13 d,每天将大鼠固定并推拿按揉处理右后肢"承山"穴 10 min,至术后第 13 d。全程使用无线触觉力按摩指套进行刺激量的标准化,刺激参数为 5 N、2 Hz、10 min、1 次/d。其余组均不做推拿。结果:模型组大鼠造模后机械足反射阈值(PWT)和热缩足反射潜伏期(PWL)均显著低于空白组及假手术组($P<0.01$);造模后第 10、14 d,模型+推拿组与模型组比较,PWT、PWL 显著升高($P<0.05$,$P<0.01$);与空白组和假手术组比较,模型组大鼠造模后脊髓背角星形胶质细胞明显激活,GFAP 蛋白表达量显著升高($P<0.01$);模型+推拿组脊髓背角星形胶质细胞较模型组激活减少,GFAP 蛋白表达量显著降低($P<0.01$)。

陈乐春等研究推拿对 CCI 大鼠背根神经节(DRG)P2X3 受体的表达以及通道电流变化的影响。实验 1:将 SD 大鼠随机分为空白组、CCI 模型组、假手术组、CCI 模型+推拿组各 8 只。CCI 模型+推拿组在造模后第 4 d 先将大鼠固定于推拿固定床适应环境 15 min,而后予以推拿点按手法:用手握空拳,拇指伸直并紧贴于食指中节的桡侧面,以拇指端为力点紧贴于大鼠术侧委中穴,用力要由轻到重(最大 8 N),稳而持续,至最大力时维持并停留 3 s,后缓慢泻力,为 1 遍,重复 10 遍为 1 组,1 组/d,连续干预 18 d。干预结束后,应用 Western blot 检测各组神经元 P2X3 受体表达情况。实验 2:将 SD 大鼠分为空白组、CCI 模型组、CCI 模型+推拿组各 4 只,推拿点按手法同实验 1,干预结束后,应用全细胞膜片钳技术观察各组大鼠 DRG 神经元 P2X3 通道内向电流的变化。结果:造模后,与空白组和假手术组比较,CCI 模型组大鼠 DRG 中 P2X3 的表达水平显著增高($P<0.01$);CCI 模型+推拿组 P2X3 受体的表达水平显著低于 CCI 模型组($P<0.01$),高于假手术组($P<0.05$)。当给予 α,β-meAPT 浓度为 0 μL/L 时,3 组大鼠 DRG P2X3 通道均未开放。当给予 α,β-meAPT 浓度为 50 μL/L 时,3 组大鼠 DRG P2X3 通道均可诱发出不同程度的内向电流,但 3 组间电流幅度差异无统计学意义。当 α,β-meAPT 浓度为 100 μL/L 时,CCI 模型组 DRG 神经元 P2X3 通道内向电流幅度较空白组显著升高($P<0.01$),CCI 模型+推拿组 DRG 神经元 P2X3 通道内向电流幅度较 CCI 模型组显著下降($P<0.05$)。

(撰稿:许军 审阅:严隽陶)

【推拿治疗乳腺癌术后上肢淋巴水肿】

许晓冬等将乳腺癌术后上肢淋巴水肿患者分为常规治疗组、经筋推拿组、肌内效贴组和联合组各 42 例。常规治疗组患者采用常规治疗;经筋推拿组患者在常规治疗基础上加用经筋推拿,经筋推拿组患者在常规治疗基础上进行经筋推拿。①循经推拿:沿手三阴经、三阳经循行方向,每经按揉 3~5 次,15 min/次;②筋结推拿:寻找患侧上肢痛点和筋结点,以弹拨手法推拿,10~15 min/次。以上治疗 1 次/d,5 d/周,连续治疗 1 个月。肌内效贴组患者在常规治疗基础上加用肌内效贴布贴扎治疗,方法:先采用爪型贴扎方法,以肘部腕伸屈肌群为贴布扎贴起点,分为 4 条,从手背绕过手指蹼贴于手心掌指纹;然后采用 I 型贴扎方法,取 2 条贴布以腕关节中点为扎贴起点,向两侧施加拉力;两种方法贴扎起点 5 cm 以内不施加拉力,其余部分施加 10% 及以下拉力。每贴扎 3 d 休息 1 d,之后再贴扎,连续治疗 1 个月;肌内效贴组患者在常规治疗基础上加用肌内效贴布贴扎治疗,方法同上,连续治疗 1 个月;联合组患者在常规治疗基础上进行经筋推拿联合肌内效贴治疗。结果：治疗后 4 组患者上臂臂围差值和 DASH 评分均低于治疗前（$P<0.05$），淋巴流量均高于治疗前（$P<0.05$）；治疗后经筋推拿组、肌内效贴组和联合组患者上臂臂围差值和 DASH 评分均低于常规治疗组（$P<0.05$），淋巴流量均高于常规治疗组（$P<0.05$）；治疗后联合组患者上臂臂围差值和 DASH 评分均低于经筋推拿组和肌内效贴组（$P<0.05$），淋巴流量高于经筋推拿组和肌内效贴组（$P<0.05$）；治疗后经筋推拿组患者上臂臂围差值，淋巴流量和 DASH 评分与肌内效贴组患者比较 $P>0.05$；4 组临床疗效等级和总有效率比较 $P<0.05$，联合组总有效率高于常规治疗组（$P<0.01$）。

周家同等将患者分为两组。对照组 24 例采用综合消肿理疗法（CDT）。试验组 26 例在此基础上采用复方精油穴位按摩联合微波理疗和 CDT 的复合理疗方法。具体为：（1）复方精油（迷迭香精油、葡萄柚精油、荷荷巴油）穴位按摩，选穴：根据中医科专家指导及文献查阅，选择手厥阴心包经和手阳明大肠经 2 条手臂经络上的腧穴，包括中冲-劳宫-大陵-间使-内关-郄门-曲泽-天泉；肩髃-臂臑-手五里-曲池穴-偏历-阳溪-合谷穴。手法运用：主要采用指压法、指揉法等。穴位按摩顺序按经络走行，即从胸走手，从手走胸。康复初期按摩手掌、前臂，循序渐进加大按摩范围，对症循经取全手臂穴位。（2）微波理疗，采用 WB-3100 微波治疗仪对患肢的腋窝处施行理疗，功率 5～10W/10～15W，15～20 min/次，每隔 2 日 1 次。干预后 8 周，两组患者患肢水肿程度均较干预后 4 周减轻（$P<0.05$），试验组减轻程度较对照组显著（$P<0.05$）；重复测量方差分析显示，试验组干预后不同时间点中医症状积分得分、患肢 BCLE-SEI 得分均低于同期对照组（$P<0.05$）。两组患者中医症状积分得分、患肢 BCLE-SEI 得分的时间效应、组间效应及交互作用差异均有统计学意义（$P<0.05$）。

赵文霞等将患者分为两组各 41 例。对照组采用常规西医治疗，观察组在上述基础上联合使用推拿治疗：由专业的中医技师，从患者远心端到近心端以拿揉法对患侧上肢进行松解，按压时间为 10～15 min，完成后沿患者手厥阴心包经循行方向，按照由上而下的顺序进行推揉，反复 5 次后取穴中冲、间使、内关、天泉、大陵和劳宫等进行按揉，各穴位按揉时间 1～3 min，1 次/d。两组均以 1 周为 1 个疗程并同时治疗 4 个疗程。结果：观察组总有效率明显高于对照组（$P<0.001$）；观察组肿胀、疼痛等症状评分均低于对照组（$P<0.001$）；两组治疗后 ROM 和压痛评分均有所改善（$P<0.001$）；观察组 ROM 评分高于对照组而压痛评分低于对照组（$P<0.001$）；观察组 QOL 评分显著高于对照组（$P<0.001$）。

敬旭军等将患者分为两组各 48 例，对照组给予空气波治疗，治疗组运用参芪消肿方（黄芪、太子参、薏仁米、益母草、泽泻、白术等）联合循经推拿治疗，患者取俯卧位，依次推拿大椎、肩井、天宗、肾俞、脾俞、肺俞等腧穴，5 秒/穴，运用推法沿大杼穴至昆仑，运用捺法放松患侧肩胛部，重复 3 次；患者取仰卧位，轻揉膻中 10 次，运用揉法循经推拿各经，重复操作 3 次；运用拿法循经推拿各经，并轻压肩贞、曲池、尺泽、外关、阳泉等腧穴，5 秒/穴，重复操作 3 次。术者采用向心性单方向操作，以患者耐受为度，切忌往返方向操作和过度用力，以轻柔、和缓、渗透为主要原则。1 次/d，40 min/次，连续治疗 4 周。结果：治疗组总有效率为 95.8%（46/48）、对照组为 81.3%（39/48），组间比较 $P<0.05$。两组治疗后的症状总评分、CRP、IL-6、VEGF 显著降低，治疗组降低更明显（$P<0.05$）。两组治疗后患肢周径与健肢的差值均显著降低，治疗组较对照组降低更明显（$P<0.05$）。治疗后，两组的 QLICP-BR 评分显著升高，治疗组升高明显（$P<0.05$）。

秦子舒介绍了陈虹樑医师发明的新型推拿手法"指尖易筋疗法"在乳腺癌术后上肢淋巴水肿应用中的诊疗思路、疗法特点。诊疗思路：一是以"辨气血有余不足"为乳腺癌术后上肢淋巴水肿的诊断思路；二是以"急则治手三阴经之本，缓则治手三阳经之标"为治疗思路。疗法特点：循经取穴，由远及近，由表及里，浮力运指；用力轻、手法柔、力点小、施术精；

肩关节及胸肋处相关诸穴是指尖易筋疗法的重点施术部位。

（撰稿：许军　审阅：严隽陶）

【推拿治疗腺样体肥大】

宋瑶等将腺样体肥大患儿分为两组各 75 例，治疗组采用清肺化痰通窍方（金银花、连翘、辛夷、黄芩、石菖蒲、夏枯草等）联合按摩迎香穴，即服药前将双手食指指尖置于迎香穴，做旋转揉搓，连做 1 min，2 次/d。对照组采用孟鲁司特钠咀嚼片联合中药安慰剂。结果：与本组治疗前比较，治疗后两组患儿鼻塞等主要症状积分、精神等次要症状积分以及腺样体/鼻咽腔（A/N）值均明显下降（$P<0.01$），且治疗组患儿低于对照组（$P<0.05$）。治疗组临床总有效率、中医证候疗效总有效率优于对照组（$P<0.05$）。

王明晶等将脾虚痰阻证患儿分为两组各 85 例。治疗组采用运脾化痰通窍方（苍术、薏苡仁、辛夷、黄芩、石菖蒲、夏枯草等）配合迎香穴按摩，操作方法：将双手食指指尖置于迎香穴，旋转揉搓 1 min，2 次/d，于服药前按摩。对照组采用孟鲁司特钠咀嚼片配合中药安慰剂。两组均连续治疗 3 个月，第 4 个月进行随访，最长随访期 6 个月。结果：治疗组总有效率为 97.6%（83/85），对照组为 81.2%（69/85），组间比较 $P<0.01$。两组治疗后主要症状积分、A/N 值积分均明显低于治疗前，且治疗组积分明显低于对照组（$P<0.05$，$P<0.01$）。随访 6 个月发现，治疗组患儿主要症状复发率（如鼻塞等）及过敏性鼻炎发生率均显著低于对照组（$P<0.05$，$P<0.01$）。

董玲等将患儿分为两组各 30 例，治疗组给予消腺散结汤（生麻黄、苦杏仁、生石膏、炙甘草、柴胡、法半夏等）联合推拿（先用缠法在喉结两旁操作 5~10 min；再揉天突、迎香，按列缺、鱼际，拿合谷穴 5~10 min。最后选择患儿左手分别清肺经、清胃经、清大肠各 200~300 次，揉板门、运内八卦、清天

河水、退六腑各 100~200 次。以上治疗 1 次/d），对照组给予口服蒲地蓝消炎口服液、孟鲁司特钠。两组治疗 1 周后，结果：治疗组总有效率高于对照组（$P<0.05$）；治疗后两组中医证候积分均显著下降（$P<0.01$），且治疗组显著低于对照组（$P<0.05$）。治疗后两组 OSA-18 量表评分均显著降低（$P<0.01$），且治疗组显著低于对照组（$P<0.01$）；两组治疗后血清淀粉样蛋白 A 水平较治疗前下降（$P<0.05$），治疗组血清淀粉样蛋白水平低于对照组（$P<0.05$），两组患儿治疗前后 C 反应蛋白水平均无明显变化。

刘鲲鹏等将患儿分为两组各 30 例，观察组采用推拿治疗；药物组采用 0.05% 糠酸莫米松鼻喷雾剂喷鼻治疗。结果：观察组总有效率 90.0%（27/30），药物组为 66.7%（20/30），组间比较 $P<0.05$，两组患儿治疗前后鼻咽侧位片 A/N 值组内差异无统计学意义（$P>0.05$），治疗后，两组患儿临床症状评分均下降，组内治疗前后比较 $P<0.001$，治疗后组间比较 $P>0.05$，治疗后，两组患儿 QOL 评分下降，组内治疗前后比较 $P<0.001$，治疗后组间比较 $P<0.001$。

朱莹将患儿分为两组各 34 例，1 组采用自拟消腺散（赤芍、丹皮、鱼腥草、黄芩、藿香、甘草等）治疗；2 组采用小儿推拿治疗，采取推、揉、运、拿、捏、摩等手法，做到轻、柔、快、稳、实，穴位可选择天门（拇指自双侧眉间中点，推至发际线）、太阳（用拇指端揉）；以小儿左侧手为准，指按揉合谷穴 3 min，左右（清肺经 300 次）；使小儿俯卧，掌根直推脊柱、脊柱两侧肌肉，擦热肩胛骨内侧肺俞穴、腰骶部，配合捏脊 10 遍左右，捏 3 次提 1 次，重复进行。结果：治疗后，小儿推拿组和消腺散组有效率分别为 94.1%（32/34）、76.5%（26/34），组间比较 $P<0.05$，比较小儿推拿组和消腺散组的睡眠质量、中医证候中食欲不振等评分均降低（$P<0.05$）。

（撰稿：许军　审阅：严隽陶）

[附] 参考文献

C

常红,赵燕,王绛辉,等.肩部松解推拿术联合雷火灸治疗肩关节周围炎风寒湿痹证疗效及对肩关节活动度、血清炎症相关因子的影响[J].河北中医,2022,44(7):1159

陈海南,卢园,王兰兰,等.按法对脑卒中肌痉挛大鼠脊髓内5-HT2B受体、5-HT2C受体表达与GABA含量的影响[J].湖南中医药大学学报,2022,42(7):1169

陈乐春,林志刚,张幻真,等.推拿对坐骨神经慢性压迫性损伤大鼠背根神经节P2X₃受体表达及内向电流的影响[J].中华中医药杂志,2022,37(8):4666

D

丁兴,许金海,莫文,等.施氏脊柱平衡手法结合筋骨导引术治疗中老年腰椎间盘突出症的多中心随机对照临床研究[J].上海中医药杂志,2022,56(4):50

董玲,赵雪晴,陈启雄,等.消腺散结汤联合推拿治疗儿童病毒性急性扁桃体炎伴腺样体肥大的临床研究[J].中国中医急症,2022,31(7):1185

F

方淡思,许丽.不同频率清天河水手法治疗小儿外感发热临床观察[J].中医儿科杂志,2022,18(4):83

G

高建辉,张超凡,崔小锋,等.摩腹手法对原发性失眠大鼠下丘脑Orexin系统的影响[J].辽宁中医杂志,2022,49(8):198

高丽君,王继红,黄泽芳,等.一指禅手法对脾虚型家兔小肠推进率的影响研究[J].辽宁中医杂志,2022,49(5):10

郭智,孙茂峰,王俊霞.中药熏蒸配合手法按摩治疗强直性脊柱炎的疗效观察[J].中医外治杂志,2022,31(2):59

H

黄常乐,张济时,王晓东.基于中医古籍文献挖掘膏摩法治疗腰痛病的方剂谱[J].新中医,2022,54(14):26

黄金星,谭天林,李晓龙,等.推拿手法治疗腰椎间盘突出症椎间孔镜术后残余疼痛临床研究[J].四川中医,2022,40(5):196

黄文婷,王继红.基于MLCK信号通路探讨一指禅推法对脾虚家兔胃肠传输功能的影响[J].辽宁中医杂志,2022,49(6):208

J

蒋慧,李兴燕,张锡锋.基于"肺与大肠相表里"的循经穴位按摩治疗慢性阻塞性肺疾病便秘临床研究[J].陕西中医药大学学报,2022,45(5):144

敬旭军,吴惠慈,王德奋,等.参芪消肿方联合循经推拿对乳腺癌术后上肢淋巴水肿的影响[J].环球中医药,2022,15(5):876

L

李婵,原丹,林栋.三伏贴前配合推拿开穴治疗肺气虚寒型变应性鼻炎30例[J].福建中医药,2022,53(8):60

李明,李伟元,黎俊玲.小儿推拿联合止敏平喘汤对咳嗽变异性哮喘患儿肺功能、免疫功能及外周EOS、ECP、IL-5的影响[J].长春中医药大学学报,2022,38(8):893

李晓,郭汝宝,应晓明,等.不同介入时间推拿手法对缺血性脑卒中患者肢体障碍的影响[J].新中医,2022,54(8):200

李哲,王继红,孙瑞,等.从小肠炭末推进率观察摩法的补泻效应[J].长春中医药大学学报,2022,38(3):273

李华南,王金贵,张玮,等.腹部推拿疗法对便秘型肠易激综合征家兔模型结肠动力调控机制的研究[J].辽宁中医杂志,2022,49(3):210

李忠正,席强,杜凯,等.三层四维五体考核评价体系优化推拿技能操作之构想[J].光明中医,2022,37(5):895

刘渊,邓健,孙雪莲,等.足阳明经筋手法治疗对膝关节骨性关节炎患者股四头肌力学性能及软骨细胞铁死亡的影响[J].中华中医药杂志,2022,37(9):5504

刘鲲鹏,崔佳文,顾非,等.推拿手法治疗小儿腺样体肥大的临床疗效观察[J].Journal of Acupuncture and Tuina Science,2021,19(6):425

罗宇君,王新.军队医学院校中医本科生小班制推拿教

学的特点与思考[J].中国中医药现代远程教育,2022,20(8):1

吕智桢,孔令军,程艳彬,等.基于CatWalk评价脊柱推拿干预慢性下腰痛模型大鼠步态行为[J].中华中医药杂志,2022,37(6):3475

M

蒙蒙,胡冠宇,娄惠娟,等.推拿手法对缺血再灌注大鼠脑神经及自噬相关蛋白Beclin 1表达的影响[J].吉林中医药,2022,42(1):72

N

钮妍,王泽中,国生,等.腹部推拿对运动性疲劳大鼠外周血单个核细胞能量代谢及炎性反应相关因子的影响[J].环球中医药,2022,15(7):1146

P

潘琳,邓莉,邓露双.五音疗法联合穴位按摩对慢性心衰患者心理状态及心功能康复的影响[J].光明中医,2022,37(9):1509

Q

齐凤军,左新河,甘水咏,等.推拿桥弓结合针刺治疗桥本氏甲状腺炎临床研究[J].湖北中医药大学学报,2022,24(1):100

秦子舒,蒲晓田,马淑然,等."指尖易筋疗法"在乳腺癌术后上肢淋巴水肿治疗中的应用[J].环球中医药,2021,14(7):1297

S

宋瑶,刘秀秀,毛黎明,等.清肺化痰通窍方联合中医外治法治疗儿童腺样体肥大肺热壅鼻证多中心随机对照研究[J].中国中西医结合杂志,2022,42(3):322

W

王爽,董航,梁大云,等.明清时期小儿推拿专著撮要[J].辽宁中医药大学学报,2022,24(7):136

王明晶,刘秀秀,毛黎明,等.运脾化痰通窍方联合中医外治法治疗儿童腺样体肥大脾虚痰阻证的临床观察[J].中国中医基础医学杂志,2022,28(3):428

王粟实,王燕,李明,等.冯氏捏脊手法改善厌食儿童食欲的特色挖掘随机对照研究[J].现代中医临床,2022,29(3):13

王小利,罗欢欢,洪浩然.补髓柔筋推拿配合平衡肌力训练对小儿痉挛型脑瘫下肢功能及表面肌电图的影响[J].陕西中医,2022,43(7):946

王雄将,梁英业,卢栋明,等.枢经推拿对慢性神经病理性疼痛大鼠VGLUT2及炎症因子表达的影响[J].广西中医药大学学报,2022,25(4):39

文永海,王嘉嘉,钟潇羽,等.抱滚法推拿结合俯卧垫枕运动整复法治疗退行性腰椎滑脱症的近期疗效评价[J].长春中医药大学学报,2022,38(8):889

吴波,邓悦,左娜,等.穴位按摩对足月妊娠孕妇Ⅰ期泌乳始动时间的影响[J].光明中医,2022,37(6):930

吴琼,谢宗池,黄河,等.按法干预心俞穴对心肌缺血大鼠心肌保护作用的研究[J].湖南中医药大学学报,2022,42(10):1677

吴志伟,宋朋飞,朱清广,等.推拿对坐骨神经慢性压迫损伤模型大鼠脊髓背角星形胶质细胞的影响[J].中华中医药杂志,2022,37(6):3462

伍丹丹,卢新刚,尹露,等.推拿联合脊髓电刺激对坐骨神经损伤大鼠脊髓前角运动神经元的抗凋亡机制研究[J].上海中医药杂志,2022,56(10):83

X

鲜明,刘舒,叶锐彬,等.郑氏手法结合粘膏支持带治疗我国高水平体操运动员三角软骨盘复合体损伤的疗效观察[J].按摩与康复医学,2022,13(5):19

谢会慧,丛德毓,谢东伶,等.基于Citespace知识图谱的推拿治疗糖尿病研究可视化分析[J].中医药通报,2022,21(4):45

许丽华.全蝎软膏外敷结合足底穴位按摩治疗糖尿病足临床分析[J].实用中医药杂志,2022,38(4):676

许晓冬,毕文倩,刘玉欣,等.经筋推拿联合肌内效贴治疗乳腺癌术后上肢淋巴水肿临床观察[J].山东中医杂志,2022,41(5):539

Y

杨波,陈清清,储红英.络虚通补法联合揉筋正脊手法对椎动脉型颈椎病患者颈肌MRI影像学指标及颈椎功能

的影响［J］.环球中医药,2022,15(6):1087

姚重界,孔令军,朱清广,等.推拿调控局部炎性微环境对腰椎间盘突出症大鼠疼痛行为的影响［J］.中华中医药杂志,2022,37(9):5379

袁兰英,马惠昇,穆静,等.理筋手法干预对颈后肌慢性损伤家兔 β-EP、ENK、5-HT 动态变化的影响［J］.中国民族民间医药,2022,31(6):29

Z

张玮,李华南,赵娜,等.腹部推拿对非酒精性脂肪性肝病大鼠肠道黏膜 F-actin、ZO-1、E-钙黏蛋白表达及超微结构的影响［J］.中华中医药杂志,2022,37(7):4079

张红石,刘鹏,吴兴全,等.腹部推拿对心脾两虚型失眠患者下丘脑活性及血清脑肠肽影响的研究［J］.时珍国医国药,2022,33(2):397

张英琦,刘志凤,于天源,等.推拿退热六法对大肠杆菌内毒素致热幼兔外周环氧合酶 2、前列腺素 E2 表达的影响［J］.环球中医药,2022,15(2):211

赵文霞,黎金凤,王培,等.推拿治疗乳腺癌术后上肢淋巴水肿患者疗效及对 QOL 评分的影响［J］.山东中医杂志,2021,40(2):162

赵志斌,颜宏利,袁雪菲.振腹推拿联合附件炎 1 号方热敷对输卵管积水患者体外受精-胚胎移植妊娠结局的影响［J］.河北中医,2022,44(6):988

郅晓宇,刘鹏,丛德毓,等.振腹环揉法对 PCPA 失眠模型大鼠脑电活动及下丘脑 5-HT、β-EP 含量的影响［J］.吉林中医药,2022,42(5):570

周家同,蒋晶,王嘉,等.复方精油穴位按摩联合微波理疗对乳腺癌患者术后淋巴水肿临床观察［J］.中国中医药现代远程教育,2022,20(3):109

周可林,董硕,国生,等.宫廷推拿法治疗松弛性跖痛症的疗效观察［J］.北京中医药,2022,41(1):47

朱莹.小儿推拿治疗儿童腺样体肥大的效果及对患儿睡眠质量的影响［J］.中国医学文摘(耳鼻咽喉科学),2021,36(1):33

（十二）气 功

【概述】

2022年以中国知网为检索平台，以"气功"作为主题词进行检索，检出108篇中文文献，以Pubmed为检索平台，以"Qigong"为检索词对"Title/abstract"进行检索，检出118篇英文文献。其中，气功临床应用研究62篇，多以随机对照研究为主；气功机理基础研究15篇，研究涉及电生理、生物力学、脑功能、分子生物学等多个角度。基金支持度方面，国家自然科学基金和国家社科基金资助的气功研究共约20篇。本年度的气功研究重点关注八段锦、太极拳以及其他传统功法对慢病康复的临床应用和作用机理方面内容，呈现临床观察规范化、机理研究多元化、功法主题多样化的趋势。

在中医学传统理论的指导下，八段锦、太极拳被临床应用于癌症、脑卒中、帕金森病、冠心病、慢性阻塞性肺疾病以及轻度认知障碍、抑郁症、精神分裂症等多种身心疾病中。此外，易筋经、六字诀、五禽戏等其他传统功法也逐渐被人们认可和接受，并通过开展一系列研究验证了这些传统功法在临床多种慢病康复中发挥的积极效应。同时，研究者还从循经感传、能量消耗、足底压力、脑电信号、脑区功能网络、心率变异性、肠道菌群、炎症细胞因子、神经递质和氨基酸代谢等多个途径对八段锦、太极拳和其他传统功法发挥调控身心效应的作用机理进行了多元化的阐释。

本年度的气功临床应用研究显示出中医气功传统功法在"心身协同"上的优势，但功法干预的标准化、观察指标的客观化、临床设计的精细化仍需进一步加强，以期逐步形成具备高等级证据的气功医学临床试验范式，从而有益于临床推广和应用。在气功机理研究方面，大多数仍为探索式、散发式研究，未系统地从气功"调身、调息、调心"的"三调合一"的内涵进行深入探讨和阐释，从气功的内涵和核心出发探明气功对不同人群发挥"心身协同"的作用机制研究仍然任重而道远。

本年度除上述研究以外，"武医结合""医体融合"之类的话题逐渐增多，且多与气功有关。

1. 武医结合

贾瑞雪等认为大卫生、大健康观念的提出，让人们的观念由"治已病"转变为有意识地"治未病"，为武医融合的产业发展带来新机遇。并从传统武医融合的历史经验，武医融合发展面临的困境（西方思维冲击、传统师徒传承制度遭到分割、武医融合的健康产业多元价值有待加强、武医融合健康产业的市场供给不足）等方面，探讨在大健康背景下传统武医融合的现代发展困境及发展路径。冉清智等从学术思想、特色手法、独创方药等方面梳理郑怀贤先生武医结合伤科治疗的经验。研究认为：武医结合是郑氏正骨手法、经穴按摩、伤科按摩的基础，郑老擅长飞叉、形意、太极、八卦等技艺，总结出按摩基本功的全身练习、指力练习、手法练习方法，并结合西医治疗；其法以简、廉、验为特色，如抓沙袋、抓坛子、掌侧击、盖击、揉捏沙袋练习，左右翻肩、墙上滚球练等，主张在按摩中要做到手中有穴，点、线、面结合。

左龙等在体医融合视阈下探索武医融合的实际意义和推广。研究认为，武医深度融合缺乏相关体系、专业人才队伍，对目前武医结合的现状进行分析从而得出结论：①需要创新武医推广的宣传方式，消除民众对于武医深度融合的认知障碍；②抓住机会，在体医融合"四合作"模式下,深化武医融合的确凿道路;③加强政府主体职责,引导多部门和组织的协调配合;④在传统武术技能教学基础上,增加中医骨伤科等医学知识的学习与实践。郭威等运用文献资料法、逻辑推理法、归纳分析法等深入探讨。主要结论:①加强群众宣教,强化"武""医"意识;②完善管理体制,促进"武""医"融通;③加强人才培养,优化"武""医"队伍;④传统结合现代,创新"武""医"模式。通过加速"武""医"的有机融合,推进健康中国战略的可持续发展。

2. 体医融合

丁省伟等借助现代系统科学范式和方法论,对健康中国背景下体医融合的时代命题进行分析。认为体医融合是一个多元素参与、相互联系、相互作用的系统。基于系统论视角,从综合组织管理、健康教育宣传、健康信息管理、指导服务平台、分级诊疗制度、复合人才培养、资源保障服务、监督评价网络 8个方面构建体医深度融合体系框架,以期打造高效的体医融合运行体系,实现体医深度融合整体效益的提升。康涛等认为如何持续推进体医深度融合,走中国特色体医融合发展道路,使其真正成为推进健康中国建设以及全面建成小康社会的重要支撑与保障,是体育与医疗卫生两大责任主体以及政府、社会组织、市场组织等面临的巨大挑战。研究在总结体医融合发展历程的基础上,分析体医融合对健康促进的主要经验和现实启示。

(撰稿:魏玉龙　审阅:章文春)

【气功文献研究】

2022 年气功文献研究集中在对中医典籍中导引的研究。其中《诸病源候论》是隋唐时期病因病机证候学的专著,将导引疗法列为主要的治疗方法;西汉早期墓葬出土的《引书》《导引图》等图文并茂地展现了秦汉时期导引疗法的真实面貌。

1.《诸病源候论》文献研究

《诸病源候论》是隋唐时期一部承上启下的病因病机证候学专著,其治疗均采用导引法,极大地促进了导引疗法的总结和传承,因此这部著作中的导引内容也是当下气功文献研究的热点。

姚渊等对《诸病源候论》气血瘀滞型转筋导引法进行探析,认为阴阳气血亏虚不能濡养筋脉是转筋的一个主要病机,而经络瘀滞不通也会导致气血不能输送到筋脉,从而使筋脉失养。气血瘀滞筋脉失养导致的转筋在书中所涉导引法可以归纳为伸腰立踵法、张脚调息法和伸腰立踵调息法,为该型转筋的养护提供治疗参考。张超阳等摘录了《诸病源候论·风病诸候》中所记载与脑卒中相关导引法,结合脑卒中的病因病机。研究发现其强调对动作姿势的最大拉伸性,强调与呼吸的配合,强调动作操作的左右均衡性,强调意念操作的重要性。将出现频率最高的动作进行整合,以改善脑卒中恢复期患者运动功能为出发点,改编出一套适合卒中恢复期患者习练的导引法五式。

郭紫薇等受到《诸病源候论》辨证导引的启发,对书中导引法条文进行了重新梳理编号,按照病候、功效分别做了统计,书中具有助阳益阳功效的导引法占总数的近三分之一,认为该书思想为"重阳"。在此基础上提出了"扶阳导引",又结合扶阳派思想、八纲辨证和三因制宜思想为当代临床导引处方的应用提出了建议,强调吸气,配合振腹。张鑫政等基于《诸病源候论》,以中医理论为指导,从人体力学的角度出发,整理一套具有振奋阳气,通行活血,启发精神作用的导引术,为改善亚健康状态人群及嗜睡人群生活质量提供更多的防治方法。

2.《引书》《导引图》相关文献研究

张家山汉简《引书》是目前发现最早的中医导引专著,揭示了秦汉时期导引疗法的具体内容。

张冀豫等指出在《引书》中共出现了 16 种仿生导引,如尺蠖、枭栗、虎引等,对于动作大部分都进行了具体的阐述,这对后世《引书》动作的复原提供了很大帮助。马王堆帛书《导引图》是目前发现最早的彩色导引图谱,生动展现了导引的操作方法。2010年上海体育学院在国家体育总局健身气功管理中心的组织下,据马王堆《导引图》编创了"健身气功·马王堆导引术",选取了《导引图》的12个导引动作,加以连缀整合,形成一套导引功法。赵丹等将这些导引动作在《引书》及后世导引书籍中找到相关记载,并结合每个导引术式的特点辨证施治,开具出相应的治疗处方,以期对功法的普及推广、防病治病等提供理论支持。王霜等认为《保生心鉴》二十四节气中医导引法在"天人合一"理论基础上,结合五运六气理论与经络学说,完善了导引法的理论体系,并以立春、立夏、立秋、立冬4个节气的导引功法为例,从动作及原理上阐述和探讨二十四节气中医导引法。

3. 其他

刘锋等对《赤凤髓》治疗腰痛病症的五条气功导引法进行逐条分析,对每条导引法从原文、操作要领、功法原理进行了具体的阐述。发现其对形、气、神的导引要点散见于各节,但在治疗操作上却是融合在一起的;揭示腰痛病症导引法的实质是对形、气、神三个生命要素的调控,是为了让形、气、神三位一体,生命优化,组织结构功能正常,有助于指导治疗腰痛的临床实践。谢文凭等认为《寿世传真》的官窍导引法是形体运动、呼吸吐纳、意念为一体的锻炼方式,通过牵引抻拉肢体,刺激局部穴位,激发脏腑经络内在机能,并将目功、舌功、口功、齿功、鼻功及耳功归纳为官窍导引,对官窍疾病有预防和治疗作用。

(撰稿:赵丹　审阅:章文春)

【太极拳临床试验的 Meta 分析研究】

1. 循环系统疾病

Tan T 等采用 Meta 分析研究太极拳对老年人心肺功能的影响,从 7 个中英文数据库中筛选出 24 个随机对照试验。研究发现太极拳练习可显著提高最大摄氧量,降低心率,增加氧脉搏和肺活量。Steadman BJ 等采用集合数据 Meta 分析法研究太极拳治疗成人高血压是否存在个体差异,纳入 7 项 RCT 研究,共 503 名高血压患者。结果显示太极拳干预后患者静息收缩压和舒张压均有下降,但个体差异可能存在于静息舒张压而不是收缩压。尹贻锟等采用 Meta 分析系统评价太极拳锻炼持续周期是否影响原发性高血压患者的治疗效果,从中英文数据库中筛选纳入 21 篇文献,共 2 129 名受试者。结果发现与其他持续周期相比,太极拳锻炼持续 12 周以上,60 min/次,5 次/周,对降低血压、提高 NO 含量、改善血脂代谢效果最为明显。

Tam HL 等对太极拳干预高血压的疗效证据进行了再分析,从英文数据库中筛选纳入 6 篇 Meta 分析,共 75 项原始研究,发现太极拳能有效降低血压,且对改善血脂、血糖、腰围和患者的生活质量有积极作用。Shi H 等系统评估太极拳治疗原发性高血压的临床证据,从中英文数据库中筛选纳入 12 项太极拳干预原发性高血压的 Meta 分析。综合运用了 AMSTAR-2、ROBIS、PRISMA、GRADE 等研究方法,认为太极拳是一种安全有效的高血压辅助治疗方法。Hui J 等对太极拳改善慢性心力衰竭患者的健康状况进行了 Meta 分析,从中英文数据库中筛选纳入 15 项研究,共 1 236 名患者,发现太极拳结合常规护理能显著改善明尼苏达心力衰竭生活质量量表(MLHFQ)、6 分钟步行试验(6MWT)、左心室射血分数(LVEF)、BNP/NT-pro-BNP 等指标,但仍需要高质量、长期的研究来评估太极拳的疗效。

2. 神经系统疾病

Wei L 等系统评价太极拳干预老年轻度认知障碍(MCI)的疗效,从中英文数据库中筛选纳入 12 项研究,发现太极拳能改善患者全局认知能力、长期延迟回忆能力和执行能力。Shi H 等总结太极拳治疗认知功能障碍的现有证据并评估其质量,从中英文数据库中筛选纳入 8 项 Meta 分析。研究发现太极拳可以作为治疗认知功能障碍的补充和替代疗法,具有高安全性,然而现有的 Meta 分析质量较低。Aras B 等评估太极拳对帕金森病患者的功能活动能力、平衡能力和跌倒风险的影响,从英文数据库中筛选纳入 16 篇进行系统评价。研究发现太极拳能够作为改善帕金森病患者活动能力、平衡能力和跌倒的一种替代治疗方法。

Lei H 等采用网状 Meta 分析法评估不同类型的太极拳在改善帕金森病患者运动能力方面的疗效,包括 24 式简化太极拳、8 式简化杨氏太极拳、8 式简化陈氏太极拳和研究者专门制定的太极拳锻炼,从中英文数据库中筛选纳入 20 项 Meta 分析。结果发现 24 式简化太极拳和研究者专门制定的太极拳锻炼比其他类型的太极拳效果更好。Hu C 等研究太极拳对脑卒中患者平衡功能的影响。从中英文数据库中筛选纳入 9 项 Meta 分析,发现太极拳可能对卒中患者的平衡功能有益,然而已发表的 SR/MA 的方法学、报告质量和证据质量普遍较低。

3. 内分泌系统疾病

Wang Y 等系统评价太极拳治疗老年患者 2 型糖尿病的疗效,从中英文数据库中筛选纳入 7 项研究,发现太极拳在改善老年糖尿病患者的血糖和生活质量方面的表现优于常规护理。Shi H 等系统总结评估了太极拳治疗 2 型糖尿病的现有证据,从中英文数据库中筛选纳入 8 项系统评价。结果显示太极拳可作为 2 型糖尿病的一种有效安全的补充治疗,但纳入研究的证据质量普遍较低。

4. 肌肉骨骼系统疾病

Kelley GA 等对太极拳干预膝骨关节炎患者的临床疗效进行 Meta 分析,纳入 16 项随机对照试验,共 986 名患者,发现太极拳在改善膝骨关节炎患者 WOMAC 评分、6MWT 和计时起立-行走测试方面具有统计学意义,能改善患者的疼痛、僵硬和身体机能情况。Zhang F 等系统评价太极拳对腰痛和腰椎病的临床疗效,筛选纳入 7 项研究,共 296 名患者。结果发现太极拳单独或加上常规体育锻炼可以减少

腰痛患者的疼痛,改善功能障碍。

Liu X 等采用 Meta 分析和试验序贯分析评估太极拳对绝经后妇女骨骼健康的影响和安全性,共纳入 24 项研究,结果发现太极拳能改善患者腰椎、股骨颈、股骨大转子的骨密度,而且练习太极拳超过 6 个月可能疗效更佳,但需要设计更严格的随机对照试验来验证太极拳锻炼对骨骼健康的益处并探索其最佳方案。Huang CY 等系统评价太极拳在改善老年人肌肉疏松症和虚弱方面的影响,筛选纳入 11 项 RCT,共 1 676 名患者。结果显示太极拳能改善患者在 30 秒椅子站立测试、计时起立-行走测试、跌倒次数和跌倒恐惧方面的表现,但在肌肉质量、握力、步态速度或短期体能方面,太极拳组与运动对照组之间没有统计学差异。比较太极拳与非运动对照组时,太极拳组在坐立测试、平衡、舒张压、简易精神状态评价量表(MMSE)、抑郁以及生活质量等方面疗效更好。

5. 其他

Cai Q 等系统评价太极对癌症、中风、心力衰竭和慢性阻塞性肺疾病的焦虑和抑郁症状的影响,从中英文数据库中筛选纳入 25 项研究,共 1 819 名患者。结果显示,太极拳对焦虑和抑郁状态有积极的改善作用,尤其是癌症、中风和心衰患者。龙换平等系统评价太极拳对癌症患者癌因性疲乏的影响,从中英文数据库中筛选纳入 8 篇文献,共 643 例研究对象。结果显示,太极拳锻炼可以改善癌症患者癌因性疲乏,试验组与对照组比较差异有统计学意义。

(撰稿:陈唯依　审阅:章文春)

【传统功法对肌肉骨骼系统干预的研究】

1. 膝骨关节炎

张霞等观察八段锦联合补肾活血方对膝骨关节炎(肾虚血瘀型)患者肌肉功能及炎症免疫指标的影响。将 60 例膝骨关节炎患者随机分为观察组和对照组各 30 例,对照组给予补肾活血方,观察组在此

基础上联合八段锦训练,2次/d,30 min/次,疗程3个月。结果:观察组较对照组在肌肉骨骼功能评分、免疫因子干扰素-γ(IFN-γ)方面显著降低,在股四头肌峰力矩、股四头肌平均功率、血清T细胞免疫球蛋白黏蛋白3(Tim-3)、程序性死亡受体1(PD-1)方面显著升高(P<0.05)。研究表明,八段锦联合补肾活血方治疗膝骨关节炎(肾虚血瘀型)具有增强股四头肌肌力和功能,减轻炎症反应,抑制自身免疫反应的疗效。

董响等探讨补肾通络丸配合八段锦训练治疗膝骨关节炎患者的临床疗效,将64例膝骨性关节炎患者随机分为两组,各32例。对照组给予补肾通络丸治疗,治疗组给予八段锦练功辅助治疗,早6时和晚8时由专业人员带练八段锦,2次/d,20 min/次,疗程4周。结果:治疗组总有效率为93.75%(30/32),对照组为75.00%(24/32),P<0.05;治疗组视觉模拟量表VAS疼痛评分(1.88±0.83)和WOMAC骨性关节炎指数量表评分(43.13±6.42)改善程度优于对照组评分(2.72±0.96)和(49.78±4.62)(均P<0.05)。研究表明,补肾通络丸联合八段锦疗法对膝骨性关节炎患者的疼痛和活动受限有显著的改善作用。

李宇涛等分析易筋经功法对膝骨关节炎患者下肢肌群协调激活能力的影响,将58例膝骨关节炎患者随机分为试验组和对照组各29例,分别进行易筋经功法训练与本体感觉训练,锻炼要求为40 min/次,3次/周,疗程12周。结果:干预后,试验组总有效率为79.31%(23/29),对照组为75.86%(22/29),P<0.05;实验组WOMAC总分、疼痛、僵硬、功能评分低于对照组(均P<0.05)。研究表明,易筋经功法训练可以提高膝骨关节炎患者下肢肌群的协调激活能力,降低膝关节屈肌共激活比,改善膝关节稳定性。

2. 慢性腰病

王丽敏等探讨导引术联合调制中频电疗法对慢性腰痛患者疼痛、腰椎活动度以及腰背肌肌力的影响。选取64例慢性腰痛患者随机分为对照组和观察组各32例,对照组采用健康宣教和调制中频电疗法,观察组在此基础上加练导引术,导引术选取依据《诸病源候论·腰背病诸候》养生方导引法,30 min/次,5次/周,疗程1.5个月。结果:治疗后,观察组患者的视觉模拟评分法(VAS)评分、Oswestry功能障碍指数(ODI)均低于对照组(P<0.05);治疗后观察组腰椎前屈活动度以及腰背肌峰力矩(PT)均较对照组改善更明显(P<0.05)。

李玉冰等将61例腰椎间盘突出症患者分为治疗组32例和对照组29例,对照组采用五点支撑功能锻炼联合椎间盘方治疗,治疗组采用八段锦功能锻炼联合椎间盘方治疗,八段锦锻炼由骨科医生亲自示范指导教学,在患者熟记掌握动作后开始自行训练,20 min/次,早晚各1次,疗程4周。结果:治疗组总有效率为93.75%(30/32),对照组为89.66%(26/29),P<0.05。研究表明,腰椎间盘突出症患者,治疗采用八段锦功能锻炼联合椎间盘方治疗更为显著。

3. 肩关节损伤

杜雪莲等根据五禽戏功法设计肩关节操并评估其对肩部损伤患者术后功能的影响,将88例行肩部损伤手术的患者随机分为对两组,对照组给予常规功能锻炼,观察组加用肩关节操功能锻炼,4次/d,20 min/次,疗程3个月。结果:观察组Neer肩关节功能量表评分、基本生活活动能力评分高于对照组(P<0.05)。研究表明,以五禽戏为基础研发、设计的肩关节操能促进肩部损伤患者术后功能恢复,提高患者自理能力及生活质量。

4. 颈椎病

崔玉石等选取72例颈型颈椎病患者随机分为两组,对照组给予铍针治疗,2次/周,治疗2周,观察组联合椎导引操,颈椎导引操由名老中医郭振江教授创制,具体动作分为准备式、托天式、开弓式、缩颈式、探瞧式、后观式、伸颈式、起踵式等8式,以上动作8遍/次,2次/d,疗程8周。结果:观察组总有效率为 94.44％（34/36），对照组为 91.67％（33/36），$P<0.05$。

5. 老年肌少症

陈欣运用补中益气汤联合八段锦辅以强化营养支持治疗老年肌少症，将 60 例老年肌少症患者分为研究组与对照组各 30 例，两组均接受强化营养支持，研究组加用补中益气汤联合八段锦，采用专业教练面授＋动作演示视频的形式指导患者进行八段锦学习，30～40 min/次，1 次/d，连续 3 个月。结果：研究组总有效率为 90.00％（27/30），对照组为 66.67％（20/30），$P<0.05$；两组握力、肌肉功能、起立-行走计时测试（TGUG）指标均有改善，研究组改善幅度大于对照组（$P<0.05$）；研究组骨折、跌倒发生率低于对照组（$P<0.05$）。研究表明，补中益气汤、八段锦及强化营养干预治疗能够改善肌少症症状，提高肌肉质量、力量和功能，降低跌倒、骨折风险。

李国庆等观察八段锦联合弹力带训练对老年肌少症患者的康复效果，将 120 例老年肌少症患者随机分为两组各 60 例，均接受肌少症常规治疗，观察组在康复治疗师指导下进行 30 min/次的八段锦练习，间隔 1 d 后根据个体差异进行 5～30 min/次的弹力带抗阻训练，出院后继续监督患者开展居家习练八段锦及弹力带抗阻锻炼，疗程 3 个月。结果：观察组 SMI 评分（6.77 ± 1.03）、肌肉握力评分（23.06 ± 3.48）、SPPB 评分（9.12 ± 2.24）及 MBI 评分（82.43 ± 20.75），高于对照组 SMI 评分（6.35 ± 1.12）、肌肉握力评分（19.41 ± 3.79）、SPPB 评分（7.85 ± 2.13）、MBI 评分（64.36 ± 19.42），（均 $P<0.05$）。研究显示，八段锦联合弹力带训练与对老年肌少症患者的常规治疗比较，康复效果更好。

6. 绝经后骨质疏松症

陈艺曦等系统评价八段锦防治绝经后骨质疏松症（PMOP）的临床疗效。通过计算机检索数据库中关于八段锦防治 PMOP 疗效的随机对照试验（RCT），使用 Revman5.4.1 进行 Meta 分析。结果：纳入 11 篇 RCT 文献和 59 例 PMOP 患者，Meta 分析显示，与对照组相比，八段锦在改善腰椎 L2～L4 骨密度（BMD）、血钙（Ca^{2+}）水平、血清骨钙素（BGP）水平、尿脱氧吡啶啉排泄率（DPD/Cr）、腰背疼痛及提高防治 PMOP 的有效率上具有积极作用（$P<0.05$）。

7. 健康人群

艾冬梅等观察健身气功易筋经训练对大学生动静态平衡能力的影响，选取 60 例南京中医药大学本科学生，随机分为对照组和易筋经组各 30 例。对照组维持正常生活及运动方式，易筋经组进行健身气功·易筋经训练，45 min/次，5 次/周，疗程 10 周。结果：易筋经组在静态平衡（Terax 平衡仪）测试中定平面闭眼站立、海绵垫睁眼站立、海绵垫闭眼站立三种姿势下的稳定性高于对照组（$P<0.05$）；动态平衡（Y 平衡）测试的总分值高于对照组（$P<0.05$），且双下肢前、后内、后外三个方向运动距离均高于对照组（$P<0.05$，$P<0.01$）。

刘考强等观察强筋功法锻炼对腰骶部多裂肌的影响，对 40 名健康志愿者采用超声观测仰卧抬腿强筋力功法和双手攀足固肾腰功法下腰骶部多裂肌肌腹厚度变化。结果：仰卧抬腿强筋力功法下，多裂肌肌腹厚度随仰卧抬腿度数增大而增厚（$P<0.01$），双手攀足固肾腰功法下，多裂肌肌腹厚度随着双手攀足前屈角度增大而变薄（$P<0.01$），强筋功法同体位下男性腰骶部多裂肌肌腹厚度均显著大于女性（$P<0.05$）。研究表明，强筋功法锻炼可以通过改变多裂肌的伸缩状态，从而实现锻炼多裂肌的目的。

（撰稿：韩璐　审阅：章文春）

【八段锦的应用研究】

冯开新等基于数据挖掘技术探析八段锦在临床应用中的适应证及优势病种。检索中国期刊全文数据库（CNKI）、万方（WanFang）、维普（CQVIP）和 PubMed 建库以来至 2021 年 9 月八段锦临床应用的相关文献,应用 Excel 建立数据库,对纳入文献的发表时间、治疗方法、主治疾病等进行描述性统计分析。检索到相关文献 5 405 篇,CNKI 1 412 篇,万方 2 225 篇,维普 1 637 篇,PubMed 131 篇,最终纳入 912 篇,涉及 16 个疾病系统,87 种疾病。结果:文献量排名前 3 位的疾病系统是肌肉骨骼系统(155/17.00%)、循环系统(152/16.67%)、内分泌和营养代谢系统(125/13.71%)。表明八段锦已广泛应用于内科、神经外科、骨伤科等疾病的防治,尤其在慢性阻塞性肺疾病、糖尿病、冠心病中有较大的临床应用价值。

李延婷等对八段锦的产生、形成、发展、流派进行梳理,并探讨八段锦所体现的中医理论及其疗效机制。八段锦其动作简单,易学易练,功法和动作中体现了中医学思想,阴阳学说、脏腑经络学说、治未病的思想,受到广泛推广;认为八段锦在阴阳、经络、脏腑等中医学理论的指导下,在祛病保健、康复治疗等方面发挥了重要作用,蕴含着中医学未病先防的理念。

王贤良等将 60 例稳定性冠心病患者随机分为两组,对照组仅采用中西医结合常规治疗,治疗组采用中西医结合常规治疗联合八段锦训练,疗程 1 个月。观察两组患者运动心肺功能指标、心绞痛症状、生存质量、不良心血管事件及安全性指标变化。结果:在中西医结合常规治疗的基础上联合八段锦训练,可进一步持久安全地改善稳定性冠心病患者的运动心肺功能,缓解心绞痛症状,提高生存质量。

赵子莹等基于"导气令和、引体令柔"探析八段锦在结缔组织病相关间质性肺病中的应用。根据疾病的病机特点及临床症状表现,结合八段锦具体动作解析和现代研究,从八段锦对气、体的调节作用出发,发现八段锦锻炼可令脏气平和、呼吸气调、机体柔韧、气血畅达,在改善患者肢体疼痛、疲乏、呼吸功能、睡眠质量、焦虑抑郁等方面具有积极疗效。研究表明,八段锦可以作为辅助干预措施早期治疗结缔组织病相关间质性肺病的治疗方案,以期改善患者生活质量。

王玉等探究 60 d 八段锦训练对老年慢性心力衰竭患者心脏康复的积极作用。将老年慢性心力衰竭患者随机分为空白组、步行组和八段锦组,空白组给予基础治疗和常规护理指导,步行组在空白组基础上给予步行训练指导,八段锦组在空白组基础上给予八段锦训练。分析并比较 3 组干预前、干预后 90 d 及 180 d 生活质量、心功能分级、中医证候积分、N 端脑利钠肽前体水平、6 min 步行距离。研究显示在进行长期的八段锦训练后,老年慢性心力衰竭患者的生活质量和运动耐量能够得到持久稳定的改善,对慢性心力衰竭患者心脏康复具有十分积极的意义。

刘婉等将 46 例脑卒中恢复期患者,随机分为观察组和对照组,其中对照组予常规内科及康复治疗,观察组在对照组基础上增加八段锦训练,两组连续治疗 4 周。通过对比分析患者 BBS 动态平衡测试、"站起-走"计时测试、患者立位睁闭眼时下肢体重分配比、重心轨迹总长度、重心轨迹外周面积以及轨迹飞行训练测试的结局指标。结果:治疗后,观察组、对照组 TUGT 用时均较治疗前降低,且观察组 TUGT 用时明显低于对照组,$P < 0.05$;睁眼状态下,观察组、对照组 WBL 值、TLCGT 值、TTGTT 值(前后时间、左右时间)均较治疗前升高,且观察组 WBL 值、TLCGT 值、TTGTT 值高于对照组(均 $P < 0.05$)。研究表明在常规内科及康复治疗基础上,增加八段锦训练能够促进脑卒中恢复期患者的自我动态平衡能力得到进一步提升。

屠金康等将 72 例神经根型颈椎病患者随机分为常规康复组和改良八段锦组,改良八段锦组在常规康复组基础上再接受改良八段锦"前三式"锻炼,3 次/周,连续治疗 12 周。通过田中靖久颈椎病症状量表 20 分法、焦虑自评量表、颈部疼痛视觉模拟量表、中文版简明健康调查简表对患者的整体症状、焦虑程度、疼痛及生活质量进行评估。结果:在常规康复治疗基础上,进行改良八段锦"前三式"训练,对神经根型颈椎病患者的临床症状、疼痛和焦虑程度及生活质量具有持久稳定的改善作用。

(撰稿:郭郁　审阅:章文春)

【太极拳的应用研究】

孛立甲等将 88 例寒湿型坐骨神经痛患者随机分为两组各 44 例,对照组给予太极拳治疗,联合组在此基础给予桂枝附子汤治疗,疗程为 2 周。结果:联合组总有效率为 97.73%(43/44),对照组为 84.10%(37/44),$P<0.05$;联合组不良反应发生率为 6.82%(3/44),对照组为 31.82%(14/44),$P<0.05$。研究表明桂枝附子汤联合太极拳治疗寒湿型坐骨神经痛能抑制血清 5-HT 与 SP 的释放,改善患者的神经传导速度,提高患者的腰椎功能与总体疗效,减少不良反应。

曹静雅等基于 3 个英文电子数据库(PubMed、Excerpta Medica Database、Web of Science),收集了从建库至 2020 年 12 月 31 日期间关于太极拳临床对照研究论文,对纳入的 234 篇文章从疾病研究热点、高产机构及作者、期刊分布、试验设计及试验结果等方面进行统计分析。结果:近年来国外太极拳临床试验持续开展,以美国最多;以杨氏太极拳,尤其是 24 式太极拳为最常见太极拳练习术式;研究以太极拳改善中老年人群运动系统功能和慢性疾病防控为主。

徐梓铭等探索太极拳领域研究现状、研究主体及研究内容热点等发展势态。中国知网(CNKI)及万方数据库(Wanfang Data)自建库以来的太极拳相关的原创性临床研究文献,利用 CiteSpace V 软件和 Microsoft PowerBI 软件,通过统计关键词、作者及研究机构等文献信息,对太极拳研究主体、研究热点与研究前沿进行可视化数据分析。共检索太极拳相关文献 34 218 篇,最终纳入文献 1 945 篇进行分析研究。结果:高被引用文献中多数来自《中国康复医学杂志》《中国运动医学杂志》及《中国临床康复》等核心期刊;研究机构共有 430 家,多数分布在华北、华东及中南地区,其中以北京、上海、湖北及广东地区最多;作者共有 961 位,研究领域涉及身心健康、心肺功能、运动功能、认知能力、平衡能力、生物力学

分析等;关键词分析结果显示高频关键词为高血压、中老年疾病、平衡功能、运动疗法、心理健康等。研究表明,随着医疗模式的变化,从单纯的疾病康复预后转向了身心医学的领域,也做到了从二级预防向一级预防的重大转变。

沈浩冉等探讨太极拳辅助治疗对轻中度慢性阻塞性肺疾病患者疼痛、认知功能及大脑静息态脑功能的影响,选取 20 例轻中度慢性阻塞性肺疾病患者,在西医常规治疗基础上辅助太极拳康复训练,90 min/次,3 次/周,共训练 8 周。干预前、后采用慢性阻塞性肺疾病症状评估量表及改良后的呼吸困难量表评估患者临床症状和呼吸困难程度;使用 E-prime 2.0 软件编制疼痛共情程序及注意网络测试,记录疼痛强度、疼痛不愉悦度评分,警觉、定向和执行控制评分。研究表明,太极拳辅助治疗能改善轻中度慢性阻塞性肺疾病患者的临床症状、缓解疼痛、提升认知功能,额下回功能改变可能是患者疼痛和认知功能改善的潜在神经机制。

张巧莉等将 90 例低危稳定性冠心病患者随机分为太极拳组、健步走组和对照组,3 组患者均进行冠心病常规治疗,太极拳组额外进行 24 式杨氏太极拳训练,健步走组额外进行 40%～60%无氧阈水平的健步走训练,对照组不给予运动心脏康复干预,依习惯自行锻炼,太极拳组和健步走组 40 min/次,5 次/周,所有患者居家干预 6 个月。结果:干预 6 个月后,太极拳组和健步走组两组 AT、峰值运动负荷功率、LDL-C 较基线改善,差异具有统计学意义($P<0.05$),太极拳组 30s CST 较基线改善($P<0.05$),健步走组 VO2peak 较基线改善($P<0.05$);干预后,太极拳组和健步走组两组 AT、峰值运动负荷功率、LDL-C 较对照组改善(均 $P<0.05$),太极拳组 30s CST 较健步走组和对照组两组改善($P<0.05$),健步走组 VO2peak 较太极拳组和对照组两组改善($P<0.05$)。研究表明,太极拳训练可以改善稳定性冠心病患者的运动能力和危险因素,太极拳训练在居家心脏康复中实施是安全的。

王新婷等探讨了太极拳训练对射血分数保留的

心力衰竭患者的临床疗效。将80例射血分数保留的心力衰竭患者随机分为治疗组和对照组,对照组给予西医常规抗心力衰竭治疗,治疗组在常规治疗基础上进行太极拳训练,疗程12周。结果:治疗后,治疗组NYHA心功能分级、心脏指数、6分钟步行距离、中医主要症状评分、中医证候积分、明尼苏达心力衰竭生活质量问卷评分变化及不良事件发生情况,均优于对照组。研究显示,太极拳训练结合常规治疗可改善射血分数保留的心力衰竭患者的心功能、中医证候、运动耐量和生活质量,是一项值得推荐在临床应用的心脏运动康复模式。

何静等观察六式太极拳训练对脑卒中患者姿势平衡功能的影响。将62例脑卒中患者随机分为干预组和对照组,对照组给予综合康复训练,干预组在综合康复训练的基础上给予六式太极拳训练。结果:治疗后,干预组Balance Manager平衡测试系统对两组患者进行稳定极限测试、坐-站测试,通过Berg平衡量表、FAC均优于对照组。研究显示:六式太极拳训练联合常规康复训练较单纯的常规康复训练更能显著改善脑卒中患者的姿势平衡能力。

(撰稿:郭郁 审阅:章文春)

【传统功法对疾病康复的研究】

申营胜等基于传统功法五禽戏之鸟戏的康复呼吸操对大叶性肺炎患儿肺功能的影响,将74例大叶性肺炎患儿随机分为两组各37例,对照组实施常规治疗护理方案,观察组在此基础上实施基于五禽戏之鸟戏的大叶性肺炎康复呼吸操训练,疗程3周。结果:治疗后,干预1周、3周观察组第1秒用力呼气容积占用力肺活量比值(FEV1/FVC)、用力肺活量(FVC)、最高呼气流速(PEF)优于对照组($P<0.05$, $P<0.01$),咳嗽消失时间、肺部啰音消失时间、住院时间显著短于对照组($P<0.05$, $P<0.01$)。研究显示,传统功法有利于促进大叶性肺炎患儿的肺功能康复。

高慧等观察易筋经训练对稳定期精神分裂症患者阴性症状和认知功能等慢性症状的改善作用。采用横断面研究法,将40例住院的稳定期精神分裂症患者(病程≥20年)分为对照组和易筋经组各20例,对照组采用常规治疗方式处理和适当活动;易筋经组在常规治疗方式处理的基础上,进行易筋经训练,40 min/次,2次/周,疗程为12周。结果:与对照组相比,易筋经组PANSS评分降低,阴性症状评分有显著差异($t=2.953$, $P=0.005$),易筋经组RBANS量表各项评分较锻炼前均显著升高($P<0.05$)。研究显示,易筋经训练可以改善稳定期精神分裂症患者的阴性症状和认知功能。

李宇涛等将58例膝关节炎(KOA)患者随机分为试验组30例和对照组28例,试验组进行易筋经功法训练治疗,对照组给予本体感觉训练治疗,通过采集两组受试者骨关节炎指数和坐-站、上/下楼梯任务中下肢肌群的肌电值,分析比较膝关节屈肌共激活比(CR)等变化差异。结果:试验组总有效率为80.00%(24/30),对照组为75.00%(21/28),$P<0.05$。研究显示,易筋经功法锻炼可以提高下肢肌群的协调激活能力,降低膝关节屈肌共激活比,改善膝关节稳定性,并能抗炎止痛。

戴文昊等运用可视化软件CiteSpace探究我国中医传统功法治疗腰椎间盘突出症(LDH)的研究现状与前沿热点。检索中国知网建库至2022年2月关于中医传统功法防治LDH的相关文献,运用CiteSpace软件对文献的发表时间、作者、研究机构及关键词进行分析,绘制可视化知识图谱。结果:最终纳入62篇文献,该领域总体发文量呈波动上升趋势;形成分别以朱清广和张伟中领衔的两个核心研究团队;主要研究机构为上海中医药大学附属岳阳中西医结合医院、江苏省苏州市吴江区中医医院等;高频关键词有LDH、八段锦、太极拳、五禽戏、疗效等;目前该领域研究热点方向是临床疗效和康复疗法。

谭雪峰等系统评价中国传统运动对中老年脑卒中患者运动功能的影响,为临床研究提供循证依据。检索PubMed、EBSCOhost、EMbase、Web of Science、CNKI、万方等数据库,收集中国传统功法对老年脑卒中患者运动功能的随机对照试验(RCT)与类实验,运用评价标准对纳入的文献进行质量评价,并进行潜在发表偏倚分析。研究显示,八段锦可有效提高中老年脑卒中患者运动能力,太极拳可有效提高中老年脑卒中患者运动和平衡能力,但对功能性运动能力提高不明显;传统功法可以有效改善中老年脑卒中患者运动能力与平衡能力,选用八段锦、太极拳进行干预的效果更佳。

刘顺京等认为中医传统功法由来已久,在人们的防病保健领域发挥着积极的作用,随着社会环境改变和生活压力的增大,心理性勃起功能障碍发病率逐年升高,对家庭幸福和生活质量产生影响。中医传统功法在锻炼中主要以腰部为重点,具有调畅情志、固肾强腰、舒筋活血的作用,在单一治疗无法取得满意疗效时,加以中医传统功法来进行辅助治疗,往往能收到良好的效果,为心理性勃起功能障碍患者提供了一套可靠的传统治疗方法。

(撰稿:郭郁 审阅:章文春)

[附] 参考文献

A

Aras B, Seyyar GK, Fidan O, et al. The effect of tai chi on functional mobility, balance and falls in Parkinson's disease: a systematic review and meta-analysis of systematic reviews[J]. Explore(NY), 2022, 18(4):402

艾冬梅,郝锋,曹青青,等.健身气功-易筋经训练对大学生动静态平衡能力的影响[J]河南中医,2022,42(3):462

B

李立甲,曹志欧,郭宇新,等.桂枝附子汤联合太极拳治疗寒湿型坐骨神经痛的临床疗效及对相关理化指标水平的影响[J].现代生物医学进展,2022,22(15):2893

C

Cai Q, Cai SB, Chen JK, et al. tai chi for anxiety and depression symptoms in cancer, stroke, heart failure, and chronic obstructive pulmonary disease: A systematic review and meta-analysis[J]. Complementary Therapies in Clinical Practice, 2022, 46:101510

曹静雅,滕雨可,郭雨怡,等.近25年国外太极拳临床对照研究评述[J].现代生物医学进展,2022,24(1):446

陈欣.补中益气汤联合八段锦辅以强化营养支持治疗老年肌少症效果观察[J]实用中医药杂志,2022,38(2):179

陈艺曦,云洁,刘芯言,等.八段锦防治绝经后女性骨质疏松的Meta分析[J]按摩与康复医学,2022,13(11):41

崔玉石,郭菲宇,彭亚,等.颈椎导引操联合铍针治疗颈型颈椎病的临床研究[J]北京中医药,2022,41(6):606

D

戴文昊,郭冰清,解强,等.基于CiteSpace的我国中医传统功法治疗腰椎间盘突出症可视化分析[J].中国医药导报,2022,32(19):26

丁省伟,储志东,范铜钢.健康中国背景下体医深度融合体系框架——基于系统论视角[J].体育教育学刊,2022,38(2):40

董响,李建伟,路博丞,等.补肾通络丸联合八段锦治疗膝骨性关节炎临床观察[J]山西中医,2022,38(7):24

杜雪莲,陈湛超,彭映,等.基于五禽戏功法的肩关节操对肩部损伤患者术后功能的影响[J]河南中医,2022,42(5):786

F

冯开新,张瑞立,邹德辉,等.基于现代文献的八段锦临床应用疾病谱分析[J].中国疗养医学,2022,31(5):466

G

高慧,涂斯婧,陆如平,等.体卫融合视域下易筋经对稳定期精神分裂症患者症状的改善作用[J].世界科学技术-中医药现代化,2022,24(8):3167

郭威,王钦.健康中国背景下"武医融合"的实践路径探析[J].武术研究,2022,7(4):63

郭紫薇,张玉苹.从《诸病源候论》导引法谈扶阳导引[J].河北中医药学报,2022,37(3):7

H

Hu C, Qin X, Jiang M, et al. Effects of tai chi exercise on balance function in sroke patients: an overview of systematic review[J/OL]. Neural Plasticity, 2022[2022-8-29]. https://doi.org/10.1155/2022/3895514

Huang CY, Mayer PK, Wu MY, et al. The effect of tai chi in elderly individuals with sarcopenia and frailty: a systematic review and meta-analysis of randomized controlled trials[J]. Ageing Research Reviews, 2022, 82:101747

Hui J, Wang Y, Zhao J, et al. Effects of tai chi on health status in adults with chronic heart failure: A systematic review and meta-analysis[J/OL]. Front Cardiovasc Med, 2022[2022-04-12]. https://doi.org/10.3389/fcvm.2022.953657

何静,汪伍,厉坤鹏.六式太极拳训练对脑卒中患者姿势平衡功能的影响[J].中国康复医学杂志,37(4):482

J

贾瑞雪,刘传勤.大健康背景下传统武医融合的现代发展路径探究[J].当代体育科技,2022,34(12):149

K

Kelley G A, Kelley K S, Callahan L F. Clinical relevance of tai chi on pain and physical function in adults with knee osteoarthritis: an ancillary meta-analysis of randomized controlled trials[J]. Science Progress, 2022[2022-08-16]. https://doi.org/10.1177/00368504221088375

康涛,王明义.体医融合的历史演进与现实启示[J].中国医学前沿杂志,14(6):1

L

Lei H, Ma Z, Tian K, et al. The effects of different types of tai chi exercises on motor function in patients with parkinson's disease: A network meta-analysis[J/OL]. Frontiers in Aging Neuroscience, 2022[2022-10-09]. https://doi.org/10.3389/fnagi.2022.936027

Liu X, Jiang C, Fan R, et al. The effect and safety of tai chi on bone health in postmenopausal women: a meta-analysis and trial sequential analysis[J/OL]. Frontiers in Aging Neuroscience, 2022[2022-12-12]. https://doi.org/10.3389/fnagi.2022.935326

李国庆,白晋锋,刘芳芳,等.八段锦联合弹力带训练对老年肌少症康复效果研究[J].国际中医中药杂志,2022,44(2):164

李延婷,付静思,姜泉,等.养生气功八段锦的源流和中医理论探析[J].世界中西医结合杂志,2022,17(4):831

李宇涛,叶银燕,牛晓敏,等.易筋经功法对膝骨关节炎患者下肢肌群协调激活能力的影响[J].中华中医药杂志(原中国医药学报),2022,37(4):2380

李玉冰,齐翰林,蔡迎峰,等.八段锦联合椎间盘方治疗肝肾亏虚型腰椎间盘突出症疗效观察[J].中国中医骨伤科杂志,2022,30(1):45

刘锋,刘争强,曾鹏飞,等.《赤凤髓》腰痛病症导引法探析[J].中华中医药杂志,2022,37(8):4607

刘婉,赵焰,杨丹,等.八段锦运动处方对脑卒中恢复期患者自我动态平衡的影响[J].时珍国医国药,2022,33(8):1936

刘考强,赵烨,张承哲,等.强筋功法下腰骶部多裂肌收缩变化规律研究[J].中华中医药杂志,2022,37(8):4793

刘顺京,陈玥,陈知絮,等.中医传统功法对心理性勃起功能障碍的辅助治疗作用[J].中国中医药现代远程教育,2022,20(13):127

龙换平,袁冰华.太极拳对癌因性疲乏干预效果的Meta分析[J].中国疗养医学,2022,31(10):1034

R

冉清智,陈晶晶,肖雪."武医宗师"郑怀贤伤科学术思想撮要[J].中医民间疗法,2022,30(24):40

S

Shi H, Dong C, Chang H, et al. Evidence quality assessment of tai chi exercise intervention in cognitive impairment: an overview of systematic review and meta-analysis[J/OL]. Evidence-based Complementary and Alternative Medicine, 2022[2022-04-25]. https://doi.org/10.1155/2022/

5872847

Shi H, Wang S, Zhang Y, et al. The effects of tai chi exercise for patients with type 2 diabetes mellitus: An overview of systematic reviews and meta-analyses[J/OL]. Journal of Diabetes Research, 2022 [2022-09-13]. https://doi.org/10.1155/2022/6587221

Shi H, Wu Z, Wang D, et al. Quality of evidence supporting the effects of tai chi exercise on essential hypertension: An overview of systematic reviews and meta-analyses [J/OL]. Cardiology Research and Practice, 2022[2022-04-12]. https://doi.org/10.1155/2022/4891729

Steadman BJ, Kelley GA. Response variation as a result of tai chi on resting blood pressure in hypertensive adults: An aggregate data meta-analysis[J/OL]. Complementary Therapies in Clinical Practice, 2022 [2022-07-09]. https://doi.org/10.1016/j.ctcp.2022.101641

申营胜,王妍炜,于素平.基于五禽戏之鸟戏的康复呼吸操对大叶性肺炎患儿肺功能的影响[J].护理学杂志,2022,37(5):17

沈浩冉,魏高峡,陈丽珍,等.太极拳辅助治疗对轻中度慢性阻塞性肺疾病患者疼痛、认知功能及大脑静息态脑功能的影响[J].中医杂志,2022,63(11):1051

T

Tam HL, Leung L, Chan A. Effectiveness of tai chi in patients with hypertension: an overview of meta-analyses [J/OL]. Journal of Cardiovascular Nursing, 2022[2022-07-18]. https://doi.org/10.1016/j.ctcp.2022.101641

Tan T, Meng Y, Lyu JL, et al. A Systematic review and meta-analysis of tai chi training in cardiorespiratory fitness of elderly people[J/OL]. Evidence-based Complementary and Alternative Medicine, 2022 [2022-07-24]. https://doi.org/10.1155/2022/4041612

谭雪峰,郭成根,易军.中国传统功法对中老年脑卒中患者运动能力影响的 Meta 分析[J].湖北体育科技,2022,41(4):360

屠金康,李方方,付腾飞,等.改良八段锦"前三式"对神经根型颈椎病患者的疗效探究[J].中国全科医学,2022,25(30):3783

W

Wang Y, Yan J, Zhang P, et al. Tai chi program to improve glucose control and quality of Life for the elderly with type 2 diabetes: A meta-analysis [J/OL]. Inquiry (United Kingdom), 2022 [2022-8-29]. https://doi.org/10.1177/00469580211067934

Wei L, Chai Q, Chen J, et al. The impact of tai chi on cognitive rehabilitation of elder adults with mild cognitive impairment: A systematic review and meta-analysis[J]. Disability and Rehabilitation, 2022, 44(11):2197

王霜,代金刚,杨威.《保生心鉴》二十四节气中医导引法养生理论探讨[J].中国中医药图书情报杂志,2022,46(2):53

王玉,潘婉.八段锦在老年慢性心力衰竭患者心脏康复中的作用[J].中国老年学杂志,2022,41(19):4260

王丽敏,毕鸿雁,孙文玉,等.导引术联合调制中频电疗法治疗慢性腰痛临床研究[J].山东中医杂志,2022,41(4):408

王贤良,莫欣宇,王帅,等.八段锦对稳定性冠心病患者运动心肺功能及生存质量影响的随机对照试验[J].中医杂志,2022,62(10):881

王新婷,贾美君,刘永明.太极拳对射血分数保留的心力衰竭患者临床疗效:随机对照研究[J].中国中西医结合杂志,2022,42(8):961

X

谢文凭,余忠舜.《寿世传真》官窍导引法探析[J].中医药通报,2022,21(6):19

徐梓铭,李倩,郭艳.中国太极拳研究发展现状——基于文献计量学的可视化分析[J].中国中西医结合杂志,2022,42(6):698

Y

闫康,魏泽仁,张超阳,等.导引的起源及其秦汉分流[J].北京中医药大学学报,2022,45(2):148

姚渊,马晓北.《诸病源候论》气血瘀滞型转筋导引法探析[J].江西中医药,2022,53(10):13

尹贻锟,尹逊伟,王佳林,等.太极拳锻炼周期对原发性高血压的血压及心血管危险因素的影响:系统性评价和

Meta 分析[J].临床荟萃,2022,37(7):599

Z

Zhang F，Zhao J，Jiang N，et al. Meta-analysis of tai chi chuan in treating lumbar spondylosis and back pain [J/OL]. Applied Bionics and Biomechanics，2022[2022-06-24]. https://doi.org/10.1155/2022/2759977

张霞,张意侗,潘乐,等.八段锦联合补肾活血方对膝骨关节炎患者肌肉功能及免疫炎症指标的影响[J]中医药临床杂志,2022,34(4):738

张冀豫,梁尚华,顾博丁.《引书》仿生导引变化探析[J].中华中医药杂志,2022,37(3):1425

张巧莉,胡树罡,王磊.太极拳训练对稳定性冠心病患者居家心脏康复的疗效观察[J].中国运动医学杂志,2022,41(10):767

张鑫政,任菁钰,李航宇,等.基于《诸病源候论》探讨"嗜眠候"导引法调身机理及功法整理[J].辽宁中医杂志,2022,49(2):61

赵丹,许峰."健身气功·马王堆导引术"处方的文献研究[J].中医文献杂志,2022,40(2):11

赵子莹,周新尧,徐浩东,等.八段锦在结缔组织病相关间质性肺病中的应用[J].中医杂志,2022,63(23):2293

朱婷,陈贵全,丁燚,等.八段锦治疗颈椎病的文献研究现状分析[J].按摩与康复医学,2022,13(11):48

左龙,封又民.体医融合视阈下"武医融合"理念的推广与实践研究[J].武术研究,2022,7(4):60

（十三）护 理

【概述】

中医护理理论体系构建和实践技术的发展是中医护理学科发展的基础。2022年，相关研究基于中医护理理论，在辨证施护、护理技术、情志护理、康复护理、护理教育等具体方向进行了深入探讨。与此同时，关于呼吸道疾病、心脑血管疾病、妇产科疾病、内分泌疾病等领域的护理实践研究也广为关注。这对促进中医护理事业的发展与内涵建设有着重要意义。

1. 辨证施护

"辨证施护"是中医护理指导思想的精髓，其异病同护、同病异护、三因制宜等原则在临床护理、预防、保健、养生和康复等方面具有独特优势。段岩认为，《伤寒论》所蕴含的"辨证施护"思想能够为中医辨证护理提供重要的借鉴和指导，可以病机、证候为基础，依据疾病发生和发展的规律，通过阴、阳、寒、热、表、里、虚、实进行辨证，制定与之相互适应的护理方案。具体包括把握病机、观察证候：疾病的病机、证候、病位及其发展规律，可将其归纳为阳明、太阳、少阳、少阴、太阴、厥阴六经证候群，以寒、热辨别疾病性质，以表里辨别疾病部位，以虚实辨别疾病盛衰。辨别药性，讲究煎法：药物先煎、后下的煎煮方法尤为注重。用药期间的辨证护理：用药期间应谨守病机，坚持方药在服药次数、剂量、停服、再服药方面均有异，以辨证施药。三因施护：注重因人、因时、因地制宜的个性化施护为主要特点。重视禁忌和饮食调护：用药后的护理以药性、食性的顺应为原则，食物禁忌有药忌、病忌之分。简言之，在辨证施护过程中，尤为注重药性、煎药方法、疾病的禁忌和注意事项，以及因人、因时、因地展开辨证施护。

马茜等以肺系疾病最为常见的气虚质为研究对象，将80例受试者随机分为试验组和对照组各40例。对照组接受常规线上健康教育；试验组在此基础上予以耳部全息铜砭刮痧干预：循环按摩一侧耳郭小周天及大周天以促进全身气血运行，根据《耳穴疗法防控新型冠状病毒感染肺炎方案》选择口、咽喉、内鼻、肺为主穴，以及贲门、十二指肠、神门等为配穴，使用铜砭刮痧板进行轻轻旋转研磨，每穴30 s；另一侧耳朵选用王不留行进行耳穴贴压，按压3~5次/d，每穴30~60 s/次，以耳郭微微发红，产生酸麻胀痛的感觉为度。每周干预1次，4次为1个疗程，共3个疗程。结果：试验组疲乏、气短、易感冒、懒言、声音低弱的气虚质症状评分及气虚质转化分分别为(3.26±0.76)分、(2.92±0.82)分、(3.08±0.82)分、(2.66±0.97)分、(2.71±0.80)分、(46.16±17.96)分，对照组分别为(4.12±0.41)分、(3.76±0.55)分、(3.50±0.56)分、(3.65±0.65)分、(3.18±0.67)分、(56.88±10.80)分，均$P<0.05$。

江云飞等将90例冠心病患者随机分为对照组47例和观察组43例。对照组给予基础治疗联合传统护理；观察组在此基础上实施穴位贴敷联合辨证施护（如健康教育、饮食指导、生活起居、情志调理等），穴位贴敷1次/d，6 h/次，连续14 d。结果：观察组总有效率、焦虑、抑郁、SF-36量表评分分别为93.0%(40/43)、(38.55±3.08)分、(39.41±3.52)分、(37.13±6.19)分，对照组分别为76.6%(36/47)、(45.22±3.17)分、(45.45±3.67)分、(30.25±5.41)分，均$P<0.05$。

王世芳等将120例骨科围手术期患者随机分为

对照组和观察组各60例。对照组采用常规护理;观察组在此基础上采用同病异护理论进行辨证(肝肾不足型和气滞血瘀型)施护,包括饮食、情志、运动、保健等。结果:观察组干预后疼痛、肿胀、瘀斑、面白、肢软、尿赤评分分别为(0.89±0.44)分、(0.77±0.38)分、(0.87±0.40)分、(0.79±0.25)分、(0.48±0.11)分、(0.68±0.25)分,对照组分别为(1.06±0.39)分、(1.25±0.41)分、(1.33±0.51)分、(1.32±0.31)分、(0.75±0.15)分、(0.97±0.32)分,均$P<0.05$;观察组干预后腰椎功能(JOA)、Oswestry功能障碍指数(ODI)评分分别为(16.29±3.02)分、(16.05±4.11)分,对照组分别为(12.54±2.94)分、(21.19±4.65)分,均$P<0.05$;观察组干预后心理弹性的坚韧、乐观、自强评分分别为(38.14±6.89)分、(12.02±2.15)分、(24.19±4.06)分,对照组分别为(34.98±7.02)分、(8.91±1.76)分、(20.01±3.57)分,均$P<0.05$;观察组并发症总发生率为3.3%(2/60),对照组为15.0%(9/60),$P<0.05$。

2. 护理技术

朱平等将胃癌根治术后行肠内营养100例患者随机分为观察组和对照组各50例。对照组按常规行肠内营养护理;观察组在此基础上,于每日首次输注肠内营养前30 min实施以经络学说和生物全息理论指导下的全息刮痧疗法,选择双侧合谷、太冲穴、双手第二掌骨上腹区、肝穴和胃穴、胸椎9～12(督脉)及双侧夹脊穴、内关、足三里、头部前发际双侧额部2带、头顶部额顶带中1/3。由取得三级刮痧师证书的护理人员负责,1次/d,5 d为1个疗程。结果:干预后观察组肠内营养耐受性评分显著低于对照组,肠内营养输注达目标量时间、首次肛门排气时间及排便时间显著短于对照组,均$P<0.01$。

张则润等以"穴位贴敷"或"穴位敷贴"和"头痛"或"头疼"检索中国期刊全文数据库(CNKI)、维普期刊全文数据库(VIP)、万方数据知识服务平台(WanFang Data)中的相关文献,运用古今医案云平台(V2.3.5)对腧穴处方与中药处方进行关联规则分析。结果:最终纳入69篇符合要求的文献,得到79条腧穴处方和79条中药处方,涉及47个腧穴、107味中药,其中应用频次≥5次的腧穴包括涌泉、神阙、太冲等14个;腧穴归经以足少阴肾经、足太阳膀胱经、任脉为主;特定穴以五输穴为主,主要分布在下肢;腧穴关联规则分析得到8条关联规则,应用频次前3位中药为吴茱萸、川芎、冰片;中药四气以温为主,五味以辛为主,多归于肝经;中药关联规则分析得到20条关联规则;中药黏合剂主要使用醋类。可见穴位贴敷治疗头痛所选腧穴及中药具有一定规律,临床以理肝肾、行气血、调寒热为思想治疗头痛。

张青颖等选择128名医务人员作为研究对象,采用自制的中医治未病技术操作规范调查电子问卷进行调查,内容包括医务人员基本情况、治未病技术使用情况、对中医治未病技术操作规范的认知现状、对中医治未病技术操作规范的引用情况、对中医治未病技术操作规范性临床使用情况,以及对中医治未病技术操作规范的意见、建议。结果:医务人员中医治未病技术操作规范知晓率为68.8%(88/128),临床使用率为55.5%(71/128),引用率为35.9%(46/128),其对不同中医治未病技术操作规范的知晓率、临床使用率、引用率不尽相同,排名前5位的均为针刺、拔罐、艾灸、穴位贴敷和耳穴贴压;中医治未病技术操作规范需加强宣传推广与临床应用。

3. 情志护理

中医情志护理可因人制宜,缓解患者负性情绪,提高患者治疗信心,改善睡眠,延长生存时间以及提高生活质量。周群英等将62例恶性肿瘤患者随机分为对照组和观察组各31例。对照组采用常规临床护理,包括健康教育宣讲、常规化疗药物辅助治疗、饮食指导、积极与患者沟通等;观察组在此基础上给予中医情志护理:①以情胜情法。根据中医基础理论中五行相生相克理论,通过一种情志抒发、抑制另一种情志的方法,针对不同患者辨证施情,从而使患者忧郁、思虑、悲伤情志得到宣泄,稳定患者情绪达到情志调畅的目的。②情志导引法。通过呼吸、哼唱歌曲、呻吟等方式结合形体动作消除心中不良情绪。③移情易性法。针对患者自身特点，通过培养患者兴趣爱好转移和分散注意力，如看电视、打太极拳、气功等丰富患者日常生活活动。④音乐怡情法。中医将角、徵、宫、商、羽五音与五志、五行联系在一起，通过综合患者平素的音乐爱好以及音乐乐曲调性与情志之间的相生相克关系，达到调节情绪、舒畅气机的功效。连续护理8周后，观察组的总满意率为93.5%(29/31)，对照组为80.6%(25/31)，$P<0.05$；观察组SAS、SDS分别为(46.48 ± 4.14)分、(44.81 ± 2.09)分，对照组分别为(48.97 ± 2.95)分、(46.39 ± 2.47)分，均$P<0.05$。

胡蓝等选取50例妊娠期高血压患者随机分为观察组和对照组各25例。对照组给予产科循证护理干预基础上，给予硝苯地平和硫酸镁治疗；观察组在此基础上给予中医情志护理干预，主要包括：释疑解惑、积极暗示、顺情从欲等，通过与患者情感交流，分析原因，了解患者心理需求，建立信任感，提高患者依从性。结果：观察组干预后收缩压、舒张压、SAS评分、SDS评分分别为(124.96 ± 0.20)mmHg、(81.28 ± 4.38)mmHg、(44.96 ± 1.21)分、(47.28 ± 1.35)分，对照组分别为(143.28 ± 0.36)mmHg、(87.29 ± 2.27)mmHg、(53.28 ± 1.16)分、(55.29 ± 1.23)分，均$P<0.05$；观察组早产、剖宫产、产后出血和新生儿窒息不良妊娠结局发生率分别为4.0%(1/25)、16.0%(4/25)、8.0%(2/25)、4.0%(1/25)，对照组为32.0%(8/25)、56.0%(14/25)、36.0%(9/25)、24.0%(6/25)，均$P<0.05$。

王健等将63例脑卒中后抑郁患者随机分为重复经颅磁刺激(rTMS)组31例和五音调神组32例。rTMS组采取rTMS治疗，1次/d，每周5次，共6周。五音调神组采取针刺督脉要穴(百会穴、印堂穴、神庭穴)联合角调式五行音乐治疗，五音调神组在临床常规疗法基础上先行头面部放松手法治疗10 min，再采取角调式音乐疗法联合针刺督脉要穴(百会穴、印堂穴、神庭穴)治疗。结果：五音调神组患者PSQI评分、抑郁评分、血清5-羟色胺含量明显优于rTMS组，通过调控5-HT水平有效改善脑卒中后抑郁病人继发性失眠症状。

4. 康复护理

谭红等选取90例急性脑梗死患者随机分为对照组与观察组各45例。对照组实施子午流注穴位按摩联合常规护理，给予患者定向力训练、计算力训练、记忆力训练、语言训练、注意力训练以及日常生活能力训练，按照子午流注理论中气血流注时间，最强气血流注功能时间酉时及最弱足少阴肾经气血流注功能时间卯时按摩太阳、肩髃、臂臑、足三里、曲池等穴位，按摩60 min/次，1次/d，7 d/疗程，共3个疗程。观察组基于对照组的护理方法联合时空同构康复护理，时空同构模式分为Ⅰ、Ⅱ系列模式、"段、点"模式、"内、外"模式，康复护理包括：①抑制能力及注意力训练，为患者布置病房和洗漱间，模拟其生活场景，要求其根据现有的习惯对所用物品进行摆放，引导患者完成一系列洗漱动作，训练5 min/次，1次/d，顺序性、连贯性地反复进行穿衣、刷牙及洗脸训练。②逻辑性训练，依据握拳、桌面上放置手的尺侧缘和手掌朝下于桌面平放，设计桌面的联系性动作，之后辅助患者进行手部训练，训练5 min/次，1次/d。③注意能力、理解能力训练，为患者提供钟表实物，便于采用刻度尺标记时间段、时间点，让患者将表达时间点的具体方法更直观地表达出来，训练7 min/次，1次/d。④记忆能力训练，于模拟区域分别挑选几件代表性物品，所选择物品应在2件以上，便于患者于同类物品中挑选，训练3 min/次，1次/d，共21 d。结果：观察组的肌力、Barthel指数、NIHSS评分、SF-36各维度评分和ESCA各维度评分均优于对照组，均$P<0.05$。

术后加速康复(enhanced recovery after surgery，ERAS)理念最早由丹麦学者提出，该理念提倡采取基于循证依据的医疗干预措施来减少术后患者身体和心理的创伤与压力，从而加速恢复过程。林叶艳等采用便利抽样法将90例择期行单侧全髋关节置换的患者分为对照组43例和观察组47例。对照组采用传统骨科围手术期护理模式;观察组在此基础上采用基于中医护理操作技术的加速康复围手术期护理模式,制订个体化 ERAS 方案与康复计划,针对负面情绪予耳穴压豆治疗、疼痛予腕踝针治疗、术后胃肠道反应予吴茱萸贴敷治疗(内关、足三里)、术后尿潴留的预防与治疗予艾灸治疗(温和灸)。结果:观察组术后首次排气、进食、下床时间及术后住院时间均短于对照组,出院时疼痛 VAS 评分低于对照组,均 $P<0.05$;观察组术后胃肠道反应、术后尿潴留发生率均低于对照组,均 $P<0.01$,进而指出,基于中医护理操作技术的加速康复护理模式应用于老年单侧全髋置换围手术期患者可降低患者术后并发症、疼痛及住院时间,值得临床推广。

5. 护理教育

《全国护理事业发展规划(2021—2025 年)》等国家政策强调进一步从护理体系、服务、技术、管理、人才等多维度统筹推动护理高质量发展,提高护理同质化水平,同时将中医护理专业护士纳入紧缺人才。张素秋认为:①中医护理人才培养已形成"院校教育-新入职护士-骨干人才-专科护士"的培养体系。院校教育作为入门教育,奠定了护理人员的中医理论基础,将中西医课程进行有效整合,突出中医特色,提升护理人员中医基本素养。②新入职护士培养注重培训中医基础理论知识及基本技能,增强临床岗位与需求的匹配度。③全国中医护理骨干人才培养要加大理论与实践相结合力度,扩大视野,为中医护理人才培养模式探索一条新路。④中华护理学会启动的"中医护理治疗专科护士"培养项目,以培养中医非药物疗法为主的专科护士为目标,以通科理论和中医专科理论为主要内容,实践技能突出中医适宜技术在临床专科专病的应用,适应新形势下社会发展的需求,既要满足临床对实用性人才的需要,又要同时兼顾学科发展对科研型人才的要求,注重护理人才的全方位培养。田润溪等指出,院校护理人才培养可开展六位一体、院系合一、三统一两贯穿、分阶段渐进主体多元等模式;专家型中医护理人才缺乏可通过开展师承模式的中医护理传承工作室,通过跟师查房、学术探讨等方式培养一支医德高尚、技术精良、传承创新的中医护理队伍,为建立中医护理老专家临床经验传承体系和共享平台打下基础。

包云春等以柯氏模型为理论依据,结合文献回顾、问卷调查和半结构式访谈结果编制专家咨询问卷,经过 2 轮专家函询,问卷回收率均为 100%。最终形成的培训体系包括 3 个一级指标,11 个二级指标,37 个三级指标,145 个四级指标。专家指出二级指标中"中医护理理论知识""中医护理临床实践"和"中医护理培训师资管理"对中级职称的带教教师的师资管理有更高的要求,加强师资管理对引导培训对象的行为、增强能力有积极作用,更有利于取得良好的培训效果。该培训体系是对目前培训体系的补充,加强培训体系的结构化、系统化和全面化,使培训体系更具有可操作性、可重复性和可测量性。

杨瑞等将 60 名本科护生随机分成观察组和对照组各 30 名。对照组采用传统教学方法进行中医护理教学查房;观察组在此基础上运用循证护理教学方法进行中医护理教学查房,采用评判性思维能力(中文版)测量表(CTDI-CV)评价 2 组护生的评判性思维能力。结果:观察组实习第 4、6、8、10 个月的评判性思维能力(中文版)测量表评分分别为 (200.07 ± 17.14) 分、(200.40 ± 16.95) 分、(203.10 ± 15.81) 分、(205.90 ± 14.25) 分,对照组分别为 (189.47 ± 19.36) 分、(189.80 ± 19.26) 分、(191.07 ± 17.81) 分、(194.03 ± 17.13) 分,排除时间因素、干预因素,均 $P<0.05$;干预效应与时间效应存在交互作用,$P<0.05$。

(撰稿:胡丽　审阅:张雅丽)

【呼吸道疾病护理】

曹慧等将 80 例慢性阻塞性肺疾病急性加重期患者分为观察组和对照组各 40 例。对照组给予常规护理干预,包括观察病情、常规健康教育、药物使用指导等。观察组在此基础上给予中医呼吸训练及情志护理:以情胜情、移情易性的情志护理;取合谷、太冲、天突穴穴位按摩,每穴位按摩 2 min/次,3 次/d;"嘘、呵、呼、呬、吹、嘻"吐纳六字诀进行呼吸训练,以"呬"字为主,其余为辅,2 次/d,30 min/次,干预 14 d。结果:观察组干预后 FEV1/FVC、FEV1 预计值、SDS 评分、SAS 评分分别为(67.25±2.35)%、(64.34±3.32)%、(20.25±3.35)分、(20.34±2.32)分,对照组为(63.32±2.22)%、(60.37±3.12)%、(24.32±3.22)分、(24.37±2.12)分,均 $P<0.05$。

潘玉佩等将 74 例支气管哮喘患者随机分为观察组和对照组各 37 例。对照组采取基础护理,做好健康宣教、用药指导等;观察组在此基础上采取中医康复护理,包括情志干预、辨证施护、饮食护理、呼吸功能锻炼等。结果:干预后观察组患者肺功能指标的 FEV1、PEF、FEV1/FVC、生活质量评定量表(SF-36)评分、护理效果总有效率分别为(78.29±6.34)%、(80.82±7.88)%、(82.54±7.72)%、(81.15±2.53)分、97.3%(36/37),对照组分别为(67.75±5.23)%、(71.43±6.22)%、(70.34±7.95)%、(72.24±2.64)分、81.1%(30/37),均 $P<0.05$。

曹卫丹等将 82 例小儿上呼吸道感染患儿用双盲法分为观察组和对照组各 41 例。对照组采用常规护理方式,主要包括健康指导、药物指导、环境护理、监测病情发展情况等。观察组采取常规护理与中医护理干预结合的方式进行护理:①情志护理。上呼吸道感染患儿年龄较小,家长在孩子患病时大多心情焦虑,也会对患儿情绪造成一定的影响,要对其进行心理疏导,采取适合患儿的方式,如游戏、玩具等,减少不良情绪,对家长适当开导。②饮食起居护理。在患儿服用药物后,适当添加衣被,并注意观察其是否有不良反应发生。另外,为患儿选择阳光充足的休养环境,保持良好心情,气温变化需要让患儿适当添减衣物。饮食上根据患儿病情,避免油腻、辛热食物,可以准备蔬菜粥等一些好消化且营养均衡的食物。③推拿护理。对患儿眉心到发际线呈直线,采取两拇指交替方式推拿,在两侧眉后凹陷处,用中指段适当按揉,按揉方向一般是顺时针。如患儿肺经有热,需要用右手拇指掌面对其无名指末节的正面进行推拿,推拿方向是朝指尖;如果患儿肺经虚弱,则推拿方向是朝指根;高热者轻揉攒竹穴,反复发热者轻揉大陵穴。结果:干预后,观察组退热时间、住院时间、护理满意度分别为(2.11±1.15)天、(9.42±1.74)天、92.7%(38/41),对照组分别为(4.65±1.67)天、(13.88±2.92)天、82.9%(34/41),均 $P<0.05$。

张玉凤等将 80 例痰热壅肺证肺胀患者随机分为观察组和对照组各 40 例。对照组予常规西药治疗＋常规护理干预,包括健康教育、生活习惯指导等。观察组在此基础上加服化痰平喘汤联合中医特色护理干预:①穴位贴敷。取肺俞、定喘、肾俞、天突、足三里、丰隆等穴位,以生黄芩、白芥子、葶苈子、细辛研磨外敷,1 次/d,2～3 h/次。②耳穴贴压。取肺、气管、神门、皮质下等,采用王不留行贴压耳穴。隔日更换至对侧耳郭。③指导缩唇呼吸、腹式呼吸,有效咳嗽和全身呼吸操锻炼,提高肺活量,改善呼吸功能。病情较轻者,鼓励下床活动,步行 500～1 500 m/d,或练习八段锦,每周 3 次,15 min/次。④按摩保健穴位。迎香、合谷、内关、足三里、肾俞、三阴交等。足底按摩:取肾、肺、气管、肾上腺等反射区,每个反射区按摩 3 min,2 次/d。⑤五音疗法。选用商调、羽调音乐,7:00～11:00 欣赏《梅花三弄》《梁祝》等曲目,可促使肾气隆盛;15:00～19:00 欣赏《阳春白雪》《黄河》等曲目可助长肺气。两组均连续治疗 21 d。结果:干预后观察组总有效率为 80.0%(32/40),对照组为 62.5%(25/40),且观察组中医证候积分、肺功能各指标、血气指标和生活质量各指标均显著改善于对照组,均 $P<0.05$。

(撰稿:胡丽　审阅:张雅丽)

【心脑血管疾病护理】

郑秀梅等将 200 例偏远地区原发性高血压患者

学术进展

随机分为观察组和对照组各 100 例。对照组采用常规管理方案;观察组在此基础上通过多学科团队制订并实施基于 Pender 提出的健康促进模型(health Promotion model, HPM)中医管理方案,分为健康责任、人际关系、运动、营养、压力管理、自我实现 6 个方面,包括入院前、住院和出院后 3 部分;住院期间进行现场干预,1 次/d,每次 20 min,共 3 次;出院后第 1 个月、2 个月、3 个月、6 个月各 1 次,每次 30 min。结果:干预后 6 个月,观察组患者收缩压、舒张压、脉压差、总胆固醇、体质指数、头痛、耳鸣中医症状积分均低于对照组,生活质量、生理职能、情感职能、活力、高密度脂蛋白、健康促进生活方式评分高于对照组,均 $P < 0.05$。

王晓娟等将 80 例脑卒中急性期便秘住院患者随机分为对照组和试验组各 40 例。对照组采用常规治疗及护理措施,包括药物治疗、肢体康复训练、疾病及心理健康指导等,给予口服乳果糖,10 mL/次,3 次/d,餐前服用。试验组在此基础上采用穴位按摩联合艾灸的中医干预方式:①穴位按摩。以脐周为中心采用滚法进行脐周按摩 3～5 min,频率 140～160/min;然后以掌部为着力点,按照肠道走行(升结肠-横结肠-降结肠-乙状结肠)采用环形推摩约 8 min;以腹部感觉微微发热为佳,频率要由慢到快、平稳适中,100～120 周/min;最后选取神阙、中脘、天枢等穴位采用指按法按摩,以患者出现酸胀感为宜,每穴按摩 1～2 min。②穴位艾灸。按摩之后选取神阙、中脘、天枢和足三里等穴位进行艾灸,以出现热感而热痛感为宜,每穴位 10～15 min。每日 7:00～9:00(辰时)进行,1 次/d,干预时间为 1 周。结果:试验组的便秘症状评分量表(CCS)、便秘生活质量量表(PAC-QOL)、Bristol 大便性状评分表(BSFS)评分分别为(7.19 ± 2.87)分、(47.59 ± 10.99)分、[4(3, 5)]分,对照组分别为(12.82 ± 6.25)分、(78.03 ± 16.83)分、[2(1, 3)]分,均 $P < 0.001$。

牛继业等将 138 例急性缺血性脑卒中患者随机分为观察组和对照组各 69 例。对照组实施常规护理;观察组在此基础上实施中医特色护理,包括舒适

优化、药食调摄、情志疏导、中医特色护理等。中医特色护理包括肩背部按摩、背部拍叩、分推胸胁、远端穴位按摩、穴位贴敷、耳穴压豆,从入院第 1 天开始,疗程 1 周。结果:观察组脑卒中相关性肺炎发生率及住院天数分别为 10.1%(7/69)、(16.54 ± 4.82)天,对照组分别为 29.0%(20/69)、(20.65 ± 6.55)天,均 $P < 0.01$。

李壮苗等将 141 例恢复期的脑卒中上肢偏瘫患者随机分为四子散蜡疗组、蜡疗组、对照组各 47 例。3 组均进行常规治疗、护理和康复训练;四子散蜡疗组在此基础上于手三阴经筋循行部位进行四子散蜡疗;蜡疗组在此基础上于手三阴经筋循行部位进行蜡疗;四子散蜡疗组和蜡疗组干预时间均为 1 次/d,20 min/次,5 次/周,连续干预 4 周。其中,四子散蜡疗组是将吴茱萸、莱菔子、紫苏子、白芥子干燥成熟的种子按等比例配置,研磨成粉,加入生理盐水调和成药膏均匀涂抹蜡疗部位,厚度为 0.2 cm,然后将蜡疗袋紧密贴敷其上,用胶布固定。结果:干预 4 周后,四子散蜡疗组上肢运动功能评分、上肢痉挛改善程度高于对照组,四子散蜡疗组及蜡疗组脑卒中生存质量量表评分高于对照组,均 $P < 0.05$。广义估计方程结果显示,3 组上肢运动功能评分具有时间效应与交互效应,上肢痉挛改善程度具有时间效应,均 $P < 0.05$。

宛雨田将 100 例脑卒中患者随机分为对照组和观察组各 50 例。对照组实施常规康复护理:①良肢摆放。根据情况可采取自由体位,定时(至少 2 h 更换 1 次)协助患者更换体位(包含仰卧位、健侧卧位、偏瘫侧卧位),有助于防止发生足下垂、肩手综合征等并发症,促使肢体功能加快恢复。②被动训练。为了减少疾病早期发生肌肉萎缩、关节痉挛等不良事件,护理人员可以根据病情开展被动训练;对意识清楚的患者,可以协助进行床边活动,如坐位训练、膝关节屈伸、行走训练等运动,2 次/d,每个动作重复 8 次为一组,有助于保证关节处于正常活动范围。③主动训练。待病情稳定后,护理人员可开始协助进行平衡训练,让患者坐在床边,指导其慢慢掌握平

衡,10 min/次,1 次/d;待能够下床后,护理人员可协助进行站立训练,并逐渐尝试行走,20 min/次,2 次/d,有助于促使运动功能恢复。观察组在此基础上采用藏药药浴:①药浴准备。将五味甘露药浴颗粒置放于温水(40 ℃)中溶散,水容量100 L,共投入250 g 药物。②药浴治疗。协助上肢、下肢以缓慢的速度接触药液,待适应后最大程度浸入药液,水温保持在40 ℃～42 ℃,20 min/次,1 次/d,每周5 次。结果:干预后观察组前肢体运动功能康复评分、智力状态评分均显著高于对照组;观察组护理总有效率为88.0%(44/50)显著高于对照组的72.0%(36/50),均 $P<0.05$。

(撰稿:胡丽　审阅:张雅丽)

【妇产科疾病护理】

贺海霞等将73 例宫颈癌化疗心脾两虚型睡眠障碍患者分为对照组(42 例)和观察组(31 例)。对照组给予宫颈癌常规化疗护理、睡眠护理及化疗间歇期常规延续护理;观察组在常规护理基础上在第2～4 个化疗周期前1 d 及后1 d 各加用火龙罐综合灸1 次,主穴为头部百会、背部督脉、膀胱经,配穴为腹部任脉,干预3 个化疗周期,共6 次。结果:干预后,观察组的匹兹堡睡眠质量指数评分、中医证候积分和癌症患者生命质量测定量表评分分别为(5.64 ±1.58)分、(8.48±2.25)分、(84.77±9.48)分,对照组为(7.28±2.76)分、(9.76±1.87)分、(77.21±10.37)分,均 $P<0.05$。

李孝红等利用数据挖掘技术探究更年期综合征的常用耳穴及耳穴配伍规律,检索文献最终纳入145 篇,更年期综合征辨证分型以虚证为主,其中肾阴虚证、肝肾阴虚证及肾阳虚证为主要证型。耳穴贴压治疗更年期综合征共涉及耳穴63 个,多数耳穴分布在耳甲部,其中最常用耳穴依次为肾、内分泌、肝、神门,常用配伍耳穴为内生殖器-内分泌-交感、肝-内分泌-肾-神门、内生殖器-内分泌-皮质下-交感-肾等。耳穴贴压可有效改善更年期综合征患者的焦虑

抑郁情绪,提高睡眠质量,调节激素水平,促进患者的身心康复。目前已有较多耳穴贴压治疗更年期综合征的研究,但其选穴方案不尽相同,科学合理选穴是提高疗效的关键。

杨丹华等将80 例肾阳虚型压力性尿失禁老年女性患者随机分为试验组和对照组各40 例。对照组采取盆底肌功能训练和膀胱功能训练,疗程为12 周,随访至第16 周结束。试验组在此基础上实施升阳举陷法艾灸。结果:治疗第12 周,试验组患者日均尿失禁次数、1 h 尿垫试验漏尿量减少值、国际尿失禁咨询委员会问卷简表评分、中医证候评分分别为(2.78±1.03)次、[−1.90(−4.00,−1.30)]g、(6.48±2.14)分、(5.82±2.00)分,对照组分别为(3.52±0.72)次、[−0.48(−1.00,−0.27)]g、(8.78±3.86)分、(6.80±2.28)分,均 $P<0.05$。治疗第16 周,试验组患者日均尿失禁次数、ICI-Q-SF 评分、中医证候评分分别为(2.80±0.99)次、(5.30±1.81)分、(4.20±1.47)分,对照组分别为(3.45±0.68)次、(8.95±4.05)分、(6.28±2.06)分,均 $P<0.05$。两组在各时间点日均尿失禁次数(F 组间 =4.282,F 时间 =2.357,F 交互 =5.689)、ICI-Q-SF 比较评分(F 组间 =11.918,F 时间 =86.718,F 交互 =36.155)、中医证候评分比较(F 组间 =5.324,F 时间 =190.594,F 交互 =23.778),均 $P<0.05$。

(撰稿:胡丽　审阅:张雅丽)

【内分泌疾病护理】

郭苗苗检索中国知网、PubMed 等中英文数据库关于穴位贴敷干预糖尿病周围神经病变的相关文献,采用隐结构、取穴处方关联规则分析。结果:最终纳入43 篇文献共3 685 例患者,涉及122 项症状、37 个腧穴。高频腧穴有足三里、三阴交等,高频症状包括四肢麻木、四肢疼痛、神疲等。腧穴频繁项集分析显示,"足三里→三阴交"支持度最高,其标本配穴思想与"护病求本、标本同护"的护治原则相一致。隐结构模型分析得出主要证型有阴虚血瘀、肝肾亏

虚、痰瘀阻络等；挖掘症状-腧穴频繁项集 8 项，症状-证型-腧穴频繁项集 4 项。穴位贴敷干预糖尿病周围神经病变多以足三里、三阴交、阳陵泉、涌泉为主穴，并根据具体证型予以配穴，可作为临床护士辨证选穴参考。

李贞贞等采用整群随机抽样法将 84 例 2 型糖尿病合并轻度认知功能障碍患者分为对照组和观察组各 42 例。对照组接受社区卫生服务中心提供的常规医疗服务和健康教育，主要包括用药指导、疾病相关知识培训、情志护理、运动指导等。观察组在此基础上实施穴位按摩联合循经拍打，选头部的太阳、百会、四神聪、神庭及风池 5 个穴位进行穴位按摩，循经拍打按照从上往下、从左往右、从外到内的顺序，配合节奏明快的音乐逐一拍打百会穴、内关穴等穴位，每个穴位拍打 32 下，以局部微热、皮肤发红为准，3 次/d，采用实心掌拍打，并伴下蹲动作，以带动全身经络，均干预 3 个月。结果：干预后观察组患者简易智能状态检查量表（MMSE）及蒙特利尔认知评估量表（MoCA）总分分别为（23.98±3.77）分、（22.42±2.87）分，对照组为（21.72±3.45）分、（20.98±2.29）分，均 $P<0.05$。

曹维娜等调查 481 例 2 型糖尿病患者中医临床证型分布特点，证型依次为气阴两虚证 31.6%（152/481）、阴虚燥热证 28.5%（137/481）、痰瘀阻络证 18.1%（87/481）、肝郁气滞证 12.3%（59/481）、阴阳两虚证 9.6%（46/481）；各证型的出现频率随着年龄的增长而升高，在青年患者中阴虚燥热证的发生频率较高，在中老年患者中气阴两虚证发生频率较高；在不同病程组中，气阴两虚证与阴虚燥热证的发生频率较高，随着病程的延长，阴阳两虚证、痰瘀阻络证、气阴两虚证的发生频率呈上升趋势，阴虚燥热证、肝郁气滞证呈下降趋势。将患者随机分为对照组 240 例和研究组 241 例。对照组患者行常规护理，研究组行辨证施护。干预后研究组中阴阳两虚证、阴虚燥热证、痰瘀阻络证、肝郁气滞证、气阴两虚

证患者的空腹血糖水平均低于对照组中的同种证型，阴阳两虚证、阴虚燥热证、痰瘀阻络证、肝郁气滞证、气阴两虚证患者的成年人健康自我管理能力量表、世界卫生组织生存质量测定量表评分均高于对照组中的同种证型，均 $P<0.05$。

周云蕾将 132 例甲亢失眠患者随机分为对照组和观察组各 66 例。对照组给予常规护理措施，主要包括对症支持护理、饮食干预、健康宣教、睡眠护理等。观察组给予中医辨证护理：①痰热上扰型以化痰清热安神为治则，饮食以清热、化痰、润燥为主，如多食用冬瓜、丝瓜、萝卜、香蕉、芹菜等，不予进补。②肝郁化火型以清肝泻火安神为主，饮食上食用清淡、疏肝解郁之物，如丝瓜、菠菜、新鲜蔬果等，忌食油腻、煎炸、生冷等食物，可使用枸杞子、菊花泡水饮用；顺情从欲、气功调神、言语劝慰等方法舒缓情志，使患者保持乐观的心态。③阴虚火旺型以养心安神、滋阴清火为主，多食用滋阴清火食物，如新鲜蔬果、银耳、百合、莲子等。④心脾两虚型以补益心脾、安神定志为主，饮食上以营养丰富、补益心脾药物为主，如山药、龙眼、大豆、红枣等，禁食辛辣、浓茶等兴奋劫阴之物；日常生活中多运动增强机体免疫力，如练习太极拳、气功等；合理安排患者的服药时间，尽量延长服药与饮食的间隔时间。⑤心虚胆怯型以养血安神、镇惊定志为主，多食清淡营养的食物，禁食辛辣肥甘之物；给予恰当的情志干预，避免患者受刺激、惊吓等，保持平和的心态。观察组均行穴位按摩，按摩印堂、太阳、三阴交、涌泉、神门、足部甲状腺区等穴位，每个穴位按摩 3～5 min，使用按、推、拿、捏、揉、搓等手法，由轻到重、由慢到快、由浅及深，1 次/d。结果：护理 1 个月后，观察组的 PSQI、SAS、SDS 评分、满意度分别为（5.4±0.4）分、（34.9±3.3）分、（30.1±2.7）分、98.5%（65/66），对照组分别为（7.0±0.7）分、（42.3±3.8）分、（40.2±3.2）分、89.4%（59/66），均 $P<0.05$。

（撰稿：胡丽　审阅：张雅丽）

［附］ 参考文献

B

包云春,俞国红,江丽萍,等.基于柯氏模型的中医医院中级职称护士中医护理培训体系的构建[J].中华现代护理杂志,2022(25):337

C

曹慧,张鸽,李娜,等.情志护理联合中医呼吸训练对慢性阻塞性肺疾病急性加重期的干预效果[J].实用中医内科杂志,2022,36(9):102

曹维娜,许海莺,冯飞艳,等.陕西省人民医院2型糖尿病患者中医临床证型分布特点及辨证施护效果分析[J].中医药导报,2022,28(2):91

曹卫丹,王妍炜,曹丽莎,等.中医护理干预小儿上呼吸道感染对呼吸功能的影响[J].实用中医内科杂志,2022,36(3):45

D

段岩.《伤寒论》辨证施护的规律研究[J].中国中医药现代远程教育,2022,20(17):61

G

郭苗苗,施慧,李儒婷,等.隐结构联合频繁项集行糖尿病周围神经病变患者贴敷选穴研究[J].护理学杂志,2022(17):54

H

贺海霞,陈静,文希,等.火龙罐综合灸改善宫颈癌化疗患者心脾两虚型睡眠障碍的效果[J].护理学杂志,2022(15):46

胡蓝,胡津.中医情志护理联合产科循证护理干预对妊娠期高血压患者的影响[J].光明中医,2022,37(6):1072

J

江云飞,姜顺芳,曹丽珠,等.辨证施护结合穴位贴敷对冠心病患者生活、情绪及临床症状的影响[J].中国中医药现代远程教育,2022,20(6):150

L

李孝红,汪永坚,黄馨睿,等.基于数据挖掘的耳穴贴压治疗更年期综合征选穴规律分析[J].中华现代护理杂志,2022(33):4581

李贞贞,徐明明,汪佳,等.穴位按摩联合循经拍打对2型糖尿病合并轻度认知功能障碍病人认知功能的影响[J].护理研究,2022(15):2813

李壮苗,张佳宇,刘芳,等.四子散蜡疗手三阴经筋对脑卒中偏瘫患者上肢运动功能的效果研究[J].中华护理杂志,2022(19):2378

林叶艳,朱婧,吕存贤,等.基于中医护理操作技术的加速康复护理模式在老年全髋关节置换患者围手术期中的应用[J].中华现代护理杂志,2022(33):4700

M

马茜,俞红,俞琴,等.耳部全息铜砭刮痧对气虚质人群的免疫调控[J].中国实用护理杂志,2022(13):961

N

牛继业,翟少华,张晋欣.中医特色护理在预防缺血性脑卒中相关性肺炎中的应用效果[J].护理研究,2022(19):3570

P

潘玉佩,谢春香,华清,等.中医康复护理对支气管哮喘患者呼吸功能的影响[J].实用中医内科杂志,2022,36(4):117

T

谭红,张丽华,吴雅凤,等.子午流注穴位按摩联合时空同构康复护理在急性脑梗死患者中的应用效果[J].中西医结合护理(中英文),2022,8(6):69

田润溪,崔凯月,杨亚娟,等.中医护理人才培养的思考与展望[J].中华现代护理杂志,2022(25):3361

W

宛雨田.藏药药浴结合康复护理对脑卒中运动功能康

复的促进作用[J].中国民族医药杂志,2022,28(1):69

王健,庄贺,朱雯燕,等.五音调神法在脑卒中后抑郁继发性失眠病人中的应用[J].护理研究,2022(1):114

王世芳,刘春花,朱园园.同病异护理论下辨证护理在骨科术后应用疗效[J].中医药导报,2022,28(2):96

王晓娟,董新寨.穴位按摩联合艾灸对改善脑卒中急性期病人便秘的疗效[J].护理研究,2022(17):3171

Y

杨瑞,蒋谷芬,何花.EBN教学方法对中医护理教学查房中护生评判性思维能力的影响[J].湖南中医杂志,2022,38(3):77

杨丹华,方桂珍,孙敏,等.升阳举陷法艾灸在肾阳虚型压力性尿失禁老年女性患者中的应用研究[J].中华护理杂志,2022(8):970

Z

张青颖,赵雪,付姝菲,等.医务人员对中医治未病技术操作规范的认知及应用现状调查[J].护理研究,2022(6):1099

张素秋,王晓红,樊艳美,等.传承与创新融合与发展——中医临床护理十年发展与思考[J].中国护理管理,2022,22(12):1775

张玉凤,蔡贺,刘志鹏,等.化痰平喘汤联合中医特色护理对肺胀患者临床疗效及生活质量的影响[J].四川中医,2022,40(4):205

张则润,杨继国,刘源香.穴位贴敷治疗头痛的选穴与用药规律[J].护理研究,2022(20):3695

郑秀梅,李巍,陶蓉,等.基于Pender健康促进模型的偏远地区高血压患者中医管理方案的构建及应用[J].护理管理杂志,2022(8):600

周群英,郁玲,乐丽,等.情志护理对恶性肿瘤患者负性情绪及生活质量的影响[J].光明中医,2022,37(18):3419

周云蕾.辨证护理在甲亢失眠患者中的应用效果[J].光明中医,2022,37(2):328

朱平,王传思,杨惠.全息刮痧疗法对胃癌术后患者早期肠内营养耐受性的影响[J].护理学杂志,2022(2):35

三、中　药

（一）中药资源

【概述】

中药材是中医药与大健康产业发展的物质基础,提高栽培药材质量对于发展持续健康的中医药事业和大健康产业,具有十分重要的意义。检索到2022年中药资源相关论文200余篇,其中遗传多样性、有效成分合成基因克隆和表达等分子生物学方面研究79篇,栽培各环节相关研究60篇,生理生态方面研究近60篇,而产地区划、生态环境、种质等方面研究相对较少。

1. 分子生物学研究

李文秀等对不同产地84份砂仁资源SSR标记研究显示,云南群体遗传多样性最高,广西次之,广东最低,云南和广西两地材料亲缘关系较近。朱田田等利用荧光SSR分子标记将甘肃省11个当归品种(系)194份样品分成5个类群,居群内的变异百分比达到78%,遗传多样性主要存在于居群内。乔萍等采用SSR标记对36个果色的人参进行研究,发现:红果人参遗传多样性较高;红果人参和黄果人参存在明显的种质混杂,居群内基因型丰富;粉果人参单独聚为一支,单一基因型的比例较高,可能蕴藏着稀有基因型。齐大明等基于ISSR技术有效鉴定了金银花的不同品种,发现封丘忍冬具有较丰富的遗传多样性。励娜等采用ITS2 DNA序列研究28个居群223份样本雷公藤属植物,显示雷公藤属及其属下的昆明山海棠和雷公藤的遗传多样性水平较

高,而东北雷公藤遗传多样性水平较低。柴晓昕等基于三代高通量测序技术,发现除氯自来水养殖的水蛭样本表现出更简单的微生物群落结构,且黏液菌属、梭杆菌属、拟杆菌属等有潜在致病风险的菌属相对丰度明显低于地下水养殖组。常晶茹等分析吉林产10种黄芪属植物的ITS2、matk、rbcL、psbA条形码序列,发现10种黄芪属植物被划分为5支,与《中国植物志》传统分类相一致。上述研究明晰了物种群体结构、种质差异和种质资源遗传多样性。

靳媛茜等获取女贞的叶绿体基因组序列,发现基因组很保守,物种间差异小,叶绿体基因中存在3个突变热点区,ycf1a和ycf1b可作为女贞属专一DNA条形码。韦海忠等对单叶铁线莲叶绿体基因组的组装、序列分析和系统发育分析显示,单叶铁线莲、牯牛铁线莲和大叶铁线莲明显聚于一组。焦仰苗等收集湘玉竹及其他产地玉竹栽培种资源,以黄精属37种植物和同科植物竹根七为近源物种对比,玉竹与其他品种的psbA-trnH序列存在一定差异,但湘玉竹Y1～Y6栽培品种间差异不明显。赵容等测定11种马兜铃科植物的叶绿体基因组长度和基因数,其中5种药用植物叶绿体基因组中均发现P、F、R、C 4种类型的长重复序列和具有SSR序列位点,汉城细辛具有6种类型的SSR序列,汉城细辛和辽细辛聚为1支。张靖晗等选取黄芩trnH-psbA、petA-psbJ、ycf4-cemA叶绿体基因序列鉴定5、4、2个基因型,对从24个省收集的104份市售样品进行种质资源鉴定,显示THap2为市场样品主要流通基因型,占总样品量的86.55%。舒军霞等分析刺柏属

4种药用植物叶绿体基因组密码子偏好性,4种刺柏属药用植物密码子偏好使用 A/T 结尾,主要受到自然选择的影响。上述研究为药用植物的遗传结构、分类鉴定、系统发育和遗传多样性研究奠定了基础。

高海云等克隆得到 2 条罗汉果氧化角鲨烯环化酶基因 SgAS1 和 SgAS2,能产生 β-香树脂醇。张玉秀等克隆白木香转录因子 AsNAC2,该基因主要在健康白木香的根和茎中表达,易受伤害诱导。马晓惠等克隆黄草乌的异戊烯基焦磷酸异构酶基因,在黄草乌根、茎、叶和花中均有表达,茎中表达量最高。吴带娣等克隆得到 1 个与广藿香醇合酶 PcPTS 互作的 PcHAD 基因,该基因在瞬时过表达后上调 PTS 和 MVA 途径多个基因的表达量,显著提高广藿香醇的含量。时晨晶等从丹参 cDNA 文库中筛选并克隆到 1 个编码 14-3-3 蛋白基因,该基因能快速响应干旱等非生物胁迫和水杨酸、茉莉酸、乙烯等植物激素处理。于宛彤等从甜橙中克隆得到鼠李糖合成酶基因 CsRHM,并进行生物学信息分析,该基因具有将 UDP-葡萄糖转化为 UDP-鼠李糖的催化活性。陈景鲜等从西洋参 cDNA 中克隆得到 8 个碱性螺旋-环-螺旋的类转录因子,MeJA 处理可显著提高 Pq-bHLH24 的表达,Pq-bHLH21 可能参与调控人参皂苷 Rb1 生物合成,Pq-bHLH22、Pq-bHLH25、Pq-bHLH28 与人参皂苷 Re 生物合成途径呈显著正相关。肖茂桃等克隆出卷叶贝母胚胎晚期丰富蛋白 FcLEA-D29 基因,可能在卷叶贝母鳞茎发育和低温响应中发挥作用。王芸等克隆翼首草鲨烯合酶基因全长,并进行表达特性分析及蛋白功能验证。杨姗姗等克隆西洋参 PqDELLA1 基因,并进行生物信息学分析,该基因受茄病镰刀菌的诱导,在叶中表达量最高,其次为茎,根中最少。李亚伟等对暴马桑黄细胞色素 P450 家族 CYP5150AW6 基因进行克隆及表达分析,该基因可能与暴马桑黄的生长发育相关。邢丙聪等筛选得到 23 个金线莲中调控胚胎发育 ArWRKY 转录因子,并获得 Ar WRKY5 与 Ar WRKY20 的蛋白质编码区序列。刘晓丹等克隆乌腺金丝桃 HaHYP1 基因并进行原核表达,HaHYP1 与贯叶连翘 HpHYP1 位于同一小的分支,在叶中表达最高,其次是花和茎,根中表达最少。王晨舒等克隆蜘蛛香的 VjBIS1、VjBIS2 基因,并对其进行原核表达、生物信息学和基因表达量分析,发现基因 VjBIS1、VjBIS2 根中的表达量均高于叶。金宗元等克隆连翘糖基转移酶基因 FsUGT83A1,并对其进行生物信息学和组织表达分析,该基因在叶中的表达显著高于花、果等组织。上述研究为基因功能定位及药用成分的定向生物合成提供了理论基础。

寇佩雯等对防风进行转录组测序和生物信息学分析,在防风有效成分合成相关通路中共鉴别出 27 条差异表达 unigene,包含 13 种酶,明确了有效成分合成的候选基因。曹也等从茅苍术根茎转录组差异表达基因中注释到 53 条可能参与到倍半萜生物合成途径中的基因,其中甲羟戊酸途径上注释到可能编码 6 种酶的 9 条基因,2-C-甲基-D-赤藓糖醇-4-磷酸途径中注释到可能编码 7 种酶的 15 条基因,倍半萜和三萜生物合成代谢通路中注释到 29 条基因。郭文鼎等研究构建芍药花、叶和根 3 个部位的 cDNA 文库,筛选出属于 CYP71A、CYP71D 亚家族且与单萜合酶 PlPIN 表达趋势一致的 11 条可能参与芍药苷生物合成的 CYP450 基因,进一步筛选得到可能参与芍药苷生物合成的 UGT 基因 7 条及 AT 基因 9 条。寇呈熹等基于转录组数据鉴定藜芦 72 条 bHLH 转录因子,分为 6 个亚族,在不同组织中表达差异显著,Vn54312、Vn14037 在根中表达较高,可能参与藜芦植物根部某些生物碱的合成。王思嘉等通过人参 bZIP 基因家族生物信息学分析,推测 PgbZIP99、AtbZIP11 能调控根的分生组织,Pg-bZIP131 对干旱胁迫有重要调控作用,A 亚族成员 AtbZIP36、AtbZIP37、AtbZIP38 参与干旱胁迫和盐胁迫调控。上述研究为阐明酶的功能、活性成分生物合成、调控机制研究奠定了基础。

谢彩侠等研究显示,盾叶薯蓣低磷胁迫初期为响应胁迫的关键时期,转录组测序共获得 101 593 个 unigene,其中 77.35% 在 NT、NR、SwissProt、KOG、GO、KEGG 等数据库中得到注释,甾体总皂苷及合成关键酶基因的表达均发生变化。尤垂淮等基于4 ℃低温胁迫下的植物钩吻转录组数据库,挖掘获得 29 个受低温诱导差异表达的 GeERF 基因,并对其中 21 个具有完整编码框的 GeERF 基因序列进行生物信息学分析。姚菲等从川白芷中鉴定出 122 个 MYB-related 家族蛋白,主要为热稳定性良好的不稳定性亲水蛋白,大部分蛋白定位于细胞核中,并对其结构和表达进行了分析。上述研究为阐明药材质量与环境关系和明确优质药材生产途径奠定了基础。

2. 中药资源生理生态学研究

土壤 张燕等研究显示,益母草在 pH 5～8 能够正常生长,中性偏酸更有利于益母草叶片的光合色素积累,提高产量,高 pH 则促进水苏碱的生物合成和积累。黄丽容等研究显示,4 mmol/L 的 Ca^{2+} 可使瑶药岩黄连根冠比最大,100 mmol/L 的株高、茎粗和地上干重达到最大值,净光合速率在 400 mmol/L 时达到最大值,岩黄连碱含量随着钙离子浓度的增加呈现先增加后减少的趋势。焦焕然等发现邻苯二甲酸、对苯二甲酸、邻苯二甲酸二异丁酯和苯甲酸为丹参连作根际土壤含量最高的化感物质,连作土壤水提液对种子发芽率、胚芽和胚根长度具有低促高抑现象。李翟等从农田栽参土壤中分离得到盖姆斯木霉 NRS-5 和绿色木霉 NRS-7,当土壤总皂苷溶液浓度达到 20 mg/L、苯甲酸溶液浓度达到 0.2 mg/L、人参根际土壤醇提物浓度达到 2 mg/L 时,NRS-7 表现出显著正趋化作用,且随栽培年限增加正趋化作用逐渐增强。刘倩等研究显示,土壤中的有效硼、速效磷及相对湿度与栀子果实中西红花苷-I 含量具有极显著相关性,栀子 PSY 与 UGT85A2 基因的表达量与大叶大果型栀子西红花苷-I 含量呈极显著正相关。韩翠婷等研究显示,杠柳在 0.2% 和 0.5%NaCl 的中低盐浓度下生长良好,1.0% 和 2.0%NaCl 的高盐环境下生长受到抑制。

光照 刘紫祺等研究显示,40、80、120、160 $\mu mol \cdot m^{-2} \cdot s^{-1}$ 4 种不同光照强度中,80、

120 $\mu mol \cdot m^{-2} \cdot s^{-1}$ 光强均有利于提高西洋参产量和质量。赖秋洁等在低温条件下喷施 H_2O_2,显著提高垂盆草最大分枝长、叶片层数、分枝数、生物量、多种黄酮类成分含量以及体外抗氧化能力,1、10 mmol/L H_2O_2 处理的生物量分别比对照提高 209.38% 和 87.50%,10 mmol/L H_2O_2 处理的总黄酮、总酚酸含量以及槲皮素、山奈酚、异鼠李素含量比对照提高 16.67%～37.84%。翟勇进等研究显示,罗汉果甜苷 V 含量与其净光合速率呈正相关,净光合速率高的罗汉果品种其甜苷 V 的含量相应也高。

外源物质 彭亮等研究显示,50 $\mu mol/L$ MeJA 和 400 mg/L GA_3 诱导能够显著提高茜草幼苗生物量,促进茜草幼苗中茜草素、羟基茜草素、1,8-二羟基蒽醌、甲基异茜草素和大叶茜草素的积累。李依民等研究显示,100、150、200、250 mmol/L NaCl 胁迫可抑制 3 种大黄种子萌发及幼苗生长,3 种大黄中药用大黄的耐盐性最低,GA_3 能不同程度缓解高盐胁迫下大黄种子萌发和幼苗发育。沈伟等比较亚精胺、黄腐酸、水杨酸和 2,4-表油菜素内酯等 4 种外源物质对高温胁迫下三七幼苗的影响,发现 0.1 $\mu mol/L$ 2,4-表油菜素内酯效果最好,其次为 0.8 g/L 黄腐酸。张佳琪等添加适宜浓度的 Put、Spm、Spd 3 种多胺,均显著提高黑果枸杞不同种源体细胞胚诱导率及同步化发生指数,Put、Spm 表现出高浓度的抑制效应。刘思佳等研究显示,外源物质 SA、BR、6-BA 及 Ca^{2+} 均可提高平贝母抗高温能力,其中 SA 效果最佳。

产地及环境 施咏滔等调查发现,湖北黄石、江西吉安、江西庐山 3 个地区的沙氏鹿茸草年龄结构均为"金字塔形",种群存活曲线均趋于 Deevey-Ⅲ 型,在 1～3 龄级单位样地内种群数量最大,到第 3 龄级后种群数量急剧减少,江西庐山死亡高峰期相对于其他两地早;人为干扰过少,群落郁闭度高,则抑制沙氏鹿茸草种群的正常繁殖;过度的人为干扰,会造成土壤水分蒸发过快,寄主植物减少,同样也不利于沙氏鹿茸草生长发育。落艳娇等将 5 份 PA 型

紫苏种质分别在甘肃、北京和安徽的试验田以相同方法进行种植,发现甘肃地区种植的紫苏中木犀草素-7-O-葡萄糖醛酸苷、木犀草素-7-O-二葡萄糖醛酸苷、芹菜素-7-O-二葡萄糖醛酸苷、总黄酮、挥发油含量和紫苏醛含量最高,北京地区种植的紫苏中咖啡酸含量最高。白洋等研究显示,朝鲜淫羊藿中总黄酮含量与全钾呈极显著正相关,与速效钾呈显著负相关;朝藿定 A 含量与土壤 pH 值、全磷呈显著正相关,与有机质、速效钾呈极显著正相关。张家豪等分离得到西红花根际细菌,归属到 4 个门、6 个纲、17 个科、28 个属、31 种,其中最优势门为厚壁菌门(相对频率为 66.76%),最优势属为芽孢杆菌属 Bacillus(相对频率为 57.71%),土壤有效磷含量与多样性指数呈最大正相关($r=0.910$);有机质与苍白杆菌属分离频率呈最大负相关($r=-0.956$);球茎纵径与菌群多样性指数显著相关($r=-0.806$);球茎鲜质量与根际细菌菌群结构显著相关。梁浩等研究显示,MBNT15 属和分枝杆菌属细菌与雅连多种生物碱含量呈显著相关,端毛孢属真菌与雅连多个生物碱含量呈显著相关。丁晓霞等研究显示,根瘤菌处理能够提高甘草中的粗蛋白、粗脂肪、硝态氮、总糖、总皂苷、黄酮含量。

其他 陈媛媛等建立龙葵愈伤组织最优培养体系,发现愈伤组织的次生代谢产物和细胞生长通常负相关,次生代谢产物的合成大多在愈伤组织的生长后期。高伟城等比较不同采收期云霄枇杷叶的醇溶性浸出物、总黄酮、总三萜酸、野鸦椿酸、山楂酸、科罗索酸、齐墩果酸、熊果酸的含量,证明枇杷叶的采收期以 5 月或 10 月最佳,日照时数充足适合枇杷叶生长。王彩云等研究显示,红天麻、绿天麻、乌天麻 3 种天麻变型的表型特征有显著区别,核型公式分别为 2m+14sm+18st+2t、6m+20sm+10st、8m+18sm+18st+2t,分属于 3A、3B、3B 核型。秦亚东等筛选出结香花不同花期 12 个显著性差异代谢产物,涉及乙醛酸和二羧酸代谢、赖氨酸生物合成,甘氨酸、丝氨酸和苏氨酸代谢等通路。缪一休等研究显示,日本医蛭吸食血液后主要通过降低 Na^+、Cl^- 等无机离子浓度来降低渗透压引起溶血,释放营养物质,但由于消化酶活性低,消化周期可达 90 d。

3. 产地适宜区与产地研究

基于 MaxEnt 模型和 ArcGIS 软件分析,班梦梦等筛选出影响阳春砂分布的主要生态因子为 5 月平均降水量、4 月平均温、最湿季平均温、10 月平均温等 9 个生态因子,最适宜分布的区域集中在广东、广西中部及南部、云南南部、福建东南部、海南中部。王浩等分析 89 个野生防风分布点数据和气候、土壤、地形、植被等环境数据,筛选出土壤类型、最暖季降水量、最冷季降水量、最干季平均温和坡向 5 个主要生态因子为防风适宜生长的环境参数,主要分布于内蒙古中东部的赤峰市、通辽市、呼伦贝尔市、兴安盟,黑龙江东北部大庆市、佳木斯市、齐齐哈尔市、吉林和辽宁两省西部地区,河北省承德市、张家口市。叶雨等根据 129 份新疆紫草的基本信息,明确了新疆紫草分布的主要生态因子为海拔、土壤类型、植被类型、6 月降水量、12 月降水量等,新疆紫草主要集中在天山山脉中段。兰朝辉等获取芍药的主产区、道地产区和野生生长区的 378 个生态位点及其主要气候因子和土壤类型等生态指标,发现芍药适宜产地的主要生态因子为年均温度、年均降水量、年均相对湿度、年均日照强度,种植芍药最适宜的土壤为黑钙土,适宜种植区主要在黑龙江、内蒙古、四川、陕西等省、自治区、直辖市。蔡妙等根据单叶蔓荆分布的 309 条有效信息,明确了蔓荆子药材道地性的主要环境因子分别为海拔、最干季度降水量、年平均气温、昼夜温差月均值、最湿季度降水量、最暖季度平均温度。杨烨等利用 138 个皂荚的地理分布记录,结合 112 项环境因子得出适生性分布区主要集中分布在华中、华南、华东,10 月月降水量、2 月水蒸气压力、12 月水蒸气压力为影响皂荚适宜性生长的主要环境因子。何平等结合矿产分布特征和土壤镉污染状况重新规划川芎的生态种植区,主要分布在四川中部、东部,陕西南部及重庆大部地区,其中,高适宜区主要集中在成都、雅安、德阳和绵阳地区。

陈吉祥等研究显示,辽宁省龙胆适宜分布在海拔较低、气候较湿润、秋冬季温度较低的温带季风和温带海洋性气候地区,最适土壤质地为粉砂壤土、壤土,最适土壤类型为黑土、石灰性黑土铁质淋溶土,同时分析了活性成分与地理位置、生态环境的关系。庄怡雪等利用山海螺中国分布点的 205 条地理分布信息及 55 个环境因子,综合分析得出影响山海螺生长的主导因子为降水量相关因子,最适宜生长地区主要为分布于东北地区的辽宁省,华东地区和华南等部分省。

郎多勇等研究不同产区栽培甘草黄酮类成分含量差异及其与土壤因子的关系,发现总黄酮含量在甘肃较高、内蒙古和宁夏基本相当,异甘草素含量在甘肃较高、宁夏次之、内蒙古较低,并分析了有效成分与矿质元素的相关性。王莹等比较 19 批宁夏枸杞和 3 批枸杞的多糖,发现宁夏枸杞粗多糖结构较为一致,但北方枸杞多糖在重均相对分子质量、色谱峰面积比及半乳糖醛酸含量上有较大差异。闫婷等对湖北蕲春、河北安国、河南汤阴、河南南阳、浙江宁波的 28 批艾叶挥发油中主要化学成分种类及含量进行分析,湖北与浙江产区化学成分组成相近,河南与河北产区化学成分组成相似。李皓翔等分析不同产地艾叶中 8 种活性成分,有机酸类化合物中以安徽太和的平均含量最高,黄酮类化合物以湖北蕲春的最高。张明惠等采用 HPLC 指纹图谱共标定不同品种当归中的 16 个共有峰,明确了岷县产区、临洮产区和通渭产区的特征性成分,可有效地确定不同产地、不同品种当归中主要有效成分的差异。

4. 种质差异与品种选育研究

陆超颖等研究显示,酸橙和甜橙不同基原枳实药材的浸出物和黄酮成分含量均存在显著性差异(除橘皮素外),甜橙枳实中不含新橙皮苷,而酸橙枳实中该成分含量最高。张进强等研究显示,乌天麻块茎腐烂病发病率较高,绿天麻次之,红天麻和乌红杂交天麻发病率最低,不同生态型天麻对块茎腐烂病的抗性差异可能与其基因表达模式及次生代谢物

的差异性有关。朱金莲等根据挥发油化学成分将 6 种香薷属植物划分为 11 种化学型,其中 PD 型、PR 型和 CaDE 型为新发现的化学型,香薷属植物挥发油化学型可能与花期的长短有关。黄文静等确定了金银花不同种质间存在野漆树苷、似梨木双黄酮等 9 个潜在差异性黄酮标志物,不同发育时期有首蓿素、野漆树苷等 7 个差异性黄酮标志物。李建军等研究显示,怀地黄不同主栽品种在外部形态、内部结构和指标成分含量上均存在差异,分泌细胞数量和木质部占比与品质直接相关,综合评价优劣依次为"北京 3 号""金九""吨王""星科""怀丰""沁怀"。甘金佳等比较罗汉果"桂航 1 号"无性系与 6 个主栽品系罗汉果的生长特性、雌花物候与形态特征、果实特征、罗汉果甜苷 V 含量等性状,发现"桂航 1 号"罗汉果生长旺盛、早熟、甜苷 V 含量显著高。

5. 中药生产技术研究

品种选育 王元忠等比较不同产地和生长年限栽培滇重楼生物量和性状差异,发现培育高产滇重楼,应考虑地理种源,注意合理控制光照等因素。刘强等选育出附子新品系"成附 1 号",产量高、稳定性好、品质优,比对照"中附 4 号"增产显著。王海峰等比较红天麻"略麻-1 号"与对照品种安徽红天麻形态,发现"略麻-1 号"天麻素和对羟基苯甲醇总质量分数比对照品种高 35.48%,总产量比对照品种高 101.97%。胡学礼等选育出"云红花七号"和"云红花八号"2 个新品种,较对照弥渡红花平均增产 46.74%、34.98%,种子产量平均增产 16.91%、20.97%,羟基红花黄色素和山奈酚的质量分数分别为《中国药典》(2020 年版)规定的 2 倍和 1.52 倍。陈永中等对搭载"神舟十一号"和"长征七号"膜荚黄芪 SP2 代 2 年生群体遗传变异分析,发现与对照相比表型和分子聚类结果有一定差异,后代遗传多样性较丰富。

种子处理 屠李婵等采用 500~1 000 mg/L 的 GA_3 溶液提高了雷公藤种子的发芽率和发芽速度,萌发周期从 3 个月以上缩短至 15 d 内。曹占凤等选择 4 种不同浓度的 $CaCl_2$、$Ca(NO_3)_2$、KH_2PO_4、

PEG-6000引发剂,发现PEG-6000引发效果最好,可提高菘蓝种子的发芽指标,促进幼苗生长及增强菘蓝幼苗期的耐盐胁迫能力。

栽培方法 魏莉霞等通过正茬、重茬及轮作探讨酚酸类物质与半夏连作障碍的关系,证明引起半夏连作障碍的主要因素不是肥料,而是土壤中酚酸类物质。王琪等对羌活与蚕豆间作和单作的研究显示,土壤钾素含量及有效性是调控羌活根际土壤细菌群落结构的主因子,蚕豆间作有效改善土壤微环境,提高羌活药材产量和质量。黄高鉴等探索潞党参分别与油菜、蚕豆、饲用高粱、芝麻参间作及单作5个处理,发现间作潞党参根长、根粗、产量、醇溶性浸出物、多糖含量、党参炔苷含量提高,总灰分含量显著降低,其中间作蚕豆处理各项指标最佳。郑定华等研究显示,全光照条件巴戟天生长不良,存活率较低,荫蔽度较高的条件下巴戟天质量最优但生长差,中低荫蔽的全周期胶园间作巴戟天生长、单株根重表现最优,质量基本持平或略低。程启东等施加竹炭增加了广藿香抗氧化酶及碳氮代谢酶的活性,降低了连作导致的氧化胁迫伤害,缓解了连作对广藿香生长及有效成分含量积累的影响。佘晓环等研究显示,广藿香-水稻-广藿香的水旱轮作种植模式可以增加广藿香叶片氮代谢酶活性和根际土壤酶活性,改善根际土壤的理化性质,降低广藿香根际土壤酚酸含量。刘诗蓉等研究显示,半夏随连作茬数增加产量显著降低,生物碱含量和鸟苷含量呈先增加后降低再增加的趋势,腺苷呈先降低后增加再下降的趋势,可溶性蛋白含量则持续增加,而浸出物含量无显著性变化。杜光映等对喀斯特地区铁皮石斛研究显示,棚栽铁皮石斛中多糖含量显著高于树栽铁皮石斛,Cu含量与多糖含量呈显著正相关;树栽铁皮石斛中Cd含量高于棚栽铁皮石斛,但均在安全限量范围内。

病虫害 韩凤等研究未种植多花黄精、多花黄精健株和病株的土壤,发现根腐病的发生对土壤中过氧化氢酶、蔗糖酶、脲酶、酸性磷酸酶和酸性蛋白酶的活性有显著影响,三组土壤细菌多样性差异不大,但丰度差异显著,以未种植的植株细菌丰度最高,其次为多花黄精健株。蔡玉彪等从地黄叶部感病部位分离、纯化出3株病原菌,分别为层出镰刀菌、尖孢镰刀菌和锐顶镰刀菌,并对地黄生长习性进行了研究。濮春娟等从丹参病株的根部分离得到致病菌尖孢镰刀菌和大丽轮枝菌,能强烈诱导丹参产生系统抗性。李维峰等将分离得到的白及叶枯病致病菌鉴定为里斯弯孢*Curvularia reesii*,为一种新的植物病原菌及国内弯孢菌属真菌的新记录种。周佳等研究显示,引起乌头黑斑病的病原菌为交替链格孢菌,1 mg/L枯草芽孢杆菌对该病原菌具有极强的抑制作用,苯醚甲环唑、喹啉铜也具有较好的防控效果。刘自华等从虎杖染病叶片上分离出的病菌为大黄茎点霉,丁子香酚、丙环唑、喹啉铜对该病原菌具有显著的抑制效果。杨雅雯等鉴定射干叶斑病病原菌为细极链格孢及交链格孢菌,氟硅唑对两种病原菌均具有较好抑制效果。曹敏等研究显示,引起茅苍术根腐病的主要病原菌为腐皮镰刀菌和尖孢镰刀菌,1.44 mg/ml的霜脲·锰锌和0.45 mg/ml的咪鲜胺对两种病原菌的菌丝生长抑制率均为100%。桂颖等鉴定半夏软腐病病原物为胡萝卜软腐果胶杆菌,三菌混合生防菌剂"宁盾"对软腐病的防治效果达88.7%,出苗率、珠芽分化率可提高52.8%、65.7%,产量提高21.4%。朱佩等从栀子病根中经过分离纯化得到具有致病性的象耳豆根结线虫,25 mg/L氟吡菌酰胺对其抑制效果最佳。王德慧等统计得到危害锁阳的有害动物为曲斑螟幼虫、黄褐丽金龟幼虫、华北蝼蛄、沟金针虫、东鳖甲及家畜骆驼、羊,并明确其具体的危害方式。

施肥 钱佳奇等研究显示,西洋参的营养生理中存在Mg-Ca、Mg-K和Mg-Mn拮抗现象,适合的交换性Mg质量分数为190~293 mg/kg,过量施Mg会导致西洋参的营养元素失衡。雒军等研究显示,凹凸棒石的肥料缓释效应可为当归生长根系膨大期提供稳定的营养需要,促进生长和根干物质积累,提高产量,同时能够提高当归药材主要药效成分总阿魏酸和阿魏酸松柏酯的总含量。刘红斌等对林下三七叶面喷施天然纳米$CaCO_3$,促进了植株健壮生长,降低发病率,促进花中皂苷的合成并拮抗重金属的吸收,提高三七花的品质。王孟聪等优化北苍术氮、磷、钾配施,显著影响倍半萜类成分苍术酮、白术内酯Ⅱ和β-桉叶醇积累及生物合成关键酶HMGR、FPPS活性及基因表达,其中关键酶FPPS发挥了较大的调控作用。柴书彤等喷施沼泽红假单胞菌菌剂及混合光合细菌菌剂,党参根长、多糖含量、全氮、全磷含量均有所提升,全钾含量有所降低,重金属铅、汞、铜的含量显著降低,镉含量升高,党参炔苷含量、砷含量与对照组之间无显著差异。蔡瑜等通过施用复合肥(由硝酸钾、硝酸铵和磷酸二氢钾组成)＋菌肥或黄腐酸钾,促进多花黄精块茎生长,但黄酮等含量会有所下降。宋智琴等对云南独蒜兰施用饼肥、羊粪、蚯蚓粪、牛粪和鸡粪等5种基肥,发现蚯蚓粪效果最佳,显著提高产量和质量,合适施用量为150g/株。田北京等采用5个肥料处理留兰香,其中以复合肥(1∶1∶1)450 kg/hm²＋聚谷氨酸提高有效分枝数和主茎有效叶数,周年产量和出油率最高。李林玉等根据云当归生长发育规律和肥料特点,明确40～100 d内的快速生长期及时追施氮肥、钾肥,100～160 d内的根快速膨大期应增加钙、镁肥。

栽培及田间管理　谭云等选择9种本地修枝材作为菌材开展天麻栽培试验,其中白桦作为菌材栽培天麻产量和品质指标最佳,其次为山桐子、水青冈、山樱桃为栽培天麻的较优菌材。王丹阳等研究显示,湖北海棠、茶和核桃等多种植物的废弃枝条可作为栽培天麻的替代菌材,其中湖北海棠替代效果最好,各项测定指标数值与白桦相近。龙兰萍等探讨130～280 g不同等级种麻对天麻块茎生长和产量的影响,其中210～220 g的种麻相关指标最佳。侯玉浩等对不同基原、栽培模式、栽培基质的8种桑黄药材进行研究,安徽段木杨树桑黄及湖北和安徽的代料杨树桑黄的总酚含量较高,安徽代料杨树桑黄的总黄酮含量最高,湖北代料杨树桑黄和桑树桑黄含量次之。邵玲等研究显示,河沙和黄泥基质的有机质及有效矿质元素含量较低,不适宜巴戟天组培

苗的生长,组合基质(泥炭土∶河沙＝2∶1)最有利于组培苗的驯化移栽,幼苗的根系长度、株高、叶长及地上部鲜重均显著高于其他基质中的幼苗。乔旭等研究显示,随着刈割茬次的增加,金荞麦饲草粗蛋白含量显著增加,而粗纤维含量则显著降低,根茎产量显著降低,对其表儿茶素含量无显著影响,综合饲草、根茎的产量和品质,金荞麦刈割茬2～3次为宜。耿达立等研究显示,金银花冬季修剪影响金银花新梢内生长素与细胞分裂素的含量,促进金银花新梢的生长并提高金银花产量。张娟等研究显示,适度降低土壤含水量有利于板蓝根根部伸长生长,但含水量过低会导致侧根数量增加,含水量高有助于板蓝根药材产量和药效物质的积累。王羿等研究显示,地鳖在无基质条件下禁食3 d,不影响产量前提下能增加浸出物含量,降低总灰分、酸不溶性灰分、黄曲霉毒素含量,提高抗凝血酶活性和溶纤活性。

6. 其他

尹国平等从黄连中1株炭角菌属真菌分离鉴定出5个化合物,其中有2个化合物对脂多糖诱导的小鼠单核巨噬细胞释放NO具有一定抑制活性,1种化合物对结肠癌细胞HT-29具有显著的抑制活性。蔡佳纯等对半红树植物苦槛蓝内生真菌*Nigrospora sphaerica*进行发酵,获得9个单体化合物,这些化合物对金黄色葡萄球菌、血清型大肠杆菌显示不同程度的抗菌作用。刘德柱等采用内生真菌*Fusarium*-C39生物转化滇重楼药材皂苷类化学成分,重楼总皂苷、重楼皂苷Ⅰ、Ⅱ和Ⅶ的含量显著提高,对epG2细胞、肺癌A549细胞和结肠癌HT-29细胞增殖的抑制作用显著增强。上述研究为新的药用资源的开发奠定了基础。

(撰稿:王喜军　孟祥才　审阅:陈建伟)

【基于SRAP分子标记中药材遗传多样性分析研究】

种质资源是中药材生产的源头,种质的优劣对

中药材的产量和质量具有决定性的影响。研究发现特定的基因和功能酶是导致不同居群、不同产地中药材品质存在差异的关键所在，中药材遗传多样性的研究与保护对中药产业良性发展具有重要意义。相关序列扩增多态性（SRAP）标记对基因组相对较少的着丝粒附近以及端粒的扩增会较少，结合可扩增这些区域的其他分子标记，可获得覆盖全基因组的连锁图。2022年度，SRAP分子标记被应用于中药材何首乌、太子参、白芷、白术、黄精等遗传多样性分析，为其种质资源的多样性保护、优良品种选育、不同产地中药材品质鉴别等提供了科学依据。

何首乌 李嘉惠等采用SRAP分子标记方法，对全国12个省44个居群的327份何首乌（*Polygonum multiflorum* Thunb.）叶片〔其中109份为野生品，218份为栽培品（包含1份棱枝何首乌 *Polygonum multiflorum* Thunb. var. *angulatum* S. Y. Liu）〕的基因组DNA进行了提取，利用Structure 2.3.4、NTSYSpc、Popgen 32和MEGA 7软件对数据进行统计，获得何首乌居群的多样性水平、遗传距离、遗传分化程度、聚类结果和群体分析结果。结果显示：何首乌野生居群遗传多样性大于栽培居群，多样性主要来自居群间；野生居群中，四川和重庆居群的遗传多样性较高，何首乌样品间遗传距离与地理距离无明显相关性；何首乌样品的NJ聚类结果与地理分布相符，相同采集点样品可聚在一起；农户栽培品亲缘关系近，栽培品中除德庆大桥村CNT居群外，农户种植品居群间遗传一致度均大于0.89，说明品种间存在相互引种情况；棱枝何首乌单独作为一个类群，与其他所有居群的相似度均极小，遗传相似系数约为0.5；居群结构分析表明，大部分何首乌样品的血缘组成较为单一，且K=16时，样品分类效果最佳，而分类结果则与NJ聚类基本一致。研究显示：SRAP分子标记是何首乌遗传多样性估计和种群关系的有效分析工具，而地形复杂性可能是影响何首乌遗传多样性程度的重要因素；广西所产棱枝何首乌在何首乌种群中表现出特异性，与其他种源遗传距离大，支持将其列为何首乌的变种。

太子参 李萍萍等应用DNA条形码和SRAP分子标记技术，对福建、江苏、贵州、湖南、山东、安徽6省15份太子参〔孩儿参 *Pseudostellaria heterophylla*（Miq.）Pax ex Pax et Hoffm.〕新鲜幼嫩叶片（从全国收集的8份太子参种质及福建省特色药用植物工程技术研究中心实验室选育的7份杂交种质）的基因组DNA进行提取，开展太子参种质资源遗传差异分析。太子参DNA条形码显示：ITS1序列的突变位点占比最多为2.16%，rbcL6序列的突变位点占比最少为1.23%；*psbA-trnH* 序列缺失位点占比最多为4.88%；ITS1序列的GC含量最高，达55.52%；*psbA-trnH* 序列的GC含量最低，仅为24.71%。太子参SRAP标记筛选出9对引物，扩增出215个位点，其中42个为多态性位点，多态性位点百分率（PPL）为19.53%；从扩增位点总数看，多态性条带丰富、清晰，既有共同位点又有特异性位点；7个居群Nei's遗传多样性指数（H）范围为0.346 6～0.498 5，Shannon信息指数（I）范围为0.530 1～0.691 7，显示出较高的遗传多样性水平，太子参种群基因多样性（H_t）为0.400 4，其中种群内基因多样性（H_s）和遗传分化系数（G_{st}）分别为0.090 1、0.310 3，分别占H_t的77.50%、22.50%。种源间G_{st}为0.750 6，即有75.06%的遗传变异存在于种源间，24.94%的遗传变异存在于种源内，表明太子参种源间遗传变异大于种源内遗传变异，存在较低程度的遗传分化；太子参种源的平均基因流（N_m）为0.192 9，表明太子参各种源之间的基因交流顺利；15份太子参种质间的K2P遗传距离范围为0.000 5～0.005 6，而遗传相似系数在0.391 3～0.869 5之间，遗传相似系数在0.590 0时，可将15份种质分为3个类群，其中杂交种质为独立类型；15份不同种质太子参DNA条形码和SRAP分子标记的遗传距离、遗传相似系数及聚类分析结果相近，两种方法相结合，能更准确有效鉴定太子参种质。

白芷 王丽赟等以15份〔其中4份为白芷 *Angelica dahurica*（Fisch. ex Hoffm.）Benth. et Hook. f.，11份为杭白芷 *A. dahurica*（Fisch. ex Hoffm.）

Benth.et Hook. f. var. *formosana*（Boiss.）Shan et Yuan]不同主产区的白芷新鲜幼嫩叶片为材料,应用核基因 ITS2 序列和叶绿体基因 *matK* 序列进行基原差异分析;应用 SRAP 分子标记技术,进行 UPGMA 聚类和遗传多样性分析。结果显示:白芷 ITS2 序列全长 452 bp、获得 2 个变异位点,可以区分白芷与其变种杭白芷;而 *matK* 序列全长 834 bp、仅有 1 个变异位点,不能有效区分白芷与其变种杭白芷。筛选到 8 对 SRAP 引物,获得 34 个多态性位点,UPGMA 聚类结果显示:所有样本按基原不同划分为白芷和杭白芷两个大类群,而杭白芷类群中,四川产区和浙江产区来源的材料又划分为两个小类群;四川和浙江产区杭白芷群体之间的遗传距离为 0.075 9,遗传相似系数为 0.926 9,基因分化系数（G_{st}）为 0.329 8。应用 ITS2 序列和 SRAP 标记均可区分白芷基原,四川和浙江产区的白芷基原均为杭白芷,两大产区杭白芷经长期地理隔离,已发生了低程度的遗传分化。

白术 其药用部位为菊科植物白术 *Atractylodes macrocephala* Koidz.的干燥根茎。蒋小刚等以湖北咸丰、湖南平江、安徽亳州等 8 个产地的 52 份不同株型（紧凑型、中间型、松散型）白术为材料,提取其幼嫩叶片基因组 DNA,采用 SRAP 分子标记法,对其遗传多样性进行了研究。结果显示:14 对 SRAP 多态性引物共检测到 184 个位点,多态性百分率为 88.6％,Nei's 基因多样性指数（H）平均值为 0.231 3,Shannon 多样性指数（I）平均值为 0.362 9,基因流（N_m）为 1.213 7;52 份种质间遗传相似系数为 0.527 2～0.972 8,平均值为 0.798 5;紧凑型和松散型白术遗传多样性指数较为接近,且整体低于中间型,松散型与紧凑型白术遗传差异最大,而与中间型遗传差异最小;在遗传相似系数 0.80 时,可将 52 份白术种质划分为九大类,聚类结果与地理分布无明显相关性,紧凑型主要聚在第一和第三大类,而松散型和中间型分散在各大类中。上述结果为进一步研究筛选白术理想株型,选育白术良种提供了基础。

黄精 姜武等基于 ISSR 和 SRAP 分子标记技术,将采自浙江、福建、江西、安徽、云南等 10 省 22 个种源 47 份黄精（包含 19 个多花黄精 *Polygonatum cyrtonema* Hua、2 个黄精 *P. sibiricum* Red.和 1 个滇黄精 *P. kingianum* Coll.et Hemsl.）药材基原植物带芽根茎带采集地土移栽,统一种于泰顺县司前镇溪口村浙江省亚热带作物研究所黄精种质资源圃,采集生长良好的黄精幼嫩叶片,提取其基因组 DNA,比较和综合分析黄精居群遗传多样性。结果显示:用 14 条 ISSR 引物和 11 对 SRAP 引物分别扩增出 186 和 142 条清晰带数,其中多态性条带数分别为 185 和 140,多态位点百分率（PPB）分别为 99.46％和 98.59％,表明黄精种群间有丰富的遗传多样性;从扩增的多态性位点上看,ISSR 标记更优于 SRAP 标记;遗传多样性分析显示,ISSR 和 SRAP 标记下基因分化系数（G_{st}）分别为 0.279 9 和 0.231 6,即黄精遗传变异主要发生在种群内,居群间基因流（N_m）分别为 1.286 4 和 1.659 3,遗传相似系数在 0.053 3～0.948 1 和 0.032 8～0.967 7;聚类结果显示,相同黄精药材基原种质聚在一起,ISSR 标记和 SRAP 标记分别将黄精居群分为 5 和 3 大类群,且以 ISSR 标记的聚类结果更符合实际地域分布,SRAP 标记的聚类结果则将北方居群黄精与其他黄精药材区分开;基于两标记混合数据（ISSR＋SRAP）的聚类结果,不仅能较好地区分不同基原植物,而且呈现一定地域性分布规律,华东多花黄精居群和华中多花黄精居群聚成一类,西南居群和北方黄精居群则分别聚成一类;聚类结果显示,华东居群和华中居群亲缘性近。这一研究结果与近年来华东区和华中产区两产区大力发展林下种植黄精,栽培面积逐渐扩大,相互引种逐渐频繁有关;华东产区的黄精种质聚类结果显示存在较明显的地域分布特征,主要分成千里岗山脉系（浙西北）、五龙山脉系（皖南赣北）、洞宫山脉系（浙西南）、雁荡山脉系（浙东南）、武夷山脉系（浙西南＋闽北）;其中浙西南的黄精种质具有丰富的遗传多样性,松阳、龙泉、庆元、景宁虽同属丽水产区,但由于山脉众多可能产生一定地理隔离,导致一定程度遗传分化。

益智 吴小英等以海南7个县市(屯昌、琼中、五指山、白沙、万宁、陵水、保亭)15个不同地理位置的益智栽培种群90份海南益智(*Alpinia oxyphylla* Miq.)样品为材料,运用SRAP分子标记分析其遗传相似系数和构建遗传聚类树,分析益智不同地理居群的遗传多样性。结果显示:益智SRAP-PCR扩增结果获得总条带数(TNB)为92,多态性条带数(NBP)为82,平均多态率(PPB)为89.1%;再以最佳引物f9-r 10对90份益智样品进行SRAP-PCR分析,统计共获得407个条带,多态性条带数为407个,多态性比率为100%;聚类结果分析表明,不同产地益智的遗传相似系数在0.67~1.0,在遗传相似系数0.67处,90份益智样品被分为Ⅰ和Ⅱ两大类,在遗传相似系数0.77处可分为6个亚类;益智的遗传多样性与地理距离存在一定的相关性,来自五指山地区的益智遗传多样性最为丰富。

石斛 张迎辉等采取福建省福安旺盛经济林研究所石斛种质资源圃种植的31种石斛属(*Dendrobium* Sw.)植物及1种金石斛(*Flickingeria comata*(Bl.)Hawkes)样品,每种石斛取样7~10株,每株3~5片嫩叶,混合后将其干燥粉末装入自封袋,用变色硅胶迅速干燥,超低温冰箱保存,供提取总DNA备用。应用SRAP-PCR分子标记技术对其开展遗传多样性分析并构建DNA指纹图谱。结果显示:利用筛选出的15对引物进行扩增,共扩增出264个位点,其中多态性位点为251个,平均每对引物扩增出16.73个多态性位点,多态比率达95.08%,其中Me2-Em5、Me4-Em3、Me4-Em5、Me7-Em3、Me7-Ee7等5对引物的多态百分率均为100%,这些引物组合对石斛种类的鉴别效率较高;经过计算,31种石斛属植物与金石斛间的观测等位基因数(N_a)为1.784,有效等位基因数(N_e)为1.430,Nei's基因多样性指数(H)为0.202,Shannon's信息指数(I)为0.386,石斛种间存在较高的遗传变异度与丰富的遗传多样性水平;其遗传相似系数的变化范围为0.591~0.851,亲缘关系较近,当遗传相似性系数为0.660时,金石斛单独聚为一类,当遗传相似性系数为0.724时,可将31个石斛属植物进一步分为10组;构建的DNA指纹图谱可单独鉴别出31种石斛属植物[包括《中国药典》(2020年版)收载的金钗石斛*D. nobile*、霍山石斛*D. huoshanense*、鼓槌石斛*D. chrysotoxum*和铁皮石斛*D. officinale*]及金石斛。

(撰稿:吴健 陈建伟 审阅:彭代银)

【药用植物基因组研究】

药用植物基因组测序分析为当前中药资源学科研究的前沿与热点。基于药用植物基因组研究,可进一步揭示物种的遗传背景,阐明和完善重要药用植物次生代谢产物合成途径及其调控,在基因组数据基础上开展药用植物功能基因研究,可探讨并发现药用植物天然活性成分合成功能基因及其表达规律。药用植物基因组信息可为品种鉴定、资源保护、种质繁育、多样性分析、功能表达等多方面提供丰富的组学信息。

黄花蒿 Liao B等采用PacBio HiFi、Hi-C等多种测序技术,成功获得黄花蒿首个染色体级别高质量基因组。研究从中国南方和北方采集了两株代表性黄花蒿野生株系HAN1和LQ-9,通过DESI质谱成像技术和三重四极杆定量检测发现其青蒿素含量差异达到10倍以上(HAN1 1.1%,LQ-9 0.1%)。完成这两株黄花蒿基因组测序,共获得4套单倍型染色体基因组。通过对单倍型基因组比较发现,青蒿素生物合成途径基因普遍存在多拷贝现象,多个基因的拷贝数在不同单倍型上存在差异,串联复制是该基因多拷贝形成的重要方式。进一步聚焦关键限速酶紫穗槐二烯合酶的编码基因*ADS*,并发现其数量与青蒿素含量显著相关。研究获得的优质黄花蒿基因组为黄花蒿提供了更准确和全面的遗传背景,为青蒿素生物合成和调控的机制解析及分子辅助育种奠定基础。

艾蒿 Miao Y等报道艾蒿的染色体水平基因

组,大小为 8.03 Gb,基因组杂合度高(2.36%)、重复序列占比大(73.59%)、蛋白编码基因多(279 294个)。共检测到至少 3 次全基因组复制事件(WGD),包括最近在艾蒿基因组独立发生的 1 次WGD,以及最近的 1 次转座因子爆发,这可能是导致艾蒿基因组较大的原因。基因组数据和核型分析证实,艾蒿是 1 种具有 34 条染色体的异源四倍体;基因组内的共线性分析揭示了艾蒿基因组中发生的染色体融合事件,阐明了染色体数目的变化;并进一步鉴定艾蒿基因组中与光合作用、DNA 复制、胁迫响应以及次生代谢相关的基因及显著扩增,解释了艾蒿适应环境广泛和生长迅速的特点。分析艾蒿基因组上参与类黄酮和萜类化合物生物合成通路的基因,发现广泛的基因扩增和串联重复作用于艾蒿中较高含量的次生代谢产物。研究发表的艾蒿参考基因组可为艾蒿及蒿属其他植物的演化生物学、功能基因组学以及育种提供基础。

达乌里秦艽 Li T 等获得达乌里秦艽染色体水平基因组,总长度为 1 416.54 Mb。比较基因组分析表明,达乌里秦艽与钩吻科的常绿钩吻藤共享 1 次WGD,在与其他真双子叶植物进行古老的全基因组三倍化后,又有 1 次物种特异性的 WGD。进一步的转录组分析发现,许多与龙胆苦苷生物合成相关的酶编码基因和转录因子。从獐牙菜苦苷到龙胆苦苷的生物合成过程中,鉴定了 1 组候选的 CYP450 基因。HPLC 测定的基因表达量和含量表明龙胆苦苷主要在根状茎中合成,且含量最高。此外,发现上述 2 个 WGD 对龙胆苦苷生物合成的候选基因有很大的贡献。研究报道的龙胆科第 1 个参考基因组,可为加速龙胆科植物的进化、生态和药物研究提供基础。

槐 Lei W 等公布槐的基因组草图,其长度为 511.49 Mb(contig N50 大小为 17.34 Mb),将 110 个contigs 组装到 14 条染色体,占总基因组的 91.62%,并基于 Hi-C 数据改进 N50 大小为 31.32 Mb。进一步研究共鉴定出重复序列 271.76 Mb(53.13%),蛋白编码基因 31 000 个,其中 30 721 个(99.1%)被功能注释。系统发育分析表明,槐分别在 107.53 和6 124 万年前与拟南芥和大豆分离。在槐中检测到物种特异性和豆科普遍的 WGD 的证据。研究发现多个 TF 家族(如 BBX 和 PAL)在槐中扩展,这可能导致其对非生物胁迫的耐受性增强。种群基因组分析显示,各地理种群间无明显差异,有效种群规模自 2 Ma 以来持续下降。研究的基因组数据为研究槐的适应、进化和有效成分的生物合成提供基础。

北马兜铃 Cui X 等组装北马兜铃的基因组,总大小为 209.27 Mb,包含 7 条染色体序列。共线性、Ks 和 4DTv 分析表明,在被子植物共有的 WGD 之后,北马兜铃中不存在新的 WGD。基于基因组、转录组和代谢数据,鉴定北马兜铃中苄基异喹啉生物碱生物合成的关键酶基因,分析基因的表达模式,绘制苄基异喹啉生物碱合成的代谢通路图,推测马兜铃酸的生物合成通路。从全基因组水平系统鉴定了 AcOMT 和 AcCYP 基因家族,克隆了包括 AcOMT1-3、AcOMT5 和 AcOMT7 在内的 5 个 O-甲基转移酶基因,并对其功能进行了鉴定。研究为进一步阐明马兜铃科药用植物的马兜铃酸生物合成和调控以及分子育种奠定了基础,为加速马兜铃酸类药材药用活性成分合成生物学和马兜铃酸减毒去毒方面的研究提供了依据。

草果 Sun F 等基于 PacBio 的 288.72 Gb 长读和 Illumina 的 105.45 Gb 配对短读,组装草果的基因组草图(大小为 2.70 Gb, contig N50 为 2.45 Mb),大约 90.07% 的预测基因得到了注释。通过比较基因组分析,草果中次生代谢产物生物合成、类黄酮代谢和萜类生物合成相关基因均有明显扩增。值得注意的是,参与萜类骨架生物合成和修饰的限速步骤的DXS、GGPPS 和 CYP450 基因可能构成草果中挥发油形成的遗传基础。研究组装的草果基因组草图为进一步了解该药用植物的特征,进一步研究姜科植物的进化和农艺研究提供了丰富的遗传资源。

金钗石斛 Xu Q 等报道金钗石斛的染色体水平的基因组,并与其他石斛属植物进行比较。组装的金钗石斛基因组大小为 1.19 Gb, 99.45% 的序列组装到 19 条染色体上。通过整合全基因组测序和转录组分析(例如多糖生物合成途径和生物碱生物合成途径上游的基因),确定了石斛与黄石斛、鼓槌石斛的基因数量和基因表达模式的差异。结果显示,兰科植物的 TPS 和 CYP450 基因家族也存在差异,上述差异可能与物种特异性药物成分的生物合成途径有关。代谢途径相关分析进一步揭示兰科植物对环境的反应。研究报道的金钗石斛参考基因组将为石斛药用活性成分的途径解析及进一步加深对兰科植物进化的认识提供重要信息。

甘葛藤　Shang X 等组装甘葛藤的高质量基因组。基因组的大小约为 1.37 Gb,由 5 145 个 contig 组成,其中 contig N50 为 593.70 kb,进一步组装到 11 条染色体上。约 869.33 Mb(约占基因组的 62.70%)的重复区域和 45 270 个蛋白质编码基因得到注释。基因组进化分析表明,甘葛藤与大豆亲缘关系最密切,并经历了 2 次古老的 WGD,1 次是豆科植物的共同祖先中发生,另 1 次是在大约 720 万年前的物种形成后独立发生的。与其他 5 种豆科植物相比,甘葛藤共有 2 373 个独特的基因家族。在块根中葛根素含量相关基因和代谢产物中鉴定出葛根素生物合成途径中上调的 572 个基因,并通过组学数据进一步富集了 235 个候选基因。此外,鉴定了 6 个与葛根素代谢显著相关的 8-C-糖基转移酶候选基因。研究的基因组信息为豆科植物的遗传改良提供了有价值的组学资源。

桑寄生　Fu J 等对半寄生植物桑寄生进行染色体水平的基因组组装。获得的桑寄生基因组长度为 521.90 Mb, 496.43 Mb(95.12%)组装到 9 条染色体,contig 和 scaffold N50 值分别为 3.80 和 56.90 Mb。共预测 33 894 个蛋白质编码基因,基因家族聚类共鉴定出 11 个光系统相关基因家族,从而揭示了该半寄生植物的光合能力特征。研究中桑寄生染色体水平的基因组为阐明该物种的种子抗性特征和寄生植物光合作用进化的遗传基础提供了宝贵的基因组资源。

山胡椒　Xiong B 等发布染色体级别的山胡椒参考基因组序列,并揭示山胡椒 D-吉玛烯和罗勒烯合成相关的代谢通路。山胡椒基因组大小为 2 092.2 Mb(Scaffold N50 为 186.5 Mb),组装完整率为 94.1%,共注释得到 65 145 个基因。进化分析显示,山胡椒历史上总共经历了 3 次 WGD,与近缘属的山苍子之间的物种分化大约发生在 14.90～23.18 Mya 之间。其中与萜烯合酶生物合成相关的基因家族发生显著扩张,可能对于山胡椒的生态适应性和生物适应性有重要作用。进一步联合基因组、转录组和代谢组数据研究,发现山胡椒果实和叶片香气中的主要单一萜烯烃类化合物罗勒烯与 D-吉玛烯合成代谢过程中相关关键酶基因的变化规律,并绘制其合成通路代谢图。研究为萜类化合物的生物合成提供了分子基础,并为山胡椒分子育种提供了有价值的参考基因组。

无患子　Xue T 等报道无患子染色体水平的基因组组装(覆盖约 391 Mb, N50 为 24.66 Mb),并通过对 104 个无患子种质进行重测序来描述其遗传结构和进化。群体遗传分析表明,西南分布区域无患子的遗传多样性相对高于东北分布区域。基因流动事件表明,西南种可能是中国分布地区的供体群体。全基因组选择性扫描分析显示,大量基因参与了防御反应和生长发育,包括 SmRPS2、SmRPS4、SmRPS7、SmNAC2、SmNAC23、SmNAC102、SmWRKY6、SmWRKY26、SmWRKY33。通过全基因组关联研究,确定了控制 6 个农艺性状的一些候选基因,包括 SmPCBP2、SmbHLH1、SmCSLD1、SmPP2C、SmLRR-RKs 和 SmAHP。研究不仅为进一步开展无患子科木本植物的基础研究提供了丰富的基因组资源,而且发现的与性状调控相关的基因可用于分子育种的基因组学改良。

楤木　Liu W 等报道高质量的楤木参考基因组,基因组大小为 1.21 Gb, contig N50 为 51.34 Mb,为楤木属的首个组装基因组。通过基因组进化分析表明,楤木基因组最近发生了 WGD,分化时间的估算表明,该 WGD 可能是五加科植物共享的。通过分析楤木的基因组序列,结合 3 个组织的转录组数据,发现了与三萜皂苷生物合成相关的重要基因。并在楤木胚愈伤组织诱导体系的基础上,建立了楤木胚愈伤组织的遗传转化体系。研究获得的楤木基因组资源和遗传转化体系,为深入探索楤木调控机制奠定了基础。

(撰稿:倪梁红　审阅:陈建伟)

【中药材生境适宜区分布预测的研究】

随着中药材的使用量逐年增加,野生资源量由于环境变化而逐年减少,扩大人工种植面积,成为解决野生药材资源紧缺的主要途径。中药材生境适宜区分布的预测可以为引种、扩大种植范围等提供相关的科学数据,为中药材产业决策和优化提供技术支持,对未来加强生境保护与规范种植生产都具有重要意义。

芍药　毕雅琼等基于野生芍药在中国的 98 个分布信息和 20 个当前环境因子数据,利用 Biomod2 平台和 ArcGIS 空间分析方法,构建精度更高的 GBM、GLM、MaxEnt、RF 组合模型。依据环境因子相关性筛选出影响芍药适宜生境的主要环境因子,为年均温、昼夜温差月均值、温度的季节性、最暖季平均温、最湿月降雨量、降雨的季节性、最干季降雨量和海拔。同时预测,在未来气候情景下,野生芍药高适宜区持续缩减,分布中心呈现先向东北后向西南迁移的趋势。

防风　陈冰瑞等基于防风 131 个地理分布位置和 35 个环境因子数据,构建可信度高的最大熵(MaxEnt)模型。分析并筛选出影响防风适宜生境的主要环境因子,为温度季节性变化标准差、降水量季变异系数、最暖季度降水量、海拔、最干季度降水量和上层土壤可交换钠盐。根据结果推断,黑龙江西部、内蒙古中西部是防风野生资源保护和人工种植的首选之地。

东南茜草　秦委等基于东南茜草 915 条分布信息和 53 个环境因子数据,利用 MaxEnt 模型进行探究分析。筛选出影响茜草适宜生境的主要环境因子,为 11 月平均温度、年均降水量、坡度及 3 月平均温度。预测分布区主要集中在秦岭南坡、太行山西南、浙江、皖南、浙西大别山区、武夷山脉连及两广北部南岭及台湾岛的中央山脉。预测结果与实际分布基本相符。

风轮菜　万柄麟等基于风轮菜 451 条位点信息和 55 个环境因子数据,利用 MaxEnt 模型进行探究分析。筛选出影响风轮菜适宜生境的主要环境因子,为年平均降水量、10 月降水量、6 月降水量、11 月平均温度和 4 月降水量,并预测风轮菜的高度适生区是我国华东、中南及西南地区。预测结果与实际分布相符。

丹参　邱晓萍等基于 894 条非栽培丹参的分布记录点和 38 个环境因子,利用 MaxEnt 模型进行预测和评价。结果显示,最冷季平均温度和最暖季降水量是影响丹参分布的关键因子。推测当前丹参潜在适宜区以中国中部和东部地区为主,未来丹参的潜在适宜区有北移的趋势。

知母　张梓毅等基于全国 184 个野生知母分布记录点和 19 个相关气候变量,利用 MaxEnt 模型进行预测和评价。结果显示,土壤亚类、降水量季节性变动系数和最热月最高温度是影响野生知母分布的主要环境因子。野生知母在我国的高适区主要位于河北、山西、北京、陕西东北部、吉林西部、辽宁西部和黑龙江西南部。

天麻　郭怡博等基于 565 条天麻在我国的地理分布记录和 19 种生物气候变量、海拔数据,利用 MaxEnt 模型进行预测和评价。影响当代天麻分布的主要环境变量为年降水量、海拔、最干季度平均温度和年平均温度变化范围。未来适生区空间分布格局由“西南-东北”向“正北-正南”发生偏移,重心向西北方向迁移。

石斛　Pan C 等基于 2 166 份石斛属植物标本室记录中 76 种的地理参考记录,利用 MaxEnt 模型进行预测和评价。结果显示,石斛属在中国 30 个省份均有分布,其中云南、广西、广东和海南的石斛属物种较为丰富。年降水量是影响 16 种石斛属选种分布的最关键的生物气候变量。未来气候变化将导致部分石斛属植物的生境适宜性增加,例如:药用石斛、汉考克石斛、重瓣石斛、齿瓣石斛、疏花石斛、海南石斛。与此相反,其他石斛属植物的生境适宜性显著降低,例如:鼓槌石斛、束花石斛、流苏石斛、钩状石斛、密花石斛、兜唇石斛、美花石斛、石斛、串珠石斛、细茎石斛。这些物种的减少将不利于石斛属的药用和经济价值。

川贝母　Liu L 等采用地理信息技术(GIS)和 MaxEnt 模型,模拟了未来 SSP1-2.6、SSP2-4.5 和 SSP5-8.5 三种气候变化情景川贝母的生态适宜性。结果显示,影响川贝母分布的主要环境变量是海拔高度、人类活动强度和最冷季平均气温。在当前气候条件下,高度适宜区主要分布在青藏高原东部,包括四川西部、西藏东南部、甘肃南部、云南西北部和青海东部。未来气候变化情景下,川贝母高度适宜区和极差适宜区面积呈减少趋势,中度适宜区和总适宜区面积呈增加趋势。药材总适宜面积的几何中心将向西北方向移动。

无患子　Li Y 等基于 22 个环境变量和无患子的全球分布数据构建了 MaxEnt 物种分布模型。最暖季降水、最冷月最低气温、温度季节性和等温线性是影响无患子分布的主要环境因子。世界适宜生境面积最大的时期为末次间冰期(LIG),末次冰盛期(LGM)面积急剧减少。中全新世和目前适宜生境面积呈增加趋势。在全球范围内,随着未来气候变化,无患子适宜面积有向高纬度地区迁移和减少的趋势。

凌霄　Ouyang X 基于 166 条分布记录和 11 个气候和地形变量,利用 MaxEnt 模型和 ArcGIS 软件进行预测和评估。在当前气候条件下,潜在适宜生境主要分布在中国北部、中部、南部和东部。气温、降水和海拔是影响凌霄地理分布的主要变量。在未来气候变化情景下,适宜生境和高度适宜生境总面积将增加,而中等适宜生境和极不适宜生境总面积将减少。潜在适宜区中心将向高纬度、高海拔地区迁移。

艾纳香　Guan L 等采用 GIS 技术和 MaxEnt 模型,模拟了未来 SSP1-2.6、SSP2-4.5 和 SSP5-8.5 气候变化情景艾纳香的生态适宜性。影响艾纳香分布的关键环境变量为最冷季平均气温、最干季降水量、年降水量和温度季节性。在当前气候条件下,高度适宜生境主要分布在广西西部、云南南部、海南大部、贵州西南部、广东西南部、福建东南部和台湾西部。在未来气候变化情景下,艾纳香高度适宜生境、中等适宜生境和不适宜生境面积均呈显著增加趋势,艾纳香总适宜生境几何中心将向东北移动。

(撰稿:吴靳荣　审阅:陈建伟)

[附]　参考文献

B

班梦梦,张丹雁,范紫颖,等.基于 MaxEnt 模型和 ArcGIS 的阳春砂生态适宜性研究[J].中药材,2022,45(6):1344

毕雅琼,张明旭,陈元,等.基于 Biomod2 组合模型的中国野生芍药 Paeonia lactiflora 适宜生境分布[J].中国中药杂志,2022,47(2):376

C

Cui X, Meng F, Pan X, et al. Chromosome-level ge-nome assembly of *Aristolochia contorta* provides insights into the biosynthesis of benzylisoquinoline alkaloids and aristolochic acids[J]. Horticulture Research, 2022, 9: uhac005

蔡瑜,周双双,石明凡,等.施肥对多花黄精生长和主要代谢产物含量的影响[J].中药材,2022,45(12):2805

蔡佳纯,李青青,刘骏伟,等.苦槛蓝内生真菌 Nigrospora sphaerica S5 代谢产物的研究[J].中国中药杂志,2022,47(17):4658

蔡妙婷,袁源见,袁经松,等.MaxEnt 模型分析蔓荆子

药材道地性环境因子的研究[J].中药材,2022,45(9):2065

蔡玉彪,窦涛,高富涛,等.一株地黄叶枯病致病菌的鉴定及生物学特性研究[J].中国中药杂志,2022,47(7):1824

曹敏,余米,唐祥友,等.茅苍术根腐病主要病原菌的分离鉴定及室内药剂筛选[J].中药材,2022,45(8):1779

曹也,张文晋,常丽坤,等.苍术根茎转录组比较分析及倍半萜生物合成基因发掘[J].中国中药杂志,2022,47(18):4895

曹占凤,蔡子平,王宏霞,等.引发处理对盐胁迫下菘蓝(Isatis indigotica Fortune)种子萌发与幼苗生长的生态响应[J].时珍国医国药,2022,33(2):454

柴书彤,杨虹,常佳钰,等.光合细菌菌剂对栽培党参质量的影响[J].中药材,2022,45(12):2812

柴晓昕,甘奇超,赵瑞亭,等.基于三代高通量测序技术的不同养殖环境下日本医蛭微生物多样性研究[J].中国现代中药,2022,24(1):53

常晶茹,姚萱航,张雪薇,等.黄芪属植物DNA条形码与聚类分析的研究[J].中草药,2022,53(22):7201

陈冰瑞,邹慧,王臣,等.基于MaxEnt模型的防风生境适宜区预测及生态特征研究[J].中药材,2022,45(5):1

陈吉祥,尹海波,王丹,等.基于环境因子与化学成分关联的辽产道地药材龙胆分布适宜性分析及区划研究[J].中国现代中药,2022,24(2):229

陈景鲜,卢超,郑钧屏,等.西洋参中8个bHLH类转录因子的克隆及表达分析[J].中国中药杂志,2022,47(14):3756

陈永中,陈垣,郭凤霞,等.太空搭载膜荚黄芪SP$_2$代2年生群体遗传变异分析[J].中国现代中药,2022,24(4):687

陈媛媛,刘秀岩,刘福顺,等.龙葵愈伤组织生长特性及次生代谢产物积累研究[J].中草药,2022,53(16):5170

程启东,李敬辉,李明.田间施加竹炭对连作广藿香生长及品质的影响[J].中药材,2022,45(8):1797

D

丁晓霞,马生军,巴·沙尔力,等.根瘤菌对3种甘草生长与不同组分的影响[J].时珍国医国药,2022,33(1):208

杜光映,严福林,何卫军,等.喀斯特地区树栽与棚栽铁皮石斛中多糖重金属含量比较[J].中国现代中药,2022,24(3):488

F

Fu J, Wan L, Song L, et al. Chromosome-Level Genome assembly of the hemiparasitic *Taxillus chinensis* (DC.) Danser[J]. Genome Biology and Evolution, 2022, 14(5):evac060

G

Guan L, Yang Y, Jiang P, et al. Potential distribution of *Blumea balsamifera* in China using MaxEnt and the ex-situ conservation based on its effective components and fresh leaf yield[J]. Environmental Science and Pollution Research, 2022, 29:44003

甘金佳,毛玲莉,蒋水元,等.罗汉果"桂航1号"无性系与主栽品系性状特征比较[J].中药材,2022,45(7):1561

高海云,高龙龙,刘远,等.罗汉果2个氧化鲨烯环化酶基因克隆及功能表征[J].中国中药杂志,2022,47(22):6050

高伟城,王小平,方瑞燕,等.不同采收期及气候因子对枇杷叶品质的影响研究[J].中药材,2022,45(8):1898

耿达立,卢恒,刘伟,等.冬季修剪调控新梢内植物激素影响金银花的生长与产量[J].中国中药杂志,2022,47(14):3749

桂颖,蒋春号,程旭,等.半夏软腐病生防菌株筛选和田间应用探究[J].中国现代中药,2022,24(10):1952

郭文鼎,胡志敏,卜俊玲,等.基于芍药转录组挖掘芍药苷生物合成相关基因[J].中国中药杂志,2022,47(16):4347

郭怡博,莫可,王桂荣,等.未来气候条件下天麻适生区预测及时空变化分析[J].中国中医药信息杂志,2022,29(7):1

H

韩凤,章文伟,李巧玲,等.多花黄精根腐病对根际土壤细菌微生态的影响[J].现代中药研究与实践,2022,36(5):6

韩翠婷,李先宽,王广苹,等.杠柳幼苗对盐胁迫的生理响应及耐盐机理研究[J].中药材,2022,45(10):2292

何平,李佳颖,刘宇哲,等.土壤镉污染背景下川芎生态适宜区规划研究[J].中国中药杂志,2022,47(5):1196

侯玉浩,马军成,李宁.不同基原、栽培模式、栽培基质对桑黄药材主要成分含量和体外抗肿瘤活性的影响[J].中药材,2022,45(3):536

胡学礼,王沛琦,胡尊红,等.药油兼用红花新品种"云红花七号"和"云红花八号"的选育[J].中国现代中药,2022,24(11):2157

黄高鉴,孙晋鑫,郭军玲,等.间作不同作物对潞党参生长发育及有效成分的影响[J].中药材,2022,45(7):1555

黄丽容,韦莹,雷明,等.钙胁迫对瑶药岩黄连生长、光合特性及有效成分含量的影响[J].中药材,2022,45(12):2817

黄文静,熊乐文,张龙霏,等.不同种质金银花发育过程中黄酮类成分含量变化规律研究[J].中草药,2022,53(10):3156

J

姜武,李亚萍,陈家栋,等.基于ISSR和SRAP分子标记的黄精种质遗传多样性研究[J].中草药,2022,53(21):6865

蒋小刚,王华,张美德.白术种质资源遗传多样性的SRAP分析[J].北方园艺,2022(1):109

焦焕然,孟缘,周冰谦,等.连作丹参根际土壤化感物质鉴定及化感效应研究[J].中药材,2022,45(7):1548

焦仰苗,徐瑞,朱校奇,等.玉竹主要栽培品种遗传多样性研究[J].中药材,2022,45(10):2309

金宗元,赵娟娟,张全玲,等.连翘FsUGT83A1基因的克隆、生物信息学和表达分析[J].中药材,2022,45(10):2340

靳媛茜,王钰双,高永巍,等.中药女贞子的叶绿体基因组及高变分子标记开发[J].中国中药杂志,2022,47(7):1847

K

寇呈熹,佟金泉,马瑞,等.藜芦bHLH转录因子分析鉴定[J].中草药,2022,53(14):4476

寇佩雯,刘长乐,许祎珂,等.不同年份防风转录组学分析及有效成分生物合成关键基因挖掘[J].中国中药杂志,2022,47(17):4609

L

Lei W, Wang Z, Cao M, et al. Chromosome-level genome assembly and characterization of *Sophora japonica* [J]. DNA Research, 2022, 29(3):dsac009

Li T, Yu X, Ren Y, et al. The chromosome-level genome assembly of *Gentiana dahurica* (Gentianaceae) provides insights into gentiopicroside biosynthesis[J]. DNA Research, 2022, 29(2):dsac008

Li Y, Shao W, Jiang J. Predicting the potential global distribution of *Sapindus mukorossi* under climate change based on MaxEnt modelling[J]. Environmental Science and Pollution Research, 2022, 29:21751

Liao B, Shen X, Xiang L, et al. Allele-aware chromosome-level genome assembly of *Artemisia annua* reveals the correlation between ADS expansion and artemisinin yield [J]. Molecular Plant, 2022, 15(8):1310

Liu L, Zhang Y, Huang Y, et al. Simulation of potential suitable distribution of original species of *Fritillariae Cirrhosae* Bulbus in China under climate change scenarios [J]. Environmental Science and Pollution Research, 2022, 29:22237

Liu W, Guo W, Chen S, et al. A high-quality reference genome sequence and genetic transformation system of *Aralia elata* [J]. Frontiers in Plant Science, 2022, 13:822942

赖秋洁,崔运启,朱再标,等.外源H_2O_2预处理对垂盆草抗寒性及药材产量和品质的影响[J].中草药,2022,53(21):6874

兰朝辉,邬兰,向丽,等.基于GMPGIS分析芍药的全球生态适宜产区[J].中药材,2022,45(11):2587

郎多勇,李小康,杨丽,等.不同产地栽培甘草药材中黄酮类成分含量对比及其与土壤因子的相关性研究[J].中药材,2022,45(7):1541

李翟,姜大成,肖春萍,等.木霉菌的分离、鉴定及对人参根系分泌物的趋化性响应[J].中药材,2022,45(1):32

李皓翔,范卫锋,郑依玲,等.不同产地艾叶中8种活性成分的HPLC比较分析[J].时珍国医国药,2022,33(7):1556

李嘉惠,欧晓华,刘晓莹,等.基于SRAP分子标记的何首种质遗传多样性和群体结构研究[J].中草药,2022,53(7):2115

李建军,程婷,马静潇,等.怀地黄不同主栽品种形态结

构和指标成分比较研究[J].中药材,2022,45(1):21

李林玉,李庆堂,高永萍,等.云当归干物质积累和养分吸收规律研究[J].中药材,2022,45(6):1327

李萍萍,王泽榕,王丁,等.基于 DNA 条形码和 SRAP 的太子参种质遗传多样性分析[J].热带作物学报,2022,43(10):2037

李维峰,何鹏搏,张学文,等.白及新病害叶枯病及其病原菌鉴定[J].中药材,2022,45(10):2304

李文秀,李进良,贺军军,等.基于 SSR 标记的砂仁种质资源遗传多样性与群体结构分析[J].中国中药杂志,2022,47(17):4618

李亚伟,刘增才,孙婷婷,等.暴马桑黄细胞色素 P450 家族 CYP5150AW6 基因克隆及表达分析[J].中草药,2022,53(11):3448

李依民,梁小燕,张晗,等.赤霉素对 NaCl 胁迫下大黄种子萌发和幼苗生长的影响[J].中草药,2022,53(18):5834

励娜,王丹,陈一龙,等.基于 ITS2 DNA 序列的雷公藤属药材资源谱系地理学研究[J].中草药,2022,53(17):5476

梁浩,张亚玉,阮音音,等.雅连根际土壤微生物群落及与其生物碱含量相关性分析[J].中药材,2022,45(11):2541

林文栋,蔡文君,刘泽,等.干燥酸橙果实直径与黄酮类成分的相关性研究[J].中药材,2022,45(12):2912

刘倩,黄丽莉,符潮,等.环境因子对栀子西红花苷积累及相关基因的影响[J].中药材,2022,45(3):516

刘强,徐钰惟,朱彦西,等.附子新品种"成附1号"选育[J].时珍国医国药,2022,33(1):202

刘德柱,陈艺扬,张蒙,等.内生真菌生物转化提高滇重楼皂苷含量及抗肿瘤作用研究[J].中草药,2022,53(14):4486

刘红斌,向艳平,曾丽月,等.叶面喷施天然矿物质纳米碳酸钙对林下三七生长和花品质的影响[J].中药材,2022,45(2):267

刘诗蓉,王红兰,杨萍,等.连作对半夏生长及次生代谢产物的影响[J].中药材,2022,45(1):1

刘思佳,李波,宋雪,等.外源物质对高温胁迫下平贝母生理生化的影响[J].现代中药研究与实践,2022,36(5):1

刘晓丹,王霞,隋昕.乌腺金丝桃 HaHYP1 基因的克隆及原核表达[J].中药材,2022,45(8):1824

刘紫祺,王仪,王秀,等.不同光照强度对西洋参生长、皂苷含量及基因表达的影响[J].中国中药杂志,2022,47(18):4877

刘自华,张泽志,苗玉焕,等.虎杖叶斑病病原菌的鉴定、生物学特性及其有效杀菌剂研究[J].中国中药杂志,2022,47(12):3185

龙兰萍,罗夫来,罗春丽,等.不同等级天麻株系生长特性比较研究[J].时珍国医国药,2022,33(7):1715

陆超颖,王佳丽,王洪兰,等.不同基原枳实药材的质量差异评价研究[J].中草药,2022,53(14):4493

落艳娇,张琛武,郭佳琪,等.异地种植对 PA 型紫苏叶酚酸黄酮类成分及挥发油的影响[J].中国现代中药,2022,24(10):1939

雒军,王引权,彭桐,等.凹凸棒石调节源-库关系提高当归药材产量和总阿魏酸含量[J].中国中药杂志,2022,47(15):4042

M

Miao Y, Luo D, Zhao T, et al. Genome sequencing reveals chromosome fusion and extensive expansion of genes related to secondary metabolism in *Artemisia argyi* [J]. Plant Biotechnology Journal, 2022, 20(10):1902

马晓惠,曹小青,管丽娜,等.黄草乌异戊烯基焦磷酸异构酶基因的克隆与功能研究[J].中草药,2022,53(16):5142

缪一休,史红专,郭巧生,等.日本医蛭血餐后消化道生理特性和消化周期的初步研究[J].中药材,2022,45(4):789

O

Ouyang X, Pan J, Wu Z, et al. Predicting the potential distribution of *Campsis grandiflora* in China under climate change[J]. Environmental Science and Pollution Research, 2022, 29:63629

P

Pan C, Chen S, Chen Z, et al. Assessing the geographical distribution of 76 Dendrobium species and impacts of climate change on their potential suitable distribution area in China［J］. Environmental Science and Pollution Research，2022，29：20571

彭亮，罗瑶，李翡，等.外源茉莉酸甲酯和赤霉素对茜草生长、相关酶活性及主要活性成分含量的影响研究［J］.中草药，2022，53（11）：3463

濮春娟，刘莎，陆祖瑜，等.尖孢镰刀菌和大丽轮枝菌对丹参的致病力及诱导抗性的研究［J］.中国中药杂志，2022，47（21）：5832

Q

齐大明，秦梦廷，刘天亮，等.基于 ISSR 技术的封丘不同品种忍冬遗传多样性研究［J］.中药材，2022，45（6）：1338

钱佳奇，孙海，阮音音，等.供镁水平对西洋参生长、营养元素吸收分配及品质的影响［J］.中国中药杂志，2022，47（5）：1205

乔萍，汪奕衡，孙嘉惠，等.基于 SSR 的人参果色种质资源遗传多样性评估［J］.中国中药杂志，2022，47（8）：2158

乔旭，郭欣慰，江艳华，等.刈割茬次对饲药兼用金荞麦产量和质量的影响［J］.中国现代中药，2022，24（11）：2178

秦委，张虹，杨明霞，等.基于 MaxEnt 模型和 ArcGIS 的东南茜草潜在分布研究［J］.中国中医药信息杂志，2022，29（5）：1

秦亚东，汪荣斌，李林华，等.基于 GC-TOF-MS 非靶向代谢组学结香花不同花期代谢差异的研究［J］.现代中药研究与实践，2022，36（3）：20

邱晓萍，张懿，张咏梅.全球气候变化对丹参潜在适宜区分布影响［J］.中国中医药信息杂志，2022，29（9）：1

S

Shang X，Yi X，Xiao L，et al. Chromosomal-level genome and multi-omics dataset of *Pueraria lobata* var. *thomsonii* provide new insights into legume family and the isoflavone and puerarin biosynthesis pathways［J］. Horticulture Research，2022，9：uhab035

Sun F，Yan C，Lyu Y，et al. Genome sequencing of *Amomum tsao-ko* provides novel insight into its volatile component biosynthesis［J］. Frontiers in Plant Science，2022，13：904178

邵玲，刘宇豪，黄文才，等.基质配比和生根时长对南药巴戟天组培苗驯化移栽的影响［J］.中药材，2022，45（10）：2285

佘晓环，李明，洪彪.广藿香连作及轮作对其品质及土壤微生态的影响［J］.时珍国医国药，2022，33（7）：1719

沈伟，岑湘涛，李艳芳，等.不同外源物质对高温胁迫下三七幼苗生理指标的影响［J］.中药材，2022，45（11）：2566

施咏滔，朱再标，郭巧生，等.不同生境沙氏鹿茸草种群结构与动态［J］.中药材，2022，45（2）：299

施咏滔，朱再标，郭巧生，等.人为干扰对野生沙氏鹿茸草群落结构的影响［J］.中药材，2022，45（3）：561

时晨晶，王世威，彭佳铭，等.丹参 Sm14-3-3 蛋白基因克隆、诱导模式及原核表达分析［J］.中国中药杂志，2022，47（18）：4886

舒军霞，杨林，周涛，等.刺柏属 4 种药用植物叶绿体基因组密码子偏好性分析［J］.中草药，2022，53（23）：7507

宋智琴，杨琳，杨平飞，等.不同基肥对云南独蒜兰产量及品质的影响［J］.中药材，2022，45（8）：1793

孙海，梁浩，张亚玉.药用植物根形态建成低磷响应策略及其分子机制［J］.中国中药杂志，2022，47（24）：6573

T

谭云，谭著明，唐树元，等.基于天麻产量和品质的菌材优劣评价［J］.中药材，2022，45（2）：284

田北京，张元成，赵林，等.不同肥料处理对留兰香周年产量和出油率的影响［J］.现代中药研究与实践，2022，36（3）：1

屠李婵，蔡鑫博，高杰，等.药用植物雷公藤种子形态结构与萌发研究［J］.中国中药杂志，2022，47（11）：2909

W

万柄麟，秦委，张虹，等.基于最大熵模型和地理信息系统的风轮菜适生区预测［J］.中国中医药信息杂志，2022，29（10）：1

王浩，秦义杰，钟荣荣，等.基于 MaxEnt 模型的防风潜在种植区预测［J］.中国现代中药，2022，24（4）：606

王琪，王红兰，孙辉，等.蚕豆间作对羌活次生代谢产物及根际土壤微生物多样性的影响［J］.中国中药杂志，2022，47（10）：2597

王羿，常淮阳，史红专，等.不同饲喂方式对地鳖生长及内在品质的影响［J］.中药材，2022，45（3）：524

王莹，时锐，张南平，等.不同产地和不同品种枸杞子中

多糖成分测定[J].中国现代中药,2022,24(6):996

王芸,吴宇,蒋庆锋,等.翼首草鲨烯合酶(PhSQS2)全长克隆、表达特性分析及蛋白功能验证[J].中草药,2022,53(21):6840

王彩云,成忠均,侯俊,等.天麻属植物表型及染色体核型分析[J].中药材,2022,45(8):1786

王晨舒,常箫月,赵爽.蜘蛛香 VjBIS1 和 VjBIS2 基因的克隆及原核表达[J].中药材,2022,45(2):310

王丹阳,汪鋆植,苏香萍,等.天麻无伐栽培替代菌材的研究[J].中药材,2022,45(4):784

王德慧,杜亚楠,乌云嘎,等.药用寄生植物锁阳的害虫及其危害方式研究[J].中药材,2022,45(7):1570

王海峰,李晓东,付玉平,等.天麻新品系"略麻-1 号"选育及质量评价[J].中国现代中药,2022,24(8):1506

王丽赟,孙健,沈宇峰,等.我国主要产区白芷的基原和群体遗传组成特征分析[J].中药材,2022,45(4):824

王孟聪,翁丽丽,孙金,等.肥料配施对北苍术 3 种倍半萜类成分及 2 种生物合成关键酶基因表达的影响[J].中草药,2022,53(13):4109

王思嘉,孙嘉莹,刘美琦,等.人参 bZIP 基因家族生物信息学分析[J].中草药,2022,53(9):2786

王元忠,张霁,沈涛,等.不同生长年限滇重楼的生物量分配与异速生长研究[J].中草药,2022,53(11):3456

王子康,苏江硕,张雪峰,等.32 个百合品种遗传多样性分析和 DNA 指纹图谱构建[J].植物资源与环境学报,2022,31(5):58

韦海忠,潘丽芹,田盛野,等.单叶铁线莲叶绿体基因组的序列特征与系统发育分析[J].中草药,2022,53(12):3766

魏莉霞,胡永建,王国祥,等.半夏不同茬口土壤中酚酸类物质的变化及与产量的相关性[J].时珍国医国药,2022,33(5):1198

吴带娣,黄慧玲,单耀楷,等.广藿香 PcHAD 基因克隆及其参与广藿香醇生物合成功能分析[J].中草药,2022,53(13):4100

吴小英,陈坊园,欧虹雅,等.基于 SRAP 技术分析海南产南药益智的遗传多样性[J].世界科学技术(中医药现代化),2022,24(2):678

X

Xiong B, Zhang L, Xie L, et al. Genome of *Lindera glauca* provides insights into the evolution of biosynthesis genes for aromatic compounds [J]. iScience, 2022, 25 (8):104761

Xu Q, Niu SC, Li KL, et al. Chromosome-scale assembly of the *Dendrobium nobile* genome provides insights into the molecular mechanism of the biosynthesis of the medicinal active ingredient of *Dendrobium*[J]. Frontiers in Genetics, 2022, 13:844622

Xue T, Chen D, Zhang T, et al. Chromosome-scale assembly and population diversity analyses provide insights into the evolution of *Sapindus mukorossi*[J]. Horticulture Research, 2022, 9:uhac012

肖茂桃,胡于琴,赵琦,等.卷叶贝母 FcLEA-D29 基因的克隆及原核表达分析[J].中国中药杂志,2022,47(23):6373

谢彩侠,李伟峰,龚海燕,等.低磷胁迫下盾叶薯蓣中甾体皂苷生物合成关键酶基因的筛选及鉴定[J].中国中药杂志,2022,47(10):2623

邢丙聪,苏立样,万思琦,等.金线莲中调控胚胎发育 WRKY 转录因子筛选及克隆分析[J].中草药,2022,53(12):3745

Y

杨烨,刘晓龙,陆祥,等.基于 MaxEnt 和 ArcGIS 的中国皂荚生态适宜性区划研究[J].时珍国医国药,2022,33(5):1201

杨姗姗,王仪,刘紫祺,等.西洋参根腐病抗性相关基因 PqDELLA1 的克隆及表达分析[J].中国现代中药,2022,24(5):776

杨雅雯,陈巧环,周佳,等.射干叶斑病病原菌的鉴定、生物学特性及其有效杀菌剂研究[J].中国中药杂志,2022,47(22):6042

姚菲,江美彦,杨云舒,等.川白芷 MYB-related 家族的生物信息及表达模式分析[J].中国中药杂志,2022,47(7):1831

叶雨,樊丛照,张际昭,等.基于 MaxEnt 和 GIS 的新疆紫草产地生态适宜性分析[J].中国现代中药,2022,24(5):770

尹国平,李亚娟,李博,等.黄连内生真菌炭角菌次生代谢产物研究[J].中国中药杂志,2022,47(8):2165

尤垂淮,刘安玉,张婷,等.钩吻 GeERF 转录因子的鉴定及在低温胁迫下的表达[J].中国中药杂志,2022,47(18):4908

于宛彤,侯康鑫,苏新尧,等.甜橙中 UDP-鼠李糖合成酶基因 CsRHM 的克隆与鉴定[J].中国中药杂志,2022,47(12):3208

Z

翟勇进,黄浩,白隆华,等.罗汉果净光合速率与甜苷 V 关系研究[J].中药材,2022,45(4):799

张慧,郭巧生,朱再标,等.生根粉对沙氏鹿茸草幼苗生长和吸器形成的影响研究[J].中药材,2022,45(1):13

张娟,胡卓周,陈红刚,等.不同降水条件对板蓝根药材品质及产量的影响[J].时珍国医国药,2022,33(1):211

张燕,崔欣萍,王文全,等.pH 对水培益母草水苏碱生物合成影响的生理机制研究[J].中国中药杂志,2022,47(20):5502

张云,蔡波,王波,等.基于简化基因组测序的黑眶蟾蜍遗传多样性分析[J].中药材,2022,45(1):58

张佳琪,王浩宁,陈薇,等.多胺对黑果枸杞体细胞胚高频诱导及同步化发生的影响[J].中药材,2022,45(1):27

张家豪,陆洁森,丁钰婷,等.西红花根际可培养细菌菌群结构、多样性及分布规律[J].中草药,2022,53(8):2499

张进强,唐鑫,郭兰萍,等.天麻连作障碍与土赤壳属真菌的关联分析及改善措施[J].中国中药杂志,2022,47(9):2296

张靖晗,刘珊瑚,张志飞,等.基于 DNA 条形码及 HPLC 对市售黄芩的种质资源鉴定和质量评价[J].中国中药杂志,2022,47(7):1814

张明惠,朱田田,晋玲,王等.基于 HPLC 多指标成分测定及指纹图谱多模式识别的不同产地不同品种当归质量差异分析[J].中草药,2022,53(19):6187

张迎辉,凡莉莉,杜溶讫,等.31 种石斛属植物及金石斛遗传多样性 SRAP 分析及 DNA 指纹图谱研究[J].热带作物学报,2022,43(10):2030

张玉秀,刘培卫,吕菲菲,等.白木香转录因子 AsNAC2 的克隆及表达分析[J].中草药,2022,53(15):4807

张梓毅,司明东,吴萌,等.未来气候背景下我国野生知母潜在适生区分布预测[J].中药材,2022,45(1):37

赵容,尹舒悦,姜诚谟,等.马兜铃科药用植物叶绿体基因组比较分析[J].中国中药杂志,2022,47(11):2932

郑定华,涂寒奇,黄坚雄,等.不同荫蔽条件橡胶园间作巴戟天的生长及药材主要成分含量研究[J].中药材,2022,45(7):1566

周佳,王铁霖,苗玉焕,等.乌头黑斑病病原菌的鉴定、生物学特性及其有效杀菌剂研究[J].中国中药杂志,2022,47(5):1215

朱佩,罗光明,夏鸿东,等.江西省栀子根结线虫病病原鉴定及其防治研究[J].中药材,2022,45(9):2038

朱金莲,杨礼攀,唐仁华,等.6 种香薷属植物挥发油化学型分析及其系统学意义探究[J].中药材,2022,45(1):108

朱田田,张明惠,王富胜,等.基于 SSR 荧光标记的不同品种(系)当归遗传关系分析及分子身份证构建[J].中草药,2022,53(12):3774

庄怡雪,李敏,陆一南,等.基于 MaxEnt 和 ArcGIS 模型的山海螺生长适宜区预测分析[J].中药材,2022,45(10):2335

（二）中药质量评价

【概述】

2022 年度发表与"中药材质量评价"相关的文献约 586 篇，其中"质量标志物预测分析与研究"56 篇。在中药材质量评价/控制/标准研究思路与策略、技术方法等方面取得以下新进展：基于监管科学的中药质量评价方法的整合研究思路、基于 QbD 理念探索中药生产全过程微生物的质量控制策略、基于中药质量标志物（Q-Marker）的多效药材商品规格等级标准研究思路与策略、基于生态胁迫促进道地药材质量形成机制与质量评价思路、基于 DNA 分子标记技术中药材的真伪鉴别、基于叶绿体基因 *matK* 及 UPLC 法中药种质资源鉴定与质量分析、基于植物代谢组学和指标成分的中药材优质标准研究、基于 HPLCQ-TOF-MS 结合化学模式识别法中药材化学成分及产地鉴别研究、基于 HPLC 指纹图谱结合化学计量学评价不同产地中药材的质量、基于 HPLC 指纹图谱、多指标成分含量测定结合化学计量学中药材质量评价、基于有效成分比例一致性的三维多组分中药质量评价研究、基于辨状论质中药材商品等级质量评价、基于外观特征量化结合 UPLC 特征图谱中药材的综合质量评价、基于三维荧光光谱–平行因子分析中药材质量评价方法研究、基于 UV-Vis 指纹图谱结合化学计量学中药材质量评价、基于电子眼、电子鼻和电子舌技术评价不同品种、不同产地中药材质量、基于熵权 TOPSIS 分析法的中药材质量评价、基于功效关联的中药材 Q-Marker 研究等。代表性的中药材主要包括北细辛、大黄、黄连、牛膝、紫地榆、黄芪、千斤拔、当归、北柴胡、紫草、丹参、黄芩、玄参、生地黄、土茯苓、降真香、金银花、陈皮、蛇床子、菟丝子、夏枯草、草果、紫苏（紫苏子）、茵陈、蒲公英、蟾酥等。

1. 基于监管科学的中药质量评价方法的整合研究思路

白钢等基于关键质量属性参数的发现需要整合多学科技术方法，提出了基于系统论与还原论相结合的中药关键质量属性参数发现策略（图 1），即以中医理论为指导，构建与临床功能主治相吻合的药理模型，开展功效相应的量效评价，通过针对靶器官或系统开展多组学整合分析，揭示药物调控的核心模块、关键靶点通路，为诠释其生物学机制和临床价值提供理论依据；通过化学物质组学研究借助液质鉴定技术，结合分子网络分析，系统解析和梳理中药复方中含有的化学成分、体内暴露成分及其代谢产物，可为 Q-Marker 的溯源传递奠定物质基础；聚焦核心机制或效应模块，通过体内暴露成分的网络药理学预测，基于活性与成分的关联分析，基于效应通路的谱效筛选以及基于靶点的亲和质谱鉴定等技术，发现功效相关的 Q-Marker 或生物标志物（Bio-Marker）；整合上述系统生物学与化学物质组学的研究结果，选取关键 Q-Marker 设计合成小分子探针，开发基于化学生物学的药物示踪与靶点捕获研究体系，深入开展药效成分与靶点互作研究，分别在"蛋白、细胞、动物以及临床"水平诠释中药治疗相关疾病的关键科学内涵；选取能体现临床优势和产品特色的关键质量属性参数，开展从"药材、加工、制剂以及体内"全过程传递溯源的可控性研究、稳定产品质量、突出品种价值，为复杂体系质量属性的科学表达与应用提供可借鉴的研究范式。基于中药复杂体系的质量属性科学表达需要整合多元/多维评价方法，

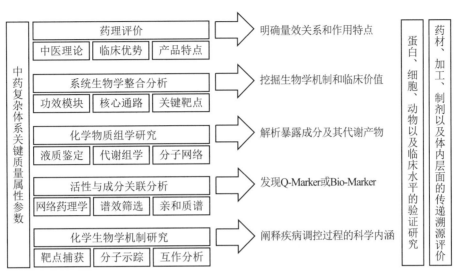

图1 基于系统论与还原论相结合的中药关键质量属性参数发现策略

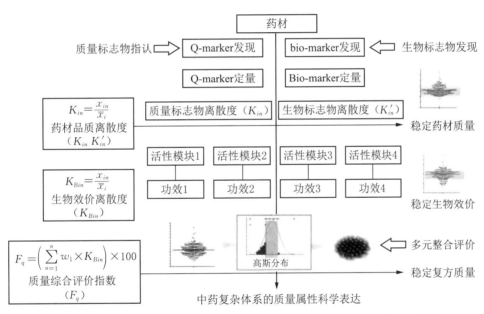

图2 构建"成分、活性、功效"多元融合的中药质量属性完整性表达的创新模式

提出了构建"成分、活性、功效"多元融合的中药质量属性完整性表达的创新模式（图2）。即以中药功能主治的有效性为评价指标,以 Q-Marker 含量和生物活性/效价的变化为依据,建立兼顾化学成分和生物效价的多元/多维质量控制方法,突破质量属性的可测性,传递溯源的可控性技术瓶颈,从而为复方质量属性稳定性评价提供一套体现中医特色的研究思路。基于所检测指标的单位和量纲不同,为客观表

征和比较各质量属性的差异,借鉴创新数学表达模型和方法,引入离散度的概念。提出通过控制药材或中药复方中的 Q-Marker 的离散度（K_{in}）稳定关键药效成分的含量;通过功能主治对应 Bio-Marker 离散度（K'_{in}）稳定药材的质量;通过配伍组合后方剂整体对不同功能模块的活性贡献的离散度（K_{Bio}）稳定不同的生物效价;通过引入质量综合评价指数（Fq）对不同功效进行多元量效转换和整合评价,最终稳

定整体制剂的功效与质量。此外,融合大数据背景下的中药质量的信息技术与人工智能技术是未来中药质量科学监管保障、提升中药品质,助力中药的高质量发展关注的发展方向。

2. 基于 QbD 理念探索中药生产全过程微生物的质量控制策略

张泽帅等基于安全性是中药产品质量的核心,剖析了中药材、饮片及中间品等环节微生物污染源给中药产品质量安全带来影响。提出基于质量源于设计(QbD)理念指导的中药生产全过程微生物质控策略,强调内部与外部微生物质量控制体系的科学联动,共同保障各环节产品质量。其中,内部微生物质量控制体系包括对"中药材-饮片-中间品-辅料-包材-终产品"全链条的控制,要按阶段、有特点展开,而外部质控体系包括对"人员-设备设施-制药用水-环境"的控制,强调要遵循质量风险管理原则,分类制定监控方案,旨在将微生物质量风险管理与中药生产过程密切结合,分类制定微生物控制策略,以最大程度降低污染微生物对中药产品质量的影响,切实保障中药产品质量(图 3)。

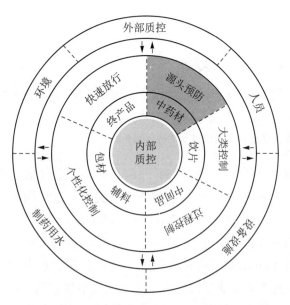

图 3　基于内外联动的中药产品微生物质控策略

3. 基于中药 Q-Marker 的多效药材商品规格等级标准研究思路与策略

何盼等依据多效中药"定向药效成分"与"Q-Marker"研究原则,从中药材的"一物多效"现象剖析现行药材商品规格等级标准存在的问题和研究现状。提出基于功能分类的多效中药"定效 Q-Marker〔系指多效中药在发挥特定药效(定效)时所对应的成分〕"及其药材商品规格等级标准研究思路与策略,开展药材商品规格的质量控制与评价(图 4)。

4. 基于生态胁迫促进道地药材质量形成机制与质量评价思路

孟祥才等基于道地药材质量形成机制〔包括生态胁迫对植物伤害的本质是活性氧(ROS)、植物抗氧化酶消除 ROS 的局限性和次生代谢产物与ROS〕、道地药材质量复杂性(包括生态环境的复杂性、化学成分的多样性、次生代谢成分在人体内的稳定性和成分间的相互影响)的本质原因及目前评价药材质量的方法的局限性,指出植物次生代谢产物(药材的活性成分)的生态作用与药理作用密切相关,有些药材的质量受环境影响具有明显的地域性,以及人体与植物的异同点,提出道地药材质量评价应选择在人体内相对稳定的成分,以高含量的 Q-Marker 成分与具有代表性的高活性(Q-Marker)成分相结合的"双高"作为 Q-Marker,选择同类化合物的高活性代表性标志物加权量化,权重(x)依化学成分的生物利用率和活性而定,以高含量成分的含量(a)与高活性代表成分含量(b)为指标,以"a＋xb"值作为评价质量依据,取长补短,点面结合,构建客观反映药材优劣的质量评价体系。

5. 基于 DNA 分子标记技术中药材的真伪鉴别

刘杰等基于 DNA 条形码技术和高分辨率熔解曲线(HRM)技术(HRM 与传统 PCR 技术相比,具有特异性强,重复性好,定量准确,PCR 污染少,自动化程度高等优点),通过对紫草药材的 ITS2 序列进

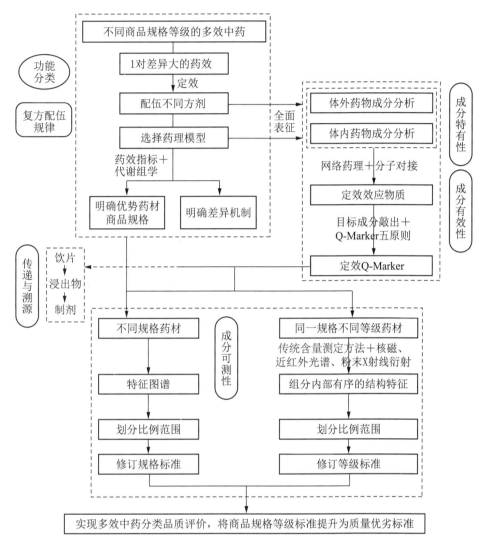

图 4　基于功能分类的多效中药定效 Q-Marker 及其药材商品规格等级标准研究思路与策略

行 NJ 树 HCA 分析和遗传距离分析,有效区分了新疆紫草(*Arnebia euchroma*)、疏花软紫草(*A. szecheyi*)、黄花软紫草(*A. guttata*)及市场上非《中国药典》(2020 年版)来源的紫草药材(原植物与《巴基斯坦植物志》收载的同属植物 *Arnebia benthamii* 的亲缘关系较近);经过 Primer Premier 5 软件进行引物设计共选出 4 对引物进行合成;通过 HRM 实验筛选出引物 Zcf-1 为最佳实验引物;建立了有效鉴别紫草市场药材的 RFLP-HRM 方法。结果:DNA 条形码和 HRM 技术均能有效鉴别紫草市场药材真伪,且结果一致,起到互相验证的作用。郑梦迪等采用 ITS2 一级序列联合二级结构信息对土茯苓及其

混伪品进行了鉴别,共收集土茯苓正品及混伪品 30 条 ITS2 序列,使用基于隐马尔可夫模型(HMM)的方法注释,采用 MEGA 7.0 比对序列,基于 Kimura-2-Parameter 模型计算种内、种间的遗传距离,并构建 NJ 树;通过 ITS2 Database 预测各品种的 ITS2 二级结构,利用 4 Sale 软件进行二级结构的比对,运用 ProfDistS 软件基于距离法构建联合一级序列及其二级结构的剖面邻接(PNJ)系统发育树。结果:土茯苓的平均 ITS2 序列长度为 245 bp,平均碱基 G+C 占比为 82.8%,各物种种间遗传距离均显著大于种内遗传距离,NJ 系统发育树和 PNJ 系统发育树的物种分支关系基本一致,土茯苓与其各种混伪品

均分别各自聚为一支。郑梦迪等采用 ITS2 一级序列联合其二级结构对紫苏与其变种、紫苏子与其混伪品进行了鉴定。结果：除白苏以外，紫苏与其他变种的 ITS2 序列具有明显的 Barcoding gap；NJ 树显示，ITS2 可将紫苏、白苏与其他变种区分；紫苏和白苏在 ITS2 二级结构中有差异。紫苏子与其混伪品的 ITS2 序列差异较大，种间具有显著的遗传距离，NJ 树和 PNJ 树显示紫苏子与各混伪品分别各自聚为一支，且有较高的自展支持率。采用 ITS2 条形码技术结合 ITS2 二级结构，可以鉴别紫苏与其变种白苏。

6. 基于叶绿体基因 matK 及 UPLC 法中药种质资源鉴定与质量分析

满金辉等从 27 省 40 市收集 89 份市售大黄饮片样品并提取 DNA，通过 PCR 扩增 matK 基因，扩增的 matK 基因序列的分析表明，收集的市售大黄饮片样品都是同一基原，即掌叶大黄，共鉴定了其 8 个基因型：Rp1、Rp2、Rp3、Rp4、Rp5、Rp6、Rp10 和 Rp12，其中来自云南省和甘肃省的 Rp4 和来自四川的 Rp6 是主要流通基因型，分别占总样品量 40.45％和 37.08％。NJ 树显示，8 个基因型主要分成 2 大支，其中主要基因型 Rp4 和 Rp6 聚在同一大支，遗传距离分析表明，8 个基因型遗传距离在 0.001～0.010 之间。采用 UPLC 检测市售大黄饮片样品中的总蒽醌和游离蒽醌含量（以芦荟大黄素、大黄酸、大黄素、大黄酚和大黄素甲醚的总量计）表明，93.26％样品符合《中国药典》（2020 年版）规定，但样品之间总蒽醌含量和游离蒽醌的含量差异显著，其中游离蒽醌相差 1.01％，总蒽醌含量相差 3.79％；相同基因型的样品之间差异比较大，如 Rp4 和 Rp6 收集的样品中，总蒽醌最高含量是 5.06％，最低含量是 1.27％；游离蒽醌最高含量是 1.10％，最低含量是 0.10％；总蒽醌和游离蒽醌含量差异最大的基因型均是 Rp4；不同采集省份之间和各基因型之间市售大黄饮片中总蒽醌和游离蒽醌含量没有显著性差异。

7. 基于植物代谢组学和指标成分的中药材优质标准

张娜等采用植物代谢组学技术对不同生长年限的黄芩代谢物累积情况进行分析，鉴定得到 28 种随生长年限（1～3 年）增长的代谢物，通过 UPLC-QQQ-MS 对其中 14 种主要代谢物进行定量分析，采用 HPLC 法对 32 批不同产地、采收期、生长年限黄芩药材的 4 个指标成分（黄芩苷、汉黄芩苷、黄芩素和汉黄芩素）进行含量测定。结果：生长年限对黄芩指标成分含量影响较大，一年生样品中指标成分总量最低，二年生最高，三年生、四年生较二年生总量有所降低。基于 HPLC 含量测定数据和企业验证结果，推荐黄芩苷≥12.0％、汉黄芩苷≥2.3％、黄芩素≥0.1％、汉黄芩素≥0.03％作为优质黄芩药材标准。

8. 基于 HPLCQ-TOF-MS 结合化学模式识别法中药材化学成分及产地鉴别

黄芳等根据不同产地陈皮化学成分的差异性，采用 HPLC-Q-TOF-MS 及化学模式识别方法（PCA、OPLS-DA、HCA 和 DA）从不同产地陈皮的难挥发性化学成分中鉴定出 29 个共有化学成分（主要包括多甲氧基黄酮及黄酮苷类化合物两类）。PCA、OPLS-DA 与 HCA 分析结果显示，广西与湖南陈皮化学成分差异不明显，但与新会陈皮存在显著差异，甜橙黄酮、辛弗林、羟基-四甲氧基黄酮、柚皮苷、枸橘苷等 9 种成分可作为新会陈皮的道地药材与其他产地的差异标志性成分。利用 9 种差异成分建立的新会陈皮产地鉴别模型可准确实现新会陈皮的鉴别，准确度大于 94.4％。

9. 基于 HPLC 指纹图谱结合化学计量学评价不同产地中药材的质量

余玖霞等采用 HPLC 指纹图谱技术，建立 20 批不同产地的黄连药材样品的指纹图谱，并确认 11 个共有峰，相似度为 0.933～0.981，表明黄连药材的整体质量较稳定。结合保留时间及对照品指认小檗碱、黄连碱、巴马汀和小檗碱 4 个特征色谱峰。对 20 批黄连药材样品分别进行层序 HCA、PCA。HCA 分析表明，不同产地的黄连样品可明显归为 2 类，样品间具相关性；PCA 分析降维处理得到 2 个主成分，根据主成分的得分划分样品区域，结果与 HCA 分析结果一致，显示重庆石柱道地产区黄连与其他主产区黄连有差异，且相似度高于其他主产区。周丽娟等采用 HPLC，建立 16 批不同产地北柴胡药材 HPLC-CAD 指纹图谱，标定 22 个共有指纹峰，并指认其中的 5 个色谱峰(峰 6-柴胡皂苷 c、峰 7-柴胡皂苷 f、峰 8-柴胡皂苷 a、峰 11-柴胡皂苷 e 和峰 13-柴胡皂苷 d)；16 批北柴胡药材与对照图谱的相似度为 0.904～0.991。采用 CA、PCA 和 PLS-DA 对 16 批不同产地北柴胡进行系统比较及评价，结果：CA 分析可以将 16 批柴胡药材大致可以被分成两大类(山西一类，陕西、河北和甘肃为一类)，其中陕西、河北和甘肃 3 个产地的药材中陕西的药材可以单独分成一小类，甘肃和河北的药材没有明显区分；结合 PCA 和 PLS-DA 分析筛选出 9 个药材质量差异标志物，VIP 值从大到小分别为色谱峰 6(为柴胡皂苷 c)、色谱峰 16、色谱峰 3、色谱峰 18、色谱峰 14、色谱峰 7(为柴胡皂苷 f)、色谱峰 8(为柴胡皂苷 a)、色谱峰 1、色谱峰 5。

10. 基于 HPLC 指纹图谱、多指标成分含量测定结合化学计量学中药材质量评价

王彦夫等采用 HPLC 法建立来自河南 3 个产地 15 批怀牛膝药材的 HPLC 指纹图谱，标定 31 个共有指纹峰，其中 11 批样品的相似度大于 0.900，指认 3 个已知成分(β-蜕皮甾酮，25R-牛膝甾酮，25S-牛膝甾酮)，并对其进行了含量测定，结果：15 批怀牛膝的 β-蜕皮甾酮含量在 0.068%～0.073% 之间，明显高于《中国药典》(2020 年版)标准；聚类热图分析结果将 15 批怀牛膝药材样品分为 3 类，通过对比以上共有峰可初步筛选区分该牛膝所属产地，依据 VIP>1 得到的 17 个共有峰，推测该 17 个成分可能

为河南省安阳、焦作、驻马店 3 产地怀牛膝质量差异的潜在成分。张明惠等采用 HPLC 药材建立不同品种当归的指纹图谱，共标定不同品种当归中的 16 个共有峰，指认出绿原酸、阿魏酸、洋川芎内酯Ⅰ、洋川芎内酯 H、洋川芎内酯 A 等 8 个色谱峰，并对指标成分进行含量测定。采用相似度评价、CA、因子分析、PCA、OPLS-DA、Fisher 线性判别分析进行数据分析。结果：岷县产区当归的 2 个品种当归间存在差异的成分是绿原酸、洋川芎内酯Ⅰ、洋川芎内酯 H、藁本内酯和丁烯基苯酞，渭源产区的是洋川芎内酯Ⅰ、洋川芎内酯 H、洋川芎内酯 A、藁本内酯；临洮产区的是绿原酸、阿魏酸、阿魏酸松柏酯、丁烯基苯酞；通渭产区的是阿魏酸、洋川芎内酯 H、洋川芎内酯 A、藁本内酯。田宇柔等采用 HPLC 建立 15 批彝族药紫地榆药材样品 HPLC 指纹图谱，共标定 21 个共有峰，相似度为 0.908～0.990；测定没食子酸、儿茶素、短叶苏木酚酸、柯里拉京、鞣花酸等 6 种指标性成分的含量，分别为 0.93～2.45 mg/g、1.85～3.85 mg/g、0.46～1.07 mg/g、2.10～3.50 mg/g、2.88～6.96 mg/g、3.27～4.08 mg/g；PCA 及 HCA 均将紫地榆分为 3 类。综合得分显示，S12～S14 药材质量较优，通过 PLS-DA 筛选出导致紫地榆药材产生质量差异的 4 种标志性化合物(鞣花酸、儿茶素、五没食子酰基葡萄糖、柯里拉京)。王宝林等采用 HPLC 法构建 24 批千斤拔药材样品(其中新鲜全株植物 8 批，市购药材或饮片 16 批)HPLC 指纹图谱，同时测定相关成分的含量，并结合 HCA、PCA 及 OPLS-DA 进行全面评价。结果：24 批不同来源千斤拔指纹图谱共标定 11 个共有峰，指认出染料木苷、6″-O-丙二酰基染料木苷和染料木素 3 个特征峰。相似度计算结果表明，各批次相似度在 0.707～0.981；HCA 将 24 批千斤拔分为 2 类，7 批新鲜全株植物聚为一类，其他 17 份样品聚为一类；PCA 分析表明，影响千斤拔药材质量差异的成分不是单一成分，而是多成分协同作用的结果，主成分 1～4 是影响样品质量评价的主要因子，第 1 主成分信息主要来自峰 4、5、6、7、8、11；第 2 主成分的信息主要

来自峰1、2、3;第3主成分的信息主要来自色谱峰10;第4主成分的信息主要来自峰9、10。指认出3个主要特征峰,峰1为染料木苷、峰3为6″-O-丙二酰染料木苷、峰5为染料木素。选取前4个主因子对不同产地的千斤拔进行评分,24批样品的综合得分在5.34～－3.61,说明各批次质量差异相对较大;样品中综合得分最高是S4,各饮片样品的综合得分较低。24批千斤拔样品中染料木苷、6″-O-丙二酰基染料木苷、染料木素质量分数分别为0.10～0.57、0.11～2.85、0.15～0.71 mg/g,不同批次之间3个成分质量分数差异较大,批次之间3个成分含量总体呈现出二低一高的趋势,并建议使用3个成分总和作为质量控制指标。王瑜婷等采用HPLC法建立甘肃、宁夏、黑龙江、内蒙古4个产地24批菟丝子药材HPLC指纹图谱,标识出7个共有峰,指认其中4个色谱峰,分别为绿原酸、隐绿原酸、金丝桃苷、异槲皮苷,24批菟丝子药材相似度为0.948～0.997;采用CA和PCA将24批菟丝子药材聚为5类;采用OPLS-DA将24批菟丝子药材分为4类,分别对应4个不同的产地,共找到3个差异标志物。24批药材4种成分的测定结果显示,内蒙古产地和甘肃产地的菟丝子药材两个酚酸类成分和两个黄酮类成分总含量均值较高,宁夏产地和黑龙江产地总含量均值较低,推测这种差异可能与药材的生长环境、采收加工等因素密切相关。周仔莉等采用HPLC,建立2种基原茵陈(滨蒿 *Artemisia scoparia* 和茵陈蒿 *A. capillaris*)对照药材、16批茵陈药材HPLC指纹图谱,并测定11种化学成分含量,结合HCA、PCA、OPLS-DA进行全面评价。结果:共确定23个共有峰,指认并测定其中11个化学成分(没食子酸、原儿茶酸、绿原酸、香草酸、咖啡酸等),筛选出2种基原茵陈药材的特异峰(峰11、峰12),茵陈蒿各成分均明显高于滨蒿。16批茵陈指纹图谱的相似度为0.872～0.989,6批样品被鉴定为滨蒿,10批样品被鉴定为茵陈蒿,相似度评价、HCA和PCA结论一致。OPLS-DA共筛选出5个质量标志性成分。根据PCA分析可确定绿原酸、3,5-O-二咖啡酰奎宁酸、

4,5-O-二咖啡酰奎宁酸、新绿原酸、金丝桃苷5种成分为茵陈药材的主要质量标志性成分。孟然等采用HPLC,建立10个不同产地的30批蒲公英样品HPLC指纹图谱;采用Box-Behnken响应面分析法优化了蒲公英主要有效成分的制备工艺;对单咖啡酰酒石酸、绿原酸、咖啡酸、阿魏酸、菊苣酸5个成分含量进行测定;通过相似度评价、HCA及PCA对蒲公英质量进行评价。结果:蒲公英主要有效成分的最佳制备工艺为料液比1∶55、甲醇体积分数72%、超声温度80 ℃、超声时间79 min,在此条件下OD值为0.93;30批蒲公英的相似度在0.647～0.980,标定了6个共有峰,指认出单咖啡酰酒石酸、绿原酸、咖啡酸、阿魏酸、菊苣酸5个色谱峰,其质量分数分别为0.426%～1.856%、0.007%～0.117%、0.023%～0.101%、0.003%～0.025%、0.311%～1.412%。HCA将10个产地的蒲公英分为4类,PCA确定单咖啡酰酒石酸、绿原酸、咖啡酸和菊苣酸可作为蒲公英质量评价的主要指标,且哈尔滨和沈阳产地的质量较优。周成美等采用HPLC法建立40批蟾酥药材HPLC指纹图谱,共标定21个共有峰,相似度在0.779～0.991,表明不同批次蟾酥药材的差异性较大;指认11个色谱峰,分别为伪异沙蟾毒精、日蟾毒它灵、沙蟾毒精、蟾蜍它里定、远华蟾蜍精等,其质量分数分别为0.019%～0.163%、0.528%～1.608%、0.943%～5.413%、0.204%～0.815%、0.474%～1.825%、1.115%～2.019%、0.030%～0.249%、0.148%～1.661%、1.206%～2.752%、0.345%～3.287%、1.426%～5.875%;HCA将40批样品分为3类,PCA筛选出了4个主成分,累计方差贡献率为91.122%,说明主成分能够综合蟾酥药材成分的大部分信息,PLS-DA可以标记出药材中12个差异性成分。

11. 基于有效成分比例一致性的三维多组分中药质量评价

杨东风等以丹参为例,对87篇文献中895个丹参药材样本中有效成分丹参酮 II_A、隐丹参酮、丹参

酮Ⅰ、丹酚酸B、迷迭香酸等成分含量进行提取,对符合《中国药典》(2020年版)丹酚酸B和丹参酮(丹参酮ⅡA、丹参酮Ⅰ和隐丹参酮总含量)含量标准的样本进行了各有效成分间含量比例一致性分析,比较各成分间含量比例分布规律。结果:发现丹参酮类组分间、丹酚酸类组分间以及丹参酮和丹酚酸间比例具有一定的稳定性,隐丹参酮和丹参酮ⅡA含量比例在0.1~1.7波动,迷迭香酸和丹酚酸B含量比例在0.02~0.14波动,而丹酚酸B和丹参酮ⅡA含量比例位于10~60,说明不同组分间比例不是固定的,而是在一定范围内波动,同类组分间波动范围较小,不同类组分间波动范围较大,对于品种或产地固定的药材,其有效成分比例更为稳定。含量比例在波动范围外的样本一般都是不合格的药材。基于研究,提出"三维多组分"中药质量评价模式:"三维"是指从有效成分的种类、组分比例和含量3个角度准确评价中药材质量;"多组分"是指要同时考虑中药中多种成分信息,特别是Q-Marker和等效组分群。中药组分比例可以作为中药质量评价的重要指标,越是品种或产地固定的药材,其有效成分比例越是稳定。

12. 基于辨状论质中药材商品等级质量评价

胡慧芳等以30批不同等级的蛇床子为研究对象,运用典型相关性分析和PCA等统计方法,对15项外观性状与内在含量指标测量值进行探索。从蛇床子市场分级的角度,揭示外观性状评定蛇床子质量等级的科学内涵,为蛇床子运用外观性状进行等级标准的制定提供实验依据。相关性分析结果显示,除长宽比外,5项外观性状类指标[长(mm)、宽(mm)、千粒重(mg)、碎粒重(%)、色度]与9项内在含量类指标(水分、总灰分、酸不溶性灰分、蛇床子素、欧前胡素、佛手柑内酯、异虎耳草素、花椒毒素、花椒毒酚)间,均呈现出不同程度的显著相关性。且外观性状类指标构成的第一典型变量U_1与内在含量类指标构成的第一典型变量V_1之间存在极显著的正相关性($CR_1 = 0.963$,$P < 0.01$)。PCA结果显示,外观性状指标对30批蛇床子的等级划分结果与样品的实际信息相符合。在相同的分析条件下,通过9组内在含量指标重新对30批蛇床子进行等级划分,分析结果保持一致。性状分级标准研究发现,蛇床子6项外观性状的统计呈现出与统货和选货的相关性,且2个等级间的外观性状与内在含量之间存在良好的相关性,外观性状的优劣可以有效地预测内在含量的高低,提示通过主要的性状特征对蛇床子进行质量等级划分具有一定的科学依据,外观分级能够代替质量分级,实现蛇床子药材的辨状论质。

13. 基于外观特征量化结合UPLC特征图谱中药材的综合质量评价

梁丽金等收集浙江金华磐安,湖北恩施,安徽亳州,河南新乡、南阳,四川广元、绵阳等地11批玄参药材,采用MatLab图像处理技术量化玄参的大小和颜色,采用UPLC采集玄参的特征图谱,以玄参各外观特征量化值及特征图谱中各共有峰峰面积为指标,采用灰色关联度法和熵权TOPSIS法对各批次玄参进行综合质量评价。建立了玄参UPLC特征指图谱,共标定11个特征峰,指认了可作为玄参药材内在质量指标的5个色谱峰(峰5-桃叶珊瑚苷、峰6-哈巴苷、峰7-毛蕊花糖苷、峰10-哈巴俄苷和峰11-肉桂酸),各批次玄参与对照指纹图谱的相似度均大于0.90;灰色关联度法与熵权TOPSIS法综合质量分析表明,各批次玄参的综合质量评价排序结果基本一致,二者可以相互印证,其中最优的玄参药材为湖北恩施州巴东县、浙江金华市磐安县安文镇和安徽亳州市所产。

14. 基于三维荧光光谱-平行因子分析中药材质量评价方法

三维荧光光谱提供了荧光强度随激发波长和发射波长同时变化的荧光信息,具有灵敏度高、选择性好等优点,获得的三维荧光等高线图具有指纹性。司晶晶等利用荧光光谱分析技术测定了23个产地黄芪样本提取物三维荧光光谱,并进行质量判别分析。通过对激发-发射矩阵荧光数据的平行因子分析,解析黄芪三维荧光光谱的荧光组分特征。结果:在优化条件下,80%黄芪乙醇提取液的三维荧光光谱图主要呈现出 305 nm/420 nm(峰 1)、280 nm/315 nm(峰 2)和 265 nm/475 nm(峰 3)3 组特征激发/发射峰。平行因子分析表明,荧光特征峰峰 1 和峰 3 各含有 1 种异黄酮类荧光组分,峰 2 含有 2 种氨基酸类荧光组分。不同产地黄芪样本三维荧光光谱的特征峰个数及荧光强度均存在差异。三维荧光光谱可实现对不同产地黄芪药材质量一致性评价。

15. 基于 UV-Vis 指纹图谱结合化学计量学中药材质量评价

谢明霞等采集湖南中医药大学药植园种植的幼蕾期、青蕾期、白蕾期、银花期和金花期等 5 个不同采收时期,共 25 份金银花药材样品,采用 UV-Vis 指纹图谱结合化学计量学方法,探讨不同采收期金银花药材的质量差异性。研究通过单因素优选确定了最佳提取方法,并在此条件下建立了不同采收期金银花的 UV-Vis 指纹图谱,发现不同采收期的金银花样品的紫外指纹图谱在 209、216、226、250、280、303、318、350 nm 波长附近的吸光度均有显著差异;通过 SIMCA-P$^+$ 进行 PCA、PLS-DA、OPLS-DA 等多元统计分析方法,建立了金银花 5 个不同采收期的质量差异性模型。PCA 和 PLS-DA 结果显示,5 个不同采收期的金银花样品各自聚在相近位置,且具有显著的采收时间依赖性趋势,说明金银花不同采收期间所含化学成分的含量差异较大,与采收期相关性较高。OPLS-DA 两两比较分析表明,引起幼蕾期到青蕾期变化的成分可能为三萜类或挥发油类,含量均减少;青蕾期到白蕾期变化的成分可能为三萜(或环烯醚萜)类、挥发油、酚酸类或黄酮类,含量降低,该结果与 HPLC 法测定不同采收期金银花样品绿原酸的含量一致;白蕾期至银花期变化的成分可能为含量增加的环烯醚萜类和含量减少的三萜(或挥发油)类,银花期至金花期变化的成分主要

为含量增加的三萜(或挥发油)类。

16. 基于电子眼、电子鼻和电子舌技术评价不同品种、不同产地中药材质量

李建军等采用电子眼、电子鼻和电子舌技术采集不同品种、不同产地生地黄相关数据进行 PCA,并从颜色、气味和滋味 3 方面进行评价鉴别。结果:怀区不同主栽品种生地黄在电子眼、电子鼻、电子舌和三者拟合结果的 PCA 中,第一主成分(PC1)与第二主成分(PC2)的贡献率之和分别达到 86.722%、91.644%、95.060%、65.588%,区分指数分别达到 96、99、93、94;不同产地"北京 3 号"生地黄在电子眼、电子鼻、电子舌和三者拟合结果的 PCA 中,第一主成分(PC1)与第二主成分(PC2)的贡献率之和分别达到 98.966%、95.057%、99.221%、67.670%,区分指数分别达到 100、99、94、91。提示应用该技术可以迅速将不同品种、不同产地生地黄区分开来,颜色、气味、滋味可以作为地黄药材质量评价依据之一。

17. 基于熵权 TOPSIS 分析法的中药材质量评价

冯冲等采用熵权 TOPSIS 法分析了不同产地 15 批北细辛药材中总灰分、挥发油含量、细辛脂素含量、醇溶性浸出物含量的权重,综合评价不同产区细辛药材的整体质量。结果:北细辛药材总灰分、醇溶性浸出物含量、挥发油含量和细辛脂素含量四项权重分别是 0.169、0.256、0.385、0.190;15 批北细辛药材相对关联度为 0.130~0.910,其中产于辽宁省和吉林省交界区域的 6 批北细辛药材超过 0.6,质量较优,辽宁省本溪市桓仁县所产质量最佳,该法为北细辛药材的质量评价提供了参考。郝佳旭等采用挥发油测定甲法测定草果中总挥发油含量;采用硝酸铝-亚硝酸钠比色法和福林酚法分别测定草果中总黄酮、总多酚含量;采用 GC 测定草果挥发油中 α-蒎烯、β-蒎烯、1,8-桉叶素、α-松油醇、香叶醇、反式橙花叔醇含量;采用 UPLC 测定草果中原儿茶酸、香草

酸含量。选择上述 11 个指标,结合熵权 TOPSIS 法综合评价 16 批草果的质量。结果:16 批草果样品中总挥发油、总黄酮、总多酚、α-蒎烯、β-蒎烯、1,8-桉叶素、α-松油醇、香叶醇、反式橙花叔醇、原儿茶酸、香草酸的含量分别为 15.833 3～28.000 0 μL/g、29.100 5～78.199 6 mg/g、6.789 8～35.797 7 mg/g、0.088 7～0.401 3 mg/g、0.106 3～0.408 0 mg/g、3.709 6～8.533 1 mg/g、0.259 8～0.599 6 mg/g、0.314 8～1.324 1 mg/g、0.272 3～0.576 4 mg/g、9.301 2～19.818 5 μg/g、8.180 9～27.666 3 μg/g。熵权 TOPSIS 法分析结果显示,相对贴近度排名前 3 位的分别是云南保山 7 月、云南红河 10 月和云南文山 9 月产草果,质量较优;相对贴近度排名后 3 位的分别是云南德宏 9 月、云南德宏 11 月、云南德宏 12 月产草果,质量较差。李国超等采用熵权法计算 117 批市售夏枯草饮片中迷迭香酸、总黄酮、水分及水溶性浸出物含量等 4 个指标的权重(依次为 0.297 1、0.277 5、0.163 7、0.261 6),同时结合灰色关联度分析法计算各指标的相对关联度,并对 117 批次夏枯草的质量进行排序。结果显示,相对关联度在 0.159 3～0.616 3,其中 10 个批次(编号 S16～S25)南京产夏枯草的相对关联度为 0.500 9～0.616 3,以编号 S24 批次的样品关联度最高(0.616 3),排名靠前,质量最优,其次是安徽亳州。

18. 基于功效关联的中药材 Q-Marker

覃淼等基于降真香抗炎的潜在 Q-Marker,采用质谱分析、鉴定降真香的化学成分。通过网络药理学分析降真香抗炎活性成分、作用靶点和信号通路。采用 HPLC 验证潜在 Q-Marker,体外实验验证潜在 Q-Marker 的抗炎活性、作用靶点。结果:从降真香 80% 乙醇提取物中分析、鉴定出 31 个化学成分。通过网络药理学筛选得到 727 个成分靶点、422 个疾病靶点以及包括前列腺素 G/H 合酶 2(PTGS2)在内的 110 个作用靶点,靶点主要富集在炎症反应、对脂多糖的反应等 498 个生物过程,TNF 信号通路、Toll样受体信号通路等 101 条信号通路。通过 HPLC 法

可检测出降真香 80% 乙醇提取物中含有异鼠李素、芒柄花素、柚皮素、黄豆黄素、熊果酸和齐墩果酸。降真香含药血清以及 6 个成分可显著降低脂多糖诱导的 RAW264.7 炎症细胞的 NO、IL-6 和肿瘤坏死因子-α 的含量。异鼠李素等 6 个成分可视为潜在 Q-Marker。通过分子对接和 COX-2 活性实验,从 6 个潜在 Q-Marker 中筛选、验证异鼠李素是 PTGS2 的抑制剂,半数抑制浓度为 9.55 μmol/L。

(撰稿:陈建伟　审阅:彭代银)

【不同生长年限、采收期对中药材质量影响的研究】

中药材的最佳采收年限及其最佳采收期的确定是中药产业发展的关键科学问题之一,对中药材品质和产量的提高具有重要意义。2022 年度,唐古特大黄、何首乌、金荞麦、黄连、黄芪、三七、黄芩、云南重楼、金银花、女贞子、淫羊藿、香青兰、颠茄草等中药材在生长年限判别、适宜采收期的确定及其质量相关性方面均进行了较深入的研究,对中药材科学生产与采收及其指标性(药效)成分积累规律研究具有参考价值。

唐古特大黄　彭博扬等选择采收季节相同的 3～6 年生人工栽培唐古特大黄药材作为研究材料,产地均为甘肃省甘南藏族自治州合作市卡加曼乡季娄村。将材料分为根茎和根段两类,根段按照直径 >5 cm、3～5 cm 和 <3 cm 划分为 3 个等级,测定不同生长年限、规格等级药材的质量占比及 9 种功效组分(包括 2 种与攻积泻下功效相关的二蒽酮类泻下成分番泻苷 A、番泻苷 B,5 种与清热泻火功效相关的抗菌功效成分大黄素、大黄酸、大黄酚、芦荟大黄素、大黄素甲醚,2 种与逐瘀通经功效相关的抗凝血药效鞣质类成分没食子酸、儿茶素)含量。结果:①不同生长年限唐古特大黄直径 3～5 cm 的根段和直径 <3 cm 的根段质量占比差异有统计学意义,其中直径 3～5 cm 的根段质量占比会随生长年限逐渐增加,而直径 <3 cm 的根段质量占比则逐渐

下降。②生长年限和药材规格等级对于唐古特大黄3类功效组分的含量具有显著影响,其中二蒽酮成分受到两者的影响强度接近,以6年生直径>5 cm的粗直径等级根段中含量最高,提示在实际生产中提高唐古特大黄的生长年限有利于其二蒽酮成分含量的增加;游离型蒽醌含量在3、4年生药材中含量较低,第5年时含量大幅度上升,第6年含量再次下降,但受药材规格等级的影响更强,以直径>5 cm的粗直径等级根段中含量最高;而鞣质成分含量受生长年限的影响更强,以6年生药材含量最高。由此可见,唐古特大黄药材规格等级对药材内在质量的影响源自生长年限的差异,若将药材规格等级与药材质量评价挂钩,必须在实现年限控制的前提下考虑药材直径大小。

何首乌 李妍怡等分别采集广东省肇庆市德庆地区春季1~5年生、夏秋两季1~6年生的生何首乌药材样品,采用 UPLC-MS/MS,测定样品中大黄素-1-O-葡萄糖苷、大黄素-8-O-β-D-葡萄糖苷、大黄素-8-O-(6′-甲基丙二酰)吡喃葡萄糖苷、大黄素-6-O-葡萄糖苷、大黄素甲醚-8-O-β-D-葡萄糖苷、大黄素甲醚-8-O-(6′-甲基丙二酰)吡喃葡萄糖苷、大黄素-1-甲醚、大黄素、大黄素甲醚共9种蒽醌类成分的含量,并归纳总结了其随采收季节和种植年限的变化趋势。结果:秋季采收样品9种蒽醌总量介于1 465.82~1 707.76 μg/g 之间,远低于春季(2 826.56~3 100.61 μg/g)和夏季(3 616.38~5 777.23 μg/g)采收样品;除大黄素甲醚-8-O-β-D-葡萄糖苷和大黄素甲醚-8-O-(6′-甲基丙二酰)吡喃葡萄糖苷的含量随季节变化呈现逐渐下降趋势外,其余7种成分春夏升高、入秋后急剧降低;种植3~4年后,何首乌中大黄素、大黄素-8-O-β-D-葡萄糖苷等成分出现含量谷值;秋季作为传统采收季节,其4年生样品中大黄素-8-O-β-D-葡萄糖苷和大黄素甲醚-8-O-β-D-葡萄糖苷含量最高。研究显示,采收季节对何首乌蒽醌类成分含量的影响大于生长年限;以蒽醌类成分作为肝毒性指标,秋季采收样品含量低于春夏采收样品,为适宜采收期,与《中国药典》(2020年版)规定

相符。

金荞麦 张晶等采集重庆市涪陵区重庆太极中药材种植公司金荞麦种植基地2~4年生、3~11月采收的729株金荞麦药材样品,采用 HPLC 测定其表儿茶素、表儿茶素没食子酸酯的含量,同时系统考察不同生长年限、采收期的金荞麦药材的产量及经济效益。结果:同一生长年限不同采收月份的金荞麦,其表儿茶素和表儿茶素没食子酸酯含量差异有统计学意义,2年生金荞麦表儿茶素质量分数为0.012 3%~0.124 4%,在3~6月呈下降趋势,6月含量最低,不适宜采收;6~11月含量明显增长,11月达到最大值,表儿茶素质量分数为(0.124 4±0.009 3)%,远高于《中国药典》(2020年版)0.03%的最低限量值。表儿茶素没食子酸酯含量随着采收时间变化,呈现先上升后下降的趋势,2年生7月、3年生7月、4年生8月采收达到对应年限含量的最高值。其中,3年生7月采收时,表儿茶素没食子酸酯质量分数最高,为(0.066 5±0.004 2)%。药材产量计算显示,2~4年生金荞麦的逐年增产率呈现下降趋势。经济效益分析表明,2年生金荞麦的年产值及投产比均最高。综合产量和经济效益,以《中国药典》(2020年版)表儿茶素作为金荞麦药材质量考核指标,2年生11月为金荞麦适宜采收期,其产量较大、质量佳,此时期采收可获得金荞麦较高产量及实现经济利益最大化。

黄连 王丹等采集湖北省利川市箭竹溪黄连种植基地1、3、5年生黄连样本,采用 HPLC 对不同生长年限黄连药材次生代谢产物的7种指标性成分(盐酸药根碱、非洲防己碱、表小檗碱、盐酸黄连碱、盐酸巴马汀、盐酸小檗碱、木兰花碱)进行含量测定,分析其动态积累和分布规律。结果:盐酸小檗碱、盐酸巴马汀、盐酸药根碱、非洲防己碱、木兰花碱在5年生黄连中含量最高;盐酸黄连碱和表小檗碱在3年生黄连中含量最高,木兰花碱和盐酸药根碱在3年生黄连中含量最低;盐酸小檗碱、盐酸巴马汀、非洲防己碱、表小檗碱及盐酸黄连碱均在1年生黄连中含量最低。利用解吸电喷雾电离-离子化质谱成

像(DESI-MSI)法对1、3、5年生黄连切片的7种成分的分布进行定性分析。结果:生物碱的盐酸盐在质谱分析过程中解离,最终以原型形式呈现。小檗碱和表小檗碱集中分布于整个黄连切片断面,且1年生分布区域最小,3年生和5年生分布区域相近;药根碱和非洲防己碱分布于皮部和髓部,且以5年生分布区域最大;巴马汀和黄连碱分布于皮部和髓部,1年生分布区域最小;木兰花碱仅分布于木部,且在1、3、5年生黄连中分布区域相近。综合分析表明,1年生黄连中各成分累积较少,第1年为黄连生长发育的主要阶段;3年生黄连中各成分累积较多,1~3年是黄连次生代谢产物累积的主要时期;5年生黄连中总生物碱成分含量最高,尤其是小檗碱累积最多,与以栽培5年以上的黄连为药材的传统习惯相符。

黄芪 余亦婷等以蒙古黄芪药材气味特征为指标,采集22批山西、甘肃产种植2~4年、3~10月采收的蒙古黄芪药材,采用Heracles Neo超快速气相电子鼻技术,获取其药材气味色谱信息,建立22批蒙古黄芪药材气味特征指纹图谱,采用PCA、DFA、CA分析,对不同产地、生长年限及采收期黄芪药材进行了品质评价。结果:22批黄芪药材气味特征指纹图谱标定指认8个共有峰,相似度为0.993~0.844。PCA分析显示,2年、3年、4年生黄芪药材气味之间间隔较大,提示药材气味特征与生长年限有较大的关系,产地为山西南坪村、生长年限为4年、采收期为秋季(9~10月)的蒙古黄芪药材综合评分最高。推测主要挥发性成分正己醛是导致不同产地、生长年限及采收期黄芪药材气味差异的主要因素。

三七 寸竹等采集云南省文山州砚山县苗乡三七科技示范园(104°32′E,23°53′N)内同一区域实验田中的1、2、3年生三七作为供试材料,采用HPLC和生物量测定法,分析了其植株不同生长期的农艺性状、生物量以及药效成分皂苷含量和产量。结果:1年生三七根长、根直径和根体积在5月和7月增长速率较快,2年生三七在6月和10月增长速率较快,3年生三七在6月、10月和11月增长速率较快;1年生三七根冠比在5月、7月和10月增长速率较快,增长率分别为52.8%、40.0%和28.0%,2年生三七10月的RSR增长率达最大值95.2%,3年生三七在6月、10月、12月的RSR增长速率分别为33.2%、87.6%和47.0%,且3年生三七在12月RSR达最大值;2年生三七单株总皂苷含量比1年生三七增加90.9%,3年生比2年生增加66.3%,且3年生三七皂苷产量在12月份达到最大值。综合考虑经济效益及中药材品质有效性和安全性,三七的最佳采收期为12月份,以种植3年为最佳采收年限。蒋腾等采集云南曲靖、文山、红河、昆明等7个种植基地1、2、3年生三七主根共计21批,采用HPLC测定其总皂苷(三七皂苷R₁、人参皂苷Rg₁、人参皂苷Rd、人参皂苷Re、人参皂苷Rb₁)的含量,采用热浸法测定三七主根中浸出物的含量。结果:三七总皂苷及浸出物的含量随着三七生长年限的增长逐渐升高,3年生含量达到最高,与传统的三七采收年限一致。

黄芩 李化等收集陕西、河南、山西、河北、甘肃等9个产地1~4年生栽培黄芩药材样品21批,采用电感耦合等离子体原子发射光谱法(ICP-OES)和电感耦合等离子体质谱法(ICP-MS)测定药材样品中Mn、Zn、Ca、Fe、Mg等15种无机元素的含量,绘制黄芩无机元素特征图谱,结合PCA分析、Fisher判别函数和支持向量机对测试结果进行系统分析,建立黄芩生长年限的鉴别模型。结果:黄芩中富含元素Mn(7.79~36.48 μg/g)、Zn(10.12~31.43 μg/g)、Cu(6.38~17.20 μg/g)、K(2.98~13.89 μg/g)、Mg(3.45~7.78 μg/g)和Ca(2.32~7.09 μg/g),其含量整体随生长年限的延长而呈增加趋势;Cu、Ni、Cd、Na、Mg、Fe、Ca、Zn、Mn、Hg是黄芩的特征元素;Fisher判别分析的空间特征图显示,1~4年生黄芩的生长年限可区分为4个类别;建立的支持向量机模型对黄芩年限的总正确率达95.2%。

云南重楼 王璇等采集云南会泽县驾车乡15批4、5、6、7、8年生云南重楼药材,采用传统经验鉴别药材外观性状,热浸法测定药材醇溶性浸出物含量,HPLC 法测定其样品中重楼皂苷Ⅰ、重楼皂苷Ⅱ、重楼皂苷Ⅲ、重楼皂苷Ⅳ、重楼皂苷Ⅴ、重楼皂苷Ⅵ、重楼皂苷Ⅶ、重楼皂苷 D 和重楼皂苷 H 的含量。结果:不同生长年限的云南重楼药材外观性状、浸出物、有效成分含量差异较大,随着生长年限的增加,云南重楼药材单个质量、直径及体积明显增加;8 年生云南重楼药材醇溶性浸出物质量分数最高;7 年生药材中 9 种重楼皂苷总含量最高。云南重楼以 7 年生药材质量为最佳。

女贞子 赵杰等选择湖南省长沙市湖南中医药大学东塘校区和含浦校区种植的 3 株女贞树,采集其 7 月、8 月、9 月、10 月、11 月和 12 月女贞子药材样品 18 份,采用 HPLC 考察其药材中 5 种苯乙醇苷类成分(酪醇、红景天苷、特女贞苷、松果菊苷、毛蕊花糖苷)的含量。结果:不同采收期女贞子 5 种苯乙醇苷类成分总含量差异较大,依次为 12 月(3.092 1%)>11 月(2.772 9%)>10 月(2.197 8%)>9 月(0.321 5%)>8 月(0.089 2%)>7 月(0.041 4%)。12 月份可作为湖南省长沙市女贞子的适宜采收期。

淫羊藿 李仁清等采集江西中医药大学淫羊藿种质资源圃(E115°44′24.85″,N28°40′33.60″,海拔 72 m)、且野生居群清楚、同质园栽培 3 年以上的 4 种淫羊藿(箭叶淫羊藿、柔毛淫羊藿、天平山淫羊藿、粗毛淫羊藿)的叶片为研究对象,于每月月中(15 或 16 日)和月末(30 或 31 日)采一次样,共包括 21 个采收日期。采用 HPLC 测定朝藿定 A、朝藿定 B、朝藿定 C 和淫羊藿苷 4 种黄酮醇苷类成分(合称淫羊藿多苷,简称 ABCI)的含量,计算小叶平均重量与 ABCI 含量乘积作为 ABCI 积累总量,并采用 PCA 分析法进行判别分析。结果:从叶片生物量积累规律来看,物种间较相似,小叶均重在 5 月 31 日(天平山淫羊藿和粗毛淫羊藿)或 6 月 15 日(箭叶淫羊藿和柔毛淫羊藿)前呈上升趋势,随后保持平稳波动;从 4 种黄酮醇苷类成分含量积累规律来看,物种间存在较大差异,箭叶淫羊藿、粗毛淫羊藿、天平山淫羊藿和柔毛淫羊藿分别在 3 月 15 日,6 月 30 日,7 月 31 日和 9 月 30 日最高;综合 ABCI 累积总量和判别分析结果,粗毛淫羊藿、箭叶淫羊藿、天平山淫羊藿和柔毛淫羊藿最佳采收期分别为 5 月底、6 月中旬、8 月底和 9 月中旬。表明淫羊藿叶片生物量和黄酮醇苷类成分含量积累均受采收期影响较大。

颠茄草 冯言颜等采集河南羚锐制药中药材种植基地种植的颠茄草药材不同采收时间(于当年的 5 月 21 日～7 月 14 日每隔约 10 天采样 1 次,共采样 6 次)样品及不同部位(将 6 月 21 日采集的颠茄草样品分为全草、根、茎、叶和果实)样品,采用 HPLC 测定其药材中硫酸天仙子胺和东莨菪内酯的含量,并比较河南秋种颠茄草各部位对全草 2 种特征成分的贡献值,预测河南秋种颠茄草最佳采收时间。结果:硫酸天仙子胺和东莨菪内酯含量在 6 月中旬最高,河南秋种颠茄草不同部位对全草两种成分贡献值依次为:叶>茎>果>根,河南秋种颠茄草质量较好,6 月中旬采收较适宜。

香青兰 王艳等在内蒙古呼和浩特市土默特左旗富民扶贫科技开发园区,以种质"蒙青兰 1 号"、白花香青兰、山东香青兰、甘肃香青兰、新疆香青兰种子为材料,分析盐碱地栽培中采收期(盛花期、终花期、成熟期)对不同种质香青兰生长生理特性、药材产量及药效成分含量的影响。结果:随着采收期的推迟,各种质香青兰的鲜重表现为逐渐降低的趋势,并以盛花期为最佳;株高等形态生长指标均表现为逐渐增高的趋势,并以成熟期为最佳;抗氧化酶活性、渗透调节物质等抗逆生理指标表现为逐渐降低的趋势,并以盛花期为最佳;光合气体交换参数表现为逐渐降低的趋势,并以盛花期为最佳;药材产量表现为先增高后降低的趋势,以终花期为最佳;药效成分含量则表现为逐渐降低的趋势,并以盛花期为最佳。其中,终花期的"蒙青兰 1 号"药材产量最高(4 692.32 g/hm²),盛花期的新疆香青兰药效成分含量最高,总黄酮含量达 23.40 mg/g,挥发油含量达 0.59%。综合分析认为,在各种质与采收期组合中,终花期的"蒙青兰 1 号"药材产量最高,盛花期的新疆香青兰生长特性以及药效成分含量均为最高;在栽培实践中,注重产量可选择"蒙青兰 1 号"并于终花期进行采收为宜,追求药效则采用新疆香青兰并于盛花期采收为宜。

肉苁蓉 向玲等采用 HPLC 分析内蒙古阿拉善巴丹吉林沙漠产荒漠肉苁蓉 3 个不同生长期(吸器、花前期、花期)采收的肉苁蓉药材中苯乙醇苷类成分(松果菊苷、肉苁蓉苷 A、毛蕊花糖苷及 2-乙酰基洋丁香酚苷)的含量。结果:不同生长期内蒙荒漠肉苁蓉苯乙醇苷类含量差异显著,松果菊苷花期前含量最高为 4.503 mg/g,花期前>吸器>花期;肉苁蓉苷 A 吸器含量最高为 5.501 mg/g,吸器>花期前>花期;毛蕊花糖苷花期前含量最高为 1.250 mg/g,花期前>花期>吸器;2-乙酰基洋丁香酚苷花期含量最高为 1.881 mg/g,花期>花期前>吸器。

(撰稿:陈建伟 张园娇 审阅:彭代银)

【中药材产地溯源与鉴别研究】

中药材品质优劣与其产地密切相关。建立高效而准确的产地鉴别方法,有助于有效追溯和识别优质中药材产地,提升其质量控制水平。2022 年度 NIR 和 MIR 光谱、高光谱成像、差示扫描量热图谱、显微聚焦拉曼光谱、激光诱导击穿光谱、色谱指纹图谱、三维荧光光谱、电子鼻,SNP 分子标记,以及结合化学计量学等技术应用于中药材产地溯源与鉴别研究,取得新的进展。

1. 基于 NIR、MIR 光谱结合化学计量法/机器学习算法中药材产地溯源研究

附子 龚圣等基于 NIR 光谱技术结合随机森林(RF)算法,以四川(江油、安州、布拖、盐源)、云南(德钦、虎跳峡、昆明禄劝)和陕西(汉中南郑、洋县、宝鸡眉县)等主要栽培区域采集的 255 份附子药材为样本,采用 FT-NIR 获得所有样本的漫反射光谱信息;采用单一和组合光谱预处理方式以消除光谱中的多种干扰,并筛选出最佳预处理方式,以此为输入指标建立 RF 模型;采用灵敏度、特异度和平衡精度等指标评价了模型的综合性能。结果:Savitzky-

Golay 平滑+多元散射校正为最佳预处理方式;仅采用全波长数据,RF 模型对 3 组省级的样本的预测准确率超过了 90%,预处理后预测准确率达 98.39%;对于市/县一级样本,RF 模型同样具有优秀的判别能力,准确率大于 75%。模型对道地产区四川江油和绵阳州区的样本表现出 100% 的识别能力。RF 模型不仅能准确识别道地产区江油附子,而且对其他栽培地附子的识别率超过了 85%。

滇重楼 丁于刚等以采自云南和四川 8 个产地(云南保山、楚雄、大理、红河、丽江、文山、玉溪和四川成都)366 份栽培滇重楼根茎为实验材料,获取其 FT-NIR 和衰减全反射-傅里叶变换 MIR 光谱数据。采用 Kennard-Stone 算法将不同产地的样品分为 2/3 的训练集和 1/3 的预测集,基于 4 种特征变量提取方法(CARS、VIP、SPA、SO-Covsel)结合 2 种数据融合策略(低级数据融合和中级数据融合),建立 PLS 产地判别分析模型。根据模型参数交叉验证均方根误差(RMSECV)和预测均方根误差(RMSEP)评估模型的稳定性,模型训练集和预测集准确率(ACC)评估模型分类性能。结果:NIR 光谱和 MIR 光谱均能反应不同产地栽培滇重楼的化学成分差异,在中级数据融合中,基于 VIP 和 SPA 提取的特征变量建立的模型正确率均大于 94%;相较于中级数据融合,低级数据融合模型得到了最为满意的结果,其预测集分类正确率达到 100%。应用 NIR 和 MIR 数据建立的低级数据融合 PLS-DA 模型,能够用于栽培滇重楼的产地鉴别。

防风 李斌等采用 FT-NIR 技术,采集内蒙古赤峰、辽宁阜新、河北、甘肃、黑龙江等 5 个产地防风药材样品的 NIR 光谱图数据,并运用 PCA 和 PLS-DA 对其进行分析。结果:相同原产地防风之间的距离较小,不同原产地防风之间的距离较大,各原产地校正组防风的 99.9% 等概率区域无重叠,对验证组防风的原产地判别准确度为 100%。

艾叶 李超等以河南省南阳、安阳,湖北蕲春,浙江宁波和河北安国等 4 个省份 5 个主产区的 75 份艾叶药材样品为实验材料,采用 FTIR 进行红外

特征分析和数据挖掘,通过比较多种光谱信号预处理方法(如高斯滤波、多元散射校正、标准正态变换、一阶/二阶导数等)和多种模式识别技术(如BP神经网络、RF、KNN、贝叶斯算法、粒子群优化支持向量机模型等),探索适合艾叶产地溯源的计量学方法。结果:KNN、贝叶斯算法及粒子群优化支持向量机3种模式识别效果最为理想,测试集的正确率均为100%。基于运行时间、鉴别正确率与模型稳定性综合考虑,最终确定KNN是艾叶产地鉴别的最优方法。

杜仲　刘庭恺等基于近MIR光谱技术,应用KNN、PCA-LDA和PLS-DA模型对甘肃、广西、贵州、湖北、湖南、四川、陕西、云南等8个省份50个地区500组杜仲药材样品进行了产地来源分类。结果:KNN模型更适合基于NIR光谱的不同省份杜仲样品的识别,KNN模型对来自8个省份的杜仲样本在训练集和测试集上的识别率均达到100%,交叉验证识别率为100%;PLS-DA模型更适合基于MIR光谱的不同省份杜仲样品的识别,PLS-DA模型在训练集和测试集中对来自8个省份的杜仲样品的识别率分别达到99.40%和98.61%,交叉验证识别率为99.11%。

2. 基于指纹图谱和化学计量学中药材产地溯源研究

白芍药　许晨新等采用HPLC测定了安徽、山西、山东、四川、浙江等5省31批不同产地白芍药药材,建立白芍药HPLC指纹图谱,标定11个共有色谱峰,经对照品比对鉴定出8个色谱峰(没食子酸、儿茶素、氧化芍药苷、芍药内酯苷、芍药苷、五没食子酰葡萄糖、苯甲酰芍药苷和丹皮酚),并进行含量测定,结合HCA、PCA和OPLS-DA分析化学计量学方法,对其进行产地溯源和质量评价。结果:不同产地白芍药样品中8个成分种类差异不大,但含量差异较大,山西白芍药样品中以白芍总苷、五没食子酰葡萄糖和丹皮酚平均含量最高,而四川白芍药样品中五没食子酰葡萄糖和丹皮酚的平均含量最低,且

五没食子酰葡萄糖最高和最低含量相差约25倍,浙江产地样品儿茶素平均含量最高,山东产地样品中没食子酸平均含量最高,提示不同地区的土壤、气候等环境因素可能是干预白芍药中8种成分的形成与积累的主要原因,提示这些成分的差异可作为白芍药产地溯源的依据。HCA和PCA结果显示:相同产地白芍药聚为一类,不同产地则较为分散,说明同一产地白芍药品质相近,不同产地白芍药样品存在差异;综合评价结果显示山西和浙江产地白芍药得分靠前,提示从上述8种成分考虑,山西和浙江白芍药品质较优;OPLS-DA结果进一步显示白芍总苷、芍药内酯苷和芍药苷为不同产地白芍药主要差异成分,提示这些成分可作为白芍药品质评价的指标。

3. 基于三维荧光光谱结合化学计量学中药材产地溯源研究

白术　陈伟等使用交替三线性分解(ATLD)对采集自安徽亳州,湖南岳阳,浙江金华、台州、绍兴等不同产区125份白术药材样品进行三维荧光光谱表征,再将三维荧光光谱与PLS-DA、KNN两种模式识别方法相结合,对白术样品进行产地溯源。结果:PLS-DA和KNN各自建立的分类模型能有效对三大白术产区(安徽、湖南和浙江)的样本进行区分,对预测集中白术道地药材浙江白术的分类准确率(CCR)分别高达80%和90%。

4. 基于SNP分子标记中药材产地鉴别研究

甘草　郑司浩等采集中国中药有限公司自建甘草种质资源圃种植的内蒙古、新疆、甘肃等甘草主产区野生种质资源叶片样本24份,应用SNP分子标记技术,参考甘草全基因组序列,对不同产地甘草药材的重测序数据进行比较分析,鉴别新疆与甘肃产地的SNP位点组合各含有40个碱基,鉴别内蒙古杭锦旗产地甘草的SNP位点为20个碱基。从SNP碱基分布来看,以碱基A和T为主,占比高达74%。运用基因组重测序方法,分析样本的各SNP位点碱基信息,并与产地鉴别SNP位点信息进行比较,可

初步判断内蒙古、新疆、甘肃产区样本的产地来源。

5. 激光诱导击穿光谱技术与卷积神经网络相结合的中药材产地识别研究

黄芪　梁西银等采集产自黑龙江大兴安岭地区、山西省浑源县、甘肃省定西市、内蒙古赤峰市和四川省理塘县等5个不同产地黄芪药材的激光诱导击穿光谱（LIBS）共1 000组光谱数据（每组光谱包含42 841个"特征"），构建了卷积神经网络（CNN）和卷积块注意力模块（CBAM）的药材产地识别混合模型（CNN-CBAM），并对测试集进行识别精度评估，发现相较于未改进的CNN模型以及传统机器学习中的支持向量机和RF算法模型，改进后的CNN在测试集上的准确率可达到100%。研究结果证明了LIBS技术结合CNN-CBAM网络模型对中药材产地进行准确识别的有效性。

6. 部分可解释机器学习方法的高光谱中药材产地识别研究

人参　李梦等通过采用高光谱成像技术（通过一种较介于400～2 500 nm短波长电磁波照射到物体上产生反射信号成像），对黑龙江省（伊春市、铁力市、虎林市）、吉林省（抚松县、靖宇县、临江市、长白县、珲春市）、辽宁省（宽甸县）、山东省共10个不同产地的54个人参（园参）样本，通过获取从400～2 500 nm的反射光谱，经过基于白板的绝对和相对辐射校正处理，构建了高光谱反射率数据集。采用RF的机器学习方法，构建了基于高光谱数据的全光谱人参产地识别模型，并对不同尺度的地域划分规则分别开展了产地识别精度验证，发现不同产地的人参光谱有明显区别。其中东北三省的产地"道地产区"的识别精度可以达到98.2%。4省分类和8地分类受到样本数量的影响，平均总体精度分别为82%和68%。

栀子　周聪等利用高光谱成像系统分别从可见-NIR波段（410～990 nm，VNIT）和短波红外波段（950～2 500 nm，SWIR）获取江西、福建、广西、

河南、湖南、浙江、四川等8个产地栀子药材样品的高光谱图像，使用ENVI 5.3软件提取并计算感兴趣区域内的平均光谱反射率，最终获得1 600个样品的光谱数据。将VNIR和SWIR的光谱数据结合即得覆盖410～2 500 nm的可见-短波红外波段（即融合波段）光谱数据。从VNIR、SWIR和融合波段这3个维度，使用多元散射校正、Savitzky-Golay平滑、标准正态变换、一阶导数和二阶导数等5种常用的预处理方法，对3组光谱数据进行降噪处理。使用PLS-DA、线性支持向量机分类器（Linear SVC）和RF这3种分类算法分别建立栀子产地识别模型。结果：不同产地栀子样品在VNIR波段的光谱曲线没有表现出明显的规律性，而在SWIR波段表现出一定的规律性。融合波段光谱数据经一阶导数预处理后建立的栀子产地识别模型结果较好，PLS-DA、Liner SVC模型预测集准确率大多能够达到95%以上。根据混淆矩阵评估结果，使用Liner SVC构建的模型预测集识别准确率达到100%，故确定栀子产地最佳识别模型为融合波段-FD-Linear SVC。

7. 基于电子鼻与多元统计分析中药材产地鉴别研究

当归　刘阿静等以甘肃陇南、甘肃定西、甘肃武威、青海西宁等4个不同产地当归药材样品为研究对象，在获得各样品电子鼻气味信息数据的基础上，基于Loading分析法分析各传感器对样品的区分能力，结合多元统计分析法构建相关气味模型并进行评价。结果：经PCA分析后第一主成分和第二主成分的总贡献率达到99.87%，而经LDA分析后总贡献率为94.89%，且模型经DFA鉴别验证，正确判别率为100.00%，表明不同产地当归气味信息存在显著差异，4个产地当归区分效果明显。程亚茹等通过测色仪和电子鼻测定当归粉末的颜色与气味，GC测定甘肃、云南、青海、四川等4个不同产地38批当归药材挥发油中14个成分的相对含量，利用多元统计方法分析3者之间的相关性。结果：颜色指标L^*，气味指标LY2/LG、P10/1和化学指标C_2（蒎

烯)含量之间呈显著正相关,与颜色指标 a^*、气味指标 LY2/gCT1 呈显著负相关;化学指标 C_{11}(Z-藁本内酯)含量与气味指标 P10/1 呈正相关,与颜色指标 a^* 呈负相关。PCA 结果表明:云南样品与其他 3 个产地样品差异显著;青海样品基本可与甘肃、四川样品分离;甘肃和四川样品较为相似,在以颜色和综合指标进行分析时可进行区分。

8. 基于显微聚焦拉曼光谱技术中药材产地鉴别研究

丹参 李庆等收集河北、四川、山东、河南、山西、陕西、安徽 7 个不同产地丹参样品 150 份,采用显微聚焦拉曼光谱技术在无损条件下对每份丹参样品的每根药材表面随机扫描 1～n 次,求每份样品扫描 1～n 次的平均光谱。分析原始光谱数据发现:丹参表面光谱信号同时包含了丹参酮类成分的拉曼光谱和杂质的荧光光谱,主要表现在特定波长范围内不同产地丹参存在各自的聚集区和丹参表面光谱信号强度明显弱于或强于丹参酮类对照品的拉曼光谱信号强度。对扫描 1～n 次的平均光谱数据进行预处理后运用 PLS-DA 和 RF 分类算法[不筛选(RF)或筛选重要变量(RF-VS)]建立扫描 1～n 次的丹参产地分类模型。结果:随机扫描 1 次所得最优模型训练集和测试集预测准确率分别为 88% 和 87%,且对质量差和质量优的丹参样品区分准确率高达 97%;随机扫描 2 次和 3 次所得最优模型训练集和测试集预测准确率均分别为 89% 和 87%,结合模型运行效率和成本,选择随机扫描 1 次所得光谱,经一阶导数(1ST-D)预处理和 RF-VS 计算所得模型为丹参最终产地鉴别模型。

9. 基于差示扫描量热(DSC)图谱匹配识别中药材产地快速鉴别研究

鱼腥草 邹涛等以广西壮族自治区药用植物园提供的 16 个不同种植地区采集的鱼腥草整株样本为实验材料,采用 DSC 构建了稳定、可重复、有辨识度的鱼腥草 DSC 谱图数据库。结果:鱼腥草样本在

60～350℃ 区间内有两个明显的特征放热峰。不同产地样本的特征反应峰的起始温度、峰值温度、反应焓及 DSC 曲线的拓扑图形都有明显的差异,而相同产地样本的 DSC 曲线具有良好的重复性。将 16 个不同产地的鱼腥草样本 DSC 数据建成数据库引入相似度匹配算法计算得到鱼腥草 DSC 谱图之间的相似度。通过相似度匹配可以实现鱼腥草产地的高效、精准鉴别。

(撰稿:陈建伟 邱海龙 审阅:彭代银)

【中药材质量标志物研究】

中药质量标志物(Q-Marker)在探讨和揭示中药质量本质及其质量控制方面产生了积极的影响。2022 年度,中药材 Q-Marker 的预测分析与研究仍然是学界研究的热点,具有代表性的研究论文 18 篇,按研究思路和技术方法可分为 6 类:基于功效或药理作用中药 Q-Marker 研究,基于网络药理学或指纹图谱、化学计量学中药材 Q-Marker 研究,基于谱效关系、功效作用中药材 Q-Marker 研究,基于血清药化学-网络药理学筛选中药材 Q-Marker 研究,基于 UPLC-MS 成分分析-网络药理学中药材 Q-Marker 研究和基于混合加权法中药材 Q-Marker 辨识研究,为中药材 Q-Marker 研究及质量控制体系的构建提供了有益的参考。

1. 基于功效或药理作用中药材 Q-Marker 的研究

三七 三七的活血作用临床广泛用于治疗冠心病心绞痛、慢性胃炎胃脘痛、崩漏等瘀血证;三七的止血作用临床广泛用于急性软组织损伤、消化道出血、术后出血、妇科出血、脑出血等出血症。研究发现三七中人参皂苷 Rg1、人参皂苷 Rb1、三七皂苷 R1、人参皂苷 F2、人参皂苷 Rb2、人参皂苷 Rb3、人参皂苷 Rg3、人参皂苷 Rk1、三七素、槲皮素等均具有抗凝活血作用,其中,人参皂苷 Rg1、人参皂苷 Rb1、三七皂苷 R1 为《中国药典》(2020 年版)三七

的含量测定指标成分。为探索三七活血功效的Q-Marker,李新等对三七粉中主要成分(包括三七总皂苷、12种皂苷成分和1种黄酮类成分)的活血作用进行了研究:采集家兔血浆,采用体外凝血酶时间(TT)、活化部分凝血活酶时间(APTT)、凝血酶原时间(PT)、纤维蛋白原(FIB)检测试剂盒观察三七粉主要成分对凝血系统的影响;收集家兔富含血小板血浆,以二磷酸腺苷(ADP)诱导血小板聚集,观察三七粉主要成分对血小板聚集率的影响;取家兔主动脉条,置于体外组织灌流系统中,以去氧肾上腺素诱导血管条收缩,观察三七粉主要成分对血管平滑肌收缩功能的影响。结果:以蒸馏水溶解的三七总皂苷(PNS),与水溶剂组比较,可显著延长TT、APTT、PT,降低FIB含量,降低ADP诱导的血小板聚集率,以5% DMSO溶解的单体成分,与5% DMSO溶剂组比较,人参皂苷F2、人参皂苷Rb2、人参皂苷Rb3、人参皂苷Rk1、三七皂苷R1、人参皂苷Rg2可显著延长TT;人参皂苷F2、人参皂苷Rd、人参皂苷Rb2、人参皂苷Rg2、人参皂苷Rb1、槲皮素可延长APTT;人参皂苷Re、槲皮素、人参皂苷F2、人参皂苷Rb3可显著延长PT;槲皮素、人参皂苷F2、人参皂苷Rg1、人参皂苷Rg3、人参皂苷Rb2、人参皂苷Rb1、人参皂苷Rb3、三七皂苷R1、人参皂苷Rg2可显著降低血浆FIB含量;人参皂苷Rg1、人参皂苷Rh1、人参皂苷Rb2、人参皂苷Rg2、三七皂苷R1、人参皂苷F2、人参皂苷Rg3、人参皂苷Rd和人参皂苷Rb1可显著降低ADP诱导的血小板聚集;人参皂苷Rg3、人参皂苷Rh1、人参皂苷Rd、三七皂苷R1、人参皂苷Rk1和人参皂苷Rg2可明显扩张血管动脉条。研究认为,三七粉活血作用表现在抗凝、抗血小板聚集、扩血管等方面,人参皂苷F2、人参皂苷Rg2、人参皂苷Rg3、三七皂苷R1、人参皂苷Rb1、人参皂苷Rb2、人参皂苷Rb3、人参皂苷Rd、人参皂苷Rg1、槲皮素等可能为三七活血作用的物质基础,可作为三七粉活血作用的Q-Marker。

李新等将单体止血成分三七素加入兔血浆中,采用凝血记录仪,测定TT、APTT、PT、FIB;在兔富含血小板血浆中加入三七素,再加入诱导剂ADP,采用比浊法,测定血小板聚集率;取离体兔主动脉条,体外组织灌流,以去氧肾上腺素诱导动脉条收缩,分别加入三七素、人参皂苷Rb2,观察血管条张力变化值。结果:三七素500~1 000 μM可显著降低血浆TT、APTT;100~1 000 μM显著缩短血浆PT;50~2 000 μM显著增加FIB含量;1 000~2 000 μM时显著增加血小板聚集率;三七素处于1 μM浓度时,人参皂苷Rb2在25 μM浓度时可显著收缩血管动脉条。研究认为,三七素是三七促凝血、促血小板聚集,发挥止血作用的物质基础;三七素、人参皂苷Rb2是三七缩血管发挥止血作用的物质基础,二者可作为三七粉止血作用的Q-Marker。

韩彦琪等将ICR小鼠随机分为模型对照组,阳性对照阿司匹林组(0.12 g/kg),三七粉低(1.1 g/kg)、中(2.2 g/kg)、高(4.4 g/kg)剂量组,三七总皂苷低(0.25 g/kg)、中(0.5 g/kg)、高(1.0 g/kg)剂量组,连续给药3 d,1次/d,第3 d给药1 h后腹腔注射1%醋酸溶液,记录15 min内扭体次数;采用LPS诱导的小鼠腹腔巨噬细胞RAW264.7炎症模型,观察三七粉中的三七总皂苷及14个代表性单体成分对细胞上清液中NO、TNF-α和IL-6的含量影响。结果:与模型组比较,三七粉及三七总皂苷中、高剂量组均能显著减少扭体反应次数;三七总皂苷及14个化合物均能显著降低细胞上清液中NO、TNF-α、IL-6含量。研究认为三七粉具有良好的抗炎、镇痛作用,其发挥消肿定痛的药效物质基础可能为三七皂苷R1、人参皂苷Re、人参皂苷Rg1、人参皂苷Rg2、人参皂苷Rh1、人参皂苷Rd、人参皂苷Rg3、人参皂苷Rb1、人参皂苷Rb2、人参皂苷Rb3、人参皂苷F2、人参皂苷Rk1、槲皮素、三七素。

李新等采用CoCl2制备心肌细胞(H9C2)损伤模型,观察三七粉主要成分对心肌细胞成活率、LDH、MDA、SOD的影响;采用H2O2制备人脐静脉内皮细胞(HUVEC)损伤模型,观察三七粉中主要成分对内皮细胞存活率、LDH、ACP的影响。结果:人参皂苷Rb2、人参皂苷Rb3、人参皂苷Rg1、人参皂苷 Rg3、人参皂苷 Re、人参皂苷 Rd、槲皮素、人参皂苷 F2、人参皂苷 Rk1、人参皂苷 Rh1、三七素能够显著增加 H9C2 细胞存活率,多个成分能够减少 LDH、MDA,增加 SOD;三七皂苷 R1、人参皂苷 Rb2、人参皂苷 Rb3、槲皮素、人参皂苷 F2、人参皂苷 Rk1、人参皂苷 Rh1、三七素可显著提高 HUVEC 细胞存活率,多个成分能够减少 LDH、ACP。研究认为,三七粉发挥心血管保护作用的药效物质基础包括多种皂苷类成分、氨基酸成分三七素,以及黄酮类成分槲皮素。

张铁军等基于三七粉"多重功效"的质量评价和控制,在系统辨识三七粉化学物质组及其传递规律的基础上,采用网络药理学和体内、体外模型,研究并阐明了三七粉的活血、心肌与血管保护、止血以及消肿定痛的药效物质基础;进一步结合成分的特有性分析,确定了三七粉的 Q-Marker;在此基础上,建立了基于 Q-Marker 的三七粉的指纹图谱及"一测多评"的多指标含量测定方法。

花椒　张萌萌等基于花椒温中止痛功效及其 Q-Marker,采用冰水灌胃结合冰浴方式建立寒邪犯胃型胃脘痛大鼠模型,连续灌胃花椒提取物 2 周,观察大鼠一般情况,并对全血血细胞计数、脏器指数和胃组织病理变化进行检测;应用 UPLC-Q-Orbitrap-MS 对对照组、模型组、空白给药组、花椒高剂量组大鼠的血清样本数据进行采集,通过 PCA 和 OPLS-DA 分析花椒温中止痛的潜在物质基础;通过 Pharm Mapper 反向对接筛选入血成分的作用靶点,并进行 KEGG 通路富集分析,构建成分-靶点-通路网络图,应用分子对接技术对主要作用通路进行验证。结果:与模型组比较,花椒组大鼠耳郭颜色明显变红,全血白细胞、淋巴细胞及单核巨噬细胞计数明显升高,胸腺指数明显增加;胃组织局部坏死脱落和变性细胞减少;从空白给药组、花椒高剂量组大鼠血清中共鉴定出 7 个入血成分,其中 4 个为原型成分(羟基-α-山椒素、羟基-β-山椒素、羟基-ε-山椒素、二羟基-α-山椒素),3 个为羟基-α-山椒素、羟基-β-山椒素和羟基-γ-山椒素的代谢产物;二羟基-α-山椒素仅存在于花椒高剂量组大鼠血清;花椒入血成分可以通过氢键等形式与 PPAR 信号通路、FABP3、RXRB、FABP7、JAK3 良好结合。花椒温中止痛功效可能是通过 PPAR、Th17 细胞分化信号通路调节免疫系统发挥;羟基山椒素类化合物可作为花椒温中止痛功效的潜在 Q-Marker 进行深入研究。

2. 基于网络药理学或指纹图谱、化学计量学中药材 Q-Marker 的研究

黄芩　刘静等基于中药 Q-Marker 的概念,采用 HPLC 建立 10 批黄芩药材的指纹图谱,共标定 12 个共有峰,指认出黄芩苷和汉黄芩苷 2 种成分并确定其含量;对 2 种成分(黄芩苷和汉黄芩苷)进行"化合物-预测靶点"网络药理学分析,共筛选出 8 个关键靶点,9 条相关通路,涉及癌症通路、炎症通路、免疫通路等。黄芩苷和汉黄芩苷可作为黄芩的潜在 Q-Marker 进行深入研究。

锁阳　吕鑫等采用 HPLC 指纹图谱,结合化学计量学和网络药理学技术探讨锁阳的最佳 Q-Marker。结果:20 批锁阳 HPLC 指纹图谱相似度均大于 0.9,没食子酸、原儿茶酸、儿茶素是锁阳的质量差异性成分,没食子酸为锁阳功效关联的潜在 Q-Marker。

绿萼梅　赵宏苏等利用化学模式识别技术对绿萼梅药材 UPLC 指纹图谱数据进行分析,筛选特征性指标成分,建立绿萼梅 Q-Marker 的定量分析策略。结果:30 批绿萼梅 UPLC 指纹图谱标定 8 个共有峰,相似度在 0.816～0.969;通过 CA、PCA、PLS-DA 较好的区分各产地绿萼梅,综合分析筛选出绿原酸、芦丁、金丝桃苷、异槲皮苷 4 种成分作为绿萼梅 Q-Marker。

菊花　张伟等采用 HPLC 建立 5 个不同品种菊花的特征图谱,并结合特征图谱相似度评价、CA、PCA 及 OPLS-DA,对 5 个不同品种菊花共有成分与差异性成分进行研究。结果:从亳菊、滁菊、贡菊、杭菊、怀菊特征图谱中分别标定了 21、20、25、22、

22个共有峰,从菊花对照图谱中标定了17个共有峰,并指认出其中12个化学成分;虽然5种菊花各自的相似度均在0.971以上,但是种间相似度较低,CA、PCA及OPLS-DA均可将5种菊花较为准确地分为5类,结合OPLS-DA表明,异绿原酸B、3,5-O-二咖啡酰基奎宁酸、香叶木素、隐绿原酸、绿原酸等10个菊花共有成分可能是菊花的特征标志物,而芹菜素、芹菜素-7-O-β-D-葡萄糖苷、木犀草素-7-O-β-D-葡萄糖苷、异绿原酸C等7个成分可能是导致不同品种菊花差异的特征标志物。

杠板归　徐顶巧等基于层次分析(AHP)-熵权法(EWM)、"成分-靶点-疾病-功效"网络药理学、谱效关系法对杠板归潜在的Q-Marker进行了研究。结果:筛选出与杠板归清热解毒、利水消肿、止咳功效关联性最强的成分,经整合分析确定了槲皮素、齐墩果酸、鞣花酸、没食子酸、山柰酚等11个化合物作为杠板归的潜在Q-Marker;经抗炎活性验证11个化合物均具有良好的抗炎活性,说明杠板归11个Q-Marker可能是杠板归的功效物质基础。

3. 基于功效作用、谱效关系中药材Q-Marker的研究

荆芥穗　贾梦楠等基于荆芥穗谱效关系,采用HPLC法建立了不同产地荆芥穗化学轮廓谱,并与对照品进行比对,采用AO/EB染色法及CCK-8法,开展了荆芥穗治人肠癌HT-29细胞的药效学研究,采用灰色关联及偏最小二乘法,基于化学轮廓谱与抗肿瘤活性的关联,筛选荆芥穗体外治疗结肠癌的药效Q-Marker。结果:10批不同产地荆芥穗药效部位相似度良好,相似度均>0.96。不同产地荆芥穗提取物均能明显抑制人肠癌HT-29细胞的增殖。灰色关联及PLS分析结果显示,原儿茶醛、咖啡酸、对香豆酸、木犀草苷、橙皮苷、异绿原酸C、木犀草素、香叶木素与荆芥穗药效部位治疗结肠癌作用关联度值较高且呈正相关。荆芥穗药效部位中的8种成分可以作为荆芥穗治疗结肠癌的潜在药效Q-Marker。

4. 基于血清药化学-网络药理学筛选中药材Q-Marker的研究

玄参　范先平等基于中药血清化学与网络药理学,采用LC-MS鉴定出玄参水煎液及灌胃给药后大鼠血清中50个化合物和5个原型成分,采用网络药理学预测了5个原型成分的主要作用靶点、通路,依据靶点、通路与玄参传统功效关联性,并基于原型成分生源关系确定了其特异性,综合研究筛选出与传统功效密切相关的活性成分——哈巴苷、哈巴俄苷和安格洛苷C,其在调节糖脂代谢、保护血管的药理作用与传统功效联系更为密切。哈巴苷、哈巴俄苷和安格洛苷C可作为玄参Q-Marker用于质量控制。

5. 基于UPLC-MS成分分析-网络药理学中药材Q-Marker的研究

新会陈皮　"新会陈皮"主要为茶枝柑的成熟果皮,特产于广东省江门市新会区,为"广陈皮"的上品。陈超等基于UPLC-MS/MS成分分析结合网络药理学方法,于茶枝柑成熟期收集新会茶枝柑的果皮,用UPLC-MS/MS测定其黄酮类成分,取含量在前25%的化合物作为分析对象,通过检索中药系统药理学数据库与分析平台(TCMSP)和Swiss Target Prediction数据库获取各成分的靶点信息,并采用Cytoscape软件构建黄酮成分-靶点网络以筛选可能的核心成分,同时利用STRING网站构建含量为前25%的成分靶点PPI网络以筛选核心靶点;利用GO和KEGG富集分析方法初步评估核心靶点生物活性,并在核心成分与核心靶点存在互作关系的基础上构建核心成分-靶点-通路网络图,依据人类蛋白质图谱数据库的组织表达信息进一步构建靶点-组织分布网络;使用AutoDockTools软件计算成分——靶点分子对接结合能,并使用文献佐证核心成分的有效生物活性,预测新会陈皮黄酮类成分Q-Marker。结果:识别出两个核心成分柚皮苷和川陈皮素,其作用靶点分子为AKT1、MAPK3、

MAPK1、SRC,在大脑皮层、皮肤、睾丸等组织中主要依赖化学致癌受体激活通路及脂质和动脉硬化通路发挥药理作用;分子对接显示核心成分与作用靶点的结合能均较低,且作用靶点的生理活性、组织分布与文献报道的成分生物活性及作用组织一致。柚皮苷和川陈皮素可作为新会陈皮的 Q-Marker。

郁金　张宽永等根据中药 Q-Marker 的理念,采用 UPLC-Triple-TOF-MS 技术,从郁金药材中共鉴定出 46 个化学成分,其中共有成分 12 个。结果:以共有成分为 Q-Marker 候选物进行网络药理学分析,预测姜黄酮、莪术双环烯酮、莪术二酮、莪术烯醇、莪术醇、二氢姜黄素、去甲氧基姜黄素和莪术呋喃二烯酮可作用于 5-羟色胺受体(HTR1A、HTR2A、HTR1D、HTR1B)、阿片受体(OPRK1、OPRM1、OPRD1、OPRL1)等靶点,通过调控神经活性配体-受体相互作用、血清素能突触、钙信号通路、cAMP 信号通路、逆行内源性大麻素信号等重要通路发挥抗抑郁的作用。结合 Q-Marker"五原则"的可测性和文献有效性佐证,将姜黄酮、莪术双环烯酮、莪术二酮、莪术烯醇、莪术醇、二氢姜黄素、去甲氧基姜黄素和莪术呋喃二烯酮作为郁金潜在的 Q-Marker。

飞蓬　李丽等基于 Q-Marker 核心理论,采用 UPLC-Q-TOF-MS 技术从飞蓬中鉴定得到灯盏乙素、灯盏花苷 I、异绿原酸、异绿原酸 A、异绿原酸 B、芹菜素、木犀草素、槲皮素等 26 个活性成分。通过网络药理学对飞蓬治疗心脑血管疾病 Q-Marker 进行有效性筛选,初步确定绿原酸、灯盏花苷 I、灯盏乙素、异绿原酸 A、异绿原酸 B 等 5 种成分为飞蓬治疗心血管疾病的 Q-Marker。基于 Q-Marker 的化学成分特有性与可测性,建立了基于 UPLC-DAD 测定飞蓬 Q-Marker 的方法,10 批次不同产地的飞蓬样品中 5 种成分的含量分别为:绿原酸质量分数为 0.43～2.13 mg/g,灯盏花苷 I 质量分数为 0.18～1.92 mg/g,灯盏乙素质量分数为 0.21～3.75 mg/g,绿原酸 A 质量分数为 0.07～0.18 mg/g,异绿原酸 B 质量分数为 0.56～1.76 mg/g。

6. 基于混合加权法中药材 Q-Marker 的辨识研究

地锦草　曾晓涛等构建了基于层次分析(AHP)-CRITIC 综合赋权法的 Q-Marker 评价体系,其以地锦草 Q-Marker 量化辨识为目标层,基于 AHP 法计算要素层三大指标——有效性、可测性及特有性的权重,基于 CRITIC 法计算控制层 8 个指标——抗炎抑制率、凝血缩短率、抗癌抑制率、成分度值、成分检测批次、成分平均含量、含量变异系数、成分检索药材数目的权重,整合要素层、控制层指标权重后加权计算地锦草化学成分的综合评分并排序,从而量化辨识地锦草的 Q-Marker。结果:评分靠前的 10 个成分为木犀草苷＞槲皮素＞没食子酸＞芹菜素＞木犀草素＞芹菜素-7-O-葡萄糖苷＞槲皮素-7-O-葡萄糖苷＞鞣花酸＞紫云英苷＞没食子酸乙酯。为中药 Q-Marker 的量化辨识提供了方法学参考。

（撰稿:陈建伟 李祥　审阅:彭代银）

【中药饮片的质量评价与等级标准研究】

中药饮片作为中医临床用药的基本形式,是中医药传承发展的重要组成部分。2022 年度对于中药饮片的质量评价与等级标准的研究有较多的研究成果。涉及传统饮片相关研究仍为主流,而新型饮片如配方颗粒、精准煮散饮片、微型饮片、破壁饮片和粉剂饮片也都有较多研究,尤其是配方颗粒质量评价研究仍然是新型饮片的热点。

1. 传统饮片

（1）质量评价

黄宇婷等采用 HPLC-DAD-ESIMS 建立姜炭饮片质量标志物的含量测定方法,确定以姜酮、6-姜烯酚、二乙酰基-6-姜酚作为姜炭饮片质量标志物,以 6-姜酚、8-姜酚、10-姜酚作为干姜饮片的质量标志物,为姜炭炮制前后饮片质量标准的建立提供了参考。王铸辉等以18批木姜叶柯叶饮片为材料,进行显微和薄层色谱鉴别、总灰分、水分、浸出物等检测,采用HPLC同时测定木姜叶柯叶中的根皮苷、三叶苷含量,建立了湖南省中药饮片木姜叶柯叶的质量标准。王文辛等为探究甘草蜜炙前后饮片颜色值变化规律及与内在成分的关联性,采用分光测色技术对生、炙甘草饮片进行颜色值数字化,运用HPLC法对饮片中9种黄酮类及1种三萜类成分进行含量测定,通过Pearson相关性分析将饮片断面颜色值与成分含量进行关联分析,为甘草蜜炙前后饮片质量快速评价提供科学依据。刘青等以19批燀桃仁饮片为材料,比较了UPLC特征图谱及苦杏仁苷含量与苦味酸试纸法的测试区别,发现可用该特征图谱方法来替代苦味酸试纸法以评价桃仁的燀制效果。

郝丽霞等建立了同时适用于桑白皮、炒桑白皮及其标准汤剂的含量测定方法和指纹图谱评价方法。结果:15批桑白皮、炒桑白皮的UPLC指纹图谱相似度均良好(>0.9),二者具有相同的共有峰,而炒桑白皮标准汤剂指纹图谱仅检测到一个特征峰(桑皮苷A),桑白皮、炒桑白皮及其标准汤剂中桑皮苷A的转移率从桑白皮到炒桑白皮为103.7%～116.3%,从炒桑白皮到其标准汤剂为45.7%～56.9%,明确了三者之间的质量传递规律。贾玉倩等建立了蛇床子饮片HPLC指纹图谱、多成分定量与化学计量学整合分析方法,以评价不同来源蛇床子饮片的质量属性与差异。对25批蛇床子饮片研究显示:山东的3批样品质量较优,测定的7个香豆素类成分中,部分样品的花椒毒酚、香柑醇及异欧前胡素未检测到,说明不同产地蛇床子饮片存在一定质量差异。

石丽等对壁钱药材、饮片和焙壁钱建立指纹图谱和多指标成分含量测定方法。结果:30批壁钱样品指纹图谱相似度均在0.96以上,共标定了17个共有峰,指认出尿嘧啶、鸟嘌呤、次黄嘌呤、尿苷、肌苷和鸟苷等6个色谱峰,并对这些成分进行定量测定;HCA将壁钱样品分为三类,不同炮制规格各自聚为一类,而PCA表明,不同药材市场的壁钱样品间存在差异,不同炮制方式壁钱样品间差异较小。

(2)等级标准研究

韦智江等对来自全国连翘主产区的138批青翘按照《中国药典》(2020年版)的方法进行测定,结合层次分析与主成分分析混合加权法确定各项测定指标的综合权重,将青翘质量等级标准划分为三级:一级青翘的挥发油含量≥2.40%,连翘苷含量≥0.59%,连翘酯苷A含量≥8.34%,醇溶性浸出物含量≥38.66%,水分含量≤4.99%;二级青翘上述指标含量分别≥2.26%、≥0.41%、≥7.47%、≥32.58%、≤5.33%;三级青翘上述指标含量分别≥2.15%、≥0.32%、≥4.60%、≥31.52%、≤7.23%。谢娟等通过对60批丹参饮片的片径、水溶性浸出物、醇溶性浸出物、迷迭香酸、丹酚酸B、丹参酮类(隐丹参酮、丹参酮Ⅰ、丹参酮ⅡA)等进行测定,将丹参饮片划分为三个等级,一等平均片径在7.81～10.54 mm,二等在5.1～7.31 mm,三等在2.13～3.31 mm。曲悦等基于外观性状指标结合脂肪油、齐墩果酸等内在质量指标,初步将木鳖子药材划分为选货一等、选货二等与统货三个规格等级。

韦花花等运用相对质量常数法将收集于市场的46批黄芪饮片分为三个等级,一等黄芪饮片相对质量常数≥34.932,二等≥17.466且<34.932,三等<17.466。石佳等以不同产地、不同厂家的13批山楂饮片为研究对象,用质量常数法将山楂饮片分为三个等级:一等为质量评价结果在前20%的饮片,其质量常数≥54.99;二等为质量评价结果在20%～50%的饮片,34.37≤质量常数<54.99;其余为三等,质量常数<4.37。王烨等对20批厚朴饮片的色度及厚度进行测量,对内在成分醇溶性浸出物、挥发油含量和总酚含量分析测定,得出厚朴饮片的厚度与同在成分含量呈显著正相关,结果一等的质量常数≥5.4,二等在4.5～5.4之间,而质量常数<4.5的产品多为劣等品。

陆雨顺等采集了15个养殖地的22批不同形态梅花鹿鹿茸(二杠茸、三杈茸)、6批不同养殖地的鹿角和60批不同部位(蜡片、粉片、砂片、骨片)

鹿茸饮片,采用 HPLC 对鹿角和不同形态、不同部位鹿茸中硫酸软骨素的含量进行测定,利用 HCA 对不同规格鹿茸饮片进行归类。结果:鹿茸中含有丰富的硫酸软骨素,其中二杠茸中平均质量分数为 2.35 mg/g,三杈茸中平均质量分数为 1.79 mg/g,明显高于鹿角中硫酸软骨素质量分数 0.11 mg/g;不同规格鹿茸饮片的硫酸软骨素含量也呈现出较大差异,蜡片、粉片、砂片和骨片分别为 7.81、8.39、1.33、0.54 mg/g。

（3）评价方法总结和创新

中药 Q-Marker 是存在于中药材和中药产品中固有的或加工制备过程中形成的、与中药的功能属性密切相关的化学物质。薛蓉等在 Q-Marker"五原则"基础之上,提出结合饮片炮制特色及临床组方配伍应用开展中药饮片 Q-Marker 的研究,则更能凸显饮片的特征性,更切合临床实际应用。李明利等提出构建以经验评价为核心、以可真实反映经验鉴别的化学成分为内涵、以生物效应评价为支撑、以电子感官评价为出口的中药饮片"经验-成分-活性-电子感官"综合评价体系,以期为基于临床的中药饮片质量评价研究提供参考。鉴于《中国药典》（2020 年版）仍缺乏符合中药饮片整体性与专属性特点的质量评价方法和标准,秦宇雯等通过评述性状电子检测、LC-MS、多效应生物评价等技术在中药饮片质量识别方面的研究进展,提出了基于"性状-质量标志物-生物效应"的饮片质量整体识别研究思路,为实现中药饮片质量识别模式的现代化转变提供参考。

2. 配方颗粒

（1）HPLC 指纹图谱定性鉴别与含量测定

韩沅沅等建立了 12 批紫苏叶配方颗粒 UPLC 特征图谱,共确认 5 个共有峰,指认出野黄芩苷等 4 个峰的成分,主成分野黄芩苷含量在 0.16%～1.86% 之间。陈倩萍等建立了党参和蜜麸炒党参配方颗粒 UPLC 指纹图谱和含量测定方法,指纹图谱确定 9 个共有峰,并指认党参炔苷、党参苷 I 等 4 个色谱峰。28 批党参和蜜麸炒党参配方颗粒的党参

炔苷含量介于 0.06～0.39 mg/g,不同企业的党参配方颗粒存在一定的差异。梁朝锋等以 20 批栀子饮片及 10 批栀子配方颗粒为基础,建立了栀子饮片及配方颗粒的指纹图谱,均有 24 个共有峰,指认其中 6 个,即去乙酰车叶草酸甲酯、栀子苷、苦番红花素、芦丁、西红花苷 I、西红花苷 II,并对这 6 个成分进行测定,饮片中的 6 个成分的平均含量分别为 1.04、57.00、1.30、1.03、9.63、0.99 mg/g,配方颗粒中的平均含量分别为 0.96、17.04、0.37、0.27、0.73、0.04 mg/g。

（2）饮片-标准汤剂-配方颗粒等效性评价

魏悦等建立了金银花药材-标准汤剂-中间体及配方颗粒的多成分 HPLC 特征图谱,10 批药材、标准汤剂、中间体及配方颗粒指纹图谱均呈现 15 个共有特征峰,呈良好的相关性,指认出隐绿原酸、绿原酸、新绿原酸、断马钱子酸、咖啡酸等 13 个成分,采用外标法对其含量进行测定,认为金银花药材-标准汤剂-中间体及配方颗粒的 HPLC 特征图谱相似度较高,均大于 0.98,相关性良好,生产工艺稳定。钟文峰等建立了甘草饮片、水煎液、配方颗粒的 UPLC 指纹图谱,并分析其相关性和差异性。结果:15 批甘草饮片、水煎液、配方颗粒的 UPLC 指纹图谱均有 12 个共有峰,并指认了芹糖甘草苷、甘草苷、异甘草苷、甘草素和甘草酸 5 种成分,饮片、水煎液、配方颗粒与对照指纹图谱的相似度均大于 0.990,表明甘草饮片、水煎液、配方颗粒的主要化学成分组成基本一致。毛小文等采用 HPLC 法对 15 批红芪药材、饮片、标准汤剂与配方颗粒的指纹图谱进行相关性研究,并考察四者之间化学成分的差异。结果:药材、饮片、标准汤剂与配方颗粒的 HPLC 指纹图谱确认有 13 个共有特征峰,指认出毛蕊异黄酮葡萄糖苷、芒柄花苷、毛蕊异黄酮、7-羟基-4'-甲氧基异黄酮 4 种化学成分,含量测定显示,4 种成分在配方颗粒中的含量略低于汤剂和饮片及药材。但从指纹图谱整体看,红芪药材、饮片、标准汤剂与配方颗粒的主要化学成分基本相同。姚晓璇等考察 16 批菟丝子饮片、水煎液和配方颗粒 HPLC 指纹图谱的相关性和

差异性,饮片、水煎液、配方颗粒的 HPLC 指纹图谱均确定 8 个共有峰,并指认绿原酸、隐绿原酸、金丝桃苷和异槲皮苷 4 种成分,指纹图谱与相应对照指纹图谱的相似度均大于 0.900,三者对照指纹图谱的相似度均大于 0.990,表明菟丝子饮片、水煎液与配方颗粒的化学成分基本一致,三者质量具有良好正相关性。

余欣彤等建立了 13 批薏苡仁饮片、水煎液、配方颗粒的 HPLC 指纹图谱,均确定 8 个特征峰,并指认 7 个峰,指纹图谱与相应对照指纹图谱的相似度均大于 0.95,三者对照指纹图谱的相似度均大于 0.99,表明薏苡仁饮片、水煎液、配方颗粒的主要化学成分组成具有一致性。何民友等以 19 批罗布麻叶药材为基础,制备了 19 批标准汤剂和 3 批配方颗粒,标准汤剂和配方颗粒指纹图谱均标识出 7 个共有峰,通过对照品比对均全部指认。3 批配方颗粒与标准汤剂对照指纹图谱的相似度均为 0.999,表明 3 批配方颗粒的质量指标与标准汤剂一致。严玉晶等建立了 15 批人参饮片、水煎液及配方颗粒的 HPLC 指纹图谱,均确定 9 个共有峰,并指认出人参皂苷 Rg1、人参皂苷 Re、人参皂苷 Rf、人参皂苷 Rb1 和人参皂苷 Rd,指纹图谱与相应对照指纹图谱的相似度均在 0.95 以上,三者对照指纹图谱的相似度均在 0.98 以上,认为三者间的化学成分基本一致。

3. 精准煮散饮片和微型饮片

俱蓉等基于 10 批当归饮片制备 10 批当归精准煮散饮片,建立了 HPLC 指纹图谱,指认出 26 个共有峰中 4 个主要峰,分别为绿原酸、阿魏酸、洋川芎内酯Ⅰ和藁本内酯,并对这 4 种成分进行测定。结果:通过比较当归精准煮散饮片与其传统饮片的综合得分,得出当归精准煮散饮片 1 g 相当于传统饮片 1.26 g,当归传统饮片中 4 种成分含量均低于精准煮散饮片,为当归精准煮散饮片的质量控制及临床应用提供依据。李硕等建立了 10 批红芪精准煮散饮片 HPLC 指纹图谱和中芒柄花苷、毛蕊异黄酮和芒柄花素 3 种成分含量测定方法,通过加权得分,得到

红芪精准煮散饮片 1.00 g 约相当于传统饮片 1.37 g。

曹丽萍等通过考察干膏收率、过迷迭香酸含量均一性、指纹图谱相似度等指标,分析夏枯草精准煮散饮片与普通饮片煎煮质量差异。结果:夏枯草精准煮散饮片出膏率、迷迭香酸含量显著高于普通饮片出膏率,表明夏枯草精准煮散饮片可提高原饮片的煎煮效率及均一性。廉婧等采用 HPLC 法建立了 36 批羌活微型饮片的指纹图谱,标定了 18 个共有峰,指认了紫花前胡苷等 6 种成分,各批样品可聚为 2 类,四川产羌活为一类,甘肃青海产羌活为另一类,各产地样品质量依次为甘肃礼县>青海西宁>四川理县。

4. 粉剂和破壁饮片

三七粉具有有效成分可快速释放的优点,但因饮片品牌众多,缺少统一的三七粉质量标准。刘耀晨等根据前期研究,确定三七素、三七皂苷 R1、人参皂苷 Rg1、Re、Rb1、Rg2、Rd 为三七粉的质量标志物,并运用"一测多评"等分析方法,对 4 厂家 16 批三七粉的质量标志物进行了含量测定。结果:不同厂家三七粉中三七素含量存在差异,白云山和黄中药三七粉中三七素含量均高于其余厂家,提示三七素可能为白云山和黄中药三七粉的优势指标。吕冬等通过考察干燥方式引起的成分及药效差异,研究了新型饮片鲜三七快干粉、冻干三七粉与传统饮片三七热风干燥粉的质量及生物学效应,寻找内在成分的潜在药效活性。结果:冻干三七粉与鲜三七快干粉的成分和药效均有所提高,三七总多糖和总蛋白具有抗凝和镇痛功效,Rg1、Re 和 Rg1 及 Rb1 分别在镇痛活性、延长凝血酶时间和延长凝血酶原时间中起主导作用。

刘学虎等建立了白术破壁饮片的 HPLC 指纹图谱,并标记了 16 个共有峰,24 批白术破壁饮片相似度在 0.95 以上,白术传统饮片-破壁粉体-破壁饮片 3 种形态饮片相似度在 0.97 以上,指纹图谱无明显差异,认为整个生产工艺中无成分损失,该生产工艺稳定可行。李友露等建立了 12 批淫羊藿传统饮

片、破壁粉、破壁饮片的 HPLC 指纹图谱,共标定了 13 个共有峰,3 种饮片与对照图谱的相似度均大于 0.990。测定朝藿定 A、朝藿定 B、朝藿定 C、淫羊藿苷、宝藿苷 I 等 5 个黄酮类指标性成分的含量,从高到低依次为破壁粉>破壁饮片>传统饮片,认为在相同提取工艺下,淫羊藿经破壁粉碎、成型后可提高黄酮类成分含量,同时保证破壁前后质量的稳定性。张宁等检测了 12 批薏苡仁破壁饮片的性状、显微特征、水分(4.58%～4.82%)、总灰分(1.18%～1.56%)、浸出物(7.01%～8.78%)、粒径分布(D90 为 22.745～23.963 μm)、计算细胞破壁率(80.22%～82.81%),建立了 TLC 法进行定性鉴别及气相色谱指纹图谱鉴别,并用 GC 测定样品中甘油三油酸酯含量(为 0.46%～0.58%),为制订薏苡仁破壁饮片质量标准提供参考。

(撰稿:朱傲 吴立宏 审阅:陈建伟)

【人工智能技术用于中药质量评价及药效物质基础的研究】

随着人工智能、计算机数据库等技术的迅猛发展,人工智能技术逐渐应用于中医药领域的研究。其中"机器学习是让计算机像人类一样学习和行动的科学,通过以观察和现实世界互动的形式向他们提供数据和信息,以自主的方式改善他们的学习"。近年来机器学习作用于中医药研究成为医工交叉领域的热点之一,广泛用于中药饮片及质量评价、活性成分筛选、中药组方及其功效研究等。

1. 中药饮片及质量评价

中药饮片产地溯源研究 余代鑫等采用近红外光谱技术结合机器学习算法用于干姜药材产地的溯源,PCA 和 PLS-DA 分析技术显示,基于本方法可以有效区分四川、山东、云南、贵州产区的干姜药材;同时采用正交偏最小二乘判别分析(OPLS-DA)方法可以用于显著区分道地产区与其他产区的干姜药材。

中药饮片切片研究 Wang JQ 等基于中药材切片图像的特点,建立一种结合通道注意和空间注意模块的网络(CCSM-Net),通过其二维图像高效识别中药材切片。此外,为识别研究和应用建立一个中药材切片图像数据集,有 182 种类别的 14 196 张图像。基于该数据集进行预测及验证实验,表明建立的 CCSM-Net 优于各种残差结构模型,识别率为 99.27%。

中药饮片炮制研究 张一凡等采用 HPLC 测定干姜及其不同炮制程度姜炭(轻炭、标炭、重炭)的 20 批饮片中 6-姜酚、8-姜酚、10-姜酚、6-姜烯酚、姜酮 5 种成分的含量。采用数码相机和机器视觉技术获得 3 200 种饮片图像,提取饮片中的 9 种颜色特征(R、G、B、L*、a*、b*、H、S、V)。构建基于机器视觉颜色数字化融合支持向量机(SVM)机器学习方法的定量模型,分析发现对除姜酮以外的 4 种成分含量均有较好的预测能力。

天麻质量评价 Zhan WX 等基于衰减全反射-傅里叶变换红外光谱(ATR-FTIR)技术和机器学习相关算法,建立不同等级的天麻快速识别模型,结果显示,多层感知器分类器(MLPC)建模优于 SVM 算法,可以快速有效地区分 4 种不同等级的天麻粉末。

牛黄质量评价 Li XY 等建立一种组学和机器学习算法相融合的新技术,用于评价天然牛黄和人工体外培养牛黄的质量等级和一致性。采用天然牛黄 SVM 机器学习模型,可以区分其不同的质量等级,并筛选出活性成分标志物;一致性评价表明人工牛黄与天然牛黄的质量等级相似,临床应用时可以在一定程度内替代天然牛黄。此外,鹅去氧胆酸、甘氨胆酸、牛磺胆酸的含量与人工牛黄的质量等级具有高度相关性。

黄芪种子质量评价 Xu YN 等采用机器视觉和高光谱成像系统(HSI)采集多批黄芪种子和易混淆药材种子的形态学和光谱数据,通过各种算法建立判别模型。结果显示,机器视觉数据 SVM 建模能够无损、高精度地区分黄芪种子和易混淆药材的种子,但不能很好地区分蒙古黄芪和膜荚黄芪的种子。

2. 中药及复方活性成分筛选

调节线粒体功能　朱映黎等收集线粒体功能和附子的化合物数据,经高通量机器学习模型预测筛选后,选取去氧乌头碱、苯甲酰新乌头原碱进行线粒体膜电位、活性氧(ROS)含量水平以及 B 淋巴细胞瘤-2(Bcl-2)、Bcl-2 相关 X 蛋白(Bax)、过氧化物酶体增殖物活化受体 γ 协同活化因子 1α(PGC-1α)蛋白表达测定。研究显示,使用提升树＋Mordred 算法构建的模型表现最佳,可为后续研究构建算法模型。

治疗阿尔兹海默症　Yang B 等收集文献报道治疗阿尔茨海默症中药(淫羊藿、知母、人参-茯苓药对、巴戟天、何首乌)中的 94 种活性成分,构建 282 种没有治疗阿尔兹海默症活性的中药成分数据集。采用深度网络 ForgeNet_SVM 提取重要特征,基于 SVM 算法,与其他经典的机器学习算法比较,ForgeNet_SVM 可以更准确地识别中药及复方中治疗阿尔兹海默症的活性成分。

抑制血小板衍生生长因子受体 α　Yu XF 等基于机器学习和分子对接方法构建血小板衍生生长因子受体 α(PDGFRA)抑制剂的预测模型,对中药活性成分进行虚拟筛选,预测 4′,5,7-三甲氧基黄酮可能是潜在的 PDGFRA 抑制剂。经体外实验验证其通过靶向 PDGFRA 显著上调钠-碘离子转运体(NIS)的表达并抑制 PDGFRA 活化,从而增强甲状腺癌细胞的放射性碘摄取能力。

治疗类风湿关节炎　Sun JJ 等基于蛋白质-蛋白质相互作用网络分析和机器学习算法筛选出与类风湿性关节炎相关的 8 个基因:MYH11、CFP、LY96、IGJ、LPL、CD48、RAC2 和 CSK。经过分子对接和体外实验表明,血根碱、芝麻脂素和和厚朴酚具有抑制类风湿关节炎的活性。

治疗高血压合并冠心病　Huan JM 等基于山东中医药大学附属医院 3 年的电子病历数据网络和机器学习算法,建立了中药治疗高血压合并冠心病的筛选模型,与其他机器学习算法相比较,k 近邻(KNN)算法最优,预测出 70 种常用中药具有治疗高血压合并冠心病的作用,并建立了其生物作用网络。

肝毒性化合物　Chen Z 等收集 2 035 种肝毒性化合物,其中 1 505 种化合物作为训练集,530 种化合物作为测试集,构建一种深度学习模型 DBN,用于筛选可能具有肝毒性的中药活性成分。通过与其他 9 种机器学习的模型比较,DBN 模型的预测性能最好。Hu XW 等开发了一种双参数优化的算法,整合扩展连通性指纹(ECFP)、Rdkit、原子对指纹、机器学习算法的参数。采用 K 均值对预测具有药物性肝损伤高风险的成分进行聚类,使用 HepaRG 细胞进行体外细胞活力验证预测结果,发现何首乌中的二蒽酮和蒽醌类成分可能具有药物性肝损伤作用。

3. 中药组方设计及其功效预测

设计石斛的保健食品配方　任雪阳等收集含石斛(铁皮石斛、金钗石斛、霍山石斛等)的保健食品批文,基于中国中医科学院中医药信息研究所古今医案云平台 V2.2.3 的数据挖掘模块、社团分析模块得到石斛增强免疫力的核心配方为石斛、西洋参、枸杞子、人参、山药和麦冬;缓解体力疲劳保健食品的核心配方为石斛、西洋参和枸杞子。采用硫酸铜诱导的神经炎症模型和尾部横切术造模的机械损伤炎症模型进行验证,配方 4(石斛 0.75 g,黄芪 3 g,枸杞子 6 g)可显著缓解 2 种模型斑马鱼的炎症反应。

设计西洋参的保健食品配方　宋若兰等收集含西洋参的保健食品批文,输入自然语言处理与信息检索共享平台 NLPIR,采用 Aprior 关联规则算法、层次分析法(AHP)-熵权-自组织特征映射(SOM)联用的赋权聚类算法(主观与客观算法联用)、逼近理想解排序(TOPSIS)综合评价等机器学习算法提取样本数据特征并分析总结其内在规律,进行组方设计,得到保健食品组为三七、西洋参、葛根、五味子、枸杞子。

设计五味子的保健食品配方　姚鉴玲等收集五

味子相关保健食品批文、方剂、中成药处方,采用兼顾主观性和客观性的层次分析(AHP)-CRITIC 组合赋权法和优选的聚类算法对高频药味进行加权和聚类,结合中医药理论设计配方并进行逼近理想解排序 TOPSIS,综合评价得到黄芪、茯苓、人参等与五味子配伍的高频药味 31 个,最终优选出五味子保胃护肝保健食品可能的配方:五味子-黄芪-白术-党参。

预测中药复方功效　Liu JJ 等提出一种 HPE-GCN 的机器学习模型,该模型将图卷积网络(GCN)与中药定义的草药特性(TCM-HPs)相结合,以预测其配方功效,与支持向量机、朴素贝叶斯、逻辑回归、梯度提升决策树和 K-最近邻等经典机器学习模型相比,HPE-GCN 在多分类补位公式上的表现达到最佳效果。同时为了处理公式文本中的非结构化自然语言,还提出一种与配方-草药依赖度(FHDD)公式中的草药频率和草药数量相关的加权计算方法,以评估配方与其草药的依赖程度。

(撰稿:谭红胜　审阅:陈建伟)

［附］　参考文献

B

白钢,张铁军,刘昌孝.基于监管科学的中药质量评价方法的整合研究思路和发展方向[J].中草药,2022,53(20):6313

C

Chen Z, Zhao MZ, You LZ, et al. Developing an artificial intelligence method for screening hepatotoxic compounds in traditional Chinese medicine and Western medicine combination[J]. Chinese Medicine, 2022, 17(1):58

曹丽萍,林晓燕,李曙光,等.夏枯草精准煮散饮片与普通饮片煎煮质量评价[J].天津药学,2022,34(4):24

陈超,缪艳燕,李慧君,等.基于 UPLC-MS/MS 成分分析结合网络药理学预测新会陈皮黄酮类成分质量标志物[J].环球中医药,2022,15(3):417

陈伟,吴海龙,王童,等.三维荧光结合化学计量学用于白术的产地溯源[J].光谱学与光谱分析,2022,42(9):2875

陈倩萍,谢琦,党蕊,等.基于超高效液相色谱指纹图谱和含量测定的党参和蜜麸炒党参配方颗粒质量评价[J].上海中医药杂志,2022,56(7):83

程亚茹,石秀佳,龚燚婷,等.基于形性与化学指标关联分析的当归挥发油质量评价和当归产地鉴别[J].中国现代中药,2022,24(4):629

寸竹,张玲,张金燕,等.采收期和采收年限对三七农艺性状和皂苷的影响[J].应用与环境生物学报,2022,28(3):645

D

丁于刚,张庆芝.红外光谱数据融合对栽培滇重楼产地鉴别[J].云南中医学院学报,2022,45(1):72

F

范先平,汪波,聂晶,等.基于中药血清化学与网络药理学筛选玄参质量标志物[J].中国医院药学杂志,2022,42(13):1305

冯冲,陈玉娥,刘尉棋,等.基于熵权 TOPSIS 法分析不同产地北细辛药材质量[J].特种经济动植物,2022,25(11):13

冯言颜,熊维政,李磊,等.多阶段采样分析颠茄草特征成分变化规律及最佳采收期[J].医药导报,2022,41(9):1354

G

甘地,高城翰,王英娜,等.不同来源昆布和海藻饮片及配方颗粒的碘含量测定分析[J].中华中医药学刊,2022,40(12):218

龚圣,朱雅宁,曾陈娟,等.近红外光谱结合随机森林算法:一种快速有效的附子产地溯源策略[J].光谱学与光谱分析,2022,42(12):3823

H

Huan JM, Li YL, Zhang X, et al. Predicting coupled herbs for the treatment of hypertension complicated with coronary heart disease in real-world data based on a complex network and machine learning[J/OL]. Evidence-Based Complementary and Alternative Medicine, 2022 [2022-01-22]. https://doi.org/10.1155/2022/8285111

韩彦琪,李新,王德勤,等.基于消肿定痛功效的三七粉质量标志物研究[J].世界科学技术(中医药现代化),2022,24(1):55

韩沉沉,金武燮,谷丽华,等.基于 UPLC 的紫苏叶配方颗粒质量标准研究[J].药物分析杂志,2022,42(12):2210

郝佳旭,李元增,范晓,等.基于熵权 TOPSIS 法综合评价草果质量[J].中国药房,2022,33(17):2087

郝丽霞,焦其树,秦雪梅,等.桑白皮、炒桑白皮及其标准汤剂的质量评价方法及质量传递规律研究[J].中国中药杂志,2022,47(12):3251

何盼,李震宇,刘月涛,等.基于中药质量标志物的多效药材商品规格等级标准研究思考[J].中草药,2022,53(6):1868

何民友,李振雨,王利伟,等.基于标准汤剂的罗布麻叶配方颗粒质量标准研究[J].中国中医药信息杂志,2022,29(8):100

胡慧芳,席少阳,曹后康,等.基于辨状论质的蛇床子商品等级质量评价[J].中国中药杂志,2023,48(4):900

黄芳,周熙,罗辉泰,等.基于 HPLC-Q-TOF-MS 及化学模式识别方法对陈皮的化学成分快速鉴别及产地判别研究[J].中草药,2022,53(20):6361

黄宇婷,孙悦,孟江,等.姜炭炮制前后饮片差异质量标志物研究[J].中国中药杂志,2022,47(7):1765

J

贾梦楠,王帅,李天娇,等.基于谱效关系的荆芥穗药效部位治疗结肠癌药效质量标志物研究[J].亚太传统医药,2022,18(8):33

贾玉倩,王晶晶,袁诗农,等.蛇床子饮片 HPLC 指纹图谱及 7 个香豆素类成分含量测定[J].药物分析杂志,2022,42(8):1371

蒋腾川,王艳林,洪影雯,等.不同生长年限对三七主根

中总皂苷及浸出物含量的影响[J].广西中医药,2022,45(2):59

俱蓉,杨秀娟,李响,等.当归精准煮散饮片指纹图谱建立及 4 种成分含量测定[J].中国中医药信息杂志,2022,29(2):93

L

Li XY, Yao YQ, Chen ML, et al. Comprehensive evaluation integrating omics strategy and machine learning algorithms for consistency of calculus bovis from different sources[J/OL]. Talanta, 2022 [2022-01-15]. https://doi.org/10.1016/j.talanta.2021.122873

Liu JJ, Huang QF, Yang XY, et al. HPE-GCN: Predicting efficacy of tonic formulae via graph convolutional networks integrating traditionally defined herbal properties[J]. Methods, 2022, 204:101

李斌,莲花,布仁,等.近红外光谱结合化学计量学鉴别防风原产地[J].中成药,2022,44(5):1698

李超,李孟芝,李丹霞,等.基于傅里叶变换红外光谱指纹技术的艾叶产地溯源研究[J].光谱学与光谱分析,2022,42(8):2532

李化,黄国英,张明晓,等.无机元素特征谱结合化学计量学鉴别黄芩的生长年限[J].中国实验方剂学杂志,2022,28(21):121

李丽,张剑光,张英秀,等.民族药材飞蓬的质量标志物研究及资源品质评价[J].中草药,2022,53(15):4822

李梦,张小波,刘绍波,等.部分可解释机器学习方法的高光谱人参产地识别和分析[J].光谱学与光谱分析,2022,42(4):1217

李庆,许莉,彭善贵,等.基于显微聚焦拉曼光谱技术的丹参产地鉴别研究[J].光谱学与光谱分析,2022,42(6):1774

李硕,俱蓉,杨秀娟,等.红芪精准煮散饮片 HPLC 指纹图谱建立及 3 种指标成分测定[J].中草药,2022,53(16):5020

李新,徐旭,许浚,等.基于活血作用的三七粉质量标志物研究[J].世界科学技术(中医药现代化),2022,24(1):35

李新,徐旭,许浚,等.基于心血管保护作用的三七粉质量标志物研究[J].世界科学技术(中医药现代化),2022,24(1):19

李新,徐旭,许浚,等.基于止血作用的三七粉质量标志物研究[J].世界科学技术(中医药现代化),2022,24(1):47

李国超,卢慧娟,姬生国.基于熵权法和灰色关联度分析法的夏枯草质量评价[J].中国药房,2022,33(24):2995

李建军,常筱沛,马静潇,等.电子眼、电子鼻和电子舌鉴别不同品种、不同产地生地黄[J].中成药,2022,44(11):3549

李明利,高文雅,王宏洁,等.基于"经验-成分-活性-电子感官"的中药饮片质量综合评价体系的探讨[J].中国中药杂志,2022,47(8):1995

李仁清,田淑云,李风琴,等.4种淫羊藿产量与质量的动态变化及最佳采收期研究[J].时珍国医国药,2022,33(6):1456

李妍怡,王莹,张南平,等.基于UPLC-MS/MS分析不同采收期对何首乌蒽醌含量的影响[J].中国药物警戒,2022,19(12):1277

李友露,徐剑,缪艳燕,等.基于高效液相色谱指纹图谱和多成分含量的淫羊藿传统饮片、破壁粉与破壁饮片比较[J].中国药业,2022,31(9):44

廉婧,张超,华悦,等.不同规格羌活微型饮片质量评价[J].中成药,2022,44(3):856

梁朝锋,韩晓珂,秦亚东,等.栀子饮片及栀子配方颗粒的指纹图谱建立、含量测定及化学模式识别[J].中国药房,2022,33(14):1718

梁丽金,邱彩月,邓怡芳,等.基于外观特征量化结合内在质量指标的玄参药材综合质量评价[J].亚太传统医药,2022,18(11):42

梁西银,路霄,钱恒礼,等.激光诱导击穿光谱技术与卷积神经网络相结合的中药材产地识别研究[J].西北师范大学学报(自然科学版),2022,58(4):50

刘杰,房亮亮,唐哲,等.基于DNA条形码和HRM技术建立紫草药材的RFLP-HRM鉴别方法[J].药物分析杂志,2022,42(8):1354

刘静,李春霞,何巧玉,等.基于指纹图谱和网络药理学的黄芩质量标志物预测研究[J].世界中医药,2022,17(8):1041

刘青,肖炳昌,张文芳,等.建立超高效液相色谱特征图谱评价燀桃仁饮片质量[J].广州中医药大学学报,2022,39(11):2639

刘阿静,王娟,王波,等.基于电子鼻与多元统计分析鉴别当归产地的研究[J].质量安全与检验检测,2022,32(1):1

刘庭恺,胡子康,龙婉君,等.基于近红外和中红外光谱的杜仲产地溯源[J].化学试剂,2022,44(7):952

刘学虎,杨敏娟,梁学志,等.基于高效液相色谱指纹图谱和化学模式识别评价白术破壁饮片的质量和生产工艺[J].海峡药学,2022,34(7):21

刘耀晨,郭海彪,张杨,等.基于质量标志物的三七粉质量标准提升研究[J].世界科学技术(中医药现代化),2022,24(1):63

陆雨顺,张燕停,李志满,等.不同规格鹿茸和鹿角中的硫酸软骨素含量测定及在质量评价中的应用[J].中国中药杂志,2022,47(19):5203

吕冬,肖素芸,罗才琴,等.基于功效成分-药效评价的三七新型饮片质量分析[J].云南农业大学学报(自然科学),2022,37(4):638

吕鑫,顾志荣,张锐,等.基于HPLC指纹图谱、化学计量学和网络药理学技术探讨锁阳的质量标志物[J].中国野生植物资源,2022,41(2):1

M

满金辉,石玥,张靖晗,等.基于叶绿体基因matK及UPLC对市售大黄的种质资源鉴定和质量分析[J].药学学报,2022,57(2):514

毛小文,祁梅,顾志荣,等.红芪药材、饮片、标准汤剂与配方颗粒的高效液相色谱指纹图谱相关性研究[J].中南药学,2022,20(2):399

孟然,吴哲,冯薇,等.基于HPLC指纹图谱结合化学模式识别及多成分定量的蒲公英质量评价研究[J].中草药,2022,53(24):7887

孟祥才,李晓颖,姚杰,等.生态胁迫促进道地药材质量形成机制与质量评价思路[J].中草药,2022,53(5):1587

P

彭博扬,丁一明,唐进程,等.生长年限及药材规格等级对唐古特大黄药效成分含量的影响[J].北京中医药大学学报,2022,45(8):842

Q

秦宇雯,费程浩,毛春芹,等.基于"性状-质量标志物-

生物效应"的饮片质量整体识别研究思路[J].中草药,53(5):1294

覃淼,熊万娜,黄金梅,等.民间药材降真香抗炎质量标志物的研究[J].药学学报,2022,57(11):3396

曲悦,刘海松,胡俊杰,等.木鳖子药材商品规格等级与质量评价研究[J].时珍国医国药,2022,33(1):238

R

任雪阳,王宇,魏胜利,等."保健功能-中药-中药"关联的石斛保健食品配方规律分析及斑马鱼增强免疫力和缓解体力疲劳功能评价[J].中草药,2022,53(8):2435

S

Sun JJ, Liu BC, Yuan Y, et al. Disease markers and therapeutic targets for rheumatoid arthritis identified by integrating bioinformatics analysis with virtual screening of Traditional Chinese Medicine[J]. Frontiers in Bioscience (Landmark Ed), 2022, 27(9):267

石佳,章军,赵小亮,等.质量常数方法应用于山楂饮片等级评价研究[J].中国现代中药,2022,24(1):128

石丽,焦阳,周广涛,等.基于指纹图谱结合化学计量学及多成分含量测定的壁钱质量研究[J].中国药学杂志,2022,57(22):1935

司晶晶,赵霞,赵鲲鹏,等.基于三维荧光光谱和平行因子分析的黄芪质量评价方法研究[J].国际中医中药杂志,2022,44(11):1265

宋若兰,马嘉慕,郭海峰,等.基于功能导向-算法集成的西洋参双功能保健食品组方规律和设计研究[J].中草药,2022,53(11):3415

T

田宇柔,郗仲玟,冯玉,等.基于指纹图谱与多成分定量结合化学模式识别技术的彝族药紫地榆质量评价研究[J].中国中医药信息杂志,2022,29(7):111

W

Wang JQ, Mo WT, Wu Y, et al. Combined channel attention and spatial attention module network for chinese herbal slices automated recognition[J/OL]. Frontiers in Neuroscience, 2022 [2022-06-13]. https://doi.org/10.3389/fnins.2022.920820

王丹,戚苗,赵禾笛,等.HPLC 及 DESI-MSI 法对不同生长年限黄连次生代谢产物的动态积累及分布规律的研究[J].北京中医药大学学报,2022,45(6):612

王璇,贾天颖,珍桑拉姆,等.不同生长年限云南重楼药材质量比较研究[J].中国现代中药,2022,24(12):2450

王艳,张雄杰,盛晋华,等.采收期对不同种质香青兰生长和产量及其药效成分的影响[J].西北植物学报,2022,42(6):1022

王烨,鲁文慧,崔兰冲.基于复合质量常数的厚朴饮片等级标准研究[J].时珍国医国药,2022,33(3):722

王宝林,丘海芯,甘金月,等.基于指纹图谱结合化学模式识别及多成分定量的千斤拔质量评价研究[J].药物评价研究,2022,45(12):2464

王文辛,孙媛,殷放宙,等.基于颜色数字化和多成分测定的生、炙甘草质量快速评价研究[J].中国中药杂志,2022,47(24):6624

王彦夫,刘艳,杨琬琪,等.基于 HPLC 指纹图谱、多指标成分含量测定结合化学计量学的怀牛膝质量评价[J].世界科学技术(中医药现代化),2022,24(11):4216

王瑜婷,汪梅,何荣荣,等.基于 HPLC 指纹图谱和含量测定的菟丝子药材质量评价[J].中国药师,2022,25(10):1723

王铸辉,丁野,刘浩,等.湖南省中药饮片木姜叶柯叶的质量标准研究[J].湖南中医杂志,2022,38(8):185

韦花花,常丽静,李明月,等.基于相对质量常数的黄芪饮片等级评价[J].中药材,2022,45(4):890

韦智江,任晓红,张烨,等.青翘质量等级标准研究[J].中国药房,2022,33(7):842

魏悦,曹静亚,张丽先,等.金银花药材、标准汤剂、中间体、配方颗粒指纹图谱及过程质量评价研究[J].中国现代应用药学,2022,39(4):495

X

Xu YN, Wu WF, Chen Y, et al. Hyperspectral imaging with machine learning for non-destructive classification of *Astragalus membranaceus* var. *mongholicus*, *Astragalus membranaceus*, and similar seeds [J/OL]. Frontiers in Plant Science, 2022 [2022-11-29]. https://doi.org/10.3389/fpls.2022.1031849

向玲,梅小乐,罗华秀,等.不同种、产地、生长期的肉苁蓉中苯乙醇苷类含量比较[J].食品工业,2022,43(9):124

谢娟,伍庆,吴珊珊,等.高效液相色谱法分析丹参饮片等级[J].广州化工,2022,50(7):97

谢明霞,李洁花,夏伯候,等.基于 UV-Vis 指纹图谱结合化学计量学探讨不同采收期金银花的质量差异[J].中国实验方剂学杂志,2022,28(7):134

徐顶巧,黄露,乐世俊,等.基于层次分析-熵权法和指纹图谱的杠板归质量标志物研究[J].中国中药杂志,2022,47(7):1776

许晨新,毛艺蓓,刘圣金,等.基于指纹图谱和化学计量学的白芍产地溯源和质量评价[J].食品安全质量检测学报,2022,13(6):1849

薛蓉,张倩,陈鹏,等.中药饮片质量标志物(Q-Marker)研究策略[J].中草药,2022,53(5):1285

Y

Yang B, Bao WZ, Hong SC. Alzheimer-compound identification based on data fusion and forgeNet_SVM[J/OL]. Frontiers in Aging Neuroscience, 2022[2022-07-25]. https://doi.org/10.3389/fnagi.2022.931729

Yu XF, Zhu XH, Zhang LZ, et al. In silico screening and validation of PDGFRA inhibitors enhancing radioiodine sensitivity in thyroid cancer[J/OL]. Frontiers in Pharmacology, 2022[2022-05-12]. https://doi.org/10.3389/fphar.2022.883581

严玉晶,施文婷,曹嵌,等.人参饮片、水煎液、配方颗粒的 HPLC 指纹图谱相关性研究[J].中国药师,2022,25(6):981

杨东风,梁宗锁.基于有效成分比例一致性的三维多组分中药质量评价研究——以丹参为例.中国中药杂志,2022,47(11):3118

姚鉴玲,刘洪宇,程杰,等.基于融合组合赋权和最优聚类机器学习方法的五味子保胃护肝保健食品配方设计与评价[J].中草药,2022,53(14):4437

姚晓璇,王瑜婷,邱彩月,等.菟丝子饮片、水煎液和配方颗粒的 HPLC 指纹图谱相关性研究[J].广州药科大学学报,2022,38(2):24

余代鑫,郭盛,张霞,等.近红外光谱技术结合化学计量学和机器学习算法的干姜产地溯源研究[J].中国中药杂志,2022,47(17):4583

余玖霞,郭爽,苏联麟,等.基于高效液相色谱指纹图谱结合化学计量学评价不同产地黄连药材质量[J].中国医院用药评价与分析,2022,22(10):1153

余欣彤,钟文峰,黎桃敏,等.薏苡仁饮片、水煎液、配方颗粒的 HPLC 指纹图谱相关性研究[J].中国药师,2022,25(8):1352

余亦婷,赵乙萌,袁曦,等.Heracles Neo 超快速气相电子鼻对不同产地、生长年限及采收期黄芪药材品质评价研究[J].中草药,2022,53(5):1328

Z

Zhan WX, Yang XD, Lu GQ, et al. A rapid quality grade discrimination method for gastrodia elata powderusing ATR-FTIR and chemometrics[J]. Spectrochimica Acta Part A: Molecular and Biomolecular Spectroscopy, 2022:264:120189

曾晓涛,陈艳琰,乐世俊,等.基于 AHP-CRITIC 综合赋权法的地锦草质量标志物量化辨识[J].中国中药杂志,2022,47(19):5193

张晶,魏胜利,李娇,等.不同生长年限与采收期对金荞麦药材产量与质量的影响[J].中国现代中药,2021,23(3):501

张娜,苏风山,周园涛,等.基于植物代谢组学和指标成分的黄芩药材优质标准研究[J].中国中药杂志,2022,47(10):2681

张宁,徐剑,缪艳燕,等.薏苡仁破壁饮片质量标准研究[J].中国药业,2022,31(10):74

张伟,吴瑞,常相伟,等.基于 HPLC 特征图谱结合化学计量学的菊花特征标志物的研究[J].天然产物研究与开发,2022,34(8):1289

张宽永,沈燚,张璐,等.基于 UPLC-Triple-TOF-MS 和网络药理学快速建立郁金潜在中药质量标志物成分库[J].中草药,2022,53(9):2612

张萌萌,王丹,魏大能,等.基于血清药物化学的花椒温中止痛的质量标志物研究[J].中草药,2022,53(9):2731

张明惠,朱田田,晋玲,等.基于 HPLC 多指标成分测定及指纹图谱多模式识别的不同产地不同品种当归质量差异分析[J].中草药,2022,53(19):6187

张铁军,郭海彪,许浚,等.三七粉质量标志物研究[J].

世界科学技术(中医药现代化),2022,24(1):1

张一凡,周苏娟,孟江,等.基于机器视觉系统的姜炭炮制程度判别及颜色-成分相关性分析[J].中国药房,2022,33(22):2712

张泽帅,谢茂梅,李正,等.基于 QbD 理念探索中药生产全过程微生物的质量控制策略[J].中国实验方剂学杂志,2022,29(4):176

赵杰,申甲一,谭朝阳,等.女贞子不同产地及采收期苯乙醇苷类成分的含量研究[J].中国药师,2022,25(1):130

赵宏苏,赵茹,乔金为,等.基于指纹图谱结合化学模式识别绿萼梅质量标志物的评价研究[J].中草药,2022,53(5):1345

郑梦迪,贺紫涵,张春,等.基于 ITS2 序列及二级结构对紫苏与其变种、紫苏子与其混伪品的鉴别[J].食品与生物技术学报,2022,41(4):93

郑梦迪,贺紫涵,张寒,等.基于 ITS2 一级序列和二级结构对土茯苓及混伪品的鉴别研究[J].中国现代中药,2022,24(6):1026

郑司浩,尚兴朴,邓庭伟,等.基于 SNP 分子标记的甘草产地鉴别研究[J].中国现代中药,2022,24(2):236

钟文峰,张兰兰,胡懿,等.甘草饮片、水煎液、配方颗粒的 UPLC 指纹图谱相关性研究[J].中南药学,2022,20(9):2123

周聪,王慧,杨健,等.基于高光谱成像技术的中药栀子产地识别[J].中国中药杂志,2022,47(22):6027

周成美,胡晶红,任鑫,等.基于指纹图谱结合多成分定量分析的蟾酥药材质量评价研究[J].天然产物研究与开发,2022,34(11):1846

周丽娟,杨晓宁,王雅芝,等.基于 HPLC-CAD 指纹图谱结合化学计量学方法分析不同产地北柴胡药材质量[J].中南药学,2022,20(10):2253

周仔莉,贾文江,李鹏,等.基于 HPLC 指纹图谱对不同基原茵陈的区分及各品种茵陈质量评价[J].现代中药研究与实践,2022,36(5):12

朱映黎,杨弘宾,吴嘉瑞,等.机器学习算法构建附子线粒体功能高通量筛选模型及机制研究[J].中国中药杂志,2022,47(9):2509

邹涛,陈宇迪,莫单丹,等.差示扫描量热(DSC)图谱匹配识别法在鱼腥草产地快速鉴别中的应用[J].分析仪器,2022,(1):93

（三）中药化学

【概述】

2022年我国科研人员在中药化学领域，继续保持国际领先地位，并取得很多原创性研究成果。本年度对相关的国内外期刊（*Organic Letters*、*Organic Chemistry Frontiers*、*Chemical and Pharmaceutical Bulletin*、*Chemistry and Biodiversity*、*Chemistry of Natural Compounds*、*Chinese Chemistry Letters*、*Chinese Journal of Chemistry*、*Fitoterapia*、*Journal of Asian Natural Products Research*、*Journal of Natural Products*、*Molecules*、*Natural Product Research*、*Phytochemistry*、*Phytochemistry Letters*、*Phytomedicine*、*Planta Medica*、*RSC Advances*、*Tetrahedron*、*Tetrahedron Letters*、《中国中药杂志》和《中草药》）中发表新化合物的文献进行了归纳和整理，共计有768篇相关文献，报道了3 224个新化合物（包括96种新骨架），按其结构类型主要为萜类、黄酮类、生物碱类、苯丙素类、醌类、甾体类和酚类等。

1. 萜类

萜类化合物是天然产物中最丰富的次生代谢产物，种类繁多，具结构多样性和多种生物活性。2022年度报道的萜类新化合物1 648个（约占51.1%），新骨架53个。本节按结构类型，以及具有较新颖的结构和/或较显著的生物活性，举例如下。

（1）环烯醚萜类

Xu DF 等从匙叶翼首花 *Pterocephalus hookeri* 的全株中分离得到4个由裂环环烯醚萜-环烯醚萜构成的异源二聚体新化合物 pterocenoids E-H，其中

pterocenoid E 具有罕见的反式稠合双环环烯醚萜单元的环烯醚萜二聚体化合物，具有一定的抗炎作用。

（2）倍半萜类

Liu CX 等从羽叶丁香 *Syringa pinnatifolia* 去皮的茎中分离得到2个裂环葎草烷（seco-humulane）型倍半萜 alashanoids O, P 和3个艾里莫芬烷（eremophilane）型的倍半萜 alashanoids Q, R, S。Alashanoids O, P 具有罕见的13元氧杂环骨架；抗炎活性筛选表明，alashanoid O、alashanoid P 和 alashanoid S 均对 LPS 诱导 RAW264.7 巨噬细胞中的 NO 产生抑制作用，与吲哚美辛（$IC_{50}=31.52~\mu M$）阳性对照相比，其 IC_{50} 值分别为（11.86 ± 2.34）、（72.08 ± 7.72）和（69.22 ± 15.29）μM。Zhou MH 等从南海采集的海洋海绵 *Myrmekiderma* sp. 中分离得到3个具有特殊的螺环骨架的螺倍半萜类化合物 myrmekiones A-C，化合物 myrmekione A 为恰米烷型（chamigrane-type）倍半萜，化合物 myrmekiones B 和 C 是1对具有菖蒲烷型骨架的非对映异构体。

Lei T 等从小花八角 *Illicium micranthum* 的果实中分离得到4个新的高度氧化的倍半萜类化合物，其中 illimicranolide A 在结构上具有 5/5/6/5 稠合的四环系统，且为首次发现的带有 11, 8-γ-内酯环的 seco-prezizaane 型倍半萜化合物，并展现出有前途的神经营养活性，其在浓度为 10 μM 时对 NGF 诱导的 PC12 细胞的分化率为 10.34%。Han X 等从海洋软珊瑚 *Paralemnalia thyrsoides* 和 *Lemnalia* sp. 中分离得到3个罕见重排的倍半萜化合物 lemnalemnanes A-C，lemnalemnane A 具有独特的螺［双环［3.3.1］］壬烷-呋喃核篮状结构，lemnalemnanes B 和 C 分别具有 6/6/5 和 6/5/5 稠合的三环碳骨架，其中化合物 lemnalemnane C 表现出强烈的体内

促进血管生成活性。Zhou QM 等从广藿香 *Pogostemon cablin* 挥发油中分离得到 1 种新型的倍半萜化合物 pocahemiketone A，具有独特的螺环骨架，并具有半缩醛内过氧化物结构单元。该化合物对 Aβ25-35 诱导的 SH-SY5Y 细胞损伤有着显著的神经保护作用，其在治疗阿尔茨海默病方面具有巨大的潜力。Tang WZ 等从西沙海绵 *Spongia pertusa* 中分离得到 3 个杂合倍半萜类化合物，24-methylsulfinyllancoquinone B，pelorol A 和 epi-langconol，24-methylsulfinyllancoquinone B 具有 friedo-drimane 型倍半萜，并连接一个罕见的 3-(甲基亚磺酰基)丙-1-胺官能团而形成的杂萜，pelorol A 和 epi-langconol 为 drimane 型倍半萜衍生的杂萜。其中 24-methylsulfinyllancoquinone B 对 3 种真菌(白色念珠菌、须发毛癣菌和红色毛癣菌)有一定的抑制作用。

Chen DL 等从黄槿 *Hibiscus tiliaceus* 茎中得到 3 个新的杜松烷型倍半萜二聚体 hibisceusones A-C，三者互为非对映异构体，它们的结构特征是 A 单元为具甲酰基的双环杜松烷，B 单元为含有呋喃稠合的三环杜松烷，2 个单元通过 1，4-二氧杂环线性连接而成。3 者均表现出细胞毒活性，化合物 hibisceusone B 具有显著的抗 TNBC 的作用，且明显高于 hibisceusone A 和 hibisceusone C。此外，化合物 hibisceusone B 是通过抑制 PI3Kα 途径来诱导 MDA-MB-231 细胞凋亡而产生抗癌的作用。Li JX 等从药用植物宽叶金粟兰 *Chloranthus henryi* 中分离得到 2 个钓樟烷型倍半萜的低聚体 Spirolindemers A 和 B，即分别为具有氧杂[4.5]癸烷结构的钓樟烷倍半萜二聚体和三聚体，化合物 spirolindemer A 是通过抑制 iNOS 和 COX-2 的表达而显示抗炎活性。Li JX 等亦报道了从同种植物宽叶金粟兰中分离得到的 2 个环丙烷单元裂解的钓樟烷型倍半萜二聚体 chlospicenes A 和 B。2 个化合物可通过减少细胞内脂质积累，发挥显著的抗非酒精性脂肪性肝炎活性。Zhang DY 等从湖北金粟兰 *Chloranthus henryi var. hupehensis* 的地上部分分离到 4 对独特的桉烷型倍半萜二聚体，为对映体(±)-chlorahupetenes

A-D，有着 2 个新的碳骨架。化合物(±)-Chlorahupetenes A 和 B 具有 6/6/5/6/6 五环碳骨架，为 2 个桉烷型倍半萜的新二聚模式结构；化合物(±)-chlorahupetenes C 和 D 通过 1 个五元氧杂环与 2 个桉烷型倍半萜融合，形成新的 6/6/5/5/6/6/5 七环体系。研究显示，(±)-chlorahupetenes A-C 能显著抑制 NO 生成，IC_{50} 值范围为 9.62~12.91 μM；此外，(−)-chlorahupetene A 和(＋)-chlorahupetene C 在 mRNA 水平上可抑制 TNF-α 和 iNOS 的产生。

Wu JF 等报道了从伊犁绢蒿 *Seriphidium transiliense* 中分离得到 2 个具新骨架的倍半萜成分(化合物 1 和 2)和 10 个新的倍半萜成分(化合物 3-12)，其中化合物 1 为罕见的 5/5/4 三环结构的新骨架倍半萜，化合物 2 为罕见的 6/7 含氧杂环骨架的降倍半萜。并推测了新骨架化合物 1 和 2 可能的生物合成途径。Chen M 等从红果仔 *Eugenia uniflora* 的果实中得到 6 个重排的倍半萜二聚体和单倍体，即 meso-eugenunilone A，(±)-eugenunilones B-F，及 2 个生缘相关新的倍半萜化合物(±)-eugenunilones G 和 H，其中 meso-eugenunilone A 和(±)-eugenunilone B 具有笼式三环[4.4.0.0^{2,8}]癸烷单元结构的二聚体，(±)-eugenunilones C 和 D 分别具有笼式三环[4.3.1.0]癸烷和双环[3.2.1]辛烷结构片段的新骨架，而(±)-eugenunilones E-F 具有笼式三环[4.4.0.0^{3,7}]癸烷骨架。化合物(±)-eugenunilones B、D 和 F 具有一定的抗炎作用。Hu BY 等从没药中分离得到 3 个新的倍半萜二聚体 commiphoratones C-E，其骨架为高度氧化的吉马烷型倍半萜与双环[3.1.0]己烷核的倍半萜通过[2＋4]环加成反应形成的 10/6/5/3 环体系。这些化合物具有良好的降脂活性。Liu LY 等从茅苍术 *Atractylodes lancea* 中分离得到的倍半萜苷 secoatractylohexone A，其结构特征为 3，4-裂环的愈创木烷型倍半萜，裂环后 C-1-C3，C-14 和 C-10 生成六元环内酯，构成 6/7 环骨架的裂环愈创木烷型倍半萜内酯，并预测其有降糖作用。Wu MB 等从狼毒 *Stellera chamaejasme* 中分离得到 5 个新的愈创木烷型倍半萜类

chamaejasnoids A-F，其中 chamaejasnoid A 具有 5/6/7 桥接环系统的 2，3-裂环-愈创木烷型倍半萜，chamaejasnoid B 是 1 种独特的 2-降愈创木烷型倍半萜。其中 chamaejasnoid F 对 HCT8 细胞具有选择性细胞毒性，IC_{50} 为 $(11.82\pm2.89)\mu M$。

（3）二萜类

Xiang ZN 等报道从泽漆 *Euphorbia helioscopia* 中得到 1 个重排的反式、反式稠合三环$[10.3.0.0^{4,6}]$ 的二萜类化合物 euphohelioscoid A，并有极强的免疫抑制作用。Zhao Q 等从圆瓣姜花 *Hedychium forrestii* 的根茎中分离得到 2 个新的降半日花烷型二萜类化合物 hedychins E 和 F，hedychin E 是具有融合四氢呋喃-内酯核心结构的 6-降重排的半日花烷二萜，化合物 hedychin F 为 6，7 位形成过氧桥的二降半日花烷二萜，并有显著的抗炎作用。Wu SQ 等从湖北大戟 *Euphorbia hylonoma* 中分离得到 2 种高度修饰的麻风树烷型二萜 euphloloids A 和 B，化合物 euphloloid A 具有迁移的 9(10→18)-*abeo*-8，12-环麻麻风树烷骨架，且含有笼状 3，8-二氧三环$[5.1.2.0^{4,9}]$的癸烷核心；化合物 euphloloid B 为迁移的 14(13→20)-*abeo*-8，12 环的麻风树烷骨架，且具有不寻常的 17-氧代四环$[12.2.1.0^{1,5}.0^{9,13}]$十七烷骨架。化合物 euphloloid B 具有显著抑制 3T3-L1 脂肪细胞的早期生成。Wang CL 等从软珊瑚 *Sinularia densa* 中分离得到 5 个由呋喃丁烯内酯衍生的 C_{19}-降西松烷型二萜类化合物 sinudenoids A-E，sinudenoid A 具有罕见的 5/5/11 稠合三环系统；sinudenoids B-D 有着共同的四环 5/5/6/6 环系统，代表着 2 种新骨架；sinudenoid E 具有罕见的 8/8 双环骨架。Sinudenoid E 具有显著的抗炎活性。

Cheng E 等从鄂西香茶菜 *Isodon henryi* 中分离得到 1 个 6，7：8，15-二裂环，6，8 环合的对映-贝壳杉烷型二萜 isohenolide A，并具有罕见的 11，15 内酯基团以及 6/5/6/6/6 环系统。Yu ZL 等从狼毒大戟 *Euphorbia fischeriana* 中分离得到 2 个由 C-17 和 C-15′碳-碳桥连接两个对映-松香烷片段而成的二聚二萜类化合物 bislangduoids A 和 B，为

二萜二聚体的新类型。化合物 bislangduoid A 的特征是具有一个高度氧化的笼状五环单元，其对 HepG2 细胞有显著的细胞毒性。Wu XD 等从枪刀药 *Hypoestes purpurea* 的地上部分分离得到 4 个高度修饰的壳梭菌素（fusicoccane）型二萜类化合物 hypoestes A-D，化合物 hypoestes A 和 B 是第 1 个被报道含有环丙烷的壳梭菌素型二萜，具有 5/8/5/3-四环碳骨架；hypoestes C 和 D 具有重排的 5/7/5-三环碳骨架。化合物 hypoeste D 是一类新的 Cav3.1 钙通道抑制剂，其 IC_{50} 值为 10.35 μM。Li XR 等从帚状香茶菜 *Isodon scoparius* 中分离得到 3 个新的对映-克罗烷型二萜二聚体化合物 scoparicacids A-C，scoparicacids A 和 B 具有双螺环的 6/6/5/6/6 环骨架，scoparicacid C 具有 6/6/5/5/5/6 六环骨架，化合物 scoparicacids B 和 C 具有显著的免疫抑制作用，并呈剂量依赖性。

Li SF 等从河朔荛花 *Wikstroemia chamaedaphne* 中分离得到 1 对具 A 环裂解瑞香烷型二萜骨架的差向异构体 chamaedaphnelide A 和 epi-chamaedaphnelide A，两者均表现出 HIV 潜伏期逆转活性。Pu DB 等报道了从木紫珠 *Callicarpa arborea* 中得到一个具有罕见的 6/6/6/6/6 稠合五环骨架的螺环对映-克罗烷型二萜的同源二聚体，命名为 spiroarborin，该化合物可通过直接结合白血病蛋白的 YEATS 结构域，而发挥显著的抑制作用，其 IC50 值为 7.3 μM。Bi DW 等从全缘叶紫珠 *Callicarpa integerrima* 中发现具有新的三环 6/6/6-稠合三环体系骨架的降克罗烷型二萜类化合物，即 callintegers A 和 B。其中 callinteger B 具有显著的抗炎活性，IC_{50} 值为 $(5.5\pm3.2)\mu M$。Peng YL 等从狼毒大戟 *Euphorbia fischeriana* 中分离得到 1 个含有螺环的 6/6/6/5/6/6/6/6 八环骨架的对映-松香烷型二聚体化合物 biseupyiheoid A，以及 1 个具 6/6/6/3/5/6/5/6/6/6 十环骨架的对映-松香烷型二聚体化合物 bisfischoid C。biseupyiheoid A 对人结肠癌 LoVo 细胞具有显著的细胞毒活性。Wu MD 等报道了从台湾扁柏 *Chamaecyparis obtusa* var. *formosana* 中分

离得 7 个新化合物,其中 chamaecyformosanin A 具有新的骨架,为松香烷二萜单元与罗汉松型二萜单元形成的二聚体,并具有显著的抗菌活性。Xu JB 等从百山祖冷杉 Abies beshanzuensisu 中分离得到的 2 个二萜苷类化合物 abieshanesides A 和 B,其苷元结构为对映-18,19-二降 icetexane 型二萜。Chen BL 等从狼毒大戟 Euphorbia fischeriana 中分离得到 2 个新的二萜类化合物 euphkanoids H and I,euphkanoids H 是 C17-降 cassane 型二萜,并具吲哚环,活性筛选表明,euphkanoids H 对 HEL 细胞具有显著的细胞毒性(IC_{50}=3.2 μM)。Liu YX 等从灯笼草 Clinopodium polycephalum 中分离得到 2 个新的二萜类化合物,imbricatusol Ⅰ,具有甲基迁移的松香烷骨架,saturol Ⅰ 为异海松烷型二萜,两者均具有显著的抗炎活性。

(4)三萜类

Liu Y 等从五味子 Schisandra chinensis 叶中得到 1 个三萜化合物 schinensilactone A,其结构为 7,8-裂环-1,8-环合的 schisanartane 型降三萜。该化合物对来源于 5 种不同肿瘤细胞系的 Caco-2 细胞表现出显著的抗增殖活性。Yang YC 等从五味子 Schisandra chinensis 的茎和叶中分离到 1 个五味子三萜(schinortriterpenoid)化合物 chinolactone A,具有独特的 6/5/8/5 稠合碳环骨架系统,该化合物能有效地阻止 CORT 诱导的 PC12 细胞的凋亡,有显著的神经轴突生长促进活性。Wang C 等报道了从龙骨马尾杉 Phlegmariurus carinatus 中分离得到 8 个石杉烷型三萜新化合物,其中 1 对差向异构体 phlegmacaritones A 和 B,为石杉烷型三萜衍生而来,具 15,30-内酯-14,15-裂环石杉烷骨架,其 A/B/C 和 E 环保持完整,原 D 环 C(14)-C(15)键断裂,通过氧原子连接 C-15 和 C-30 形成新的六元内酯 D 环。活性筛选结果表明,phlegmacaritone B 有望成为治疗帕金森疾病的潜在药物。Sun YP 等从单叶地黄连 Munronia unifoliolata 中分离得到 4 个新的环 A 裂解的柠檬苦素类三萜化合物,其中化合物 mufolinin A 为 A 环裂环重排的柠檬苦素类成

分,在 C-10 处罕见地连接一个乙基基团,并具有新颖的 6/6/6/5 稠环骨架。从生合成途径上看,另外三个环 A 裂解的柠檬苦素类成分 mufolinins B-C 应为 mufolinin A 的前体。Mufolinins B 和 D 对 MCF-7/DOX 细胞有显著的多药耐药性逆转活性。Yang CB 等从鸦胆子 Brucea javanica 中分离得到 1 个丁烯内酯基团融合 bruceolide A 环骨架的 C22-苦木内酯类化合物 sergeolide A,其对体外胰腺癌细胞具有显著的细胞毒性[IC_{50}=(0.202±0.027)μM]。Wang WH 等从红椿 Toona ciliata 中分离得到 1 种罕见的 A5/B7 双内酯环系统的新型柠檬苦素类四降三萜化合物 tociliamonoid A,并推导了其生合成途径。Li ZL 等从细柱五加 Acanthopanax gracilistylus 中分离得到 3 个新颖的 23-降-3,4-裂环-3-缩醛羽扇豆烷型三萜类化合物,gracilistylacids A-C,其中 gracilistylacid C 具有良好的抗骨肉瘤活性。Wang J 等从绞股蓝 Gynostemma pentaphyllum 中分离得到 3 个具有罕见骨架的达玛烷型三萜类(化合物 1-3),化合物 1-3 的结构特征是在 A 环中具有 3,19-半缩酮桥环片段。这 3 个达玛烷型三萜类化合物对 HepG2、MCF-7 和 DU145 细胞系均显示有细胞毒性作用,IC_{50} 值范围为(13.7±0.2)μM~(32.0±1.7)μM。

(5)其他萜类

Yan HW 等从软紫草 Arnebia euchroma 中分离得到 2 个杂萜,arnequinol A 和 arnequinone A。Arnequinol A 具有 6/6/3 三环碳骨架并稠合七元氧桥环,arnequinone A 具有高度共轭甲基迁移的苯并盖介烯骨架。Arnequinone A 具有显著的神经保护活性。Zhou PJ 等从澜沧黄杉 Pseudotsuga forrestii Craib 中分离得到 1 对 C-25 差向异构体 forrestiacids C 和 D,为螺环羊毛甾烷型四环三萜和松香烷型二萜单元形成的杂源二聚体。两者对 ATP 柠檬酸裂解酶(ACL)和乙酰辅酶 A 羧化酶 1(ACC1)显示出抑制活性。Wu HC 等从台湾翠柏 Calocedrus formosana 中分离得到 1 个杂源萜和 4 个二萜新化合物,其中 calomacroquinoic acid(化合物 1)为 6/6-反式稠

合的倍半萜和6/6/6/6-反式稠合的二倍半萜形成的杂源四萜。Chen ZL 等报道,从山胡椒 *Lindera glauca* 根中分离得到2个全新的7-环己基十氢甘菊环(7-cyclohexyldecahydroazulene)骨架的二倍半萜类化合物 linderasesterterpenoids A 和 B,均具有良好的抗炎活性。Jiang TJ 等从多鳞粉背蕨 *Aleuritopteris anceps* 中分离得到1个具有13,19-环氧的 cheilanthane 型骨架的二倍半萜类化合物 ancepsone A,并具有一定的细胞毒活性。Yu Y 等从番石榴 *Psidium guajava* 果实中分离得到15个杂萜类化合物,包括4个新的杂萜化合物 psiguajadial M(1)、psiguajadial N(2)、psiguajadial O(3)和 psiguajadial (4),所分离的化合物对 PTP1B 均有抑制活性,表明这些杂萜类成分可用于开发抗糖尿病药物。Yu Y 等又报道从番石榴 *Psidium guajava* 叶中得到9个杂萜类化合物,包括4个新的杂萜类化合物,命名为 psidials D-G。其中3个新的杂萜 psidials D、E 和 F,具有3,5-二甲酰基苄基间苯三酚偶联倍半萜的新骨架。活性筛选结果表明,psidial F 具有抗炎和抗凝血活性。Zhao CX 等采用^{1}H-NMR 导向分离的方法,从兔耳一支箭 *Gerbera piloselloides* 分离得到22个5-甲基香豆素-单萜杂合骨架的化合物,包括14个新的化合物,命名为(±)-gerbeloids C-I。Wang YX 等从灵芝 *Ganoderma lucidum* 分离得到5个新的杂萜类化合物,命名为 baoslingzhines A-E,baoslingzhine A 为三降杂萜类化合物,其特征是存在1个二氢萘片段的杂萜类骨架,baoslingzhines B、C 和 D 为具有大共轭体系为特征的单降杂萜类化合物。Baoslingzhines B 和 C 可剂量依赖性抑制 TGF-β1 诱导的大鼠肾脏纤连蛋白和 I 型胶原的表达。

2. 黄酮类

2022年度报道的黄酮类新化合物231个(约占7.2%),新骨架7个。

Su Y 等从云南厚壳桂 *Cryptocarya yunnanensis* 叶和嫩枝中分离得到1个新的双黄酮类化合物 cryunchalcone,具有二氢查尔酮与查尔酮通过 C-2″-C-6 键偶联而成的独特骨架,以及1个新的具有独特苯丙素单元的复合而成的二氢黄酮类化合物 cryptoyunnanone I。Wu H 等从棉豆 *Phaseolus lunatus* 种子中分离得到1个具有6/7/5/6/6骨架的紫檀烷型异黄酮化合物 phaseollin A,其 B 环扩环重排形成7元杂环,丰富了紫檀烷的结构类型,该化合物具有一定的抗炎作用。Chen DJ 等从越南槐 *Sophora tonkinensis* 根中分离得到2个新的异黄酮类化合物,化合物1被命名为 sophtonrootone A,其骨架由异黄酮与金雀花碱聚合而成,具有显著的抗烟草花叶病毒活性。Zan NL 等从降香 *Dalbergia odorifera* 心材中分离得到2对黄酮类对映体化合物。其中(±)-odoriferin(化合物 2a 和 2b)的 C 环为罕见的2-甲基-3(2H)-呋喃酮五环结构。Guo PJ 等从地耳草 *Hypericum japonicum* 中分离得到2个新的山酮化合物,japoxanthones A 和 B,其结构特征为在山酮母核的 C-3 和 C-4 连接一个由二个异戊二烯形成的五环单萜。其中 japoxanthone B 具有一定的降脂活性。Wang JL 等从新疆阿魏 *Ferula sinkiangensis* 中分离得到1对结构新颖的对映体由倍半萜与色原酮构成二聚体化合物,命名为(±)-ferulasin,其骨架为色原酮 C-2 与边链倍半萜 C-10′和 C-11′形成具有三氧螺的含氧的13元环。(±)-ferulasin 对胰腺癌细胞(SW1990,CFPAC-1,Capan-2 和 PANC-1)具有显著的细胞毒性,IC_{50} 值范围从(0.92±0.12)到(19.13±2.99)μM。Lou HY 等从茸毛木蓝 *Indigofera stachyodes* 根中分离得到的2对新的对映体黄酮木脂素类化合物(±)-stachyols A 和 B,以及2个新的异黄烷木脂素 stachyols C 和 D。(±)-stachyols A 和 B 的骨架为5-去氧黄酮加合苯丙素结构。Stachyols C 和 D 为异黄烷加合苯丙素骨架。Stachyols C 和 D 具有显著的抗氧化活性,IC_{50} 值分别为15.15 μM 和5.80 μM。

3. 生物碱类

2022年度报道的生物碱类新化合物332个(约占10.3%),新骨架15个。

Luo XC 等从花刺柳珊瑚 *Echinogorgia flora* 中分离得到 4 个新化合物,其中化合物 1 为愈创吡啶型倍半萜类生物碱 echinoflorine,具有新颖的 γ-内酯-环庚烷[c]吡啶稠合骨架,具有一定的抗炎活性。Zhang JH 等从大叶密脉木 *Myrioneuron effusum* 中分离得到 1 对新颖的具有四环系统骨架的生物碱对映体化合物(±)-myrionsumamide A,两者对金黄色葡萄球菌均显示出抗菌活性,MIC 值为 7.81 μg/ml。Li W 等从连翘 *Forsythia suspensa* 的成熟果实中分离得到 2 个 C9 单萜生物碱化合物 forsyqinlingines C 和 D,两者均具有一定的抗炎活性,IC_{50} 值在 11.9~15.1 μM,和抗病毒活性,EC_{50} 值范围为 13.5~14.0 μM。Xie TZ 等从毛叶藜芦(*Veratrum grandiflorum*)中分离得到 2 个具有 6/6/6/5/6/6 稠环的新生物碱 veragranines A 和 B,其结构中 C-12/23 键连接产生刚性骨架,而形成 1 种新的甾体生物碱亚型。两者具有强效的镇痛作用。Sun PT 等从角茴香 *Hypecoum erectum* 中分离得到 2 对外消旋苄基异喹啉生物碱化合物(±)-hypeisoxazole A 和(±)-hypecoleptopine,化合物(±)-hypeisoxazole A 是 1 对重排的苄基异喹啉生物碱,具有二茚并[2,1-c:2′,1′-d]异恶唑骨架,化合物(±)-hypecoleptopine 是 1 对具有 6/6/5/6/6 骨架的新型螺-苄基异喹啉类生物碱。研究显示,(±)-hypecoleptopine 具有可调节神经元兴奋性的活性。Xue Z 等从黄花棘豆 *Oxytropis ochrocephala* 中分离得到 2 个新的喹啉类生物碱 ochrocephalamines E 和 F。Ochrocephalamine E 的结构是具有 6/6/6/5 环系统的 14-降苦参碱,ochrocephalamine F 具有苦豆碱型骨架;化合物 ochrocephalamine F 具有一定的抗乙肝病毒活性。Ye MZ 等从拉萨翠雀花 *Delphinium gyalanum* 的全株中分离得到 2 个新的 C20-二萜生物碱,其中化合物 gyalanunine A,具有新颖的结构,其特征是 C-2 和 C-19 形成半缩醛结构,该化合物具有显著的强心作用。Wang X 等从石松 *Lycopodium japonicum* 中分离得到 3 个新的石松生物碱,其中 japonosine A 具有法氏石松明碱(fawcettimine)的骨架,并在 C-6

处连接一个 2-氧代丙基基团。Tang YT 等从刺桐 *Erythrina variegata* 中分离得到 12 个新的刺桐类生物碱,包括 10 个刺桐类生物碱的二聚体,其中 erythrivarine O 是由 C-10/11′ 键连接而成的二聚体,erythrivarines P-T 是由 C-7/10′ 连接而成二聚体的,是目前尚未报道过的新骨架。erythrivarine T 具有较好的神经保护作用。

Zhang XJ 等报道从粘叶莸 *Caryopteris glutinosa* 中分离得到 7 个新的含有吡啶的单萜类生物碱,caryopterisines C-I。caryopterisines C-E 为结构新颖的二聚体单萜类生物碱,caryopterisine C 具有 6/5/6/6/5 五环骨架,caryopterisines D 和 E 具有 6/6/6/6/5 五环稠合的骨架。其中,caryopterisine C 具有显著的抗纤维化作用。Chen C 等从蕊木 *Kopsia arborea* 中分离得到 3 个单萜类吲哚生物碱(MIAs)二聚体 kopoffines A-C,它们的结构是分别由不同单元的单萜吲哚生物碱通过亚甲基桥连而形成的。研究表明 kopoffines A-C 具有对抗阿尔茨海默病的潜力。Fan QJ 等从还亮草 *Delphinium anthriscifolium* 中分离得到 13 个新的苯甲酰胺生物碱,Delphiniumines A-M,delphiniumine A 具有多取代环戊烯碳骨架。其中部分新化合物具有较好的抗炎作用。Jiang JM 等从马尾杉 *Phlegmariurus phlegmaria* 中分离得到 1 个新的带 9/5/5 环系统的 $C_{15}N$ 骨架化合物 lycophlegmarinine A。Yuan X 等从苦豆子 *Sophora alopecuroides* 中分离得到 3 个新型的生物碱,其结构由苦参碱骨架为单元通过[2+2]环加成形成二聚体,具有 6/6/6/6/4/6/6/6/6/6 九环骨架,命名为 sophoralines A-C。化合物 sophoraline A 对乙酰氨基酚诱导的体外和体内肝损伤具有的保肝活性。Li JM 等从宽叶蔓乌头 *Aconitum sczukinii* 中分离得到 10 个二萜类生物碱,其中 sczukinilines A-E 为新化合物,sczukinilines A-C 为 hettidine 型 C20 二萜生物碱,而 sczukinilines D 和 E 为 lycontonine 型 C19 二萜生物碱。Sczukiniline A 在 C-12 和 C-14 之间具有新的酯基,形成含有内酯结构的 D 环,为一新型 hettine 骨架的 C20 二萜生物碱。Jin Y 等从苏木

Caesalpinia sappan 种子中分离得到 2 个氮桥连的 cassane 型二萜生物碱 caesanamides A 和 B,分别具有复杂的 6/6/6/5/6/5 和 6/6/6/5/6/7 环系统。对 HepG2 细胞具有显著的细胞毒活性,IC_{50} 值分别为 $(13.48\pm1.07)\mu M$ 以及 $(18.91\pm0.98)\mu M$。Zhang JF 等从乌头 *Aconitum carmichaelii* 的子根中分离得到 2 个具新骨架的磺化 C21-二萜类生物碱 Aconidenusulfonine A 和 12,16-secoaconidenusulfonine A,其中 aconidenusulfonine A 表现出与附子临床功能一致的镇痛作用。

4. 苯丙素类

2022 年度报道的苯丙素类新化合物 241 个(约占 7.5%),新骨架 5 个。

Zhan Q 等从金蒲桃 *Xanthostemon chrysanthus* 的叶中分离得到 4 对肉桂酰基-β-三酮衍生物对映体,其中 2 对新骨架的苯丙素类化合物(±)-xanthostones A 和 B,具有重排的肉桂酰基间苯三酚骨架与肉桂酰基-β-三酮骨架相融合骨架。Tan YZ 等从蜘蛛香 *Valeriana jatamansi* 的根中分离得到 1 个新的具有吡喃环的木脂素化合物 dipsalignan G,其 C-8 与 C-7′形成 1 个二氢吡喃酮片段。Li Q 等从新疆阿魏 *Ferula sinkiangensis* 中得到了 6 个木脂素类新化合物,其中 4 个为新的倍半木脂素类化合物 sinkianlignans A-D,其具有罕见的 α-γ′、β-γ′ 和 γ-γ′ 连接模式,根据抗炎活性研究,表明化合物 sinkianlignans B 以剂量依赖性方式,能显著抑制 LPS 诱导的 RAW264.7 细胞中 IL-6 和 TNF-α 的产生。Xin BS 等从山楂 *Crataegus pinnatifid* 中分离得到的木脂 (±)-oxabicyclooctalignan 具有不寻常的 6/6/5 氧环系统,在 C-7 和 C-9′以醚键连接。(±)-Oxabicyclooctalignan 具有神经保护作用。Ma SG 等从少药八角 *Illicium oligandrum* 中分离得到 1 对差向异构体,具有螺[双环[2.2.2]辛烷-2,2′-双环[3.1.0]已烷]碳骨架化合物 spirooliganones C 和 D,两者显示出对甲型流感(H1N1)病毒有中等抑制作用,其中,spirooliganone C 具有对 CVB3 显著的抑制活

性,IC_{50} 值为 11.11 μmol。

5. 醌类

2022 年度报道的醌类新化合物较少,仅有 18 个,新骨架 1 个。

Jiang Y 等从红大戟 *Knoria valerianoides* 中分离得到 1 个蒽醌-香豆素杂源化合物 valeriaquinone A,其对 3 种人肝癌细胞系(HepG2、QGY-7703 和 SMMC-7721)有着显著的细胞毒性活性,IC_{50} 值分别为(1.39±0.2)、(10.34±2.09)和(5.56±0.47)μM。Ji XS 等从厚梗染木树 *Saprosma crassipes* 的茎中分离得到 2 个新的蒽醌衍生物 sapranquinones A 和 B,化合物 sapranquinone A 对白色葡萄球菌、大肠杆菌、蜡状芽孢杆菌、四属微球菌和黄体微球菌具有广谱抗菌活性,MIC 值范围为 1.25～5 $\mu g/ml$。Yang WW 等从翅荚决明 *Cassia alata* 中分离得到 2 个新的蒽醌类化合物 2,6-二甲基-3-羟基-5-甲氧基蒽醌和 2,5-二甲基-6-羟基-3-甲氧基蒽醌,两者对从吸烟者唾液中分离的 11 种微生物菌株都表现出很高的抗菌活性。Qin Y 等从山楸 *Catalpa bungei* 中分离得到 5 个新的萘醌类化合物,其中(4R)-4,9-Dihydroxy-α-lapachone 对人乳腺癌细胞 MCF7 具有显著的细胞活性,IC_{50} 值为 2.19 μM。

6. 甾体类

2022 年度报道的甾体类新化合物 172 个(约占 5.3%)。

Li XS 等从青羊参 *Cynanchum otophyllum* 的根中分离得到 3 个新的 C21 甾体呋喃糖苷化合物 cynotofuranosides A-C,其特点是它们苷元的 3β-OH 上连接同样的呋喃糖,即 D-cymarofuranose,这种 2,6-二脱氧的加拿大麻糖以呋喃糖形式在自然界存在为首次报道,化合物 cynotofuranoside A 和 C 对 HepG2 癌症细胞均具有中等的细胞毒活性,IC_{50} 值分别为 43.15 和 34.36 μM。Long J 等从黄花夹竹桃 *Cascabela thevetia* 的果实中分离得到 3 个新的强心甾类化合物 casthevesides A、B、和 3α-thevetiogenin。Casthevesides A 和 B 对 4 种人类癌症细胞系(MCF-7、HCT-116、HeLa 和 HepG2)均表现出显著的细胞毒活性,IC$_{50}$ 值范围为 0.022~0.308 μM。Wu JT 等从毛曼陀罗 *Datura inoxia* 中分离得到 4 个新的甾体类化合物 datinolides E-H,对 LPS 刺激的 RAW264.7 细胞中 NO 的生成均显示出不同程度的抑制作用,其中 datinolide E 有中等抑制作用[IC$_{50}$ =(11.68±1.53)μM]。Yan Y 等从徐长卿 *Cynanchum paniculatum* 根中分离出 6 个新的孕甾烷型 C21-甾体苷类化合物 paniculatosides A-F,其苷元部分为 13,14:14,15-裂环重排的孕甾烷型 C21-甾体。其中 paniculatoside A、B 和 E 具有抗烟草花叶病毒作用。Xu ZP 等从黄果茄 *Solanum xanthocarpum* 中分离得到 8 个新的甾体皂苷类化合物 solasaponins A-H,其中 solasaponin A 的苷元为 16,26-环氧呋甾烷骨架。该化合物对 HepG2 细胞系、A549 细胞系均有细胞毒活性,IC$_{50}$ 值分别为(28.01±2.72)μM、(8.51±0.92)μM。Xu ZP 等本年度又报道从黄果茄中分离得到 6 个新的胆甾烷甾体皂苷 cholesaponins A-F,其中 cholesaponins A 和 B 的苷元为具有 14-甲基的 C$_{28}$ 胆甾烷骨架,为首次报道的胆甾烷骨架。化合物 cholesaponin B 对 5 种人类癌细胞系(A549、HepG2、MGC-803、LN-229 和 SMMC-7721)有着显著的细胞毒性(IC$_{50}$ = 2.60~6.33 μM)。Yang HY 等从狭叶毛地黄 *Digitalis lanata* 中分离得到 3 个新的强心苷类化合物和 12 个已知的强心苷类化合物,所分离的 15 个强心苷类化合物在纳摩尔范围内,对多种癌症细胞株具有极显著的抗增殖活性。其中化合物 digitoxigenin-3-*O*-β-D-glucopyranosyl-(1→4)-β-D-quinovopyranosyl-(1→4)-β-D-digitoxopyranosyl-(1→4)-β-D-digitoxopyranoside,对 A549 细胞作用的 IC$_{50}$ 值为 40 nM。

7. 其他类化合物

2022 年度报道的其他类新化合物多达 582 个(约占 18.1%)。

Huang L 等从元宝草 *Hypericum sampsonii* 中分离得到 3 个具新骨架的降多环多异戊烯基间苯三酚类化合物,命名为 hyperampones A-C,其骨架为首次报道的具 6/5/5/6 四环系统的降多环多异戊烯基间苯三酚类(nor-PPAPs)。研究表明,在油酸处理的 HepG2 细胞模型中,化合物 hypersampone A 通过抑制 FAS 和 ACACA 蛋白的表达,在浓度为 5 μM 时即可显著抑制脂质的积累。Lu WJ 等从栽秧花 *Hypericum beanii* 中分离得到 2 个 1,2-裂环、重排的多环多异戊烯基间苯三酚类(PPAPs)成分,hyperbenzones A 和 B,hyperbenzones A 骨架具有螺[双环[3.3.0]辛烷-3,1′-环己烷]-2,2′-二酮为母核形成的 6/5/5 环系统,hyperbenzone B 骨架中具有 4,4-二甲基-3-氧杂双环[3.1.0]己烷-2-酮的结构片段。Hyperbenzones A 可以减少棕榈酸诱导的非酒精性脂肪性肝炎(NASH)细胞模型中的细胞内脂质积累。Ma YH 等从尖萼金丝桃 *Hypericum acmosepalum* 中分离得到 2 个新的多环多异戊烯基间苯三酚类成分 hyperacmosins R 和 S,其中 hyperacmosins R 具有新的骨架,其间苯三酚母核中 C-2′去羰基化后降解,形成具有 5,8-螺缩酮单元的四环体系。该化合物具有一定的保肝活性。Li YW 等从栽秧花 *Hypericum beanii* 的根中得到 6 个新的多环多异戊烯基间苯三酚类成分(PPAPs),hyperberlones A-F。Hyperberlone A 是一种笼状 PPAP 类化合物,并具有罕见的三环[4.3.1.0^{3,8}]癸烷碳骨架。Yang BY 等从栽秧花 *Hypericum beanii* 地上部分得到 2 个螺桥联的多环多异戊烯基间苯三酚类化合物 hyperispirones A 和 B,化合物 hyperispirone A 具有笼状七环[18.3.1.0^{1,20}.0^{2,17}.0^{3,15}.0^{6,15}.0^{8,13}]二十四烷母核结构,具有双桥连螺环特征。Hyperispirone B 具有罕见的 8-氧杂-四环[7.4.2.0^{1,9},0^{3,7}]十六烷系统。两者对 HUVEC 的血管的形成,均表现出显著的血管生成抑制作用。

Yu JQ 等从西洋参 *Panax quinquefolius* 的叶和茎中分离得到 4 个新化合物,其中化合物 1 为丁二酰胺木糖糖苷,(8*S*)-8-*O*-β-D-xylopyranosyl-*N*,*N*′-(5-hydroxy-1,3-phenylene)butanediamide,该

化合物的苷元具有独特的 6/9 双环的 N，N'-(5-羟基-1，3-亚苯基)丁二酰胺骨架。研究显示，该化合物对 HCT116 细胞表现出靶向抑制增殖，IC_{50} 值为 12.1 μM。Su GZ 等从羽叶丁香 *Syringa pinnatifolia* 中分离得到 1 对重排的二聚苯乙醇骨架对映体（$\pm$）-disyringol A，两者对 LPS 诱导的 RAW264.7 细胞中 NO 的生成均显示出抑制作用，其 IC_{50} 值分别为 27.28 μM 和 24.64 μM，均具有潜在的抗炎活性。Lyu LX 等从山油柑 *Acronychia pedunculata* 中分离得到 3 个异戊烯基苯乙酮类新化合物，acronyrones A、B 和 C，其中 acronyrones A 和 B 具有新的骨架，acronyrone A 骨架以异戊烯基苯乙酮为母核与 7 个碳的边链形成 4-异丁基色满-2-酮单元，acronyrone B 骨架以异戊烯基苯乙酮为母核与 6 个碳的边链形成 3-(2-甲基亚丙基)苯并呋喃-2(3H)-酮片段。Liu YP 等从洋蒲桃 *Syzygium samarangense* 中分离得到 1 个 11 碳的 δ-内酯衍生物 syzysamalactone，对 SH-SY5Y 人神经母细胞瘤细胞系表现出显著的神经保护作用，EC_{50} 为（0.29$\pm$0.03）μM。Zhou JS 等从金粟兰 *Chloranthus spicatus* 中分离得到 7 个新的酚类-单萜类杂源化合物 spicatulides A-G，spicatulide A 的结构特征是酚类化合物 denudaquinol 的芳基与单萜稠合形成 2-氧杂双环[4.3.1]癸烷结构片段，spicatulide B 具有酚类成分 denudaquinol 与降单萜形成的新骨架。Duan YL 等从突脉金丝桃 *Hypericum przewalskii* 中得到 1 个具有新骨架的 PPAP 化合物 norprzewalsone A，其以螺[环戊烷-1，3'-三环[7.4.0.01,6]十三烷]为核，形成 5/6/5/6/6 五环体系。该化合物具有一定的抗炎作用。

（撰稿：刘天资 张倩 杨明霞 王永丽
审阅：俞桂新）

【2022 年中草药中发现的
新化合物和新骨架】

内容详见网络版。

（撰稿：刘天资 张倩 杨明霞 王永丽
审阅：俞桂新）

［附］　参考文献

A

Ai YF, Dong SH, Lin B, et al. Acylated sucroses and butenolide analog from the leaves of *Tripterygium wilfordii* Hook. f. and their potential anti-tyrosinase effects[J]. Fitoterapia, 2022, 161(6):105250

An PP, Cui YS, Shi QY, et al. Pregnane steroids from the twigs and leaves of *Strophanthus divaricatus* and their cytotoxic activities[J]. Tetrahedron Letters, 2022, 93(6):153691

B

Bai M, Xu W, Li Q, et al. Highly oxidized germacranolides from *Elephantopus tomentosus* and the configurational revision of some previously reported analogues[J]. Journal of Natural Products, 2022, 85(10):2433

Bai ZS, Zhou D, Meng QQ, et al. Characteristic biflavonoids from *Daphne kiusiana* var. atrocaulis(Rehd.) F. Maekawa[J/OL]. Natural Product Research, 2022[2023-02-15]. https://doi.org/10.1080/14786419.2022.2025800

Bao XF, Cao PH, Zeng J, et al. Bioactive pterocarpans from the root of *Astragalus membranaceus* var. *mongholicus*[J]. Phytochemistry, 2022, 200(8):113249

Bao YC, Zhang GJ, Chen A, et al. Structural elucidation of a new diphenylethane glycoside from *Artemisia mongolica*[J]. Chemistry of Natural Compounds, 2022, 58(2):258

Bao ZQ, Bao YY, Qin XC, et al. Chemical constituents from *Abrus cantoniensis* and their cytotoxic effects on cancer cells[J]. Phytochemistry Letters, 2022, 49(3):1

Bi DW, Xiong F, Cheng B, et al. Callintegers A and B, unusual tricyclo[4.4.0.09, 10] tetradecane clerodane diterpenoids from *Callicarpa integerrima* with inhibitory effects on NLRP3 inflammasome activation[J]. Journal of Natural Products, 2022, 85(11):2675

Bi R, Yang XN, Zhou HF, et al. Eleven undescribed alkaloids from the rhizomes of *Sinomenium acutum* and their IDO1 and TDO inhibitory activities[J]. Phytochemistry, 2022, 200(8):113244

Bin YL, Liu SZ, Xie TT, et al. Three new compounds from *Anoectochilus roxburghii* (Wall.) Lindl[J/OL]. Natural Product Research, 2022[2023-02-15]. https://doi.org/10.1080/14786419.2022.2070746

卜兰,彭成,刘菲,等.益母草中的1个新二萜苷[J].中草药,2022,53(1):8

C

Cao JY, Wang ZY, Dong Q, et al. Saussurenoids A-G, seven new sesquiterpenoids from *Saussurea medusa* Maxim[J]. Tetrahedron, 2022, 120(18):132850

Cao TT, Huang RY, Li X, et al. Xanthones from *Calophyllum Polyanthum* Wallich ex Choisy with CYP1 enzymes inhibitory activity[J]. Chemistry and Biodiversity, 2022, 19(6):e202200268

Cao Z, Zhu S, Xue Z, et al. Isoquinoline alkaloids from *Hylomecon japonica* and their potential anti-breast cancer activities[J]. Phytochemistry, 2022, 202(10):113321

Chang SS, Huang HT, Lin YC, et al. Neritriterpenols A-G, euphane and tirucallane triterpenes from *Euphorbia neriifolia* L. and their bioactivity[J]. Phytochemistry, 2022, 199(7):113199

Chang Y, Lou LL, Zhang X, et al. Solanoids F-I: terpenoids from *Solanum lyratum* with neuroprotective effects against H_2O_2-induced SH-SY5Y cell injuries[J]. Fitoterapia, 2022, 163(8):105346

Chen BL, Zhu QF, Zhang X, et al. An unusual indole-diterpenoid with C-17 norcassane skeleton from *Euphorbia fischeriana* induces HEL cell cycle arrest and apoptosis[J]. Fitoterapia, 2022, 159(4):105195

Chen C, Liu JW, Guo LL, et al. Monoterpenoid indole alkaloid dimers from *Kopsia arborea* inhibit cyclin-dependent kinase 5 and tau phosphorylation[J]. Phytochemistry, 2022, 203(11):113392

Chen C, Zhu ZF, Nie WX, et al. Suffrutines A and B inhibit the expression of inflammatory mediators in LPS-induced RAW264.7 cells by suppressing the NF-κB signaling pathway[J]. Planta Medica, 2022, 88(8):628

Chen CY, Kao CL, Huang MH, et al. A new glycoside of *Michelia fuscata*[J]. Chemistry of Natural Compounds, 2022, 58(3):438

Chen CY, Kao CL, Huang ST, et al. A new 4-pyrane from *Michelia figo*[J]. Chemistry of Natural Compounds, 2022, 58(3):418

Chen CY, Kao CL, Huang ST, et al. A new diphenyl ether from *Aquilaria sinensis*[J]. Chemistry of Natural Compounds, 2022, 58(4):634

Chen CY, Kao CL, Kuo CE, et al. A novel benzenoid from *Liriodendron tulipifera*[J]. Chemistry of Natural Compounds, 2022, 58(5):828

Chen CY, Kao CL, Kuo CE, et al. New crown ether of *Mahonia fortunei*[J]. Chemistry of Natural Compounds, 2022, 58(4):644

Chen CY, Kao CL, Yeh HC, et al. A new apocarotenoid of *Capsicum annuum* var. *fasciculatum*[J]. Chemistry of Natural Compounds, 2022, 58(4):647

Chen CY, Kao CL, Yeh HC, et al. A new benzenoid from *Liriodendron chinense*[J]. Chemistry of Natural Compounds, 2022, 58(3):387

Chen CY, Kao CL, Yeh HC, et al. A new disaccharide from *Aquilaria sinensis*[J]. Chemistry of Natural Compounds, 2022, 58(6):995

Chen CY, Kao CL, Yeh HC, et al. A new ketone derivative from *Victoria amazonica*[J]. Chemistry of Natural Compounds, 2022, 58(3):385

Chen CY, Kao CL, Yeh HC, et al. A novel biaryl ether from *Cinnamomum osmophloeum*[J]. Chemistry of Natural Compounds, 2022, 58(5):793

Chen CY, Liu CM, Yeh HC, et al. A new β-ionone from *Epimedium sagittatum*[J]. Chemistry of Natural

Compounds, 2022, 58(5):830

Chen CY, Liu CM, Yeh HC, et al. A new β-ionone from *Liriodendron tulipifera* [J]. Chemistry of Natural Compounds, 2022, 58(3):455

Chen CY, Wang JJ, Kao CL, et al. A new benzoquinone from *Antrodia camphorata*[J]. Chemistry of Natural Compounds, 2022, 58(4):614

Chen CY, Wu MD, Yeh HC, et al. A novel biphenyl derivative from cinnamomum insulari-montanum [J]. Chemistry of Natural Compounds, 2022, 58(1):18

Chen DJ, Yuan S, Zhang P, et al. Two new isoflavones from the roots of *Sophora tonkinensis*[J/OL]. Journal of Asian Natural Products Research, 2022[2023-02-15]. https://doi.org/10.1080/10286020.2022.2077200

Chen DK, Zhang K, Tan JB, et al. A new stilbenoid from *Caryopteris incana*[J]. Chemistry of Natural Compounds, 2022, 58(2):199

Chen DL, Ma GX, Yang EL, et al. Cadinane-type sesquiterpenoid dimeric diastereomers hibisceusones A-C from infected stems of *Hibiscus tiliaceus* with cytotoxic activity against triple-negative breast cancer cells[J]. Bioorganic Chemistry, 2022, 127:105982

Chen G, Ma T, Ma Y, et al. Chemical composition, anti-breast cancer activity and extraction techniques of ent-abietane diterpenoids from *Euphorbia fischeriana* Steud[J]. Molecules, 2022, 27(13):4282

Chen H, Lin J, Zhu S, et al. Anti-inflammatory constituents from the stems and leaves of *Glycosmis ovoidea* Pierre[J]. Phytochemistry, 2022, 203(11):113369

Chen H, Zhu Y, Zhang YL, et al. Neolignans and amide alkaloids from the stems of *Piper kadsura* and their neuroprotective activity [J]. Phytochemistry, 2022, 203(11):113336

Chen HM, Huang CM, Chen LC, et al. New triterpenoid and anti-inflammatory constituents of *Eriobotrya deflexa* f.deflexa[J]. Chemistry of Natural Compounds, 2022, 58(3):496

Chen J, Zhao M, Zhang XH, et al. Two new phenolic allopyranosides and their analogues from the stems of *Viburnum luzonicum* Rolfe guided by LC-MS[J/OL]. Natural Product Research, 2022[2023-02-15]. https://doi.org/10.1080/14786419.2022.2139695

Chen JJ, Cheng MJ, Lee TH, et al. Secondary metabolites with anti-inflammatory from the roots of *Cimicifuga taiwanensis*[J]. Molecules, 2022, 27(5):1657

Chen JY, Han LH, Li GX, et al. Lignans and phenylethanoid glycosides from the aerial parts of *Pogostemon cablin* [J]. Chemistry and Biodiversity, 2022, 19 (12):e202200889

Chen L, Liu Y, Li Y, et al. Anti-cancer effect of sesquiterpene and triterpenoids from agarwood of *Aquilaria sinensis*[J]. Molecules, 2022, 27(16):5350

Chen LJ, Liu JW, Wang H, et al. Four new sesquiterpenes from *Curcuma wenyujin*[J]. Fitoterapia, 2022, 163(8):105344

Chen M, Cao JQ, Ang S, et al. Eugenunilones A-H: rearranged sesquiterpenoids from *Eugenia uniflora*[J]. Organic Chemistry Frontiers, 2022, 9(3):667

Chen SQ, Jia J, Hu JY, et al. Iboga-type alkaloids with indolizidino[8, 7-b]indole scaffold and bisindole alkaloids from *Tabernaemontana bufalina* Lour[J]. Phytochemistry, 2022, 196(4):113089

Chen WH, Yang HY, Wang YX, et al. Two new eremophilane-type sesquiterpenoids from *Ligularia sagitta* [J]. Chemistry and Biodiversity, 2022, 19(11):e202200762

Chen X, Cao YG, Ren YJ, et al. Ionones and lignans from the fresh roots of *Rehmannia glutinosa* [J]. Phytochemistry, 2022, 203:113423

Chen XL, Zhang K, Ni JY, et al. α-Glucosidase inhibitory constituents from *Trichosanthis Radix*[J]. Chemistry of Natural Compounds, 2022, 58(5):796

Chen XM, Lu W, Zhang ZH, et al. Cassane diterpenoids from the aerial parts of *Caesalpinia pulcherrima* and their antibacterial and anti-glioblastoma activity[J]. Phytochemistry, 2022, 196(4):113082

Chen XY, Liu ZY, Zhong B, et al. Cytotoxic 4-phenylcoumarins from the flowering buds of *Mesua ferrea* [J/OL]. Natural Product Research, 2022 [2023-02-15]. https://doi.org/10.1080/14786419.2022.2148378

Chen Y, Gao H, Liu X, et al. Terpenoids from the

seeds of *Toona sinensis* and their ability to attenuate high glucose-induced oxidative stress and inflammation in rat glomerular mesangial cells[J]. Molecules, 2022, 27(18): 5784

Chen Y, Shen SM, Yang M, et al. Chemical and biological studies of *Daphniphyllum oldhamii* from Hunan Province, China[J]. Phytochemistry, 2022, 199(7): 113170

Chen Y, Zhao CL, Dong W, et al. Tigliane-and daphnane-type diterpenoids from the buds of *Daphne genkwa* with their cytotoxic activities[J/OL]. Natural Product Research, 2022[2023-02-15]. https://doi. org/10. 1080/14786419.2022.2147168

Chen YC, Lei LJ, Xiao TM, et al. Moldavica acid A, a new salicylic acid derivative from *Dracocephalum moldavica*[J/OL]. Journal of Asian Natural Products Research, 2022[2023-02-15]. https://doi. org/10. 1080/10286020. 2022.2136072

Chen YK, Fan MY, Zhang YM, et al. Three new cassane-type diterpenoids from *Caesalpinia sinensis*[J]. Journal of Asian Natural Products Research, 2022, 24(12):1134

Chen YY, Zeng XT, Xu DQ, et al. Pimarane, abietane, and labdane diterpenoids from *Euphorbia pekinensis* Rupr. and their anti-tumor activities[J]. Phytochemistry, 2022, 197(5):113113

Chen Z, Ke CQ, Zhou SZ, et al. Ten undescribed cadinane-type sesquiterpenoids from *Eupatorium chinense*[J]. Fitoterapia, 2022, 156(1):105091

Chen Z, Mou Y, Zhong H, et al. Cassaine diterpenoids from the seeds of *Erythrophleum fordii* Oliv. and their antiangiogenic activity[J]. Phytochemistry, 2022, 203(11):113399

Chen ZH, Sun YP, Wang YY, et al. Two new sesquiterpenoids from the roots of *Sarcandra glabra*[J/OL]. Natural Product Research, 2022[2023-02-15]. https://doi. org/10.1080/14786419.2022.2089670

Chen ZL, Chen XC, Tang YQ, et al. Linderasesterterpenoids A and B: two 7-cyclohexyldecahydroazulene carbon skeleton sesterterpenoids isolated from the root of *Lindera*

glauca[J]. Organic Letters, 2022, 24(20):3717

Cheng E, Chi J, Li YX, et al. Diverse ent-kaurane diterpenoids from *Isodon henryi*[J]. Tetrahedron Letters, 2022, 108(21):154119

Cheng F, Wu J, Zhang Y, et al. Brasesquilignan A-E, five new furofurans lignans from *Selaginella braunii* Baker [J]. Molecules, 2022, 27(19):6349

Cheng HT, Zhang LL, Wang SS, et al. Four new polycyclic polyprenylated acylphloroglucinols from *Hypericum wilsonii* and their glucose uptake bioactivities[J]. Fitoterapia, 2022, 159(4):105137

Cheng JC, Yeh YJ, Huang HC, et al. Himalsamines A and B, two new amino sugar isomers from the leaves of *Daphniphyllum himalaense* subsp.macropodum[J]. Phytochemistry Letters, 2022, 48(2):19

Cheng L, Fang YK, Zhang MS, et al. Dihydrophenanthrenes and phenanthrenes from *Dendrobium terminale*[J/OL]. Natural Product Research, 2022[2023-02-15]. https://doi.org/10.1080/14786419.2022.2048379

Cheng MJ, Lin WW, Li YJ, et al. A dimeric abietane-type diterpenoid from the trunk of *Chamaecyparis obtusa* var. *formosana*[J]. Chemistry of Natural Compounds, 2022, 58(6):1051

Cheng MJ, Wu MD, Chang CL, et al. Novel antifungal dimers from the roots of *Taiwania cryptomerioides*[J]. Molecules, 2022, 27(2):437

Cheng ZQ, Fan WW, Yang D, et al. Two new cadinene-type sesquiterpene glycosides from *Dendrobium findlayanum*[J/OL]. Natural Product Research, 2022 [2023-02-15]. https://doi. org/10. 1080/14786419. 2022. 2097228

Cheng ZY, Zhang DD, Ren JX, et al. Stellerasespenes A-E: sesquiterpenoids from *Stellera chamaejasme* and their anti-neuroinflammatory effects[J]. Phytochemistry, 2022, 201(9):113275

Chu MH, Hsiao SW, Kao YC, et al. Cytotoxicity effect of constituents of *Pinus taiwanensis* Hayata twigs on B16-F10 melanoma cells[J]. Molecules, 2022, 27(9):2731

Cui H, Chen X, Chen X, et al. Diterpenoids with anti-inflammatory activity from the lateral root of *Aconitum carmichaelii* debeaux［J］. Phytochemistry，2022，204 (12)：113455

Cui JJ，Han YS，Zhou B，et al. Ursane and 24-no-roleanane-type triterpenoids with anti-HIV activity from the twigs and leaves of *Antirhea chinensis*［J］. Chemistry and Biodiversity，2022，19(10)：e202200716

Cui JJ，Li WJ，Wang CL，et al. Antimicrobial abietane-type diterpenoids from *Torreya grandis*［J］. Phytochemistry，2022，201(9)：113278

蔡云欣，谢晓艳，周青青，等.粗榧中 2 个新三尖杉酯碱类成分研究［J］.中国中药杂志，2022，47(11)：2994

陈丽楠，付辉政，王兰欣，等.覆盆子茎中 1 个新的半日花烷型二萜苷［J］.中草药，2022，53(10)：2941

陈前锋，赵筱斐，赵邯涛，等.太子参须根中环肽类化学成分研究［J］.中国中药杂志，2022，47(1)：122

陈秋铃，范春林，敖运林，等.普约狗牙花枝叶的生物碱类成分研究［J］.中草药，2022，53(6)：1680

陈钊婵，蔡云霜，庾石山.醉鱼草茎中 1 个新倍半萜［J］.中国中药杂志，2022，47(20)：5537

崔婷，倪红，刘娟，等.蓬莪术挥发油中倍半萜类化学成分及舒张子宫平滑肌活性［J］.中草药，2022，53(14)：4265

D

Dai DC，Xu XF，Yan H，et al. Two novel isoflavone derivatives from *Ficus esquiroliana Levl.* and their cytotoxic effects on cancer cells［J］. Phytochemistry Letters，2022，52(6)：45

Dai NYT，Wang QH，Bai MR，et al. A new abietane diterpene tuurgan a from *caryopteris mongholica*［J/OL］. Natural Product Research，2022［2023-02-15］. https://doi.org/10.1080/14786419.2022.2098738

Deng JL，Huang R，Zhang QG，et al. Further sesquit-erpenoids from *Pittosporum qinlingense* and their anti-inflammatory activity［J］. Fitoterapia，2022，162(7)：105292

Deng KZ，Zong Q，Xiong Y. Phenylpropanoids from *Sparganium stoloniferum* and their antiplatelet aggregation activities［J/OL］. Journal of Asian Natural Products Research，2022［2023-02-15］. https://doi.org/10.1080/10286020.2022.2134014

Deng LL，Yang W，Jiang J，et al. Two new anti-to-bacco mosaic virus quinoline alkaloids from the stems of *Nicotiana tabacum*［J］. Chemistry of Natural Compounds，2022，58(1)：78

Deng X，Xia J，Hu B，et al. Hyjapones A-D，trimethylated acyphloroglucinol meroterpenoids from *Hypericum japonicum* thunb. with anti-inflammatory activity［J］. Phytochemistry，2022，202(10)：113308

Deng ZT，Liu YC，Zhu QF，et al. Hupertimines A-E，fawcettimine-type lycopodium alkaloids from *Huperzia serrata*［J］. Chemistry and Biodiversity，2022，19(7)：e202200454

Ding LF，Cheng B，Lei T，et al. Hypopurolides A-G，labdane diterpenoids from *Hypoestes purpurea* and their nitric oxide inhibitory activity［J］. Chemistry and Biodiversity，2022，19(5)：e202200183

Ding M，Wu SL，Hu J，et al. Norlignans as potent GLP-1 secretagogues from the fruits of *Amomum villosum*［J］. Phytochemistry，2022，199(7)：113204

Dong B，Sun C，Wang M，et al. Bioactive constituents from the leaves of *Metapanax delavayi* with anti-benign prostatic hyperplasia activities［J］. Phytochemistry，2022，193(4)：112979

Dong H，Zhang Y，Wai Ming T，et al. Cirrhosinones A-H，24-hydroxy cevanine-type alkaloids from *Fritillaria cirrhosa*［J］. Phytochemistry，2022，197(5)：113129

Dong Q，Li J，Liu L，et al. Unusual ring B-seco isosteroidal alkaloid，yibeiglycoalkaloids A-E from *Fritillaria pallidiflora* schrenk［J］. Phytochemistry，2022，203 (11)：113351

Dong Q，Liu L，Yuan Y，et al. Two new polyamine alkaloids from the *Bufo viridis* toad venom［J/OL］. Natural Product Research，2022［2023-02-15］. https://doi.org/10.1080/14786419.2022.2086545

Dong S，Zhou Y，Wang JC，et al. Four new compounds from the fruits of Chinese dwarf cherry (*Prunus humilis* Bunge)［J/OL］. Natural Product Research，2022［2023-02-15］. https://doi.org/10.1080/14786419.2022.2137506

Du K，Liu Y，Zong K，et al. Isoquinoline alkaloids from the *Corydalis tomentella* with potential anti-hepatoma and antibacterial activities［J］. Phytochemistry，2022，200

(8):113240

Du K, Zhang Z, Jing D, et al. Diterpene glycosides, acetophenone glycosides and tannins from polar extracts of the root of *Euphorbia fischeriana* with cytotoxicity and antibacterial activities[J]. Phytochemistry, 2022, 203(11): 113382

Du LB, Sheng DM, Lou HY, et al. Limonoids from the bark of *Toona ciliata* var *pubescens* and their antitumor activities[J]. Phytochemistry Letters, 2022, 49 (3):157

Du NN, Bai M, Zhang X, et al. Coumarins from *Sarcandra glabra* (Thunb.) nakai and acetylcholinesterase inhibiting activity[J]. Chemistry and Biodiversity, 2022, 19 (10):e202200558

Duan Y, Hu P, Guo Y, et al. Kiiacylphnols A-H, eight undescribed polycyclic polyprenylated acylphloroglucinols with anticancer activities from *Hypericum przewalskii* Maxim[J]. Phytochemistry, 2022, 199(7):113166

Duan YL, Guo Y, Deng YF, et al. Norprzewalsone A, a rearranged polycyclic polyprenylated acylphloroglucinol with a spiro[cyclopentane-1, 3′-tricyclo[7.4.0.0^{1,6}]tridecane] core from *Hypericum przewalskii*[J]. The Journal of Organic Chemistry, 2022, 87(10):6824

邓憬童, 周童曦, 杨迎春, 等. 纤枝金丝桃中 1 个新的咄酮[J]. 中国中药杂志, 2022, 47(20):5544

丁敏, 吴圣丽, 何小凤, 等. 砂仁中的萜类成分及其降血糖活性[J]. 中国中药杂志, 2022, 47(21):5849

董观海, 马青云, 杨理, 等. 拟鹿角灵芝子实体的化学成分研究[J]. 中草药, 2022, 53(2):334

F

Fan BB, Liu JX, Hu HK, et al. A new triterpene from metadina trichotoma[J]. Chemistry of Natural Compounds, 2022, 58(2):297

Fan K, Ding CF, Deng SY, et al. Monoterpene indole N-oxide alkaloids from *Tabernaemontana corymbosa* and their antimicrobial activity[J]. Fitoterapia, 2022, 158 (3):105178

Fan K, Zhang LC, Hu WY, et al. Tabernaecorymine A, an 18-normonoterpenoid indole alkaloid with antibacterial activity from *Tabernaemontana corymbosa*[J]. Fitoterapia, 2022, 157(2):105129

Fan MY, Quan HX, Shao F, et al. A new pueroside from *Pueraria lobata*[J]. Chemistry of Natural Compounds, 2022, 58(4):604

Fan QJ, Zhou GZ, Xi CC, et al. Polysubstituted cyclopentene benzamides and dianthramide alkaloids from *Delphinium anthriscifolium* Hance[J]. Journal of Natural Products, 2022, 85(4):1157

Fan XZ, Zhu YL, Yuan RW, et al. Terpenoids with α-glucosidase inhibitory activity from *Rhododendron minutiflorum* Hu[J]. Phytochemistry, 2022, 196(4):113083

Fan YM, Jin J, Jian JY, et al. Three new pregnanes isolated from the *Cynanchum auriculatum*[J]. Chemistry and Biodiversity, 2022, 19(6):e202200243

Fang YK, Shang ZM, Sun GQ, et al. Glucosyloxybenzyl 2-isobutylmalates and phenolic glycosides from the flowers of *Bletilla striata*[J]. Fitoterapia, 2022, 160 (5):105220

Feng WJ, Yang HY, He YL, et al. New acylglycosides from the roots of *Rheum palmatum* L[J]. Phytochemistry Letters, 2022, 49:83

Feng Y, Du WD, Qi W, et al. New compounds with hepatoprotective effects from the stems of *Sabia parviflora* [J/OL]. Journal of Asian Natural Products Research, 2022 [2023-02-15]. https://doi.org/10.1080/10286020.2022. 2115367

Fu Y, Hou YD, Duan YZ, et al. Six undescribed derivatives of stilbene isolated from *Lindera reflexa* Hemsl. and their anti-tumor and anti-inflammatory activities[J]. Fitoterapia, 2022, 163(8):105331

G

Gao Y, Zhou JS, Liu HC, et al. Phonerilins A-K, cytotoxic ingenane and ingol diterpenoids from *Euphorbia neriifolia*[J]. Tetrahedron, 2022, 123(21):132955

Gao Y, Zhou JS, Liu HC, et al. Phorneroids A-M, diverse types of diterpenoids from *Euphorbia neriifolia*[J]. Phytochemistry, 2022, 198(6):113142

Gao Z, Ma WJ, Li TZ, et al. Artemidubolides A-T,

cytotoxic unreported guaiane-type sesquiterpenoid dimers against three hepatoma cell lines from *Artemisia dubia*[J]. Phytochemistry, 2022, 202(10):113299

Geng HC, Wang XS, Liao YJ, et al. Macathiohydantoins P-R, three new thiohydantoin derivatives from Maca (*Lepidium meyenii*)[J]. Phytochemistry Letters, 2022, 51(5):67

Gong C, Zhou GX, Jing D, et al. Three new compounds from *Delphinium kamaonense* Hunth and their in vitro cytotoxic and potential antioxidant activities[J]. Chemistry and Biodiversity, 2022, 19(7):e202200463

Guo HW, Wang JX, Huang J, et al. Two new C21 steroids from *Lepidogrammitis drymoglossoides* (Bak.) Ching[J]. Phytochemistry Letters, 2022, 49(3):56

Guo N, Shu QB, Dong YL, et al. Sesquiterpenoids from the leaves of *Chimonanthus nitens*[J/OL]. Journal of Asian Natural Products Research, 2022 [2023-02-15]. https://doi.org/10.1080/10286020.2022.2058932

Guo PJ, Chen T, Zheng L, et al. Two new xanthones from *Hypericum japonicum* and their lipid-lowering activities[J]. Phytochemistry Letters, 2022, 49(3):40

Guo PX, Wu HB. A new triterpene saponin from *Ligularia veitchiana*[J]. Chemistry of Natural Compounds, 2022, 58(6):1079

Guo R, Li Q, Mi SH, et al. Target isolation of cytotoxic diterpenoid esters and orthoesters from *Daphne tangutica* Maxim based on molecular networking[J]. Phytochemistry, 2022, 203(11):113358

Guo S, Li H, Zhang M, et al. Two new alkaloids with carboxylic acid moieties from *Portulaca oleracea* and their anti-inflammatory effects[J]. Phytochemistry Letters, 2022, 52(6):67

Guo TT, Zhang ML, Sun ZC, et al. Three new triterpenoid glycosides from *Aronia melanocarpa* (Michx.) Elliott[J/OL]. Natural Product Research, 2022[2023-02-15]. https://doi.org/10.1080/14786419.2022.2092863

Guo X, Zhang Y, Xiao Y, et al. Two new seco-labdane diterpenoids from the leaves of *Callicarpa nudiflora*[J]. Molecules, 2022, 27(13):4018

Guo ZH, Huang JY, Xiao T, et al. Terpenoids as anti-inflammatory substances inhibiting COX-2 isolated from the fibrous roots of *Alangium chinense* (Lour.) Harms [J/OL]. Natural Product Research, 2022[2023-02-15]. https://doi.org/10.1080/14786419.2022.2136659

H

Han QD, Shu GW, Cheng HT, et al. New aclyphloroglucinols and geranyl-α-pyrones from *Hypericum hengshanense*[J]. Fitoterapia, 2022, 162(7):105253

Han R, Yu Y, Zhao KH, et al. Lignans from *Eucommia ulmoides* Oliver leaves exhibit neuroprotective effects via activation of the PI3K/Akt/GSK-3β/Nrf2 signaling pathways in H_2O_2-treated PC-12 cells[J]. Phytomedicine, 2022, 101(8):154124

Han X, Chai Y, Lyu C, et al. Sesquiterpenes from *Artemisia annua* and their cytotoxic activities[J]. Molecules, 2022, 27(16):5079

Han X, Wang Q, Luo XC, et al. Lemnalemnanes A-C, three rare rearranged sesquiterpenoids from the soft corals *Paralemnalia thyrsoides* and *Lemnalia* sp.[J]. Organic Letters, 2022, 24(1):11

Han Y, Hou T, Zhang ZH, et al. Corybungines A-K: isoquinoline alkaloids from *Corydalis bungeana* with dopamine D2 receptor activity[J]. Phytochemistry, 2022, 199(7):113209

Han Y, Hou T, Zhang ZH, et al. Structurally diverse isoquinoline and amide alkaloids with dopamine D2 receptor antagonism from *Corydalis bungeana*[J]. Fitoterapia, 2022, 159(4):105175

Hao W, Ma LQ, Kun F, et al. Two new antimicrobial monoterpenoid indole alkaloids from the roots of *Rauvolfia yunnanensis*[J/OL]. Journal of Asian Natural Products Research, 2022 [2023-02-15]. https://doi.org/10.1080/10286020.2022.2104258

Hao ZY, Yang M, Wang Y, et al. Four pairs of tautomers from rhizomes of Acorus calamus and fruits of *Cornus officinalis*[J/OL]. Natural Product Research, 2022[2023-02-15]. https://doi.org/10.1080/14786419.2022.2119969

Hasan A, Zhang M, Shang ZP, et al. Bioactive prenylated phenolic compounds from the aerial parts of *Glycyr-*

rhiza uralensis[J]. Phytochemistry, 2022, 201(9):113284

He D, Dong WH, Li W, et al. LC-MS-guided isolation of 2-(2-phenylethyl) chromone dimers from red soil agarwood of *Aquilaria crassna*[J]. Fitoterapia, 2022, 158 (3):105162

He HK, Li X, Yang SL, et al. A full set of 8, 4′-oxy-8′-phenylneolignan stereoisomers from *Sophora tonkinensis* and their absolute configurations by TDDFT[J]. Phytochemistry, 2022, 197(5):113135

He JR, Zhang LM, Lou HB, et al. Two new bis-diterpenoid alkaloids from *Aconitum weixiense*[J/OL]. Journal of Asian Natural Products Research, 2022[2023-02-15]. https://doi.org/10.1080/10286020.2022.2158819

He Q, Li S, Fan Y, et al. Complex flavanones from *Cryptocarya metcalfiana* and structural revision of oboflavanone A[J]. Journal of Natural Products, 2022, 85(6): 1617

He Q, Li X, Wang X, et al. Chemical constituents of *Dactylicapnos torulosa* and their antithrombotic activities [J]. Phytochemistry Letters, 2022, 49(3):12

He RJ, Wang YF, Yang BY, et al. Structural characterization and assessment of anti-inflammatory activities of polyphenols and depsidone derivatives from *Melastoma malabathricum* subsp. *normale*[J]. Molecules, 2022, 27 (5):1521

He S, Chen ML, Yang F, et al. Piperhancosides A-C, new lignan glycosides from the stems of *Piper hancei* Maxim[J]. Phytochemistry Letters, 2022, 50(4):45

He X, Abulizi X, Li X, et al. Daphnane-type diterpenes from *Stelleropsis tianschanica* and their Antitumor activity [J]. Molecules, 2022, 27(17):5701

He YC, Shang DY, Zhou ET, et al. Triterpenoids from *Juglans sigillata* and their anti-inflammatory and radical scavenging activity[J/OL]. Journal of Asian Natural Products Research, 2022[2023-02-15]. https://doi.org/10. 1080/10286020.2022.2137023

He YH, Li QX, Wu YF, et al. Liriogerphines A-D, a class of sesquiterpene-alkaloid hybrids from the rare Chinese tulip tree plant[J]. The Journal of Organic Chemistry, 2022, 87(10):6927

He YL, Huang PZ, Yang HY, et al. Jatrolignans C and D: new neolignan epimers from *Jatropha curcas*[J]. Molecules, 2022, 27(11):3540

Hu B, Hu HB, Pu C, et al. Three new flavonoid glycosides from the aerial parts of *Allium sativum* L. and their anti-platelet aggregation assessment[J]. Natural Product Research, 2022, 36(23):5940

Hu BY, Liu YY, Liu Y, et al. Commiphoratones C-E: three spiro-sesquiterpene dimers from *Resina commiphora* [J]. Organic Chemistry Frontiers, 2022, 9(9):2549

Hu J, Li JX, Li Q, et al. Antinociceptive diterpenoid alkaloids from the roots of *Aconitum pseudostapfianum*[J]. Chemistry of Natural Compounds, 2022, 58(2):312

Hu J, Li SF, Li Q, et al. Antinociceptive C(19)-diterpenoid alkaloids from the roots of *Aconitum nagarum* [J/OL]. Journal of Asian Natural Products Research, 2022 [2023-02-15]. https://doi. org/10. 1080/10286020. 2022. 2109148

Hu J, Wu Q, Li Q, et al. Antinociceptive diterpenoid alkaloids from the roots of *Aconitum austroyunnanense*[J/OL]. Journal of Asian Natural Products Research, 2022 [2023-02-15]. https://doi. org/10. 1080/10286020. 2022. 2070483

Hu JP, Liu SP, Long Y, et al. Ptercresions A-C: three new terpenes with hepatoprotective activity from *Pteris cretica* L.[J]. Natural Product Research, 2022, 36 (24):6252

Hu JW, Wang Q, Liu L, et al. Abietane diterpenoids from *Phlegmariurus carinatus* and their biological activities [J]. Phytochemistry, 2022, 204(12):113457

Hu QF, Zhang LF, Liu MX, et al. Two new chromeno[3, 2-c]pyridine derivatives from the whole plants of *Thalictrum finetii* and their antirotavirus activity[J]. Chemistry of Natural Compounds, 2022, 58(3):511

Hu RH, Zhou YQ, Lei CW, et al. A new alkyl polyglycoside from *Ardisia crispa*[J]. Chemistry of Natural Compounds, 2022, 58(4):593

Hu XP, Guo YP, Chen T, et al. Isolation, structure elucidation and in-vitro evaluation of new trisubstituted tetrahydrofuran lignans from *Rabdosia lophanthoides* var.

gerardiana as anti-inflammatory agents[J]. Phytochemistry Letters, 2022, 52(6):76

Hu YJ, Chen ML, Liang D. Lignans and terpenoids from *Gaultheria leucocarpa* var. *yunnanensis* and their anti-inflammatory and antioxidant activities[J]. Fitoterapia, 2022, 162(7):105293

Hu YJ, Lan Q, Su BJ, et al. Structurally diverse abietane-type diterpenoids from the aerial parts of *Gaultheria leucocarpa* var. *yunnanensis*[J]. Phytochemistry, 2022, 201(9):113255

Hu YL, Xu TQ, Cheng HY, et al. Undescribed abietane-type diterpenoids and oleanane-type triterpenoids from the stem and branch of *Tripterygium wilfordii*[J]. Phytochemistry, 2022, 201(9):113258

Hu YL, Xu TQ, Yin WJ, et al. Diverse dihydroagarofuran sesquiterpene derivatives from the stem and branch of *Tripterygium wilfordii*[J]. Fitoterapia, 2022, 160(5):105205

Huang HH, Chen JH, Zhang G, et al. A new flavonoid from *Fortunella margarita*[J]. Chemistry of Natural Compounds, 2022, 58(6):1011

Huang JB, Chen YS, Wang MR, et al. Ten new prenylated flavonoids from *Macaranga denticulata* and their antitumor activities[J]. Fitoterapia, 2022, 162(7):105302

Huang L, Zhang ZZ, Li YN, et al. Hypersampones A-C, three nor-polycyclic polyprenylated acylphloroglucinols with lipid-lowering activity from *Hypericum sampsonii*[J]. Organic Letters, 2022, 24(32):5967

Huang LY, Sun Y Z, Chen QQ, et al. New compounds from *Patrinia villosa* Juss. and their anti-inflammatory activities[J/OL]. Natural Product Research, 2022[2023-02-15]. https://doi.org/10.1080/14786419.2022.2035382

Huang MJ, Wang JC, Shen SM, et al. Stereochemical insights into neuroprotective alkaloids from the aerial parts of *Emilia sonchifolia*[J]. Fitoterapia, 2022, 162(7):105267

Huang Q, Pan Y, Wu SL, et al. Antidiabetic triterpenoids from the leaves of *Paeonia suffruticosa* and *Paeonia delavayi*[J]. Phytochemistry Letters, 2022, 48(2):87

Huang S, Wang JZ, Guo QJ, et al. Diterpenoid alkaloids from two species of Delphinium[J/OL]. Journal of Asian Natural Products Research, 2022[2023-02-15]. https://doi.org/10.1080/10286020.2022.2141232

Huang SZ, Wang Q, Yuan JZ, et al. Hexahydroazulene-2(1*H*)-one sesquiterpenoids with *Bridged Cyclobutane*, oxetane, and tetrahydrofuran rings from the stems of *Daphne papyracea* with α-glycosidase inhibitory activity[J]. Journal of Natural Products, 2022, 85(1):3

Huang WM, Bian YT, Chen FY, et al. Chlomultiols A-L, sesquiterpenoids from *Chloranthus multistachys* and their anti-inflammatory activities[J]. Phytochemistry, 2022, 193(4):113001

Huang XL, Zhou YT, Yan YM, et al. Sesquiterpenoid-chromone heterohybrids from agarwood of *Aquilaria sinensis* as potent specific smad3 phosphorylation inhibitors[J]. The Journal of Organic Chemistry, 2022, 87(12):7643

Huang YP, Ma YN, Zhao Y, et al. Triterpenoids from *Euphorbia fischeriana*[J]. Phytochemistry Letters, 2022, 47(1):107

Huang YP, Wang YS, Liu BW, et al. Dammarane-type saponins with proprotein convertase subtilisin/kexin type 9 inhibitory activity from *Gynostemma pentaphyllum*[J]. Phytochemistry, 2022, 194(2):113005

Huang Z, Cao M, Wang R, et al. Two new aporphine alkaloids with glucose consumption increasing activity from *Cassytha filiformis*[J]. Phytochemistry Letters, 2022, 51(5):23

韩萌,王腾飞,单连海,等.拟康定乌头和林地乌头中二萜生物碱类化学成分研究[J].中草药,2022,53(12):3587

韩旭阳,曾祖平,何秀娟,等.香鳞毛蕨中1个新的间苯三酚苷类化合物[J].中草药,2022,53(1):14

何棣,王昊,梅文莉,等.红土沉香中5,6,7,8-四羟基-2-(2-苯乙基)色酮类化合物的研究[J].中草药,2022,53(1):18

J

Ji XS, Dai DC, Wang YT, et al. Two new anthraquinone derivatives from *Saprosma crassipes* H. S. Lo[J/OL].

Natural Product Research, 2022[2023-02-15]. https://doi. org/10.1080/14786419.2022.2106483

Jiang C, Liu F, Yang H, et al. Flavonolignans and bi-flavonoids from *Cephalotaxus oliveri* exert neuroprotective effect via Nrf2/ARE pathway[J]. Phytochemistry, 2022, 204(12):113436

Jiang HY, Cao HN, Ruan JY, et al. Isolation and characterization of anti-inflammatory chromones from *Imperata cylindrica* var. *major*[J]. Chemistry of Natural Compounds, 2022, 58(4):623

Jiang JM, Xia D, Zhu XL, et al. Lycophlegmarinines A-F, new Lycopodium alkaloids from *Phlegmariurus phlegmaria*[J/OL]. Tetrahedron, 2022[2023-02-15] https://doi.org/10.1016/j.tet.2022.132782

Jiang JR, Zhang JD, Yin GY, et al. Chromone derivatives from *Cassia auriculata* and their antibacterial activity [J]. Chemistry of Natural Compounds, 2022, 58(3):420

Jiang JS, Gu QC, Feng ZM, et al. The phenolic acids from the plant of *SaLüia miltiorrhiza*[J]. Fitoterapia, 2022, 159(4):105180

Jiang L, Ma X, Wang Y, et al. Four new compounds from fruits of *Hypericum patulum* Thunb[J/OL]. Natural Product Research, 2022[2023-02-15]. https://doi.org/10.1080/14786419.2022.2155822

Jiang MY, Pu XY, Li WT, et al. Two new monoter-pene esters from *Illigera paviflora* Dunn roots[J/OL]. Natural Product Research, 2022[2023-02-15]. https://doi.org/10.1080/14786419.2022.2137802

Jiang TJ, Dai XL, Gao T, et al. Ancepsone A, a new cheilanthane sesterterpene from *Aleuritopteris anceps*[J]. Tetrahedron Letters, 2022, 100(13):153869

Jiang W, Wu R, Ren G, et al. Two olean-27-carboxylic acid-type triterpenoids as chemical markers isolated from *Saxifraga umbellulata*[J]. Chemistry and Biodiversity, 2022, 19(4):e202100902

Jiang W, Zhao ZY, Tong YP, et al. Phytochemical and biological studies on rare and endangered plants endemic to China. Part XXV. structurally diverse triterpenoids and diterpenoids from two endangered pinaceae plants endemic to the Chinese Qinling Mountains and their bioac-

tivities[J]. Phytochemistry, 2022, 203(11):113366

Jiang XL, He YJ, Hou XY, et al. Two new poly-hydroxylated steroidal glycosides from *Paris polyphylla* var. *yunnanensis*[J]. Phytochemistry Letters, 2022, 49(3):171

Jiang Y, Liang B, Wu Q, et al. One new triterpenoids from *Momordica charantia* L[J/OL]. Natural Product Research, 2022[2023-02-15]. https://doi.org/10.1080/14786419.2022.2144302

Jiang Y, Liu R, Li J, et al. Pyrrole-2-carbaldehydes with neuroprotective activities from Moringa oleifera seeds [J]. Phytochemistry, 2022, 204(12):113451

Jiang Y, Yang RY, Qu ZX, et al. Valeriaquinone A, a unique anthraquinone-coumarin hybrid with selective inhibition of PTP1B from *Knoxia valerianoides*[J]. Chinese Chemical Letters, 2022, 33(6):2919

Jiang ZY, Duan LK, Feng JE, et al. Bioactive constituents from the leaves of *Croton tiglium*[J]. Phytochemistry Letters, 2022, 49(3):65

Jiang ZY, Feng JE, Duan LK, et al. Tigliane diterpenoids with larvicidal, antifungal, and α-glucosidase inhibitory activities from *Croton damayeshu*[J]. Journal of Natural Products, 2022, 85(2):405

Jin A, Duan FF, Chang JL, et al. Chlorinated bisabolene sesquiterpenoids from the whole plant of *Parasenecio rubescens*[J]. Fitoterapia, 2022, 156(1):105093

Jin C, Zhang L, Yuan CJ, et al. New compounds from the stems of *Fissistigma acuminatissimum* Merr. and their in vitro anti-inflammatory activity[J/OL]. Natural Product Research, 2022[2023-02-15]. https://doi.org/10.1080/14786419.2022.2076231

Jin L, Zhou W, Hu ZY, et al. A new megastigmane glycoside, a new organic acid glycoside and other constituents with anticomplementary activity from *Artemisia halodendron*[J/OL]. Natural Product Research, 2022[2023-02-15]. https://doi.org/10.1080/14786419.2022.2104273

Jin Y, Wang M, Yan YF, et al. Bridged cassane derivatives from the seeds of *Caesalpinia sappan* L. and their cytotoxic activities[J]. Phytochemistry, 2022, 197(5):113111

Jo YH, Lee S, Yeon SW, et al. Anti-α-glucosidase and anti-oxidative isoflavonoids from the immature fruits of *Maclura tricuspidata* [J]. Phytochemistry, 2022, 194 (2):113016

贾自立, 田文静, 杨任靖, 等.仙鹤草中木脂素类成分的研究[J].中国中药杂志, 2022, 47(11):2982

金岸, 刘思, 李港, 等.矢镞叶蟹甲草中 1 个新的 8-O-3′型新木脂素[J].中草药, 2022, 53(2):329

K

Kun Z, Lin L, Xiang Z. One new limonoid with cytotoxicity against glioma cell lines from *Cipadessa baccifera* [J/OL]. Natural Product Research, 2022[2023-02-15]. https://doi.org/10.1080/14786419.2022.2106482

L

Lai ST, Zhang T, Wang HQ, et al. Two new sesquiterpene dimers isolated from the roots of *Saussurea lappa* (Yunmuxiang)[J]. Journal of Asian Natural Products Research, 2022, 24(5):490

Lan XJ, Guo SN, Song MY, et al. A novel amide alkaloid from *Portulaca oleracea* [J]. Chemistry of Natural Compounds, 2022, 58(6):1089

Lan YH, Chen IH, Lu HH, et al. Euphormins A and B, new pyranocoumarin derivatives from *Euphorbia formosana* Hayata, and their anti-inflammatory activity[J]. Molecules, 2022, 27(6):1885

Lee CL, Hsu WY, Chen CJ, et al. Steroidal alkaloids from *Solanum erianthum* and their anti-breast cancer properties[J]. Phytochemistry Letters, 2022, 50(4):40

Lei C, Li YN, Li JN, et al. Two new cytotoxic maytansinoids targeting tubulin from *Trewia nudiflora* [J]. Planta Medica, 2022, 88(8):678

Lei T, Liu ZX, Bao Y, et al. Four highly oxygenated sesquiterpenoids from the fruits of *Illicium micranthum* Dunn[J]. Chemistry and Biodiversity, 2022, 19 (7): e202200429

Lei XY, Liu SH, Zhao YX, et al. Lignans and flavonoids from *Cajanus cajan* (L.) Millsp. and their alpha-glucosidase inhibitory activities[J]. Chemistry and Biodiversity, 2022, 19(11):e202200414

Li AN, Ma XJ, Zhang RF, et al. Syringenes M-Q, eremophilane sesquiterpenoid dimers from the peeled stems of *Syringa pinnatifolia* [J]. Chemistry and Biodiversity, 2022, 19(7):e202200245

Li B, Wang RY, Wang MJ, et al. Triterpenoids, steroids, and other constituents from the roots of *Codonopsis pilosula* var. *modesta*[J]. Chemistry of Natural Compounds, 2022, 58(4):674

Li B, Wang X, Lin PC, et al. Two unusual novel iridoid glycosides from *Cornus officinalis* fruit and their biological activities [J/OL]. Journal of Asian Natural Products Research, 2022[2023-02-15]. https://doi.org/10.1080/10286020.2022.2156341

Li BJ, Ma Y, Qian HS, et al. Two new aspidosperma-type monoterpenoid indole alkaloids from *Ervatamia officinalis*[J/OL]. Journal of Asian Natural Products Research, 2022 [2023-02-15]. https://doi.org/10.1080/10286020.2022.2090345

Li C, Sun X, Song Z, et al. Chemical constituents from the stems of *Dendrobium gratiosissimum* and their biological activities [J]. Phytochemistry, 2022, 201(9):113260

Li CK, Wang HQ, Dong CX, et al. New quinones, a sesquiterpene and phenol compounds with cytotoxic activity from the aerial parts of *Morinda umbellata* L[J]. Fitoterapia, 2022, 156(1):105089

Li GH, Zhang Y, Wu JP, et al. Two new C21 steroidal glycosides from *Selaginella Braunii* Baker[J]. Chemistry and Biodiversity, 2022, 19(10):e202200767

Li H, Tang Y, Liang KY, et al. Phytochemical and biological studies on rare and endangered plants endemic to China. Part XXII. structurally diverse diterpenoids from the leaves and twigs of the endangered conifer *Torreya jackii* and their bioactivities [J]. Phytochemistry, 2022, 198 (6):113161

Li HB, Ma SJ, Shan YX, et al. Eight new phenolic acids from the leaves of *Illicium dunnianum* and their osteoprotective activities [J]. RSC Advances, 2022, 12 (33):21655

Li HQ, Yang BC, Sura MB, et al. Liquidambarines A-C, three new abietane diterpenoids from *Liquidambar formosana* Hance and their anti-inflammatory activities[J/OL]. Natural Product Research, 2022 [2023-02-15]. https://doi.org/10.1080/14786419.2022.2142789

Li J, Cui Z, Li Y, et al. Chlospicenes A and B, cyclo-propane cracked lindenane sesquiterpenoid dimers with anti-nonalcoholic steatohepatitis activity from *Chloranthus henryi*[J]. Chinese Chemical Letters, 2022, 33(9):4257

Li J, Ni G, Liu Y, et al. Long-chain fatty acid acylated derivatives of isoflavone glycosides from the rhizomes of *Iris domestica*[J]. Phytochemistry, 2022, 193(4):112977

Li J, Zheng DY, Wei N, et al. A new quassinoid from *Brucea javanica*[J]. Chemistry of Natural Compounds, 2022, 58(4):650

Li JC, Li SY, Tang JX, et al. Triterpenoids, steroids and other constituents from *Euphorbia kansui* and their anti-inflammatory and anti-tumor properties [J]. Phytochemistry, 2022, 204(12):113449

Li JM, Li X, Gao F, et al. Five new diterpenoid alkaloids from *Aconitum sczukinii* Turcz[J]. Phytochemistry Letters, 2022, 47(1):120

Li JX, Chi J, Tang PF, et al. Spirolindemers A and B, lindenane sesquiterpenoid oligomers equipped with oxaspiro [4.5] decane from *Chloranthus henryi*[J]. Chinese Journal of Chemistry, 2022, 40(5):603

Li JY, Ni G, Liu YF, et al. New iridal-type triterpenoid analogues with 6/5/6-fused carbon skeleton from the rhizomes of *Belamcanda chinensis*[J]. Fitoterapia, 2022, 157(2):105040

Li JY, Shen XP, Chen H, et al. Two new cyclohexyle-thanol derivatives from the whole plants of *Incarvillea delavayi* and their inhibition on LPS-induced NO release in BV-2 cells[J]. Phytochemistry Letters, 2022, 50(4):10

Li M, Cui YD, Zhu M, et al. Isolation and character-ization of secondary metabolites from the leaves of *Sauropus spatulifolius* Beille and their potential biological assays[J]. Fitoterapia, 2022, 156(1):105100

Li M, Zhang B, Zeng M, et al. Four new benzoylamide derivatives isolated from the seeds of *Lepidium apetalum*

Willd. and ameliorated LPS-induced NRK52e cells via Nrf2/Keap1 pathway[J]. Molecules, 2022, 27(3):722

Li P, Zhang BH, Zhu ZW, et al. Three new cassane diterpenoids from the seed kernels of *Caesalpinia sinensis* [J]. Phytochemistry Letters, 2022, 47(1):115

Li Q, Li JJ, Bao XH, et al. Unusual sesquilignans with anti-inflammatory activities from the resin of *Ferula sinkiangensis*[J]. Bioorganic Chemistry, 2022, 127:105986

Li QM, Yang XR, Zha XQ, et al. Protective effects of three flavonoids from *Dendrobium huoshanense* flowers on alcohol-induced hepatocyte injury via activating Nrf2 and inhibiting NF-kappaB pathways[J]. Chemistry and Biodiversity, 2022, 19(8):e202200471

Li QQ, Xu J, Chen YY, et al. Chemical constituents from the seeds of *Nigella glandulifera* and their hypogly-cemic activities[J]. RSC Advances, 2022, 12(30):19445

Li QR, Liang HJ, Li BL, et al. Two new withanolides from the whole plants of *Physalis peruviana* [J/OL]. Journal of Asian Natural Products Research, 2022[2023-02-15]. https://doi.org/10.1080/10286020.2022.2095263

Li R, Chen YS, Bi DW, et al. Two new compounds from *Verbena bonariensis*[J/OL]. Journal of Asian Natural Products Research, 2022[2023-02-15]. https://doi.org/10.1080/10286020.2022.2131550

Li SB, Xian XY, Peng CF, et al. Two new dammarane triterpenoid saponins from the leaves of *Cyclocarya paliurus*[J/OL]. Journal of Asian Natural Products Research, 2022 [2023-02-15]. https://doi.org/10.1080/10286020.2022.2099384

Li SF, Wang XY, Li GL, et al. Potential HIV latency-reversing agents with STAT1-activating activity from the leaves of *Wikstroemia chamaedaphne*[J]. Phytochemistry, 2022, 203(11):113395

Li SY, Mi YH, Shen W, et al. Two new xanthones from the twigs of *Calophyllum membranaceum* and their anti-inflammatory activities in HESC cells[J]. Chemistry and Biodiversity, 2022, 19(7):e202200355

Li W, Fu JR, Zheng LJ, et al. Two new bibenzyls from *Pleione grandiflora* (Rolfe) Rolfe and their antioxidant activity [J/OL]. Natural Product Research,

2022〔2023-02-15〕. https://doi. org/10. 1080/14786419. 2022.2050909

Li W, Sun LT, Zhao L, et al. New C9-monoterpenoid alkaloids featuring a rare skeleton with anti-Inflammatory and antiviral activities from *Forsythia suspensa*〔J〕. Chemistry and Biodiversity, 2022, 19(1):e202100668

Li X, Yang SL, He HK, et al. Aromatic diglycosides from *Sophora tonkinensis* and a multi-step conformer filtering procedure for TDDFT calculation of flexible glycoside〔J/OL〕. Journal of Asian Natural Products Research, 2022〔2023-02-15〕. https://doi. org/10. 1080/10286020. 2022. 2100359

Li XH, Huang F, Zhang BR, et al. Involucrasin C, anti-inflammatory 2, 3-dihydro-1H-indene derivative from Chinese Dai Ethnic Medicine *Shuteria involucrata*〔J〕. Chemistry and Biodiversity, 2022, 19(9):e202200188

Li XH, Zhang W, Lei JJ, et al. Cytotoxic nortriterpenoids from the barks of *Juglans cathayensis*〔J/OL〕. Journal of Asian Natural Products Research, 2022〔2023-02-15〕. https://doi.org/10.1080/10286020.2022.2069566

Li XM, Pang N, Wang YF, et al. Two new isoflavones from the barks of *Dalbergia hancei* Benth〔J/OL〕. Natural Product Research, 2022〔2023-02-15〕. https://doi.org/10.1080/14786419.2022.2048380

Li XM, Yang CM, Zhang LN, et al. Euphane and friedelane triterpenoids from *Tripterygium wilfordii*〔J〕. Phytochemistry Letters, 2022, 47(1):46

Li XR, Chen L, Hu K, et al. Discovery and biological evaluation of dispirocyclic and polycyclic ent-clerodane dimers from *Isodon scoparius* as novel inhibitors of Toll-like receptor signaling〔J〕. Organic Chemistry Frontiers, 2022, 9(15):4023

Li XS, Long J, Chen MF, et al. Cynotofuranoside A-C: uncommon C21-steroidal furanosides derived from the acid hydrolysate of *Cynanchum otophyllum* roots〔J〕. Tetrahedron Letters, 2022, 98(11):153812

Li XW, Yue HC, Wu X, et al. Neuroprotective alkamides from the aerial parts of *Achillea alpina* L.〔J〕. Chemistry and Biodiversity, 2022, 19(7):e202200218

Li Y, Jiao XZ, Lyu TH, et al. Structurally diverse diterpenoids from the roots of *Euphorbia fischeriana* Steud〔J〕. Fitoterapia, 2022, 162(7):105296

Li Y, Kumar PS, Tan SQ, et al. Anticancer and anti-bacterial flavonoids from the callus of *Ampelopsis grossedentata*: A new weapon to mitigate the proliferation of cancer cells and bacteria〔J〕. RSC Advances, 2022, 12(37):24130

Li Y, Liu J, Wu Y, et al. Guaiane-type sesquiterpenes from *Curcuma wenyujin*〔J〕. Phytochemistry, 2022, 198(6):113164

Li YH, Wang H, Wang H, et al. Nine new sesquiterpenes from *Curcuma wenyujin* rhizomes〔J〕. Fitoterapia, 2022, 158(3):105167

Li YL, Xu ZN, Li J, et al. Three new lanostanoids with anti-HCV effects from *Abies nukiangensis*〔J〕. Chemistry and Biodiversity, 2022, 19(12):e202200941

Li YN, Zeng YR, Yang J, et al. Chemical constituents from the flowers of *Hypericum monogynum* L. with COX-2 inhibitory activity〔J〕. Phytochemistry, 2022, 193(1):112970

Li YP, Chen Y, Chen X, et al. A new phenanthrene derivative with α-glucosidase inhibitory activity from *Pleione maculata*〔J〕. Chemistry of Natural Compounds, 2022, 58(1):6

Li YP, Wu DX, Ye T, et al. Cytotoxic diterpenoids from the aerial parts of *Scoparia dulcis*〔J〕. Phytochemistry Letters, 2022, 49(3):21

Li YS, Yang BC, Zheng SM, et al. Racemic norlignans as diastereoisomers from *Ferula sinkiangensis* Resins with antitumor and wound-healing promotion activities〔J〕. Molecules, 2022, 27(12):3907

Li YT, Fu J, Wang HQ, et al. Six new sesquiterpenoids from the fruits of *Xanthium italicum*〔J〕. Journal of Asian Natural Products Research, 2022, 24(10):925

Li YW, Lu WJ, Zhou X, et al. Diverse polycyclic polyprenylated acylphloroglucinols with anti-neuroinflammatory activity from *Hypericum beanii*〔J〕. Bioorganic Chemistry, 2022, 127:106005

Li YY, Yang Y, Sun M, et al. Jatrophane polyesters from the leaves of *Euphorbia peplus* with anti-inflammatory activity[J]. Phytochemistry Letters, 2022, 49(3):114

Li ZL, Yao N, Liu HX, et al. Antiosteosarcoma effects of novel 23-nor-3, 4-seco-3-acetallupane triterpenoids from *Acanthopanax gracilistylus* W. W. Smith var. *gracilistylus* in 143B cells[J]. Fitoterapia, 2022, 158(3):105126

Liang HJ, Li QR, Li BL, et al. Three new glycosides from the stems of *Eurya chinensis* R. Br[J/OL]. Natural Product Research, 2022[2023-02-15]. https://doi.org/10.1080/14786419.2022.2103122

Liang XQ, Chang YL, Guan XL, et al. Two new terpenoid glycosides from *Isodon macrocalyx*[J/OL]. Natural Product Research, 2022[2023-02-15]. https://doi.org/10.1080/14786419.2022.2113997

Liaw CC, Huang HT, Liu HK, et al. Cucurbitane-type triterpenoids from the vines of *Momordica charantia* and their anti-inflammatory, cytotoxic, and antidiabetic activity[J]. Phytochemistry, 2022, 195(3):113026

Lin N, Zhang MM, Jiang CS, et al. Uncommon eunicellin-based diterpenoid and 9, 11-secosteroid from the Sanya soft coral *Cladiella krempfi*: structure and stereochemistry[J]. Tetrahedron Letters, 2022, 95(8):153719

Lin RX, Fan LX, Chen X, et al. Three new hasubanan-type alkaloids from the *Stephania longa*[J/OL]. Natural Product Research, 2022[2023-02-15]. https://doi.org/10.1080/14786419.2022.2087221

Lin Y, Li JJ, He L, et al. A new modified pterocarpan glycoside from *Sophora flavescens*[J/OL]. Natural Product Research, 2022[2023-02-15]. https://doi.org/10.1080/14786419.2022.2075861

Lin YP, Fu SN, Li XP, et al. Two novel flavonoids with lipid-lowering activity from Yi Medicine Shekaqi[J]. Chemistry and Biodiversity, 2022, 19(9):e202200363

Lin YX, Sun JT, Liao ZZ, et al. Triterpenoids from the fruiting bodies of *Ganoderma lucidum* and their inhibitory activity against FAAH[J]. Fitoterapia, 2022, 158(3):105161

Liu B, Li B, Chen G, et al. Spirostane saponins with a rearranged A/B ring system isolated from the rhizomes of *Ophiopogon japonicus*[J]. Phytochemistry, 2022, 193(4):112975

Liu BR, Zheng HR, Jiang XJ, et al. Serratene triterpenoids from *Lycopodium cernuum* L. as α-glucosidase inhibitors: identification, structure-activity relationship and molecular docking studies[J]. Phytochemistry, 2022, 195(3):113056

Liu CX, Jiao SG, Li AN, et al. Alashanoids O-S, seco-humulane and eremophilane sesquiterpenoids from *Syringa pinnatifolia*[J]. Chemistry and Biodiversity, 2022, 19(2):e202100917

Liu HY, Yang FX, Liang MJ, et al. Two new furo[3, 2-c]quinolines from the stems of *Nicotiana tabacum* and their anti-tobacco mosaic virus activity[J]. Chemistry of Natural Compounds, 2022, 58(4):708

Liu J, Feng R, Dai O, et al. Isoindolines and phthalides from the rhizomes of *Ligusticum chuanxiong* and their relaxant effects on the uterine smooth muscle[J]. Phytochemistry, 2022, 198(6):113159

Liu J, Wen QY, Tian HR, et al. (±)-Sarcanan A, a pair of new enantiomeric dihydrobenzofuran neolignans from the aerial parts of *Sarcandra glabra*[J/OL]. Natural Product Research, 2022[2023-02-15]. https://doi.org/10.1080/14786419.2022.2050229

Liu J, Zhang J, Zeng M, et al. Anti-pulmonary fibrosis activities of triterpenoids from *Oenothera biennis*[J]. Molecules, 2022, 27(15):4870

Liu JJ, Zhang JK, Zhang QQ, et al. Three new phenolic acid derivatives from *Oenothera biennis*[J]. Phytochemistry Letters, 2022, 52(6):10

Liu KD, Yang WQ, Dai MZ, et al. New stilbenes and phenolic constituents from the rhizomes of *Belamcanda chinensis*[J]. Journal of Asian Natural Products Research, 2022, 24(10):935

Liu KD, Yang WQ, Dai MZ, et al. Phenolic constituents with anti-inflammatory and cytotoxic activities from the rhizomes of *Iris domestica*[J]. Phytochemistry, 2022, 203(11):113370

Liu L, Guan F, Chen Y, et al. Two novel sesquiterpenoid glycosides from the rhizomes of *Atractylodes lancea*[J]. Molecules, 2022, 27(18):5753

Liu L, Yang Y, Bao T, et al. New glycosides from the leaves and rattan stems of *Schisandra chinensis*[J]. Phytochemistry Letters, 2022, 47(1):21

Liu LY, Yang YK, Wang JN, et al. Steroidal alkaloids from *Solanum nigrum* and their cytotoxic activities[J]. Phytochemistry, 2022, 202(10):113317

Liu PS, Lan XJ, Tao XJ, et al. A new alkaloid and two organic acids from *Portulaca oleracea* L. and their bio-activities[J/OL]. Natural Product Research, 2022[2023-02-15]. https://doi.org/10.1080/14786419.2022.2103696

Liu Q, Chen X, Wang SH, et al. Bioactive abietane diterpenes and benzofuran neolignans from the resins of *Toxicodendron vernicifluum*[J]. Fitoterapia, 2022, 163(8):105332

Liu QY, Zheng H, Wang XN, et al. Cytotoxic new caged-polyprenylated xanthonoids from *Garcinia oligantha*[J]. Fitoterapia, 2022, 156(1):105092

Liu R, Liu XY, Li M, et al. Eurobusones A-D, four antibacterial formyl phloroglucinol meoterpenoids from *Eucalyptus robusta*[J]. Fitoterapia, 2022, 157(2):105131

Liu SB, Zeng L, Xu QL, et al. Polycyclic phenol derivatives from the leaves of *Spermacoce latifolia* and their antibacterial and alpha-glucosidase inhibitory activity[J]. Molecules, 2022, 27(10):3334

Liu SZ, Zhang JY, He FM, et al. Anti-inflammatory sesquiterpenoids from the heartwood of *Juniperus formosana* Hayata[J]. Fitoterapia, 2022, 157(2):105105

Liu T, Chen X, Hu Y, et al. Sesquiterpenoids and triterpenoids with anti-inflammatory effects from *Artemisia vulgaris* L.[J]. Phytochemistry, 2022, 204(12):113428

Liu W, Li M, Feng Y, et al. Triterpenoids from chios mastic gum of *Pistacia lentiscus* and their inhibition of LPS-induced NO production in RAW 264.7 cells[J]. Tetrahedron, 2022, 125(23):133042

Liu W, Zhang H, Wan H, et al. Anti-inflammatory withanolides from the aerial parts of *Physalis minima*[J]. Phytochemistry, 2022, 202(10):113301

Liu X, Guo Q, Zhang YS, et al. Enantiomeric phenylpropanoids from *Uncaria rhynchophylla*[J]. Chemistry of Natural Compounds, 2022, 58(6):1026

Liu X, Tian W, Zhou M, et al. Bisabolane-type sesquiterpenes from *Vernonia amygdalina*: Absolute configuration and anti-inflammatory activity[J]. Phytochemistry, 2022, 201(9):113283

Liu Y, Jiang YK, Jiang HB, et al. Compounds from the fruits of *Nicandra physaloides* and their potential anti-inflammatory activities[J]. Phytochemistry Letters, 2022, 48(2):72

Liu Y, Liu GZ, Li XM, et al. Corrigendum: anti-proliferative properties of schinensilactone A, a schinortriterpenoid with 7, 8-seco-1, 8-cyclo scaffold against caco-2 by inducing cell apoptosis from the leaves of *Schisandra chinensis*[J]. Chinese Journal of Chemistry, 2022, 40(11):1331

Liu Y, Liu Y, Zou HD, et al. New steroids from the pericarps of *Datura metel* L.[J/OL]. Natural Product Research, 2022[2023-02-15]. https://doi.org/10.1080/14786419.2022.2158461

Liu Y, Meng X, Wang H, et al. Inositol Derivatives with anti-inflammatory activity from leaves of *Solanum capsicoides* Allioni[J]. Molecules, 2022, 27(18):6063

Liu Y, Wang AF, Naseem A, et al. Phenylpropanoids and triterpenoids from *Tripterygium regelii* and their anti-inflammatory activities[J]. Phytochemistry Letters, 2022, 49(3):73

Liu Y, Wang M, Cao Y, et al. Chemical constituents from the flowers of *Carthamus tinctorius* L. and their lung protective activity[J]. Molecules, 2022, 27(11):3573

Liu Y, Wang Q, Zheng DK, et al. Abietane diterpenoids with neuroprotective activities from *Phlegmariurus carinatus*[J]. Natural Product Research, 2022, 36(23):6006

Liu Y, Wu DD, Luo YM, et al. New sesquiterpenoid and aliphatic glycoside from the roots of *Datura metel* L.[J]. Phytochemistry Letters, 2022, 50(4):15

Liu Y, Zhang JQ, Zhan R, et al. Isopentenylated bibenzyls and phenolic compounds from *Dendrobium chrysotoxum* Lindl[J]. Chemistry and Biodiversity, 2022, 19(6):e202200259

Liu Y, Zhang XX, Xu SS, et al. New triterpenoids

from the *Cyclocarya paliurus* (Batalin) Iljinskaja and their anti-fibrotic activity [J]. Phytochemistry, 2022, 204 (12):113434

Liu Y, Zhu HC, Guo S, et al. Six new secoiridoid glycosides from the stem barks of *Syringa Reticulata* (Bl.) Hara[J]. Fitoterapia, 2022, 157(2):105128

Liu YL, Wang Y, He XR, et al. Two new isoquinoline alkaloids from *Cryptocarya wrayi* and their biological activities[J]. Fitoterapia, 2022, 156(1):105086

Liu YP, Xie Z, Guan RQ, et al. Syzysamalactone, an unusual 11-carbon δ-lactone derivative from the fresh ripe fruits of *Syzygium samarangense* (Wax Apple)[J]. Journal of Natural Products, 2022, 85(8):2100

Liu YR, Yang L, Wang JZ, et al. New lignans and phenylethanoid with antioxidant activity from aerial parts of *Forsythia suspensa* (Thunb.) Vahl[J/OL]. Natural Product Research, 2022 [2023-02-15]. https://doi. org/10. 1080/14786419.2022.2087650

Liu YX, Song HJ, Xu JX, et al. Anti-inflammatory abietanes diterpenes and triterpenoids isolated from *Clinopodium polycephalum* [J]. Fitoterapia, 2022, 161 (6): 105244

Long HP, Liu J, Xu PS, et al. Hypoglycemic flavonoids from *Selaginella tamariscina* (P. Beauv.) Spring [J]. Phytochemistry, 2022, 195(3):113073

Long J, Ouyang JC, Luo YH, et al. Three new cardenolides from the fruits of *Cascabela thevetia* (L.) Lippold and their cytotoxic activities[J/OL]. Natural Product Research, 2022 [2023-02-15]. https://doi. org/10. 1080/14786419.2022.2113876

Lou HY, Liu HF, Wang H, et al. Diverse flavonoids from the roots of *Indigofera stachyodes*[J]. Chemistry and Biodiversity, 2022, 19(10):e202200676

Lou HY, Yi P, Liu HF, et al. Novel flavonolignans from the roots of *Indigofera stachyodes*[J]. Fitoterapia, 2022, 160(5):105217

Lu DW, Zhang X, Chen MH. A new lignan from *Gymnotheca involucrata* [J]. Chemistry of Natural Compounds, 2022, 58(3):411

Lyu KQ, Ji HY, Du GX, et al. Calysepins I-VII, hex-

asaccharide resin glycosides from *Calystegia sepium* and their cytotoxic evaluation[J]. Journal of Natural Products, 2022, 85(5):1294

Lyu LX, Wu Y, He HX, et al. Acronyrones A-C, unusual prenylated acetophenones from *Acronychia pedunculata*[J]. Fitoterapia, 2022, 163(8):105303

Lu SH, Huang J, Zuo HJ, et al. Monoterpenoid glycosides from the leaves of *Ligustrum robustum* and their bioactivities[J]. Molecules, 2022, 27(12):3709

Lu SH, Zuo HJ, Huang J, et al. Phenylethanoid and phenylmethanoid glycosides from the leaves of *Ligustrum robustum* and their bioactivities[J]. Molecules, 2022, 27 (21):7390

Lu W, Zhang Y, Li Y, et al. Hyperbenzones A and B, two 1, 2-seco and rearranged polycyclic polyprenylated acylphloroglucinols from *Hypericum beanii* [J]. Chinese Chemical Letters, 2022, 33(8):4121

Lu YB, Luo S, Wang YX, et al. Jatrophane diterpenoids with cytotoxic activity from the whole plant of *Euphorbia heliosocpia* L. [J]. Phytochemistry, 2022, 203 (11):113420

Luo JZ, Li MS, Song XX, et al. New alkaloids and their in vitro antitumor activity of *Corydalis balansae*[J]. Fitoterapia, 2022, 162(7):105289

Luo K, Dai RJ, Wang Z, et al. Two new triterpenoid saponins from *Bupleurum marginatum* Wall. ex DC[J/OL]. Natural Product Research, 2022 [2023-02-15]. https://doi.org/10.1080/14786419.2022.2075862

Luo XC, Wu RC, Han X, et al. Guaiane sesquiterpenes from the gorgonian *Echinogorgia flora* collected in the South China Sea[J]. RSC Advances, 2022, 12(5):2662

Luo YX, Wu Y, Dai DC, et al. Two new sesquiterpenes from the stems of *Fissistigma maclurei*[J]. Chemistry of Natural Compounds, 2022, 58(2):279

Luo ZH, Zeng J, Yu HY, et al. Astramalabaricosides A-T, highly oxygenated malabaricane triterpenoids with migratory inhibitory activity from *Astragalus membranaceus* var. *mongholicus*[J]. Journal of Natural Products, 2022, 85(10):2312

李雷,彭成,李馨蕊,等.红花中 1 对倍半萜对映异构体

的研究[J].中国中药杂志,2022,47(20):5530

李外,吴子薇,李晓波,等.异株荨麻果化学成分研究[J].中国中药杂志,2022,47(18):4972

李炳祎,张勇,贾琦,等.毛裂蜂斗菜中的 1 个新的倍半萜化合物[J].中草药,2022,53(12):3581

李红彬,冯庆梅,张玲霞,等.酒萸肉环烯醚萜类化学成分研究[J].中国中药杂志,2022,47(5):1273

李新亮,符胜男,汤书婉,等.山绿茶中 1 个新的三萜酸成分绝对构型的确定[J].中国中药杂志,2022,47(15):4084

梁会,赵玉敏,刘翰飞,等.贵州鼠尾草中 1 个新的姜黄素类化合物[J].中草药,2022,53(18):5593

林萍,王亚凤,何瑞杰,等.锥叶中 1 个新的酚苷类化合物[J].中草药,2022,53(17):5271

刘杰,林巧,周勤梅,等.附子中 1 个新的苯基异喹啉生物碱及其心肌保护活性[J].中国中药杂志,2022,47(12):3265

刘丽娜,张学文,侯芳洁,等.台湾拟金发藓二苯甲酮类化学成分及其细胞毒活性研究[J].中草药,2022,53(3):667

刘新宇,侯杏子,郭强,等.钩藤中甾醇类化学成分研究[J].中国中药杂志,2022,47(3):684

龙国清,王东东,胡高升,等.苦参根中化学成分及其体外抗肿瘤活性研究[J].中草药,2022,53(4):978

M

Ma CY, Li Y, Lu JH, et al. Three new cytotoxic annonaceous acetogenins from the seeds of *Annona squamosa* [J/OL]. Natural Product Research, 2022[2023-02-15]. https://doi.org/10.1080/14786419.2022.2134362

Ma GH, Chen JY, Wang LM, et al. Eighteen structurally diversified sesquiterpenes isolated from *Pogostemon cablin* and their inhibitory effects on nitric oxide production [J]. Fitoterapia, 2022, 156(1):105098

Ma LM, Chai T, Wang CB, et al. Four new compounds with cytotoxic and neuroprotective activity from *Notopterygium incisum*[J]. Phytochemistry Letters, 2022, 49(3):138

Ma LM, Wang CB, Zhai XX, et al. Chemical constituents from the roots of *Zanthoxylum bungeanum* Maxim.

and their neuroprotective activities[J]. Fitoterapia, 2022, 163(8):105337

Ma LM, Wang K, Meng XH, et al. Terpenoids from *Nardostachys jatamansi* and their cytotoxic activity against human pancreatic cancer cell lines[J]. Phytochemistry, 2022, 200(8):113228

Ma S, Wang R, Gao R, et al. Antiviral spirooliganones C and D with a unique spiro[bicyclo[2.2.2]octane-2, 2'-bicyclo[3.1.0]hexane]carbon skeleton from the roots of *Illicium oligandrum*[J]. Chinese Chemical Letters, 2022, 33(9):4248

Ma W, Wang S, Wang Y, et al. Antiproliferative amaryllidaceae alkaloids from the bulbs of *Hymenocallis littoralis*(Jacq.) Salisb[J]. Phytochemistry, 2022, 197(5):113112

Ma WH, Lu Y, Huang H, et al. Schisanwilsonins H and I, two new dibenzocyclooctane lignans from the fruits of *Schisandra wilsoniana*[J/OL]. Journal of Asian Natural Products Research, 2022[2023-02-15]. https://doi.org/10.1080/10286020.2022.2054806

Ma Y, Liu X, Liu B, et al. Hyperacmosin R, a new decarbonyl prenylphloroglucinol with unusual spiroketal subunit from *Hypericum acmosepalum*[J]. Molecules, 2022, 27(18):5932

Ma Y, Suo X, Li X, et al. Polycyclic polyprenylated acylphloroglucinols from *Hypericum beanii* and their hepatoprotective activity[J]. Phytochemistry, 2022, 203:113413

Meng F, Ma Y, Zhan H, et al. Lignans from the seeds of *Herpetospermum pedunculosum* and their farnesoid X receptor-activating effect[J]. Phytochemistry, 2022, 193(1):113010

Meng LJ, Kong QH, Xie JX, et al. Bufogarlides A-C, three new bufadienolides with $\triangle$14, 15 double bond from the skins of *Bufo bufogargarizans*[J/OL]. Natural Product Research, 2022[2023-02-15]. https://doi.org/10.1080/14786419.2022.2127709

Meng LJ, Yu CY, Hui J, et al. Three new coumarin derivatives from *Maytenus hookeri*[J/OL]. Natural Product Research, 2022[2023-02-15]. https://doi.org/10.1080/

14786419.2022.2122963

Meng XH, Lyu H, Ding XQ, et al. Sesquiterpene lactones with anti-inflammatory and cytotoxic activities from the roots of *Cichorium intybus*[J]. Phytochemistry, 2022, 203(11):113377

Mi SH, Zhao P, Li Q, et al. Guided isolation of daphnane-type diterpenes from *Daphne genkwa* by molecular network strategies[J]. Phytochemistry, 2022, 198(6):113144

Mu HY, Gao YH, Cao GC, et al. Dihydro-*β*-agarofuran-type sesquiterpenoids from the seeds of *Celastrus virens* with lifespan-extending effect on the nematode *Caenorhabditis elegans*[J]. Fitoterapia, 2022, 158(3):105165

马丽,王嘉霖,柴甜,等.甘遂中的新三萜及其抗氧化活性[J].中草药,2022,53(8):2269

马程遥,李月,卢佳慧,等.番荔枝子中4个新的邻双四氢呋喃型番荔枝内酯[J].中草药,2022,53(15):4604

N

Ngoc NT, Cuong DV, Hanh TTH, et al. Cytotoxic terpenoids from the stem bark of *Taxus wallichiana*[J]. Phytochemistry Letters, 2022, 52(6):113

Nie W, Ding LF, Tie L, et al. seco-Prezizanne sesquiterpenes and prenylated C6-C3 compounds from the fruits of *Illicium lanceolatum* A. C. Smith[J]. Chemistry and Biodiversity, 2022, 19(1):e202100868

Niu XN, Shi YN, Teng LX, et al. Two new dammarane-type saponins from radix and rhizomes of *Panax ginseng* C. A. Meyer[J/OL]. Natural Product Research, 2022[2023-02-15]. https://doi. org/10. 1080/14786419.2022.2150848

娜黑芽,张晓玲,陈怡璇,等.药用沙棘果汁中1个新的黄酮苷类化合物[J].中草药,2022,53(3):659

聂伟,丁林芬,雷铁,等.披针叶茴香果实中1个新的异戊烯基取代 C_6-C_3 类化合物[J].中草药,2022,53(6):1671

聂承冬,邓斌,刘圆,等.连翘的苯乙醇苷类化学成分及其抗肿瘤活性研究[J].中国中药杂志,2022,47(24):6641

宁若男,贾冬玲,王晓婧,等.独子藤中1个新的木栓烷型三萜[J].中草药,2022,53(2):342

O

Osman Mohammed RM, Huang Y, Guan X, et al. Cytotoxic cardiac glycosides from the root of *Streblus asper*[J]. Phytochemistry, 2022, 200(8):113239

Ouyang ZW, He JM, Qin F, et al. Two new isoquinolines from *Corydalis saxicola*[J/OL]. Natural Product Research, 2022[2023-02-15]. https://doi. org/10. 1080/14786419.2022.2027409

P

Pan J, Liu Y, Wang SY, et al. Mantuoluosides A-H, new steroids isolated from the leaves of *Datura stramonium* L.[J]. Fitoterapia, 2022, 163(8):105339

Pan QM, Li YH, Zhang JJ, et al. Monoterpenoid indole alkaloids isolated from the stems and twigs of *Strychnos cathayensis*[J]. Phytochemistry, 2022, 203(11):113353

Pang X, Duan ZW, Liu CY, et al. N-containing compounds from *Hymenocallis littoralis* and their cytotoxicity against Hep3B cells[J]. Phytochemistry Letters, 2022, 48(2):54

Peng B, Han XY, Wang H, et al. Two new cadinane-type sesquiterpenoid glycosides from *Dryopteris fragrans* with anti-inflammatory activities[J/OL]. Journal of Asian Natural Products Research, 2022[2023-02-15]. https://doi.org/10.1080/10286020.2022.2028776

Peng MJ, Zhao HM, Zhao CQ, et al. Diterpenes from oriental tobacco *Nicotiana tabacum* "YNOTBS1" and their bioactivities[J/OL]. Natural Product Research, 2022[2023-02-15]. https://doi.org/10.1080/14786419.2021.2025367

Peng S, Chen T, Wang G, et al. Five glycosylated phenolic derivatives from the bark of *Ilex rotunda* Thunb. and their anti-inflammatory activities[J/OL]. Natural Product Research, 2022[2023-02-15]. https://doi.org/10.1080/14786419.2022.2078323

Peng X, Tan Q, Wu L, et al. Ferroptosis inhibitory aromatic abietane diterpenoids from *Ajuga decumbens* and structural revision of two 3, 4-epoxy group-containing abietanes[J]. Journal of Natural Products, 2022, 85(7):1808

Peng Y, Chang Y, Sun C, et al. Octacyclic and decacyclic ent-abietane dimers with cytotoxic activity from *Euphorbia fischeriana* steud[J]. Chinese Chemical Letters, 2022, 33(9):4261

Peng ZQ, Liu Y, Wang SY, et al. Chemical constituents of the roots of *Schisandra chinensis*[J]. Chemistry and Biodiversity, 2022, 19(4):e202100962

Peng ZT, Xia YJ, Yashiro T, et al. Novel phenylpropanoids and isoflavone glycoside are isolated and identified from the carob pods(*Ceratonia siliqua* L.)[J/OL]. Natural Product Research, 2022[2023-02-15]. https://doi.org/10.1080/14786419.2022.2076230

Pu DB, Guo SQ, Ni DX, et al. Spiroarborin, an ent-clerodane homodimer from *Callicarpa arborea* as an inhibitor of the eleven-nineteen leukemia(ENL) protein by Targeting the YEATS Domain[J]. Journal of Natural Products, 2022, 85(2):317

Pu XX, Ran XQ, Yan Y, et al. Three new jatrophane diterpenoids from *Euphorbia peplus* Linn. with activity towards autophagic flux[J]. Phytochemistry Letters, 2022, 50(4):141

Q

Qi SZ, Li BB, Liu MS, et al. Chemical constituents from the seeds of *Cullen corylifolium* and their inhibitory activity on diacylglycerol acyltransferase[J/OL]. Natural Product Research, 2022[2023-02-15]. https://doi.org/10.1080/14786419.2022.2103126

Qin F, Li MS, Li JJ, et al. Four new sesquiterpenoids from *Zanthoxylum nitidum*[J]. Chemistry and Biodiversity, 2022, 19(7):e202200449

Qin HB, Bi DW, Li FQ, et al. Two new C-benzylated chalcones and one new mimosin-type homoisoflavonoid from the twigs and leaves of *Caesalpinia digyna*[J]. Fitoterapia, 2022, 162(7):105279

Qin Y, Liu S, Zou Q, et al. Naphthoquinones from *Catalpa bungei* "Jinsi" as potent antiproliferation agents inducing DNA damage[J]. Fitoterapia, 2022, 160(5):105196

Qing Z, Shi Y, Han L, et al. Identification of seven undescribed cucurbitacins in *Cucumis sativus* (cucumber) and their cytotoxic activity[J]. Phytochemistry, 2022, 197(5):113123

Qiu H, Song LX, Yang YB, et al. Two new stilbenoid diglycosides from the stems of *Dendrobium* "Sonia"[J/OL]. Journal of Asian Natural Products Research, 2022[2023-02-15]. https://doi.org/10.1080/10286020.2022.2081162

Quan LQ, Wang Y, Tang JX, et al. Valeridoids G-Q, eleven seco-iridoids from *Valeriana jatamansi* and their bioactivites[J]. Chemistry and Biodiversity, 2022, 19(9):e202200609

R

Ren H, Liu SB, Lou T, et al. Two new ent-kaurane diterpenoids from the leaves of *Sphagneticola trilobata*[J]. Phytochemistry Letters, 2022, 49(3):177

Ren WJ, Zhu GY, Ma Y, et al. A novel oxoisoaporphine-type alkaloid from the rhizome of *Menispermum dauricum*[J/OL]. Journal of Asian Natural Products Research, 2022[2023-02-15]. https://doi.org/10.1080/10286020.2022.2050706

Ren Y, Tong X, Zhao Y, et al. Dolabrane-type diterpenoids with immunosuppressive activity from *Koilodepas hainanense*[J]. Journal of Natural Products, 2022, 85(6):1581

Ren YJ, Cao YG, Zeng MN, et al. Ten undescribed diterpenoid quinones derived from the *SaLüia miltiorrhiza*[J]. Phytochemistry, 2022, 200(8):113224

Ren YJ, Cao YG, Zeng MN, et al. Two new diterpenoid quinones with lung protective activity from the roots of *SaLüia miltiorrhiza*[J]. Phytochemistry Letters, 2022, 51(5):1

Rouzimaimaiti R, Maimaitijiang A, Yang H, et al. Jatrophane diterpenoids from *Euphorbia microcarpa*(prokh.) krylov with multidrug resistance modulating activity[J]. Phytochemistry, 2022, 204(12):113444

Ruan JY, Cao HN, Jiang HY, et al. Structural characterization of phenolic constituents from the rhizome of *Imperata cylindrica* var. *major* and their anti-inflammatory activity[J]. Phytochemistry, 2022, 196(4):113076

S

Sakan Kaunda J, Xu YJ, Zhang RH, et al. Diterpenoids from *Strophioblachia glandulosa* and their NLRP3 inflammasome inhibitory effects[J]. Chemistry and Biodiversity, 2022, 19(12):e202200838

Shao LL, Liu HF, Lou HY, et al. Dammarane and apotirucallane triterpenoids from the stem bark of *Melia toosendan* and their antibacterial activities[J]. Tetrahedron, 2022, 123(21):132987

Shao Q, Li TY, Quan W, et al. The alkaloids with neuroprotective effect from the root bark of *Ailanthus altissima*[J/OL]. Natural Product Research, 2022[2023-02-15]. https://doi.org/10.1080/14786419.2022.2149518

Shao ZG, Li LZ, Zheng YZ, et al. Anti-inflammatory sesquiterpenoid dimers from *Artemisia atrovirens*[J]. Fitoterapia, 2022, 159(4):105199

Shen HY, Zhang M, Ouyang JK, et al. Two new coumarin derivatives from the whole plant of *Spermacoce latifolia*[J]. Phytochemistry Letters, 2022, 51(5):82

Shen W, Hu XL, Li SY, et al. Pyranochromones with anti-inflammatory activities in arthritis from *Calophyllum membranaceum*[J]. Journal of Natural Products, 2022, 85(5):1374

Shen XP, Chen H, Li SS, et al. Monoterpene alkaloids from *Incarvillea delavayi* bureau et franchet and their inhibition against LPS induced NO production in BV2 cells[J]. Chemistry and Biodiversity, 2022, 19(3):e202101013

Shi BB, Ai HL, Duan KT, et al. Ophiorrhines F and G, key biogenetic intermediates of ophiorrhine alkaloids from *Ophiorrhiza japonica* and their immunosuppressant activities[J]. Journal of Natural Products, 2022, 85(2):453

Shi GR, Liang RL, Yu SS. Five new cyclopentenyl fatty acid derivatives from the seeds of *Hydnocarpus anthelminthica*[J]. Journal of Asian Natural Products Research, 2022, 24(4):303

Shi GR, Zhou J, Wang X, et al. Three new pyridine alkaloids and one new iridoid analogue from the leaves of *Rehmannia glutinosa*[J]. Journal of Asian Natural Products Research, 2022, 24(10):945

Shi Z, Tan X, Hu H, et al. Discovery of undescribed monoterpenoid polyprenylated acylphloroglucinols with immunosuppressive activities from *Hypericum longistylum*[J]. Phytochemistry, 2022, 198(6):113173

Shou PT, Li J, Zhang PP, et al. Pharmacophore-probe reaction guided purification to precisely identify electrophilic withanolides from *Tubocapsicum anomalum* Makino and their anti-TNBC activity[J]. Fitoterapia, 2022, 158(3):105169

Song H, Tan J, Ma R, et al. Anti-inflammatory constituents from *Caulis Trachelospermi*[J]. Planta Medica, 2022, 88(9—10):721

Song J, Wang J, Wang ZC, et al. New cytotoxic quinone analogues from the rhizomes of *Arnebia euchroma*[J]. Phytochemistry Letters, 2022, 50(4):6

Song LL, Wang Y, Xu CB, et al. Minor monoterpene derivatives from an aqueous extract of the hook-bearing stem of *Uncaria rhynchophylla*[J]. Journal of Asian Natural Products Research, 2022, 24(5):432

Song M, Chan G, Lin LG, et al. Triterpenoids from the fruits of *Melia azedarach* L. and their cytotoxic activities[J]. Phytochemistry, 2022, 201(9):113280

Song MY, Ying ZM, Ying XX, et al. Three novel alkaloids from *Portulaca oleracea* L. and their anti-inflammatory bioactivities[J]. Fitoterapia, 2022, 156(1):105087

Song ZM, Yuan PP, Zhang XJ, et al. Five new terpenoids and their anti-injury activity from *Zingiberis Rhizoma*[J]. Tetrahedron Letters, 2022, 102(15):153947

Song ZM, Zhang XJ, Yuan PP, et al. Diarylheptanoid glycosides from *Zingiber officinale* peel and their anti-apoptotic activity[J]. Fitoterapia, 2022, 157(2):105109

Su GZ, Jiao SG, Zhang RF, et al. A pair of enantiomeric dimers with an unprecedented skeleton from stem barks of *Syringa pinnatifolia*[J]. Fitoterapia, 2022, 158(3):105173

Su GZ, Li M, Wang XJ, et al. Chemical constituents from the fruits of *Illicium simonsii* and their antiviral activity and neuroprotective effect[J]. Phytochemistry, 2022, 202(10):113323

Su T, Pu MC, Tang DK, et al. New benzofuran neolignans with neuroprotective activity from *Phyllanthodendron breynioides*[J/OL]. Natural Product Research, 2022[2023-02-15]. https://doi.org/10.1080/14786419.2022.2153454

Su X, Cai CH, Dong WH, et al. Three new 2-(2-phenylethyl) chromones from "Chong-lou" agarwood of *Aquilaria sinensis*[J]. Phytochemistry Letters, 2022, 51(5):86

Su Y, Song WB, He Q, et al. Two novel flavonoids and cytotoxicity evaluation from *Cryptocarya yunnanensis*[J]. Chemistry and Biodiversity, 2022, 19(6):e202200224

Sun J, Li MM, Wang YR, et al. Phenolic glucosides from the leaves of *Vitex negundo* var. *cannabifolia*[J]. Chemistry and Biodiversity, 2022, 19(11):e202200652

Sun J, Ma J, Li M, et al. Iridoid glucosides from the leaves of *Vitex negundo* var. *cannabifolia*[J]. Phytochemistry Letters, 2022, 47(1):56

Sun PT, Cao YG, Xue GM, et al. Hypeisoxazole A, a racemic pair of tetrahydroisoxazole-fused benzylisoquinoline alkaloids from *Hypecoum erectum* and structural revision of hypecoleptopine[J]. Organic Letters, 2022, 24(7):1476

Sun Y, Cui L, Li Q, et al. Mufolinin A, an unprecedented ring A-seco 10-ethyllimonoid from *Munronia unifoliolata*[J]. Chinese Chemical Letters, 2022, 33(1):516

Sun Y, Cui L, Sun Y, et al. A/D-rings-seco limonoids from the fruits of *Aglaia edulis* and their bioactivities[J]. Phytochemistry, 2022, 195(3):113049

Sun YJ, Chen HJ, Han RJ, et al. Cytotoxic polyhydroxylated pregnane glycosides from *Cissampelos pareira* var. *hirsuta*[J]. RSC Advances, 2021, 12(1):498

Sun YJ, Han RJ, Bai HY, et al. Structurally diverse biflavonoids from *Dysosma versipellis* and their bioactivity[J]. RSC Advances, 2022, 12(54):34962

Sun YP, Chi J, Zhang LJ, et al. Sarglaromatics A-E: a class of naphthalene-like architecture fused norlindenane sesquiterpene dimers from *Sarcandra glabra*[J]. The Journal of Organic Chemistry, 2022, 87(6):4323

Sun Z, Chen M, Li Q, et al. Five new polyoxypregnane glycosides from the vines of *Aspidopterys obcordata* and their antinephrolithiasis activity[J]. Molecules, 2022, 27(14):4596

Sun Z, Zhang Y, Peng X, et al. Diverse sesquiterpenoids and polyacetylenes from *Atractylodes lancea* and their anti-osteoclastogenesis activity[J]. Journal of Natural Products, 2022, 85(4):866

桑宜宁, 唐思琦, 周田歌, 等. 巴山花椒根中的生物碱类成分研究[J]. 中草药, 2022, 53(5):1354

史国茹, 梁瑞兰, 庾石山. 泰国大风子化学成分研究[J]. 中国中药杂志, 2022, 47(11):2989

孙艳, 沈庆国, 屈玲霞, 等. 无叶假木贼的化学成分及抗菌活性研究[J]. 中草药, 2022, 53(8):2278

孙宁喆, 李文艳, 邱玉敏, 等. 波罗蜜根中的异戊烯基黄酮类成分及其抗炎活性研究[J]. 中草药, 2022, 53(20):6369

T

Tai B, Bai L, Yu MY, et al. Eremophilane and cadinene sesquiterpenes from *Syringa oblata* and their protective effects against hypoxia-induced injury on H9c2 cells[J]. Chemistry and Biodiversity, 2022, 19(5):e202200154

Tan JY, Cheng YG, Li JL, et al. New taraxasterane-type triterpenes from *Diaphragma juglandis* fructus[J]. Tetrahedron Letters, 2022, 100(13):153868

Tan LX, Xia TQ, He QF, et al. Stilbenes from the leaves of *Cajanus cajan* and their in vitro anti-inflammatory activities[J]. Fitoterapia, 2022, 160(5):105229

Tan YQ, Tian DM, Li C, et al. Naphthoquinones and triterpenoids from *Arnebia euchroma* (Royle) Johnst and their hypoglycemic and lipid-lowering effects[J]. Fitoterapia, 2022, 162(7):105288

Tan YZ, Wang LX, Li HX, et al. Lignans from the root of *Valeriana jatamansi* and their biological evaluation[J/OL]. Journal of Asian Natural Products Research, 2022[2023-02-15]. https://doi.org/10.1080/10286020.2022.2145958

Tang BQ, Li ZW, Li L, et al. New iboga-type alkaloids from *Ervatamia officinalis* and their anti-inflammatory activity[J]. Fitoterapia, 2022, 156(1):105085

Tang JX, Quan LQ, Xie K, et al. Jatavaleridoids A-H, eight new iridoids from the roots and rhizomes of *Valeriana jatamansi* Jones[J]. Fitoterapia, 2022, 162(7):105286

Tang M, Tang SH, Huang JY, et al. Three new sesquiterpenes from *Ixeris sonchifolia* [J/OL]. Journal of Asian Natural Products Research, 2022 [2023-02-15]. https://doi.org/10.1080/10286020.2022.2126358

Tang WZ, Zhao HM, Tian Y, et al. Merosesquiterpenes from the marine sponge *Spongia pertusa* Esper and their antifungal activities [J]. Tetrahedron Letters, 2022, 93(6):153690

Tang YT, Wu J, Bao MF, et al. Dimeric erythrina alkaloids as well as their key units from *Erythrina variegata* [J]. Phytochemistry, 2022, 198(6):113160

Tang ZY, Xia ZX. A new anti-endometrial cancer diterpenoid glucoside from *Sheareria nana* [J]. Chemistry of Natural Compounds, 2022, 58(5):870

Tao H, Zhou Y, Yin X, et al. Two new phenolic glycosides with lactone structural units from leaves of *Ardisia crenata* Sims with antibacterial and anti-inflammatory activities [J]. Molecules, 2022, 27(15):4903

Teng LP, Zeng H, Yang CY, et al. Three new xanthones from *Hypericum scabrum* and their quorum sensing inhibitory activities against *Chromobacterium violaceum* [J]. Molecules, 2022, 27(17):5519

Tian J, Ying Z, Lan X, et al. Two new metabolites from *Portulaca oleracea* and their anti-inflammatory activities [J]. Phytochemistry Letters, 2022, 48(2):114

Tian JL, Yu SH, Wang L, et al. New polyacetylenes from *Bidens procera* [J/OL]. Natural Product Research, 2022 [2023-02-15]. https://doi.org/10.1080/14786419.2022.2134864

Tian JY, Zhang MB, Zhao YD, et al. Two new ester alkaloids from *Portulaca oleracea* L. and their bioactivities [J/OL]. Natural Product Research, 2022 [2023-02-15]. https://doi.org/10.1080/14786419.2022.2161542

Tian MR, Du K, Zhi YL, et al. LSD1 inhibitors from the roots of *Pueraria lobata* [J/OL]. Journal of Asian Natural Products Research, 2022 [2023-02-15]. https://doi.org/10.1080/10286020.2022.2032677

Tie FF, Fu YY, Hu N, et al. Isolation of oligostilbenes from *Iris lactea* Pall. var. *chinensis* (Fisch.) Koidz and their anti-inflammatory activities [J]. RSC Advances, 2022, 12 (51):32912

Tu WC, Ding LF, Peng LY, et al. Cassane diterpenoids from the seeds of *Caesalpinia bonduc* and their nitric oxide production and α-glucosidase inhibitory activities [J]. Phytochemistry, 2022, 193(1):112973

Tu WC, Luo RH, Yuan E, et al. Triterpene constituents from the fruits of *Cyclocarya paliurus* and their anti-HIV-1IIIB activity [J/OL]. Natural Product Research, 2022 [2023-02-15]. https://doi.org/10.1080/14786419.2022.2120874

Turak A, Aisa H A. Oxygen heterocyclic diels-alder-type sesquiterpenoid dimers from *Vernonia anthelmintica* [J]. Phytochemistry, 2022, 203(11):113386

谭金燕,李建丽,苏琪辉,等.分心木中 2 个新的脂肪酸酯[J].中草药,2022,53(5):1360

谭培艺,王春杰,于欢,等.丁香蒲桃果实母丁香化学成分研究[J].中草药,2022,53(11):3280

谭少丽,易涛,杨伟群,等.斜叶黄檀茎中 1 个新的肉桂酚类化合物[J].中草药,2022,53(8):2274

汤迎湛,刘菊妍,江振洲,等.土茯苓总苷化学成分研究[J].中草药,2022,53(22):6977

佟雪琦,赵明,李军,等.汉麻根化学成分研究[J].中草药,2022,53(24):7649

W

Wang AW, Liu YM, Zhu MM, et al. Isosteroidal alkaloids of *Fritillaria taipaiensis* and their implication to Alzheimer's disease: isolation, structural elucidation and biological activity [J]. Phytochemistry, 2022, 201(9):113279

Wang B, Jiang HY, Yang J, et al. Isolation and bioinspired total synthesis of Rugosiformisin A, a skeleton-rearranged abietane-type diterpenoid from *Isodon rugosiformis* [J]. Organic Letters, 2022, 24(44):8104

Wang C, Guo S, Tian J, et al. Two new lignans with their biological activities in *Portulaca oleracea* L. [J]. Phytochemistry Letters, 2022, 50(4):95

Wang C, Yang X, Mellick GD, et al. Phlegmacaritones A and B, a pair of serratane-related triterpenoid epimers with an unprecedented carbon skeleton from *Phlegmariurus carinatus*[J]. Journal of Natural Products，2022，85（4）：899

Wang CC，Liang NY，Xia H，et al. Cytotoxic sesquiterpenoid dimers from the resin of *Commiphora myrrha* Engl[J]. Phytochemistry，2022，204（12）：113443

Wang CL，Jin TY，Liu XH，et al. Sinudenoids A-E，C（19）-norcembranoid diterpenes with unusual scaffolds from the soft coral *Sinularia densa*[J]. Organic Letters，2022，24（49）：9007

Wang GH，Hou LJ，Wang Y，et al. Two new neolignans and an indole alkaloid from the stems of *Nauclea officinalis* and their biological activities[J]. Fitoterapia，2022，160（5）：105228

Wang H，Dong HY，Liu YF，et al. Iridoid glycosides and flavonoids isolated from the twigs and leaves of *Callicarpa nudiflora* and their anti-inflammatory activities[J]. Chemistry and Biodiversity，2022，19（12）：e202200993

Wang H，Li X，Li Y，et al. Four new sesquiterpenes from the rhizomes of *Curcuma wenyujin*[J]. Phytochemistry Letters，2022，52（6）：143

Wang H，Liu Y，Jang YK，et al. Phenylpropanoids from *Solanum capsicoides* and their anti-inflammatory activity[J/OL]. Journal of Asian Natural Products Research，2022［2023-02-15］. https://doi. org/10. 1080/10286020. 2022.2066529

Wang HJ，Qin LN，Li MZ，et al. Further study on chemical constituents from the seeds of *Michelia hedyosperma*[J]. Chemistry of Natural Compounds，2022，58（1）：75

Wang J，Meng XH，Wang WF，et al. Dammarane triterpenoids with rare skeletons from *Gynostemma pentaphyllum* and their cytotoxic activities［J］. Fitoterapia，2022，162：105280

Wang J，Yan H，Huo X，et al. New sulfoxide-containing derivatives from the resin of *Ferula sinkiangensis*[J]. Planta Medica，2022，88（6）：420

Wang JL，Liu ZH，Zhao YN，et al. A new lactam from *Cannabis sativa*[J]. Chemistry of Natural Compounds，2022，58（4）：601

Wang JL，Meng XH，Zheng YD，et al. （±）-Ferulasin，unusual sesquiterpene chromones from *Ferula sinkiangensis*[J]. Tetrahedron，2022，122（20）：132953

Wang JM，Sun JF，Jin L，et al. Four new terpenoids and other metabolites with potential anti-complementary activities from the aerial parts of *Dracocephalum moldavica*（Lamiaceae）［J/OL］. Natural Product Research，2022［2023-02-15］. https://doi. org/10. 1080/14786419. 2022. 2030329

Wang JY，Zhou WY，Huang XX，et al. Flavonoids with antioxidant and tyrosinase inhibitory activity from corn silk（*Stigma maydis*）[J/OL]. Natural Product Research，2022［2023-02-15］. https://doi. org/10. 1080/14786419. 2022.2089986

Wang KJ，Bao TR，Yang YC，et al. Five previously undescribed compounds from *Ajuga lupulina* Maxim. and their in vitro activities[J/OL]. Natural Product Research，2022［2023-02-15］. https://doi. org/10. 1080/14786419. 2022.2130305

Wang L，Chen MH，Liu YF，et al. Lignans and a neolignan from an aqueous extract of *Isatis indigotica* roots[J/OL]. Journal of Asian Natural Products Research，2022［2023-02-15］. https://doi. org/10. 1080/10286020. 2022. 2089979

Wang L，Wang J，Ma M，et al. Prenylated flavonoids from *Morus nigra* and their insulin sensitizing activity[J]. Phytochemistry，2022，203（11）：113398

Wang L，Xu CB，Lei XQ，et al. Sulfonated alkaloids from an aqueous extract of *Isatis indigotica* roots[J]. Journal of Asian Natural Products Research，2022，24（6）：503

Wang M，Wang Y，Shi L，et al. A new phenylpropanoid-substituted flavan-3-ol from aerial part of *Mentha longifolia*[J]. Chemistry of Natural Compounds，2022，58（2）：237

Wang M，Wang YN，Wang HQ，et al. Minor terpenoids from the leaves of *Craibiodendron yunnanense*［J/OL］. Journal of Asian Natural Products Research，2022［2023-02-15］. https://doi. org/10. 1080/10286020. 2022. 2132482

Wang MJ，Yang D，Diao SB，et al. Two new iridoid glycosides from *Odontites vulgaris*［J/OL］. Journal of

Asian Natural Products Research，2022［2023-02-15］．ht-tps：//doi．org/10.1080/10286020.2022.2091990

Wang ML，Bao NQ，Wang QH，et al．Structural elu-cidation of three flavonoid glycosides from *Lomatogonium rotatum*［J］．Chemistry of Natural Compounds，2022，58(3)：429

Wang MM，Wang SL，Li YN，et al．A rare sesquiter-penoid-alkaloid hydrid with selective BuChE inhibitory ac-tivity from *Valeriana officinalis* var. *latifolia* Miq［J］．Tetrahedron Letters，2022，92(5)：153679

Wang SH，Wang YQ，Lyu T，et al．Discovery of ster-oidal alkaloid glycosides from the bulbs of *Fritillaria uni-bracteata* with anti-inflammatory activities using an in vivo zebrafish model［J］．Phytochemistry，2022，204(12)：113437

Wang SJ，Yu M，Li H，et al．Structures and biological activities of polyacylated ent-kaurane diterpenoid glycosides from the aerial parts of *Inula hupehensis*［J］．Journal of Natural Products，2022，85(1)：185

Wang W，Dong LB．Antimicrobial ent-abietane diterpe-noids from the leaves of *Croton cascarilloide*［J/OL］．Journal of Asian Natural Products Research，2022［2023-02-15］．https：//doi．org/10.1080/10286020.2022.2062329

Wang W，Zhang XJ．Cytotoxic ent-abietane diterpenoids from the leaves of *Croton lachnocarpus* Benth［J/OL］．Journal of Asian Natural Products Research，2022［2023-02-15］．https：//doi．org/10.1080/10286020.2022.2090346

Wang WH，He LF，Li CP，et al．Tociliatonoid A：a novel limonoid from *Toona ciliata*［J］．Tetrahedron Letters，2022，113(26)：154254

Wang WZ，Zhan ZC，Tang Q，et al．Three new com-pounds isolated from the whole plants of *Salsola collina* pall［J/OL］．Natural Product Research，2022［2023-02-15］．https：//doi．org/10.1080/14786419.2022.2055556

Wang X，Qian L，Qiao Y，et al．Cembrane-type diter-penoids from the Chinese liverwort *Chandonanthus birmensis*［J］．Phytochemistry，2022，203(11)：113376

Wang X，Wang F，Wu J，et al．Japonisine A，a fawc-ettimine-type lycopodium alkaloid with an unusual skeleton from *Lycopodium japonicum* Thunb［J］．Fitoterapia，2022，156(1)：105069

Wang X，Wang X，Zhao Y，et al．Two previously un-described benzofuran derivatives from the flowers of *Cal-listephus chinensis*［J］．Phytochemistry Letters，2022，51(5)：145

Wang X，Wu Y，Wang ZY，et al．Anti-inflammatory iridoid glycosides from fruits of *Cornus officinalis*［J］．Phy-tochemistry Letters，2022，52(6)：122

Wang XF，Wei RJ，Fang QQ，et al．Monoterpene in-dole alkaloids from *Melodinus cochinchinensis*（Lour.）Merr.［J］．Fitoterapia，2022，157(2)：105118

Wang XJ，Xin JL，Yu SZ，et al．Anti-neuroinflamma-tory sesquiterpenoids from *Chloranthus henryi*［J/OL］．Natural Product Research，2022［2023-02-15］．https：//doi．org/10.1080/14786419.2022.2095633

Wang XJ，Yu SZ，Xin JL，et al．Further terpenoids from the chloranthaceae plant *Chloranthus multistachys* and their anti-neuroinflammatory activities［J］．Fitoterapia，2022，156：105068

Wang XN，Kuang XD，Wang Y，et al．α-Pyrones with glucose uptake-stimulatory activity from the twigs of *Cryp-tocarya wrayi*［J］．Fitoterapia，2022，158(3)：105144

Wang XY，Gao H，Ma ZC，et al．Two new alkaloids from *Pachysandra terminalis* and their antibacterial activity assessment［J］．Phytochemistry Letters，2022，48(2)：23

Wang Y，Chen G，Meng Q，et al．Potential inhibitors of microglial activation from the roots of *Vernicia montana* Lour［J］．Phytochemistry，2022，194(2)：113019

Wang Y，Lang LJ，Zhu QJ，et al．Dibenzofurans from *Crataegus oresbia* and their lipid-lowering activity［J］．Nat-ural Product Research，2022，36(24)：6297

Wang Y，Liu ZY，Zhou Y，et al．The chemical con-stituents from *Valeriana jatamansi* and their anti-influenza virus and anti-inflammatory effects［J］．Phytochemistry Letters，2022，52(6)：20

Wang Y，Ma SG，Li L，et al．Indole alkaloids from the bark of *Acacia confusa* and their potential antinociceptive and anti-inflammatory activities［J］．Journal of Asian Natural Products Research，2022，24(12)：1109

Wang Y, Yan J, Zhang Z, et al. Immunosuppressive *Sesquiterpene Pyridine* alkaloids from *Tripterygium wilfordii* Hook.f[J]. Molecules, 2022, 27(21):7274

Wang YF, Fu Y, Ji YN, et al. Sesquiterpene lactone dimers from the fruit of *Carpesium abrotanoides* L. [J]. Phytochemistry, 2022, 203(11):113389

Wang YJ, Yang J, Li XN, et al. Cucurbitane-type triterpenoids from the branches and leaves of *Elaeocarpus syLüestris*[J]. Phytochemistry Letters, 2022, 51(5):39

Wang YX, Peng YL, Qiu B, et al. Meroterpenoids with a large conjugated system from *Ganoderma lucidum* and their inhibitory activities against renal fibrosis[J]. Fitoterapia, 2022, 161(6):105257

Wang YY, Chen ZH, Li QR, et al. Sarglafuran A, a lindenane-type sesquiterpene dimers with unique furan ring from the leaves of *Sarcandra glabra*[J]. Tetrahedron Letters, 2022, 98(11):153834

Wei HL, Han Y, Zhou H, et al. Isoquinoline alkaloid dimers with dopamine D1 receptor activities from *Menispermum dauricum* DC[J]. Phytochemistry, 2022, 194(2):113015

Wei LB, Ma SY, Gu ZB, et al. A new chromone from roots of *Saposhnikovia divaricata* [J]. Chemistry of Natural Compounds, 2022, 58(2):230

Wei RR, Chen LH, Ma QG.A new C19-diterpenoid alkaloid from salted aconiti lateralis radix praeparata [J]. Chemistry of Natural Compounds, 2022, 58(3):516

Wei RR, He MH, Sang ZP, et al. Structurally diverse monascus pigments with hypolipidemic and hepatoprotective activities from highland barley Monascus[J]. Fitoterapia, 2022, 156(1):105090

Wei RR, Sang ZP, Ma QG.A new geranylated lignan from *Oenanthe javanica* and anti-inflammatory activity[J]. Chemistry of Natural Compounds, 2022, 58(5):808

Wei W, Yuan YH, Jiao FR, et al. Caulophyine A, a rare azapyrene alkaloid from the roots of *Caulophyllum robustum*[J]. Chemical and pharmaceutical bulletin, 2022, 70(4):283

Wei WJ, Gao K, Si YP, et al. Chemical constituents from *Abies chensiensis* and their antifungal activity[J/OL].

Journal of Asian Natural Products Research, 2022[2023-02-15]. https://doi.org/10.1080/10286020.2022.2097078

Wei WJ, Zhu BQ, Si YP, et al. Cytotoxic ent-kaurane diterpenoids from *Rabdosia Rubescens* [J]. Chemistry and Biodiversity, 2022, 19(10):e202200497

Wei YY, Han P, Yue JQ, et al. Chemical constituents from *Acanthopanax senticosus* and their cytotoxic activities [J]. Chemistry of Natural Compounds, 2022, 58(4):610

Wei ZZ, Zhou TQ, Xia ZM, et al. Four organosulfur compounds from the seeds of *Capsella bursa-pastoris* and their anti-inflammatory activities[J/OL]. Natural Product Research, 2022 [2023-02-15]. https://doi.org/10.1080/14786419.2022.2130307

Wen HX, Yuan X, Li CX, et al. Two new isoquinoline alkaloids from *Hypecoum leptocarpum* Hook.f. et Thoms [J/OL]. Natural Product Research, 2022[2023-02-15]. https://doi.org/10.1080/14786419.2022.2146108

Wen J, Liu Y, Zhang SS, et al. A new cyclic peptide from *Selaginella tamariscina*[J]. Journal of Asian Natural Products Research, 2022, 24(12):1169

Wen SS, Li QY, Liu Q, et al. A new sesquiterpenoid-geranylbenzene conjugate from the roots of *Lindera chunii* [J]. Chemistry of Natural Compounds, 2022, 58(6):1045

Wen SS, Wang WJ, Zheng J, et al. Atractin A, a new sesquiterpenoid-geranylbenzofuran conjugate from *Atractylodes macrocephala*[J]. Chemistry of Natural Compounds, 2022, 58(6):1039

Wen Y, Rao L, Xu F, et al. Six pairs of phenylpropanoid enantiomers from *Cinnamomum mollifolium* [J]. Phytochemistry, 2022, 203(11):113348

Wu CM, Chu W, Chen YL, et al. Lignans and sesquiterpenes from *Schisandra tomentella* A.C.Smith[J]. Fitoterapia, 2022, 158(3):105142

Wu DF, Liu J, Li YN, et al. Three new aglain derivatives from *Aglaia odorata* Lour. and their cytotoxic activities[J]. Chemistry and Biodiversity, 2022, 19(4):e202101008

Wu F, Chen Y, Yin JL, et al. Monoterpenoid quinoline alkaloids from stems and leaves of *Melodinus tenuicaudatus*[J]. Chemistry and Biodiversity, 2022, 19

（7）：e202200209

Wu FS, Wang IC, Liaw CC, et al. New benzophenone and bioactive constituents from *Hypericum nagasawae*[J]. Chemistry of Natural Compounds, 2022, 58(5):833

Wu H, Bian JH, Li K, et al. Phaseollin A, a novel pterocarpan with a unique 6/7/5/6/6 skeleton from *Phaseolus lunatus* L.[J]. Tetrahedron Letters, 2022, 95(8): 153751

Wu HC, Chen YC, Hsieh CL, et al. Chemical constituents and their anti-neuroinflammatory activities from the bark of Taiwan incense cedar, *Calocedrus formosana*[J]. Phytochemistry, 2022, 204(12):113347

Wu J, Ye ZJ, Yu LJ, et al. Two new iridoid glycosides from *Hedyotis diffusa*[J/OL]. Journal of Asian Natural Products Research, 2022[2023-02-15]. https://doi.org/10.1080/10286020.2022.2047946

Wu J, Zhang ZQ, Zhou XD, et al. New terpenoids from *Potentilla freyniana* Bornm.and their cytotoxic activities[J]. Molecules, 2022, 27(12):3665

Wu JF, Turak A, Rouzimaimaiti R, et al. Monoterpenoids from *Seriphidium transiliense* and their biological activity[J]. Chemistry of Natural Compounds, 2022, 58(1):32

Wu JF, Turak A, Zang D, et al. Sesquiterpenoids from *Seriphidium transiliense* and their melanogenic activity[J]. Journal of Natural Products, 2022, 85(11): 2570

Wu JP, Li LY, Li JR, et al. Silencing tautomerization to isolate unstable physalins from *Physalis minima*[J]. Journal of Natural Products, 2022, 85(6):1522

Wu JT, Liu Y, Jiang YK, et al. Datinolides E-I, five new withanolides with anti-inflammatory activity from the leaves of *Datura inoxia* Mill[J]. Fitoterapia, 2022, 159: 105204

Wu M, Ji KL, Sun P, et al. Croargoids A-G, eudesmane sesquiterpenes from the bark of *Croton argyratus*[J]. Molecules, 2022, 27(19):6397

Wu MB, Shao JQ, Zhu JX, et al. Chamaejasnoids A-E, a 2, 3-seco-guaiane sesquiterpenoid with a 5/6/7 bridged ring system and related metabolites from *Stellera chamaejasme* L.[J]. Fitoterapia, 2022, 158(3):105171

Wu MD, Cheng MJ, Chen JJ, et al. Secondary metabolites with antimicrobial activities from *Chamaecyparis obtusa* var. *formosana*[J]. Molecules, 2022, 27(2):429

Wu MZ, Gong PC, Dai MY, et al. Dimeric styrylpyrones with stimulating GLP-1 secretion activities from *Alpinia kwangsiensis*[J]. Tetrahedron, 2022, 120(18): 132901

Wu PQ, Cui YS, Han XY, et al. Diterpenoids from *Sauropus spatulifolius* leaves with antimicrobial activities [J]. Journal of Natural Products, 2022, 85(5):1304

Wu SL, Zhang CC, Chen JJ, et al. Oligostilbenes from the seeds of *Paeonia lactiflora* as potent GLP-1 secretagogues targeting TGR5 receptor[J]. Fitoterapia, 2022, 163(8):105336

Wu SQ, Fan RZ, Yuan FY, et al. Euphylonoids A and B, two highly modified jatrophane diterpenoids with potent lipid-lowering activity from *Euphorbia hylonoma*[J]. Organic Letters, 2022, 24(48):8854

Wu ST, Li F, Wang YX, et al. Phenylpropanoids from *Brachybotrys paridiformis* Maxim. ex oliv. and their anti-HBV activities(II)[J]. Phytochemistry, 2022, 203(11):113364

Wu ST, Wang YX, Yu BH, et al. Phenylpropanoids from *Brachybotrys paridiformis* Maxim. ex Oliv.and their anti-HBV activities[J]. Phytochemistry, 2022, 197(5): 113114

Wu T, Yan XJ, Yang TR, et al. Structure-based molecular networking for the discovery of anti-HBV compounds from *Saussurea lappa*(Decne.) C.B Clarke[J]. Molecules, 2022, 27(6):2023

Wu XD, Ding LF, Li WY, et al. Hypoestins A-D: highly modified fusicoccane diterpenoids with promising Ca(v)3.1 calcium channel inhibitory activity from *Hypoestes purpurea*[J]. Organic Chemistry Frontiers, 2022, 9(11): 3075

Wu XD, Hu JL, Nie W, et al. Spirocyclohexadienone-type neolignans with neuroprotective and neurite outgrowth enhancing activities from *Magnolia liliiflora*[J]. Chemistry and Biodiversity, 2022, 19(9):e202200618

Wu XF, Turak A, Aisa HA. Sesquiterpenes from the aerial parts of *Artemisia tournefortiana*[J]. Phytochemistry Letters, 2022, 49(3):182

Wu XR, Shen Y, Diao HM, et al. Sesquiterpenoids and their glycosides from *Dobinea delavayi*(Baill.) Baill [J]. Phytochemistry, 2022, 193(1):112999

Wu YP, Lin ZL, Zhao GK, et al. Two new anti-tobacco mosaic virus alkaloids from the whole plants of *Thalictrum microgynum*[J]. Chemistry of Natural Compounds, 2022, 58(4):699

Wu ZL, Li JY, Huang PL, et al. New ent-kaurane diterpenoid acids from *Nouelia insignis* Franch and their anti-inflammatory activity[J]. RSC Advances, 2022, 12 (18):11155

Wu ZL, Li JY, Sun ZS, et al. Vlasouliodes A-D, four new C30 dimeric sesquiterpenes exhibiting potential inhibition of MCF-7 cells from *Vladimiria souliei*[J]. Fitoterapia, 2022, 161(6):105234

Wu ZL, Sun ZS, Li JY, et al. Gerberdriasins A-F, six undescribed coumarin derivatives from *Gerbera anandria* (Linn) Sch-Bip and their protective effects on scopolamine-induced injury in PC12 cells[J]. RSC Advances, 2022, 12 (32):20771

Wu ZL, Zhang WY, Zhong JC, et al. Angiogenesis-inhibitory piperidine alkaloids from the leaves of *Microcos paniculata*[J]. Journal of Natural Products, 2022, 85 (2):375

Wufuer H, Xu Y, Wu D, et al. Liglaurates A-E, cytotoxic bis(lauric acid-12yl) lignanoates from the rhizomes of *Drynaria roosii* Nakaike[J]. Phytochemistry, 2022, 198 (6):113143

王钦,陈啸,阮诗琪,等.木荚红豆叶中1个新的木脂素 [J].中草药,2022,53(3):653

王喆,龙晓亮,彭明红,等.川木香根中2个新三萜化合物[J].中国中药杂志,2022,47(23):6423

王静宜,余俊东,陈悦,等.覆盆子的化学成分研究[J]. 中草药,2022,53(13):3897

王团委,王振中,王秋红,等.华南忍冬花蕾中1个新的单萜苷类化合物[J].中草药,2022,53(23):7317

王啸洋,李慧,陆云阳,等.太白银莲花地上部分三萜皂苷类化学成分的研究[J].中草药,2022,53(16):4925

王彦予,张喆,史浩男,等.北桑寄生醋酸乙酯部位化学成分研究[J].中草药,2022,53(4):965

X

Xia D, Wang ZH, Jiang JM, et al. Lycojapomines A-E: lycopodium alkaloids with anti-renal fibrosis potential from *Lycopodium japonicum*[J]. Organic Letters, 2022, 24(25):4684

Xia GY, Fang DJ, Wang LY, et al. 13, 13a-seco-protoberberines from the tubers of *Corydalis yanhusuo* and their anti-inflammatory activity[J]. Phytochemistry, 2022, 194(2):113023

Xia MJ, Zhang M, Li SW, et al. Anti-inflammatory and PTP1B inhibitory sesquiterpenoids from the twigs and leaves of *Aglaia lawii*[J]. Fitoterapia, 2022, 162(7): 105260

Xia PS, Li LY, Li YK, et al. Three new compounds from *Artemisia anomala* and their antitumor activities[J]. Phytochemistry Letters, 2022, 50(4):50

Xia X, Zhang J, Wang X J, et al. New phenolic glycosides and lignans from the roots of *Lilium dauricum*[J]. Planta Medica, 2022, 88(7):518

Xiang J, Kang H, Li H G, et al. Competitive CatSper activators of progesterone from *Rhynchosia volubilis*[J]. Planta Medica, 2022, 88(11):881

Xiang ML, Zhao YL, Liu YY, et al. The phytochemical constituents and protective effect of *Fritillaria hupehensis* on acute lung injury[J]. Fitoterapia, 2022, 162(7):105283

Xiang ZN, Tong QL, Su JC, et al. Diterpenoids with rearranged 9(10→11)-abeo-10, 12-cyclojatrophane skeleton and the first(15S)-jatrophane from *Euphorbia helioscopia*: structural elucidation, biomimetic conversion, and their immunosuppressive effects[J]. Organic Letters, 2022, 24 (2):697

Xiao SM, Liu YB, Qu J, et al. Analgesic grayanoids from *Craibiodendron henryi*[J]. Tetrahedron, 2022, 120 (18):132892

Xiao WL, Chen WH, Li W, et al. Chemical constituents from the stem of *Ficus pumila*[J/OL]. Natural

Product Research, 2022[2023-02-15]. https://doi.org/10.1080/14786419.2022.2125966

Xie J, Wang H, Dong C, et al. Benzobicyclic ketones, cycloheptenone oxide derivatives, guaiane-type sesquiterpenes, and alkaloids isolated from *Taraxacum mongolicum* Hand.-Mazz[J]. Phytochemistry, 2022, 201(9):113277

Xie RX, Chen JL, Zhou LQ, et al. Oreocharioside A-G, new acylated C-glycosylflavones from *Oreocharis auricula* (Gesneriaceae)[J]. Fitoterapia, 2022, 158(3):105158

Xie S, Zeng M, Zhang J, et al. Epimesatines A-I, nine undescribed prenylated flavonoids with SPHK1 inhibitory activities from *Epimedium sagittatum* maxim[J]. Phytochemistry, 2022, 202(10):113314

Xie TZ, Luo L, Zhao YL, et al. Steroidal alkaloids with a potent analgesic effect based on *N*-type calcium channel inhibition[J]. Organic Letters, 2022, 24(2):467

Xin BS, Zhao P, Qin SY, et al. Lignans with neuroprotective activity from the fruits of *Crataegus pinnatifida*[J]. Fitoterapia, 2022, 160(5):105216

Xin Y, Xu J, Lyu JJ, et al. New ent-kaurane and cleistanthane diterpenoids with potential cytotoxicity from *Phyllanthus acidus*(L.) Skeels[J]. Fitoterapia, 2022, 157(2):105133

Xing F, Xie J, Luo YY, et al. C19-diterpenoid alkaloids from *Aconitum richardsonianum*[J]. Phytochemistry Letters, 2022, 51(5):149

Xiong WL, Sun Y, Ma TC, et al. A pair of novel phenylethanol glycosides from *Cistanche tubulosa* (Schenk) Wight[J]. Fitoterapia, 2022, 160(5):105227

Xu DF, Miao L, Zhang JS, et al. Bis-iridoids from *Pterocephalus hookeri* and evaluation of their anti-inflammatory activity[J]. Chemistry and Biodiversity, 2022, 19(4):e202100952

Xu DF, Su PW, Wang C, et al. Isolation, structure characterization, total synthesis and biological evaluation of cinnamic acid derivatives from *Tinospora sagittata*[J]. Chemistry and Biodiversity, 2022, 19(12):e202200942

Xu J, Xin Y, Zhu HT, et al. Flavonoids from the fruits of *Phyllanthus acidus*(L.)Skeels with anti-alpha-glu-

cosidase activity[J/OL]. Natural Product Research, 2022[2023-02-15]. https://doi.org/10.1080/14786419.2022.2116704

Xu JB, Xie XY, Zhou QQ, et al. Abieshanesides A and B, two unique ent-18, 19-dinoricetexane diterpenoid glycosides from *Abies beshanzuensis* M.H.Wu[J]. Fitoterapia, 2022, 156(1):105096

Xu JB, Yu J, Zhang WQ, et al. Constituents from *Chloranthus multistachys* and their cytotoxic activities against various human cancer cell lines[J/OL]. Journal of Asian Natural Products Research, 2022[2023-02-15]. https://doi.org/10.1080/10286020.2022.2092474

Xu K, Ma J, Li C, et al. Isolation and structural elucidation of bioactive obovatol dimeric neolignans from the bark of *Magnolia officinalis* var. *biloba*[J]. Phytochemistry, 2022, 194(2):113020

Xu KL, Ma J, Li C, et al. P-menthane-based meroterpenoids with neuroprotective effects from the bark of *Magnolia officinalis* var. *biloba*[J]. Tetrahedron, 2022, 123(21):132964

Xu L, Wang PP, Yuan SJ, et al. Axinellamine E, one new pyrrololactam alkaloid from the south China sea *Sponge Axinella* sp.[J]. Chemistry and Biodiversity, 2022, 19(7):e202200311

Xu M, Zhou J, Heng D, et al. Quinone derivatives as promising anti-helicobacter pylori agents from aerial parts of *Mitracarpus hirtus*[J]. Journal of Natural Products, 2022, 85(4):1029

Xu N, Bao W, Xin J, et al. A new 1, 3-benzodioxole compound from *Hypecoum erectum* and its antioxidant activity[J]. Molecules, 2022, 27(19):6657

Xu T, Wang ZH, Zhao Y, et al. Mexicanolide limonoids from the seeds of *Khaya ivorensis* with antimicrobial activity[J/OL]. Journal of Asian Natural Products Research, 2022[2023-02-15]. https://doi.org/10.1080/10286020.2022.2133701

Xu W, Bai M, Du NN, et al. Chemical structures and anti-tyrosinase activity of the constituents from *Elephantopus scaber* L.[J]. Fitoterapia, 2022, 162(7):105259

Xu W, Bai M, Liu DF, et al. MS/MS-based molecular

networking accelerated discovery of germacrane-type sesquiterpene lactones from *Elephantopus scaber* L.[J]. Phytochemistry, 2022, 198(6):113136

Xu X, Chen L, Luo Y, et al. Discovery of cyclic diarylheptanoids as inhibitors against influenza A virus from the roots of *Casuarina equisetifolia*[J]. Journal of Natural Products, 2022, 85(9):2142

Xu XJ, Wang ZJ, Qin XJ, et al. Phytochemical and antibacterial constituents of edible globe amaranth flower against *Pseudomonas aeruginosa*[J]. Chemistry and Biodiversity, 2022, 19(5):e202200139

Xu Y, Xie HR, Chen HB, et al. Terpenoids and phenylpropanoids isolated from the twigs and leaves of *Abelia macrotera* and their anti-inflammatory activities[J]. Chemistry and Biodiversity, 2022, 19(12):e202200870

Xu Y, Zhang N, Xiong LL, et al. A new phenylpropanoid-substituted epicatechin from the rhizome of *Smilax china*[J/OL]. Natural Product Research, 2022[2023-02-15]. https://doi.org/10.1080/14786419.2022.2078322

Xu ZH, Grossman RB, Qiu YF, et al. Polycyclic polyprenylated acylphloroglucinols bearing a lavandulyl-derived substituent from *Garcinia xanthochymus* fruits[J]. Journal of Natural Products, 2022, 85(12):2845

Xu ZP, Algradi AM, Liu Y, et al. Bioactive lipids from the fruits of *Solanum xanthocarpum* and their anti-inflammatory activities[J]. Fitoterapia, 2022, 157(2):105134

Xu ZP, Liu Y, Wang SY, et al. Cholesaponins A-F, six new rare cholestane saponins including two unprecedented 14-methyl C28 cholestane saponins from *Solanum xanthocarpum*[J]. Tetrahedron, 2022, 109(22):132674

Xu ZP, Liu Y, Wang SY, et al. Eight undescribed steroidal saponins including an unprecedented 16,26-epoxyfurostanol saponin from *Solanum xanthocarpum* and their cytotoxic activities[J]. Phytochemistry, 2022, 199(7):113171

Xu ZX, Bin L, Ying T, et al. Chemical constituents from the aerial parts of *Orychophragmus violaceus*[J/OL]. Natural Product Research, 2022[2023-02-15]. https://doi.org/10.1080/14786419.2022.2118745

Xu ZY, Qiu S, Du NN, et al. Chemical constituents from *Daphne giraldii* and their cytotoxicities and inhibitory activities against acetylcholinesterase[J]. Fitoterapia, 2022, 163(8):105327

Xue GM, Zhao CG, Xue JF, et al. Germacranolide- and guaianolide-type sesquiterpenoids from *Achillea alpina* L. reduce insulin resistance in palmitic acid-treated HepG2 cells via inhibition of the NLRP3 inflammasome pathway[J]. Phytochemistry, 2022, 202(10):113297

Xue JF, Zhao CG, Pan H, et al. Two new guaianolide-type sesquiterpenoids with NO inhibitory activity from *Chrysanthemum indicum*[J/OL]. Journal of Asian Natural Products Research, 2022[2023-02-15]. https://doi.org/10.1080/10286020.2022.2091991

Xue Z, Zhang YK, Yi P, et al. Ochrocephalamines E and F, two new alkaloids from *Oxytropis ochrocephala* bung[J]. Tetrahedron Letters, 2022, 102(15):153943

徐盟,余章昕,张斌,等.诺丽种子化学成分及其α-葡萄糖苷酶抑制活性研究[J].中国中药杂志,2022,47(13):3519

徐丽科,邓瑞雪,冯义毫,等.白头翁化学成分研究[J].中国中药杂志,2022,47(20):5550

许睿珠,赵璇,杜月月,等.白术中新桉叶烷倍半萜类成分及其SREBPs抑制活性[J].中国中药杂志,2022,47(2):428

薛晶晶,李建勇,李冰洁,等.2种唐松草属植物异喹啉类生物碱的研究[J].中国中药杂志,2022,47(10):2676

Y

Yaermaimaiti S, Turak A, Huang Q, et al. Megastigmane sesquiterpenoids from whole plants of *Viola kunawurensis*[J]. Phytochemistry, 2022, 203(11):113361

Yan HW, Du RR, Zhang X, et al. Arnequinol A and arnequinone A, two unique meroterpenoids from *Arnebia euchroma*[J]. Chinese Chemical Letters, 2022, 33(5):2555

Yan J, Sun R. Two new prenylated 2-arylbenzofurans from *Artocarpus nanchuanensis* and their antirespiratory burst activities[J]. Chemistry of Natural Compounds, 2022, 58(3):442

Yan MQ, Xian XY, Liang L, et al. Two new glycosides

from *Stachys geobombycis* C. Y. Wu[J/OL]. Natural Product Research, 2022[2023-02-15]. https://doi.org/10.1080/14786419.2022.2103810

Yan S, Feng H, Sun LJ, et al. Discovery of immunosuppressive lupane-type triterpenoids from *Hypericum longistylum*[J]. Natural Product Research, 2022, 36(17):4388

Yan Y, Tang P, Zhang X, et al. Anti-TMV effects of seco-pregnane C21 steroidal glycosides isolated from the roots of *Cynanchum paniculatum*[J]. Fitoterapia, 2022, 161(6):105225

Yan Y, Zhou D, Li X, et al. Pregnane glycosides from *Adonis amurensis* and their bioactivity[J]. Phytochemistry, 2022, 194(2):113046

Yan YF, Wang YR, Jiang HJ, et al. New diterpenoid alkaloids from *Delphinium pachycentrum* Hemsl[J/OL]. Natural Product Research, 2022[2023-02-15]. https://doi.org/10.1080/14786419.2022.2152022

Yan YM, Zou LJ, Li MH, et al. Three new compounds with their anti-glioma effects from the roots of *Arnebia guttata* Bunge[J/OL]. Natural Product Research, 2022[2023-02-15]. https://doi.org/10.1080/14786419.2022.2136658

Yan YX, Song NL, Zhang JH, et al. Two new degrade triterpenoids from *Buxus bodinieri* Levl[J/OL]. Natural Product Research, 2022[2023-02-15]. https://doi.org/10.1080/14786419.2022.2155645

Yan YX, Yan LJ, Wang YC, et al. A new limonoid from *Azadirachta indica*[J]. Chemistry of Natural Compounds, 2022, 58(3):482

Yan Z, Chen ZS, Zhang L, et al. Bioactive polyacetylenes from *Bidens pilosa* L. and their anti-inflammatory activity[J]. Natural Product Research, 2022, 36(24):6353

Yang BB, Li XJ, Yu K, et al. Sugar easters and xanthones from the roots of *Polygala tenuifolia* Willd. and their cytoprotective activity[J]. Fitoterapia, 2022, 161(6):105256

Yang BY, Pang N, He RJ, et al. Triterpene hexahydroxydiphenoyl ester and phenol glucosides from the leaves of *Castanopsis eyrie* (Champ. ex Benth.) Hutch[J/OL]. Natural Product Research, 2022[2023-02-15]. https://doi.org/10.1080/14786419.2022.2135001

Yang BY, Su JC, Huang LJ, et al. Hyperispirones A and B, spiro-bridged polycyclic polyprenylated acylphloroglucinols with anti-angiogenesis activity from *Hypericum beanii*[J]. Organic Chemistry Frontiers, 2022, 9(13):3460

Yang CB, Lu SN, Lu C, et al. A new C22-Quassinoid with anti-pancreatic adenocarcinoma activity from seeds of *Brucea javanica*[J]. Chemistry and Biodiversity, 2022, 19(6):e202101004

Yang F, Fan MY, Liu BR, et al. Two new glycosides from *Dianella ensifolia* (L.) DC[J]. Phytochemistry Letters, 2022, 47(1):18

Yang F, Hua Q, Yao LG, et al. One uncommon bis-sesquiterpenoid from Xisha soft coral *Litophyton nigrum*[J]. Tetrahedron Letters, 2022, 88(1):153571

Yang F, Jiang XF, Cao LD, et al. Diverse sesquiterpenoids from the roots of *Croton crassifolius* and their inhibitory effects on ferroptosis[J]. Chemistry and Biodiversity, 2022, 19(4):e202101028

Yang F, Li H, Yang YQ, et al. Lignanamides from the stems of *Piper hancei* maxim. and their anti-inflammatory and cytotoxic activities[J]. Fitoterapia, 2022, 161(6):105231

Yang F, Li J, Du XL, et al. Two new constituents from the aerial parts of *SaLüia miltiorrhiza* Bge[J/OL]. Natural Product Research, 2022[2023-02-15]. https://doi.org/10.1080/14786419.2022.2078324

Yang HB, Luo YY, Xu JB, et al. Two new C(18)-diterpenoid alkaloids from *Aconitum leucostomum* Worosch[J]. Chemistry and Biodiversity, 2022, 19(10):e202200483

Yang HY, Chen YX, Luo SW, et al. Cardiac glycosides from *Digitalis lanata* and their cytotoxic activities[J]. RSC Advances, 2022, 12(36):23240

Yang J, Du J, Yu F, et al. Two new compounds from the aerial parts of *Elsholtzia densa*[J]. Phytochemistry Letters, 2022, 52(6):104

Yang LF, Teng L, Huang YH, et al. Undescribed ecdysteroids and phenolic glycosides from the roots of *Cyathula officinalis* Kuan and their anti-inflammatory activity in LPS-induced RAW 264.7 macrophages in vitro[J]. Phytochemistry, 2022, 196(4):113101

Yang P, Cheng YT, Huang X, et al. Identification of a new benzophenanthridine alkaloid from *Eomecon chionantha* induced necroptosis in breast cancer cells[J/OL]. Natural Product Research, 2022[2023-02-15]. https://doi.org/10.1080/14786419.2022.2096606

Yang P, Huang B, Zhu Y, et al. A new alkaloid from *Eomecon chionantha*[J]. Chemistry of Natural Compounds, 2022, 58(6):1098

Yang Q, Jia A, Liu X, et al. Chemical constituents from *Chloranthus elatior* and their inhibitory effect on human dihydroorotate dehydrogenase[J]. Planta Medica, 2022, 88(6):455

Yang TL, Kao CL, Kuo CE, et al. A novel biaryl derivative from *Hydrangea chinensis*[J]. Chemistry of Natural Compounds, 2022, 58(5):825

Yang WW, Xiao D, Yin GY, et al. Two new antibacterial anthraquinones from the twigs of *Cassia alata*[J]. Chemistry of Natural Compounds, 2022, 58(3):414

Yang XM, Yu Y, Wu PF, et al. Phenolic and bisamide derivatives from *Aglaia odorata* and their biological activities[J/OL]. Natural Product Research, 2022[2023-02-15]. https://doi.org/10.1080/14786419.2022.2162514

Yang Y, Liu L, Wu T, et al. Two new steroidal alkaloids from the mature fruits of *Solanum nigrum*[J]. Phytochemistry Letters, 2022, 48(2):81

Yang Y, Liu Y, Yu H, et al. Sesquiterpenes from *Kadsura coccinea* attenuate rheumatoid arthritis-related inflammation by inhibiting the NF-κB and JAK2/STAT3 signal pathways[J]. Phytochemistry, 2022, 194(2):113018

Yang YC, Bao TRG, Zhu SY, et al. Chinorlactone A: a schinortriterpenoid with a 6/5/8/5-fused carbocyclic core from the stems and leaves of *Schisandra chinensis*[J]. Organic Chemistry Frontiers, 2022, 9(7):1917

Yao J, Qin Q, Wang Y, et al. Anti-neuroinflammatory 3-hydroxycoumaronochromones and isoflavanones enantiomers from the fruits of *Ficus altissima* Blume[J]. Phytochemistry, 2022, 202(10):113313

Yao LL, Zhang SQ, Guo C, et al. A new C19-diterpenoid alkaloid in *Aconitum georgei* Comber[J/OL]. Natural Product Research, 2022[2023-02-15]. https://doi.org/10.1080/14786419.2022.2104276

Ye HB, Wei X, Yin X, et al. Two new phenol compounds from roots of *Ardisia crenata*[J/OL]. Natural Product Research, 2022[2023-02-15]. https://doi.org/10.1080/14786419.2022.2064465

Ye MZ, Li XY, Xie J, et al. Gyalanunines A and B, two new C20-diterpenoid alkaloids from *Delphinium gyalanum*[J]. Tetrahedron Letters, 2022, 108(6):154153

Yi XG, Li ZL, Zheng QF, et al. Three new tetrahydrobenzofuran derivatives from *Ferula sinkiangensis* K. M. Shen and their cytotoxic activities[J/OL]. Natural Product Research, 2022[2023-02-15]. https://doi.org/10.1080/14786419.2022.2075361

Yin GY, Zhu YN, Wu F, et al. Two new antibacterial chromeno[3, 2-c]pyridine alkaloids from whole plants of *Thalictrum scabrifolium*[J]. Chemistry of Natural Compounds, 2022, 58(3):506

Yin X, Hu R, Zhou Y, et al. Cytotoxic 13, 28 epoxy bridged oleanane-type triterpenoid saponins from the roots of *Ardisia crispa*[J]. Molecules, 2022, 27(3):1061

Yin X, Zhu WQ, Zhou YQ, et al. Two new amides from the seeds of *Coix lacryma-jobi* var. *lacryma-jobi*[J/OL]. Natural Product Research, 2022[2023-02-15]. https://doi.org/10.1080/14786419.2022.2089669

Yu GX, Yu Y, Jing W, et al. Cephalotaxine homologous alkaloids from seeds of *Cephalotaxus oliveri* Mast[J]. Phytochemistry, 2022, 200(8):113220

Yu HF, Cheng YC, Wu CM, et al. Diverse diterpenoids with α-glucosidase and β-glucuronidase inhibitory activities from *Euphorbia milii*[J]. Phytochemistry, 2022, 196(4):113106

Yu JH, Zhou B, Wu PQ, et al. Cipacinoids E-O: eleven limonoids represent two different scaffolds from *Cipadessa cinerascens*[J]. Tetrahedron, 2022, 103(1):132566

Yu JQ, Chen WX, Wang DJ, et al. Cytotoxic constituents from the leaves and stems of *Panax quinquefolius*[J/OL]. Natural Product Research, 2022[2023-02-15].

https://doi.org/10.1080/14786419.2022.2097226

Yu JQ, Wang K, Zhao HQ, et al. Bioactive constituents from the leaves of *Lonicera japonica*[J]. Fitoterapia, 2022, 162(7):105277

Yu K, Sun Y, Xue L, et al. Compounds with NO inhibitory effect from the rattan stems of *Sinomenium acutum*, a kind of Chinese folk medicine for treating rheumatoid arthritis[J]. Chemistry and Biodiversity, 2022, 19(6):e202200334

Yu LL, Ling SS, Gao WT, et al. Parisfargosides A-E, five new cholestane glycosides from the rhizomes of *Paris fargesii*[J]. Fitoterapia, 2022, 158(3):105174

Yu LL, Wang S, Wang J, et al. Steroidal saponin components and their cancer cell cytotoxicity from *Paris rugosa*[J]. Phytochemistry, 2022, 204(12):113452

Yu M, Wang SJ, Li H, et al. Xanthones from the stems of *Calophyllum membranaceum* Gardn. et Champ. and their anti-inflammatory activity[J]. Phytochemistry, 2022, 200(8):113246

Yu MY, Liu SN, Luo EE, et al. Phloroglucinols with hAChE and α-glucosidase inhibitory activities from the leaves of tropic *Rhodomyrtus tomentosa*[J]. Phytochemistry, 2022, 203(11):113394

Yu N, Wang JQ, Yu XQ, et al. Chemical constituents of the roots of *Eupatorium chinense* and their anti-inflammatory activities[J]. Phytochemistry Letters, 2022, 48(2):11

Yu XL, Su TC, Liu B. Two new triterpenoids preventing the hydrocortisone-induced injury in HMEC-1 cells from *Momordica charantia* L.[J/OL]. Natural Product Research, 2022[2023-02-15]. https://doi.org/10.1080/14786419.2022.2075863

Yu Y, Sun XY, Xu KL, et al. Meroterpenoids with inhibitory activity of PTP1B from the fruits of *Psidium guajava*[J]. Tetrahedron, 2022, 113(11):132762

Yu Y, Sun XY, Xu KL, et al. Meroterpenoids with unknown skeletons from the leaves of *Psidium guajava* including one anti-inflammatory and anticoagulant compound: psidial F[J]. Fitoterapia, 2022, 159(4):105198

Yu YH, Feng YP, Liu W, et al. Diverse triterpenoids from mastic produced by *Pistacia lentiscus* and their anti-inflammatory activities[J]. Chemistry and Biodiversity, 2022, 19(3):e202101012

Yu ZL, Zhou MR, Wang WY, et al. Cytotoxic diterpenoid dimer containing an intricately caged core from *Euphorbia fischeriana*[J]. Bioorganic Chemistry, 2022, 123:105759

Yu ZX, Wang CH, Nong XH, et al. Callnudoids A-H: highly modified labdane diterpenoids with anti-inflammation from the leaves of *Callicarpa nudiflora*[J]. Phytochemistry, 2022, 201(9):113253

Yuan JZ, Yang YL, Li W, et al. Zizaane-type sesquiterpenoids and their rearranged derivatives from agarwood of an aquilaria plant[J]. Molecules, 2022, 27(1):198

Yuan LL, Shi BB, Feng T, et al. α-Glucosidase inhibitory phenylpropanoid-dihydrochalcone hybrids from the leaves of medicinal plant *Malus hupehensis*(Pamp.)Rehder[J]. Phytochemistry, 2022, 204(12):113421

Yuan X, Jiang J, Yang Y, et al. Three quinolizidine dimers from the seeds of *Sophora alopecuroides* and their hepatoprotective activities[J]. Chinese Chemical Letters, 2022, 33(6):2923

闫建功, 王一竹, 吴先富, 等.雷公藤中倍半萜生物碱类化学成分的研究[J].中草药, 2022, 53(7):1933

阎新佳, 聂承冬, 江园园, 等.连翘中1个新的苯乙醇苷[J].中国中药杂志, 2022, 47(13):3526

阎新佳, 温静, 宋洋, 等.卷柏中1个新的环肽[J].中国中药杂志, 2022, 47(16):4391

杨晓楠, 王洪达, 李威威, 等.三七花中1个新的丙二酸酰化型人参皂苷[J].中草药, 2022, 53(19):5945

杨秀伟, 吕倩, 许青霞, 等.补骨脂环己烷溶性化学成分的研究[J].中草药, 2022, 53(11):3269

杨用成, 魏江春, 刘鲁齐, 等.五味子中1个新的降碳倍半萜[J].中国中药杂志, 2022, 47(6):1582

杨宇珂, 刘良裕, 王文义, 等.龙葵成熟果中2个新生物碱[J].中国中药杂志, 2022, 47(18):4966

殷鑫, 朱蔚芊, 周永强, 等.薏苡仁中1个新的生物碱类化合物[J].中草药, 2022, 53(10):2937

于潇, 祝琳琳, 徐畅, 等.无柄果钩藤中2个新的单萜吲哚类生物碱[J].中国中药杂志, 2022, 47(17):4650

喻奕虎,贾丽,曾慧婷,等.石榴花可水解单宁及抗糖尿病活性研究[J].中国中药杂志,2022,47(12):3258

袁瑞瑛,胡靖瑶,王希,等.伸筋草中1个新芒柄花醌醇衍生物[J].中草药,2022,53(21):6660

Z

Zan NL, Lu ZH, Wang XY, et al. Anti-inflammatory flavonoid derivatives from the heartwood of *Dalbergia odorifera* T. Chen[J/OL]. Natural Product Research, 2022 [2023-02-15]. https://doi.org/10.1080/14786419.2022.2098494

Zeng X, Liu W, Yuan T. Sesquiterpenes from *Rhododendron nivale* and their anti-inflammatory activity[J]. Chemistry and Biodiversity, 2022, 19(11):e202200856

Zeng Z, Cheng D, Lai MM, et al. A new lignan and C(6)-oxygenated flavonoids from the inflorescence of *Ambrosia artemisiifolia*[J]. Chemistry and Biodiversity, 2022, 19(3):e202100897

Zeng Z, Huang H, He H, et al. Sesquiterpenoids from the inflorescence of *Ambrosia artemisiifolia*[J]. Molecules, 2022, 27(18):5915

Zhan Q, Wu YY, Liu F, et al. (+)-and(−)-Xanthostones A-D: four pairs of enantiomeric cinnamoyl-β-triketone derivatives from *Xanthostemon chrysanthus*[J]. Chemistry and Biodiversity, 2022, 19(6):e202200356

Zhan XQ, Wu Q, Wang MJ, et al. A new diterpenoid from the leaves and twigs of *Croton lachnocarpus* Benth[J/OL]. Natural Product Research, 2022 [2023-02-15]. https://doi.org/10.1080/14786419.2022.2135002

Zhang B, Yang SL, Li X, et al. Structures and neuroprotective activities of triterpenoids from *Cynomorium coccineum* subsp. *songaricum* (Rupr.) J. Leonard[J]. Phytochemistry, 2022, 198(6):113155

Zhang C, Zhou WB, Lei XY, et al. Nitric oxide inhibitory terpenes and its glycosides from *Ainsliaea bonatii*[J]. Fitoterapia, 2022, 156(1):105028

Zhang CL, Liu J, Xi CC, et al. Cadinane sesquiterpenoids and their glycosides from *Alangium chinense* that inhibit spontaneous calcium oscillations[J]. Journal of Natural Products, 2022, 85(3):599

Zhang D, Zhang Z, Wu G, et al. Iridoids and lignans from *Valeriana officinalis* L. and their cytotoxic activities[J]. Phytochemistry Letters, 2022, 49(3):125

Zhang D, Zhang Z, Wu G, et al. Phenolic derivatives with cytotoxic activities from the roots of *Fallopia multiflora* var. *ciliinervis*[J]. Phytochemistry Letters, 2022, 52(6):72

Zhang DY, Lou HY, Chen C, et al. Cipacinerasins A-K, structurally diverse limonoids from *Cipadessa baccifera*[J]. Phytochemistry, 2022, 200(8):113186

Zhang DY, Zhou JJ, Yang H, et al. Chlorahupetenes A-D, four eudesmane-type sesquiterpenoid dimer enantiomers with two unusual carbon skeletons from *Chloranthus henryi* var. *hupehensis*[J]. The Journal of Organic Chemistry, 2022, 87(13):8623

Zhang FX, Liu HH, Yang KL, et al. New phenylpropanoids and monoterpene alkaloids with vasorelaxant activities from the branches of *Alstonia scholaris*[J]. Fitoterapia, 2022, 158(3):105143

Zhang HYH, Jin L, Zhang JB, et al. Chemical constituents from the bulbs of *Lilium davidii* var. *unicolor* and anti-insomnia effect[J]. Fitoterapia, 2022, 161(6):105252

Zhang J, Cheng J, Yan L, et al. Discovery of unreported ginkgolides of anti-PAF activity using characteristic ion and neutral loss recognition strategy in *Ginkgo biloba* L.[J]. Phytochemistry, 2022, 203(11):113355

Zhang J, Lei X, Wei Y, et al. Two unique C21-diterpenoid alkaloids from *Aconitum carmichaelii*[J]. Chinese Chemical Letters, 2022, 33(12):5047

Zhang J, Li YN, Guo LB, et al. Diverse gallotannins with α-glucosidase and α-amylase inhibitory activity from the roots of *Euphorbia fischeriana* steud[J]. Phytochemistry, 2022, 202(10):113304

Zhang J, Yang YN, Feng ZM, et al. The triterpenoids and sesquiterpenoids from the plant of *Agrimonia pilosa*[J]. Fitoterapia, 2022, 157(2):105104

Zhang J, Zhao WY, Wang JL, et al. Monoterpenoids from the aerial part of *Aruncus syLüester*[J]. Chemistry of Natural Compounds, 2022, 58(6):1031

Zhang JH, Cao MM, Zhang Y, et al. Scalemic myrionsumamide A, tetracyclic skeleton alkaloids from *Myrioneuron effusum*[J]. RSC Advances, 2022, 12(43):28147

Zhang JJ, Xu YJ, Li R, et al. Ainslides A-F, six sesquiterpenoids isolated from *Ainsliaea pertyoides* and their NLRP3-inflammasome inhibitory activity[J]. Chemistry and Biodiversity, 2022, 19(5):e202200135

Zhang JJ, Yang PY, Fu Q, et al. Caseatardies A-K, eleven undescribed clerodane diterpenoids isolated from *Casearia tardieuae* and their anti-inflammatory activity[J]. Fitoterapia, 2022, 163(8):105328

Zhang JQ, Yan XX, Jin QH, et al. Novel triterpenoids from *Alisma plantago-aquatica* with influence on LDL uptake in HepG2 cells by inhibiting PCSK9[J]. Phytomedicine, 2022, 105(18):154342

Zhang JS, Qian Y, Xin ZQ, et al. Bioactive pentacyclic triterpenoids from the whole plants of *Pterocephalus hookeri*[J]. Phytochemistry, 2022, 195(3):113040

Zhang LF, Wang HS, Xiong W, et al. Two new antibacterial isoindolin-1-ones from the leaves of *Cigar Tobacco*[J]. Chemistry of Natural Compounds, 2022, 58(6):1114

Zhang M, Sun X, Ren R, et al. Six new dammarane-type triterpene saponins from the processed leaves of *Panax notoginseng*[J]. Phytochemistry Letters, 2022, 49(3):145

Zhang ML, Si Y, Ma GX, et al. Three new compounds isolated from the bulbs of *Fritillaria pallidiflora* Schrenk and their anti-inflammatory activity[J]. Phytochemistry Letters, 2022, 47(1):97

Zhang N, Xiong LL, Sun DJ, et al. Anti-infammatory scalemic chromanoids and chromenoids from *Rhododendron dauricum*[J]. Fitoterapia, 2022, 162(7):105300

Zhang P, An Q, Yi P, et al. Thermlanseedlines A-G, seven thermopsine-based alkaloids with antiviral and insecticidal activities from the seeds of *Thermopsis lanceolata* R. Br.[J]. Fitoterapia, 2022, 158(3):105140

Zhang PP, Cui LT, Cui ZR, et al. Diverse acyclic diterpene derivatives from *Aphanamixis sinensis*[J]. Fitoterapia, 2022, 159(4):105192

Zhang Q, Lu YY, Yang L, et al. New triterpenoid saponins from the whole plants of *Clematis heracleifolia*[J]. Fitoterapia, 2022, 159(4):105179

Zhang Q, Zan YH, Yang HG, et al. Anti-tumor alkaloids from *Peganum harmala*[J]. Phytochemistry, 2022, 197(5):113107

Zhang QR, Tian MY, Li X, et al. Undescribed protolimonoids from the root bark of *Dictamnus dasycarpus* Turcz[J]. Fitoterapia, 2022, 163(8):105345

Zhang SY, Xie YQ, Song LX, et al. Seven new 2-(2-phenylethyl) chromone derivatives from agarwood of *Aquilaria agallocha* with inhibitory effects on nitric oxide production[J]. Fitoterapia, 2022, 159(4):105177

Zhang T, Zhang H, Lin C, et al. New 11-methoxymethylgermacranolides from the whole plant of *Carpesium divaricatum*[J]. Molecules, 2022, 27(18):5991

Zhang W, Qin Q, Wang Y, et al. Anti-neuroinflammatory oleanane-type triterpenoids from the seeds of *Quercus serrata* Thunb[J]. Phytochemistry Letters, 2022, 47(1):67

Zhang X, Bai M, Chang Y, et al. Structurally diverse lignans from *Solanum lyratum*: chemical evidence for their acetylcholinease inhibitory activity[J/OL]. Natural Product Research, 2022[2023-02-15]. https://doi.org/10.1080/14786419.2022.2141736

Zhang X, Cao Y, Pan D, et al. Antifibrotic pyridine-containing monoterpene alkaloids from *Caryopteris glutinosa*[J]. Phytochemistry, 2022, 203(11):113378

Zhang X, Liu Y, Deng J, et al. Structurally diverse sesquiterpenoid glycoside esters from *Pittosporum qinlingense* with anti-neuroinflammatory activity[J]. Journal of Natural Products, 2022, 85(1):115

Zhang X, Wu XM, Han LH, et al. New furofuran and tetrahydrofuran lignans from the flower buds of *Magnolia biondii* Pamp and their antiallergic effects[J/OL]. Natural Product Research, 2022[2023-02-15]. https://doi.org/10.1080/14786419.2022.2147166

Zhang XJ, Song ZM, Yuan PP, et al. Five new compounds from *Zingiberis Rhizoma* Recens and their anti-apoptotic activity[J/OL]. Journal of Asian Natural Products Research, 2022[2023-02-15]. https://doi.org/10.1080/

10286020.2022.2026335

Zhang XL, Na HY, Li PS, et al. Hipponorterpenes A and B, two new 14-noreudesmane-type sesquiterpenoids from the juice of *Hippophae rhamnoides*[J]. Phytochemistry Letters, 2022, 52(6):82

Zhang Y, Li H, Xu ZJ, et al. Three new feruloyl glucuronopyranosyl glycerols from *Eriocaulon buergerianum* with their anti-fibrotic effects on hepatic stellate cells[J/OL]. Natural Product Research, 2022[2023-02-15]. https://doi.org/10.1080/14786419.2022.2099387

Zhang Y, Xiong F, Zhang JJ, et al. Euphzycopias A-I, macrocyclic diterpenes with NLRP3 inflammasome inhibitory activity from *Euphorbia helioscopia* L.[J]. Fitoterapia, 2022, 157(2):105139

Zhang YJ, Bai M, Li KX, et al. Small molecule accurate recognition technology accelerated isolation of structurally diverse sesquiterpenes from *Litsea lancilimba* Merr.[J]. Fitoterapia, 2022, 158(3):105168

Zhang YP, Sui MH, Bai ZS, et al. Study on components with neuroinflammation inhibitory activities from *Croton tiglium* L. var. *xiaopadou*[J]. Chemistry and Biodiversity, 2022, 19(9):e202200473

Zhang YT, Peng X, Sun ZJ, et al. Diverse polyacetylenes from *Atractylodes chinensis* and their anti-osteoclastogenesis activity[J]. Fitoterapia, 2022, 161(6):105233

Zhang Z, Shang ZP, Jiang Y, et al. Selective inhibition of PTP1B by new anthraquinone glycosides from *Knoxia valerianoides*[J]. Journal of Natural Products, 2022, 85(12):2836

Zhao CX, Gao H, Li JR, et al. Bioactive constituents from *Gerbera piloselloides* with anti-inflammatory and anti-proliferative activities[J]. Fitoterapia, 2022, 161(6):105258

Zhao CX, Gao H, Yu M, et al. ¹H-NMR-guided isolation of enantiomeric coumarin-monoterpenes with anti-inflammatory activity from *Gerbera piloselloides*[J]. Phytochemistry, 2022, 203(11):113346

Zhao CY, Li MC, Yang YQ, et al. A new flavonoid glycoside from *Toxicodendron vernicifluum* (Stokes) F.A. Barkley[J/OL]. Natural Product Research, 2022[2023-02-15]. https://doi.org/10.1080/14786419.2022.2086546

Zhao J, Pang FR, Luo R, et al. Structurally diverse indole alkaloids from the leaves of *Winchia calophylla*[J]. Fitoterapia, 2022, 163(8):105317

Zhao J, Xu J, Zhang Z, et al. Barrigenol-like triterpenoid saponins from the husks of *Xanthoceras sorbifolia* bunge and their anti-inflammatory activity by inhibiting COX-2 and iNOS expression[J]. Phytochemistry, 2022, 204(12):113430

Zhao JQ, Wei F, Liu H, et al. Two aromatic acid derivatives and a xanthone from *Hypericum hengshanense*[J/OL]. Natural Product Research, 2022[2023-02-15]. https://doi.org/10.1080/14786419.2022.2156999

Zhao M, Xian XY, Yan MQ, et al. A new oleanane-type triterpenoid saponin with alpha-glucosidase inhibitory activity from *Camellia nitidissima*[J/OL]. Journal of Asian Natural Products Research, 2022[2023-02-15]. https://doi.org/10.1080/10286020.2022.2152012

Zhao Q, Xiao LG, Bi LS, et al. Hedychins E and F: labdane-type norditerpenoids with anti-inflammatory activity from the rhizomes of *Hedychium forrestii*[J]. Organic Letters, 2022, 24(38):6936

Zhao X, Du SY, Liu J, et al. New aspidosperma-type alkaloids from *Tabernaemontana bovina*[J]. Phytochemistry Letters, 2022, 49(3):105

Zhao XB, Guo Y, Xu QQ, et al. (±)-Hyperpyran A: terpenoid-based bicyclic dihydropyran enantiomers with hypoglycemic activity from *Hypericum perforatum* (St. John's wort)[J]. Fitoterapia, 2022, 161(6):105221

Zhao YM, Xiu MX, Song J, et al. Anti-hyperlipidemia on rats in vivo and new compounds from the seeds of *Psoralea corylifolia*[J]. Fitoterapia, 2022, 163(8):105343

Zhao YN, Zhao M, Li J, et al. A new diarylheptanoid from the barks of *Betula platyphylla*[J]. Chemistry of Natural Compounds, 2022, 58(5):845

Zhao YQ, Yang X, Fei JM, et al. Identification of limonoids from *Walsura yunnanensis* and evaluation of their cytotoxicity against cancer cell lines[J]. Fitoterapia, 2022, 157(2):105120

Zhao YR, Zou GA, Aisa HA. Guaianolides and

unusual 3-oxa-guaianolides from *Artemisia macrocephala* [J]. Phytochemistry，2022，197（5）：113108

Zheng J，Zhou Q，Cao X，et al. Two new flavonol derivatives from the whole plants of *Centella asiatica* and their cytotoxic activities[J]. Phytochemistry Letters，2022，47（1）：34

Zheng Q，Chen NY，Lou SQ，et al. New jatrophane-type diterpenoids from *Euphorbia kansui* as potential MDR reversal agents[J]. Chemistry and Biodiversity，2022，19（11）：e202200660

Zheng XQ，Song LX，Qiu H，et al. Novel phenolic and diterpenoid compounds isolated from the fruit spikes of *Prunella vulgaris* L. and their anti-inflammatory activities [J]. Phytochemistry Letters，2022，49（3）：60

Zhong H，Wang L，Xiong S，et al. Cassaine diterpenoid glycosides from the seeds of *Erythrophleum fordii* Oliv. and their antiviral and anti-inflammatory activities[J]. Fitoterapia，2022，163（8）：105348

Zhong NF，Huang HH，Wei JC，et al. Euphorfiatnoids A-I：diterpenoids from the roots of *Euphorbia fischeriana* with cytotoxic effects［J］. Phytochemistry，2022，203（11）：113372

Zhong WH，Li M，Gu R，et al. Lipskynoids A-G，new acyclic diterpenes from the flowers of *Carpesium lipskyi*［J］. Chemistry and Biodiversity，2022，19（12）：e202200898

Zhong WH，Li M，Han S，et al. Carpelipines C and D，two anti-inflammatory germacranolides from the flowers of *Carpesium lipskyi* Winkl.（Asteraceae）［J］. Chemistry and Biodiversity，2022，19（7）：e202200415

Zhou CG，Xiang ZN，Zhao N，et al. Jatrophane diterpenoids with Kv1.3 ion channel inhibitory effects from *Euphorbia helioscopia*［J］. Journal of Natural Products，2022，85（4）：815

Zhou D，Otsuki K，Zhang M，et al. Anti-HIV tigliane-type diterpenoids from the aerial parts of *Wikstroemia lichiangensis*［J］. Journal of Natural Products，2022，85（6）：1658

Zhou D，Zhang F，Kikuchi T，et al. Lathyrane and jatrophane diterpenoids from *Euphorbia helioscopia* evaluated for cytotoxicity against a paclitaxel-resistant A549 human lung cancer cell line[J]. Journal of Natural Products，2022，85（4）：1174

Zhou J，Shi G，Zhang W，et al. Cyclopentanoid monoterpenes from the whole plant of *Rehmannia piasezkii* maxim[J]. Phytochemistry，2022，203（11）：113316

Zhou J，Shi GR，Zhang WQ，et al. Four ionones and ionone glycosides from the whole plant of *Rehmannia piasezkii*［J］. Journal of Asian Natural Products Research，2022，24（10）：955

Zhou JS，Huang SL，Gao Y，et al. Spicatulides A-G，phenolic-monoterpenoid hybrids from *Chloranthus spicatus* [J]. Journal of Natural Products，2022，85（8）：2090

Zhou L，Zheng G，Li H，et al. Highly oxygenated isoryanodane diterpenoids from the leaves of *Cinnamomum cassia* and their immunomodulatory activities［J］. Phytochemistry，2022，196（4）：113077

Zhou M，Li T，Zeng C，et al. Two new diterpenoids from the rhizomes of *Zingiber officinale*［J/OL］. Natural Product Research，2022［2023-02-15］. https://doi.org/10.1080/14786419.2022.2038595

Zhou M，Yuan F，Ruan H，et al. HPLC-PDA-guided isolation of glucosyloxybenzyl 2-isobutylmalates from the pseudobulbs of *Bletilla striata* with neuroprotective and antimicrobial activities［J］. Phytochemistry，2022，201（9）：113287

Zhou MH，Luo XC，Zhao HM，et al. New spiro-sesquiterpenoids from the marine sponge *Myrmekioderma* sp. ［J］. Chemistry and Biodiversity，2022，19（7）：e202200455

Zhou PJ，Zang Y，Li C，et al. Forrestiacids C and D，unprecedented triterpene-diterpene adducts from *Pseudotsuga forrestii*［J］. Chinese Chemical Letters，2022，33（9）：4264

Zhou QM，Zhao HY，Ma C，et al. Pocahemiketone A，a sesquiterpenoid possessing a spirocyclic skeleton with a hemiketal endoperoxide unit，alleviates Aβ25-35-induced pyroptosis and oxidative stress in SH-SY5Y cells［J］. Organic Letters，2022，24（26）：4734

Zhou QR，Lei XY，Niu J，et al. A new hemiacetal chromone racemate and *α*-glucosidase inhibitors from *Ficus tikoua* Bur[J/OL]. Natural Product Research，2022［2023-

02-15]. https://doi.org/10.1080/14786419.2022.2068544

Zhou T, Gao Q, Mi QL, et al. Two new benzo[C]az-epin-1-ones from whole plants of *Thalictrum glandulosissimum* and their antibacterial activity [J]. Chemistry of Natural Compounds, 2022, 58(2):254

Zhou TQ, Wei ZZ, Fu QY, et al. A new oleanane-type triterpene from *Ardisia lindleyana* D. Dietr and its cytotoxic activity[J/OL]. Natural Product Research, 2022 [2023-02-15]. https://doi.org/10.1080/14786419.2022. 2053849

Zhou WY, Hou JY, Li Q, et al. Targeted isolation of diterpenoids and sesquiterpenoids from *Daphne gemmata* E. Pritz. ex Diels using molecular networking together with network annotation propagation and MS2LDA[J]. Phytochemistry, 2022, 204(12):113468

Zhou X, Zhou X, Ma J, et al. Anti-influenza patchoulol-type sesquiterpenoids from *Pogostemon cablin*[J]. Phytochemistry Letters, 2022, 48(2):34

Zhou YY, Jin CZ, Ma YQ, et al. A new phytotoxic sesquiterpene from *Inula japonica* [J]. Chemistry of Natural Compounds, 2022, 58(1):47

Zhou ZB, Mou PY, Huang YY, et al. Bioactive polycyclic polyprenylated acylphloroglucinols from *Hypericum scabrum*[J]. Fitoterapia, 2022, 161(6):105249

Zhou ZB, Shi WP, Zeng H, et al. Two new polycyclic polyprenylated acylphloroglucinols from *Hypericum curvisepalum* N. Robson[J]. Phytochemistry Letters, 2022, 48(2):43

Zhu DH, Zhang JK, Jia JF, et al. Alkaloids from the stem of *Ephedra equisetina* [J/OL]. Journal of Asian Natural Products Research, 2022[2023-02-15]. https://doi.org/10.1080/10286020.2022.2077201

Zhu DH, Zhang JK, Jia JF, et al. Chemical constituents from the stems of *Ephedra equisetina*[J]. Phytochemistry Letters, 2022, 51(5):71

Zhu DH, Zhang JK, Jia JF, et al. Lignans and terpenoids from the stem of *Ephedra equisetina* Bunge[J]. Phytochemistry, 2022, 200(8):113230

Zhu LZ, Yu ZL, Zhong GY, et al. Two new isoprenylated flavones from roots of *Artocarpus styracifolius*[J].

Chemistry of Natural Compounds, 2022, 58(3):426

Zhu M, Li Y, Zhou J, et al. Pinguisane sesquiterpenoids from the Chinese liverwort *Trocholejeunea sandvicensis* and their anti-inflammatory activity [J]. Journal of Natural Products, 2022, 85(1):205

Zhu MZ, Li Y, Zhou JC, et al. Unprecedented 4, 9-seco-oplopanane and seven drimane sesquiterpenoids from the Chinese liverwort *Lejeunea flava*(Sw.) Nees[J]. Chemistry and Biodiversity, 2022, 19(9):e202200559

Zhu Z, Turak A, Aisa HA. Sesquiterpene lactones from *Artemisia mongolica*[J]. Phytochemistry, 2022, 199 (7):113158

Zhuang LX, Liu Y, Wang SY, et al. Cytotoxic sesquiterpenoids from *Atractylodes chinensis*(DC.) Koidz[J]. Chemistry and Biodiversity, 2022, 19(12):e202200812

Zong T, Li MC, Wu HS, et al. Novel flavan-3, 4-diol vernicidin B from *Toxicodendron Vernicifluum* (Anacardiaceae) as potent antioxidant via IL-6/Nrf2 cross-talks pathways[J]. Phytomedicine, 2022, 100(7):154041

Zong T, Sun J, Jin L, et al. A new secoiridoid and a new xanthone glycoside from the whole plants of *Lomatogonium rotatum*[J]. Phytochemistry Letters, 2022, 49:197

Zou JL, Duan YJ, Wang Y, et al. Phellopterin cream exerts an anti-inflammatory effect that facilitates diabetes-associated cutaneous wound healing via SIRT1[J]. Phytomedicine, 2022, 107(20):154447

Zou ZQ, Ning DS, Liu Y, et al. Five new germacrane sesquiterpenes with anti-inflammatory activity from *SaLüia petrophila*[J]. Phytochemistry Letters, 2022, 47(1):111

张航,马家乐,昝妮利,等.沉香中倍半萜类化学成分研究[J].中国中药杂志,2022,47(16):4385

张伟,罗锐,孙静,等.麻疯树叶中3个新的糖苷类化合物[J].中草药,2022,53(9):2597

张欣,刘媛媛,李玉泽,等.管花鹿药中2个新的甾体皂苷[J].中草药,2022,53(20):6375

张雪,方万,李晓青,等.海南黄花梨中1个新的异黄酮类化合物及其酪氨酸酶抑制活性[J].中国中药杂志,2022,47(18):4959

张东东,樊浩,孙玉,等.缬草中1个新的单环氧木脂素[J].中草药,2022,53(1):25

张东东,黄仕其,刘媛媛,等.华中五味子根皮中 1 个新的菖蒲烯类倍半萜[J].中草药,2022,53(14):4270

张洪权,王艳丽,董馨语,等.毛华菊中 1 个新的愈创木内酯类化合物[J].中草药,2022,53(15):4611

张文静,范雨欣,胡梦雅,等.枸杞子中 1 个新的环香叶烷类单萜[J].中草药,2022,53(21):6653

赵浩余,冯芮,周勤梅,等.山莨菪中 1 个新的降碳香根螺烷型倍半萜[J].中草药,2022,53(4):973

赵伟伊,苏艳芳,秦涛,等.芦根中 2 个新的苯丙素苷类化合物[J].中草药,2022,53(19):5955

郑诗倩,宋国强,殷川平,等.香鳞毛蕨中的新间苯三酚及其体外抗菌活性[J].中国中药杂志,2022,47(9):2474

周强,杜伟东,李志峰,等.小花清风藤中 2 个新的化学成分[J].中草药,2022,53(7):1939

周梦楠,刘鹏,靖淑瑾,等.玄参的化学成分及其体外抗肿瘤活性研究[J].中国中药杂志,2022,47(1):111

（四）中药药剂

【概述】

2022 年，中药药剂领域传承精华，守正创新，以满足临床重大疾病防治的需求为导向，围绕中药药剂制备的关键技术和质量进步，推动中医药高质量发展，在中药制药共性技术研究、中药新药产品开发等方面开展了卓有成效的工作，并取得了积极的成果。这一年中药药剂领域相关文献的报道，较为系统地反映了中药药剂学目前研究的重点和未来的趋势，主要涉及中药制药技术的进步与发展、中药制剂的改进与优化、中药新剂型与新制剂研究与创制等内容，研究成果为中药药剂学的进一步发展奠定了良好基础。中药增溶技术的研究、中药外用制剂的研究、中药靶向制剂的研究、中药制剂制备过程的物质传递分析研究等发表的文献较多，列专门条目予以介绍。

1. 中药制药技术的研究

中药制药技术的研究，文献报道比较多的有中药的超声微波辅助提取技术、纯化分离技术、与生物活性相关的中药提取分离工艺优化研究、包合物的制备、固体分散体的制备等方面。

（1）超声/微波辅助提取技术　①超声辅助技术　赵璠等在单因素试验基础上，通过响应面法优化茜草总酚超声提取工艺。结果：最佳工艺为料液比 1∶30，乙醇体积分数 75%，提取时间 65 min，提取次数 2 次，超声功率 200 W，茜草总酚最佳提取含量为 10.48%。邹艳等运用 Box-Behnken 响应面法优化复合酶-超声法提取白术中多糖的工艺，考察白术不同炮制品多糖含量和体外抗氧化活性差异。结果：最佳提取工艺为总酶用量 1.5%，酶配比为 2∶1（纤维素酶∶果胶酶），酶解温度 49.8 ℃，pH 4.9，酶解时间 39 min。该条件下多糖提取率达 40.15%，高于仅添加纤维素酶（38.23%）或果胶酶（36.61%）。李碧渊等采用超声辅助提取南方红豆杉醇提药渣中的多糖，并将其与生药中多糖的提取率进行对比，优化提取工艺。结果：最佳提取工艺为料液比 1∶30、超声功率 50 W、超声时间 20 min。与从南方红豆杉中提取相比，多糖得率从 5.12% 下降到 3.73%，而纯度从 70.53% 提高到 89.53%。研究提示，南方红豆杉醇提药渣可再次提取多糖。李杰等运用 Box-Behnken 响应面法优化红景天中红景天苷和酪醇的超声辅助低共熔溶剂提取工艺。结果：最佳条件为提取时间 30 min，含水量 26%，液料比 38∶1。该条件下红景天苷和酪醇的提取率分别为 11.64、2.02 mg/g。万俊等利用响应面法优化青蒿素超声提取工艺。结果：最佳提取工艺为超声时间 42 min，超声功率 82 W，料液比 4.2∶50（g/ml），此条件下提取率为 0.69%。郭艳茹等采用 Box-Behnken 响应面法优化蒙药白益母草总生物碱超声提取工艺。结果：最佳提取条件为乙醇浓度 60%、料液比 1∶16、超声 50 min。程媛等采用超声辅助提取-共沸精馏耦合技术，在单因素考察的基础上，结合响应面法与信息熵理论，以乙酸龙脑酯、香附烯酮、α-香附酮、藁本内酯、去氢木香内酯含量及提取率为指标，优选乌药汤总挥发油的提取工艺。结果：最优提取工艺为超声温度 19 ℃，超声时间 22 min，提取时间 5 h。②微波辅助技术　黄潇等通过 Box-Behnken 响应面设计结合主成分因子法，将多酚氧化酶活性、过氧化物酶活性以及褐变指数计算权重所得灭酶抑褐综合得分，结合栀子指标性成分栀子苷含量为双评价指标，优化栀子微波预处理工艺。结果:最佳工艺为微波功率 700 W,微波时间 114 s,药材处理量 225 g。吴莉娟等利用响应面法优化微波超声辅助提取重楼的工艺并探究其抗炎活性。结果:最佳提取工艺为超声时间 11 min、超声功率 180 W、微波温度 75 ℃、微波时间 15 min、料液比 1∶10(g/ml),乙醇浓度 80%;得到重楼皂苷Ⅰ、Ⅱ、Ⅵ、Ⅶ 4 种皂苷平均含量为 45.08 mg/g;重楼提取物在 1.25~20 μg/ml 浓度范围内可显著抑制 NO 的释放量。张宁等利用 Kalman 滤波-紫外分光光度法考察微波提取动力学特征,并对其进行可视化表征,进而与传统加热方法进行对比。结果:以三七中所有化合物为整体物质组,加热方式提取动力学符合一级动力学模型;微波加热物质组在 180 min 时提取率达到 80% 以上,传统加热提取率为 45% 左右,释放量显著增加。梁泰帅等通过正交试验优选黄芪多糖的微波辅助提取工艺。结果:最优条件组合为液固比 20∶1,提取次数 3 次,微波时间 10 min,微波功率 450 W,多糖平均产率为 7.97%。

(2)纯化分离技术 ①乙醇沉淀纯化分离 黄然等采用 Plackett-Burman 试验设计,以蒲地蓝消炎口服液为例,研究中药口服液体制剂醇沉环节质量标志物的有效传递。结果:当醇沉前浓缩液密度为 1.12 g/ml、pH 为 6.86,醇浓度为 50.00% 时,黄芩苷和汉黄芩素的转移率分别为 91.86% 和 87.78%;当醇沉前浓缩液密度为 1.13 g/ml,醇浓度为 74.50%,醇沉静置温度为 17.0 ℃ 时,腺苷、紫堇灵和菊苣酸的转移率分别为 85.95%、71.62% 和 83.19%。曲馨等采用正交试验,以当药黄素、木犀草素、山奈酚的转移率及干膏得率为考察指标,优选金蕾颗粒水提醇沉工艺。结果:优化的水提工艺为加 12 倍量水,煎煮提取 3 次,每次 0.5 h;优化的醇沉工艺为药液密度 1.03~1.05 g/ml,加入 95% 乙醇使含醇量达 70%,10 ℃ 静置 24 h。刘震远等采取单因素与 RSM-BBD 响应面分析法,优化安神补脑液醇沉工艺。结果:工艺条件参数修正为醇沉前浓缩液密度为 1.26 g/ml,含醇量为 72%,醇沉时间为 36 h,搅拌

速度为 176 r/min,在稳定性试验中安神补脑液的澄清度、pH、淫羊藿苷含量、维生素 B₁ 含量、微生物限度均符合《中国药典》(2020 年版)规定,保质期为 24 个月。②大孔吸附树脂纯化分离 孙开芬等选择 D101、HP20、HPD300、HPD722、AB-8 型树脂,优化大孔吸附树脂分离纯化红禾麻总黄酮工艺。结果:D101 型树脂具有较好的吸附与洗脱效果;最佳条件为径高比 1∶7,上样体积流量 4 ml/min,上样体积 50 ml,9 BV 水除杂,12 BV 70% 乙醇洗脱,洗脱体积流量 1 ml/min;总黄酮质量分数从 7.04% 升至 23.89%,固形物含量从 1.50 g 降至 0.38 g。邹苏兰等采用单因素试验筛选大孔吸附树脂种类,Plackett-Burman 设计确定关键工艺参数,Box-Behnken 响应面优化大孔吸附树脂分离纯化益心泰总黄酮工艺。结果:最优操作条件为上样液体积 3 BV,乙醇体积分数 75%,水洗体积 3.0~4.8 BV,上样液体积流量 1.3~2.0 BV/h。基于质量源于设计理念,在工艺参数设计空间内操作能保证大孔吸附树脂分离纯化益心泰总黄酮工艺的稳定性。徐雅蝶等以隐丹参酮、丹参酮ⅡA、总菲醌洗脱率及纯度为指标,对大孔树脂、中性氧化铝柱层析、醇提水沉法的纯化效果进行评价,比较不同纯化工艺对丹参中菲醌有效部位的影响。结果:大孔树脂、醇提水沉法得到的菲醌有效部位纯度均大于 50%。大孔树脂纯化最优参数为型号 HPD-100,上样液含醇量 50%,上样量 36 BV,90% 乙醇洗脱 27 BV,总菲醌纯度为 73.85%,得率为 0.45%,除杂率为 93.79%。史鹏杰等采用静态吸附、解吸附实验对 17 种大孔树脂进行筛选,优化赶黄草中大环多酚大孔树脂纯化工艺。结果:最佳条件为选用 HPD-400 型大孔树脂,大环多酚质量浓度 1.60~2.20 mg/ml,以 2~2.5 BV/h 体积流量通入径高比 1∶4 的树脂柱中,上样 9 BV,14 BV 40% 乙醇洗脱除杂,收集 10 BV 50% 乙醇洗脱部位,减压浓缩至干;大环多酚含量可达 65% 以上,转移率在 50% 以上,得率为 6.56%。孔祥鹏等优化栀子组分大孔吸附树脂精制工艺。结果:最佳条件为药材加 12 倍量水煎煮提取 2 次,每次 1 h,合并 2 次提取液,

浓缩至 0.5 g/ml,3 000 r/min 离心 5 min,采用 HPD-100 型树脂,以 2 BV/h 速度上样 0.5 g/ml,水洗至澄清,过渡至 75% 乙醇,以 3 BV/h 洗脱至无色,收集醇洗脱液,回收溶剂至干膏;栀子苷吸附率、解吸附率、含量分别为 87%、91%、36.63%。郭慧玲等研究 D101 型大孔树脂吸附对山银花总皂苷的纯化工艺。结果:D101 型大孔树脂具有较好的吸附性能;最佳工艺条件为药液上样浓度 0.2 g/ml,洗脱流速 3 ml/min,上样吸附 5 h 后,依次用蒸馏水 5 BV,30% 乙醇 3 BV,70% 乙醇 3 BV 洗脱;该条件下获得的山银花总皂苷平均纯度为 79.57%。

(3) 与生物活性相关的中药提取分离工艺优化研究 胥淑娟等以青黛提取物中靛玉红含量为指标,考察乙醇回流提取法、水提法靛玉红的提取率,并结合氨水引咳小鼠模型、枸橼酸引咳豚鼠模型的止咳药效学实验,优化君药青黛提取方法和全方提取工艺。结果:药学工艺部分所得醇提制剂中靛玉红提取率为 51.89%,水提制剂中未检测到靛玉红;药效学实验表明,2 种不同工艺制剂的儿童清肺止嗽糖浆均能有效延长咳嗽潜伏期,抑制咳嗽次数;在延长咳嗽潜伏期方面,2 种工艺样品间比较无明显差异,在减少咳嗽次数方面,青黛等 5 味醇提、生石膏等 3 味水提样品高剂量在枸橼酸引咳豚鼠实验中止咳效果优于其他工艺制剂(P<0.05)。唐靖雯等基于药效筛选与正交试验优化花川保列颗粒提取工艺。结果:花川保列颗粒 60% 乙醇提取物的抗菌、抗炎活性优于水提醇沉物;最佳提取工艺为 10 倍量 60% 乙醇回流提取 3 次,每次 1.5 h。吴巧凤等采用多目标遗传算法和 BP 神经网络结合遗传算法进行建模并目标寻优,优化黄连厚朴汤抗流感活性成分的提取工艺。结果:最佳提取工艺为药材加 9 倍量水,于 72 ℃ 提取 3 次,每次 54 min。王萍等在单因素试验基础上,采用响应面法优化大叶秦艽总环烯醚萜苷回流提取、超声提取、超声-回流提取工艺,并评价提取物抗氧化活性。结果:最优回流提取工艺为乙醇体积分数 75%,液料比 20:1,回流时间 100 min,提取次数 2 次,总环烯醚萜苷含量为 62.75 mg/g;最优超声提取工艺为乙醇体积分数 78%,液料比 20:1,超声时间 42 min,超声功率 204 W,总环烯醚萜苷含量为 70.25 mg/g;最优超声-回流提取工艺为乙醇体积分数 76%,液料比 17:1,超声时间 29 min,回流时间 72 min,总环烯醚萜苷含量为 76.49 mg/g。所得提取物对 DPPH、OH⁻ 自由基的清除率超声-回流提取工艺高于其他 2 种提取工艺。孙明杰等采用水提醇沉法提取茯苓多糖粗提物,利用二乙氨基乙基-纤维素阴离子交换色谱柱法对多糖粗提物进行分离纯化,得到带电性不同的茯苓多糖组分,并比较多糖粗提物和其不同组分的抗氧化活性。结果:茯苓多糖粗提物、茯苓多糖粗提物-1 和茯苓多糖粗提物-2 的多糖含量分别为 78.16%、93.53%、90.84%;3 种多糖均主要由甘露糖、鼠李糖、葡萄糖、半乳糖和岩藻糖按照不同比例组成的杂多糖,分别由不同分子量的多糖片段构成,微观形态没有显著差异;体外抗氧化实验提示茯苓多糖粗提物-2 的体外抗氧化活性最高。樊精敏等在单因素试验基础上,采用响应面法优化党参低聚糖脱色纯化工艺,并评价脱色低聚糖抗氧化活性。结果:最佳条件为 DM-28 型树脂,脱色时间 2.3 h,pH4.7,树脂用量 3.2 g,脱色率为 94.76%,回收率为 88.91%;脱色后,低聚糖含量及对 2 种自由基的清除率分别为 (83.96±2.07)%、(81.27±2.47)%、(17.94±0.30)%;脱色可提高党参低聚糖纯度及抗氧化活性。关奎奎等在单因素试验、Plackett-Burman 设计基础上,通过 Box-Behnken 响应面法优化马蹄黄总黄酮、总酚酸提取工艺,并评价其抗氧化、抗菌活性。结果:最佳工艺为提取时间 33 min,提取温度 43 ℃,粉碎度 60 目,乙醇体积分数 50%,液料比 40:1,平均总黄酮、总酚酸提取率分别为 34.89%、12.21%;提取物对 DPPH 自由基、羟自由基的 IC_{50} 分别为 0.012、0.72 mg/ml,总还原能力较好,对各菌株表现出轻度或中度敏感,并呈量效关系。冯颖等采用正交试验优化神农香菊茎叶总黄酮和总酚的提取参数。使用大孔树脂吸附技术,对提取物中总黄酮和总酚进行纯化,并评价提取物的抗

氧化潜力。结果:最佳提取工艺为料液比 1:5(g/ml),乙醇浓度 70%,提取时间 60 min;最佳纯化条件为上样浓度 0.12 g/ml,上样体积 3 BV,上样流速 3.0 BV/h,洗脱溶剂 80% 乙醇,洗脱流速 4.5 BV/h,洗脱体积 4 BV,与纯化前相比,纯化后提取物中总黄酮和总酚纯度分别提高了 2.85 倍和 4.03 倍,UPLC-MS/MS 分析显示纯化后部分黄酮和酚类物质含量显著增加;神农香菊茎叶提取物显示出较强的 DPPH 自由基清除活性,其黄酮成分与黄嘌呤氧化酶具有较强结合能力。

(4)包合物的制备 郝彬等研究升血小板胶囊中 β-环糊精包合连翘挥发油的工艺条件。结果:最佳包合工艺为挥发油与 β-环糊精的比例为 1:8(ml/g),包合温度 40 ℃,搅拌时间 2 h,加水 8 倍量。郝佳旭等在单因素试验基础上,采用信息熵权法确定各指标权重系数,计算综合评分,建立正交试验优选羟丙基-β-环糊精包合香果健消片挥发油的最佳工艺。结果:最佳包合工艺为羟丙基-β-环糊精与无水乙醇的质量体积比为 12:20(g/ml),包合温度 55 ℃,包合时间 2 h,经验证平均包合率为 88.15%、收率为 96.11%、含油率为 7.65%,包合物中 1,8-桉叶素的含量为 20.28 mg/g。高艳红等优化柴银颗粒挥发油胶体磨包合工艺。结果:最佳工艺为挥发油与 β-环糊精比例 1:10,β-环糊精与水比例 1:3,包合时间 26 min,平均包封率为 84.03%,包合物得率为 90.67%;包合前后,各成分基本无变化。沈庆国等研究优化干姜挥发油胶体磨包合工艺。结果:最佳条件为 β-环糊精与挥发油比例 8:1,水与 β-环糊精比例 17:1,研磨时间 30 min,包封率、收率分别为 90.12%、95.48%。

(5)固体分散体的制备 李永盛等采用溶剂法制备知母皂苷元固体分散体,分别采用流化床一步制粒与高速搅拌湿法制粒,提高知母皂苷元颗粒的体外溶出度。结果:以流化床一步制粒制备的固体分散体颗粒(知母皂苷元:PVP-K30=1:9)为载体,能够显著提高知母皂苷元的体外溶出度,溶出度可达 80% 以上。徐文杰以聚乙二醇 6000(PEG6000)为载体,采用热熔挤出法制备三白草酮固体分散体,以改善三白草酮的溶出情况。结果:与物理混合物相比,药辅比为 1:1、1:4 制备所得的固体分散体中三白草酮的体外溶出度与溶出速度均有所提高,其中药辅比为 1:4 制备的三白草酮-PEG6000 固体分散体的体外溶出度与溶出速度略优,其 90 min 累积溶出度达到 98%。张俊芳等探讨温度和相对湿度对穿心莲内酯-泊洛沙姆 188(P188)-固体分散体稳定性的影响。结果:在相对湿度≤(55±5)% 下贮存 30 d 后,固体分散体分子间相互作用、相对结晶度发生变化,而溶出稳定性仍保持;在相对湿度≥(75±5)% 下贮存 30 d 后,即使温度≤(40±2)℃,固体分散体吸湿稳定性、重结晶稳定性、溶出稳定性均被破坏。结果显示,该制剂应在相对湿度≤(55±5)% 下贮存。庞榕等采用喷雾干燥法制备固体分散体后,制备熊果酸固体分散体单层渗透泵片,并考察其体内药动学。结果:最优处方为 NaCl 用量 62.2 mg/片,CMC-Na 用量 29.3 mg/片,包衣增重 6.1%,12 h 后累积释放度为 93.8%,体外释药符合零级模型;与普通片、固体分散体片比较,单层渗透泵片 t_{max}、$t_{1/2}$ 延长($P<0.01$),C_{max} 波动较小,相对生物利用度提高至 2.84 倍。任莉莉等以 PEG6000 为载体材料,采用溶剂熔融法制备姜黄素固体分散体,并通过正交试验优选制备工艺。结果:最优工艺为姜黄素加入量 20 mg,姜黄素:PEG6000=1:9,加入无水乙醇 10 ml,熔融温度 50 ℃。该条件制备的姜黄素固体分散体 25 min 内累积溶出度达 93%。

2. 中药制剂与新剂型的研究

中药制剂与新剂型的研究,文献报道比较集中关注的有凝胶剂、纳米混悬剂、微乳、纳米粒、脂质体、胶束的制备等方面。

(1)凝胶剂的制备 高艳艳等采用单因素试验筛选凝胶基质,Box-Behnken 法优化处方,制备防风多糖温敏凝胶并对其进行质量评价。结果:最佳处方为 19.4% P407,1.4% P188,0.1% 聚乙烯吡咯烷酮 K30(PVP-K30),4% 防风多糖,胶凝温度 30.4 ℃;

制得的防风多糖温敏凝胶性质稳定,体外释放和凝胶溶蚀之间存在良好线性关系。直炜炜等考察基于纳米氧化石墨烯的盐酸小檗碱温敏水凝胶的体外释放度情况。结果:相比于盐酸小檗碱溶液,纳米氧化石墨烯的盐酸小檗碱温敏水凝胶体的释药速度显著较慢($P<0.01$);42 ℃ 释药速率高于 37 ℃,但无显著统计学差异($P>0.05$);在 37 ℃ 和 42 ℃ 下的释药过程均符合 Makoid-Banakar 释药模型,具有显著的缓释作用,且具有温度依赖性的释药特征。田斌等在单因素试验基础上,通过 Box-Behnken 响应面法优化蛇黄凝胶处方工艺。结果:最佳处方为羟丙基甲基纤维素用量 4%,羧甲基纤维素钠(CMC-Na)用量 2%,甘油用量 10%,载药量 5%,pH7,所得凝胶药物体外释放良好。王雨欣等采用星点设计-效应面法,优化冷溶法制备野黄芩苷镁鼻用原位凝胶的制备工艺。结果:最优处方为 P407 占 19%、P188占 0.5%,相变温度为 30 ℃。

(2)纳米混悬剂的制备 陈慧娟等以槲皮素为模型药,通过高速剪切-高压均质法制备绞股蓝皂苷稳定的槲皮素纳米混悬剂,并对其进行体外评价。结果:优化的工艺为剪切转速 13 000 r/min、剪切时间 2 min、均质压力 100 MPa、均质次数 12 次;该条件下制备的槲皮素纳米混悬剂平均粒径为(461.9 ± 2.4)nm,在室温下储存 2 个月期间,冻干粉保持稳定,饱和溶解度高于槲皮素原料药和物理混合物。秦芳芳等采用高压均质法制备鞣花酸纳米混悬剂,并考察在 SD 大鼠体内的药动学特征。结果:最佳处方工艺为以磷脂-PVP-K30(2:3)为稳定剂,稳定剂与药物比例 4:1,制备温度为 25 ℃,均质压力 73 MPa,均质次数为 11 次;鞣花酸纳米混悬剂粒径为 70～400 nm,平均粒径为(148.16 ± 7.61)nm,鞣花酸以无定形状态存在,6 h 内药物的累积释放率为96.24%;药动学结果显示,鞣花酸纳米混悬剂的半衰期 $t_{1/2}$ 延长至(3.17 ± 0.64)h,达峰浓度 C_{max} 提高至($1\ 172.04\pm182.51$)ng/ml,相对口服生物利用度提高至 5.61 倍。张佩琛等应用 Box-Behnken 响应面法优化高压均质法制备金合欢素纳米混悬剂工艺,

并考察其体内药动学。结果:最佳制备条件为 PVP-K30 占比 47%,稳定剂用量 215 mg,均质次数 12次,粒径为 21.47 nm,溶解度提高至 11.71 倍,12 h内累积溶出度达 95.82%。与原料药比较,纳米混悬剂 t_{max} 缩短($P<0.01$),C_{max}、$AUC_{0\sim t}$、$AUC_{0\sim\infty}$ 升高($P<0.01$),相对生物利用度提高至 5.18 倍。

(3)微乳的制备 张宇航等研究制备刺五加总苷微乳,以粒径为考察指标,利用 D-最优混料设计法优化其处方和制备工艺,并进行质量评价。结果:刺五加总苷微乳的最优处方为水相 20.8%,棕榈酸异丙酯 31.2%,大豆磷脂与无水乙醇($K_m=1:1$)为48.0%,微乳类型为油包水型;室温下,pH 为 5.19,平均粒径(26.47 ± 0.04)nm,刺五加苷 B、刺五加苷 E的质量分数分别为 0.038 9、0.166 4 mg/ml;30 d 内溶液澄清透明,不分层,含量基本无变化,稳定性良好。张旭敏等以茶皂素为天然乳化剂制备芹菜素纳米乳液,并对其进行稳定性和体外释放特性的考察。结果:芹菜素纳米乳液的最优制备处方为芹菜素质量分数 0.40%、茶皂素质量浓度 2.0 mg/ml、油相用量(蓖麻油-辛癸酸甘油酯 1:3)3 ml;平均粒径为(259.5 ± 3.6)nm、pH 为(7.37 ± 0.08)、溶解度为(128.12 ± 1.35)μg/ml、载药量为(5.77 ± 0.08)%、浊度为(99.45 ± 1.69)/cm(n=3);芹菜素纳米乳液中芹菜素在体外释放具有缓慢和持续的趋势。陈旺等采用单纯形网格法优化马甲子总三萜自微乳处方,并对其进行质量评价。结果:马甲子总三萜自微乳处方中油相为油酸乙酯(10%)、乳化剂为聚山梨酯-80(45%)、助乳化剂为二乙二醇单乙基醚(45%)。所得自微乳平均粒径(46.3 ± 0.34)nm,载药量(13.1 ± 0.28)mg/g;溶出度实验表明,马甲子总三萜自微乳 20 min 累积溶出率达 80%。李桂华等用星点设计-响应面法优化和厚朴酚自微乳给药系统处方和制备工艺,并对其质量进行评价。结果:和厚朴酚自微乳给药系统优化的配方为聚山梨酯-80 71.54%、PEG200 14.62%、花生油 10.56%、蓖麻油 3.28%;在该配方下,和厚朴酚载药质量浓度为 60 mg/ml,用纯水将其稀释 3 倍以上可形成水包油(O/W)微乳

液,其平均粒径为(16.83±0.35)nm,在5～400倍稀释形成的微乳液稳定性良好,分散介质类型对其粒径无显著性影响,在－20℃或在室温条件下贮存15 d仍可稀释形成稳定微乳液。

(4) 纳米粒的制备　赵梦等采用差速离心法分离生姜细胞外囊泡样纳米粒,应用薄膜分散法制备载吴茱萸碱脂质体,以改善其成药性。结果:筛选出三氯甲烷、甲醇-三氯甲烷、乙醇-二氯甲烷作为脂质的提取溶剂,正交试验优化载药脂质体的最优制备条件为采用甲醇-三氯甲烷(2:1)提取脂质、药脂比为1:50、超声条件60 W、15 min;制得的载药脂质体包封率为88.21%,平均粒径194.9 nm。李岭慧等采用去溶剂化法,运用Box-Behnken设计-效应面法优化姜黄素-乳铁蛋白纳米粒的制备处方工艺。结果:优化后的制备工艺为反溶剂/溶剂体积比16:1、乳铁蛋白/姜黄素投料比8:1、pH值为6;纳米粒粒径为(72.6±5.2)nm、包封率(94.8±1.6)%、载药量(10.2±0.5)%;姜黄素-乳铁蛋白纳米粒体外释放相较于姜黄素原料药具有一定的缓释效果。薛飞等采用湿法研磨法制备粉防己碱纳米晶体,并进行质量评价。结果:最佳条件为粉防己碱与稳定剂(P407)比例1:1,研磨时间120 min,粉防己碱与研磨珠(氧化锆珠)比例2:1,研磨珠规格0.2～0.3 mm,冻干保护剂2.5%甘露醇,所得纳米晶体平均粒径为(128.22±6.25)nm,60 min内累积溶出度为(95.83±1.58)%。徐鹏飞等采用自组装法制备及表征三七总皂苷壳聚糖纳米粒。结果:所制得纳米粒平均粒径为(209±0.258)nm、包封率为(42.34±0.28)%、载药量为(37.63±0.85)%;考察不同药物(三七总皂苷原料药、血塞通胶囊、三七总皂苷壳聚糖纳米粒)在十二指肠段、空肠段、回肠段、结肠段的K_a与P_{app},纳米粒在大鼠小肠中的吸收显著提高。王笑红等以牛血清白蛋白为天然药物载体,通过形成砷硫键负载三氧化二砷,酰胺化反应连接光敏剂二氢卟吩e6,构建三元复合物纳米递送系统,旨在解决三氧化二砷在治疗脑胶质瘤时体内生物分布不良、难以跨越血脑屏障等问题。结果:制备的三元复合物纳米粒,粒径为(112.73±4.91)nm,三氧化二砷的包封率为(66.72±1.43)%、载药量为(10.83±0.21)%;二氢卟吩e6的包封率为(91.50±0.51)%、载药量为(3.45±0.32)%;体内活体成像实验表明其具有较强的跨越血脑屏障的能力并到达脑部。辛娟等采用去溶剂化法制备蛇床子素白蛋白纳米粒,并考察其体内药动学。结果:最佳条件为蛇床子素用量29 mg,白蛋白用量322 mg,乙醇用量7.6 ml,包封率为83.71%,载药量为6.59%,粒径为113.82 nm;蛇床子素的溶解度白蛋白纳米粒中高于原料药、物理混合物;在人工胃液中2 h内、人工肠液中12 h内累积释放度分别为44.86%、93.67%;与原料药、物理混合物比较,白蛋白纳米C_{max}、$AUC_{0\sim t}$、$AUC_{0\sim\infty}$升高($P<0.01$),t_{max}缩短($P<0.05$),口服生物利用度增加至3.29倍。陈敏等以聚乙二醇-聚乳酸羟基乙酸共聚物(PEG-PLGA)为载体材料,采用复乳/溶媒蒸发法制备载天花粉蛋白纳米粒。结果:优选的制备条件为油相中PEG-PLGA质量浓度为25 mg/ml,初乳的超声功率为200 W,超声时间为50 s;制得的纳米粒的包封率为(57.76±4.09)%,粒径为(125.4±5.24)nm。

(5) 脂质体的制备　麦琬婷等采用有机溶剂蒸发法制备蛇葡萄素纳米结构脂质载体,优化处方并对其进行质量表征等研究。结果:最优处方为山嵛酸甘油酯与中链三酰甘油的比例为1:11.5,药脂比为1:10.5,蛋黄卵磷脂用量为21 mg和P188的用量为2%;所制成品的平均包封率为(81.71±1.76)%,平均载药量为(3.86±0.22)%,平均粒径为(156.50±7.11)nm,体外释药过程符合一级释放模型。韩德恩等应用乳化-超声分散法制备大黄素纳米结构脂质载体,采用Box-Behnken响应面法优化处方,并对其进行质量评价。结果:最优处方为大黄素3.27 mg,肉豆蔻酸异丙酯148.68 mg,P188 173.48 mg;制备的大黄素纳米结构脂质载体的粒径(97.02±1.55)nm,包封率(90.41±0.56)%,载药量(1.55±0.01)%;体外释药具有明显的缓释特征,其释药模型符合一级释药方程。刘锐萍等采用薄膜分散-pH 梯度法制备丹参酮ⅡA 和丹酚酸 B 共载脂质体,并考察其对人皮肤成纤维细胞增殖的抑制作用。结果:共载脂质体粒径为(189.50±1.57)nm,丹参酮ⅡA 和丹酚酸 B 的包封率分别为(87.93±0.97)% 和(91.20±0.47)%;稳定性良好,表现出持续缓慢的释药行为和良好的透皮性能,且能抑制人皮肤成纤维细胞的增殖、迁移和侵袭($P < 0.01$),同时显著增加基质金属蛋白酶 2 的合成,降低Ⅰ型胶原的表达($P < 0.01$)。孔繁铭等采用乙醇注入法制备黄体素类脂质体并优化处方。结果:最佳制备处方为表面活性剂比例 0.703:1,叶黄素用量为 15.4 mg,水化温度为 32 ℃;验证试验黄体素类脂质体的包封率为(75.283±0.22)%、载药量为(38.152±0.21)%。王凤云等制备芹菜素纳米结构脂质载体,应用 Box-Behnken 响应面法优化制备工艺,并评价其体内抗肿瘤活性。结果:最佳优化条件为脂药比 14.3:1,固液脂质比 3.8:1,表面活性剂用量 1.3%,包封率为 82.87%,粒径为 164.8 nm;所得纳米结构脂质载体平均载药量为 5.13%,72 h 内累积释放度为 79.08%,1.8% NaCl 溶液为注射介质;与空白组比较,芹菜素纳米结构脂质载体各剂量组瘤体积增长趋势变缓,并呈剂量依赖性,具有明显的体内抗肿瘤活性。董丹丹等采用高压均质法制备吴茱萸碱纳米结构脂质载体,通过 Box-Behnken 响应面法优化处方,研究 SD 大鼠体内口服药动学特征。结果:最佳处方为吴茱萸碱用量为 64.13 mg,固-液脂质比为 4.34:1,表面活性剂用量为 1.15%,平均包封率为(87.84±1.62)%,平均粒径为(152.62±9.43)nm,载药量为(5.96±0.22)%;体外释药过程符合 Weibull 模型;口服药动学结果显示,与吴茱萸碱原料药相比,其脂质体的口服相对生物利用度提高至 4.47 倍。杨一帆等采用薄膜分散法制备转铁蛋白修饰的雷公藤甲素脂质体,并对其进行质量评价和体外靶向性研究。结果:优化后转铁蛋白修饰的雷公藤甲素脂质体的处方和工艺,脂药比为 5.72:1,脂胆比为 8.11:1,磷脂与二硬脂酰基磷脂酰乙醇胺-PEG2000 的质量比为 6:1,成膜溶剂为无水乙醇,成膜温度 60 ℃;制得的脂质体平均粒径为(130.33±1.89)nm,包封率和载药量分别为(85.33±0.41)% 和(9.96±0.21)%。体外释放研究表明,雷公藤甲素脂质体相比游离雷公藤甲素具有一定缓释效果。于洋等采用薄膜分散法制备 Angiopep-2 修饰的白藜芦醇脂质体,通过 Box-Benhken 响应面法优化处方,并进行体外脑靶向性研究。结果:最优处方为磷脂的质量浓度为 4.4 mg/ml,磷脂与白藜芦醇的质量比为 11:1,磷脂与胆固醇的质量比为 5.5:1;按最佳处方制备白藜芦醇脂质体包封率为(93.28±1.35)%。细胞毒实验结果表明,50 μmol/L 浓度以内,对小鼠神经细胞 N2a 和 bEnd.3 无明显毒性;体外细胞摄取实验结果表明,与非靶向脂质体相比,明显增加了 bEnd.3 细胞对脂质体的摄取,提高了脂质体体外血脑屏障的渗透率。

(6)胶束的制备 何思雨等采用薄膜分散法制备 Apo 修饰冬凌草甲素和连翘苷胶束,应用 Box-Behnken 响应面法筛选其最优处方,并初步评价其跨血脑屏障能力。结果:最优处方为载脂蛋白 E 2 mg、Soluplus 40 mg、TPGS 1000 20 mg、DSPE-PEG 2000-NHS 4 mg、DSPE-PEG 2000 4 mg、冬凌草甲素 2 mg、连翘苷 2 mg、水化温度 40 ℃、处方量为 5 ml;所制 3 批胶束中,冬凌草甲素的包封率为(95.85±0.12)%,连翘苷的包封率为(97.61±0.78)%。细胞摄取实验显示,经载脂蛋白 E 修饰的胶束跨越血脑屏障的能力显著优于其他制剂。梁启凡等采用薄膜分散法制备载丹参酮ⅡA-甘草酸自组装胶束,考察其制备工艺并对产物进行表征,同时进行体外抗胶质瘤细胞活性评价。结果:最佳工艺为载丹参酮ⅡA-甘草酸自组装胶束粒径约为(121.87±5.85)nm,丹参酮ⅡA 包封率为(88.54±14.27)%,制剂均一稳定,可在 5 h 左右释放包载药物;具有良好的跨血脑屏障能力,脑胶质瘤细胞摄取自组装胶束的机制为通过网格蛋白介导的胞吞进行制剂摄取,对于脑胶质瘤细胞 GL261 具有良好的细胞毒性。耿宇婷等通过超声法制备以肝靶向分子甘草次酸修饰的细菌纤维素两亲性纳米载体包载紫杉醇口服胶束。结果:口服载药胶束平均粒径为(292.4±3.7)nm,载药量为(17.89±0.61)%,包封率为(59.81±0.73)%,临界胶束质量浓度为0.063 mg/ml;两亲性纳米载体具有良好的生物安全性和肝靶向作用,口服载药胶束可以有效抑制肝肿瘤细胞HepG2的生长。朱卫丰等采用薄膜水化法,以P407和15-羟基硬脂酸聚乙二醇脂为载体材料制备共载葛根素与大豆苷元的聚合物混合胶束及其冻干粉,以实现同源成分共载。结果:最佳处方为葛根素与大豆苷元的投药量分别为80.98、3.46 mg,载体总量为200 mg,其中P407质量分数为77.30%;制备的胶束粒径为18～20 nm,且2种成分的体外释放互不影响;确定了胶束溶液以40 mg/ml甘氨酸作为冻干保护剂的最佳冻干工艺,冻干粉形态以片状为主且复溶效果好。王丽等采用溶剂挥发法制备柚皮素-[聚乙二醇单甲醚-聚乳酸(mPEG-PLA)]聚合物胶束,并考察其体内药动学。结果:最佳条件为柚皮素用量25 mg,mPEG-PLA用量150 mg,有机溶剂体积3 ml,水相体积20 ml,旋蒸温度30 ℃,旋蒸时间3.5 h;所得聚合物胶束平均包封率为86.76%,载药量为12.71%,粒径为68.27 nm,48 h内累积溶出度为71.05%。与原料药比较,聚合物胶束t_{max}、$t_{1/2}$延长($P<0.01$),C_{max}、$AUC_{0～t}$、$AUC_{0～∞}$升高($P<0.01$),相对生物利用度提高至4.38倍。何朝星等以磷脂/胆盐/聚乙烯吡咯烷酮为载体材料,采用薄膜分散法制备槲皮素三元纳米胶束,并优化处方及制备工艺,对制备的纳米胶束进行表征与评价。结果:最佳制备处方及工艺为槲皮素37.5 mg、大豆磷脂150 mg、脱氧胆酸钠225 mg、PVP-K30 60 mg置于圆底烧瓶中,加入适量95%乙醇超声溶解,45 ℃减压旋转蒸发25 min去除有机溶剂,加入生理盐水15 ml,超声120 s匀速振摇水化脱膜,12 000 r/min离心5 min;槲皮素纳米胶束呈类球形,粒径为(8.0±0.5)nm,药物包封率为(82.83±7.34)%,含量为(2.07±0.03)mg/ml;槲皮素纳米胶束具有良好稳定性,6个月内外观、粒径、含量无明显变化;72 h药物体外释放达到67%左右,其溶解度提高

约750倍。

(撰稿:陶建生 孙晓燕 审阅:彭代银)

【中药增溶技术的研究】

提高难溶性中药有效成分的溶解度,改善药物生物利用度成为目前中药现代化的研究重点,也是中药制剂研究的主要工作之一。增溶技术主要可分为两大类:一是利用载体材料改善药物溶解性,如固体分散体、包合物、纳米粒、脂质体等;二是不使用载体材料,直接将难溶性药物制成胶态药物分散体系,如纳米混悬剂、纳米晶,或使药物在胃肠道内自发形成O/W结构的微小液滴,如微乳和自微乳,从而实现药物增溶的目的。

1. 载体增溶技术

(1)固体分散体技术 固体分散体技术是将药物以分子、胶态、微晶或无定形状态高度分散于载体材料中,通过改变难溶性成分的固体形态、改善药物分散性或与载体形成水溶性复合物,达到增溶的效果。双氢青蒿素原料药在25 ℃的24 h平衡溶解度仅为0.140 mg/ml,影响体内溶出。蒋沉岐等以羟丙基-β-环糊精和大豆磷脂为主要载体制备双氢青蒿素固体分散体,24 h溶解度增加了30倍,在纯水中30 min溶出度即可高达94.51%,同时生物利用度提高了2.94倍。薯蓣皂苷元具有抗癌、免疫调节、心血管保护、降血脂等多种药理作用,但其具强疏水性(lg P 5.7)和低水溶性(6.15 ng/ml),影响临床应用。刘沛等以Soluplus为载体,应用共沉淀法制备薯蓣皂苷元无定形固体分散体(Dio-ASD)。结果:分子模拟实验显示,Soluplus与Dio之间能形成疏水键和氢键相互作用,结合能强于其他载体;混溶性曲线相图显示,Dio与Soluplus在25 ℃下的混溶性为68.57%,与原料药相比,Dio-ASD溶出度明显提高;药动学实验显示,大鼠灌胃给药后,Dio-ASD的生物利用度较Dio提高了近5倍。

(2)环糊精包合技术 环糊精包合物技术是将

环糊精作为主分子提供空穴结构包合客分子的技术,其在提高疏水性药物,尤其是挥发油类药物的溶解度、稳定性、生物利用度方面具有较好的效果。章国磊等将人参皂苷 Re 与 β-环糊精精制成包合物,其溶解度、溶出度分别为原料药的 10.11、4.26 倍,相对生物利用度也有所提高。刘雪城等采用冷冻干燥法制备反式西红花酸与甲基-β-环糊精(TC-MβCD)的包合物,优化包合工艺参数为料液比 33%,搅拌温度 60 ℃,搅拌时间 120 min。TC-MβCD 冻干粉中 TC 含量达 2.2%,增溶效果显著,且复溶性良好;Caco-2 细胞模型表明 TC 转运机制为被动扩散,包合促进吸收;包合 TC 的抗肿瘤活性和安全性得到提高。

(3)纳米粒 纳米粒子作为药物载体时,是通过接枝、包埋等方法将疏水药物负载于疏水核心里,极大提高药物的溶解度。韩露等用乌头酸酐作为连接臂将聚乙二醇单甲醚与 10-羟基喜树碱接枝,形成两亲性聚合物,在水溶液中可自组装形成亲水基为壳、疏水基为核的壳-核结构纳米粒。疏水药物 10-羟基喜树碱可负载于纳米粒的疏水核心,提高其水溶性,并使其具有靶向性。柚皮素具有抗氧化、抗肿瘤、抗炎等活性,但其水溶性差(44.52 μg/ml),药物难以溶出(8 h 不足 30%)导致其口服吸收生物利用度低。王晓明等采用纳米沉淀法将柚皮素制成 PLGA 纳米粒,显著提高了药物的释放(36 h 内累积释放度达 81.07%);与原料药比较,PLGA 纳米粒 t_{max} 延长、C_{max}、$AUC_{0\sim t}$、$AUC_{0\sim\infty}$ 升高(均 $P <$ 0.01),相对生物利用度增加至 4.12 倍。黄芪多糖和丹参酮 II$_A$ 是黄芪和丹参中的主要活性成分,Rao SY 等将其制成硒纳米粒,表面用黄芪多糖修饰,并装载丹参酮 II$_A$,提高细胞摄取,并协同增强药物的抗氧化活性(5.5 倍),用于脊髓损伤治疗。

(4)脂质体 脂质体是由胆固醇和卵磷脂合成的微囊泡,具有较高的生物相容性和生物降解性,可有效改善药物溶解度及跨膜渗透性,从而提高其体内稳定性、生物利用度和药效等。橙皮苷具有抗肿瘤、抗氧化、调节糖脂质代谢等药理活性,但该成分水溶性和脂溶性均较差,且在胃肠道中易被代谢,生物利用度仅为 3.51%。禹瑞等使用薄膜分散法将其制备成脂质体,橙皮苷脂质体在人工胃液、人工肠液中 36 h 内累积释放度分别为 84.26%、79.61%,与原料药、物理混合物比较,口服生物利用度提高至 4.16 倍。Song JW 等研究显示,采用纳米脂质体包裹姜黄素和粉防己碱,加入 DSPE-MPEG 2000 作为稳定剂,可以显著改善其溶解度,解决生物利用度较低的问题,从而获得更好的理化性能、生物安全性和抗肿瘤作用。

2. 非载体增溶技术

(1)自微乳技术 自微乳给药系统是一种新型疏水性药物给药系统,其主要由油相、乳化剂、助乳化剂按一定配比复配而成,在胃肠道蠕动下自发乳化形成粒径 100 nm 以内的水包油(O/W)型乳液,可增加难溶性药物的溶解度、稳定性、分布均一性以及其与胃肠道的接触面积,有助于药物的释放和吸收。赵艺宁等将香叶木素制成自微乳后,溶解度提高了 52 倍,制备的香叶木素自微乳胶囊释药迅速完全,10 min 内累积溶出度即可达到 80% 以上。

(2)纳米混悬剂 纳米混悬剂是由聚合物和(或)表面活性剂稳定的亚微米胶体分散系统,具有载药量高,可提高药物溶解度、溶出度、生物利用度等优势。松萝酸具有抗病毒、抗炎、抗氧化、麻痹镇痛、抗肿瘤等活性,但该成分水溶性和脂溶性均较差,120 min 内在 1% SDS 溶液中的溶出度仅为 19.93%。房伟等采用高压均质法,以 P188 作为稳定剂将松萝酸制备成纳米混悬剂后,溶解度、溶出度均大幅度提高,在 60 min 内累积溶出度高达 90.46%,相对生物利用度提高至 3.09 倍。异甘草素具有抗肿瘤、抗心律失常、抗炎、抗病毒等多种药理作用,但溶解度较差。刘勇华采用沉淀-高压均质法,采用 P188 作为稳定剂制备了异甘草素纳米混悬剂冻干粉,在 45 min 内累积溶出度达到 90.37%,显著提高了溶出度。

(3)纳米晶 纳米晶是由少量稳定剂(表面活性剂和/或聚合物)稳定的纯药物结晶纳米粒,由于较小的粒径与较大的比表面积,在改善难溶性药物溶出,提高生物利用度方面优势突出。黄芩中的黄芩苷(BA)和黄连中的小檗碱(Ber)在共同煎煮的过程中发生相互作用,生成的 BA-Ber 复合物具有良好的药理活性,但溶解度低于黄芩苷和小檗碱,影响其在胃肠道内的吸收。刘羿廷等利用抗溶剂法结合高压均质法制备 BA-Ber 复合物纳米晶,其粒径减小,表面积增大,提高了药物溶解速率和渗透性,显著提高了 BA-Ber 复合物的肠吸收。为了改善槲皮素的口服吸收,王哲等以槲皮素纳米晶为固体稳定剂,采用高压均质法联合探头超声法制备槲皮素纳米晶自稳定 Pickering 乳液。体外溶出实验显示,在 25%乙醇介质中,槲皮素纳米晶自稳定 Pickering 乳液在 60 min 内的累积释放度达到 69.1%,而槲皮素原料药仅为 28.6%,表明此方法增溶效果较好。

以上增溶技术虽不仅能有效提高难溶性中药成分的溶解度,还可一定程度改善药物的渗透性、跨膜吸收及生物利用度等,有利进一步提高疗效。但也具有一定的局限性,如固体分散体存在热力学不稳定的问题,在贮存过程中,高温、水分等会加快重结晶过程。微乳、纳米粒、脂质体等载药量较低,包封率较难控制,制备过程中各环节的指标控制以及最优处方筛选过程等均较为繁琐,有待继续深入研究。

(撰稿:陈钰 刘慧娜 钱帅 审阅:陶建生)

【中药外用制剂的研究】

中药外用制剂是指不经口服、注射给药,直接通过皮肤或黏膜给药的中药制剂,可通过局部或全身发挥药效,避免首过效应,具有独特的优势。中药外用制剂主要包括凝胶剂、涂膜剂、栓剂、软膏剂、散剂、贴膏剂等多种剂型。近些年来,随着现代创新材料、技术的不断发展,旨在提高传统中药外用制剂的载药量、皮肤相容性、释药性能、促渗以及靶向作用等外用新机型与制剂技术的研究倍受重视与关注。

1. 中药外用制剂技术的研究

采用促经皮渗透技术增加药物的经皮吸收是中药外用制剂技术的研究内容之一。目前透皮促渗技术主要包括物理促透(离子导入、超声导入等)和使用促透剂。中药挥发油是一类新型促透剂,与化学促透剂相比,具有透皮吸收效果好,对皮肤刺激小、毒性低、能与药物产生协同作用等优势。竺楹银等采用扩散池法研究丙二醇和超声促透对白脉软膏体外透皮的影响。结果:对水溶性成分甘草酸铵,超声促透优于 3%丙二醇;而对脂溶性成分甘松新酮和姜黄素,3%丙二醇促透优于超声。李姿锐等进行喘贴灵巴布剂体外透皮特性评价,以盐酸麻黄碱、芥子碱硫氰酸盐含量为评价指标,考察不同用量氮酮、薄荷油对体外透皮渗透量的影响。结果:以 1%氮酮为透皮促渗剂时,盐酸麻黄碱、芥子碱硫氰酸盐体外透皮渗透量最高。朱聪聪等通过雷公藤红素体外透皮实验,探究青蒿精油及其纳米乳对雷公藤红素体外透皮吸收的影响及促透机制。结果显示,青蒿精油对雷公藤红素具有较好的促透作用,其促透机制与影响皮肤结构、改变热力学性质有关。

载体包封技术是指通过药物载体包封而改变药物进入人体的方式和在体内的分布、控制药物的释放速度、实现药物靶向输送的技术体系。李康等为克服土槿皮酊剂刺激性大、质量不稳定和患者使用依从性差的缺点,研究制备土槿乙酸脂质体凝胶。体外透皮实验表明,土槿乙酸脂质体凝胶的 24 h 累积渗透量小于普通凝胶,但皮肤滞留量大于普通凝胶,提示脂质体在皮肤中具有驻留和缓释作用,可延长土槿乙酸的作用时间而达到更好的治疗特应性皮炎的效果。熊传爽等制备橙皮苷脂质体凝胶,并对其体外释药和透皮吸收情况进行考察。结果显示,融入脂质体技术既提高了橙皮苷在水中的溶解度,又促使药物在皮肤内形成药物储库从而具有明显的缓释效果,且透皮吸收性良好。陆姗姗等将小茴香油制备成微乳制剂,并考察小茴香油微乳凝胶的体外透皮性能。结果显示,小茴香油的单位面积累积透皮量提高了3～4倍,大大增加了脂溶性药物的透皮效率。

2. 中药外用制剂剂型的研究

(1)应用于皮肤的制剂剂型 ①凝胶剂 凝胶剂是指药物与能形成凝胶的辅料制成具有凝胶特性的稠厚液体或半固体制剂。肖素芸等制备三乌胶提取物水凝胶并对其理化性质进行表征。结果显示,制备的三乌胶提取物水凝胶在常规情况下始终保持凝胶状态,其三维交联网状结构可使药物更好地持续性释放,从而达到缓释效果。罗玺等制备丹参酮ⅡA-丹酚酸B共载脂质体水凝胶,并进行离体皮肤渗透动力学研究。结果显示,丹参酮ⅡA-丹酚酸B共载脂质体水凝胶具有良好的透皮吸收性能和药物真皮滞留性能,有助于降低给药频率,提高患者顺应性,较好地发挥防治增生性瘢痕的作用。②巴布剂巴布剂是一种将药物与水溶性高分子基质混合成膏状,涂布于背衬材料上,可发挥全身或局部作用的薄片状外用贴剂。王爱国等使用扩散池装置,以离体小鼠皮肤为屏障进行体外透皮吸收研究,比较神效散散剂和巴布剂的透皮吸收效果。结果显示,神效散散剂和巴布剂中血竭素、三七皂苷R1累积渗透量随着时间的增加而增大,且两种成分的累积渗透量巴布剂＞散剂,渗透速率巴布剂＞散剂。神效散巴布剂具有更好的渗透速率以及药物累积渗透量。③软膏剂 软膏剂是指药物与适宜基质均匀混合制成的具有一定稠度的半固体外用制剂。用乳剂型基质制成的软膏剂称乳膏剂。崔利利等制备了余甘子软膏考察其皮肤刺激性并对其经皮渗透及体外释放规律进行探究。结果显示,5%冰片的余甘子软膏与皮肤的相容性较好,具有良好的经皮渗透能力和释放性能,且外观形状和稳定性良好,无明显的皮肤刺激性。李丙旭等制备蟾酥乳膏剂并进行体外透皮实验,评价其对皮肤伤口愈合的效果。结果显示,制备的乳膏剂光泽度、细腻度、延展性良好,具有较好的稳定性,透皮吸收率高,同时缩短了小鼠断尾止血时间、减少了出血量。

(2)应用于黏膜的制剂剂型 ①栓剂 中药栓剂是指将提取物或饮片细粉与适宜基质混合后制成供腔道给药的固体制剂。王绍仙等制备了含药量达33%的蜂房栓剂,融变时限符合油脂性基质要求;药效学实验表明蜂房栓剂能明显减轻痔周组织的炎症反应。②原位凝胶 原位凝胶又称即型凝胶,是指一类对环境因素敏感、以溶液状态给药后,能在用药部位立即发生相转变,由液态转换成非化学交联的半固体凝胶的制剂。梁达均等制备了绿原酸-黄芩苷共载纳米粒鼻腔原位凝胶,并以包封率和胶凝温度为评价指标进行质量评价。结果:制备的绿原酸-黄芩苷共载纳米粒鼻腔原位凝胶中绿原酸和黄芩苷包封率分别为(44.67±0.43)%和(55.25±0.61)%,胶凝温度为(32.03±0.31)℃;该原位凝胶均一稳定,包封率高,且表现出持续缓慢释药的特点。Huang CH等采用相转化法以及低温交联法制备了负载川芎挥发油的纳米乳鼻腔原位凝胶,并结合药代动力学和体内抗缺血性脑卒中研究。结果显示,该纳米乳原位凝胶具有良好的凝胶能力,经纳米乳修饰后能延长川芎挥发油中5种成分的释放,并具有明显的靶向性,可实现从鼻部到脑部的递送,显著提高了生物利用度。何朝星等制备了白藜芦醇眼用纳米乳-离子敏感型原位凝胶,并考察原位凝胶的溶蚀和释放行为及在眼部的累积渗透量。结果显示,制备的原位凝胶在泪液的离子环境下能迅速胶凝,且在眼中的滞留时间延长,释药持久,作为治疗眼疾制剂具有一定的优势。

(撰稿:缪妍 刘慧娜 魏元锋 审阅:陶建生)

【中药靶向制剂的研究】

靶向制剂又称靶向给药系统,是指载体将药物有选择性地浓集于特定的组织、器官或细胞的给药系统,包括脂质体、微囊微球、纳米系统及结肠靶向黏附给药系统等。中药靶向制剂是将中药经提取分离,得到活性成分单体或者有效部位,采用不同的制剂载体制成的一类靶向制剂。

1. 脂质体

脂质体是指将药物包封于类脂双分子层形成的药膜中间所制成的超微型药物载体制剂,具有靶向性延释药物、延长疗效、避免耐药性、减少给药剂量、降低不良反应等优点。陈观凤等利用薄膜分散法制备了黄藤素脂质体,使用改良 Franz 扩散池考察体外透皮特性,以及皮肤滞留情况。体外释放及透皮吸收试验结果显示,黄藤素脂质体与黄藤素溶液剂相比,释药呈缓释行为符合 Weibull 模型,透皮吸收速率提高约 3.6 倍,增加了药物在皮肤的蓄积量。陈江丽等制备了水飞蓟素脂质体(SM-L),SM-L 可在皮肤中停留超过 24 h,36 h 内水飞蓟素皮内滞留率达到了 65% 以上,使水飞蓟素可以在皮肤中持续、稳定地发挥作用。细胞实验结果表明,一定浓度范围的水飞蓟素脂质体能促进表皮角质形成细胞系(HaCaT)细胞增殖,相比原料药对 HaCaT 细胞的水平迁移促进作用有明显提高,并且能够有效提高 HaCaT 细胞对水飞蓟素的摄取。黄建春等通过荧光标记法研究三七总皂苷脂质体对心肌细胞的体外靶向性。结果显示,脂质体可与心肌细胞表面的 β_1-AR 受体发生特异性结合,具有较强的体外心肌细胞靶向性。Guo CJ 等根据桔梗和甘草的有效成分,将甘草酸包裹在皂素和卵磷脂混合构建的脂质体中,并用桔梗素和人参皂苷代替了胆固醇,构建了新型皂苷脂质体。与传统脂质体相比,新型皂苷脂质体表现出更强的肺癌细胞靶向性和抗肿瘤能力。

2. 微囊及微球

微囊是指固态或液态药物被适宜辅料包封成的微小胶囊,具有防止药物氧化、水解和挥发,掩盖不良气味,减少复方制剂中的配伍禁忌等作用。微球是指将药物溶解或分散在载体辅料中形成的小球状实体。贾强等通过微囊技术将口服易被上消化道酶分解的药物地鳖纤溶活性蛋白开发成时间/pH 依赖口服结肠靶向微囊。结果:在最佳处方下所制得的微囊在人工肠液中 24 h 的累积释放度为(99.53±

0.69)%,在人工胃液中 24 h 累积释放度为(7.43±1.04)%,并通过时间/pH 依赖达到靶向作用,为地鳖纤溶活性蛋白的口服给药提供了一种新剂型,可有效地发挥地鳖纤溶活性蛋白的抗栓及抗肿瘤作用。杨增秋等通过两步乳化法,结合单因素筛选及星点设计-效应面优化所得处方制备化艳山姜挥发油脂微球。细胞摄取实验结果表明,所制备的微球能明显促进游离的艳山姜挥发油高效地进入细胞。

3. 结肠靶向黏附给药系统

结肠靶向黏附给药系统是一种新型给药系统,是通过特殊控释技术,使药物转运到回盲部后才开始崩解或释出载体微粒,并使载体在一定时间范围内黏附于结肠膜表面,达到定位释药与黏附的双重目的。鞠佳芮等通过挤出-滚圆技术将姜黄素制备成微乳结肠炎症靶向微丸(Cur-ITP),并且以微丸收率、载药量、圆整度和释放度为综合评价指标,响应面设计优化丸芯处方。结果显示,优选处方制备的 Cur-ITP 外观圆整,具有载药量高,释放平稳,结肠靶向效果良好的优点,可以有效控制姜黄素自微乳的释放,实现结肠靶向平稳释放。江蕾蕾等通过挤出-滚圆法制备大黄酸结肠靶向微丸并评价其释药性能。结果显示,在结肠靶向微丸包衣最优处方下,大黄酸在人工胃液、小肠液中的累积泄漏率均小于10%,在人工结肠液中的累积释放率达 90% 以上,且三批微丸释药一致性良好($f_2 > 50$)。该方法稳定可靠,可以用于制备具有良好体外结肠靶向性能、质量稳定的大黄酸结肠靶向微丸。叶晓莉等采用 HPLC 法分析 pH 依赖-时控型大黄素微丸在大鼠体内的药动学过程。结果显示,所制备的 pH 依赖-时控型大黄素微丸具有缓释特性,延长了血中滞留时间,药效长久,且具有结肠定位释药特性。Chen L 等采用机械研磨法制备了酶促白头翁皂苷结肠靶向复合颗粒,并研究其体内外结肠靶向特性。结果显示,该复合微粒在体内外均具有适当的结肠靶向药物释放性能,具有良好的抗溃疡结肠炎效果。Tang XF 等研究含有异甘草素 pH-时间-果胶酶依赖口服结肠靶向系统并进行了小鼠的药代动力学和结肠靶向性评价。结果显示,含有异甘草素的凝胶珠是一种可持续的、可控的结肠靶向传递系统,可以改变药物在胃肠道中的分布,靶向作用于结肠,提高药物的生物利用度。

4. 纳米粒

纳米粒是由天然高分子或合成高分子材料包载药物制成纳米级胶体粒子,具有可生物降解、低免疫性、包封率高、吸收好等优势。徐志杰通过溶剂挥发法制备了白屈菜红碱聚乳酸-羟基乙酸共聚物(PLGA)纳米粒。与原料药相比,纳米粒溶解度提高 13.4 倍,显著提高了释放度;此外,PLGA 纳米粒 t_{max}、$t_{1/2}$ 延长($P<0.01$),C_{max}、$AUC_{0\sim t}$、$AUC_{0\sim\infty}$ 升高($P<0.01$),生物利用度增加至 4.08 倍。PLGA 纳米粒可促进白屈菜红碱的体外溶出和体内吸收。松果菊苷在各肠段中均有一定程度的吸收,但在结肠段吸收较差。决利利等采用冷均质法制备了松果菊苷固体脂质纳米粒并考察其在体内的肠吸收特性。固体脂质纳米粒包封率为(80.24 ± 1.53)%,载药量为(3.19 ± 0.23)%,粒径为(237.77 ± 9.14)nm,36 h 内累积释放度为 84.06%。固体脂质纳米粒 K_a、P_{app} 在大鼠各肠段中均高于原料药($P<0.01$)。与原料药比较,固体脂质纳米粒 t_{max} 延长($P<0.01$),C_{max}、$AUC_{0\sim t}$、$AUC_{0\sim\infty}$ 升高($P<0.01$),相对生物利用度提高至 3.82 倍。固体脂质纳米粒可以促进松果菊肝肠道吸收,极大程度改善其口服吸收生物利用度。许嘉敏等制备包载黄芩苷的糖原纳米粒并对其进行制剂学表征。结果显示,成功合成包载黄芩苷的糖原纳米粒呈现规则的球形,无细胞毒性,载药量较高,同时具有良好的释药行为,服药后 1 h 内可以较快地释放药物,保证药物在病灶部位迅速地达到有效治疗质量浓度,随后药物进入较为缓慢的持续释放模式,最终 24 h 的累积释放量可达(75.76 ± 2.23)%。

借鉴靶向制剂技术,可从多个角度弥补传统中药剂型上的不足,深入研究中药靶向制剂,对于传承创新中药制剂具有重要意义。

(撰稿:李瑞鹏 刘慧娜 钱帅 审阅:陶建生)

【中药制剂制备过程的物质传递分析研究】

研究中药制剂制备过程的物质传递,旨在将高品质的中药质量完整地传递到临床,对于保证中药制剂产品的均一、稳定、安全、有效,具有重要意义。近些年来,基于经典名方标准汤剂物质基准或质量标志物的量值传递分析研究,多有报道。

王晓蕾考察温经汤颗粒提取、浓缩、干燥过程成分传递,探究经典名方向现代产品转化的制备工艺研究方法。结果:与标准汤剂相比,提取液中所有成分含量均高于标准汤剂,指纹图谱相似度>0.90;与提取液相比,除了桂皮醛和丹皮酚外,其他指标成分浓缩时传递率为(92.16 ± 7.85)%、干燥时传递率为(83.91 ± 6.57)%。徐瑞杰等研究枳实薤白桂枝汤物质基准量值传递规律。结果:20 批枳实薤白桂枝汤基准样品的特征图谱相似度均大于 0.93,共匹配得到 11 个特征峰,分别来自方中枳实(峰 1、3~5、9)、厚朴(峰 2、10、11)、桂枝(峰 6~8);各指标性成分的含量范围及饮片-基准样品的平均转移率分别为辛弗林 0.46%~0.85% 和 103.80%、橙皮苷 0.58%~1.07% 和 42.36%,肉桂酸 0.025%~0.047% 和 105.53%,桂皮醛 0.09%~0.17% 和 5.40%,厚朴酚与和厚朴酚 0.005 6%~0.010 3% 和 0.23%。庄欣雅等为阐明当归补血汤物质基准的关键质量属性,通过制备 21 批物质基准,分别建立 2 套当归补血汤物质基准指纹图谱及其含量测定的检测方法,明确其指纹图谱的峰归属。结果:当归中指标性成分阿魏酸质量分数为 0.037%~0.084%,转移率为 31.41%~98.88%;黄芪中指标性成分黄芪甲苷质量分数为 0.021%~0.059%,转移率为 32.18%~118.57%;毛蕊异黄酮葡萄糖苷质量分数为 0.002%~0.023%,转移率为 11.51%~45.65%;浸出物为 18.4%~36.1%;21 批物质基准指纹图谱相似度均良好(>0.9)。李军鸽等阐明黄连解毒汤物质基准的关键质量属性,建立相应的物质基准指纹图谱并测定指标成分的含量和转移率。结果:15 批黄连解毒汤物质基准平均出膏率为 16.02%,指纹图谱共有 18 个共有峰,与对照指纹图谱的相似度均大于 0.9;指认出 8 个色谱峰分别为盐酸黄连碱、表小檗碱、盐酸巴马汀、盐酸小檗碱、盐酸药根碱、盐酸黄柏碱、黄芩苷、栀子苷;各指标成分从饮片到物质基准的转移率分别为盐酸黄连碱 0.61%~1.08%、表小檗碱 0.14%~0.24%、盐酸巴马汀 0.93%~1.52%、盐酸小檗碱 4.09%~6.36%、盐酸药根碱 0.81%~1.07%、盐酸黄柏碱 0.78%~1.06%、黄芩苷 7.45%~12.26%、栀子苷 0.42%~2.82%。

万鑫浩等制备 15 批桂枝加葛根汤基准样品,建立基准样品特征图谱的检测方法,明确其特征图谱的相似度范围及峰归属,结合指标性成分的含量范围、转移率范围以及出膏率进行饮片到基准样品间的量值传递分析,阐明桂枝加葛根汤基准样品的关键质量属性。结果:15 批桂枝加葛根汤基准样品特征图谱相似度良好(均>0.99);桂枝加葛根汤基准样品中共指认 15 个特征峰,其中 10 个特征峰来自葛根、1 个特征峰来自桂枝、2 个特征峰来自白芍、2 个特征峰来自甘草;指标性成分葛根素质量分数为 11.05~18.35 mg/g,平均转移率为 21.27%~39.49%;芍药苷质量分数为 7.95~10.90 mg/g,平均转移率为 23.28%~43.23%;甘草酸铵质量分数为 3.25~4.95 mg/g,平均转移率为 32.31%~61.27%;甘草苷质量分数为 3.65~5.80 mg/g,平均转移率为 14.57%~27.05%;15 批基准样品的出膏率控制在 16.85%~21.78%。杨雪颖等通过制备 15 批化肝煎基准样品,建立基准样品特征图谱检测方法,明确特征图谱中峰归属和相似度范围,对出膏率范围,指标性成分的含量范围及转移率范围等量值传递指标进行分析,阐明化肝煎基准样品的关键质量属性。结果:15 批化肝煎基准样品特征图谱相似度良好(均>0.9);全方共指认 18 个特征峰,其中青皮和陈皮共有 7 个、牡丹皮共 4 个(其中有 3 个为赤芍和牡丹皮的共有峰)、栀子 5 个、土贝母 1 个、泽泻 1 个;15

批基准样品出膏率范围在 14.73%~18.83%;指标性成分栀子苷的质量分数为 1.68%~2.87%,平均转移率为(70.05±11.13)%;丹皮酚的质量分数为 0.10%~0.16%,平均转移率为(9.38±1.78)%;芍药苷的质量分数为 1.94%~2.74%,平均转移率为(36.69±4.63)%。李华露等研究经典名方易黄汤物质基准 HPLC 特征图谱的建立及量值传递,阐明易黄汤中 4 种指标性成分在饮片-水煎液-物质基准的量值传递规律。结果:易黄汤 15 批物质基准冻干粉样品相似度均大于 0.90,共标定出 15 个共有峰,指认出其中 5 个特征峰(2 号峰尿囊素、4 号峰没食子酸、6 号峰京尼平苷酸、7 号峰黄柏碱、15 号峰小檗碱);15 批易黄汤水煎液到物质基准的量值传递(转移率)分别为尿囊素 73.09%~91.37%、没食子酸 74.99%~89.32%、京尼平苷酸 71.77%~94.38%、小檗碱 76.54%~88.43%。汪莉等研究忘忧安神方饮片-标准煎液-口服液的物质群量值传递关系。结果:在饮片-标准煎液制备中栀子苷、甘草苷、甘草酸、槲皮苷的平均转移率分别为 77.35%、69.45%、57.95%、48.67%;在标准煎液-口服液制备中分别为 83.60%、75.92%、75.08%、91.69%;10 批忘忧安神方标准煎液及口服液与其各自对照指纹图谱的相似度均大于 0.94,10 批口服液指纹图谱与 10 批标准煎液对照指纹图谱的相似度均大于 0.76;标准煎液-口服液出膏率平均传递率为 63.54%。李玲玲等制备 15 批半夏厚朴汤基准样品,通过特征图谱、含量测定等方法对药材-饮片-物质基准全过程进行量值传递分析。结果:特征图谱共确定了 12 个共有峰,相似度良好,且指认了 6 个特征峰,分别为咖啡酸、野黄芩苷、迷迭香酸、6-姜辣素、和厚朴酚、厚朴酚;其指标成分厚朴酚与和厚朴酚总质量分数为 0.09%~0.40%,转移率为 7.18%~18.96%;野黄芩苷的质量分数为 0.13%~0.33%,转移率为 6.04%~88.30%;迷迭香酸的质量分数为 0.20%~0.74%,转移率为 29.91%~72.94%;出膏率控制在 9.01%~15.83%。李秋桐等研究阐明温经汤中桂皮醛和甘草酸等 7 种活性指标成分在饮片-水煎液-冻干粉

（物质基准对应实物）的量值传递规律,评价温经汤物质基准的可靠性和科学性。结果:15批温经汤物质基准的特征图谱相似度良好(>0.9),共指认出9个特征峰,其中两个特征峰同时来源于白芍和牡丹皮,两个特征峰同时来源于酒当归和川芎,四个特征峰来源于炒甘草,一个特征峰来源于肉桂;15批温经汤水煎液到物质基准的量值传递,芍药苷、甘草酸、甘草苷、阿魏酸、桂皮醛、丹皮酚、藁本内酯的转移率范围分别为 90.28%～156.84%、85.04%～106.25%、76.95%～119.30%、84.07%～119.51%、58.07%～89.82%、71.20%～102.19%、52.35%～104.20%。

相关报道,万莹莹等研究地黄饮片至标准汤剂的物质传递,阐释饮片-标准汤剂物质变化规律及分布。庄欣雅等基于传统水煎煮工艺,研究处方中当归药材-饮片-当归补血汤水煎液中藁本内酯的量值传递关系。薛晓霞研究经典名方二冬汤基准样品中指标成分的含量及转移率范围,探索其饮片与基准样品间指标成分的量值传递规律。孙叶芬等研究白芍配方颗粒生产过程中质量标志物的量值传递规律,优化其制备工艺。

（撰稿:陶建生 孙晓燕　审阅:彭代银）

［附］　参考文献

C

Chen L, Hu XY, Gong MC, et al. Study on a novel enzymatic colon-targeted particle of total saponins of Pulsatilla by mechanical grinding technology in a solvent free system [J]. Biomedicine and pharmacotherapy, 2022, 155:113645

陈敏,孙萍,付然泽,等.载天花粉蛋白纳米粒的制备[J].中药材,2022,45(5):1219

陈旺,帅丽霞,袁袁,等.单纯形网格法优选马甲子总三萜自微乳处方[J].中药新药与临床药理,2022,33(6):836

陈观凤,杨馥桢,郑中杰,等.黄藤素脂质体的制备及其体外透皮研究[J].中药新药与临床药理,2022,33(1):115

陈慧娟,李小芳,邓茂,等.以绞股蓝皂苷稳定槲皮素纳米混悬剂的制备及体外评价[J].中国中药杂志,2022,47(16):4365

陈江丽,邱智东,金媛媛,等.水飞蓟素脂质体的制备、质量评价及其对 HaCaT 细胞增殖和摄取的影响[J].中草药,2022,53(12):3614

程媛,王晶晶,贾玉倩,等.优选超声辅助提取-共沸精馏耦合技术提取经典名方乌药汤总挥发油工艺[J].中药材,2022,45(2):414

崔利利,郝佳旭,查丽春,等.余甘子软膏的制备及冰片促渗作用考察[J].中国医院药学杂志,2022,42(18):1862

D

董丹丹,焦红军,郝海军,等.吴茱萸碱纳米结构脂质载体处方优化和 SD 大鼠体内口服药动学研究[J].中草药,2022,53(1):60

F

樊精敏,白瑞斌,王燕萍,等.党参低聚糖脱色纯化工艺优化及其抗氧化活性研究[J].中成药,2022,44(9):2768

房伟,王奎鹏,韩德恩.松萝酸纳米混悬剂制备及其体内药动学研究[J].中成药,2022,44(3):689

冯颖,李彬,周春苗,等.神农香菊茎叶总黄酮与总酚的提取纯化和抗氧化活性研究[J].世界科学技术(中医药现代化),2022,24(4):1422

G

Guo CJ, Su YG, Wang H, et al. A novel saponin liposomes based on the couplet medicines of *Platycodongrandi florum-Glycyrrhiz auralensis* for targeting lung cancer [J]. Drug Delivery, 2022, 29(1):2743

高艳红,孙孝华,武光云,等.柴银颗粒挥发油胶体磨包合工艺的优化[J].中成药,2022,44(1):19

高艳艳,秦铭,徐广,等.防风多糖温敏凝胶的制备及评价[J].环球中医药,2022,15(7):1139

耿宇婷,张晓雪,康荷笛,等.甘草次酸修饰细菌纤维素包载紫杉醇口服胶束的构建与评价[J].中草药,2022,53(20):6451

关奎奎,汪露,李聪聪,等.马蹄黄总黄酮、总酚酸提取工艺优化及其抗氧化、抗菌活性研究[J].中成药,2022,44(1):6

郭慧玲,罗江南,胡律江,等.D101大孔树脂纯化山银花总皂苷的工艺研究[J].江西中医药大学学报,2022,34(5):76

郭艳茹,杨康,赵宇波,等.响应面法优化蒙药白益母草总生物碱超声提取工艺[J].中国医药导刊,2022,24(1):81

H

Huang CH, Wang CJ, Zhang WL, et al. Preparation, in vitro and in vivo evaluation of nanoemulsion in situ gel for transnasal delivery of Traditional Chinese Medicine volatile oil from *Ligusticum sinense* Oliv. cv. Chaxiong[J]. Molecules, 2022, 27(21):7644

韩露,葛小玲,宋坤,等.两种连接臂的mPEG-羟基喜树碱纳米粒的性能研究[J].湖南中医药大学学报,2022,42(1):37

韩德恩,辛玉凤,位恒超,等.Box-Behnken效应面法优化大黄素纳米结构脂质载体处方工艺及体外质量评价[J].中国中药杂志,2022,47(4):913

郝彬,景鹏,张宗林,等.升血小板胶囊中连翘挥发油包合工艺研究[J].陕西中医药大学学报,2022,45(2):80

郝佳旭,查丽春,范晓,等.基于信息熵权法优选香果健消片挥发油羟丙基-β-环糊精包合工艺及其表征[J].中草药,2022,53(13):3962

何朝星,孙玉林,贾佳,等.槲皮素三元自组装纳米胶束的制备及表征[J].中国药学杂志,2022,57(22):1911

何朝星,王欣,高淑颖,等.白藜芦醇眼用纳米乳-离子敏感型原位凝胶的制备与质量评价[J].中国药学杂志,2022,57(2):124

何思雨,刘昕泽,张璐,等.ApoE修饰冬凌草甲素和连翘苷胶束处方优化及跨血脑屏障作用研究[J].辽宁中医药大学学报,2022,24(2):36

胡菲,车智慧,王哲,等.不同稳定剂修饰的槲皮素纳米晶在大鼠体内注射药动学及组织分布研究[J].中草药,2022,53(09):2697

黄然,姜梦华,孙娥,等.蒲地蓝消炎口服液醇沉环节质量标志物的有效传递研究[J].中国中药杂志,2022,47(21):5757

黄潇,刘婧,陈瑶,等.主成分因子加权结合Box-Behnken响应面法优化栀子微波预处理工艺研究[J].江西中医药大学学报,2022,34(4):72

黄建春,谢佳秀,陈红丽,等.三七总皂苷心肌靶向脂质体的体外靶向性研究[J].时珍国医国药,2022,33(4):817

J

贾强,沈宏萍,李陶,等.地鳖纤溶蛋白口服时间/pH依赖结肠靶向微囊的开发及评价[J].世界科学技术(中医药现代化),2022,24(3):1232

江蕾蕾,王秀敏,江昌照,等.大黄酸结肠靶向微丸包衣处方的筛选及其释药性能评价[J].中成药,2022,44(4):1247

蒋沅岐,田成旺,周钰通,等.双氢青蒿素固体分散体的制备及其生物利用度研究[J].中草药,2022,53(4):1013

鞠佳芮,戴俊东,朱笑颜,等.姜黄素自微乳结肠炎症靶向微丸的处方研究[J].长春中医药大学学报,2022,38(9):977

决利利,梁婧,李晓婷,等.松果菊苷固体脂质纳米粒的制备及其在体肠吸收特性、体内药动学研究[J].中成药,2022,44(8):2429

K

孔繁铭,胡悦,辛宇,等.基于QbD理念优化黄体素类脂质体工艺研究[J].长春中医药大学学报,2022,38(3):278

孔祥鹏,药雅俊,李慧峰,等.栀子组分大孔吸附树脂精制工艺优化[J].中成药,2022,44(3):894

L

李杰,左想想,张南茜,等.Box-Behnken优化红景天中红景天苷和酪醇的提取工艺[J].中国现代中药,2022,24(5):854

李康,何羡霞,贺智玲,等.土槿乙酸脂质体凝胶的制备、质量评价及对特应性皮炎小鼠的治疗作用[J].中国新药杂志,2022,31(16):1623

李碧渊,章可沁,谢缤瑶,等.正交试验优选超声辅助提

取南方红豆杉醇提药渣中多糖的工艺[J].浙江中医杂志，2022，57(6)：465

李丙旭，王姣姣，马宏跃，等.蟾酥乳膏透皮吸收及促进伤口愈合作用的初步研究[J].中医药信息，2022，39(1)：35

李桂华，赵子晨，蒋满意，等.和厚朴酚自微乳给药系统制备工艺响应面法优化及质量评价研究[J].中草药，2022，53(2)：362

李华露，李秋桐，刘华兰，等.经典名方易黄汤物质基准HPLC特征图谱的建立及量值传递研究[J].南京中医药大学学报，2022，38(7)：621

李军鸽，赵莹，王永春，等.黄连解毒汤物质基准量值传递分析[J].中草药，2022，53(11)：3348

李玲玲，陈盛君，李松，等.经典名方半夏厚朴汤物质基准量值传递分析[J].中国现代中药，2022，24(9)：1736

李岭慧，廖婉，张倩，等.基于Box-Behnken设计-效应面法优化姜黄素-乳铁蛋白纳米粒制备工艺和体外评价研究[J].中草药，2022，53(19)：5980

李秋桐，曹杰，唐婷婷，等.经典名方温经汤物质基准关键质量成分群的量值传递研究[J].时珍国医国药，2022，33(4)：873

李永盛，凌益平，许平翠，等.知母皂苷元固体分散体颗粒的制备及溶出度研究[J].浙江中医杂志，2022，57(7)：544

李姿锐，邹苏兰，陆慧玲，等.喘贴灵巴布剂处方工艺优化及其体外透皮特性[J].中成药，2022，44(4)：1251

梁达均，林宇建，时军，等.绿原酸-黄芩苷共载纳米粒鼻腔原位凝胶的制备及增强鼻黏膜免疫作用[J].中草药，2022，53(16)：5001

梁启凡，崔季维，张新茹，等.丹参酮ⅡA-甘草酸自组装纳米胶束的制备及体外抗脑胶质瘤评价[J].南京中医药大学学报，2022，38(6)：534

梁泰帅，张淼，姜佳琪.正交试验优化恒山黄芪多糖微波辅助提取工艺[J].中国民族民间医药，2022，31(1)：63

刘沛，常金花，康凯，等.薯蓣皂苷元无定形固体分散体制备及体内外评价[J].中草药，2022，53(14)：4323

刘锐萍，詹燕珊，许小琪，等.丹参酮ⅡA-丹酚酸B共载脂质体制备、表征及对人成纤维细胞生物学特性的影响[J].中草药，2022，53(9)：2633

刘雪城，丁平刚，金皓洁，等.反式西红花酸-环糊精包合物的制备、表征、安全性和抗肿瘤评价[J].中草药，2022，53(15)：4663

刘羿廷，马旭彤，王继林，等.黄芩苷-小檗碱复合物纳米晶的制备和在体肠吸收评价[J].天津中医药大学学报，2022，41(1)：102

刘勇华，张留超，郭晓娜.异甘草素纳米混悬剂的制备及其体内药动学研究[J].中成药，2022，44(5)：1379

刘震远，邵明杰，窦希波，等.基于RSM-BBD的安神补脑液醇沉工艺优化及稳定性研究[J].现代中药研究与实践，2022，36(2)：62

陆姗姗，陈军，赵玉荣，等.小茴香油微乳凝胶的制备及其体外透皮促渗行为研究[J].中国现代应用药学，2022，39(8)：1067

罗玺，许小琪，刘冬榕，等.丹参酮ⅡA-丹酚酸B共载脂质体水凝胶制备及性能考察[J].中草药，2022，53(10)：2977

M

麦琬婷，钟华帅，苏晓丹，等.Box-Behnken响应面优化蛇葡萄素纳米结构脂质载体处方工艺及体外评价[J].中草药，2022，53(16)：4982

P

庞榕，李开言，王聪颖.熊果酸固体分散体单层渗透泵片的制备及其体内药动学研究[J].中成药，2022，44(7)：2088

Q

秦芳芳，彭有梅，苏海波，等.鞣花酸纳米混悬剂的制备、表征及其体内药动学研究[J].中草药，2022，53(13)：3980

曲馨，薄双琴，柳娜，等.多指标综合评分法优化金蕾颗粒水提醇沉工艺[J].中国中医药信息杂志，2022，29(5)：92

R

Rao SY, Lin YP, Lin R, et al. Traditional Chinese medicine active ingredients-based selenium nanoparticles regulate antioxidant selenoproteins for spinal cord injury treatment[J]. Journal of Nanobiotechnology, 2022, 20(1)：278

任莉莉，陈静，李先君，等.姜黄素固体分散体高效制备

工艺优选[J].食品与药品,2022,24(4):300

S

Song JW, Liu YS, Guo YR, et al. Nano-Liposomes Double Loaded with Curcumin and Tetrandrine: Preparation, Characterization, Hepatotoxicity and Anti-Tumor Effects [J]. International Journal of Molecular Sciences, 2022, 23 (12):6858

沈庆国,屈玲霞,于祥玉,等.干姜挥发油胶体磨包合工艺优化[J].中成药,2022,44(9):2958

史鹏杰,黄豆豆,徐艾娜,等.赶黄草中大环多酚大孔树脂纯化工艺的优化[J].中成药,2022,44(1):197

孙开芬,陈胤睿,徐文芬,等.大孔吸附树脂分离纯化红禾麻总黄酮工艺的优化[J].中成药,2022,44(8):2619

孙明杰,张越,姚亮,等.茯苓多糖的分离纯化、组成及其抗氧化活性研究[J].安徽中医药大学学报,2022,41(1):86

孙叶芬,岳倩侠,杜倩倩,等.基于质量标志物的白芍配方颗粒量值传递规律及工艺优化研究[J].安徽中医药大学学报,2022,41(6):76

T

Tang XF, Zhang XY, Zhao QQ. A pH/Time/Pectinase-Dependent Oral Colon-Targeted System Containing Isoliquiritigenin: Pharmacokinetics and Colon Targeting Evaluationin Mice[J]. European Journal of Drug Metabolism and Pharmacokinetics, 2022, 47(5):677

唐靖雯,潘梅,彭政忠,等.基于药效筛选与正交试验优化花川保列颗粒提取工艺研究[J].中国民族民间医药,2022,31(6):52

田斌,瞿孝兰,林义平,等.蛇黄凝胶处方工艺的优化[J].中成药,2022,44(5):1584

W

万俊,贾曦文,刘书渊,等.超声辅助提取青蒿素工艺的响应面法优化研究[J].时珍国医国药,2022,33(1):98

万鑫浩,朱卫丰,杨丽娜,等.经典名方桂枝加葛根汤的基准样品量值传递分析[J].中国中药杂志,2022,47(9):2430

万莹莹,杜微波,陈敬然,等.地黄饮片至标准汤剂物质传递研究[J].亚太传统医药,2022,18(1):51

汪莉,贾妙婷,孙天雄,等.基于标准煎液的忘忧安神口服液量值传递相关性研究[J].中国现代中药,2022,24(1):134

王丽,黄一聆,房伟,等.柚皮素-mPEG-PLA聚合物胶束的制备及其体内药动学研究[J].中成药,2022,44(4):1052

王萍,王宇鹤,许刚,等.大叶秦艽总环烯醚萜苷3种提取工艺优化及其抗氧化活性研究[J].中成药,2022,44(8):2435

王哲,胡菲,车智慧,等.槲皮素纳米晶自稳定Pickering乳液的制备及体外释放研究[J].中国中药杂志,2022,47(5):1230

王爱国,谷福顺,郑昆仑,等.神效散巴布剂的体外透皮吸收研究[J].现代药物与临床,2021,36(9):1812

王凤云,李伟宏.芹菜素纳米结构脂质载体的制备及其体内抗肿瘤活性研究[J].中成药,2022,44(7):2081

王绍仙,赵若丹,王莹,等.蜂房栓剂制备工艺及抑痔药效学研究[J].中国民族民间医药,2021,30(20):22

王晓蕾,张慧慧,邵长森,等.基于标准汤剂参比的温经汤颗粒提取、浓缩、干燥过程成分传递的考察[J].山东中医药大学学报,2022,46(2):260

王晓明,张智强.柚皮素-PLGA纳米粒的制备及其体内药动学研究[J].中成药,2022,44(2):356

王笑红,张宇婷,吴婕,等.三氧化二砷三元复合物纳米递送系统的构建及评价[J].中草药,2022,53(5):1382

王雨欣,常金花,杨菲,等.星点设计-效应面法优化野黄芩苷镁温敏型鼻用原位凝胶的制备[J].亚太传统医药,2022,18(4):66

吴莉娟,彭效明,居瑞军,等.响应面法优化微波超声辅助提取重楼及其抗炎活性研究[J].中药材,2022,45(7):1700

吴巧凤,严云良,孙瑶,等.基于MOGA和BPNN-GA优化黄连厚朴汤抗流感活性成分的提取工艺[J].中华中医药学刊,2022,40(4):1

X

肖素芸,罗才琴,吕冬,等.三乌胶提取物水凝胶的制备及其对类风湿性关节炎治疗作用研究[J].中草药,2022,53(13):3929

三、中药

辛娟,易华,李明,等.蛇床子素白蛋白纳米粒的制备及其体内药动学研究[J].中成药,2022,44(10):3104

熊传爽,田黎明,洪怡,等.橙皮苷脂质体凝胶的制备及其透皮吸收研究[J].中国医院药学杂志,2022,42(5):511

胥淑娟,郭浩,赵剑锋,等.结合药效学优化儿童清肺止嗽糖浆提取工艺[J].中国中药杂志,2022,47(10):2652

徐鹏飞,张锐,关志宇,等.三七总皂苷壳聚糖纳米粒的制备与肠吸收特性研究[J].中国中药杂志,2022,47(1):95

徐瑞杰,薛蓉,梅茜,等.经典名方枳实薤白桂枝汤物质基准的量值传递研究[J].中草药,2022,53(9):2650

徐文杰.三白草酮固体分散体的制备、体外溶出度及表征[J].按摩与康复医学,2022,13(3):47

徐雅蝶,何瑞欣,王琪,等.丹参中菲醌有效部位不同纯化工艺的比较[J].中成药,2022,44(6):1923

徐志杰.白屈菜红碱PLGA纳米粒的制备及其体内药动学研究[J].中成药,2022,44(10):3091

许嘉敏,王军泽,赵冰可,等.包载黄芩苷的线粒体靶向糖原纳米粒的制备及载药性能表征[J].中草药,2022,53(17):5305

薛飞,程炳铎,刘喜纲,等.粉防己碱纳米晶体的制备及质量评价[J].中成药,2022,44(10):3098

薛晓霞,靳如娜,王学圆,等.经典名方二冬汤基准样品的指标成分含量测定及量值传递规律探索[J].中国实验方剂学杂志,2022,28(11):1

Y

杨雪颖,杨海菊,赵玥瑛,等.经典名方化肝煎的基准样品质量标准及量值传递研究[J].中国中药杂志,2022,47(15):3994

杨一帆,梁艺瑶,刘保保,等.转铁蛋白修饰雷公藤甲素脂质体的制备与体外评价[J].中草药,2022,53(3):687

杨增秋,陈英,郭欠欠,等.艳山姜挥发油脂微球的处方工艺研究及初步质量评价[J].中药材,2022,45(9):2187

叶晓莉,高越,宋清,等.pH依赖-时控型大黄素结肠定位微丸的药动学研究[J].中国中医药科技,2022,29(3):390

于洋,孔亮,刘婉滢,等.Angiopep-2修饰白藜芦醇脂质体的处方优化与体外评价[J].中草药,2022,53(24):7706

禹瑞,吕东霞,谈秀凤.橙皮苷脂质体的制备及其体内药动学研究[J].中成药,2022,44(8):2443

Z

张宁,缪艳燕,徐剑,等.基于Kalman滤波法结合可视化评价三七物质组微波提取动力学特征[J].中国医院药学杂志,2022,42(1):14

张俊芳,张守德,赵国巍,等.温度和相对湿度对穿心莲内酯-泊洛沙姆188-固体分散体稳定性的影响[J].中成药,2022,44(7):2077

张佩琛,王涛.金合欢素纳米混悬剂的制备及其体内药动学研究[J].中成药,2022,44(11):3415

张旭敏,谢龙,赵雨芯,等.茶皂素稳定的芹菜素纳米乳制备及其体外释放研究[J].中草药,2022,53(17):5348

张宇航,高寒,徐伟,等.D-最优混料设计法优化刺五加总苷微乳制备工艺及肠吸收特性研究[J].中国中药杂志,2022,47(12):3233

章国磊,姜星宇,王伟,等.人参皂苷Re-β-环糊精包合物的制备及其体内药动学研究[J].中成药,2022,44(10):3085

赵瑶,李家磐,段逍,等.响应面法优化茜草总酚超声提取工艺[J].陕西中医药大学学报,2022,45(5):119

赵梦,刘卓雅,于嘉敏,等.生姜细胞外囊泡样纳米粒载吴茱萸碱的处方工艺及体外释药研究[J].南京中医药大学学报,2022,38(6):527

赵艺宁,韩叶枫,梁建坤,等.香叶木素自微乳的制备[J].中成药,2022,44(5):1588

直炜炜,王华华,王莎莎,等.基于纳米氧化石墨烯的盐酸小檗碱温敏水凝胶体外释放度研究[J].上海中医药大学学报,2022,36(3):66

朱聪聪,喻琴,潘会君,等.青蒿精油作为纳米乳油相促进雷公藤红素透皮吸收的研究[J].中国现代应用药学,2022,39(8):1054

朱卫丰,况文亮,李文栋,等.共载同源成分葛根素与大豆苷元的聚合物混合胶束的制备及表征[J].中草药,2022,53(4):1004

竺楹银,梁军,肖五庆,等.化学促透剂丙二醇及超声促透技术对白脉软膏经皮渗透性的影响研究[J].中国中药杂志,2022,47(24):6607

庄欣雅,亓雅丽,张倩,等.基于传统水煎煮工艺的当归中挥发性成分藁本内酯的量值传递研究[J].中国药学杂

志,2022,57(8):628

庄欣雅,张倩,亓雅丽,等.经典名方当归补血汤物质基准量值传递分析[J].中国中药杂志,2022,47(2):324

邹艳,彭静,罗舜,等.复合酶-超声提取白术炮制品多糖的工艺及其体外抗氧化活性研究[J].时珍国医国药,2022,33(5):1118

邹苏兰,李雅,李姿锐,等.大孔吸附树脂分离纯化益心泰总黄酮工艺的优化[J].中成药,2022,44(8):2624

（五）中药炮制

【概述】

2022年度中药炮制研究领域发表论文300余篇，除炮制历史沿革、饮片鉴别和临床应用综述等论文外，实验研究论文约200篇，以优化炮制工艺、比较炮制前后成分含量与药理作用变化及其关联性、性状客观化与成分变化关联性分析等研究为主，优化工艺多结合毒效指标评价，电子眼、电子鼻、质谱联用等新技术的应用增多，代谢组学、肠道菌群分析等技术方法也更多地应用于中药炮制研究。

1. 炮制工艺的研究

（1）结合毒效指标优化炮制工艺 ①化学指标和药效指标相结合优化炮制工艺研究。高如汐等以脱水比、硫酸铝钾含量、最低抑菌质量浓度、NO浓度、细胞相对吞噬率为评价指标，优化白矾减压煅制工艺并进行验证。确定优化后工艺为：0.1 MPa的压力下，煅制温度192.5 ℃，煅制时间10 min，物料厚度2 mm。②优化炮制工艺后采用药效指标进行验证。王炳然等以鞣质含量、水溶性浸出物含量以及外观性状的综合评分为指标，优选出马齿苋炭最优炮制工艺为：炒制温度200 ℃，投药量150 g，炒制时间14 min；该马齿苋炭以糊状外敷，可明显促进痔疮模型大鼠创面愈合。

（2）多指标综合评价优化炮制工艺 解杨等以梓醇、地黄苷D、毛蕊花糖苷、异毛蕊花糖苷、5-羟甲基糠醛、还原糖及外观性状为评价指标，优选炆地黄的最佳炮制工艺为：每100 g药材加7倍水炆制后，加入黄酒闷润5 h，上锅蒸制6 h。宫静雯等以外观性状、水溶性浸出物、苯甲酰新乌头原碱含量等为评价指标，优选黑顺片最佳炮制工艺为：泥附子胆巴浸泡后，煮制时间8 min，水漂次数4次，蒸制时间3 h，干燥温度60 ℃。张玖捌等以儿茶素、芍药内酯苷、芍药苷、1，2，3，4，6-O-五没食子酰基葡萄糖的总评归一值作为评价指标，优选白芍药一体化工艺为：鲜药材煮制时间14 min，干燥时间4.5 h，干燥温度52.5 ℃。

2. 炮制对化学成分影响的研究

（1）不同炮制品的成分含量比较 张涛等采用HPLC建立何首乌及其炮制品的指纹图谱并进行6种成分的含量测定。结果：与何首乌、制何首乌相比，炆何首乌中没食子酸、大黄素和大黄素甲醚含量显著升高；而二苯乙烯苷、大黄素-8-O-葡萄糖苷、大黄素甲醚-8-O-葡萄糖苷含量显著降低。高佩云等研究显示，牵牛子炒制后绿原酸的含量无明显变化，新绿原酸、隐绿原酸和异绿原酸C的含量显著上升，咖啡酸和异绿原酸A的含量显著下降。杜莉杰等采用HS-SPME-GC-MS研究显示，阿胶、龟甲胶、鹿角胶经蛤粉烫后具有相同变化趋势，为烷烃类含量升高，醇类、醛类含量下降，共有成分2-戊基呋喃、戊醛、己醛、正辛醛含量均下降，2，6，10-三甲基十四烷、壬醛含量均升高。

（2）炮制过程中成分含量变化趋势的研究 钱怡洁等采用超快速气相电子鼻研究显示，山茱萸在炮制过程中，乙醇、异戊醇、2-己醇、异丙醇的峰面积随炮制时间呈先增加后降低趋势；乙酸乙酯、2-甲基丁醛、糠醛的峰面积随炮制时间增加而增加。梁泽华等基于UPLC-Q-TOF-MS/MS证明黄精九蒸九晒炮制过程中，原甲基薯蓣皂苷和薯蓣皂苷随着蒸晒不断减少，L-焦谷氨酸甲酯、（一）-丁香树脂酚、异肥皂草苷、黄精呋甾醇苷、铃兰皂苷 A、延龄草苷等化学成分热稳定性差,均在蒸晒后消失。马书伟等采用 UPLC-MS/MS 检测显示,在淡豆豉整个炮制过程中黄曲霉毒素呈先上升后下降的趋势,呈动态变化,表明淡豆豉炮制中生物拮抗作用自然存在,从安全性角度证实淡豆豉炮制中"再闷"环节的重要性和"再闷"时间的合理性。

(3)炮制对复方中成分含量的影响　黄亚森等通过 LC-MS/MS 研究显示,泽泻、丹参、郁金、柴胡炮制前后,单煎、混煎造成化痰祛湿活血方中 20 个成分含量有明显差异,其中阿魏酸、柴胡皂苷 d、丹酚酸 B、水飞蓟宾、泽泻醇 A、丹参酮 II_{A}、23-乙酰泽泻醇 C、槲皮素对组间差异贡献很大。

3. 炮制对药理作用影响的研究

(1)不同炮制品的药理毒理作用比较　庄文德等认为巴戟天寡糖及酒巴戟天寡糖均能不同程度地改善小鼠氧化应激指标,但低剂量的巴戟天寡糖及酒巴戟天寡糖对于改善环磷酰胺引起的骨质疏松作用更为显著。宁晨旭等研究显示,甘遂、醋甘遂及甘草制甘遂对水负荷小鼠均可以不同程度地抗水负荷并产生利尿作用;甘遂的利尿作用最强,醋甘遂和甘草制甘遂的利尿作用均有所缓解,甘遂经炮制后会缓和其刺激性而平衡其利尿作用;其机制是通过抑制 Toll 样受体 4(TLR4)通道介导的核因子 κB(NF-κB)/NOD 样受体热蛋白结构域相关蛋白 3(NLRP3)信号通路及胞内磷脂酰肌醇激酶(PI3K)/蛋白激酶 B(Akt)信号通路,从而抑制白细胞介素(IL-1β)和 IL-18 的表达。于艳等研究显示,茅苍术生品及麸炒品挥发油具有明显体外抗结肠炎的作用,麸炒品的作用优于生品。其机制部分是通过调控 IκB 激酶(IKK)/NF-κB 信号通路而发挥作用。李丹婷等以秀丽隐杆线虫研究显示,生、炙淫羊藿可以延缓线虫衰老,且炙淫羊藿延长线虫寿命作用优于生品。高涵等研究显示,经炮制后的制首乌毒性逐渐减弱,在炮制次数超过 9 次后基本无毒,通过"九蒸九晒"在细胞水平可以达到减毒的

作用。

(2)利用代谢组学、肠道菌群等技术研究炮制品的差异　通过代谢组学技术,宁艳梅等研究显示,鳖血柴胡能防止持续高热导致的肝脏糖类及蛋白质过度损耗,具有较生柴胡更显著的解热及肝脏损伤保护的作用优势。聂沁馨等研究显示,生佛手主要影响机体的脂代谢,制佛手主要影响机体的氨基酸代谢;生佛手组和制佛手组之间的差异代谢物涉及半胱氨酸和蛋氨酸代谢,甘氨酸、丝氨酸和苏氨酸代谢,牛磺酸和次牛磺酸代谢等通路。余凌英等研究显示,干姜和炮姜均可提高大鼠胃泌素、胃动素含量及溃疡抑制率,炮姜能显著提高大鼠肠道微生物的 α 多样性指数 ACE、Shannon、Simpson 及拟杆菌门相对丰度,可明显抑制脾胃虚寒型胃溃疡。

(3)化学成分变化与药理作用关联研究　丁平平等采用 LC-MS 研究显示,何首乌炆制后大黄素-8-O-β-D-葡萄糖苷和大黄素甲醚-8-O-β-D-葡萄糖苷消失,且随其浓度的减小,肝毒性降低。方晶等研究结果:北苍术炮制前后挥发油类含量显著降低,多数酯类成分含量增加;通过 ITS 高通量测序技术发现米泔水制北苍术对模型大鼠肠道真菌调控能力优于生品。

4. 中药饮片质量控制的研究

(1)质量标志物的研究　卢兴美等以 UHPLC-LTQ-Orbitrap MS 技术比较生地黄、清蒸地黄、酒炖地黄、九蒸九晒地黄、传统糠炆地黄、电锅炆地黄的成分差异,结果:地黄苦苷元、地黄苷、jionoside D、野菰酸、橙皮苷、柚皮苷等 32 个成分是区分地黄不同炮制品的化合物,炆地黄的 9 个黄酮类成分由辅料陈皮引入。宋艺君等使用 GC-IMS 研究,结果:1-丙醇、2-庚酮、2-正戊基呋喃、1-己醇、乙酸甲酯、1-戊烯-3-醇、3-甲基丁醇等可作为黄精的特征挥发性物质;5-甲基糠醛、2-乙酰基呋喃、当归内酯、辛醛、糠醛和2-甲基四氢呋喃-3-酮等可作为蒸黄精的特征挥发性物质;1,8-桉树脑等可作为酒黄精的特征挥发

性物质。韦飞扬等研究显示,槲皮素、山柰酚、紫菀酮等 10 个成分可能是紫菀炮制前后的质量差异标志物。

（2）性状指标客观化与质量指标相关性的研究 张一凡等采用机器视觉系统研究显示,姜炭中姜酮与颜色特征值 R、G、B、L^*、b^*、H、S、V 呈显著负相关,6-姜酚、8-姜酚和颜色特征值 a^* 呈负相关,其他成分与颜色特征值均呈正相关。李星等研究结果显示:随炮制程度的加重,炮姜粉末的色差值 L^*、b^* 值降低,a^* 值呈现先增后降的趋势;姜酚类成分含量降低,姜酮和姜烯酚类成分含量呈现先增后降的趋势。张婧秋等研究显示,蜜炙甘草中甘草苷与色值 L^* 和总色值 E^*ab 呈正向相关性,甘草酸与感应器响应值 AHS（酸）、CTS（咸）呈正相关,异甘草素与色度值 L^*、a^* 和 AHS、ANS（甜）、SCS（苦）有相关性。杜伟锋等研究结果显示:麸炒薏苡仁中色度值 L^*、E^*ab 数值越小,9 个指标性成分含量越大;色度值 a^*、b^* 数值越大,9 个指标性成分含量越大。

5. 炮制机理的研究

郁红礼等模拟醋制法研究显示,加酸加热法可使狼毒萜类成分 jolkinolide B、fischeria A 转化生成新的成分,加水加热法转化率明显低于加酸加热法,直接加热法对 jolkinolide B 无明显影响,可使 fischeria A 相对含量显著下降,但并未生成与加酸加热法类似的转化产物。王学芹等以 6-姜酚模拟炮制结合体外抗氧化实验的研究显示,其含量与抗氧化活性之间存在显著正相关,即随着炮制时间的延长和炮制温度的升高,6-姜酚部分转化为 6-姜烯酚和姜酮,使得炮姜的抗氧化活性也逐渐降低减弱。策力木格等采用 UPLC-Q-TOF/MS 及封闭肠环法研究显示,诃子汤炮制草乌可使草乌成分在肠壁吸收中变少且缓慢,在肠道菌及肝代谢中变多,从而避免血药浓度快速升高导致中毒。

（撰稿:谭鹏 李飞 审阅:蔡宝昌）

【17 种中药炮制工艺的研究】

1. 八角莲

孙晓惠等以鬼臼毒素、$4'$-去甲基鬼臼毒素、槲皮素、山柰酚的含量为指标,采用 $L_9(3^4)$ 正交试验考察了姜用量、闷润时间、炒制时间 3 个因素,优选八角莲姜制的炮制工艺。结果:最佳炮制工艺为姜用量 5%,闷润时间 60 min,炒制时间 12 min。

2. 巴戟天

李家晴采用层次分析-响应面法对巴戟天的炆制工艺进行优化,炆制时间、加水量和烘干温度为影响因素,以水晶兰苷、葡萄糖、果糖、耐斯糖、蔗糖和蔗果五糖为指标性成分,UPLC-ELSD 色谱法测定炆巴戟天饮片中的指标性成分含量,建立 AHP 层次分析模型,对各个指标分配权重,计算综合指标 OD 值,进行方差分析。结果:方差分析结果显示 F 值的大小对各因素进行排序为加水量＞烘干温度＞炆制时间;最佳炆制工艺为每 100 g 巴戟天,分两次加入巴戟天总量的 6 倍温水,炆制 5 h,抽出木心,放入 40 ℃的烘箱中进行干燥。

3. 白屈菜

黄爽等采用 HPLC 法,以微波酒制白屈菜中原阿片碱、别隐品碱等 7 个生物碱总碱含量为考察指标,以黄酒用量、焖润时间、火力大小和炮制时间为考察因素,采用正交试验优选微波酒制法的最佳工艺。结果:据白屈菜总碱直观分析,各因素影响顺序为黄酒用量＞炮制时间＞火力大小＞焖润时间;最佳炮制工艺为黄酒用量 40%,闷润 1 h,60% 火力下炮制 3 min。

4. 半夏

王燕等通过对鲜半夏干燥程度和白矾浸泡时间两个因素进行考察,以水溶性浸出物含量为有效性指标,以白矾残留量以及草酸钙含量为安全性指标,采用 Hassan 方法进行总评归一化处理,综合评分优选清半夏产地加工炮制一体化工艺。结果:最佳工艺为每 100 kg 去皮鲜半夏(不干燥)用 8 kg 白矾制备成的 40 L 溶液浸泡 72 h,取出洗净,切厚片,干燥。该一体化工艺较传统生产工艺制备的清半夏具有降低草酸钙含量和白矾残留量、提高水溶性浸出物含量的趋势。

5. 补骨脂

王文琦等以补骨脂素、异补骨脂素含量为评价指标,选取加盐量、炮制温度、炮制时间为考察因素,采用 Box-Behnken 响应面法优化补骨脂的盐炙工艺并进行验证。结果:最佳盐炙工艺为加盐量 2.6%,炮制时间 15 min,炮制温度 164 ℃。陈李东等以补骨脂素、异补骨脂素、补骨脂酚为指标,采用正交试验优选补骨脂酒焙法的最佳工艺为:补骨脂药材 100 g,加 15% 黄酒,烘制时间 120 min,烘制温度 140 ℃。

6. 陈皮

余香等采用正交试验考察蛇胆汁量、饮片片型和烘干温度 3 个因素对特制新会陈皮饮片质量的影响,以橙皮苷、川陈皮素、橘皮素和稀乙醇浸出物含量及饮片性状为指标进行综合性评价。结果:新会陈皮最佳炮制工艺为每 10 g 陈皮用蛇胆汁量 8 g,陈皮切丝,烘干温度为 65 ℃;验证试验取陈皮 90 g,按优选的炮制工艺制备特制新会陈皮饮片样品 3 份,结果样品橙皮苷、川陈皮素和橘皮素含量平均值分别为 2.416%、0.272%、0.185%,稀乙醇浸出物含量分别为 44.95%、45.54%、45.03%,平均值为 45.17%,饮片性状特征明显。

7. 大皂角

王唱唱等采用正交试验,以刺囊酸、色度值、饮片外观性状、总皂苷、水溶性浸出物、总多糖、得率为指标,采用熵权法-AHP 计算复合评分,对辅料用量、烘烤时间、烘烤温度 3 个因素进行考察以优化大皂角酥油制、羊脂油制工艺。结果:酥油制大皂角的最佳工艺为每 50 g 大皂角,用酥油 7.5 g,烘烤时间 20 min,烘烤温度 160 ℃;羊脂油制大皂角的最佳工艺为每 50 g 大皂角,用羊脂油 5 g,烘烤时间 20 min,烘烤温度 140 ℃。

8. 丹参

于银萍等采用 $L_9(3^4)$ 正交试验,以丹酚酸 B、丹参酮 II_A、水溶性浸出物、醇溶性浸出物为指标,采用 AHP-熵权法计算综合评分,优选猪心血丹参炮制工艺为:将 100 g 丹参用 20 g 猪心血与 30 g 黄酒混合液拌匀,使之吸尽,放入烘箱 50 ℃ 干燥 4 h;猪心血丹参色泽鉴别标准为 $50.19 \leqslant L^* \leqslant 75.29$,$16.10 \leqslant b^* \leqslant 24.14$;猪心血丹参炮制程度不同,其颜色也不同,随着炮制时间延长,L^* 升高,a^* 和 b^* 降低。结果显示,L^* 值范围和 b^* 值范围可以较好地区分猪心血丹参炮制不及和炮制适中的饮片,故可以选择 L^* 值范围和 b^* 值范围来衡量其是否合格。

9. 黄精

肖晓燕等以外观性状、浸出物、多糖含量为指标,基于单因素考察结果建立正交试验,研究炮制过程中润制时间、蒸制时间、干燥温度等关键因素对酒黄精质量的影响,结合层次分析法和综合评分法,优选酒黄精最佳炮制工艺为:药材中加入黄酒闷润 10 h,隔水蒸制 20 h,切厚片,60 ℃ 干燥。于澎等以德尔菲评价对黄精炮制品感官评价进行赋分作为主观得分,以多糖含量、水浸出物、醇浸出物作为客观指标,采用客观赋权法将主客观指标相结合,优选黄精熟化的最佳炮制工艺。结果:最佳黄精熟化工艺为 70 ℃,湿度 50%,熟化 10 d;实验研究显示熟化黄精化学成分的含量高于九蒸九曝黄精和高温高压黄精。郑晓倩等研究"九蒸九晒"黄精炮制过程颜色变化与炮制火候及内外在质量指标的关联性。结果:在"九蒸九晒"黄精炮制过程中,样品表观颜色加深,色度值增加;通过相关性分析得出样品颜色与炮制火候和内外在质量指标呈显著相关；炮制至"五蒸五晒"时样品质量综合评价指数（QI）值最高，达 2.61。结果显示，基于颜色变化能够实现"九蒸九晒"黄精炮制火候的客观判别，将颜色与炮制火候和内外在质控标准有效结合为黄精炮制过程的质量控制和终点判定奠定基础。

10. 黄连

代良敏等采用单因素试验与正交试验设计，以吴茱萸碱和盐酸小檗碱的含量为评价指标，考察炒制温度、炒制时间、烘制温度、烘制时间对吴茱萸汁制黄连炮制工艺的影响。结果：最佳炮制工艺为取生黄连饮片 100 g，加入吴茱萸汁 50 ml，浸泡 24 h，不时翻动，直至汁尽药透，于 90 ℃炒制 6 min，取出，于 70 ℃烘箱烘制 24 h。

11. 蒺藜

孙晓晨等以 LC-QQQ/MS 测定蒺藜呋甾皂苷 B 和蒺藜皂苷 K 的总含量作为化学指标，采用色彩色差仪测定炒蒺藜饮片总色值 E_{ab}^*，以 30 次随机抽取样品 E_{ab}^* 值的 RSD 值作为外观颜色均匀性指标。采用 $L_9(3^4)$ 正交试验，以炒制温度、炒制时间和炒药机转速为考察因素，优选炒蒺藜饮片的炮制工艺。结果：最佳炒制工艺为 200 ℃以 60 r/min 转速炒制 15 min。

12. 炮姜

李星等以 7 个姜辣素（姜酮、6-姜酚、8-姜酚、10-姜酚、6-姜烯酚、8-姜烯酚及 10-姜烯酚）含量，外观性状评分和挥发油中共有成分的综合评分为指标，采用层次分析法和主成分权重赋值法确定各评价指标的权重系数，考察不同炮制时间对炮姜砂烫工艺的影响。结果：最佳工艺为炮制温度 195 ℃，炮制时间为 7.5 min。

13. 乳香

黄菊等采用正交试验，以灯心草炒乳香中醋酸

辛酯的含量、去油率为综合评价指标，以炮制温度、炮制时间、乳香粒径及灯芯草投入量 4 个影响因素优选灯心草炒乳香的炮制工艺为：大小分档后，选取中等粒径（4～7 mm）的乳香投入 80 ℃锅中，每 50 g 乳香加入 2 g 灯心草，均分两份，分别在炒制的第 2 min 和第 4 min 投入，不断翻炒 6 min。

14. 桑白皮

刘滢等采用正交试验和多指标综合加权评分法，以桑皮苷 A 含量、浸出物得率、色度值为评价指标，优选炒桑白皮前净制，软化，干燥方法，并优化桑白皮的炒制工艺。结果：净制，软化过程及干燥温度过高使桑皮苷 A 含量降低，故选用强水进行冲洗，大小分档闷润法进行软化，50 ℃温度下进行干燥；最佳炒制工艺为炒制温度 130 ℃，炒制时间 40 min，料器比 1：4。

15. 菟丝子

黄宝泰等采用单因素试验对酒炙菟丝子的加酒量、炒制时间、炒制温度进行考察，采用 Box-Behnken 响应面法对酒炙菟丝子炮制工艺进行优化。结果：最佳炮制工艺为药材重量 19% 的加酒量，炒制温度 148 ℃，炒制时间 17 min。闫凯莉等采用 Box-Behnken 响应面法以料液比、浸润时间、蒸煮时间为考察因素，以金丝桃苷含量、外观性状评分及综合评分为指标，优化菟丝子制饼最佳炮制工艺为：取净菟丝子适量，料液比 5：1，闷润时间 24 h，蒸煮时间 2 h。

16. 淫羊藿

赵泽林等以炮制温度、炮制时间、加油量为考察因素，采用 Box-Behnken 试验优化淫羊藿的炮制工艺，研究淫羊藿炮制前后对 DPPH 和 $ABTS^+$ 的抗氧化清除能力。结果：油炙淫羊藿的最佳工艺为炮制温度 120 ℃，炮制时间 4 min，加油量 9%；淫羊藿对 DPPH 及 $ABTS^+$ 皆有不同程度的清除能力，其中生品淫羊藿的 IC_{50} 值分别为 0.388 mg/ml 和

0.158 mg/ml,炙品淫羊藿的 IC$_{50}$值分别为 0.404 mg/ml 和 0.216 mg/ml。

17. 栀子

李苏运等采用单因素试验对加酒量、闷润时间、炒制时间进行考察,然后采用变异系数法-AHP 对栀子苷、香草酸、芦丁、山栀苷、绿原酸、栀子新苷、西红花苷Ⅱ、异槲皮苷、京尼平苷酸、西红花苷Ⅰ和京尼平龙胆双糖苷等 11 种化学成分的含量进行加权评分得到 OD 值,数据分析后得出酒栀子的最佳炮制工艺为:黄酒用量 15%,闷润时间 75 min,铜锅表面温度控制在 150～180 ℃炮制时间 8 min。

（撰稿：李伟东　审阅：蔡宝昌）

【建昌帮炮制技术的研究】

江西建昌帮被列入江西省非物质文化遗产名录,同时也是旴江医学的重要组成部分,以擅长传统中药饮片的加工炮制而著称,其典型特征为工具辅料独特,工艺取法烹饪。饮片外形美观,片型以斜、薄为主,色泽鲜艳、药香浓郁、味道醇厚。2022 年对建昌帮炮制技术的研究集中在炆法。

1. 熟地黄

熟地黄为地黄的炮制品,通过炆法与酒炖、蒸等方法加工而成,临床应用较广泛。乐海平等通过研究熟地黄中糖类及微量元素含量,结果:炆法所炮制的地黄含多糖、单糖、低聚糖、微量元素等均高于其他方法;评判熟地黄品质优等的标准为"色黑如漆、光泽如镜、甘甜如饴",现代药理研究表明熟地黄中所含果糖、葡萄糖成分具有供给身体热能、补充体液及营养全身的补益功效,炆地黄相比其他熟地黄具有"气味纯真而独厚、补血而不凝滞"的独特品质。解杨通过实验研究炆地黄炮制过程中的关键影响因素并完善炆地黄炮制过程的量化指标。结果:T$_3$、T$_4$、cAMP、cAMP/cGMP 比值和 CORT 在肾阴虚期间水平明显上升,地黄生品组和传统糠炆制、《中

国药典》(2020 年版)法清蒸、《中国药典》(2020 年版)法酒炖、九蒸九晒、现代电炆制各炮制组均能降低其含量,表明炮制工艺和辅料的不同均会对滋阴药效产生影响。

2. 何首乌

张涛等通过比较不同产地何首乌经建昌帮炆法和蒸法炮制前后饮片挥发性成分的差异,考察炮制方法对何首乌气味形成的影响。结果:不同炮制方法对何首乌气味的影响大于产地;根据 HS-GC-MS 研究结果结合风味相关资料确定了形成何首乌"生"味和炆何首乌、制何首乌"香味"的物质基础,以及炆何首乌中的优势"香味"成分,可为特色品种炆何首乌的质量研究提供参考。王艳霓等采用 UPLC-Q/TOF-MS 法检测何首乌不同炮制品中的化学成分,比较炆何首乌与其他不同炮制品之间主成分的差异。结果显示,不同炮制方法对何首乌主要有效成分二苯乙烯苷、大黄素、大黄素甲醚等含量影响较大,尤其是何首乌炆制品,3 个成分含量升高最明显。

3. 天麻

姜制天麻是江西"建昌帮"特色饮片。黄文华等检测建昌帮炮制品姜天麻与天麻生品的水分、总灰分、二氧化硫残留量、浸出物、天麻素和对羟基苯甲醇总含量等指标。结果显示,天麻经姜制后,水分和二氧化硫残留量减少,尤其是二氧化硫残留量下降明显,浸出物及天麻素和对羟基苯甲醇总含量增加。邓红等采用 HPLC 测定天麻姜制前后天麻素、对羟基苯甲醇巴利森苷 A(PA)、巴利森苷 B(PB)、巴利森苷 C(PC)和巴利森苷 E(PE)6 种主要成分含量。结果:姜制前后天麻素含量范围分别为 0.15%～0.54%、0.32%～0.72%,对羟基苯甲醇分别为 0.01%～0.14%、0.01%～0.10%,PA 分别为 0.20%～1.31%、0.27%～0.95%,PB 分别为 0.18%～0.61%、0.23%～0.66%,PC 分别为 0.02%～0.11%、0.06%～0.16%,PE 分别为

0.09%～0.19%、0.12%～0.31%；表明天麻素、PB、PC、PE含量有所升高,对羟基苯甲醇、PA含量有所下降。

4. 远志

丁平平等通过远志炆制前后化学成分变化情况及胃肠道毒性相关试验,探讨炆远志"减毒"的物质基础。结果显示,远志经炆制具有"减毒"的效果,具有毒性的远志皂苷类成分(如远志皂苷B)含量更低为其"减毒"原因之一。高慧等比较炆远志炮制前后成分及益智药效差异。结果:炆远志体外大部分成分含量虽呈降低趋势,但吸收入血的原型成分种类与含量却较生远志增加;远志经炆制后可以增强远志的益智药效。陈阳等研究建昌帮炆远志对东莨菪碱致痴呆模型小鼠学习记忆障碍的改善作用,比较其炮制前后益智药效的差异。结果显示,远志炮制前后均可改善模型小鼠学习记忆障碍,与生远志相比,炆远志与制远志改善效果更为显著,并存在剂量依赖性。

5. 其他

詹慧慧基于糖类成分分别对黄精药材、炆黄精饮片、玉竹药材及炆玉竹饮片进行质量分析研究,基于电子舌技术形成客观感官评价模式,建立了可行的测定方法,为其质量标准的完善提供了参考依据,并为炆黄精、炆玉竹生产加工及产品开发提供参考。苏慧采用HPLC比较建昌帮附子和黑顺片在甘草附子汤中单酯型生物碱含量。结果显示,不同附子炮制方法会影响其在甘草附子汤中的单酯型生物碱成分含量,还会影响附子成品外观和颜色,且建昌帮附子在甘草附子汤中单酯型生物碱成分含量高于黑顺片。刘良福等以饮片外观评分和浸出物含量为指标,采用正交设计考察加蜜量、炮制温度和炮制时间等百合炮制工艺的影响因素,优选建昌帮蜜炙百合的最佳炮制工艺为加蜜量5%、炮制温度190℃、炮制时间4 min。

(撰稿:李丛　审阅:蔡宝昌)

【28种中药炮制前后化学成分的研究】

1. 白芍药

于慧等采用HPLC探究不同醋制方法(醋炙、醋浸)对白芍药6种活性成分的影响。结果:与白芍药生品相比,白芍药经醋炙后,6种成分的含量均有显著性提升(均$P<0.01$);白芍药经醋浸后,除芍药苷含量无显著性差异之外,没食子酸、芍药内酯苷、1,2,3,4,6-O-五没食子酰葡萄糖的含量均有显著性降低(均$P<0.01$),氧化芍药苷、苯甲酰芍药苷的含量均有显著性提升(均$P<0.01$);醋炙白芍药与醋浸白芍药相比,其6种成分的含量均有显著性提升(均$P<0.01$)。刘烨等取购自安徽、四川、浙江的白芍药药材,参照《中国药典》(2020年版)制得白芍药生品、炒白芍药和酒白芍药各10批。采用HPLC构建了白芍药和白芍药炮制品的指纹图谱,标定了10个共有峰,相似度均大于0.985,指认了没食子酸、儿茶素、芍药内酯苷、芍药苷、五没食子酰葡萄糖5个色谱峰。结果:主成分分析与不同白芍药炮制品(炒白芍药和酒白芍药)各共有峰相对峰面积差异分析基本一致,色谱峰1(没食子酸)、3(芍药内酯苷)、5、6(五没食子酰葡萄糖)、7、8、9、10对炮制前后化学成分差异的贡献较大;与白芍药生品相比较,炒白芍药和酒白芍药的1号峰、3号峰和6号峰的相对峰面积均有不同程度的增加,2号峰、8号峰和9号峰的相对峰面积均有不同程度的减小;炒白芍药中7号峰的相对峰面积也出现显著性减小。谢亚婷等采用HS-GC-MS检测白芍药和不同炮制品(清炒、麸炒、蜜糠炒)中挥发性成分,计算挥发性成分相对质量分数;运用精密色差仪测定色度值。结果:共鉴定出50种挥发性成分,其中白芍药34种、清炒白芍药8种、蜜糠炒白芍药22种、麸炒白芍药22种,共有成分5种且经过炮制后5种成分相对含量普遍升高;白芍药、清炒白芍药、麸炒白芍药、蜜糠炒白芍药的L*值和E* ab值依次降低,a*、b*值依次上升,其中蜜糠炒白芍药中L*值和E* ab值显著

低于其余三者，a*、b*值显著高于其余三者。白芍药炮制会对挥发性成分产生影响，不同炮制方法对白芍药气味和颜色的变化都存在明显差异。

2. 白石英

刘振阔等运用X射线荧光光谱法对白石英生品以及不同炮制温度（400、600、700、900、1 000 ℃）下得到的炮制品进行检测，分析其氧化物及元素含量的变化情况。结果：当炮制温度升至700 ℃及以上时，白石英主要成分SiO_2和Si元素的百分含量达到了最大值，而P_2O_5、Al_2O_3、SO_3、Fe_2O_3等氧化物的百分比含量均降低。刘振阔等亦研究显示，白石英主要含有Si和O元素，还含有其他的多种金属元素。不同炮制温度下白石英的化学成分含量存在差异，主要成分为SiO_2，其次为$AlPO_4$和BeF_2。随着炮制温度的升高，SiO_2百分比含量不断增加，而$AlPO_4$的百分比含量不断下降，可能是磷酸盐在氧化的同时，也伴有升华所致。BeF_2是一种有毒的刺激晶体，随着炮制温度的不断提高，BeF_2的百分比含量也不断下降，从而可以达到降毒增效的作用。

3. 白术

杨丹阳等制备白术生品及其5个不同漂制阶段漂制品（第1、2阶段漂制品分别为生品用9倍量米泔水各漂12、24 h；第3～5阶段漂制品分别为生品先9倍量米泔水漂24 h，再用9倍量清水各漂12、24、48 h），采用HS-GC-MS分析其挥发性成分。结果：从白术生品及其5个不同漂制阶段漂制品中共鉴别出49个挥发性成分，包含萜品油烯、莎草烯、苍术酮等在内的20个共有挥发性成分；从白术生品、第1～5阶段漂制品中分别鉴别出了33、31、28、30、28、29种挥发性成分，其总相对百分含量分别为66.218%、64.711%、79.410%、65.419%、67.101%、66.818%；苍术酮的相对百分含量在第4阶段漂制品中最高（41.206%），第3阶段漂制品中最低（35.926%）；与白术生品比较，漂制过程中新增

了pethylbrene、β-vetivenen等16个挥发性成分，未检测到棕榈酸乙酯、β-maaliene等8个挥发性成分，而11-rotundene、（-）-valeranone等5个挥发性成分在漂制过程中呈消失-出现和消失-出现-消失的变化趋势。故在第3个漂制阶段白术漂制品中各挥发性成分的总相对百分含量和燥性代表性成分苍术酮的相对百分含量均最低，即缓解白术燥性的米泔水漂制工艺为白术生品用9倍量米泔水漂24 h，再用9倍量清水漂12 h。钟倪俊等采用HS-SPME-GC-MS分析生白术与3种白术炮制品（麸炒品、土炒品和蒸制品）挥发性成分的异同。结果：从白术及其3种炮制品中分离鉴定出36种成分；生品与土炒品、麸炒品、蒸制品的共有挥发性成分分别有16、15、18个；苍术酮、eudesma-4(14)，11-diene、γ-榄香烯、β-瑟林烯、大根香叶烯B、β-石竹烯是白术和其炮制品挥发性成分的主要成分。白术炮制品间挥发性成分的组成和含量有所差异。

4. 百合

赵永琪等比较百合不同加工品煎液及其水浸液、烫煮液（鲜百合水浸液、水浸鲜百合煎液、鲜百合煎液、鲜百合烫煮液、烫煮干百合煎液和蒸制干百合煎液）中化学成分种类和含量的区别。结果：从百合不同加工品煎液及鲜百合水浸液、烫煮液中共鉴别出24个成分，其中17个酚类、5个皂苷类、2个生物碱类；与鲜百合煎液比较，烫煮干百合煎液中王百合苷A、对香豆酸、秋水仙碱等成分含量减少，蒸制干百合煎液中王百合苷C含量降低，水浸鲜百合煎液中王百合苷A、王百合苷C成分含量减少；与烫煮干百合煎液比较，鲜百合煎液与水浸鲜百合煎液中成分的整体含量要高，蒸制干百合煎液除王百合苷C的含量略低外，其他成分含量要高于烫煮干百合煎液。结果：不同加工过程会对百合煎液化学成分的种类及含量产生一定影响，烫煮法加工鲜百合有利于百合的保存，但会造成百合有效成分流失；相较于烫煮法，蒸制法高温处理可防止百合褐变，还能降低其有效成分流失。

5. 柴胡

乔欣等采集不同产地、不同来源、不同品种的 13 批生柴胡(北柴胡、南柴胡、锥叶柴胡),按照柴胡:鳖血(质量比)=100:15 的比例,110 ℃炒干。利用 HPLC 测定 5 种皂苷含量,结果:经鳖血炮制后,所有柴胡 SSa(柴胡皂苷 a)与 SSd(柴胡皂苷 d)含量均有升高,增加率为 10%～60%,其中道地产区陕西、山西、甘肃 SSa、SSd 皂苷变化量最大;陕西柴胡的 SSb1(柴胡皂苷 b1)及山西柴胡的 SSb2(柴胡皂苷 b2)含量略有减少,河北柴胡的 SSc(柴胡皂苷 c)、SSb1 含量减少,其他成分含量均有升高;内蒙古柴胡 5 种皂苷成分含量均有升高。柴胡经过鳖血炮制后,5 种主要皂苷成分的含量有不同程度升高和降低,但柴胡主要皂苷成分 SSa、SSd 有明显提高。

6. 大黄

刘涛涛等运用电子鼻系统对 1～9 次蒸晒大黄、生大黄、熟大黄样品进行气味分析,通过主成分分析、线性判别分析及载荷分析对获得的特征数据进行处理和分析。结果:以蒸晒 6 次为转折点,可以从气味上将不同蒸晒次数的大黄供试品分为两大类,蒸晒 1～5 次的大黄供试品可聚为一类,而蒸晒 6～9 次的大黄供试品气味与蒸晒 1～5 次样品有明显差异,主要气味物质在蒸晒第 6 次时达到最大响应,六蒸六晒大黄无机硫类化合物的响应值约为一蒸一晒大黄的 2.7 倍;与生大黄比较,传统九蒸九晒大黄和现代熟大黄的气味均发生了明显改变,其中九蒸九晒大黄无机硫类化合物的响应值约为生大黄的 2.2 倍;从气味角度分析,九蒸九晒大黄中无机硫类化合物、氮氧类化合物的响应值均高于熟大黄。王敏等探究大黄炮制成熟大黄后成分的变化规律及其降低肝毒性的作用机制。结果:生大黄的鞣质、总蒽醌及游离蒽醌含量分别为 3.59%、1.96% 和 1.03%,经过炮制后,熟大黄的鞣质、总蒽醌及游离蒽醌含量分别为 0.33%、1.86% 和 1.27%,鞣质和结合蒽醌的含量显著降低,而游离蒽醌含量显著升高;3 批大黄炮制

前后对斑马鱼的半数致死浓度(LC_{50})分别为 210.15、216.63、248.25、1 082.12、1 200.98 和 1 189.27 μg/ml,与生大黄比较,熟大黄水提物的 LC_{50} 显著升高;与对照组比较,生大黄呈现不同程度的肝脏变性(肝脏萎缩、卵黄囊吸收延迟、肝脏细胞肿大及组织空泡化),而相同浓度下的熟大黄给药组,仅在高浓度条件下呈现轻微的肝脏变性。大黄经过炮制后成分发生明显变化,肝毒性显著降低。

7. 淡豆豉

曹冬英等采用 HPLC 法,对淡豆豉不同发酵阶段的大豆苷、黄豆黄苷、染料木苷、大豆苷元、黄豆黄素、染料木素等 6 种异黄酮进行含量测定。结果:淡豆豉发酵过程中,大豆苷元等 3 种苷元的含量总体呈上升趋势,染料木苷等 3 种苷的含量总体呈下降趋势。结果提示,在淡豆豉发酵过程中存在苷到苷元的转化,并且在第二次闷制阶段对于苷元含量的积累有显著影响。表明在淡豆豉发酵过程中,闷制这一环节有利于有效成分的转化和积累。李春玲等对淡豆豉炮制过程中产黄曲霉毒素(AFTs)的微生物进行筛选鉴定、定量分析和产毒能力测定。结果:紫外荧光法结合分子生物学共筛选鉴定出 15 株产毒菌株,为黄曲霉和溜曲霉;"黄衣上遍"阶段产毒菌菌落数逐渐增多,至发酵第 6 天时最多,进入"再闷"阶段产毒菌数量逐渐减少,从再闷第 9 天开始至第 15 天均未检测到产毒菌;经 UPLC-MS/MS 法确定 15 株菌中有 5 株不产毒、10 株产毒,且产毒能力各不相同并均低于 5 ng/ml,远低于黄曲霉标准株(654.90 ng/ml)。结果显示,淡豆豉炮制过程中存在产 AFTs 能力不同的黄曲霉、溜曲霉且产毒菌数量呈现先升后降,并从安全性角度证实了淡豆豉"再闷"的重要性和"再闷"时间的合理性。

8. 当归

纪玉华等建立了当归、酒当归 UPLC 特征图谱,分别标定了 11、14 个共有峰,指认了 10 个成分,其中色谱峰 2、5、12 号为当归炮制后出现,色谱峰 1、

3、4、6～8、10、11号的峰面积具有显著或极显著差异;10批当归与酒当归在PCA模型中共提取4个主成分,OPLS-DA模型中明显聚为2类,色谱峰2、5、8、14号是引起当归酒炙前后差异的主要因素。检测酒当归与当归的色度值,结果:色差值ΔE*为6.22～16.09,在6～12个色差单位(1ΔE*=1NBS)间,可被肉眼识别;当归炮制后红色、黄色加深,a*、b*值可作为鉴别当归与酒当归的关键指标。杨子烨等建立酒当归质量的量化评价模型,并对黄酒理化性质与酒当归饮片质量综合评分进行相关性分析,探究不同种类黄酒对酒当归饮片质量的影响。结果:黄酒的理化性质中总糖的含量与酒当归饮片质量有较明显的相关性($r=0.812$),且总糖含量在8.6～33.6 g/L(干型、半干型),与酒当归饮片质量成正相关;酒精度与酒当归质量具有显著相关性,酒精度在8.665%～17.197%与酒当归饮片质量成正相关;酒当归饮片有效成分含量与其颜色值相关性分析发现,色度值与阿魏酸、多糖具有显著正向关联性。在一定程度上a*、b*越高,阿魏酸含量越高;L*、E*ab越高,多糖含量越高。洪婉敏等分别测定当归各部位炒焦过程中样品色度值(L*、a*、b*)与色谱图,采用多元统计分析方法对颜色及色谱峰峰面积进行综合分析。结果:当归不同部位生品色谱图有12个共有峰,当归不同部位炮制品色谱图有15个共有峰,指认10个成分。炒焦过程中色度值与化学成分存在相关性,L*、b*归身>归尾>归头,a*归头>归尾>归身;当归不同部位峰面积随颜色变化主要差异性成分为尿苷、腺苷、绿原酸、色谱峰8。

9. 地黄

田家屹等研究鲜地黄与生地黄、熟地黄的整体成分及变化规律。结果:ATR-FTIR中,3种地黄在糖区有差异,其中鲜地黄糖区特征峰在1 140、1 047和1 000 cm⁻¹,生地黄糖区特征峰为1 140和1 045 cm⁻¹,熟地黄糖区特征峰为1 142和1 029 cm⁻¹,且3种地黄峰形状不同;二阶导数红外光谱进一步发现,地黄炮制过程中糖类成分在1 200～600 cm⁻¹之间的特征峰变化最为显著;应用离子色谱法对8种单糖和寡糖进行定量分析,水苏糖在鲜地黄中含量最高,其余6种糖类成分均在炮制过程中呈递增趋势,推测水苏糖在地黄的炮制过程中参与多渠道的水解过程;在鲜地黄炮制过程中,鲜地黄中多糖发生水解,变成熟地黄中的寡糖或者单糖,其中,熟地黄水煎液中甘露三糖、毛蕊花糖苷、葡萄糖和蜜二糖含量显著高于生地黄和鲜地黄,提示它们可能是地黄糖类成分在炮制过程中受热分解的终产物。

10. 莪术

林希光等基于图像处理技术和机器学习方法建立莪术与醋莪术颜色判别模型,并与成分含量进行相关性分析。结果:莪术醋制后,R、G、B、L*、b*、H和V降低,a*和S升高。通过颜色与含量之间的相关性分析,发现莪术醇与B值间呈极显著正相关;吉马酮与R、G、L*、b*、V间呈极显著负相关;呋喃二烯与R、G、B、L*、V间呈极显著负相关;姜黄素与b*间呈极显著正相关;双去甲氧基姜黄素与a*、S间呈极显著负相关,与H间呈极显著正相关。莪术中有效物质成分的含量与外观颜色存在相关性。

11. 何首乌

王莹等研究何首乌在九蒸九晒炮制过程中多糖初级结构的动态变化以及5-羟甲基糠醛(5-HMF)和二苯乙烯苷含量变化规律。结果:从何首乌生品到九蒸九晒品,其多糖得率分别为3.93%、12.65%、17.08%、18.62%、18.78%、18.88%、19.59%、15.23%、16.32%、24.07%,呈现上升-下降-再上升的趋势;在单糖组成方面,何首乌生品及炮制品中多糖成分均由甘露糖、鼠李糖、葡萄糖醛酸、半乳糖醛酸、葡萄糖、半乳糖、阿拉伯糖7种单糖组成;随着蒸制次数的增加,半乳糖醛酸含量总体呈下降趋势、葡萄糖含量呈上升趋势;5-HMF在生品中未检出,随着炮制次数的不断增加,5-HMF含量呈逐渐上升趋势;同时随着炮制次数的增加,二苯乙烯苷含量总体呈下降趋势。

12. 核桃仁

华政颖等比较不同产地核桃仁炒制前后的品质差异。结果:核桃仁生品中水分含量为 3.89%～5.09%、灰分含量为 1.64%～2.16%、粗脂肪含量为 64.15%～69.26%、粗蛋白含量为 17.38%～18.97%;炒制后水分含量为 2.83%～3.68%、灰分含量为 1.64%～2.11%、粗脂肪含量为 68.32%～71.71%、粗蛋白含量为 14.94%～18.87%。炒制后各产地核桃仁水分降低,粗脂肪含量升高。核桃仁中的脂肪酸主要由棕榈酸、硬脂酸、油酸、亚油酸、α-亚麻酸组成,生品中相对含量分别为 5.23%～8.55%、1.80%～3.99%、14.30%～32.29%、52.95%～63.96% 和 6.80%～1.13%,炒品中相对含量分别为 6.00%～7.94%、未检出～2.38%、17.59%～31.85%、49.89%～63.49% 和 8.18%～13.35%,炒制后不饱和脂肪酸含量由 88.39%～92.21% 升高为 89.85%～97.72%。主成分分析显示山西生核桃仁的综合得分最高,聚类分析结果显示陕西、山西、河北核桃仁相似度较高。结果显示,核桃仁经炒制后能够降低水分,增加粗脂肪及不饱和脂肪酸含量。不同产地核桃仁的品质差异较大,陕西、山西和河北 3 个产地的核桃仁品质优于其他产地。

13. 黑参

蒋常鹏等测定黑参炮制过程中样品的色度值和皂苷类成分含量,并探究其相关性。结果:在炮制过程中人参皂苷 Rg1、Rb1 和 Re 含量总体呈先下降后上升趋势,蒸制 7～8 次时有最小值;稀有皂苷 Rh1、20(S)-Rg3、20(R)-Rg3、Rk1 和 Rg5 总体呈先上升后下降趋势,蒸制 7～8 次时有最大值;样品的 L* 值与 b* 值与人参皂苷 Rg1、Rb1、Re 呈极显著正相关,与 5 种稀有皂苷呈极显著负相关;a* 值和 E*ab 值与 3 种原型皂苷呈极显著负相关,与 5 种稀有皂苷呈极显著正相关。

14. 槐角

邓李红等选取 16 批槐角药材,按照《中国药典》(2020 年版)蜜槐角进行炮制,建立了槐角炮制前后的 UPLC 特征图谱,槐角和蜜槐角分别确定了 23、24 个共有峰,指认 2、15、16、20、21 号峰为没食子酸、芦丁、染料木苷、槲皮苷、槐角苷,炮制后新增成分 24 号峰为 5-羟甲基糠醛;相似度分析结果显示槐角炮制前后相似度均大于 0.98,聚类分析结果显示槐角炮制前后区分不明显,PCA 可以将槐角和蜜槐角大致分为 2 类,OPLS-DA 分析可将槐角和蜜槐角明显区分为 2 类,且结果显示 1、2、10、22、23、24 号峰是引起槐角和蜜槐角间成分差异的主要标志性成分,与方差分析结果一致;色度值 ΔE 范围为 5～13,炮制前后色差可被肉眼识别。金爽等考察乳酸菌发酵后 pH 值、温度和液料比对槐角发酵体系中总黄酮和染料木素含量的影响。结果:得到槐角最佳的发酵条件为 pH5.0,液料比 25∶1(ml/g),发酵时间 36 h;发酵后得到最优染料木素含量为(18.93±0.47)mg/g,是原药材的 2.90 倍;最优条件下总黄酮为(122.00±0.56)mg/g,高于未处理时槐角原药材的含量(74.00±0.42)mg/g。

15. 黄精

潘克琴等探究不同龄节多花黄精在九蒸九制过程中矿质元素含量变化。结果:在一龄节中 Cu 元素变化最大,变异系数为 72.99%;二龄节中 Na 元素变化最大,变异系数为 70.99%;三龄节中 Mn 元素变化最大,变异系数为 68.02%。三种龄节中均是 N 元素含量受炮制过程的影响最小,变异系数分别为:一龄节 4.76%,二龄节 2.50%,三龄节 4.50%。相关性分析可得:N 与 K、Mn,K 与 Mn,Ca 与 P、Mg、Zn,P 和 Zn 与 Mg,Fe 与 Cu 存在极显著相关($P<0.01$),N 和 K 与 Zn 存在极显著负相关($P<0.01$),Fe 与 Mg、Mn 存在显著相关性($P<0.05$);主成分分析可得,一龄节多花黄精九蒸九制后得分最高。

詹慧慧等基于黄精炙制前后糖类成分变化差异探讨黄精炙制后"减毒增效"的作用机制。结果：黄精炙制后，总多糖含量下降约60%；游离糖中蔗糖含量降低35%，果糖含量升高22倍，葡萄糖含量升高4.4倍；黄精炙制前后多糖均由甘露糖、鼠李糖、葡萄糖、半乳糖、阿拉伯糖组成，生黄精单糖组成物质的量比为甘露糖-鼠李糖-葡萄糖-半乳糖-阿拉伯糖（10：6：25：7：1），炙制后物质的量比为7：5：1.7：14：1。结果提示，炙法炮制对黄精糖类成分影响较大，炙制后多糖发生水解及结构发生改变。高天宇等报道，黄精在采用蒸-烘和蒸-闷-烘两种方法炮制时，从一次到四次蒸制的过程中，多糖含量及可溶性成分的变化较一致，均呈逐渐减少趋势，而黄精醇溶性成分在炮制过程中逐渐增多；蒸制次数不同，黄精的多糖、可溶性成分的含量不同，颜色差异较大。用于饮品的黄精可选择浸出物成分含量较高的二蒸黄精，黄精药膳可选择三蒸黄精，考虑到黑色补肾的原理，补肾方面食材可选择四蒸黄精。王帅等研究滇黄精酒制过程样品粉末外观颜色与5个非糖类成分含量的关联性。结果：在滇黄精酒制过程中，样品粉末 E* ab 呈下降趋势，外观颜色由浅黄色向漆黑色变化；5个成分含量随时间动态变化趋势明显，且呈现出不同的变化规律。聚类分析结果显示，滇黄精酒制过程大致分为3个阶段，即炮制前期（样品 S0～S1）、中期（样品 S2～S4）和后期（样品 S5～S10）；主成分分析结果显示，初始样品与炮制过程样品的颜色、5个成分含量存在较大差异，样品 S8 和 S9 的差异最小；偏最小二乘法-判别分析结果显示，b*、伪原薯蓣皂苷含量、水仙苷含量、薯蓣皂苷元含量和原薯蓣皂苷含量的变量重要性投影（VIP）值均＞1；Pearson 相关性分析结果显示，原薯蓣皂苷、薯蓣皂苷和水仙苷的含量与 E* ab 呈显著正相关（$P < 0.01$），薯蓣皂苷元含量与 E* ab 呈显著负相关（$P < 0.01$），而伪原薯蓣皂苷含量与 E* ab 无线性相关。

16. 黄连

陈冬玲等分析姜黄连的化学成分，在物质基础层面探究姜炙对黄连的影响。结果：黄连、姜黄连和生姜汁中共鉴定出34种化合物，其中归属于黄连25种、姜黄连32种、生姜汁9种；黄连和姜黄连的共有成分25种，黄连姜炙后新增7种姜辣素类物质，均为生姜汁中的成分。结果提示，黄连姜炙后化学成分发生变化，新增了7种姜辣素类成分，为姜黄连的药效物质基础研究提供参考。

17. 鸡内金

樊佳等采用 HPLC 指纹图谱结合化学计量学分析，可以将鸡内金样品按照生品、炒制品和醋制品分为3类，并确定11、1、12、5（腺嘌呤）、15（胸腺嘧啶）、9、13、2及8号色谱峰对区分鸡内金不同炮制品的贡献较大。7种核苷类成分含量测定结果可以看出，次黄嘌呤、胸腺嘧啶和胸苷在鸡内金生品与炮制品之间存在显著性差异，且都表现为炮制品的含量均高于生品，这种含量变化可能与炮制过程中饮片受热程度有关，说明核苷类成分可以作为鸡内金饮片质量评价的指标成分。

18. 僵蚕

刘玉杰等研究《雷公炮炙论》中记载的米泔制僵蚕炮制方法。结果：米泔水炮制僵蚕不会影响僵蚕对戊四氮急性惊厥模型小鼠的抗惊厥作用；僵蚕经米泔制后有难闻气味的成分（2-蒎烯、β-蒎烯、乙基苯、间二甲苯等）相对峰面积明显降低，而具有愉悦气味的成分（乙酸、2，3-丁二酮、2，3-二甲基吡嗪、苯甲醛等）相对峰面积明显升高；炮制后杂质和总灰分含量明显降低，蛋白含量及组成无明显变化；炮制后多数水溶性小分子含量略有降低，且从水溶性成分中鉴定出8个化合物。结果显示，僵蚕经米泔制后，一方面起到矫臭矫味和洁净药材的炮制作用，另一方面保留了僵蚕中的主要化学成分和对戊四氮急性惊厥模型小鼠的抗惊厥作用，可为僵蚕古代经典炮制方法（米泔制）的科学性提供支撑。

19. 茅苍术

王蝉等采用 UPLC-Q-TOF-MS 对茅苍术生品及米泔水制品的成分进行快速分析及鉴定,找出其炮制前后差异性成分。结果:从茅苍术生品及米泔水制品中共鉴定得到 56 个成分,包括萜类 17 个、聚乙炔类 8 个、有机酸 12 个、糖苷类 4 个、黄酮类 4 个及其他类 11 个,两者共有成分 43 个,特有成分分别为 7、6 个;PCA 及 OPLS-DA 结果表明,茅苍术炮制前后化学成分含量存在明显差异,共筛选得到苍术素、白术内酯 I、白术内酯 II 及汉黄芩素等 23 个差异性成分。茅苍术中主要含有倍半萜类、聚乙炔类及有机酸类成分,其炮制前后成分发生了水解等反应,且苍术素等有效成分含量增加。

20. 人参

赵卉等采用 HS-SPME 与 GC-MS 相结合的分析方法,测定生晒参、红参、模压红参中的挥发性成分含量。结果:共鉴定出 38 种成分,生晒参中鉴定出 33 种,其中萜烯类 24 种、萜烯醇类 5 种、烷烃类 4 种;在红参中鉴定出 35 种,包括 27 种萜烯、6 种萜烯醇和 2 种烷烃;在模压红参中鉴定出 34 种,包括 27 种萜烯、6 种萜烯醇和 1 种烷烃;倍半萜类成分在人参挥发油中约占 40%。表明倍半萜类是人参挥发性成分的主要物质,而且红参(91.46%)和模压红参(88.17%)的挥发性成分含量高于生晒参(85.19%)。李佳奇等探究微波炮制技术用于人参的炮制后,人参中色度与皂苷含量的变化规律,研究人参的微波炮制方法的可行性。结果:人参皂苷 Re、Rb1、Rc、Rb3 在微波炮制后含量降低且消失,Rh2 为微波炮制后新产生成分,表明微波炮制会对人参中皂苷类成分产生很大影响;微波炮制人参的炮制程度可较为容易地用肉眼判别,便于控制炮制程度;随炮制程度加深,人参中多数成分含量升高。

21. 三七

赵森等研究三七炮制前后不同消化性淀粉的含量变化。结果:3 批三七药材中,生三七快消化淀粉(RDS)含量为(10.05±0.54)~(10.65±1.86)g/100 g,炮制后熟三七 RDS 为(40.94±1.97)~43.06±3.94)g/100 g,生三七慢消化淀粉(SDS)含量为(13.66±0.97)~(16.46±2.81)g/100 g,炮制后为(0.35±0.36)~(1.14±0.94)g/100 g,生三七抗性淀粉(RS)含量为(5.04±0.43)~(6.28±0.80)g/100 g,炮制后为(1.76±0.14)~(2.07±0.23)g/100 g;三七经过炮制后,RDS 含量显著增加,SDS 与 RS 含量减少。

22. 山楂

孙飞等采用偏最小二乘算法分别建立山楂和焦山楂化学成分与消食健脾功效的"谱效"关系模型,辨识山楂、焦山楂消食健脾功效成分,阐明山楂炮制机制。结果:山楂、焦山楂水提物不同极性部位及其组合中 24 种化学成分的含量差异明显;山楂、焦山楂水提物不同极性部位及其组合对大鼠胃肠动力障碍模型大鼠的改善作用有明显差别;通过 PLS 模型参数辨识山楂消食健脾功效成分主要为机酸类和黄酮类成分;与山楂相比,焦山楂中的牡荆素-4″-O-葡萄糖苷、牡荆素-2″-O-鼠李糖苷、新绿原酸、隐绿原酸、芦丁、没食子酸、香草酸、枸橼酸、苹果酸和延胡索酸的含量均有所降低,这些含量降低的成分大部分为有机酸类成分,可缓和对胃的刺激性;焦山楂中奎尼酸的含量增高,可能与山楂炒焦后增强消食导滞作用有关。结果提示,山楂炒焦酸味减弱,缓和药性,增强消食导滞作用的炮制机制。

23. 蛇床子

贾玉倩等采用指纹图谱和花椒毒酚、花椒毒素、佛手柑内酯、欧前胡素、蛇床子素、异欧前胡素 6 个成分同时含量测定进行样品分析,结合层次聚类分析、主成分分析等化学模式识别分析法对指纹图谱进行研究,比较蛇床子炒制前后化学成分差异。结果:蛇床子生品和炒炙品指纹图谱分别标定 11、20 个共有峰,其中 9 个为生品与炮制品的共有峰;化学模式识别分析结果表明炒制前后样品聚成 2 类,并筛选出贡献较大的成分,分别为色谱峰 4、8(花椒毒酚)、15(欧前胡素)、16(蛇床子素)、21、22 号;炒制后佛手柑内酯、欧前胡素、蛇床子素平均含量显著降低了 19.79％、24.48％、21.18％($P<0.01$),花椒毒酚与异欧前胡素的平均含量显著升高了 576.43％、36.91％($P<0.01$),而花椒毒素含量变化差异无统计学意义($P>0.05$)。

24. 柿叶

蒋馨等对柿叶生品、酒炙品、炒炭品和蜜炙品等炮制品有效成分含量进行差异分析。结果:柿叶炮制品总黄酮含量(炒黄 23.60 mg/g、炒焦 18.73 mg/g、炒炭 8.54 mg/g、酒炙 22.24 mg/g、醋炙 21.50 mg/g、蜜炙 20.09 mg/g)、芦丁含量(炒黄 0.487 6 mg/g、炒焦 0.352 2 mg/g、炒炭 0.076 7 mg/g、酒炙 0.460 1 mg/g、醋炙 0.371 2 mg/g、蜜炙 0.439 2 mg/g)均低于生品(23.65 mg/g、0.538 5 mg/g),柿叶炒黄、酒炙后槲皮素(0.401 6 mg/g、0.412 2 mg/g)、山柰酚含量(0.661 2 mg/g、0.656 3 mg/g)高于生品(0.384 2 mg/g、0.605 1 mg/g),其他炮制品均低于生品。

25. 天南星

王贺鹏等探究天南星炮制前后内源性毒性成分的含量变化。结果:各批次生天南星中草酸钙最高含量为 2.33％,最低含量为 0.78％,平均含量为 1.43％;各批次制天南星中草酸钙最高含量为 0.98％,最低含量为 0.29％,平均含量 0.60％;草酸钙含量的降幅为 25.6％～78.3％;各批次天南星炮制后均未检测到凝集素蛋白条带。天南星经过复制法炮制后中毒性物质草酸钙的含量显著下降,内源性毒性成分草酸钙针晶和凝集素蛋白含量均显著降低。赵重博等探讨天南星炮制前后特征成分间的差异。结果:含氮类化合物成分从生天南星鉴别出 5 个,从制天南星鉴别出 3 个(均在生天南星中鉴别出);生天南星黄酮和制天南星黄酮紫外特征基本一致,从中鉴定出 3 个黄酮类成分,推断出 9 个黄酮类成分。

26. 吴茱萸

杨文惠等建立吴茱萸与制吴茱萸 UPLC 指纹图谱,并结合多元统计分析吴茱萸与制吴茱萸中化学成分的变化。结果:吴茱萸指纹图谱共标识出 27 个共有指纹峰,指认了其中 8 个化学成分,分别为新绿原酸、绿原酸、隐绿原酸、咖啡酸、金丝桃苷、去氢吴茱萸碱、吴茱萸碱和吴茱萸次碱;制吴茱萸经炮制后指纹图谱新增甘草酸色谱峰;OPLS-DA 共找到 6 个差异性标志物,差异显著性排序分别为甘草酸>吴茱萸碱>峰 3>峰 1>绿原酸>峰 2;除甘草酸为新增成分外,吴茱萸炮制后其余 5 种化学成分的含量均有一定程度降低;吴茱萸炮制后,峰 21(吴茱萸碱)平均峰面积明显降低($P<0.05$),峰 28(甘草酸)为新增成分,其余 5 个差异性化学成分的平均峰面积均有不同程度的降低,但无明显统计学意义。吴茱萸炮制后吴茱萸碱等化学成分含量的降低,可能是吴茱萸炮制后毒性降低的原因之一。

27. 小茴香

李红伟等考察 5 种炮制方法(斑蝥制品、牵牛子制品、酒炙品、盐制品、炒制品)对小茴香中油类成分的组成及含量的影响,探讨炮制方法-油类成分-功能主治的关联性。结果:脂肪油的提取率存在差异,不同炮制品脂肪油提取率大小顺序为斑蝥制品>牵牛子制品>生品>酒炙品>盐炙品>炒制品;脂肪油成分检出种类数生品>盐炙品>牵牛子制品=炒制品>酒炙品>斑蝥制品;各制品油中含有的主成分(相对含量≥1.0％)存在共性,但相对含量存在差异,不同制品含有少量的相对独有成分。5 种炮制方法均降低毒性成分樟脑的含量,对具有基因毒性的成分影响存在差异。

28. 泽泻

向茜等测定泽泻不同炮制品中环氧泽泻烯、23-乙酰泽泻醇 C、泽泻醇 A、24-乙酰泽泻醇 A、泽泻醇 G、泽泻醇 B 和 23-乙酰泽泻醇 B 的含量,研究不同炮制方法对泽泻 7 种化学成分含量的影响。结果：与生泽泻相比，清炒泽泻中 23-乙酰泽泻醇 C、24-乙酰泽泻醇 A 和泽泻醇 A 的含量均上升，环氧泽泻烯、23-乙酰泽泻醇 B 和泽泻醇 B 的含量均下降；麸炒泽泻中 23-乙酰泽泻醇 C、环氧泽泻烯、24-乙酰泽泻醇 A 和泽泻醇 A 的含量均增加，23-乙酰泽泻醇 B 和泽泻醇 B 的含量均减少；蜜麸炒泽泻中的 23-乙酰泽泻醇 C 的含量增加，其余成分均减少；盐泽泻 23-乙酰泽泻醇 C、23-乙酰泽泻醇 B、泽泻醇 B 和泽泻醇 A 的含量均增加，环氧泽泻烯和 24-乙酰泽泻醇 A 的含量均减少；泽泻醇 G 的含量低于检测限，未检出。

（撰稿：张永太　审阅：蔡宝昌）

【15 种中药炮制前后药理作用的研究】

1. 白屈菜

刘南彤等采用热板致痛法以及醋酸扭体法对比白屈菜生品和炮制品的镇痛作用。结果：醋制后的白屈菜对热板法所致疼痛的镇痛效果强于白屈菜生品；当给药量在 5～20 mg/kg 时，止痛作用随剂量增大而增大。白屈菜经醋制后，对于外周性疼痛即醋酸致痛模型小鼠镇痛效果及对于中枢性热板致痛模型小鼠具有明确的镇痛效果，且强于生品，表明醋制白屈菜可以增强镇痛效果。

2. 半夏

贺双双等用转化生长因子-β1（TGF-β1）诱导人胚肺成纤维细胞系（MRC-5）建立肺纤维化体外模型，经水提生半夏、清半夏、法半夏和姜半夏分别处理 48h 后测定胶原含量进行抗纤维化筛选。结果：与模型对照组比较，生半夏（8.4、16.7 g/L）能够抑制 TGF-β1 诱导的胶原合成（$P<0.05$），清半夏、法半夏、姜半夏各组未见抑制效应。结果显示，生半夏对 TGF-β1 诱导后的病理性肌成纤维细胞具有活性抑制作用，并能阻止成纤维细胞向肌成纤维细胞分化，抑制其胶原合成，缓解模型小鼠的肺纤维化进

展。周正繁等采用 UPLC-QE/MS 检测湖北潜江半夏及其不同炮制品（清半夏、法半夏、姜半夏）进行物质鉴定，同时将不同炮制品的水提物给药经 LPS 诱导的 RAW246.7 细胞炎症模型，实时荧光定量 PCR 评价其抗炎活性。结果：正、负离子模式下分别匹配到 317 和 218 种代谢物，不同炮制品峰面积数据主成分分析下分群明显，均处于置信区内；各水提物对 LPS 诱导的 RAW246.7 细胞炎症模型均有不同程度的抑制作用；相关性分析提示与靶基因呈显著负相关的差异代谢物富集在氨基酸、生物碱和核苷等，可能与其抗炎活性有关，差异代谢物为炮制过程所导致的含量变化或引入其他新化合物。结果显示，半夏及其不同炮制品水提取物具有明显不同的代谢谱特征，炮制过程所致化学成分的变化与其抗炎活性有一定关联。

3. 补骨脂

符映均等探讨补骨脂炮制前后致雌性 ICR 小鼠胆汁瘀积性肝损伤的差异。结果：补骨脂经盐炙后补骨脂苷、异补骨脂苷、新补骨脂异黄酮含量下降，其余 8 种成分含量均升高，其中补骨脂素、异补骨脂素、corylifol A 升高较为明显；雌性小鼠灌胃生、盐补骨脂水煎液 30 d 后出现生殖器损伤，小鼠阴道口红肿，有水样浸润；与对照组比较，生、盐补骨脂组小鼠血清 ALT、AST、ALP、总胆红素、总胆酸水平均显著升高（$P<0.05$，$P<0.01$），盐炙后补骨脂致肝损伤较生品更严重；盐补骨脂与生补骨脂比较，IL-6 升高更明显，FXR、SULT1E1 下降更明显。补骨脂素、异补骨脂素和 Corylifol A 可能是补骨脂药效成分同时也可能是其主要毒性成分，盐补骨脂较生补骨脂更易造成肝损伤。

4. 茅苍术

于艳等考察茅苍术挥发油对缺氧/复氧（H/R）损伤 H9c2 心肌细胞的抗氧化与抗凋亡活性，并比较生品和麸炒品的作用差异。结果：生品及麸炒茅苍术挥发油 1～100 μg/ml 能够提高 H9c2 心肌细

胞的存活率,提高 SOD 的活性,降低乳酸脱氢酶和丙二醛的含量;上调 Bcl-2 mRNA 和蛋白的表达,下调 Caspase-3、Bax mRNA 的表达,下调 cleaved Caspase-3、BAX 的蛋白表达,与同剂量的生品挥发油比较,麸炒品挥发油具有更好的作用。茅苍术挥发油对 H/R 损伤心肌细胞具有抗氧化和抗凋亡的作用,麸炒品挥发油的作用优于生品挥发油。

5. 苍耳子

黄成等研究苍耳子炮制前后对小鼠肝微粒体中 CYP1A2 和 CYP3A4 酶相对活性及肝细胞损害程度的影响。结果显示,苍耳子能够诱导 CYP1A2、CYP3A4 酶的活性,炮制后可降低对 CYP1A2、CYP3A4 酶的诱导作用,同时减轻肝损伤,可能是其炮制减毒的机制之一。张静等研究苍耳子炮制前后对小鼠的急性毒性及主要毒性成分、药效成分的含量差异。结果:苍耳子的水煎剂和水煎剂醇沉沉淀,以及炒苍耳子的水煎剂和水煎剂醇沉沉淀的最大耐受量分别为生药 291.73 g/kg、生药 405.75 g/kg、生药 318.64 g/kg 和生药 480.77 g/kg;炮制前后苍耳子水煎剂醇沉上清的 LD_{50} 分别为生药 468.18 g/kg 和生药 573.48 g/kg;苍耳子炮制后,水煎剂和水煎剂醇沉上清液中的羧基苍术苷含量均显著降低(均 $P<0.01$);炒苍耳子中咖啡酸和异绿原酸 C 的含量显著升高(均 $P<0.01$)。羧基苍术苷和苍术苷是苍耳子的主要毒性成分,酚酸类化合物为其主要有效成分;苍耳子炮制后毒性可显著降低,有效成分溶出增加。

6. 甘草

岳珠珠等通过非特异性免疫、体液免疫、细胞免疫全面探究甘草蜜炙前后对小鼠免疫调节作用的影响。小鼠腹腔注射环磷酰胺制备免疫低下模型,给予生甘草、清炒甘草、蜜炙甘草的提取液,检测免疫功能学评价指标。结果:与对照组小鼠比较,模型组小鼠各检测指标明显降低($P<0.05$,$P<0.01$);与模型组小鼠比较,各给药组(生甘草组、清炒甘草组、

蜜炙甘草组)小鼠各检测指标均能增强,其中仅蜜炙甘草组能明显增强各检测指标($P<0.05$,$P<0.01$);与生甘草组小鼠相比,清炒甘草组能明显增强血清溶血素和抗体生成细胞、脾淋巴细胞增殖率和 NK 细胞活性($P<0.05$,$P<0.01$),但对胸腺指数、脾脏指数、腹腔巨噬细胞吞噬率和吞噬指数、DTH、碳廓清功能无明显影响,蜜炙甘草组能明显增强除胸腺指数的各项评价指标($P<0.05$,$P<0.01$),但对胸腺指数无明显影响。结果显示,生甘草、清炒甘草、蜜炙甘草均能一定程度上提高免疫低下小鼠的免疫功能,且蜜炙甘草组各指标均有显著提升,表明蜜炙甘草免疫调节作用优于生甘草和清炒甘草。

7. 黄柏

李勇等比较生黄柏和盐黄柏水煎液对甲亢肾阴虚模型大鼠神经内分泌免疫作用的影响。结果:黄柏生品和盐炙品均可以能升高肾阴虚大鼠皮质酮、胰岛素、睾酮的含量,恢复肾上腺、甲状腺、胸腺指数,表明黄柏不同炮制品能起到增强肾阴虚内分泌相关作用,而这其中黄柏的盐炙品高剂量组效果更佳;黄柏盐炙品可以提高肾阴虚大鼠 β-内啡肽含量,这可能与提高机体神经内分泌、免疫功能有关;黄柏不同炮制品可以提高肾阴虚大鼠的 NK 细胞杀伤能力,表明黄柏在机体免疫能力有明显效果,其中盐黄柏高剂量组效果更佳。结果显示,黄柏对肾阴虚模型大鼠内分泌免疫作用有一定的治疗作用,且盐炙品高剂量效果明显,提示黄柏盐炙后滋阴效果增强。

8. 苦参

刘悦等研究显示,生苦参、酒苦参及香参丸(含生苦参或酒苦参)均能有效减轻小鼠溃疡性结肠炎,含酒苦参的香参丸组作用最好,香参丸宜选用酒苦参,其机制可能与增加机体抗氧化作用、抑制 NF-κB 信号通路、减少炎症因子释放相关。

9. 了哥王

彭礼珍等探讨了哥王炮制前后乙醇提取物对S80、CT26细胞生长的影响。结果显示,了哥王能抑制小鼠腹水瘤细胞(S180)、人结肠癌细胞(CT26)的生长,且经"汗渍法"炮制后了哥王抗肿瘤作用增强。

10. 雷公藤

王彦嵋等研究显示,金钱草煎汤煮制雷公藤的炮制减毒机制可能与抑制主要毒性靶器官肝 NF-κB 介导的炎症反应有关。魏江平等探讨雷公藤被莱菔子炮制前后对正常小鼠肾毒性的影响及其潜在作用途径。结果显示,雷公藤炮制品降低小鼠肾毒性可能与其改变牛磺酸和低牛磺酸代谢等生物途径有关。马致洁等探讨高迁移率族蛋白1(HMGB1)介导的炎症通路在甘草炮制雷公藤降低肝毒性中的作用,为阐明甘草炮制雷公藤降低肝毒性的作用机制提供依据。结果:与雷公藤组相比,甘草炮制雷公藤组大鼠 ALT、AST 检测值明显降低($P<0.01$),肝脏病理结构损伤也减轻;血清肿瘤坏死因子-α(TNF-α)、IL-1β 和 HMGB1 含量明显降低($P<0.01$),血清 IL-2 含量明显降低($P<0.05$);HMGB1通路相关蛋白 TLR4、NF-κB 表达均明显降低($P<0.05$),HMGB1 表达明显降低($P<0.01$);而甘草炮制雷公藤组与空白对照组大鼠上述指标的差异均无统计学意义($P>0.05$)。结果显示,甘草炮制雷公藤降低肝毒性可能与抑制 HMGB1 炎症通路的激活有关。

11. 山楂

贺倩等探讨焦山楂及其焦香气味对高热量饮食诱导的消化不良模型大鼠的影响及其作用机制。结果:与正常组比较,模型组大鼠血清中干细胞因子(SCF)水平、胃窦中 SCF 和受体酪氨酸激酶(C-kit)mRNA 及蛋白的表达显著下降;焦山楂焦香气味对大鼠消食相关脑区下丘脑,嗅球区脑电具有刺激和影响;能促进胃肠平滑肌收缩,提高胃肠动力。焦山楂及其焦香气味可显著增强模型大鼠的胃肠动力,可能与焦山楂调节 SCF/C-kit 信号通路的同时,其焦香气味协同调控"脑-肠"轴相关。

12. 射干

时艳杰等采用灰色关联方法分析米泔水炮制射干提取液体外抑菌结果与高效液相指纹图谱共有峰的相关性,建立射干"谱-效"关系。结果:4 种不同提取方式(回流水提取、回流 20% 乙醇提、回流 40% 乙醇提、回流 60% 乙醇提)的射干 UPLC 指纹图谱共确定有 29 个共有峰,其中有 9 个已知成分;通过灰色关联谱效分析结果显示 14 个共有峰对药效起主要作用。结果提示,射干米甜水炮制品对体外耐甲氧西林金黄色葡萄球菌的具有谱-效关系,为射干逆转多重耐药菌的耐药性药效物质基础研究提供参考。左芳等观察对比射干生品及米泔水炮制品对正常大鼠一般状态、淀粉酶及胃泌素的影响,以进一步探讨经米泔水炮制后的射干是否具有健脾降燥作用。结果:给予米泔水制射干的大鼠一般状态较空白组无明显变化,生品与炮制品之间存在差异,表明大鼠存在食欲和体质量增加的情况;在脾脏指数测定中,生品组明显低于空白组,而炮制品组显著高于空白组;炮制组血清中胃泌素水平明显高于空白对照组,差异有统计学意义,而血清中淀粉酶含量虽然较空白组虽无显著性差异,但生品与炮制品之间差异明显,表明射干经炮制后淀粉酶含量也有上升趋势。

13. 仙茅

刘霞等探讨仙茅酒炙前后对骨质疏松(OP)小鼠股骨组织中骨保护素(OPG)、NF-κB 受体活化因子配体(RANKL)表达的影响及保护作用机制。结果:与模型对照组相比,仙茅及酒仙茅各剂量组血清中 ALP 和 StrACP 的活性均显著降低($P<0.01$),骨密度(BMD)、骨体积与组织体积比(BV/TV)、骨小梁数量(Th.N)水平明显升高($P<0.05$,$P<$

0.01），骨小梁间距（Tb.Sp）水平显著降低（$P<$ 0.01），并且酒炙后作用增强；仙茅及酒仙茅各剂量组 OPG 蛋白表达均高于模型对照组（$P<0.01$），仙茅 30 g/kg 组和酒仙茅 30 g/kg 组 RANKL 蛋白表达低于模型对照组（$P<0.05$），酒仙茅 30 g/kg 组 OPG 蛋白表达高于仙茅 30 g/kg 组（$P<0.01$），而 RANKL 蛋白表达低于仙茅 30 g/kg 组（$P<0.05$）。结果显示，仙茅酒炙前后均能改善骨形成与骨吸收的动态平衡，降低 OP 小鼠骨丢失速度，使 BMD 增加，起到抗 OP 的作用。仙茅酒炙前后治疗 OP 的作用机制可能与 OPG/RANK/RANKL 信号通路有关，并且酒炙后作用增强。

14. 薏苡仁

孙贝贝等研究薏苡仁麸炒前后 HPLC 指纹图谱与治疗脾虚水湿不化药效之间的相关性。结果：HPLC 指纹图谱中指认 9 个共有峰；与模型组比较，生品与麸炒品均有显著性差异；与生品组比较，麸炒薏苡仁各药效指标明显高于生品。麸炒品中 9 种共有成分与胃泌素、胃动素、生长抑素、体质量、胸腺指数以及脾指数的关联度明显高于生品；生品中 9 种

共有成分与血管活性肽（VIP）的关联度明显高于麸炒品。结果显示，薏苡仁治疗脾虚水湿不化的药效是多成分共同作用结果，麸炒后药效明显高于麸炒前。

15. 枳壳

黄莹莹等采用非靶向代谢组学与相关性分析方法，初步探究岭南特色饮片制枳壳炮制缓燥的作用机制。结果：生、制枳壳均有一定的燥性，生枳壳的燥性更为明显，而制枳壳能有效降低饮水量、粪便含水率、结肠水通道蛋白 3（AQP3）、VIP、5-HT 水平，升高唾液分泌量、颌下腺 AQP5、VIP、5-HT 的含量，缓和一定的燥性；经粪便代谢组学分析，生枳壳组与制枳壳组分别有 99、58 个与燥性相关的代谢物，其中有 16 个代谢物对制枳壳缓和燥性有显著的贡献；通路分析显示，制枳壳缓和燥性的作用机制可能与调节核黄素代谢，嘌呤代谢，精氨酸生物合成，嘧啶代谢，丙氨酸、天冬氨酸和谷氨酸代谢，视黄醇代谢等通路有关。枳壳炮制后可能通过影响机体代谢水平从而缓和燥性。

（撰稿：张永太 审阅：李飞）

［附］ 参考文献

C

曹冬英,谢思静,曾思婷,等.基于高效液相色谱法对淡豆豉发酵过程中 6 种异黄酮含量的动态分析[J].中南药学,2022,20(9):2133

策力木格,许良,松林,等.基于 UPLC-Q-TOF/MS 技术结合序贯代谢法研究诃子汤炮制草乌机理[J].世界科学技术(中医药现代化),2022,24(8):2995

陈阳,高慧,熊晓莉,等.江西建昌帮炆远志对东莨菪碱致小鼠学习记忆障碍的影响[J].江西中医药大学学报,2022,34(6):79

陈冬玲,张凯,于欣羽,等.基于 UPLC-LTQ-Orbitrap/MS 的姜黄连炮制前后化学成分比较研究[J].药物评价研究,2022,45(4):693

陈李东,张学顺,刘晓倩.酒制补骨脂炮制工艺优化[J].药学研究,2022,41(2):100

D

代良敏,代良萍,陈永钧,等.吴茱萸制黄连的炮制工艺优选[J].中国现代中药,2022,24(8):1549

邓红,陆美霞,欧阳歆怡,等.基于 HPLC 建立建昌帮姜天麻炮制前后主成分含量测定方法[J].药品评价,2022,19(18):1112

邓李红,王寿富,陈仕妍,等.基于 UPLC 特征图谱结合多模式识别和色度值的槐角炮制前后差异研究[J].中草药,2022,53(21):6881

丁平平,易斌,陈华师,等.基于化学成分变化对炆远志"减毒"效应研究[J].广东药科大学学报,2022,38(4):45

丁平平,易斌,杨华杰,等.炆制对何首乌中蒽醌糖苷类成分的影响及其减毒效应[J].中药新药与临床药理,2022,33(10):1400

杜莉杰,张帅,王计童,等.基于HS-SPME-GC-MS分析阿胶、龟甲胶、鹿角胶3种动物胶蛤粉烫炮制前后挥发性成分变化[J].中草药,2022,53(4):1030

杜伟锋,汤璐璐,朱伟豪,等.基于色度原理的薏苡仁炮制过程颜色与化学成分相关性分析[J].药物分析杂志,2022,42(8):1391

F

樊佳,刘晓谦,孟辰笑凝,等.基于HPLC指纹图谱与核苷类成分含量测定的鸡内金质量评价研究[J].中国中药杂志,2023,48(1):114

方晶,翁丽丽,王美怡,等.北苍术米泔水炮制前后化学成分变化及其对脾虚泄泻大鼠肠道真菌菌群的影响[J].中草药,2022,53(23):7372

符映均,吴育,梅春梅,等.补骨脂炮制前后水煎液致雌性ICR小鼠胆汁瘀积性肝损伤作用比较[J].中草药,2022,53(5):1434

G

高涵,刘史佳,庞会明,等.基于靶标循环放大策略的双色荧光传感体系探索何首乌"九蒸九晒"炮制过程中不同蒸制次数对肾细胞的减毒作用[J].中草药,2022,53(8):2383

高慧.江西"建昌帮"炆远志炮制前后成分及益智药效差异性研究[D].南昌:江西中医药大学,2022

高佩云,杨晓芸,王丽霞,等.炒制对牵牛子中酚酸类成分含量的影响[J].中草药,2022,53(24):7721

高如汐,赵启苗,郑威,等.白矾减压煅制工艺研究[J].中草药,2022,53(8):2324

高天宇,胡静,唐子惟,等.黄精四蒸炮制过程中多糖含量及可溶性成分的变化研究[J].成都中医药大学学报,2022,45(2):64

宫静雯,季德,徐瑞杰,等.基于AHP-熵权法优选黑顺片炮制工艺及生物碱类成分动态变化研究[J].中草药,2022,53(24):7686

H

贺倩,刘翠,曾琳琳,等.焦山楂消食机制的研究[J].华西药学杂志,2022,37(1):23

贺双双,李彧,张彬彬,等.不同半夏炮制品抗肺纤维化作用的体外筛选及体内评价[J].北京中医药大学学报,2022,45(3):275

洪婉敏,方朝缵,纪玉华,等.当归不同药用部位炒焦过程中颜色与化学成分的变化规律研究[J].中药材,2022,45(3):586

华政颖,郭梦雨,吴育,等.基于多元化学计量法的核桃仁炮制前后品质评价[J].食品安全质量检测学报,2022,13(3):719

黄成,周仁杰,黄保生,等.基于CYP1A2、CYP3A4酶活性的苍耳子炮制减毒机制研究[J].中医药导报,2022,28(5):79

黄菊,张亚志,谢四芳,等.灯心草炒乳香的炮制工艺优化及基于4种成分测定的质量传递规律研究[J].湖南中医药大学学报,2022,42(3):349

黄爽,李瑞海,贾天柱.7个指标的微波酒制白屈菜炮制工艺研究[J].亚太传统医药,2022,18(5):61

黄宝泰,刘星彤,毛英民,等.响应面法结合层次分析法优化酒炙菟丝子的炮制工艺[J].时珍国医国药,2022,33(8):1890

黄文华,罗敏,张青,等.建昌帮姜制工艺对天麻质量标准的影响研究[J].实用中西医结合临床,2022,22(16):121

黄亚森,张振凌,刘鸣昊.LC-MS/MS法比较不同炮制饮片组成的化痰祛湿活血方中20个成分含量[J].中华中医药杂志,2022,37(11):6718

黄莹莹,杨婷,王琪琪,等.基于粪便代谢组学与燥性相关性探究岭南特色饮片制枳壳的炮制缓燥作用[J].中国中药杂志,2023,48(1):82

J

纪玉华,洪婉敏,谢明晏,等.基于UPLC特征图谱及色彩图像技术的当归与酒当归差异比较研究[J].中药材,2022,45(2):321

贾玉倩,袁诗农,赵子祎,等.HPLC指纹图谱结合化学模式识别的蛇床子炒制前后对比[J].中药材,2022,45(5):1095

蒋馨,李健,赖国校,等.不同炮制方法对柿叶成分及止咳祛痰作用的影响[J].亚太传统医药,2022,18(8):39

蒋常鹏,陈晶,李昕瞳,等.基于表里关联的黑参炮制过程中颜色变化与内在成分相关性研究[J].时珍国医国药,2022,33(11):2653

金爽,白雪,许雯惠,等.固载乳酸菌发酵中药槐角研究[J].中医药学报,2022,50(1):47

L

乐海平,易斌,李金林,等.建昌帮炆地黄炮制优势与应用研究[J].药品评价,2022,19(11):701

李星,敖明月,强梦琴,等.炮姜饮片炮制过程中颜色变化与其成分含量的相关性分析[J].中药材,2022,45(5):1099

李星,强梦琴,蔡平君,等.基于多指标评价优选炮姜砂烫工艺[J].中药与临床,2022,13(3):24

李勇,张诗雯,李丽,等.黄柏及盐炙品对肾阴虚大鼠神经内分泌免疫作用的影响研究[J].辽宁中医杂志,2022,49(8):195

李春玲,贺婧,王立元,等.淡豆豉炮制中黄曲霉毒素产毒株的筛选鉴定和产毒能力测定[J].中草药,2022,53(5):1411

李丹婷,姜宇,栾雅格,等.生炙淫羊藿抗衰老活性比较及作用机制研究[J].中国现代中药,2022,24(9):1727

李红伟,徐若颖,宋梦娇,等.5种炮制方法对小茴香中油类成分组成和相对含量的影响[J].中华中医药学刊,2022,40(11):46

李佳奇,李克强,黄宝泰,等.人参微波炮制过程中皂苷成分与色度值动态变化规律分析[J].时珍国医国药,2022,33(9):2162

李家晴.炆巴戟天炮制工艺及其补肾阳作用的研究[D].南昌:江西中医药大学,2022

李苏运,于欢,温柔,等.变异系数法-AHP综合加权结合响应面法优选酒栀子炮制工艺[J].时珍国医国药,2022,33(3):617

梁泽华,潘颖洁,邱丽媛,等.基于UPLC-Q-TOF-MS/MS分析黄精九蒸九晒炮制过程中化学成分的变化[J].中草药,2022,53(16):4948

林希光,周苏娟,孟江,等.基于图像处理技术的莪术和醋莪术快速质量分析研究[J].中药材,2022(12):2856

刘霞,吴文辉,郭小红,等.仙茅酒炙前后对骨质疏松小鼠股骨组织中OPG及RANKL表达的影响[J].中药药理与临床,2022,38(1):98

刘烨,马向慧,姜恒丽,等.基于指纹图谱探讨白芍不同炮制品成分的差异[J].天津药学,2022,34(3):6

刘滢,董金香,高原,等.基于多指标综合评价炒桑白皮炮制工艺研究[J].时珍国医国药,2022,33(9):2150

刘悦,单丽倩,高慧.香参丸中选用不同苦参炮制品对治疗溃疡性结肠炎小鼠的作用比较[J].中药材,2022,45(1):73

刘良福,郭三保.建昌帮蜜炙百合炮制工艺研究[J].中国中医药现代远程教育,2022,20(2):139

刘南彤,李瑞海,贾天柱.醋制白屈菜的镇痛作用研究[J].亚太传统医药,2022,18(5):35

刘涛涛,代悦,于淼,等.基于智能感官分析技术的九蒸九晒大黄饮片气味表征[J].中国实验方剂学杂志,2022,28(20):116

刘玉杰,胡美变,何丽英,等.基于抗惊厥作用和化学成分分析探讨《雷公炮炙论》之米泔制僵蚕炮制的科学性[J].中华中医药学刊,2023,41(2):149

刘振阔,王勤,王贤书,等.不同炮制工艺对白石英产品质量的影响研究[J].贵州科学,2022,40(3):90

刘振阔,王勤,王贤书,等.不同炮制工艺对白石英物相图谱以及化学成分的影响研究[J].广东化工,2022,49(5):18

卢兴美,钟凌云,王硕,等.基于UHPLC-LTQ-Orbitrap MS分析不同炮制工艺对地黄化学成分的影响[J].中国中药杂志,2023,48(2):399

M

马书伟,李春玲,周鸿,等.淡豆豉炮制过程中黄曲霉毒素含量的动态变化规律分析[J].中国医院药学杂志,2022,42(21):2216

马致洁,董捷鸣,于小红,等.基于HMGB1炎症通路的甘草炮制雷公藤降低肝毒性的作用机制研究[J].中国医院用药评价与分析,2022,22(6):644

N

聂沁馨,张秋霞,汪金玉,等.佛手蒸制前后对大鼠燥性指标及血液代谢的影响[J].中国药房,2022,33(23):2926

宁晨旭,苏晓娟,任可乐,等.基于 TLR4/NF-κB/NLRP3 和 PI3K/Akt 通路研究甘遂及其炮制品对水负荷小鼠的利尿作用及机制[J].中草药,2022,53(13):4007

宁艳梅,任远,吴国泰,等.基于代谢组学技术探讨鳖血柴胡"清肝退热"作用的"物质-效应"机制[J].中草药,2022,53(24):7763

P

潘克琴,李丹丹,王华磊,等.九蒸九制对不同龄节多花黄精矿质元素的影响[J].时珍国医国药,2022,33(5):1123

彭礼珍,冯果,李来来,等."汗渍法"炮制了哥王前后对S180、CT26 细胞的影响[J].贵州中医药大学学报,2022,44(3):34

Q

钱怡洁,魏伟,朱广飞,等.超快速气相电子鼻分析山茱萸炮制过程气味成分动态变化[J].中国药房,2022,33(18):2182

乔欣,叶耀辉,马亚男,等.柴胡经鳖血炮制后五种皂苷成分变化规律研究[J].时珍国医国药,2022,33(1):111

S

时艳杰,赵玥,张颖,等.基于灰色关联分析方法对射干米泔水炮制品抑制耐甲氧西林金黄色葡萄球菌谱-效关系的研究[J].时珍国医国药,2022,33(8):1882

宋艺君,郭涛,高阳丽,等.GC-IMS 法比较黄精不同炮制品特征气味物质差异[J].中国药学杂志,2022,57(16):1329

苏慧.建昌帮附子在甘草附子汤中单酯型生物碱含量比较研究[J].中国中医药现代远程教育,2022,20(18):132

孙飞,吴相亲,戚悦,等.基于偏最小二乘算法探究山楂和焦山楂消食健脾功效成分[J].中国中药杂志,2023,48(4):958

孙贝贝,孙海英,朱伟豪,等.薏苡仁麸炒前后治疗脾虚水湿不化谱效关系研究[J].中成药,2022,44(2):475

孙晓晨,王丽丽,王书月,等.LC-QQQ/MS 结合色差技术优选炒蒺藜饮片的炮制工艺[J].中国现代应用药学,2022,39(16):2063

孙晓惠,陆锦锐,李雪营,等.正交试验法优选水药八角莲的姜制工艺[J].云南化工,2022,49(12):18

T

田家屹,马芳,韩玲玉.基于红外光谱的鲜地黄、生地黄和熟地黄成分差异分析[J].光谱学与光谱分析,2022,42(10):3203

W

王蝉,向茜,赵文燕,等.米泔水漂苍术炮制前后化学成分的 UPLC-Q-TOF-MS 分析[J].中国实验方剂学杂志,2022,28(23):164

王敏,韩婷,李春帅,等.大黄炮制前后的化学成分变化及其减毒研究[J].世界中医药,2022,17(22):3131

王帅,王丽丽,房娟娟,等.滇黄精酒制过程中颜色与 5 种成分含量变化的相关性分析[J].中国实验方剂学杂志,2022,28(21):156

王燕,肖锟钰,詹鑫,等.基于产地加工与炮制一体化创新模式对清半夏制备工艺的研究[J].时珍国医国药,2022,33(8):1899

王莹,辜冬琳,范晶,等.九蒸九晒炮制过程何首乌中 5-羟甲基糠醛和二苯乙烯苷含量变化分析[J].中国药物警戒,2022,19(12):1291

王莹,辜冬琳,杨建波,等.何首乌九蒸九晒炮制过程中多糖结构的动态变化研究[J].中国药物警戒,2022,19(12):1285

王炳然,陈晶,李昕瞳,等.马齿苋炭炮制工艺优化及其对痔疮模型大鼠症状的改善作用[J].中国药房,2022,33(5):592

王唱唱,左蓓磊,彭新,等.基于熵权法结合层次分析法和反向传播神经网络优选大皂角油制工艺[J].中草药,2022,53(15):4687

王贺鹏,郁红礼,吴皓,等.炮制对天南星毒性成分草酸钙针晶及凝集素蛋白含量的影响[J].南京中医药大学学报,2022,38(5):375

王文琦,张丽艳,周智宦,等.Box-Behnken 响应面法优选盐炙补骨脂炮制工艺[J].微量元素与健康研究,2022,39(5):42

王学芹,卜超,顾从文,等.炮姜炮制过程中 6-姜酚的转化规律及抗氧化活性变化研究[J].天然产物研究与开发,2022,34(8):1352

王彦嵋,王君明,关月晨,等.金钱草煎汤煮制雷公藤的

炮制减毒工艺优选及其机制[J].中华中医药学刊,2023,42(3):253

王艳霓,邹宏,骆利平,等.基于 UPLC-Q/TOF-MS 法研究"建昌帮"炆何首乌主成分差异[J].中南药学,2022,20(9):2052

韦飞扬,杜伟锋,吴杭莎,等.基于 HPLC 指纹图谱和化学模式识别的紫菀炮制前后对比研究[J].药物分析杂志,2022,42(11):2010

魏江平,高思佳,王计瑞,等.基于 LC-MS/MS 的莱菔子炮制雷公藤降低肾毒性的代谢组学研究[J].中药药理与临床,2022,38(4):126

X

向茜,赵文燕,王蝉,等.基于 UHPLC-MS/MS 探究不同炮制方法对泽泻化学成分的影响[J].时珍国医国药,2022,33(9):2154

肖晓燕,苏联麟,陈鹏,等.基于正交试验及 AHP-综合评分法优选酒黄精炮制工艺及调节免疫作用研究[J].中国中药杂志,2022,47(23):6391

谢亚婷,叶先文,张金莲,等.基于颜色量化与 HS-GC-MS 技术探讨白芍炮制前后成分、颜色变化[J].时珍国医国药,2022,33(10):2418

解杨,钟凌云,薛晓,等.基于多指标-响应曲面法优选炆地黄炮制工艺及成分与色泽相关性分析[J].中国中药杂志,2022,47(18):4927

解杨.炆地黄炮制工艺及滋阴药效研究[D].南昌:江西中医药大学,2022

Y

闫凯莉,汪莹,王庆,等.菟丝子制饼工艺的 Box-Behnken 响应面优化研究[J].时珍国医国药,2022,33(5):1141

杨丹阳,于欢,吴晓莹,等.米泔水漂白术漂制过程中挥发性成分的动态变化研究[J].中国药房,2022,33(17):2093

杨文惠,吕渭升,孙冬梅,等.UPLC 指纹图谱结合多元统计分析的吴茱萸与制吴茱萸成分变化研究[J].天然产物研究与开发,2022,34(8):1301

杨子烨,张桂梅,王佩华,等.基于层次分析法-熵权法评价不同种类黄酒对酒当归饮片的影响[J].中南药学,2022,20(2):304

于慧,王梦晴,刘鑫,等.不同醋制方法对白芍 6 种活性成分影响的定量质控[J].中华中医药学刊,2022,40(9):175

于澎,王莹,于迪,等.黄精熟化炮制工艺及不同炮制方法比较研究[J].时珍国医国药,2022,33(3):614

于艳,贾天柱,才谦,等.茅苍术生品及麸炒品挥发油对脂多糖诱导人结肠上皮细胞炎症损伤的影响[J].中华中医药杂志,2022,37(3):1374

于艳,贾天柱,魏新智,等.麸炒前后茅苍术挥发油对缺氧/复氧损伤心肌细胞的抗氧化与抗凋亡作用[J].中药药理与临床,2022,38(1):124

于银萍,李林,张婷,等.基于 AHP-熵权法结合色差原理优选猪心血丹参炮制工艺[J].现代中药研究与实践,2022,36(6):61

余香,龚千锋,梁志云,等.特制新会陈皮饮片的炮制工艺研究[J].中华中医药杂志,2022,37(1):368

余凌英,李星,蔡平君,等.干姜和炮姜对脾胃虚寒型胃溃疡大鼠药效学指标及肠道菌群的影响[J].中国药房,2022,33(20):2460

郁红礼,张元斌,刘冰冰,等.模拟醋制法研究狼毒(月腺大戟)主要萜类效应成分醋制过程结构转化机制[J].中国中药杂志,2022,47(24):6596

岳珠珠,姜明瑞,张婧秋,等.甘草蜜炙前后对小鼠免疫调节的影响[J].中国现代中药,2022,24(6):1052

Z

詹慧慧,姚方程,易斌,等.基于糖类成分探究黄精炆制前后差异[J].中草药,2022,53(9):2687

詹慧慧.基于糖类成分对黄精、玉竹炆法炮制质量分析研究[D].南昌:江西中医药大学,2022

张静,刘倩,范雪梅,等.苍耳子炮制前后急性毒性及毒效成分含量差异研究[J].世界中医药,2023,18(1):52

张涛,邓亚羚,陈西勇,等.基于 HS-GC-MS 考察建昌帮炆法对何首乌气味形成的影响[J].中国实验方剂学杂志,2022,28(14):134

张涛,张青,易海燕,等.基于指纹图谱结合化学计量法对何首乌不同炮制品多指标成分分析[J].中草药,2022,53(15):4653

张婧秋,姜明瑞,岳珠珠,等.基于蜜炙甘草性状特征与

内在成分含量的相关性研究[J].中华中医药学刊,2022,40(10):16

张玖捌,张伟,王彬,等.基于Box-Behnken响应面法的白芍产地加工与炮制生产一体化工艺研究[J].中草药,2022,53(18):5657

张一凡,周苏娟,孟江,等.基于机器视觉系统的姜炭炮制程度判别及颜色-成分相关性分析[J].中国药房,2022,33(22):2712

赵卉,冯志伟,崔丽丽,等.不同人参炮制品的挥发性成分研究[J].食品安全质量检测学报,2022,13(8):2687

赵森,王亚静,席素曼,等.炮制对三七不同消化性淀粉成分含量的影响[J].辽宁中医药大学学报,2023,25(3):43

赵重博,王晶,祁春艳,等.基于UPLC-Q-TOF-MS/MS的天南星炮制特征成分初步研究[J].现代中医药,2022,42(5):11

赵永琪,张宏伟,张振凌,等.基于UHPLC-Q-OrbitrapHRMS比较古今不同加工方法对百合煎液化学成分的影响[J].中国实验方剂学杂志,2023,29(7):177

赵泽林,张丽艳,晋海军,等.响应面法优化油炙淫羊藿炮制工艺及抗氧化活性分析[J].亚太传统医药,2022,18(12):76

郑晓倩,徐超,金传山,等.基于颜色变化的"九蒸九晒"黄精炮制火候及内外在质量的相关性研究[J].中草药,2022,53(6):1719

钟倪俊,陈红英,王利胜.顶空固相微萃取-气相质谱联用法分析生白术与3种白术炮制品挥发性成分[J].中华中医药杂志,2022,37(9):5405

周正繁,王梦玲,梅之南,等.基于非靶向代谢组学的半夏及其炮制品抗炎活性药效物质基础研究[J].中国药师,2022,25(12):2149

庄文德,钟诚,陈浩谚,等.不同炮制方法的巴戟天寡糖对骨质疏松模型雄性小鼠氧化应激和股骨组织形态的影响[J].中草药,2022,53(17):5409

左芳,王光函,姜鸿,等.基于"健脾降燥"理论的射干生品与米泔水炮制品的对比研究[J].时珍国医国药,2022,33(3):597

（六）中药药理

【概述】

2022年，在国内外医药相关期刊上发表中药药理研究论文16 000余篇。本年度CNKI收录中药药理研究论文11 000余篇，其中单味中药或方剂5 000余篇、中药有效成分6 000余篇；Web of Science收录中药药理研究论文5 800余篇，其中单味中药或方剂2 200余篇、中药有效成分3 600余篇。

1. 对呼吸系统作用的研究

2022年中药及其复方制剂在呼吸系统的研究文献有800余篇，主要关注中药及其复方改善急性肺损伤（ALI）的机制研究，聚焦于ALI、支气管哮喘等疾病，其中关注的中药有麦冬、大黄、黄芪等，成分有鲁斯可皂苷元、大黄素、黄芪甲苷等。Wu YH等报道，麦冬中的鲁斯可皂苷元通过靶向非肌肉肌球蛋白重链ⅡA（NMMHCⅡA）的N端和头部结构域，阻止NMMHCⅡA从Toll样受体4（TLR4）解离，抑制TLR4下游Src/VE-cadherin信号传导的激活，从而减轻脂多糖（LPS）诱导的肺内皮屏障功能障碍。Yang CC等报道，山柰酚能够激活Nrf2与HO-1启动子上的ARE结合并诱导HO-1表达，从而减轻肺部炎症。Wang XM等报道，黄芪甲苷对PM2.5诱导小鼠肺损伤具有保护作用，其机制可能与抑制肺组织铁死亡有关。崔淼等报道，三七总皂苷可以抑制ALI小鼠肺组织核因子κB（NF-κB）的活性，抑制炎症因子的释放和炎性细胞浸润，改善ALI。Huang WC等报道，绞股蓝皂苷A通过抑制Th2细胞活化和白细胞介素-13（IL-13）分泌，降低卵清蛋白致敏小鼠的气道高反应性，并通过抑制哮喘

小鼠炎性细胞因子和趋化因子的表达以及肺嗜酸性粒细胞浸润，减轻气道炎症。Han J等报道，苍耳提取物可以通过JAK/STAT信号通路调节Th1/Th2平衡，发挥抗哮喘作用。

Wang YY等报道，宣肺败毒汤（麻黄、苦杏仁、石膏、薏苡仁、茅苍术、广藿香等）通过PD-1/IL17A途径调节中性粒细胞和巨噬细胞的浸润，治疗LPS诱导的ALI。刘云涛等报道，扶正解毒颗粒（淡附片、干姜、炙甘草、金银花、皂角刺、五指毛桃等）能在一定程度上抑制LPS诱导的小鼠ALI，改善肺组织病理学变化，其机制可能与抑制炎性细胞因子IL-1β及IL-6的分泌发挥抗炎作用和抑制非特异性免疫作用有关。Liang RY等报道，苏黄止咳胶囊（紫苏叶、麻黄、蝉蜕、地龙、五味子、牛蒡子等）通过激活AhR-Nrf2途径减轻炎症反应和氧化应激，改善小鼠气道炎症相关的感染后咳嗽。

2. 对心血管系统作用的研究

2022年中药及其复方制剂在心血管系统的研究文献有1 000余篇，聚焦于动脉粥样硬化、心肌肥厚、心力衰竭等疾病，其中关注的中药有丹参、黄芪等，成分有丹参酮Ⅰ、毛蕊异黄酮等。Ma SR等报道，小檗碱抑制肠道菌群的胆碱-三甲胺裂解酶和黄素单加氧酶3活性，减少氧化三甲胺生成，从而改善动脉粥样硬化。Ma CR等报道，黄芪中的毛蕊异黄酮通过调节KLF2-MLKL信号通路改善自噬，显著减少动脉粥样硬化斑块。Luo X等报道，槲皮素通过调节氧化应激，抑制巨噬细胞焦亡，改善动脉粥样硬化，其机制可能是通过竞争性结合Kelch样ECH关联蛋白1（KEAP1）的Arg483位点，促进Nrf2活化发挥作用。Zhang SJ等报道，红景天提取物中的

草质素直接结合 SGK1,并降低 SGK1 及 FoxO1 的磷酸化,继而通过下游氧化应激信号传导和钙释放来调节心脏功能,缓解小鼠心脏肥大。Liang ZX 等报道,补骨脂素可降低心肌纤维化、氧化应激和细胞凋亡程度,激活沉默信息调节因子 1(SIRT1)/过氧化物酶体增殖物激活受体 γ(PPARγ)信号通路减轻阿霉素诱导的心脏毒性。Jiang QQ 等报道,丹参酮 I 通过调节 Nrf2 信号通路,减少氧化应激,减轻阿霉素诱导的心脏毒性。Qiu F 等报道,积雪草酸通过磷脂酰肌醇 3-激酶(PI3K)/蛋白激酶 B(Akt)和腺苷酸活化蛋白激酶(AMPK)途径调节基于糖酵解和线粒体自噬的能量代谢,保护缺血性心肌细胞,显著减少梗死面积和缺血性心肌损伤。Zhang JX 等报道,橙皮苷靶向抑制 CaMKⅡ-δ,改善心肌缺血再灌注损伤及心力衰竭。

王小平等报道,丹参-红花药对通过调控 PI3K/PDK1/Akt 信号通路,发挥对异丙肾上腺素诱导的心肌缺血的保护作用。Wan MX 等报道,益气复脉注射液(人参、麦冬、五味子)通过 PI3K/Akt/哺乳动物雷帕霉素靶蛋白(mTOR)途径抑制细胞凋亡及调节自噬,减轻心肌肥厚。Han X 等报道,补阳还五汤抑制 PTEN 和激活 PI3K/Akt/GSK3β 信号通路,靶向血管生成,对心肌梗死发挥心脏保护作用。Liao MR 等报道,四妙勇安汤(金银花、玄参、当归、甘草)通过抑制 PDE5A-Akt 和 TLR4-NOX4 通路,抑制异丙肾上腺素诱导的过度自噬性细胞死亡和凋亡,从而减少心肌炎症,改善心脏功能,缓解大鼠心力衰竭。黄淑敏等报道,参附注射液(红参、附子)可通过调控高迁移率族蛋白 B1(HMGB1)/TLR4/NF-κB 信号通路,减轻慢性心功能不全所致炎症损伤,改善心功能。高展旺等报道,活心丸(人参、附子、灵芝、蟾酥、红花、冰片等)可显著降低大鼠心肌肥大程度和心肌纤维化,阻止心功能不全发生,其作用可能是激活 Akt/mTOR 和丝裂原活化蛋白激酶(MAPK)/细胞外信号调节激酶(ERK)/mTOR 信号通路抑制自噬。

3. 对消化系统作用的研究

2022 年中药及其复方制剂在消化系统的研究论文有 1 300 余篇,聚焦于慢性胃炎、急慢性结肠炎、肝损伤等疾病,其中关注的中药有白术、苍术、大黄、芍药等。Wang YY 等报道,穿心莲内酯可以促进 DNA 损伤同源重组修复并抑制 dsDNA/cGAS/STING 通路,从而改善伊立替康引起的胃肠道黏膜损伤。Wang YR 等报道,芍药苷通过减少补体第 1 成分 q 分泌以抑制 Wnt/β-catenin 信号激活,改善肠道干细胞的异常增殖和分化,恢复肠道黏膜稳态,改善 IL-10 诱导的慢性结肠炎。Zhou YY 等报道,大黄酸干扰 Nod 样受体热蛋白结构域相关蛋白 3(NLRP3)炎症小体在巨噬细胞中的组装,显著降低 IL-1β 的分泌;激活 Nrf2/HO1/NQO1 通路,抑制 Nox2 亚基的表达和转位,介导巨噬细胞从 M1 型向 M2 型极化,从而减轻炎症反应,改善急性结肠炎。Qu LH 等报道,白术内酯 I 通过靶向鞘氨醇激酶 1(SPHK1)和 β-1, 4-半乳糖基转移酶 2,调节果糖/半乳糖相关代谢和肠道菌群的组成,抑制 SPHK1/PI3K/Akt 轴控制炎症,治疗溃疡性结肠炎。Qu LH 等报道,苍术调控肠道菌群及其相关代谢物,改善葡聚糖硫酸钠(DSS)诱导的溃疡性结肠炎,且麸炒苍术的治疗效果优于生苍术。Dong YL 等报道,小檗碱可以恢复结肠炎小鼠肠道的生物和化学屏障以及上皮屏障的完整性,对抗抗生素鸡尾酒疗法对肠道微生物群的耗竭,调节结肠组织中 Th17/Treg 细胞的平衡,并通过 Wnt/β-连环蛋白途径发挥对溃疡性结肠炎的治疗作用。Fang S 等报道,栀子多糖上调法尼醇 X 受体、孕烷 X 受体及其下游胆吐转运蛋白的表达,降低胆汁酸水平,恢复肠道屏障功能;抑制 TLR4/NF-κB 通路,改善 α-萘异硫氰酸酯诱导的胆汁淤积小鼠的肝功能损伤。Zhang Q 等报道,18β-甘草次酸通过与活性半胱氨酸残基结合,共价靶向过氧化物还原酶 1 和过氧化物还原酶 2,抑制其活性,从而诱导活化的肝星状细胞凋亡,改善肝纤维化。Liu YJ 等报道,虎杖苷通过直接与信号转导和转录激活因子 3(STAT3)结合,特异性抑制其信号转导和磷酸化,从而抑制 Th17 细胞分化,缓解 DSS 和 2,4,6-三硝基苯磺酸诱导的结肠炎。Yan LS 等报道,五味子乙素通过 AMPK/mTOR 途径激活自噬,并促进脂肪酸氧化以缓解肝脂肪变性。Chen YM 等报道,桑枝生物碱改善高脂饮食诱导的肥胖,并降低血清总胆固醇和低密度脂蛋白胆固醇水平,显著降低肝组织中与脂肪酸摄取和合成相关的基因 CD36 和 PPARγ 的 mRNA 水平,增加脂质 β 氧化基因 PPARα 和 PGC1α 的 mRNA 水平,调节脂质代谢,缓解肝脂肪变性。Yu SL 等报道,五味子酯甲抑制 LPS-TLR4 信号传导,改善肠道炎症,调节肠道微生物群组成,恢复肠道屏障功能,对抗高脂饮食诱导的非酒精性脂肪性肝病(NAFLD)。Li Q 等报道,白术内酯Ⅲ 可以激活 AMPK 和 SIRT1 信号分子,并进一步刺激下游分子(包括 Nrf2、SIRT3、CPT1A 和 PGC1α),通过激活参与脂质积累、氧化应激、脂肪酸氧化等多种信号通路改善 NAFLD。Wu C 等报道,游离大黄蒽醌通过抑制 NLRP3 炎症小体改善小鼠 NAFLD。Li SY 等报道,川陈皮素可以通过调节肝脏氧化应激和减轻线粒体功能障碍,减轻 NAFLD 的发展和纤维化。

周瑞东等报道,安胃汤(半夏、黄连、干姜、乌药、丹参、百合等)通过上调组织中 ULK1、Atg13、beclin-1 和 LC3 蛋白的相对表达调节自噬,治疗慢性萎缩性胃炎。Ma L 等报道,宣肺败毒颗粒(麻黄、虎杖、薏苡仁、石膏、苍术、青蒿等)通过下调 Th1/Th2 比值恢复肠道免疫稳态,抑制 NF-κB 信号通路,调节肠道菌群,改善 DSS 诱导的结肠炎及 COVID-19 相关肠道疾病。Li LX 等报道,三黄泻心汤通过降低肝脏的氧化应激水平,下调 TLR4、MyD88、p65 和磷酸化 IκB 激酶-α(p-IκBα)的表达,上调 IκBα 的表达,缓解肝脏炎症和胆汁淤积,改善 DSS 诱导的结肠炎继发性肝损伤。

4. 对泌尿系统作用的研究

2022 年中药及其复方制剂对泌尿系统的研究论文约 400 篇,主要聚焦于急慢性肾炎、肾纤维化等,其中关注的中药有青蒿、丹参等。Zhou W 等报道,双氢青蒿素通过降低 DNA 甲基转移酶 1 的表达,有效逆转 Klotho 启动子的甲基化,从而减少单侧输尿管梗阻小鼠肾脏中 Klotho 蛋白的丢失,抑制 Wnt/β-catenin 和转化生长因子-β(TGF-β)/Smad 信号通路,发挥肾脏保护作用。Wang Y 等报道,番茄红素能够激活 Nrf2 抗氧化信号通路,维持肾脏氧化应激稳态,减轻肾脏炎症反应和细胞凋亡。

彭菊琴等报道,芪术颗粒(黄芪、女贞子、白术、黄蜀葵花、金樱子、绵萆薢等)通过 PI3K/Akt/GSK3β/MAPK 信号通路,发挥保护肾功能、延缓肾纤维化进展的作用。张明昊等报道,复方丹参片可以降低肾脏组织中 TGF-β1、Smad2、Smad3、基质金属蛋白酶抑制剂-1(TIMP-1)蛋白表达水平,升高 Smad7、基质金属蛋白酶-2(MMP-2)、MMP-9 蛋白表达水平,其机制可能通过调节 TGF-β1/Smad 通路及基质金属蛋白酶的水平,实现对肾纤维化大鼠的保护作用。Chen JQ 等报道,丹参注射液通过 PI3K/Akt/mTOR 信号通路激活足细胞自噬并减少细胞凋亡,缓解肾病综合征。

5. 对内分泌系统作用的研究

2022 年中药及其复方制剂在内分泌系统的研究论文有 1 100 余篇,主要聚焦于高尿酸血症、糖尿病、血脂异常及风湿性关节炎等疾病,其中关注的中药有人参、五味子、桑枝等。Tang K 等报道,人参皂苷 Rd 通过 AMPK/SIRT1 相互依赖的方式改善视网膜内皮损伤,减弱高葡萄糖诱导的氧化应激和细胞凋亡,有效改善糖尿病视网膜病变。Ouyang H 等报道,绿原酸减少小胶质细胞引发的炎症,并通过激活 Nrf2 来预防肿瘤坏死因子-α(TNF-α)诱导的内皮-间充质转化和上皮-间充质转化以及氧化损伤,从而减轻血视网膜屏障损伤,改善糖尿病视网膜病变。He JY 等报道,人参皂苷 Rb1 与醛糖还原酶结合,减轻高葡萄糖诱导的足细胞凋亡和线粒体损伤,可有效缓解糖尿病肾病的进展。Nan GH 等报道,荞麦芽调节脂质合成和改善胰岛素抵抗,改善高脂饮食引起的高脂血症。

Tang D 等报道,黄连解毒汤通过调节 AGEs/RAGE/Akt/Nrf2 途径和代谢谱改善糖尿病肾病。苗兰等报道,祛瘀化痰通脉方(丹参、川芎、人参、山楂、黄连、泽泻等)对高脂血症金黄地鼠具有改善症状作用,其机制与调节肠道菌群结构、改善肠道微生态有关。李怡萍等报道,三子养亲汤(莱菔子、紫苏子、白芥子)可调控 AMPK/SIRT1 信号通路,抑制脂肪酸合成、促进脂肪酸氧化,改善 NAFLD 小鼠脂质代谢紊乱。覃万莉等报道,附子汤对类风湿关节炎滑膜成纤维细胞 MH7A 细胞增殖具有显著的抑制作用,其机制与下调 miR-155 的表达、促进 SHIP-1 的表达、抑制其下游 PI3K/Akt/mTOR 信号通路的基因表达有关。

6. 抗肿瘤作用的研究

2022 年中药及其复方制剂抗肿瘤研究论文 1 900 余篇,主要关注对结直肠癌和肝癌的防治作用与机制研究,其中关注的中药有人参、白术、黄芪等。Fan M 等报道,白术内酯 I 通过抑制 STAT3/PKM2/SNAP23 途径,降低 IL-6 水平,减少细胞外囊泡的生物发生来改善癌症恶病质。Huang JM 等报道,人参多糖可以改变肠道微生物群和犬尿氨酸/色氨酸比值,增强 PD-1/PD-L1 免疫疗法,发挥抗肿瘤作用。Liu Y 等报道,葫芦素 B 可作为专门靶向 IGF2BP1 的探针,共价修饰 IGF2BP1 上的独特位点 Cys253,通过对其 KH1-2 结构域的变构效应阻断 IGF2BP1-m6a 的相互作用,促进 IGF2BP1 依赖性靶 mRNA 的不稳定性,并将免疫细胞招募到肿瘤微环境中,从而诱导肿瘤细胞凋亡。Yan R 等报道,路路通酸可直接靶向 TRAF2 在体内外抑制 Wnt/β-catenin 信号通路以治疗癌症。Xia JX 等报道,人参皂苷 Rg3 脂质体可通过捕获循环肿瘤细胞并破坏转移灶,抑制转移性乳腺癌。Qian C 等报道,丹酚酸 B 通过调节肿瘤细胞和内皮细胞之间的相互作用,恢复血管完整性,触发肿瘤血管正常化以增强乳腺癌

细胞对化疗和免疫治疗的敏感性。Wang XR 等报道,穿心莲内酯通过 STAT1 磷酸化的氧化抑制和 p62 积累来调节 PD-L1 的选择性自噬降解,从而增加 CD$_8^+$ T 细胞的浸润和功能,抑制非小细胞肺癌组织的生长。Yu P 等报道,臭椿酮下调 c-Jun,并通过臭椿酮-c-Jun-PD-L1 途径抑制 Tregs 的功能,最终抑制黑色素瘤的进展并增强抗 PD-L1 的疗效。Zheng XQ 等报道,山柰酚通过 Akt/GSK-3β 信号通路抑制 HK2 和电压依赖性阴离子通道 1 在线粒体上的结合,阻断黑色素瘤细胞的糖酵解,抑制黑色素瘤转移。魏雪娇等报道,槐耳水体醇沉上清液能够抑制人胃癌细胞的增殖和迁移,并诱导其发生凋亡和自噬,抗胃癌作用可能是通过调节 mTOR 信号和 ERK 信号发挥的。Wang P 等报道,蜡菊素(一种从草豆蔻中分离的查耳酮)通过靶向 mTOR/p70S6K/c-Myc/PDHK1 介导的癌细胞能量代谢重编程,抑制胃癌生长。Yan SH 等报道,小檗碱抑制 TLR4/p-NF-κB p65/IL-6/p-STAT3 炎症-癌症转化途径,减轻小鼠结肠炎相关结肠肿瘤的发生。Bao XM 等报道,益母草中的水苏碱通过 LIF/AMPK 轴抑制肝细胞癌进展。Yin SH 等报道,澳洲茄边碱可能通过 LIF/miR-192-5p/CYR61/Akt 轴诱导自噬和细胞凋亡,有效治疗肝细胞癌;通过 LIF/p-Stat3 信号传导,减少 M2 极化并抑制肝癌细胞的上皮-间质转化;还可通过巨噬细胞影响其他免疫细胞群,改善免疫抑制微环境。

张云亭等报道,参苓白术散能够上调 IκBα 蛋白表达,抑制 NF-κB 的激活,降低肿瘤组织中促炎因子含量,调控肿瘤组织炎症反应,改变肿瘤微环境,并上调肺癌组织 Atg3、Atg5、Beclin-1 和 LC3 II/LC3 I 的蛋白表达水平,激活肿瘤发生自噬,抑制肿瘤的生长。Fan JH 等报道,左金胶囊(黄连、吴茱萸)及其主要成分如槲皮素、(R)-加拿大丁、巴马汀、芸香碱、吴茱萸碱、β-谷甾醇和小檗碱等,可靶向 CDKN1A、Bcl2、E2F1、PRKCB、MYC、CDK2 和 MMP9,对抗结直肠癌。

7. 药物代谢动力学研究

2022 年中药及其复方制剂在药物代谢动力学的研究论文 400 余篇。Wu F 等报道,蒲公英和红藤共给药可通过抑制葡萄糖醛酸转移酶,降低生大黄关键活性成分大黄酸、大黄素和芦荟大黄素的代谢清除率,显著提高其生物利用度,从而阐明锦红汤(生大黄、蒲公英、红藤、厚朴)处方相容性"增效降毒"的机制。Qiu ZD 等对参附汤(人参、附子)中的 9 种关键生物碱和 7 种人参皂苷同时进行正离子模式和负离子模式原位监测,研究显示脂肪酸催化双酯型生物碱的亲核取代反应是参附汤中人参降低附子毒性的可能分子机制。Yu HW 等报道,在排脓散(枳实、白芍药、桔梗)中添加桔梗可以增加溃疡性结肠炎模型大鼠对柚皮苷、芍药苷的吸收,并加速其在血浆中的转移,且在病理条件下促进柚皮苷、芍药苷向结肠和肺组织的分布,延长其在组织病变中的保留时间,阐明桔梗作为佐剂在排脓散治疗溃疡性结肠炎中的作用。

8. 毒理学研究

2022 年中药及其复方制剂在毒理学的研究论文 500 余篇,其中关注的中药有何首乌、马兜铃等。Zhang Q 等报道,马兜铃酸可能直接与代谢过程和线粒体呼吸中的关键酶(包括异柠檬酸脱氢酶 2、苹果酸脱氢酶 2、丙酮酸激酶、乳酸脱氢酶、脂肪酸合酶、己糖激酶以及 ATP 合酶)结合,干扰生物合成过程并造成线粒体功能障碍,诱导肾细胞凋亡。Jiang M 等报道,补骨脂素通过与谷胱甘肽-S-转移酶和肝细胞色素 P450 共价结合并抑制其活性,引起药物代谢紊乱,导致体内谷胱甘肽耗竭,进而诱发肝损伤。谷胱甘肽和补骨脂素的共同给药可能是避免肝损伤的有效方法。

9. 对动物证候模型作用的研究

2022 年中药及其复方制剂在证候模型的研究论文 200 余篇,集中关注中药单体成分及中药复方对虚证证候模型的防治作用研究,其中关注的中药及复方有地黄、补阳还五汤等。

(1) 对表证动物模型的作用　席超等通过 16S rDNA 高通量测序技术,采取寒冷体表降温吹风的方法,模拟风寒环境复制"风寒表证"大鼠模型。研究显示,葛根、粉葛可改善风寒表证大鼠症状且有效降低大鼠发热体温,其机制可能与其降低肠道普雷沃菌和升高肠道约氏乳杆菌丰度有关。张贝贝等通过"风扇吹风加寒冷刺激"构建风寒表证大鼠模型。研究显示,草麻黄、中麻黄及木贼麻黄可有效降低风寒表证大鼠体温,不同程度地从呼吸系统、中枢神经系统、消化系统及循环系统改善风寒表证。

(2) 对寒证和热证动物模型的作用　秦华珍等采用灌服冰知母水煎液与 15% 冰乙酸制备大鼠胃溃疡寒证模型。研究显示,给予高良姜、大高良姜黄酮类成分可发挥抗胃溃疡寒证作用,其机制与保护胃黏膜、抗炎症因子有关。张瑞欣等采用"0 ℃纯净水灌胃联合冷水泡浴及氢氧化钠刺激"的方法建立大鼠胃寒证模型。研究显示,给予不同配比生姜黄芩水煎液均能通过调节能量代谢酶活性以及脑肠肽含量等机制,不同程度地治疗胃寒证。简晓敏等灌胃辣椒水煎液及无水乙醇复制大鼠胃热证模型。研究显示,左金丸(黄连、吴茱萸)通过调节维生素 B_6 代谢、烟酸和烟酰胺代谢、甘油磷脂代谢、鞘氨醇代谢通路,减轻炎性反应,促进胃黏膜修复,从而发挥对胃热证大鼠的治疗作用。苏发智等通过冰水浴及灌胃优甲乐(120 $\mu g/kg$)的方式分别建立寒证和热证模型。研究显示,天南星能够增强正常状态及寒证模型大鼠的物质能量代谢相关酶的表达水平,升高肛温,表现出温(热)的药性,而胆南星则抑制大鼠的物质能量代谢水平,降低肛温,表现出寒(凉)的药性。

(3) 对虚证和实证动物模型的作用　Yi YL 等报道,红枣提取物可以治疗脾虚,其机制是调节视黄醇代谢、戊糖和葡萄糖醛酸的相互转化、烟酸和烟酰胺的代谢途径和肠道菌群。翟建宾等报道,益肺化痰汤(黄芪、丹参、党参、炒白术、防风、茯苓等)可减轻哮喘脾虚证大鼠气道高黏状态,抑制气道杯状细胞增生,抑制黏液分泌,发挥减轻气道高黏状态作用,其机制可能与调节 TGF-β1/Smad 信号通路相关。闫川慧等报道,地黄饮子(熟地黄、巴戟天、山茱萸、石斛、肉苁蓉、炮附子等)能够防治 D-半乳糖所致肾虚证及鱼藤酮诱导的帕金森病,其机制可能与调节肠道菌群动态相对平衡有关。翟金海等采用慢性束缚应激加番泻叶水煎剂灌胃法建立腹泻型肠易激综合征肝郁脾虚证大鼠模型。研究显示,袁氏扶脾清化方(仙鹤草、炒白术、粉葛根、木瓜、防风、柴胡)可通过调节结肠黏膜的 miR-199a/TLR4/NF-κB 通路,降低血清及肠黏膜炎性因子 γ 干扰素(IFN-γ)、IL-1β 等水平,保护肠黏膜 Claudin-1 及水通道蛋白 3(AQP3),降低 TRPV1 的表达,从而发挥作用。周小文等报道,茯苓-泽泻药对能够改善高血脂痰浊证小鼠的血脂异常,其机制可能是通过干预肝组织 AQP8、AQP9 和肾组织 AQP2,改善高脂血症痰浊证 ApoE$^{-/-}$ 小鼠体内的津液代谢。杨璐平等报道,补阳还五汤能通过改善脂质代谢状态,调节脑血流,从而发挥防治缺血性中风气虚血瘀证的作用,方中的补气药和活血药具有协同作用。

(4)对阴虚证和阳虚证动物模型的作用 魏玉玲等报道,酒炙韭菜子通过影响甘氨酸、丝氨酸和苏氨酸代谢、乙醛酸和二羧酸代谢、牛磺酸和亚牛磺酸代谢等多条作用途径,对肾阳虚证模型大鼠发挥温肾助阳的作用,且酒炙韭菜子温肾助阳功效优于生品韭菜子。刘青松等报道,加味附子理中汤通过调控 PI3K/Akt 信号通路及 IL-4、IL-6 等炎症因子的释放对溃疡性结肠炎阳虚证发挥治疗作用。安冬等报道,改善肝线粒体能量代谢障碍可能是右归丸(熟地黄、山茱萸、炒山药、枸杞子、鹿角胶、菟丝子等)"阴中求阳"治疗肾阳虚证的作用机制。徐盼瑜等报道,引阳索胶囊(淫羊藿、五味子)通过调节 NELL2/Lumicrine 信号通路参与精子发生成熟过程,对腺嘌呤诱导的肾阳虚证大鼠精子损伤起到保护作用。张宁等报道,Rap1、Hedgehog、Jak-STAT 和 PI3K/Akt 信号通路,包含 LPAR3、IHH 和 CNTFR,可能

是玄参提取物治疗甲状腺功能亢进阴虚火旺证、发挥甲状腺保护作用的关键通路与基因。翁泽斌等报道,滋补脾阴方(红参、山药、茯苓、白芍药、丹参、白扁豆等)通过影响胃肠激素、水液代谢及线粒体能量代谢对脾阴虚证大鼠发挥干预作用。余万冰等报道,生地黄及其多糖可以通过显著升高小鼠脑组织中 γ-氨基丁酸的含量,降低谷氨酸、5-羟色胺的含量,抑制阴虚小鼠下丘脑-垂体-甲状腺轴亢进,改善阴虚焦虑复合模型小鼠的焦虑行为。刘爱玲等报道,青蒿鳖甲汤合西北燥证经验方(青蒿、鳖甲、生地黄、知母、牡丹皮、桑葚等)可显著升高围绝经期阴虚内燥证大鼠的血清脑源性神经营养因子、孕酮和催乳素水平,通过调节性激素显著改善焦虑行为。

综上所述,随着现代科学技术的发展,分子生物学技术、组学技术(蛋白质组学、代谢组学、基因组学、转录组学等)和高通量分析检测技术的联合运用,使中药药理的研究领域不断拓宽,并由整体及组织器官水平深入至细胞和分子层面。网络药理学和生物信息学的不断推广,明晰中药的药效物质基础,阐释中药与机体相互作用及作用规律,诠释中医药理论的现代科学内涵,为中药防治疾病提供现代科学依据。此外,结合中医证候模型、中药药代动力学和毒理学研究,更加客观地评价中药及复方的有效性与安全性,为新药研发奠定良好的基础,促进中医药的现代化和国际化。

(撰稿:李海岚 寇俊萍 审阅:王树荣)

【中药活性成分大黄素的药理学研究】

大黄素,化学名为 1,3,8-三羟基-6-甲基蒽醌。大黄素主要存在于蓼科、豆科、鼠李科等植物的根和根茎。大黄素具有多种药理活性,如抗肿瘤、抗炎、抗氧化、改善脓毒症、改善肾损伤、改善肺损伤、保肝、改善肠道菌群、改善哮喘、调脂、抗病毒等作用。

1. 抗炎和抗氧化作用

Chen Q 研究显示,大黄素通过减弱 ERK1/2 磷

酸化、减少活性氧(ROS)产生和保护线粒体功能,对SH-SY5Y 人神经母细胞瘤细胞产生作用,从而改善神经突触损伤。Zheng KN 等研究显示,大黄素通过Myd88/PI3K/Akt/NF-κB 信号通路抑制小胶质细胞的活化,减弱相关炎症反应。Zhang XL 等研究显示,大黄素减轻炎症模型小鼠足肿胀,降低腹膜TNF-α、IL-1β 和 IL-6 的水平,发挥抗炎作用。Ding ZJ 等研究显示,大黄素抑制丙酮酸激酶 M2(PKM2)活性,促进 PKM2 四聚体的解离,提高 Nrf2 驱动的相关抗氧化分子表达水平,抑制过氧化氢或 6-羟基多巴胺诱导的大鼠肾上腺嗜铬细胞瘤细胞线粒体分裂和细胞凋亡。Liu YP 等研究显示,大黄素通过减少 H9c2 心肌细胞中 ROS 的产生,抑制 MAPK 信号通路,并促进 Akt 和内皮一氧化氮合酶的蛋白磷酸化而上调一氧化氮水平,抑制氧化应激,改善心脏功能障碍。

2. 抗肿瘤作用

Xu L 等研究显示,大黄素通过激活芳烃受体信号通路,上调 IL-24 的表达,抑制胶质母细胞瘤的细胞迁移。Long HM 等研究显示,大黄素可抑制上皮-间质转化(EMT)和降低转移性肺组织中卵巢癌干细胞样细胞的比例,从而抑制卵巢癌的迁移和侵袭能力。Wu W 等研究显示,大黄素通过降低 miR-371a-5p 的水平,增强下游抑癌基因 PTEN 的表达,促进细胞发生自噬。Yin J 等研究显示,大黄素诱导M2 巨噬细胞向 M1 巨噬细胞的转化,抑制与 M2 巨噬细胞共培养介导的 HepG2 和 Huh7 肝癌细胞的增殖和侵袭,其机制与大黄素促进 microRNA-26a的释放、下调 TGF-β1 水平、抑制 Akt 激酶的激活有关。

3. 改善脓毒症作用

Liu FJ 等研究显示,大黄素可减弱炎症反应,恢复肺上皮屏障,降低由脓毒症诱导的肺损伤死亡率,其机制是通过降低 SIRT1 介导的 NF-κB 和 HMGB1表达水平而发挥作用。Gao LL 等研究显示,大黄素

激活 BDNF/TrkB 信号通路而抑制炎症反应,促进细胞自噬,减轻海马神经元损伤,减少脓毒症脑病模型小鼠的细胞凋亡。

4. 改善肾损伤作用

Wang YQ 等研究显示,大黄素改善肾缺血再灌注损伤,其机制与大黄素抑制 CAMK II/DRP1 介导的线粒体裂变有关。赵瀚微等研究显示,大黄素改善糖尿病肾病大鼠的肾组织病理状态,其机制可能是大黄素抑制 ILK/MAPK 信号通路,降低 IL-17、诱导型一氧化氮合酶的水平,阻碍炎症产生和进展。

5. 改善肺损伤作用

Hu Q 等研究显示,大黄素减轻重症急性胰腺炎相关急性肺损伤,其机制与其减少肺泡巨噬细胞中胰腺外泌体的产生,调节 PPARγ/NF-κB 通路抑制肺泡巨噬细胞的 M1 极化和肺中的细胞因子释放有关。Wu XJ 等研究显示,大黄素通过抑制 NLRP3/Caspase1/GSDMD 介导的肺泡巨噬细胞的细胞焦亡信号通路,改善急性胰腺炎相关肺损伤。Liu YH等研究显示,大黄素通过调节 NLRP3 依赖性的细胞焦亡信号通路,改善体外和体内的急性肺损伤。

6. 保肝作用

Shen P 等研究显示,大黄素能减轻肝毒性,其机制为上调 Nrf2 介导的抗氧化应激途径、抑制NLRP3 活性以及下调环状 GMP-AMP 合成酶-干扰素基因刺激蛋白信号通路。郑文彬等研究显示,大黄素可通过抑制钙敏感受体的表达,降低幼龄模型大鼠体内胆汁淤积。孙红爽等研究显示,大黄素对非酒精性脂肪肝模型大鼠具有保护作用,其机制与抑制 11β-羟基类固醇脱氢酶 1 活性、改善胰岛素抵抗状态有关。

7. 调节肠道菌群作用

Luo S 等研究显示,大黄素显著地激活 PPARγ信号通路,增强结肠代谢,促进缺氧环境的形成和降

低硝酸盐的水平,抑制肠兼性厌氧菌的生长,改善溃疡性结肠炎。

8. 其他

Miao J 等研究显示,大黄素改善肥胖哮喘大鼠的病理症状,其机制是大黄素逆转 Visfatin 促进细胞活力与增殖、激活 NF-κB 信号通路的作用。Meng JS 等研究显示,大黄素以非竞争的方式抑制人肝细胞中胆固醇转运关键蛋白对胆固醇的摄取,有潜在降低胆固醇的作用。

(撰稿:余俊河 张媛媛 审阅:寇俊萍)

【中药防治心肌纤维化的实验研究】

心肌纤维化是各种心血管疾病发展终末期的共同病理特征,有效抑制心肌纤维化可延缓心血管疾病的发展。中药作用具有多途径、多靶点、多环节的特点,对心肌纤维化的防治有独特优势。

1. 抑制 TGF-β 信号通路

Yan TT 等研究显示,复方肉豆蔻五味(肉豆蔻、土木香、木香、广枣、荜拔)调节血浆代谢物抑制心肌 TGF-β1 的表达及其下游信号传导,缓解大鼠心肌梗死后心肌纤维化。林琳等研究显示,扶阳强心方(制附片、干姜、肉桂、瓜蒌壳、薤白、茯苓等)通过调控 TGF-β1/Smad 信号通路抑制慢性心衰大鼠心肌纤维化,改善心肌收缩功能。Guo FM 等研究显示,参附注射液(红参、附片)激活腺苷酸 A2α 受体,改善心肌缺血再灌注损伤引起的心肌纤维化。Hu SY 等研究显示,参麦注射液(人参、麦冬、五味子)调节 TGF-β1/Smad 信号通路,抑制心肌纤维化,有效改善心力衰竭。Anwaier G 等研究显示,芪参益气滴丸(黄芪、丹参、三七、降香)通过恢复 FHL2 蛋白表达抑制心肌细胞 TGF-β1 信号通路的激活,降低心肌纤维化。刘孟楠等研究显示,蛭龙活血通瘀胶囊(水蛭、地龙、三七、川芎、蕲蛇、黄芪等)抑制高血压所致的心肌纤维化,减轻心肌胶原组织沉积,其机制

与干预 TGF-β1/Smad3 信号通路有关。Li JJ 等研究显示,花姜酮可通过阻断 TGF-β1/Smad 通路抗心肌纤维化,从而改善心脏功能。Li ZY 等研究显示,益母草碱通过 TGF-β/Smad2 信号通路抑制焦亡和纤维化相关蛋白的表达,改善异丙肾上腺素诱导的心肌纤维化。

2. 减少心肌成纤维细胞(CFs)增殖

Ma J 等研究显示,丹七软胶囊(丹参、三七)抑制 CFs 的增殖、迁移、胶原分泌和分化等,以改善心肌纤维化,预防心肌梗死后左心室重塑并减少心房颤动的发生。Yao H 等研究显示,人参三醇皂苷靶向 Keap1 调节氧化应激,并抑制 CFs 的活化和增殖,改善心肌梗死引起的心肌纤维化。马治华等研究显示,宁夏枸杞多糖显著抑制 CFs 增殖,减少纤维化转录因子的表达,发挥改善心肌纤维化的作用,其机制与抑制 TGF-β1/Smads 信号通路有关。鲁晓娜等研究显示,秋水仙碱和橙皮素的联合使用可发挥对 CFs 增殖以及炎性反应的双重抑制作用,改善心肌纤维化。蔡安盛等研究显示,双氢青蒿素抑制 CFs 增殖并降低其分泌活性,改善心肌纤维化。薛丁嘉等研究显示,益母草碱可抑制 CFs 增殖,促进 CFs 自噬,减少心肌纤维化的发生,其机制可能与调节 PI3K/Akt/mTOR 信号通路有关。刘春旭等研究显示,五味子乙素可调节细胞周期蛋白表达,降低 CFs 增殖和胶原蛋白的合成及分泌,并可调控 PI3K/Akt 信号转导通路,抑制 CFs 增殖和胶原蛋白沉积,减少心肌纤维化的发生。

3. 抑制氧化应激和炎症反应

张妍等研究显示,益心附葶饮(黑附片、炒葶苈子、茯苓皮、太子参、丹参、桂枝等)抑制 NF-κB p65 信号通路介导的炎症反应,调控体内炎症因子和氧化应激损伤,抑制心肌纤维化。郭丹丹等研究显示,燧心胶囊(红参、制附子、熟地黄、麦冬、五味子、丹参等)降低心脏氧化应激水平,激活 AMPK/Nrf2 通路,抑制心衰大鼠心肌纤维化。Zou XZ 等研究显

示,龙胆苦苷减弱 CFs 炎症反应、氧化应激和活化,从而减轻 2 型糖尿病大鼠的心肌纤维化和心肌炎症。熊纭辉等研究显示,雷公藤内酯醇激活 Nrf2/ARE 介导的抗氧化、抗炎反应途径,改善心肌梗死大鼠心肌坏死及纤维化。艾文伟等研究显示,大剂量丹酚酸 A 有效改善心脏功能,抑制炎症反应,降低机体同型半胱氨酸和内皮素水平,改善心肌纤维化。吕芳等研究显示,木犀草素通过上调编码锰超氧化物歧化酶抗氧化蛋白表达,减轻心肌氧化应激和炎症,降低心衰大鼠心肌纤维化,改善心功能。Wang XP 等研究显示,毛蕊异黄酮抑制 ROS 的产生,通过 PI3K-Akt 途径发挥抗炎作用,改善心肌纤维化。

4. 其他

Wang JY 等研究显示,人参定志汤(人参、白术、茯苓、山药)通过调节心肌氧化还原平衡和线粒体内稳态,有效改善心肌损伤和心肌纤维化。郭依宁等研究显示,心阴片(人参、黄芪、麦冬、毛冬青)抑制心肌纤维化,改善慢性心衰小鼠疾病进展,其机制与混合谱系酶 3 调控巨噬细胞极化有关。Xu Z 等研究显示,苏合香酯有效保护心肌细胞,抗心肌纤维化作用与抑制 AT1R/Ankrd1/p53 信号通路有关。朱娇玉等研究显示,灵芝多糖改善心肌能量代谢和心肌纤维化,其作用机制与 p38 MAPK 信号通路有关。

（撰稿：黄子萱 李芳 张媛媛 审阅：寇俊萍）

【中药改善糖尿病肾病的实验研究】

糖尿病肾病是指由糖尿病所致的慢性肾脏疾病,是糖尿病最常见的微血管并发症之一。中药及其有效成分可通过抗炎、抗氧化应激,调节细胞死亡途径、糖脂氨基酸代谢和肠道菌群等多种方式来减轻肾血管病变,减少尿蛋白流失。

1. 抗炎和抗氧化应激

Han X 等研究显示,香紫苏醇能抑制链脲佐菌素(STZ)诱导的 1 型糖尿病肾病小鼠肾组织 NF-κB 的核易位和 IκBα 的降解及 MAPK 的活化,表明香紫苏醇通过干预 MAPK/NF-κB 信号通路来改善糖尿病肾病小鼠的肾纤维化和炎症。Ding XS 等研究显示,淫羊藿苷对糖尿病肾病的保护作用,可能是通过应激诱导蛋白 Sestrin2 介导的线粒体自噬和 Keap1-Nrf2/HO-1 轴来抑制 NLRP3 炎症小体的激活。Gao C 等研究显示,豆蔻素能减轻 STZ 诱导的炎症反应和氧化应激,保护糖尿病肾病损伤,其作用是通过 PI3K/Akt 和 JAK/STAT 信号通路实现的。Yang YQ 等研究显示,复方珍珠调脂胶囊(黄连、丹参、三七、杜仲、大蓟、香橼等)能减轻高脂饮食联合 STZ 诱导的模型小鼠肾脏细胞外基质的沉积、炎症细胞的浸润和细胞因子的产生,这与其抑制体内维甲酸相关核孤儿受体 γt(RORγt)和 IL-17A 的表达密切相关。

2. 调节细胞死亡途径

Zhu BB 等研究显示,左归丸能够减少 caspase-3 和 phospho-p38 的表达,通过抑制氧化应激和足细胞凋亡,从而改善糖尿病肾损伤。Jin D 等研究显示,解毒通络保肾胶囊(黄芪、丹参、大黄、人参、芡实、山茱萸等)能显著调节 Beclin-1、LC3、P62 等自噬相关蛋白的表达;网络药理学研究表明,其可能通过抑制 PI3K/Akt/mTOR 途径介导足细胞自噬,减轻肾小球足细胞损伤,有效治疗糖尿病肾病,保护肾功能。Zhang XX 等研究显示,积雪草酸通过直接抑制 TGF-β1 受体和激活自噬溶酶体系统以减少 TGF-β1 分泌,抑制肾小管间质纤维化。Wang X 等研究显示,芍药苷通过靶向血管内皮生长因子(VEGF)受体 2 介导的 PI3K-Akt 通路改善糖尿病肾损伤,恢复自噬并抑制细胞凋亡。Wang MZ 等研究显示,岩藻多糖通过调节 AMPK/mTORC1/NLRP3 信号抑制 NLRP3 炎症小体介导的足细胞焦亡,从而减轻肾纤维化。Huang JZ 等研究显示,桔梗皂苷 D 通过上调谷胱甘肽过氧化物酶 4 的表达,抑制高糖诱导的 HK-2 细胞铁死亡,从而对糖尿病肾病起到有效的治疗作用。Tan HT 等研究显示,光甘草定通过调节铁死亡和 VEGF/Akt/ERK 途径改善糖尿病肾病。

3. 调节代谢

Li YX 等使用蛋白质组学和非靶向代谢组学分析发现，花青素可能通过调控氨基酸代谢，改善 db/db 小鼠的肾功能。Zhang Q 等研究显示，百令胶囊（冬虫夏草）通过激活 PPARα 通路，上调该通路靶基因酰基辅酶 A 氧化酶 1（ACOX1）的表达，促进脂肪分解，同时抑制脂肪酸合酶的表达，减少糖尿病大鼠肾脏甘油三酯的积累。Chung JY 等研究显示，积雪草酸和柚皮素组合能够促进 β 细胞发育，保护 2 型糖尿病肾病小鼠的胰岛，其机制是抑制 TGF-β/Smad3 介导的肾纤维化和 NF-κB 诱导的肾脏炎症。Ji T 等研究显示，桑叶活性成分组合通过介导 Wnt/β-连环蛋白和 TGF-β/Smads 信号通路，协同调节花生四烯酸代谢、苯丙氨酸代谢、鞘脂代谢，从而缓解肾损伤。

4. 调节肠道菌群

Zhang M 等研究显示，牡丹皮多糖通过动态调节肠道微生物群，改善肠屏障功能，发挥改善胰岛素抵抗，缓解高血糖的作用。Chen Q 等研究显示，人参皂苷化合物 K 能够重塑肠道微生物群，减少血清中组氨酸衍生的微生物代谢物咪唑丙酸酯（IMP），通过抑制 IMP 诱导的 TLR4 活化来减轻糖尿病肾病小鼠的肾损伤。李鑫等研究显示，升清降浊胶囊（大黄、黄芪、积雪草、槐花、丹参、半夏等）能够降低糖尿病肾病小鼠的空腹血糖和白蛋白/肌酐比值，改善糖尿病肾病小鼠的代谢及肠道菌群的组成，几种乳酸菌与棕榈酰乙醇酰胺和油酸酰胺的相互作用可能介导升清降浊胶囊对糖尿病肾病的治疗作用。

5. 其他

Xiao YW 等研究显示，氧化苦参碱通过调节骨形态发生蛋白（BMP）-7-MAPK 通路延缓糖尿病肾

纤维化中上皮间质转化进程和细胞外基质沉积。Liang MZ 等研究显示，益肾化湿颗粒（人参、黄芪、白术、茯苓、黄连、甘草等）能够抑制糖尿病肾组织中 M1 巨噬细胞的极化和浸润，降低巨噬细胞来源外泌体中 miR-21a-5p 的含量，改善足细胞损伤，缓解糖尿病肾病的进展。Zhu QQ 等研究显示，葛根素能够与鸟嘌呤核苷酸结合蛋白 Giα-1（Gnai1）结合，抑制 Gnai1 激活足细胞中的 cAMP/PKA/CREB 途径，从而保护足细胞，减轻糖尿病肾损伤。臧春雪等研究显示，补脾益肾方（人参、菟丝子、续断、三七、黄芪、山茱萸等）通过抑制钠-葡萄糖协同转运蛋白-1（SGLT1）、SGLT2、上调腺苷 A1 型受体（A1AR），调节管球反馈，从而改善肾小球高滤过，这可能是其治疗早期糖尿病肾病的作用机制之一。杨帆等研究显示，水蛭冻干粉能够纠正糖尿病肾病大鼠的脂代谢紊乱、改善血液流变学及凝血-纤溶功能异常，抑制血小板过度活化，减轻内皮细胞损伤，降低尿蛋白排泄，改善肾功能，减轻肾脏病理损伤。

（撰稿：张米玲 张媛媛 审阅：寇俊萍）

【中药调节代谢性疾病的机制研究】

代谢性疾病通常是由于体内物质代谢过程出现紊乱所导致的一类疾病，主要包括糖尿病、高脂血症、肥胖症、骨质疏松症、高尿酸血症等。中药及其有效成分可通过调节脂质代谢、糖代谢、骨代谢、嘌呤代谢、肠道菌群等方式，改善相应的代谢性疾病，为临床代谢性疾病的防治及新药开发提供科学依据。

1. 调节脂质代谢

He JB 等研究显示，茯苓提取物通过 FXR/PPARα-SREBPs 信号通路调节脂质稳态和胆汁酸代谢，缓解脂肪性肝病。He LG 等研究显示，桑叶提取物调节 AMPK 及相关转录因子的表达，促进脂肪酸分解氧化，抑制脂质合成，调节代谢综合征脂质代

谢异常。Li P 等研究显示,黄芩苷抑制 SREBP1c/碳水化合物反应元件结合蛋白,改变脂肪酸组成,并通过激活 AMPK 和 PPARα 信号通路,促进脂肪酸氧化,改善大鼠肝脂肪变性。Lyu XC 等研究显示,灵芝酸 A 通过抑制肝脏指数、甘油三酯、总胆固醇、低密度脂蛋白胆固醇、AST 和 ALT 的异常升高,减轻酒精性肝损伤。

2. 调节糖代谢

Xia T 等研究显示,四妙丸(黄柏、苍术、牛膝、薏苡仁)通过调节 IRS1/AKT2/FOXO1/GLUT2 信号通路,降低空腹血糖水平、增加血清胰岛素和肝糖原合成,改善葡萄糖耐量,缓解 2 型糖尿病。Li Y 等研究显示,阿魏酸调节一系列转录因子(HNF4α、SREBP-1c 和 PPAR-γ 等),显著降低葡萄糖-6-磷酸酶(G6Pase)和磷酸烯醇式丙酮酸羧激酶(PEPCK)的活性,下调脂肪酸合成酶,上调脂肪酸分解酶,改善 HepG 2 细胞糖脂代谢紊乱。Cao JJ 等研究显示,青钱柳三萜类化合物通过抑制 AMPK 介导的 cAMP/PKA/CREB 信号通路,降低空腹血糖、总胆固醇和甘油三酯水平,改善胰岛素抵抗;降低 G6Pase 和 PEPCK 的 mRNA 和蛋白表达,降低 cAMP 含量、蛋白激酶 A(PKA)和环磷酸腺苷反应元件结合蛋白(CREB)的磷酸化水平,促进 AMPK 的磷酸化和 PDE4B 的活化,抑制肝脏糖异生的异常增强。Yang B 等研究显示,拐枣多糖可上调胰腺葡萄糖激酶和 GLUT2 的表达,改善胰岛 β 细胞的胰岛素分泌能力,升高血浆胰岛素,降低空腹血糖水平;上调肝脏中胰腺葡萄糖激酶的表达,下调 G6Pase 的表达,调节肝糖原合成,抑制肝脏葡萄糖生成,从而改善肝脏葡萄糖代谢紊乱。

3. 调节嘌呤代谢

Liu TY 等研究显示,芹菜素通过抑制 JAK2/STAT3 信号通路,改善嘌呤代谢,降低 IL-1β、IL-6、TNF-α 等炎症因子的表达,抑制尿酸生成,促进尿酸排泄,从而减轻肾损伤。Wu D 等研究显示,茶叶提取物下调肝脏中黄嘌呤脱氢酶的表达和肾脏中尿酸重吸收转运蛋白的表达,上调肾脏中尿酸分泌转运蛋白(ABCG2)、阴离子转运蛋白 1(OAT1)和 OAT3 的表达以及肠道 ABCG2 蛋白的表达,改善高尿酸血症。Zhang NH 等研究显示,阿魏酸通过抑制尿酸合成酶如黄嘌呤氧化酶和腺苷脱氨酶的活性及其 mRNA 表达,调节糖脂代谢,改善代谢综合征相关的高尿酸血症。

4. 调节骨代谢

Zhang D 等研究显示,人参皂苷 Rb1 可以通过调节 AHR/PRELP/NF-κB 轴,促进成骨细胞分化,改善骨质疏松症。Liu J 等研究显示,淫羊藿苷可以清除 ROS 以维持成骨细胞的线粒体和初级纤毛稳态,从而激活初级纤毛/胶质瘤相关癌基因同源蛋白 2 基因/骨钙素信号通路以促进成骨细胞分化,延缓骨质流失,改善糖尿病引起的骨代谢紊乱。Jin H 等研究显示,骨碎补中黄酮类成分降低骨吸收相关因子(TRAP、RANKL 和 RANK)的蛋白表达,抑制骨硬化蛋白的表达,增加骨形成生物标志物碱性磷酸酶和甲状旁腺激素 1 受体的蛋白表达,平衡骨代谢,改善骨质疏松。

5. 调节肠道菌群

Ning Y 等研究显示,苓桂术甘汤可以靶向调节肠道微生物群以及其代谢产物的组成,降低大鼠血浆胰岛素浓度和血脂,改善葡萄糖耐量和肝脏脂肪变性,缓解胰岛素抵抗。Yue SJ 等研究显示,茶褐素可靶向调控肠道菌群,降低 *Firmicutes*/*Bacteroides* 比例,调节甘油磷脂代谢、花生四烯酸代谢、糖酵解/糖异生和胰岛素抵抗,改善代谢综合征。Yao B 等研究显示,白虎人参汤可增加肠道中 *Lactobacillus*、*Blautia* 和 *Anaerostipes* 的相对丰度,降低 *Allobaculum*、*Candidatus Saccharimonas* 和 *Ruminococcus* 的相对丰度,维持肠道微生物群的多样性,从而保护肠道屏障完整性,同时抑制 TLR4/NF-κB 介导的炎症反应,缓解胰岛素抵抗。Zhang YX 等研究显示,豆甾醇通过降低肠道中 *Erysipelotrichaceae* 和 *Allobaculum* 菌群的相对丰度,逆转高脂饮食大鼠肠道微生物群失调,同时调节胆固醇和胆汁酸代谢,缓解脂肪沉积和代谢紊乱。

6. 其他

Xu LJ 等研究显示,丹参酮ⅡA通过靶向抑制 NLRP3 炎症小体通路中半胱氨酸天冬氨酸蛋白酶 1、凋亡相关斑点样蛋白和 IL-1β 蛋白的表达,从而抑制关节周围组织中的中性粒细胞浸润,减轻炎症反应和组织损伤,缓解急性痛风性关节炎导致的关节肿胀。Mao KM 等研究显示,山楂和决明子抑制葡萄糖调节蛋白 78,降低肝细胞 PPARγ 和脂质合成水平,改善内质网应激,调节肝脏脂质代谢。Qiu Y 等研究显示,香茅醛通过 1-磷酸鞘氨醇/鞘氨醇 1 磷酸受体 1 依赖性信号通路,减轻糖尿病大鼠大血管和微血管损伤,改善血管内皮功能障碍。

中药及其有效成分可通过调节脂质代谢、糖代谢、骨代谢、嘌呤代谢、肠道菌群等方式,改善相应的代谢性疾病,为临床代谢性疾病的防治及新药开发提供科学依据。

（撰稿：肖梦雪 张媛媛 审阅：寇俊萍）

【中药防治老年性精神异常的研究】

1. 老年性精神异常的中医证型研究

王干一等从中医理论出发,将老年人五脏虚衰、好发情志病的特点以及老年抑郁症的症状相结合,基于"肾脑相济"理论探讨老年抑郁症的中医病机。杨芙蓉等从中医角度,对老年痴呆和老年抑郁症的临床表现、共同发病、发病机制及临床治疗等几方面的相关性进行探析。研究显示,老年人群的痴呆和抑郁症之间存在密切联系,抑郁是痴呆的危险因素,痴呆又会加重抑郁,二者可能相互影响、相互促进。痴呆与抑郁的相关病机也是多因素的,虚证病机有肝肾失养、心血不足、脾胃虚衰,实证病机有痰蒙清窍、气血阻滞。这些因素之间亦密切关联,互不排

斥。王向培等对 300 例老年高血压并抑郁、焦虑患者进行病例采集及问卷调查,分析患者的一般资料,以及中医证候要素和中医证型分布情况。结果显示,老年高血压并抑郁、焦虑患者气滞、阴虚、湿浊、血瘀证素出现频数较多,肾阴亏虚、气滞血瘀证型最为常见。明确老年高血压并抑郁、焦虑患者中医证候要素及证型分布,可为临床制定针对性治疗方案提供指导。朱敏敏借助中医传承计算平台(V3.0),探讨老年骨质疏松症合并焦虑抑郁状态的中医证型及组方用药规律。结果显示,老年骨质疏松症合并焦虑抑郁状态的中医证型主要有痰瘀阻络、肝郁气滞、痰热气结 3 个邪实为主的证型和肝肾亏虚、气虚血瘀、气阴两虚 3 个正虚为主的证型。

2. 中药防治老年痴呆症的研究

冯露露等研究显示,瓜子金乙酸乙酯部位、正丁醇部位影响东莨菪碱(3 mg/kg)致小鼠学习记忆障碍模型和 5% D-半乳糖致小鼠亚急性衰老模型小鼠学习记忆能力,具有一定的抗老年痴呆生物活性。柯莉等探究益母草碱对 β 淀粉样蛋白(Aβ$_{1~42}$)致痴呆大鼠脑保护作用及机制。研究显示,益母草碱可能通过作用于 AMPK/eNOS/NF-κB 信号通路,减轻炎症反应,对 Aβ$_{1~42}$ 致痴呆大鼠有脑保护作用。魏浩研究显示,玉米须多糖可增高乙酰胆碱转移酶含量,减少乙酰胆碱酯酶含量,导致乙酰胆碱生成增多,从而提高 AD 大鼠学习记忆水平。金艳等研究显示,白桦脂醇可以显著改善老年痴呆模型大鼠的行为学,提高学习记忆能力和空间认知能力,显著降低老年痴呆模型大鼠早老蛋白增强子-2 相关基因及蛋白的作用,但对前咽缺陷蛋白-1 相关基因及蛋白则无明显影响。推测其作用机制可能与抑制 γ 关分泌酶活性、抑制 CREB 蛋白活性、下调早老蛋白增强子-2 蛋白表达、抑制 γ 分泌酶活性有关。

3. 中药防治老年抑郁症的研究

张芷菁等研究显示,补肾疏肝方(熟地黄、山药、

枸杞子、山茱萸、川牛膝、菟丝子等)可显著改善慢性不可预见性应激老年抑郁症小鼠的症状,其机制可能与调节海马氧化应激及 TGF-β1/Smad 信号通路有关。李惠珍等研究显示,二仙汤(淫羊藿、仙茅、巴戟天、当归、黄柏、知母)改善自然衰老结合慢性不可预知轻度应激连续造模 6 周的迟发性抑郁症(LOD)模型大鼠自主活动能力,提高认知功能,维持其海马神经干细胞增殖分化。其机制可能通过调控脑脊液中与神经发生有关的蛋白如 GDF11、NrCAM、NTRK2、GhR,维持海马神经发生,发挥抗 LOD 的作用。

(撰稿:吴建民 审阅:王树荣)

【中药调节线粒体动力学作用的研究】

线粒体控制细胞内许多重要过程,是具有高度动态的细胞器,不断地融合和分裂,线粒体融合与分裂比例失衡将导致线粒体结构和功能异常,表现出多种病理状态。中药对调节线粒体动力学方面具有潜在优势,为线粒体动力学相关疾病提供更多治疗思路和潜在药用靶点。

1. 在心血管疾病中的作用

Li YQ 等研究显示,枸杞多糖(LBP)通过抑制 GRK2 表达,部分恢复缺血再灌注(I/R)诱导的线粒体裂变/融合失衡,以及磷酸化蛋白激酶B和磷酸化内皮细胞一氧化氮合酶(p-eNOS)的水平,拮抗 I/R 损伤诱导的心肌细胞凋亡。Xiang M 等研究显示,改良苓桂术甘汤(黄芪、人参、桂枝、茯苓、白术、泽泻等)通过抑制心肌梗死后大鼠的线粒体损伤改善心室重塑,通过保护线粒体(包括改善线粒体结构破坏、防止线粒体动力学紊乱、恢复受损的线粒体功能)防止细胞凋亡和抑制炎症,这可能是通过促进 SIRT3 的表达来实现的。Yu LM 等研究显示,淫羊藿苷通过激活 SIRT3-AMPK 信号通路改善酒精诱导的心房重塑和线粒体功能障碍。Wang AZ 等研究显示,冠心宁注射液(丹参、川芎)可显著改善慢性肾功能衰竭大鼠的心肌 I/R 损伤,其机制与线粒体融合相关蛋白有关。Tian X 等研究显示,红景天苷可以减少心肌梗死面积和血清乳酸脱氢酶、肌酸激酶水平,改善心肌 I/R 大鼠的心功能,其机制为 AMPK 激活后抑制线粒体裂变的水平,保护心肌损伤。Su SJ 等研究显示,绞股蓝皂苷ⅩⅦ(GP-17)能明显改善缺血再灌注(I/R)动物心功能,降低心肌梗死,减轻心肌病理,激活超氧化物歧化酶和过氧化氢酶,降低乳酸脱氢酶、肌酸激酶、丙二醛和炎症因子含量。该作用与改善下调的 Mfn2、调节线粒体融合裂变平衡,从而保护线粒体功能有关。

2. 在肿瘤疾病中的作用

Chen XJ 等研究显示,从桑白皮中提取的桑根酮C可阻断 ERK 信号通路,降低胃癌细胞中线粒体膜电位的水平,从而抑制线粒体裂变诱导的细胞凋亡。Chen Y 等研究显示,双吲哚天然化合物老刺木胺通过抑制 EGFR/PI3K/Akt 信号通路和诱导线粒体功能障碍,抑制结直肠癌细胞增殖。

3. 在肾脏疾病中的作用

Ding XQ 等研究显示,从新疆中药材中提取的菊苣酸治疗可降低高脂肪饮食喂养小鼠和棕榈酸处理的 HK2 细胞肾小管中的线粒体损伤和氧化应激;菊苣酸通过激活 Nrf2 途径,调控 LC3、Mfn2、Fis1 的表达,改善线粒体动力学和线粒体自噬,从而减轻肥胖相关慢性肾脏病的线粒体损伤。Huang QW 等体内外研究显示,黄芪中提取的芒柄花素(FMN)可以减轻糖尿病大鼠肾小管细胞凋亡、线粒体破碎,恢复线粒体动力学相关蛋白(如 Drp1、Fis1、Mfn2)及凋亡相关蛋白(如 Bax、Bcl-2、cleaved-caspase-3)的表达;体外研究显示 FMN 可以部分恢复高糖暴露的 HK-2 细胞中 Drp1、Fis1 和 Mfn2、Bax、Bcl-2、aved-caspase-3、SIRT1 和过氧化物酶体增殖物激活受体-γ 共激活因子-1α(PGC-1α)的蛋白表达,表明 FMN 可能通过调节 SIRT1/PGC-1α 通路,减少糖尿病大鼠的蛋白尿,减轻肾小管损伤和线粒体损伤。

Cai Y 等研究显示,姜黄素可增加肾脏中 SIRT3 蛋白的表达和活性,降低 Drp1 的过表达,增加 PGC-1α 的表达,从而改善线粒体动力学,维持线粒体分裂和融合之间的平衡,降低肾脏损伤程度。Li Q 等研究显示,芍药苷可减轻慢性肾病相关的骨骼肌萎缩,并抑制 TNF-α 诱导的 C2C12 成肌细胞损伤,其作用机制可能通过 AMPK/SIRT1/PGC-1α 通路抑制氧化应激和线粒体功能障碍,对糖尿病肾病相关骨骼肌萎缩起到保护作用。Wang M 等研究显示,肾衰 II 号方(党参、淫羊藿、丹参、当归、大黄、紫苏叶等)显著调节慢性肾病模型的线粒体动力学平衡、氧化代谢和线粒体 ROS 的清除,该方通过 PGC-1α 的激活调节线粒体动力学来改善缺氧诱导的肾损伤和纤维化。

4. 在肺部疾病中的作用

Jiang C 等研究显示,黄芩素通过抑制 Drp1 的表达来缓解线粒体缺陷,阻碍 ROS 的产生,从而抑制 NF-κB 依赖的炎症细胞因子转录,减轻肺损伤。Ke SW 等研究显示,肉桂醛可提高肺间充质干细胞中超氧化物歧化酶(SOD)、线粒体膜电位(MMP)和 ATP 水平,提高 Mfn1、Mfn2、Fis1、Drp1、Opa1、PGC-1α 的 mRNA 表达,增加 LC3 II 和 p62 的表达,促进 PINK1/Parkin 信号通路,恢复线粒体结构,抑制细胞凋亡。

(撰稿:陈宏 李芳 张媛媛 审阅:寇俊萍)

【类器官培养技术在中药研究中的应用】

类器官是干细胞在体外三维培养条件下,以自体组织方式分化、更新,构建形成的能够模拟器官结构和功能的细胞集合。类器官又称"培养皿中的器官",因其能够在体外模拟组织器官的生理功能及病理状态,实现对于人体发育和疾病发生发展过程更为精确的模拟,同时满足研究过程中实时成像、动态观测的需要,也更加符合伦理要求,被誉为"最佳的临床前模型"。

1. 心脏、脑类器官的应用

杜宏英等采用由人脑微血管内皮细胞、人脑星形胶质细胞和人脑血管周细胞组成的血脑屏障(BBB)类器官模型,证实中药冠心宁注射液(丹参、川芎)能够显著抑制氧糖剥夺/复氧(OGD/R)诱导的 BBB 破坏,发挥保护 BBB 作用。范斯文等利用新生大鼠幼鼠的心脏成纤维细胞、心肌细胞和内皮细胞构建心脏类器官模型,以苯肾上腺素为诱导剂制备心脏肥大模型,并通过线粒体质量、细胞内 Ca^{2+} 浓度等多种指标对冠心宁注射液进行评价。结果显示,该心脏类器官可用于防治心肌肥大的中药药物筛选。Huang YY 等利用小鼠神经干细胞体外构建小鼠脑器官模型(mBO),证实鱼藤酮会导致 mBO 甲基化异常,并通过诱导铁死亡导致神经元功能受损,具有遗传毒性。

2. 肝、肾类器官的应用

Liu J 等利用肝细胞外基质和终末分化肝细胞构建出肝细胞类器官培养系统,并通过高内涵成像成功分析出中药何首乌中 2,3,5,4'-四羟基-反式二苯乙烯-2-O-β-葡萄糖苷(trans-SG)及其顺式异构体(cis-SG)的肝毒性潜力,并证实其肝毒性是线粒体依赖性的,同时提出此类器官模型适用于测试低浓度药物的重复或累积中毒。Wang QZ 等首先利用诱导多能干细胞在超低吸附板中衍生分化出肾脏类器官,然后采用顺铂诱导其肾毒性建立模拟人体肾毒性的类器官模型,并通过特殊高通量筛选方法对各种化合物进行毒性筛选。

3. 肿瘤类器官的应用

Deng GL 等利用外科手术获得的患者组织样本碎片建立起患者组织来源的结直肠肿瘤(CRC)类器官模型,研究显示黄芪的有效活性分子环黄芪醇能够增强 CD_8^+ T 细胞的杀伤功能,有效抑制肿瘤生长。Li GB 等利用体外分离的 C57BL/6 小鼠小肠隐窝细胞建立起肠道类器官模型,并通过 5-氟尿嘧啶

(5-FU)诱导CRC,结合网络药理学研究阐明了六君安胃方(党参、白术、茯苓、陈皮、半夏、甘草)减轻化疗引起CRC胃肠道反应的机制。范若兰等利用直肠肿瘤类器官(CCO)模型进行的抗癌活性研究。结果:雷公藤红素能够直接靶向抑制信号转导和转录激活因子3(STAT3)诱导细胞凋亡、阻滞细胞周期,发挥抗结直肠癌作用。王璐等利用CCO和结直肠正常组织类器官(CNO)评价雷公藤甲素、斑蝥素以及蟾毒灵等有毒中药对CCO及CNO活性的影响。研究显示CCO对蟾毒灵显示出更高的灵敏性。Zhao YH等利用CRC衍生的类器官研究发现褪黑激素和穿心莲的联合治疗具有协同作用。其联合治疗引起的自噬双重激活可以有效地触发CRC细胞死亡并阻止肿瘤的发展,发挥抗癌作用。同时利用患者来源的类器官模型研究显示,小檗碱与穿心莲的联合治疗主要是通过靶向转录和转录后水平上的相关基因,共同调节DNA复制,发挥增强的抗癌活性。Cui P等研究显示,来自高良姜等姜科植物的倍半萜烯类化合物能够在患者肿瘤来源的多形性胶质母细胞瘤类器官中时间和剂量依赖性地诱导细胞凋亡,表现出有效的抗胶质瘤活性。Liu FF等利用手术中获得的患者肿瘤样本来源的卵巢癌类器官模型研究发现,海参苷C不仅具有抗增殖活性和细胞凋亡,还可以通过抑制Akt/mTOR途径诱导自噬发挥抗癌作用。

4. 肠道类器官的应用

Yu W等利用小肠组织细胞建立起肠道类器官,研究显示灵芝能重建结直肠上皮完整性,抑制促炎细胞因子浓度,恢复微生物谱的改变,从而治疗实验性结肠炎。Yu W等采用肠道类器官建立结肠炎模型,并结合网络药理学研究参苓白术方对于实验性结肠炎的药理学机制。研究显示该方能抑制TNF-α诱导的肠道类器官焦亡。Zhang XF等利用结肠类器官发现长春花中提取的长春碱能够通过MAPK信号通路改善克罗恩病小鼠的肠道屏障损伤,并通过防止炎症诱导的肠道屏障损伤来改善克罗恩病小鼠的结肠炎。

5. 其他

Zhou MM等利用人鼻息肉组织形成的人鼻上皮类器官研究显示,佛手柑素可通过特异性地阻断新型冠状病毒刺突介导的膜融合,减少病毒RNA的合成,表现出对新型冠状病毒的抗病毒作用。

目前类器官培养技术在中药研究中大多集中在评价药效以揭示中药作用机制和开展中药毒性与安全性评价方面。类器官在中药研究中呈现出一定的优势特点。

(撰稿:赵庆飞 张媛媛 审阅:寇俊萍)

[附] 参考文献

A

Anwaier G, Xie TT, Pan CS, et al. QiShenYiQi pill ameliorates cardiac fibrosis after pressure overload-induced cardiac hypertrophy by regulating FHL2 and the macrophage RP S19/TGF-β1 signaling pathway[J]. Frontiers in Pharmacology, 2022, 13:918335

艾文伟,张明,周淑兰,等.丹酚酸A对阿霉素诱导的心力衰竭大鼠心肌纤维化影响及机制研究[J].中国医学创新,2022,19(19):5

安冬,梁永林,李璐,等.右归丸及其拆方对肾阳虚大鼠肝线粒体能量代谢变化的影响[J].中成药,2022,44(3):948

B

Bao XM, Liu YM, Huang JY, et al. Stachydrine hydrochloride inhibits hepatocellular carcinoma progression via LIF/AMPK axis[J]. Phytomedicine, 2022, 100:154066

C

Cai Y, Huang CM, Zhou MY, et al. Role of curcumin

in the treatment of acute kidney injury: research challenges and opportunities[J]. Phytomedicine, 2022, 104:154306

Cao JJ, Zheng RD, Chang XY, et al. Cyclocarya paliurus triterpenoids suppress hepatic gluconeogenesis via AMPK-mediated cAMP/PKA/CREB pathway[J]. Phytomedicine, 2022, 102:154175

Chen JQ, Yuan SL, Zhou J, et al. Danshen injection induces autophagy in podocytes to alleviate nephrotic syndrome via the PI3K/AKT/mTOR pathway[J]. Phytomedicine, 2022, 107:154477

Chen Q, Lai CC, Chen F, et al. Emodin protects SH-SY5Y cells against zinc-induced synaptic impairment and oxidative stress through the ERK1/2 pathway[J]. Frontiers in Pharmacology, 2022, 13:821521

Chen Q, Ren DW, Liu LK, et al. Ginsenoside Compound K ameliorates development of diabetic kidney disease through inhibiting TLR4 activation induced by microbially produced imidazole propionate[J]. International Journal of Molecular Sciences, 2022, 23(21):12863

Chen XJ, Cui QX, Wang GL, et al. Sanggenon C suppresses tumorigenesis of gastric cancer by blocking ERK-Drp1-mediated mitochondrial fission[J]. Journal of Natural Products, 2022, 85(10):2351

Chen Y, Yang JR, Zuo Y, et al. Voacamine is a novel inhibitor of EGFR exerting oncogenic activity against colorectal cancer through the mitochondrial pathway[J]. Pharmacological Research, 2022, 184:106415

Chen YM, Lian CF, Sun QW, et al. *Ramulus Mori* (Sangzhi) alkaloids alleviate high-fat diet-induced obesity and nonalcoholic fatty liver disease in mice[J]. Antioxidants (Basel), 2022, 11(5):905

Chung JY, Tang PM, Chan MK, et al. AANG prevents Smad3-dependent diabetic nephropathy by restoring pancreatic β-Cell development in db/db mice[J]. International Journal of Biological Sciences, 2022, 18(14):5489

Cui P, Chen FF, Ma GX, et al. Oxyphyllanene B overcomes temozolomide resistance in glioblastoma: Structure-activity relationship and mitochondria-associated ER membrane dysfunction[J]. Phytomedicine, 2022, 94:153816

蔡安盛,栗志英,张素华,等.双氢青蒿素对血管紧张素Ⅱ诱导的心肌成纤维细胞增殖和活性的影响[J].中国实验诊断学,2022,26(10):1527

崔淦,李琦,舒方方,等.三七总皂苷通过抑制NF-κB转录活性改善LPS诱导小鼠急性肺损伤的研究[J].药学学报,2022,57(12):3587

D

Deng GL, Zhou LS, Wang BL, et al. Targeting cathepsin B by cycloastragenol enhances antitumor immunity of CD8 T cells via inhibiting MHC-I degradation[J]. Journal for Immuno Therapy Cancer, 2022, 10(10):e004874

Ding XQ, Jian TY, Gai YN, et al. Chicoric acid attenuated renal tubular injury in HFD-induced chronic kidney disease mice through the promotion of mitophagy via the Nrf2/PINK/Parkin pathway[J]. Journal of Agricuatural and Food Chemistry, 2022, 70(9):2923

Ding XS, Zhao HZ, Qiao C. Icariin protects podocytes from NLRP3 activation by Sesn2-induced mitophagy through the Keap1-Nrf2/HO-1 axis in diabetic nephropathy[J]. Phytomedicine, 2022, 99:154005

Ding ZJ, Da HH, Osama A, et al. Emodin ameliorates antioxidant capacity and exerts neuroprotective effect via PKM2-mediated Nrf2 transactivation[J]. Food and Chemical Toxicology, 2022, 160:112790

Dong YL, Fan H, Zhang Z, et al. Berberine ameliorates DSS-induced intestinal mucosal barrier dysfunction through microbiota-dependence and Wnt/beta-catenin pathway[J]. International Journal of Biological Sciences, 2022, 18(4):1381

杜宏英,薛志峰,夏忠庭,等.3D血脑屏障类器官氧糖剥夺模型的构建及冠心宁注射液的保护作用探究[J].药学学报,2022,57(10):3086

F

Fan JH, Xu MM, Zhou LM, et al. Integrating network pharmacology deciphers the action mechanism of Zuojin capsule in suppressing colorectal cancer[J]. Phytomedicine, 2022, 96:153881

Fan M, Gu XF, Zhang WL, et al. Atractylenolide I

ameliorates cancer cachexia through inhibiting biogenesis of IL-6 and tumour-derived extracellular vesicles[J]. Journal of Cachexia, Sarcopenia and Muscle, 2022, 13(6):2724

Fang S, Wang TM, Li YY, et al. Gardenia jasminoides Ellis polysaccharide ameliorates cholestatic liver injury by alleviating gut microbiota dysbiosis and inhibiting the TLR4/NF-kappaB signaling pathway [J]. International Journal of Biological Macromolecules, 2022, 205:23

范若兰,陈海兰,赖斌,等.雷公藤红素靶向抑制STAT3抗结直肠癌的机制[J].中国药理学通报,2022,38(11):1673

范斯文,赵玉涵,肖光旭,等.3D类器官心脏肥大模型的建立及在心血管病治疗中药作用机制解析中的应用[J].药学学报,2022,57(10):3067

冯露露,温慧玲,张洁,等.瓜子金乙酸乙酯部位、正丁醇部位抗老年痴呆活性筛选研究[J].中药新药与临床药理,2022,33(6):736

G

Gao C, Fei X, Wang M, et al. Cardamomin protects from diabetes-induced kidney damage through modulating PI3K/AKT and JAK/STAT signaling pathways in rats[J]. International Immunopharmacology, 2022, 107:108610

Gao LL, Wang ZH, Mu YH, et al. Emodin promotes autophagy and prevents apoptosis in sepsis-associated encephalopathy through activating BDNF/TrκB signaling[J]. Pathobiology, 2022, 89(3):135

Guo FM, Wang XH, Guo YY, et al. Shenfu administration improves cardiac fibrosis in rats with myocardial ischemia-reperfusion through adenosine A2α receptor activation [J]. Human and Experimental Toxicology, 2022, 41:9603271221077684

高展旺,张昕,莫尊汇,等.基于 Akt/mTOR 及 ERK/mTOR 信号通路探究活心丸对心肌肥大大鼠自噬的影响[J].中草药,2022,53(5):1442

郭丹丹,于思明,李佳卓,等.燠心胶囊对心力衰竭大鼠心肌纤维化的保护作用[J].世界中医药,2022,17(12):1703

郭依宁,刘青,王俊岩,等.心阴片通过 MLK3 调控巨噬细胞 M1 极化对慢性心力衰竭心肌纤维化的机制研究[J].

中华中医药杂志,2022,37(10):5899

H

Han J, Zhang SW, Jiang BP, et al. Sesquiterpene lactones from Xanthium sibiricum Patrin alleviate asthma by modulating the Th1/Th2 balance in a murine model[J]. Phytomedicine, 2022, 99:154032

Han X, Zhang GY, Chen GH, et al. Buyang Huanwu decoction promotes angiogenesis in myocardial infarction through suppression of PTEN and activation of the PI3K/Akt signalling pathway[J]. Journal of Ethnopharmacology, 2022, 287:114929

Han X, Zhang JJ, Zhou L, et al. Sclareol ameliorates hyperglycemia-induced renal injury through inhibiting the MAPK/NF-kappaB signaling pathway [J]. Phytotherapy Research, 2022, 36(6):2511

He JB, Yang Y, Zhang F, et al. Effects of *Poria cocos* extract on metabolic dysfunction-associated fatty liver disease via the FXR/PPARα-SREBPs pathway[J]. Frontiers in Pharmacology, 2022, 13:1007274

He JY, Hong Q, Chen BX, et al. Ginsenoside Rb1 alleviates diabetic kidney podocyte injury by inhibiting aldose reductase activity[J]. Acta Pharmacologica Sinica, 2022, 43(2):342

He LY, Xing Y, Ren XX, et al. Mulberry leaf extract improves metabolic syndrome by alleviating lipid accumulation in vitro and in vivo[J]. Molecules, 2022, 27(16):5111

Hu Q, Yao JQ, Wu XJ, et al. Emodin attenuates severe acute pancreatitis-associated acute lung injury by suppressing pancreatic exosome-mediated alveolar macrophage activation[J]. Acta Pharmaceutica Sinica B, 2022, 12(10):3986

Hu SY, Zhou Y, Zhong SJ, et al. Shenmai injection improves hypertensive heart failure by inhibiting myocardial fibrosis via TGF-β1/Smad pathway regulation[J]. Chinese Journal of Integrative Medicine, 2022, 29(2):119

Hu W, Li M, Sun WY, et al. Hirsutine ameliorates hepatic and cardiac insulin resistance in high-fat diet-induced diabetic mice and in vitro models[J]. Pharmacological Research, 2022, 177:105917

Huang JM, Liu D, Wang YW, et al. Ginseng polysaccharides alter the gut microbiota and kynurenine/tryptophan ratio, potentiating the antitumour effect of anti-programmed cell death 1/programmed cell death ligand 1(anti-PD-1/PD-L1)immunotherapy[J]. Gut, 2022, 71(4):734

Huang JZ, Chen GY, Wang JL, et al. Platycodin D regulates high glucose-induced ferroptosis of HK-2 cells through glutathione peroxidase 4(GPX4)[J]. Bioengineered, 2022, 13(3):6627

Huang QW, Chen HB, Yin K, et al. Formononetin attenuates renal tubular injury and mitochondrial damage in diabetic nephropathy partly via regulating SIRT1/PGC-1α pathway[J]. Frontiers in Pharmacology, 2022, 13:901234

Huang WC, Wu SJ, Yeh KW, et al. Gypenoside A from Gynostemma pentaphyllum attenuates airway inflammation and Th2 cell activities in a murine asthma model[J]. International Journal of Molecular Sciences, 2022, 23(14):7699

Huang YY, Liu X, Feng Y, et al. Rotenone, an environmental toxin, causes abnormal methylation of the mouse brain organoid's genome and ferroptosis[J]. International Journal of Medical Sciences, 2022, 19(7):1184

黄淑敏,廖晓倩,范星宇,等.基于 HMGB1/TLR4/NF-κB 信号通路探讨参附注射液对慢性心力衰竭大鼠的保护作用[J].中国中药杂志,2022,47(20):5556

J

Ji T, Wang J, Xu Z, et al. Combination of mulberry leaf active components possessed synergetic effect on SD rats with diabetic nephropathy by mediating metabolism, Wnt/β-catenin and TGF-β/Smads signaling pathway[J]. Journal of Ethnopharmacology, 2022, 292:115026

Jiang C, Zhang JC, Xie HW, et al. Baicalein suppresses lipopolysaccharide-induced acute lung injury by regulating Drp1-dependent mitochondrial fission of macrophages[J]. Biomedicine and Pharmacotherapy, 2022, 145:112408

Jiang M, Wang XY, Lyu B, et al. Psoralen induces hepatotoxicity by covalently binding to glutathione-S-transferases and the hepatic cytochrome P450[J]. Phytomedicine,

2022, 104:154165

Jiang QQ, Chen X, Tian X, et al. Tanshinone I inhibits doxorubicin-induced cardiotoxicity by regulating Nrf2 signaling pathway[J]. Phytomedicine, 2022, 106:154439

Jin D, Liu F, Yu M, et al. Jiedu Tongluo Baoshen formula enhances podocyte autophagy and reduces proteinuria in diabetic kidney disease by inhibiting PI3K/Akt/mTOR signaling pathway[J]. Journal of Ethnopharmacology, 2022, 293:115246

Jin H, Jiang NN, Xu WS, et al. Effect of flavonoids from Rhizoma Drynariae on osteoporosis rats and osteocytes[J]. Biomedicine and Pharmacotherapy, 2022, 153:113379

简晓敏,张璐,邹忠杰,等.基于 UPLC-QTOF-MS 技术的左金丸治疗大鼠胃热证的血清代谢组学研究[J].中药新药与临床药理,2022,33(7):870

金艳,傅增辉,林再红,等.白桦脂醇对老年痴呆模型大鼠海马神经元 APH-1 及 PEN-2 表达的影响[J].天津中医药大学学报,2021,40(3):384

K

Ke SW, Zhu W, Lan ZH, et al. Cinnamaldehyde regulates mitochondrial quality against hydrogen peroxide induced apoptosis in mouse lung mesenchymal stem cells via the PINK1/Parkin signaling pathway[J]. Peer J, 2022, 10:e14045

柯莉,方登富,潘飞豹,等.益母草碱对 Aβ$_{1\sim42}$ 所致老年痴呆大鼠大脑保护作用及机制[J].中国老年学杂志,2022, 42(19):4797

L

Li GB, Liu LY, Yin YR, et al. Network pharmacology and experimental verification-based strategy to explore the underlying mechanism of Liu Jun An Wei formula in the treatment of gastrointestinal reactions caused by chemotherapy for colorectal cancer[J]. Frontiers in Pharmacology, 2022, 13:999115

Li JJ, Ge FX, Wuken SN, et al. Zerumbone, a humulane sesquiterpene from syringa pinnatifolia, attenuates cardiac fibrosis by inhibiting of the TGF-β1/Smad signaling pathway after myocardial infarction in mice[J]. Phytomedicine, 2022, 100:154078

Li LX, Wang YJ, Zhao L, et al. Sanhuang Xiexin decoction ameliorates secondary liver injury in DSS-induced colitis involve regulating inflammation and bile acid metabolism[J]. Journal of Ethnopharmacology, 2022, 299:115682

Li P, Zhang RY, Wang M, et al. Baicalein prevents fructose-induced hepatic steatosis in rats: in the regulation of fatty acid de novo synthesis, fatty acid elongation and fatty acid oxidation[J]. Frontiers in Pharmacology, 2022, 13:917329

Li Q, Tan JX, He Y, et al. Atractylenolide Ⅲ ameliorates non-alcoholic fatty liver disease by activating hepatic adiponectin receptor 1-mediated AMPK pathway[J]. International Journal of Biological Sciences, 2022, 18(4):1594

Li Q, Wu J, Huang JW, et al. Paeoniflorin ameliorates skeletal muscle atrophy in chronic kidney disease via AMPK/SIRT1/PGC-1α-mediated oxidative stress and mitochondrial dysfunction[J]. Frontiers in Pharmacology, 2022, 13:859723

Li SY, Li X, Chen FY, et al. Nobiletin mitigates hepatocytes death, liver inflammation, and fibrosis in a murine model of NASH through modulating hepatic oxidative stress and mitochondrial dysfunction[J]. Journal of Nutritional Biochemistry, 2022, 100:108888

Li YQ, Yang B, Zhang XP, et al. Lycium barbarum polysaccharide antagonizes cardiomyocyte apoptosis by inhibiting the upregulation of GRK2 induced by I/R injury, and salvage mitochondrial fission/fusion imbalance and AKT/eNOS signaling[J]. Cellular Signaling, 2022, 92:110252

Li YT, Sair AT, Zhao WY, et al. Ferulic acid mediates metabolic syndrome via the regulation of hepatic glucose and lipid metabolisms and the Insulin/IGF-1 Receptor/PI3K/AKT pathway in palmitate-treated HepG2 cells[J]. Journal of Agricultural and Food Chemistry, 2022, 70(46):14706

Li YX, Lu YP, Tang D, et al. Anthocyanin improves kidney function in diabetic kidney disease by regulating amino acid metabolism[J]. Journal of Translational Medicine, 2022, 20(1):510

Li ZY, Chen KY, Zhu YZ. Leonurine inhibits cardiomyocyte pyroptosis to attenuate cardiac fibrosis via the TGF-β/Smad2 signalling pathway[J]. PLoS One, 2022, 17(11):e0275258

Liang MZ, Zhu XD, Zhang D, et al. Yi-Shen-Hua-Shi granules inhibit diabetic nephropathy by ameliorating podocyte injury induced by macrophage-derived exosomes[J]. Frontiers in Pharmacology, 2022, 13:962606

Liang RY, Tong XY, Dong ZK, et al. Suhuang Antitussive capsule ameliorates post-infectious cough in mice through AhR-Nrf2 pathway[J]. Journal of Ethnopharmacology, 2022, 283:114664

Liang ZX, Chen Y, Wang Z, et al. Protective effects and mechanisms of psoralidin against adriamycin-induced cardiotoxicity[J]. Journal of Advanced Research, 2022, 40:249

Liao MR, Xie Q, Zhao YQ, et al. Main active components of Si-Miao-Yong-An decoction (SMYAD) attenuate autophagy and apoptosis via the PDE5A-AKT and TLR4-NOX4 pathways in isoproterenol(ISO)-induced heart failure models[J]. Pharmacoloical Research, 2022, 176:106077

Liu FF, Tang LM, Tao MY, et al. Stichoposide C exerts anticancer effects on ovarian cancer by inducing autophagy via inhibiting AKT/mTOR pathway[J]. Onco Targets and Therapy, 2022, 15:87

Liu FJ, Gu TJ, Wei DY. Emodin alleviates sepsis-mediated lung injury via inhibition and reduction of NF-κB and HMGB1 pathways mediated by SIRT1[J]. Kaohsiung Journal of Medical Sciences, 2022, 38(3):253

Liu J, Cheng QF, Wu XM, et al. Icariin treatment rescues diabetes induced bone loss via scavenging ROS and activating primary Cilia/Gli2/Osteocalcin signaling pathway[J]. Cells, 2022, 11(24):4091

Liu J, Li TT, Li RH, et al. Hepatic organoid-based high-content imaging boosts evaluation of stereoisomerism-dependent hepatotoxicity of stilbenes in herbal medicines[J]. Frontiers in Pharmacology, 2022, 13:862830

Liu TY, Gao HM, Zhang YY, et al. Apigenin ameliorates hyperuricemia and renal injury through regulation of uric acid metabolism and JAK2/STAT3 signaling pathway[J]. Pharmaceuticals(Basel)，2022，15(11)：1442

Liu Y，Guo Q，Yang H，et al. Allosteric regulation of IGF2BP1 as a novel strategy for the activation of tumor immune microenvironment[J]. ACS Central Science，2022，8(8)：1102

Liu YH，Shang LR，Zhou JB，et al. Emodin attenuates LPS-induced acute lung injury by inhibiting NLRP3 inflammasome-dependent pyroptosis signaling pathway in vitro and in vivo[J]. Inflammation，2022，45(2)：753

Liu YJ，Xu WH，Fan LM，et al. Polydatin alleviates DSS- and TNBS- induced colitis by suppressing Th17 cell differentiation via directly inhibiting STAT3[J]. Phytotherapy Research，2022，36(9)：3662

Liu YP，Zhou GH，Song X，et al. Emodin protects against homocysteine-induced cardiac dysfunction by inhibiting oxidative stress via MAPK and Akt/eNOS/NO signaling pathways[J]. European Journal of Pharmacology，2022，940：175452

Long HM，Chen HM，Yan J，et al. Emodin exerts antitumor effects in ovarian cancer cell lines by preventing the development of cancer stem cells via epithelial mesenchymal transition[J]. Oncology Letters，2022，23(3)：95

Luo S，He JR，Huang SW，et al. Emodin targeting the colonic metabolism via PPARγ alleviates UC by inhibiting facultative anaerobe[J]. Phytomedicine，2022，104：154106

Luo X，Weng XZ，Bao XY，et al. A novel anti-atherosclerotic mechanism of quercetin：Competitive binding to KEAP1 via Arg483 to inhibit macrophage pyroptosis[J]. Redox Biology，2022，57：102511

Lyu XC，Wu Q，Cao YJ，et al. Ganoderic acid A from Ganoderma lucidum protects against alcoholic liver injury through ameliorating the lipid metabolism and modulating the intestinal microbial composition[J]. Food and Function，2022，13(10)：5820

李鑫，洪素珍，李宝华，等.升清降浊胶囊通过调节肠道菌群对db/db糖尿病肾病小鼠肾脏的保护作用及其机制探讨[J].中药新药与临床药理，2022，33(6)：742

李惠珍，曾宁溪，刘凯歌，等.二仙汤抗迟发性抑郁症神经发生障碍的脑脊液蛋白质组学初步研究[J].中国中药杂志，2021，46(23)：6231

李怡萍，杨丽丽，郑昱，等.三子养亲汤对非酒精性脂肪性肝病小鼠脂质代谢紊乱的调控作用[J].中成药，2022，44(3)：913

林琳，莫秋兰，何贵新，等.扶阳强心方对慢性心力衰竭大鼠心肌纤维化及转化生长因子-β1/Smad信号通路表达的影响[J].广西医学，2022，44(3)：284

刘爱玲，马丽，周光，等.青蒿鳖甲汤合西北燥证经验方对阴虚内燥型围绝经期焦虑大鼠的影响[J].中国中医基础医学杂志，2022，28(7)：1085

刘春旭，孙红霞，胡波，等.北五味子乙素对大鼠心脏成纤维细胞增殖的抑制作用及其PI3K/Akt/p27KIP1信号通路机制[J].吉林大学学报(医学版)，2022，48(1)：52

刘春旭，孙红霞，胡波，等.五味子乙素通过调控细胞周期蛋白抑制大鼠心肌成纤维细胞增殖研究[J].北华大学学报(自然科学版)，2022，23(2)：185

刘孟楠，罗钢，董丽，等.基于TGF-β1/Smad3信号通路研究蛭龙活血通瘀胶囊对高血压心肌纤维化的影响[J].中药材，2022，45(11)：2726

刘青松，郝彦伟，张怡，等.基于网络药理学和实验验证探讨加味附子理中汤治疗阳虚型溃疡性结肠炎的作用机制[J].中药药理与临床，2022，38(5)：32

刘云涛，张曈，朱伟，等.扶正解毒颗粒对脂多糖致急性肺损伤小鼠的保护作用与机制研究[J].中药新药与临床药理，2022，33(5)：588

鲁晓娜，陈云云，孟琰，等.橙皮素和秋水仙碱对心肌梗死大鼠心肌纤维化的影响[J].西北药学杂志，2022，37(5)：76

吕芳，李卫萍，田朝霞，等.木犀草素通过调控AMPK/SIRT3通路改善慢性心力衰竭大鼠心脏功能及心肌纤维化的研究[J].免疫学杂志，2022，38(5)：407

M

Ma CR，Wu H，Yang GY，et al. Calycosin ameliorates atherosclerosis by enhancing autophagy via regulating the interaction between KLF2 and MLKL in apolipoprotein E gene-deleted mice[J]. British Pharmacology Society，2022，179(2)：252

Ma J，Ren M，Li JX，et al. Danqi soft caspule prevents atrial fibrillation by ameliorating left atrial remodeling through inhibiting cardiac fibroblasts differentiation and function[J]. Phytomedicine, 2022, 101:154134

Ma L, Zhao X, Liu T, et al. Xuanfei Baidu decoction attenuates intestinal disorders by modulating NF-κB pathway, regulating T cell immunity and improving intestinal flora[J]. Phytomedicine, 2022, 101:154100

Ma SR, Tong Q, Lin Y, et al. Berberine treats atherosclerosis via a vitamine-like effect down-regulating Choline-TMA-TMAO production pathway in gut microbiota[J]. Signal Transducttion and Targeted Therapy, 2022, 7(1): 207

Mao KM, Liu HJ, Cao X, et al. Hawthorn or semen-cassiae-alleviated high-fat diet-induced hepatic steatosis in rats *via* the reduction of endoplasmic reticulum stress[J]. Food and Function, 2022, 13(23):12170

Meng JS, Xu JZ, Yang SB, et al. Emodin lows NPC1L1-mediated cholesterol absorption as an uncompetitiveinhibitor [J]. Bioorganic and Medicinal Chemistry Letters, 2022, 75:128974

Miao J, He XM, Hu J, et al. Emodin inhibits NF-κB signaling pathway to protect obese asthmatic rats from pathological damage via Visfatin[J]. Tissue and Cell, 2022, 74:101713

马治华, 牛丕莲, 许惺博, 等.枸杞多糖抑制 TGF-β1 诱导的心肌成纤维细胞活化作用机制[J].食品科学, 2022, 43(19):144

苗兰, 彭勍, 孙明谦, 等.祛瘀化痰通脉方对高脂血症金黄地鼠肠道菌群的调节作用[J].中国实验方剂学杂志, 2022, 28(1):109

N

Nan GH, Liu LS, Wu HL, et al. Transcriptomic and metabonomic profiling reveals the antihyperlipidemic effects of tartary buckwheat Sprouts in high-fat-diet-fed mice[J]. Journal of Agricultural and Food Chemistry, 2022, 70(41):13302

Ning Y, Gong YJ, Zheng TY, et al. Lingguizhugan decoction targets intestinal microbiota and metabolites to reduce insulin resistance in high-fat diet rats[J]. Diabetes, Metabolic Syndrome Obesity: Targets and Therapy, 2022,
15:2427

O

Ouyang H, Du A, Zhou LY, et al. Chlorogenic acid improves diabetic retinopathy by alleviating blood-retinal-barrier dysfunction via inducing Nrf2 activation[J]. Phytotherapy Research, 2022, 36(3):1386

P

彭菊琴, 王攀, 侯敏, 等.芪术颗粒对单侧输尿管梗阻小鼠肾组织 PI3K/AKT/GSK3β/MAPK 信号通路的影响[J].中华中医药杂志, 2022, 37(8):4454

Q

Qian C, Yang CM, Tang Y, et al. Pharmacological manipulation of Ezh2 with salvianolic acid B results in tumor vascular normalization and synergizes with cisplatin and T cell-mediated immunotherapy[J]. Pharmacological Research, 2022, 182:106333

Qiu F, Yuan Y, Luo W, et al. Asiatic acid alleviates ischemic myocardial injury in mice by modulating mitophagy- and glycophagy- based energy metabolism[J]. Acta Pharmacologica Sinica, 2022, 43(6):1395

Qiu Y, Chao CY, Jiang L, et al. Citronellal alleviate macro- and micro-vascular damage in high fat diet/streptozotocin-induced diabetic rats via a S1P/S1P1 dependent signaling pathway[J]. European Journal of Pharmacology, 2022, 920:174796

Qiu ZD, Wei XY, Chen ZY, et al. Discovery of the directionally detoxification effect and chemical mechanism of Ginseng-Fuzi co-decoction based on real-time online filtration electrospray ionization mass spectrometry[J]. Phytomedicine, 2022, 100:154059

Qu LH, Liu CL, Ke C, et al. *Atractylodes lancea* Rhizoma attenuates DSS-induced colitis by regulating intestinal flora and metabolites[J]. The American journal of Chinese medicine, 2022, 50(2):525

Qu LH, Shi K, Xu J, et al. Atractylenolide-1 targets SPHK1 and B4GALT2 to regulate intestinal metabolism and flora composition to improve inflammation in mice with colitis[J]. Phytomedicine，2022，98：153945

秦华珍，牛新迈，谢旭格，等.高良姜、大高良姜黄酮类成分对胃溃疡寒证大鼠胃组织 PGE2、EGF 和血清 IL-8、TNF-α 等指标的影响[J].时珍国医国药，2022，33（11）：2612

覃万莉，徐玉洁，潘真真，等.附子汤对类风湿性关节炎滑膜成纤维细胞 MH7A 增殖和 miR-155 表达的影响[J].中国实验方剂学杂志，2022，28（14）：29

S

Shen P，Han L，Chen G，et al. Emodin attenuates acetaminophen-induced hepatotoxicity via the cGAS-STING pathway[J]. Inflammation，2022，45（1）：74

Su SJ，Wang JR，Wang J，et al. Cardioprotective effects of gypenoside ⅩⅧ against ischemia/reperfusion injury：Role of endoplasmic reticulum stress, autophagy, and mitochondrial fusion fission balance[J]. Phytotherapy Research，2022，36（7）：2982

苏发智，白晨曦，张文森，等.基于正常及寒热证模型大鼠物质能量代谢的天南星与胆南星的药性研究[J].中国中药杂志，2022，47（17）：4682

孙红爽，李鹏霖，刘永双，等.大黄素对大鼠非酒精性脂肪肝及肝组织 11β-羟基类固醇脱氢酶 1 表达的影响[J].实验动物科学，2022，39（3）：22

T

Tan HT，Chen JX，Li YC，et al. Glabridin, a bioactive component of licorice, ameliorates diabetic nephropathy by regulating ferroptosis and the VEGF/Akt/ERK pathways[J]. Molecular Medicine，2022，28（1）：58

Tang D，He WJ，Zhang ZT，et al. Protective effects of Huang-Lian-Jie-Du decoction on diabetic nephropathy through regulating AGEs/RAGE/Akt/Nrf2 pathway and metabolic profiling in db/db mice［J］. Phytomedicine，2022，95：153777

Tang K，Qin WW，Wei RY，et al. Ginsenoside Rd ameliorates high glucose-induced retinal endothelial injury through AMPK-STRT1 interdependence[J]. Pharmacological Research，2022，179：106123

Tian X，Huang Y，Zhang XF，et al. Salidroside atten-uates myocardial ischemia/reperfusion injury via AMPK-induced suppression of endoplasmic reticulum stress and mitochondrial fission[J]. Toxicology and Applied Pharmacology，2022，448：116093

W

Wan MX，Yin KK，Yuan J，et al. YQFM alleviated cardiac hypertrophy by apoptosis inhibition and autophagy regulation via PI3K/AKT/mTOR pathway[J]. Journal of Ethnopharmacol，2022，285：114835

Wang AZ，Zhang DW，Liu JG，et al. Guanxinning injection combined with ischemic postconditioning attenuate myocardial ischemic reperfusion injury in chronic renal failure rats by modulating mitochondrial dynamics［J］. Frontiers in Cardiovascular Medicine，2022，9：905254

Wang JY，Chen PW，Cao QY，et al. Traditional Chinese medicine Ginseng Dingzhi decoction ameliorates myocardial fibrosis and high glucose-induced cardiomyocyte injury by regulating intestinal flora and mitochondrial dysfunction[J]. Oxidative Medicine and Cellular Longevity，2022，2022：9205908

Wang M，Wang LC，Zhou Y，et al. Shen Shuai Ⅱ recipe attenuates renal fibrosis in chronic kidney disease by improving hypoxia-induced the imbalance of mitochondrial dynamics via PGC-1α activation［J］. Phytomedicine，2022，98：153947

Wang MZ，Wang J，Cao DW，et al. Fucoidan alleviates renal fibrosis in diabetic kidney disease via inhibition of NLRP3 inflammasome-mediated podocyte pyroptosis [J]. Frontiers in Pharmacology，2022，13：790937

Wang P，Jin JM，Liang XH，et al. Helichrysetin inhibits gastric cancer growth by targeting c-Myc/PDHK1 axis-mediated energy metabolism reprogramming[J]. Acta Pharmacological Sinica，2022，43（6）：1581

Wang QZ，Lu J，Fan K，et al. High-throughput "read-on-ski" automated imaging and label-free detection system for toxicity screening of compounds using personalised human kidney organoids[J]. Journal of Zhejiang University （Science B），2022，23（7）：564

Wang X，Jiang L，Liu XQ，et al. Paeoniflorin binds to

VEGFR2 to restore autophagy and inhibit apoptosis for podocyte protection in diabetic kidney disease through PI3K-AKT signaling pathway[J]. Phytomedicine, 2022, 106:154400

Wang XM, Wang YL, Huang DM, et al. Astragaloside Ⅳ regulates the ferroptosis signaling pathway via the Nrf2/SLC7A11/GPX4 axis to inhibit PM2.5-mediated lung injury in mice[J]. International Immunopharmacology, 2022, 112:109186

Wang XP, Li WL, Zhang YW, et al. Calycosin as a novel PI3K activator reduces inflammation and fibrosis in heart failure through AKT/IKK/STAT3 axis[J]. Frontiers in Pharmacology, 2022, 13:828061

Wang XR, Jiang ZB, Xu C, et al. Andrographolide suppresses non-small-cell lung cancer progression through induction of autophagy and antitumor immune response[J]. Pharmacological Research, 2022, 179:106198

Wang Y, Liu ZH, Ma J, et al. Lycopene attenuates the inflammation and apoptosis in aristolochic acid nephropathy by targeting the Nrf2 antioxidant system[J]. Redox Biology, 2022, 57:102494

Wang YQ, Liu Q, Cai JY, et al. Emodin prevents renal ischemia-reperfusion injury via suppression of CAMK Ⅱ/DRP1-mediated mitochondrial fission[J]. European Journal of Pharmacology, 2022, 916:174603

Wang YR, You KY, You Y, et al. Paeoniflorin prevents aberrant proliferation and differentiation of intestinal stem cells by controlling C1q release from macrophages in chronic colitis[J]. Pharmacological Research, 2022, 182:106309

Wang YY, Wang X, Li YX, et al. Xuanfei Baidu decoction reduces acute lung injury by regulating infiltration of neutrophils and macrophages via PD-1/IL17A pathway[J]. Pharmacological Research, 2022, 176:106083

Wang YY, Wei B, Wang DP, et al. DNA damage repair promotion in colonic epithelial cells by andrographolide downregulated cGAS-STING pathway activation and contributed to the relief of CPT-11-induced intestinal mucositis[J]. Acta Pharmaceutica Sinica B, 2022, 12(1):262

Wu C, Bian YQ, Lu BJ, et al. Rhubarb free anthra-quinones improved mice nonalcoholic fatty liver disease by inhibiting NLRP3 inflammasome[J]. Journal of Translational Medicine, 2022, 20(1):294

Wu D, Chen RH, Li QH, et al. Tea (*Camellia sinensis*) ameliorates hyperuricemia via uric acid metabolic pathways and gut microbiota[J]. Nutrients, 2022, 14(13):2666

Wu F, Wang Y, Mei QX, et al. UGTs-mediated metabolic interactions contribute to enhanced anti-inflammation activity of Jinhongtang[J]. Journal of Ethnopharmacology, 2022, 304:116016

Wu W, Lu PL, Huang YJ, et al. Emodin regulates the autophagy via the miR-371a-5p/PTEN axis to inhibit hepatic malignancy[J]. Biochemical and Biophysical Research Communication, 2022, 619:1

Wu XJ, Yao JQ, Hu Q, et al. Emodin ameliorates acute pancreatitis-associated lung injury through inhibiting the alveolar macrophages pyroptosis[J]. Frontiers in Pharmacology, 2022, 13:873053

Wu YH, Yu X, Wang YW, et al. Ruscogenin alleviates LPS-triggered pulmonary endothelial barrier dysfunction through targeting NMMHC ⅡA to modulate TLR4 signaling[J]. Acta Pharmaceutica Sinica B, 2022, 12(3):1198

王璐,黄楚月,李志利,等.患者来源的结直肠癌类器官模型的构建及其在有毒中药抗癌活性评价中的应用[J].中华结直肠疾病电子杂志,2022,11(4):343

王干一,李春日.基于"肾脑相济"理论探讨老年抑郁症的中医病机[J].实用中医内科杂志,2022,36(4):63

王向培.老年高血压并抑郁、焦虑患者中医证候要素及证型分布规律调查[J].2022,39(8):1727

王小平,薛志鹏,杜少兵,等.基于PI3K/PDK1/Akt信号通路研究丹参-红花药对对寒凝血瘀型心肌缺血大鼠的保护作用及机制[J].中草药,2022,53(16):5085

魏浩.玉米须多糖对老年痴呆症大鼠学习记忆能力的影响及机制[J].中医临床研究,2022,14(34):33

魏雪娇,刘亚鑫,黄惠铭,等.槐耳上清对人胃癌HGC-27和MGC-803细胞的抗肿瘤作用研究[J].中国中药杂志,2022,47(23):6457

魏玉玲,赵慧亮,田俊生,等.基于核磁代谢组学的酒炙

韭菜子温肾助阳作用机制研究[J].中药药理与临床,2022,38(3):116

翁泽斌,战丽彬,周雯,等.滋补脾阴方药对脾阴虚大鼠胃肠激素、水液代谢及能量代谢的影响[J].中华中医药杂志,2022,37(2):1013

X

Xia JX, Ma SJ, Zhu X, et al. Versatile ginsenoside Rg3 liposomes inhibit tumor metastasis by capturing circulating tumor cells and destroying metastatic niches[J]. Science Advances, 2022, 8(6):eabj1262

Xia T, Xu WJ, Hu YN, et al. Simiao Wan and its ingredients alleviate type 2 diabetes mellitus via IRS1/AKT2/FOXO1/GLUT2 signaling [J]. Frontiers in Nutrition, 2022, 9:1012961

Xiang M, Zhao X, Lu YD, et al. Modified Linggui Zhugan Decoction protects against ventricular remodeling through ameliorating mitochondrial damage in post-myocardial infarction rats [J]. Frontiers in Cardiovascular Medicine, 2022, 9:1038523

Xiao YW, Liang D, Li ZY, et al. BMP-7 upregulates Id2 through the MAPK signaling pathway to improve diabetic tubulointerstitial fibrosis and the intervention of oxymatrine [J]. Frontiers in Pharmacology, 2022, 13:900346

Xu L, Liu YY, Chen YS, et al. Emodin inhibits U87 glioblastoma cells migration by activating aryl hydrocarbon receptor(AhR) signaling pathway[J]. Ecotoxicology and Environmental Safety, 2022, 234:113357

Xu LJ, Liu X, Zhang YR, et al. Tanshinone ⅡA improves acute gouty arthritis in rats through regulating neutrophil activation and the NLRP3 inflammasome [J]. Disease Markers, 2022, 2022:5851412

Xu Z, Lu DN, Yuan JM, et al. Storax attenuates cardiac fibrosis following acute myocardial infarction in rats via suppression of AT1R/ANKRD1/p53 signaling pathway[J]. International Journal of Molecular Sciences, 2022, 23(21):13161

席超,徐尚呈,王心怡,等.基于肠道菌群探讨葛根、粉葛对风寒表证大鼠模型退热作用的研究[J].中药药理与临床,2022,38(5):125

熊纭辉,邓海华,王娟.雷公藤内酯醇调控 Nrf2/ARE 通路对急性心肌梗死大鼠心肌纤维化的影响[J].新疆医科大学学报,2022,45(11):1274

徐盼瑜,李佳册,杜寒倩,等.基于 NELL2Lumicrine 信号通路探索引阳索胶囊对肾阳虚型精子损伤的保护作用及机制[J].中草药,2022,53(24):7774

许成梅,陈丹,徐冬月,等.基于网络药理学的核桃防治老年痴呆功能成分及其作用靶点研究[J].湖北农业科学,2021,60(24):151

薛丁嘉,李雪斐,丁晓丽,等.益母草碱抑制血管紧张素Ⅱ诱导心肌成纤维细胞增殖的作用与机制[J].中国新药与临床杂志,2022,41(5):301

Y

Yan LS, Zhang SF, Luo G, et al. Schisandrin B mitigates hepatic steatosis and promotes fatty acid oxidation by inducing autophagy through AMPK/mTOR signaling pathway[J]. Metabolism, 2022, 131:155200

Yan R, Zhu HY, Huang P, et al. Liquidambaric acid inhibits Wnt/β-catenin signaling and colon cancer via targeting TNF receptor-associated factor 2[J]. Cell Reports, 2022, 38(5):110319

Yan SH, Chang JY, Hao XH, et al. Berberine regulates short-chain fatty acid metabolism and alleviates the colitis-associated colorectal tumorigenesis through remodeling intestinal flora[J]. Phytomedicine, 2022, 102:154217

Yan TT, Zhu XL, Zhang XN, et al. The application of proteomics and metabolomics to reveal the molecular mechanism of Nutmeg-5 in ameliorating cardiac fibrosis following myocardial infarction[J]. Phytomedicine, 2022, 105:154382

Yang B, Luo YX, Wei XY, et al. Polysaccharide from Hovenia dulcis(Guaizao) improves pancreatic injury and regulates liver glycometabolism to alleviate STZ-induced type 1 diabetes mellitus in rats[J]. Journal of Biological Macromolecules, 2022, 214:655

Yang CC, Hsiao LD, Wang CY, et al. HO-1 upregulation by kaempferol via ROS-dependent Nrf2-ARE cascade attenuates lipopolysaccharide-mediated intercellular cell adhesion molecule-1 expression in human pulmonary alveolar epithelial cells[J]. Antioxidants(Basel), 2022, 11(4):782

Yang YQ, Tan HB, Zhang XY, et al. The Chinese medicine Fufang Zhenzhu Tiaozhi capsule protects against renal injury and inflammation in mice with diabetic kidney disease[J]. Journal of Ethnopharmacol, 2022, 292:115165

Yao B, Pan BC, Tian T, et al. Baihu renshen decoction ameliorates type 2 diabetes mellitus in rats through affecting gut microbiota enhancing gut permeability and inhibiting TLR4/NF-κB-mediated inflammatory response[J]. Frontiers in Cellular and Infection Microbiology, 2022, 12:1051962

Yao H, He QM, Huang C, et al. Panaxatriol saponin ameliorates myocardial infarction-induced cardiac fibrosis by targeting Keap1/Nrf2 to regulate oxidative stress and inhibit cardiac-fibroblast activation and proliferation[J]. Free Radical Biology and Medicine, 2022, 190:264

Yi YL, Li Y, Guo S, et al. Elucidation of the reinforcing spleen effect of jujube fruits based on metabolomics and intestinal flora analysis[J]. Frontiers in Cellular and Infection Microbiology, 2022, 12:847828

Yin J, Zhao XS, Chen XJ, et al. Emodin suppresses hepatocellular carcinoma growth by regulating macrophage polarization via microRNA-26α/transforming growth factor beta 1/protein kinase B[J]. Bioengineered, 2022, 13(4):9548

Yin SS, Jin WK, Qiu YL, et al. Solamargine induces hepatocellular carcinoma cell apoptosis and autophagy via inhibiting LIF/miR-192-5p/CYR61/Akt signaling pathways and eliciting immunostimulatory tumor microenvironment[J]. Journal of Hematology and Oncology, 2022, 15(1):32

Yu HW, Sun H, Wang K, et al. Study of the therapeutic effects of Painong powder on ulcerative colitis and the role of Platycodonis Radix in the prescription based on pharmacodynamic, pharmacokinetic, and tissue distribution analyses[J]. Journal of Ethnopharmacology, 2022, 285:114872

Yu LM, Dong X, Xu YL, et al. Icariin attenuates excessive alcohol consumption-induced susceptibility to atrial fibrillation through SIRT3 signaling[J]. Biochimica et Biophysica Acta-Molecular Basis of Disease, 2022, 1868(10):166483

Yu P, Wei H, Li KX, et al. The traditional chinese medicine monomer *Ailanthone* improves the therapeutic efficacy of anti-PD-L1 in melanoma cells by targeting c-Jun[J]. Journal of Experimental and Clinical Cancer Research, 2022, 41(1):346

Yu SL, Jiang JR, Li QQ, et al. Schisantherin A alleviates non-alcoholic fatty liver disease by restoring intestinal barrier function[J]. Frontiers in Cellular and Infection Microbiology, 2022, 12:855008

Yu W, Sun SH, Zhang K, et al. Fructus ligustri lucidi suppresses inflammation and restores the microbiome profile in murine colitis models[J]. Phytomedicine, 2022, 106:154438

Yu W, Wang GL, Lu C, et al. Pharmacological mechanism of Shenlingbaizhu formula against experimental colitis[J]. Phytomedicine, 2022, 98:153961

Yue SJ, Peng CX, Zhao D, et al. Theabrownin isolated from Pu-erh tea regulates Bacteroidetes to improve metabolic syndrome of rats induced by high-fat, high-sugar and high-salt diet[J]. Journal of the Science of Food and Agriculture, 2022, 102(10):4250

闫川慧,路晓娟,张俊龙,等.基于16SrDNA测序探讨地黄饮子对帕金森病肾虚证大鼠肠道菌群的影响[J].世界科学技术(中医药现代化),2022,24(9):3276

杨帆,李雅纯,郭帅,等.水蛭冻干粉对糖尿病肾病大鼠瘀血阻络证相关指标的干预作用[J].中成药,2022,44(9):3017

杨芙蓉,凌格,朱满旭,等.中医理论探析老年期痴呆与抑郁症的相关性[J].中华中医药杂志,2021,36(3):1307

杨璐平,孙红梅,盖聪,等.补阳还五汤及其拆方对缺血性中风气虚血瘀证大鼠脑血流及脂质代谢的影响[J].北京中医药大学学报,2022,45(10):1029

余万冰,潘贝,崔璨,等.生地黄及其多糖对焦虑小鼠的影响[J].中国中医基础医学杂志,2022,28(5):728

Z

Zhang D, Du J, Yu M, et al. Ginsenoside Rb1

prevents osteoporosis via the AHR/PRELP/NF-κB signaling axis[J]. Phytomedicine, 2022, 104:154205

Zhang JX, Liang RQ, Wang K, et al. Novel CaMKⅡ-δ inhibitor hesperadin exerts dual functions to ameliorate cardiac ischemia/reperfusion injury and inhibit tumor growth[J]. Circulation, 2022, 145(15):1154

Zhang M, Yang LC, Zhu MM, et al. Moutan Cortex polysaccharide ameliorates diabetic kidney disease via modulating gut microbiota dynamically in rats[J]. International Journal of Biological Macromolecules, 2022, 206:849

Zhang NH, Zhou JX, Zhao L, et al. Dietary ferulic acid ameliorates metabolism syndrome-associated hyperuricemia in rats via regulating uric acid synthesis, glycolipid metabolism, and hepatic injury[J]. Frontiers in Nutrition, 2022, 9:946556

Zhang Q, Luo P, Chen JY, et al. Dissection of targeting molecular mechanisms of aristolochic acid-induced nephrotoxicity via a combined deconvolution strategy of chemoproteomics and metabolomics [J]. International Journal of Biological Sciences, 2022, 18(5):2003

Zhang Q, Luo P, Zheng LH, et al. 18 beta-glycyrrhetinic acid induces ROS-mediated apoptosis to ameliorate hepatic fibrosis by targeting PRDX1/2 in activated HSCs[J]. Journal of Pharmaceutical Analysis, 2022, 12(4):570

Zhang Q, Xiao XH, Li M, et al. Bailing capsule (Cordyceps sinensis) ameliorates renal triglyceride accumulation through the PPARa pathway in diabetic rats [J]. Frontiers in Pharmacology, 2022, 13:915592

Zhang SJ, Wang YC, Yu M, et al. Discovery of herbacetin as a novel SGK1 inhibitor to alleviate myocardial hypertrophy [J]. Advanced Science (Weinh), 2022, 9 (2):e2101485

Zhang XF, Zuo LG, Geng ZJ, et al. Vindoline ameliorates intestinal barrier damage in Crohn's disease mice through MAPK signaling pathway [J]. FASEB Journal, 2022, 36(11):e22589

Zhang XL, Li J, Guan LL. Emodin reduces inflammatory and nociceptive responses in different pain and inflammation-induced mouse models[J]. Combinatorial chemistry and high throughput screening, 2022, 26(5):989

Zhang XX, Liu Y, Xu SS, et al. Asiatic acid from Cyclocarya paliurus regulates the autophagy-lysosome system via directly inhibiting TGF-β type Ⅰ receptor and ameliorates diabetic nephropathy fibrosis [J]. Food and Function, 2022, 13(10):5536

Zhang YX, Gu YY, Jiang J, et al. Stigmasterol attenuates hepatic steatosis in rats by strengthening the intestinal barrier and improving bile acid metabolism [J]. NPJ Science of Food, 2022, 6(1):38

Zhao YH, Roy SV, Wang CX, et al. A combined treatment with berberine and andrographis exhibits enhanced anti-cancer activity through suppression of DNA replication in colorectal cancer[J]. Pharmaceuticals(Basel), 2022, 15(3):262

Zhao YH, Wang CX, Goel A. A combined treatment with melatonin and andrographis promotes autophagy and anticancer activity in colorectal cancer[J]. Carcinogenesis, 2022, 43(3):217

Zheng KN, Lyu BJ, Wu LL, et al. Protecting effect of emodin in experimental autoimmune encephalomyelitis mice by inhibiting microglia activation and inflammation via Myd88/PI3K/Akt/NF-κB signalling pathway[J]. Bioengineered, 2022, 13(4):9322

Zheng XQ, Pan YH, Yang GJ, et al. Kaempferol impairs aerobic glycolysis against melanoma metastasis via inhibiting the mitochondrial binding of HK2 and VDAC1[J]. European Journal of Pharmacology, 2022, 931:175226

Zhou MM, Liu Y, Cao JY, et al. Bergamottin, a bioactive component of bergamot, inhibits SARS-CoV-2 infection in golden Syrian hamsters [J]. Antiviral Research, 2022, 204:105365

Zhou W, Chen MM, Liu HL, et al. Dihydroartemisinin suppresses renal fibrosis in mice by inhibiting DNA-methyltransferase 1 and increasing Klotho[J]. Acta Pharmacologica Sinica, 2022, 43(10):2609

Zhou YY, Gao CF, Vong CT, et al. Rhein regulates redox-mediated activation of NLRP3 inflammasomes in intestinal inflammation through macrophage-activated crosstalk [J]. British Journal of Pharmacology, 2022, 179(9):1978

Zhu BB, Fang J, Ju ZC, et al. Zuogui Wan ameliorates

high glucose-induced podocyte apoptosis and improves diabetic nephropathy in db/db mice[J]. Frontiers in Pharmacology, 2022, 13:991976

Zhu QQ, Yang SM, Wei CG, et al. Puerarin attenuates diabetic kidney injury through interaction with Guanidine nucleotide-binding protein Gi subunit alpha-1（Gnai1）subunit [J]. Journal of Cellular and Molecular Medicine, 2022, 26 (14):3816

Zou XZ, Zhang YW, Pan ZF, et al. Gentiopicroside alleviates cardiac inflammation and fibrosis in T2DM rats through targeting Smad3 phosphorylation[J]. Phytomedicine, 2022, 106:154389

臧春雪,高天舒.基于管球反馈机制研究补脾益肾方对糖尿病肾病大鼠的肾保护作用[J].中国实验方剂学杂志,2022,28(13):102

翟建宾,赵宏达,赵臣亮,等.益肺化痰汤减轻哮喘脾虚证大鼠气道高黏状态的作用与机制[J].中国实验方剂学杂志,2022,28(16):100

翟金海,陈兰,徐速.袁氏扶脾清化方通过调节 miR-199a/TLR4/NF-κB 信号通路治疗腹泻型肠易激综合征的机制研究[J].中药材,2022,(11):2743

张宁,李自辉,赵洪伟,等.基于转录组测序技术研究玄参提取物干预阴虚火旺甲状腺功能亢进大鼠的分子机制[J].中华中医药杂志,2022,37(2):709

张妍,周纳纳,韩茹,等.益心附葶饮对主动脉缩窄大鼠心肌纤维化及 p38 MAPK/NF-κB p65 信号通路的影响[J].陕西中医,2022,43(3):287

张贝贝,曾梦楠,张钦钦,等.草麻黄、中麻黄、木贼麻黄对风寒表证大鼠的干预作用比较研究[J].中药药理与临床,2022,38(3):121

张明昊,高一盈,赵盈盈,等.复方丹参片通过调控 TGF-β1/Smad 通路及基质金属蛋白酶水平对肾纤维化大鼠的作用机制研究[J].中药新药与临床药理,2022,33(3):300

张瑞欣,杨志军,黄蓉,等.不同配比生姜-黄芩药对对胃寒证模型大鼠能量代谢酶、胃肠动力及脑肠肽的影响[J].中医杂志,2022,63(22):2162

张云亭,刘羽茜,蒋宗銮,等.参苓白术散通过 IκBα/NF-κB 通路调控 Lewis 肺癌小鼠肿瘤自噬的研究[J].世界科学技术(中医药现代化),2022,24(4):1487

张芷菁,姚建平,卫强,等.补肾疏肝方对老年抑郁症小鼠海马氧化应激及 TGF-β1/Smad 信号通路的影响[J].中国实验方剂学杂志,2021,27(21):114

赵瀚微,陈文阁.大黄素通过调节 ILK/MAPK 信号通路对糖尿病肾脏病大鼠肾组织的改善作用[J].中医药导报,2022,28(8):6

郑文彬,鄢素琪,汤建桥,等.钙敏感受体在急性淤胆型肝炎模型大鼠中的表达及大黄素的作用[J].中成药,2022,44(8):2664

周瑞东,徐杉,龚纯,等.安胃汤对慢性萎缩性胃炎大鼠 ULK1 相关自噬蛋白表达的影响[J].中华中医药学刊,2022,40(7):74

周小文,王雅欣,闫振乾,等.茯苓-泽泻药对对高脂血症痰浊证 ApoE$^{-/-}$ 小鼠肝、肾组织中水通道蛋白的作用研究[J].中国中医基础医学杂志,2022,28(6):886

朱娇玉,姚乐,赵浩,等.灵芝多糖对心力衰竭大鼠心肌能量代谢和心肌纤维化的影响[J].中西医结合心脑血管病杂志,2022,20(7):1217

朱敏敏.基于数据挖掘探讨老年骨质疏松症合并焦虑抑郁状态中医证型及组方用药规律[D].济南:山东中医药大学,2022

（七）方剂研究

【概述】

2022年度，方剂学研究运用多种方法，在古今方剂的效应及机制、药代动力学特点、化学成分、临床运用、组方规律、配伍原理和源流演变等方面取得了新的进展。

1. 实验研究

（1）药效及作用机制研究　孔令臻等观察了不同浓度八珍汤对体外培养人皮肤成纤维细胞表皮细胞生长因子（FGF）、转化生长因子β1（TGF-β1）、血管内皮生长因子A（VEGFA）表达的影响。结果显示，中浓度（100 mg/L）八珍汤能加速人皮肤成纤维细胞增殖，促进其FGF、TGF-β1、VEGFA的表达，进而加速血管新生，促进创面肉芽组织生长，最终促进创面愈合。吴心语等采用MTT法和乳酸脱氢酶（LDH）试剂盒测定六君子汤含药血清对人肺癌细胞A549细胞的增殖抑制作用。研究显示，六君子汤含药血清呈浓度依赖性降低A549细胞的细胞活性，升高细胞内活性氧（ROS）、丙二醛（MDA）水平，降低细胞内超氧化物歧化酶（SOD）、谷胱甘肽（GSH）水平，显著降低A549细胞中PI3K/Akt/mTOR信号通路相关基因和蛋白的表达。结果提示，六君子汤含药血清能诱导人肺癌细胞A549氧化损伤，其机制可能与抑制细胞内PI3K/Akt/mTOR信号通路有关。武亦阁等研究显示，消风散能够改善急性湿疹模型豚鼠表皮通透屏障功能，从而修复皮毛"疏泄"与"润泽"状态，方中辛散解表药和养血润燥药配伍具有协同作用，其机制可能与抑制炎症、调节免疫有关。董文然等研究了温肾填精方（熟地黄、山药、

山茱萸、菟丝子、淫羊藿、肉苁蓉等）及其拆方对冰羟基脲所致肾阳虚证不孕小鼠生殖功能的影响。结果显示，温肾填精方及其拆方均可不同程度纠正肾阳虚不孕小鼠的生殖功能，全方在调节小鼠卵母细胞线粒体动力学状态方面作用更好，可恢复线粒体功能，增强能量代谢，最终提升卵母细胞质量，改善卵巢储备，增加受孕率。张雷等采用腹腔注射环磷酰胺（CTX）＋尾部放血的方法复制气血两虚小鼠模型，研究当归芪枣精（当归、黄芪、大枣）及其拆方对模型小鼠的药效及作用机制。结果显示，当归芪枣精能通过提高骨髓造血和免疫功能来改善气血两虚证候，组方中的大枣能协同增强上述作用。

（2）反药配伍研究　霍敏等探究甘遂半夏汤中甘遂-甘草反药组合治疗腹水大鼠的利水作用及其机制。结果显示，甘遂半夏汤全方及全方减去一味或两味反药均可增加腹水大鼠尿量，其中全方利水药效最佳，反药与其他药物属于"增效"配伍关系。其"增效"机制，一方面可能通过增强全方对肾素-血管紧张素-醛固酮（RAAS）系统的抑制，另一方面可能通过增加全方对肾脏水通道蛋白2（AQP2）mRNA和蛋白表达的抑制，从而使腹水大鼠对水液的重吸收减少，体液排出增多，同时改善腹水引起的电解质紊乱。葛超冉等研究海藻-甘草反药组合在海藻玉壶汤中的加减应用对甲状腺肿大模型大鼠甲状腺功能及哺乳动物雷帕霉素靶蛋白（mTOR）表达的影响。结果显示，海藻玉壶汤及各拆方组均可使甲状腺肿大模型大鼠甲状腺组织p-mTOR蛋白表达和p-mTOR/mTOR不同程度降低，其中海藻玉壶汤组、海藻玉壶汤减海藻组和海藻玉壶汤减甘草组作用更明显，表现出抑制细胞增殖的作用。

（3）配伍比例研究　迟辰昱等探讨桂枝汤桂芍不同比例配伍对盐敏感高血压大鼠氧化应激和心肌细胞凋亡的影响及作用机制。结果显示，桂枝汤能有效抑制盐敏感大鼠的氧化应激和心肌细胞凋亡，其机制可能与增强抗氧化酶的表达和调控凋亡相关的蛋白有关，且桂枝汤桂芍1∶1组效果最好，各项指标均优于桂芍1∶2和桂芍2∶1组。弓明珠等采用慢性不可预知性温和应激法制备抑郁小鼠模型，优选百合地黄汤中生地黄与百合的最佳配比并初探其可能的机制。结果：5种不同配比（生地黄∶百合＝5∶6、5∶5、5∶4、5∶3、5∶2）的百合地黄汤及生地黄、百合的单煎液均能产生抗抑郁作用，尤以生地黄与百合的配比为5∶6时抗抑郁作用最强；随着百合在方中占比减少，抗抑郁作用逐渐减弱。结果提示，其机制可能涉及增强海马中枢神经营养水平和抗氧化防御能力。

（4）组学研究　梁华等以中医方证相关理论为指导，采用 iTRAQ 蛋白质组学方法观察补气剂四君子汤、补血剂四物汤对自然衰老模型小鼠肝脏线粒体中蛋白质的影响。结果显示，上述方剂对16月龄小鼠肝组织内质网中的蛋白质加工、剪接体及脂肪消化吸收等途径具有调节作用，通过调节这些信号通路的相关蛋白，进而对增龄产生的相关机体功能紊乱起到保护和调节作用。徐晓敏等采用肾脏代谢组学的方法研究显示，黄芩汤可改善糖尿病肾病模型小鼠代谢轨迹的偏离，糖尿病肾病模型及给予黄芩汤干预后具有共同差异的生物标志物15个，涉及12条相关代谢通路，影响最为广泛的代谢通路可能是甘油磷脂代谢、嘌呤代谢、亚油酸代谢、嘧啶代谢。石志坚等采用转录组学与网络药理学方法探讨补阳还五汤治疗心力衰竭的机制。结果显示，方中槲皮素等多种成分可通过白细胞介素-6（IL-6）、半胱氨酸蛋白酶3（Caspase-3）、丝裂原活化蛋白激酶8（MAPK8）等多个靶点来调节细胞凋亡等信号通路，从而发挥干预心力衰竭的作用。丁珊珊等基于脂质组学研究了二陈汤对高脂饮食小鼠肝线粒体功能和脂质组的影响。结果显示，二陈汤可能通过调节肝线粒体脂质组的失衡，改善线粒体功能，从而起到化痰调脂作用。

（5）药代动力学研究　杨苟等比较了生脉饮活性成分五味子醇乙在正常及心肌缺血模型大鼠的药物代谢动力学差异。结果显示，五味子醇乙在心肌缺血模型大鼠的 C_{max}、$AUC_{0-\infty}$、$MRT_{0-\infty}$、Vz/F 增大，而 Cl/F 减小，表明五味子醇乙在心肌缺血大鼠中吸收度好、体内滞留时间长、清除率小，证实了生脉饮治疗心肌缺血的合理性。高飞等构建大鼠原位肠灌注模型，采用 HPLC 测定四逆汤全方或拆方汤液中苯甲酰乌头原碱、苯甲酰次乌头原碱、苯甲酰新乌头原碱、新乌头碱、次乌头碱、甘草酸、甘草苷、6-姜辣素等在十二指肠、空肠、回肠不同肠段的吸收差异。结果：四逆汤组乌头类生物碱的吸收程度/速度比附子组显示出更好的优势，其中苯甲酰新乌头原碱和次乌头碱在十二指肠、空肠和回肠均为四逆汤组的吸收速度更快和吸收程度更大（$P<0.05$）；甘草酸在四逆汤组十二指肠的吸收程度显著高于甘草组和干姜甘草组（$P<0.05$），6-姜辣素在四逆汤组回肠段的吸收速度和程度显著高于干姜组（$P<0.05$）。干姜与甘草可促进附子中有效成分乌头类生物碱在各肠段的吸收，揭示了四逆汤君臣佐使、相须增效的科学内涵。

2. 文献理论研究

（1）组方用药规律研究　刘雨昕等借助名医传承平台，收集全国名老中医运用大黄的病案578份，采取关联规则、聚类分析等方法，挖掘出大黄在4大类相关证型中的用药配伍规律：①腑气不通、食积相关证型，常配茯苓、莱菔子、神曲、陈皮、半夏等化痰消食药和黄芪、桂枝、白芍药等补益脾胃、调和营卫药；②痰、湿、热邪相关证型，常配黄芩、黄连、栀子、茯苓等清热、燥湿、化痰药；③瘀血相关证型，常配水蛭、虻虫等活血化瘀药；④肝郁相关证型，常配疏肝的柴胡、川芎、香附，柔肝的白芍药，清热的黄芩、黄连，以及健脾的陈皮、茯苓、甘草等。任海琴等对中医药方剂数据库中含酸枣仁-远志药对的484首方剂进行了挖掘。结果:共涉及336味中药;目标方剂主要涉及安神、补益等18种功效;酸枣仁包含生、炒、去油3种炮制品,其中炒酸枣仁使用频次最多;远志包含远志肉、制远志等15种炮制品,其中远志肉、制远志使用频次较高;酸枣仁-远志配比以1:1、2:1多见,与安神、补益呈现强关联,配比1:1与益智、化痰亦呈现强关联;配伍使用较多的药物主要有人参、当归、茯神、地黄等42味。刘青松等筛选了82首含柴胡方剂,运用数据挖掘和网络药理学方法,探讨了"柴胡劫肝阴"的相杀配伍内涵。结果:除柴胡外,共计涉及204味中药;柴胡分别与甘草、白芍药、当归、黄芩配伍关联程度强,甘草、白芍药、当归、黄芩具有多成分拮抗柴胡肝毒性的作用,前列腺素内过氧化物合成酶2可能是潜在的拮抗靶点。舒福等收集临床文献161篇,运用频次统计、关联规则、聚类分析及复杂网络等方法,分析了中医治疗过敏性鼻炎的组方用药规律。结果:共获取161首处方,涉及187味中药;散寒邪、通鼻窍、补脾肺为当代医者治疗此病的主要指导思想,脏窍并治与合方治病是遣方用药的主要特点;使用频次居前的药物有防风、辛夷、黄芪、白术、苍耳子等,药物类别以发散风寒药最为常用,其次为补气药,支持度最高的药对为黄芪-防风,核心方剂为小青龙汤合苍耳子散及玉屏风散加减。吴林纳等运用数据挖掘方法探讨了《吴佩衡医案》中含附子处方的配伍用药规律。结果:共纳入处方164首,涉及中药107味;附子单次使用剂量为10～450g;高频药物使用频次由高到低依次为附子、甘草、干姜、肉桂、茯苓、细辛等,排前在3位的药物组合为甘草-附子、附子-干姜、附子-肉桂;核心药物与四逆汤、苓桂术甘汤、赤丸三方具有一定的相似性。结果提示,现代温补派代表吴佩衡强调脾肾阳气双补,重视健运脾阳对恢复人体阳气的意义,可为辨治危急重症提供借鉴。

(2)方剂理论研究 丁环宇等通过分析《伤寒论》方剂中的君臣佐使与临床处方用药现状,提出了君臣佐使可用于辨证论治全过程的观点,认为君臣佐使既可用于分析方剂组成,又可用于分析病因病机和证候。并认为方剂中的君臣佐使具有可再分性,当方剂由多个不同功能药群(或复方)组合而成时,"药群"(或复方)可分君臣佐使,"药群"或复方之中还可再分君臣佐使。张林落等探讨了"异类相制"即不同性质类别的中药配伍以减毒的理论。提出"异类相制"配伍减毒的主要方式有性味相制、异效相制和扶正制毒。相畏相杀是两味药之间最基本的减毒配伍形式,佐制是复方配伍减毒的核心,而"异类相制"则是在相畏相杀和佐制基础上提炼而来的,是对传统中药减毒配伍理论的进一步发展。徐波等通过查阅古籍文献、数据库等方式,对《石室秘录》安寐丹(人参、生炒酸枣仁、菖蒲、五味子、丹参、麦冬等)的源流、组方配伍进行了评析,认为该方与赵学敏《串雅内外篇》所载安寐丹并非同一首方剂,原书论该方治疗失眠的关键是"生、熟枣仁同用",盖因生、熟枣仁一阴一阳,生者治肝胆之虚火引起的失眠效果较好,熟者治心脾血虚引起的失眠效果较好,且酸枣仁主入心、肝二经,含"虚则补其母"之意。全方清补结合、平衡阴阳,有培元固本、养心安神之功效,临床对于元气亏虚,心血失养所致失眠等有良好疗效。

3. 临床研究

郭锦桥等将112例急性脑梗死(ACI)患者随机分为实验组和对照组各56例,其中对照组给予ACI常规治疗及口服丁苯酞软胶囊,实验组在对照组基础上予以大秦艽汤加味方(大秦艽原方加水蛭、全蝎、炒僵蚕等),治疗两周。结果:临床总有效率为实验组94.6%(53/56),对照组83.9%(47/56),$P<0.05$;大秦艽汤加味方能够明显提高丁苯酞软胶囊对ACI患者脑血流灌注各项指标的治疗效果,并能够明显降低缺血半暗带体积、增加侧支循环血管数量;该方还能明显抑制血管内皮炎症反应、氧化应激损伤引起的神经元、神经细胞凋亡,促进脑神经功能恢复,促进认知功能和日常活动能力的提高。胡科科等探讨改良仙方活命饮(金银花、当归、赤芍药、乳香、没药、陈皮等)对肝脏恶性肿瘤射频消融术后火

毒凝结证患者不良反应的治疗作用。将行射频消融术的肝脏恶性肿瘤患者60例随机分为中药组27例和对照组33例,对照组术后予护肝药物治疗并根据出现的不良反应给予对症处理,中药组除上述治疗外予改良仙方活命饮口服,治疗7 d。结果:中药组术后体温低于对照组,肝区疼痛、恶心呕吐症状轻于对照组(均$P<0.05$),中药组术后第3、7 d肝功能损伤轻于对照组($P<0.01$)。薛丹等观察扶正消瘤颗粒(黄芪、丹参、党参、白术、白芍药、鳖甲等)对Ⅲa期原发性肝癌综合介入(肝动脉化疗栓塞联合^{125}I粒子植入)术后患者的临床疗效。将60例患者随机分为对照组和治疗组各30例,对照组采用抗病毒、保肝、护胃、补充白蛋白等基础治疗,治疗组在基础治疗的同时口服扶正消瘤颗粒,治疗6个月。结果:治疗组患者与对照组患者无进展生存时间分别为(4.37 ± 0.31)月、(3.32 ± 0.27)月,组间比较$P<0.05$;治疗后两组患者AFP、ALT、AST以及血清成纤维细胞生长因子受体4(FGFR4)、TGF-β1均较治疗前降低($P<0.05$, $P<0.01$);治疗后两组患者中医证候积分和KPS评分均较治疗前改善,$P<0.05$。结果提示,扶正消瘤颗粒联合综合介入疗法能延长患者无进展生存期,稳定瘤体,改善肝功能,提高生存质量。

(撰稿:都广礼　审阅:瞿融)

【半夏泻心汤的临床与实验研究】

1. 临床研究

(1) 胃肠道疾病　段馨等观察分析慢性萎缩性胃炎患者服用半夏泻心汤治疗的临床效果。将100例患者分别为常规组和研究组各50例,常规组予口服中成药胃复春片,研究组在口服中成药胃复春片的同时加服半夏泻心汤,治疗3个月。结果:临床总有效率为研究组98.0%(49/50),对照组80.0%(40/50),$P<0.05$;幽门螺杆菌根除率为研究组94.0%(47/50),对照组82.0%(41/50),$P<0.05$;口苦口干、上腹痞满、呕吐恶心、胃脘灼热、反酸嗳气等中医

证候积分较对照组显著降低(均$P<0.05$);血清表皮生长因子、内皮素、IL-6、IL-2水平显著低于对照组,而胃泌素-17(G-17)显著高于对照组(均$P<0.05$)。任晓蔚等探析半夏泻心汤加减治疗慢性胃炎的临床研究得到了与前者研究相似的结果。周雯等研究半夏泻心汤对慢性萎缩性胃炎伴糜烂患者的治疗效果。将86例患者分成对照组和观察组各43例,对照组采用硫糖铝咀嚼片+多潘立酮片治疗,观察组在对照组基础上采用半夏泻心汤加味方治疗,治疗210 d。结果:临床总有效率为观察组95.3%(41/43),对照组79.1%(34/43),$P<0.05$;治疗组治疗后胃黏膜萎缩、糜烂程度评分较对照组治疗后显著降低($P<0.05$),而血清G-17、胃蛋白酶原Ⅰ(PGI)及PGR值则较对照组显著升高($P<0.05$)。洪武汉等观察加味半夏泻心汤治疗胃癌前病变的临床疗效。将106患者例随机分为治疗组和对照组各53例,对照组予维酶素片治疗,治疗组予加味半夏泻心汤治疗,治疗12周。结果:两组治疗后中医证候各项评分及总分、胃黏膜病变评分均较本组治疗前降低($P<0.05$),且治疗组均低于对照组($P<0.05$);中医证候总有效率为治疗组84.9%(45/53),对照组66.0%(35/53),$P<0.05$;胃黏膜病理活检疗效总有效率为治疗组83.0%(44/53),对照组66.0%(35/53),$P<0.05$。

(2) 糖尿病　谈钰濛等观察半夏泻心汤治疗2型糖尿病(T2DM)寒热错杂证的临床疗效。将82例患者随机分为治疗组和对照组各41例,对照组给予格列美脲片口服,治疗组给予半夏泻心汤配方颗粒,治疗12周。结果:两组各有5例患者脱落;中医证候疗效总有效率为治疗组77.8%(28/36),对照组44.4%(16/36),$P<0.05$;与对照组治疗后比较,治疗组治疗后中医证候积分、胃泌素(Gas)、胃动素(MTL)、体质量指数(BMI)、低密度脂蛋白胆固醇(LDL-C)水平降低,餐后3 h血清胰高血糖素样肽-1曲线下面积、餐前血糖、餐后0.5 h血糖、餐后1 h血糖、口服葡萄糖耐量试验3 h血糖曲线下面积水平显著升高(均$P<0.05$)。结果提示,其机制可能是

通过促进血清胰高血糖素样肽-1(GLP-1)的分泌,调节胃肠激素,纠正脂代谢发挥降糖作用。

(3)多囊卵巢综合征 刘新敏等探讨半夏泻心汤加减治疗胃热脾虚型多囊卵巢综合征(PCOS)高胰岛素血症(HI)的有效性。将62例患者随机分为中药组47例和对照组15例,中药组予半夏泻心汤加减治疗,对照组予盐酸二甲双胍片治疗,治疗12周。结果:半夏泻心汤治疗后,患者空腹胰岛素、胰岛素抵抗指数、月经周期评分、中医症状评分均较治疗前显著下降($P < 0.05$),胰岛素正常值达标率为46.8%,51.1%的患者出现基础体温双相,基础体温周期双相率为29.1%;治疗后,两组糖代谢、生殖激素、症状评分比较,组间比较 $P > 0.05$。结果提示,半夏泻心汤加减可有效提高胃热脾虚型PCOS并HI患者胰岛素敏感性,作用与二甲双胍相当。

(4)其他疾病 陈锴等观察半夏泻心汤加减辅助治疗小儿肠系膜淋巴结炎寒热错杂证的临床疗效。结果显示,治疗组患者的腹痛、腹胀、呕吐、大便不调等症状消失时间均明显短于对照组,肠系膜淋巴结纵径、横径较对照组均显著缩小。刘桐宇等探讨半夏泻心汤联合格拉司琼对卵巢癌患者化疗后止吐疗效的影响。结果显示,治疗组急性及迟发性呕吐控制率均显著高于对照组,腹胀、纳差、面色晦暗等评分均显著优于对照组。

2. 实验研究

(1)脂代谢研究 杨旭等探讨半夏泻心汤对T2DM模型大鼠脂质代谢的影响。结果:半夏泻心汤能降低T2DM大鼠总胆固醇、甘油三酯的水平,减轻胰岛素抵抗;半夏泻心汤还可上调T2DM大鼠二磷酸腺苷(AMP)/三磷酸腺苷(ATP)比值,激活腺苷酸活化蛋白激酶(AMPK)/过氧化物酶体增殖物激活受体-γ共激活因子-1α(PGC-1α)系统,ATP含量增加,从而促进机体脂肪酸氧化来增强抗炎、抗氧化和调节能量代谢能力;同时半夏泻心汤可能通过激活DM大鼠PGC-1α下游分子过氧化物酶体增殖物激活受体α(PPARα)抑制脂肪酸氧化,降低游离脂肪酸含量,抑制促炎因子,降低SOD和GSH活性,达到减轻大鼠肝细胞氧化应激损伤及脂质蓄积,发挥改善胰岛素抵抗作用,恢复脂代谢水平。

(2)肠道菌群研究 戴丽蓉等探讨半夏泻心汤及其拆方对混合抗生素诱导的菌群紊乱幼鼠的治疗作用。结果:与模型组比较,半夏泻心汤及其拆方组均能增加菌群相对丰度和物种多样性,提高拟杆菌门、厚壁菌门等有益菌的比例;显著改善结肠黏膜损伤,增加巨噬细胞浸润,显著升高IL-6、IL-8、TNF-α mRNA表达水平。陈健等研究半夏泻心汤对溃疡性结肠炎模型小鼠Th17/Treg细胞平衡及肠道微生态的影响。结果:半夏泻心汤可使Treg细胞相对数量升高、Th17细胞相对数量降低,以维持Th17/Treg细胞动态平衡;同时可降低有害菌的相对丰度,升高产短链脂肪酸类菌属的相对丰度,调控肠道微生物结构及动态平衡,从而发挥治疗溃疡性结肠炎(UC)的作用。

(3)肿瘤微环境研究 岳娟等观察胃癌细胞来源外泌体能否靶向BMSCs并被摄取及半夏泻心汤的干预效应。结果:胃癌细胞来源外泌体可靶向BMSCs并被摄取,BMSCs可能是胃癌细胞来源外泌体的靶细胞之一;提示半夏泻心汤能够抑制BMSCs对胃癌细胞来源外泌体的摄取。董俊刚等观察半夏泻心汤含药血清对胃癌细胞来源外泌体诱导BMSCs增殖、迁移、侵袭的影响。结果显示,半夏泻心汤可干预BMSCs对胃癌细胞来源外泌体的摄取,下调c-Myc蛋白及Shh信号通路Shh、Ptch1、Smo、Gli1蛋白表达,抑制胃癌细胞来源外泌体诱导的BMSCs增殖、迁移、侵袭。

(4)通路机制研究 李灵等基于Wnt/β-catenin信号通路研究半夏泻心汤治疗慢性萎缩性胃炎寒热错杂证病机的本质。结果:与模型组比较,治疗组胃黏膜萎缩情况有所改善,IL-1β、MTL表达均显著降低,GAS表达显著升高;且Dvl、β-catenin、CyclinD1、APC mRNA表达量均较模型组显著升高;Wnt/β-catenin信号通路异常与寒热错杂具有相关性,该信号通路异常是寒热错杂病机本质的微观体现。许趁意等探讨半夏泻心汤调控 T2DM 血糖稳态的机制。结果:与模型组比较,治疗组 GLP-1、血清胰岛素(INS)、I/G、6-ketoLCA、12-ketoLCA、7-ketoLCA、CDCA、UDCA、HDCA、beta-MCA、CA 水平及 FXR、TGR5 mRNA 表达含量均显著升高;半夏泻心汤可能通过改变血清胆汁酸代谢轮廓,促进受体 FXR 表达,影响血清及胰腺 GLP-1 的分泌,发挥调节血糖稳态的作用。赵卓等探讨半夏泻心汤对 UC 大鼠细胞焦亡通路的影响。结果:与 UC 模型组比较,给药组大鼠 DAI 评分显著降低,结肠组织病理学改变得到改善,结肠组织 NLRP3、Caspase-1、GSDMD、IL-1β mRNA 及蛋白表达水平明显下调。结果提示,半夏泻心汤可通过调控 NLRP3/Caspase-1 通路抑制细胞焦亡,缓解 UC 大鼠的炎症反应。

3. Meta 分析

张梁坤等系统评价半夏泻心汤联合中药灌肠治疗 UC 的疗效。结果:与常规西医治疗方法比较,半夏泻心汤联合中药灌肠治疗 UC 可显著降低中医症状评分,提高总有效率,降低不良反应发生率。韩春雯等系统评价以半夏泻心汤为基础方治疗复发性口腔溃疡(ROU)的有效性及复发率。结果显示,以半夏泻心汤为基础方治疗 ROU 总有效率优于对照组,3 个月及 6 个月复发率均显著小于对照组。

4. 网络药理学研究

高松林等通过网络药理学方法研究半夏泻心汤治疗反流性食管炎的潜在有效成分及分子作用机制。结果显示,槲皮素、山奈酚、汉黄芩素、柚皮素、黄芩素等为其关键有效成分,JUN、STAT3、MYC、MAPK3、TP53、MAPK14 等为其产生调控作用的核心靶点,TNF、p53 和 HIF-1 等可能是其发挥生物作用的重要信号通路。贾凡等通过构建半夏泻心汤加减的单味药-成分-共有靶点网络、蛋白相互作用网络,探究半夏泻心汤加减治疗 PCOS 及胰岛素抵抗的作用机制。通过 TCMSP 平台筛选得到半夏

泻心汤加减的 82 个活性化合物,对应靶点最多的 5 个化合物分别是槲皮素、β-谷甾醇、山奈酚、木犀草素、豆甾醇;该研究 PPI 网络分析显示:半夏泻心汤加减治疗 PCOS 及胰岛素抵抗的作用靶点包括 ALB、AKT1、TNF、IL-6、TP53;KEGG 通路分析显示,半夏泻心汤加减可调控癌症、乙型肝炎、PI3K-Akt、MAPK、TNF 等信号通路。以上研究表明,PCOS 及胰岛素抵抗是受多基因调控的复杂疾病,半夏泻心汤加减治疗上述疾病的作用机制与调控炎症通路、胰岛素信号通路等途径有关。

综上所述,近年来半夏泻心汤的研究报道较多,涉及临床疗效分析、实验研究、Meta 分析、网络药理学研究等多方面,但对于半夏泻心汤的配伍规律研究较少。

(撰稿:张卫华 审阅:都广礼)

【大黄䗪虫丸的临床与实验研究】

1. 临床研究

冯海群等探讨大黄䗪虫丸联合肝动脉栓塞术治疗原发性肝癌的效果。将 95 例患者随机分为观察组 48 例和对照组 47 例,对照组行肝动脉栓塞术,观察组在对照组的基础上联合大黄䗪虫丸治疗,治疗 3 个月。结果:临床总有效率为观察组 85.42%(41/48),对照组 65.96%(31/47),$P < 0.05$;观察组 AST、ALP、直接胆红素、血清学指标波形蛋白、高尔基体跨膜糖蛋白 73、趋化因子 1 水平均低于对照组($P < 0.05$)。结果提示,手术联和大黄䗪虫丸能够降低患者的肝功能指标水平,抑制各项肿瘤标记物的表达水平。

龙细雨等评价恩替卡韦(ETV)联合大黄䗪虫丸对乙型肝炎肝硬化患者肝功能、肝纤维化指标、肝纤维化壳酶蛋白、T 淋巴细胞亚群及门静脉压力的影响。将 100 例患者随机分为观察组和对照组各 50 例,观察组予 ETV 联合大黄䗪虫丸治疗,对照组单用 ETV 治疗,治疗 24 周。结果:上述各项指标组间有显著性差异($P < 0.05$)。研究提示,ETV 联合大

黄蛰虫丸对乙肝患者能较好改善肝功能、肝纤维化、T淋巴细胞亚群等指标,减轻门静脉压力。

薛松等观察大黄蛰虫胶囊联合厄贝沙坦对腹膜透析患者的临床疗效及腹膜纤维化指标的影响。将持续性不卧床腹膜透析(CAPD)患者70例随机分为对照组和治疗组各35例,对照组予一体化CAPD治疗方案和厄贝沙坦口服治疗,观察组在对照组基础上加用大黄蛰虫胶囊治疗,治疗180 d。经干预后治疗组中医证候积分较前明显下降($P<0.05$);中医证候疗效总有效率为治疗组88.57%(31/35)显著高于对照组31.42%(11/35),$P<0.05$;干预后治疗组血压、血尿素、血肌酐、β_2-微球蛋白指标较前下降($P<0.05$),干预后治疗组尿素清除指数、总肌酐清除率、血钙、血红蛋白、血白蛋白、前白蛋白指标较前上升($P<0.05$),D/PCr、血磷、甲状旁腺素、综合性营养评分、TGF-β1、α-平滑肌肌动蛋白(α-SMA)、E-钙黏素指标较前下降明显($P<0.05$)。结果提示,大黄蛰虫胶囊联合厄贝沙坦可改善临床疗效、钙磷代谢、营养状态,延缓腹膜纤维化进程。

刘宝新等探讨大黄蛰虫汤加减联合甲钴胺片治疗糖尿病周围神经病变(气滞血瘀型)的临床效果。将110例患者随机分为对照组和观察组各55例,对照组采用甲钴胺片治疗,观察组加用大黄蛰虫汤加减治疗,治疗2个月。结果:临床总有效率为观察组98.18%(54/55),对照组85.45%(47/55),$P<0.05$;中医症状评分(肢体疼痛、手足麻木、肢体乏力、多汗)、肢体感觉评分(TCSS)、生活质量评分、糖化血红蛋白、空腹血糖、餐后2 h血糖显著低于对照组($P<0.05$)。结果提示,基础治疗加用大黄蛰虫丸可提高糖尿病周围神经病变气滞血瘀型患者临床疗效和生活质量,缓解临床症状,降低血糖水平。

刘云龙等观察大黄蛰虫丸治疗糖尿病肾脏疾病的效果。将64例患者随机分为对照组38例和治疗组26例,两组均予以基础治疗,治疗组增用大黄蛰虫丸,治疗12周。结果:临床总有效率为治疗组88.89%(16/18),对照组44.12%(15/34),$P<0.05$;治疗后血清白蛋白比治疗前高($P<0.05$)。结果提示,大黄蛰虫丸治疗糖尿病肾病具有较好的临床效果,能有效改善中医症候积分,稳定肾功能,提高血清白蛋白水平,无明显不良反应。

宋久于评价大黄蛰虫丸联合盐酸奥洛他定片、糠酸莫米松乳膏治疗神经性皮炎的临床疗效。将170例患者随机分为研究组和对照组各85例,对照组予盐酸奥洛他定片口服、糠酸莫米松乳膏外用,研究组在对照组用药基础上加服大黄蛰虫丸,治疗2周。结果:治疗后研究组神经性皮炎皮损评分量表评分优于对照组,$P<0.01$;临床总有效率为研究组95.29%(81/85),对照组75.29%(64/85),$P<0.05$;随访6个月后研究组复发率比较,$P<0.05$。结果提示,联合大黄蛰虫丸对神经性皮炎的常规治疗有增效作用。

2. 实验研究

蒋锋利等观察大黄蛰虫丸含药血清对TGF-β1诱导后A549细胞RhoA/ROCK信号通路表达情况的影响,探讨其防治特发性肺纤维化的作用机制。结果:与模型组比较,各给药组Collagen Ⅲ mRNA表达均显著降低($P<0.05$,$P<0.01$),除大黄蛰虫丸大剂量组ROCK1 mRNA下调不明显外,中、小剂量组TGF-β1 mRNA、p-RhoA蛋白、ROCK1 mRNA及其蛋白的表达均出现不同程度下调($P<0.01$)。研究提示,大黄蛰虫丸通过不同程度下调TGF-β1介导RhoA/ROCK1信号通路相关的上皮细胞-间充质转化程度,起到抗纤维化作用,且与其剂量密切相关。

杨芙蓉等探讨大黄蛰虫丸对二乙基亚硝胺造模肝癌大鼠糖脂代谢与免疫功能的影响。结果:与空白组比较,模型组大鼠血清大鼠甲胎蛋白异质体(AFP-L)、异常凝血酶原(APT)含量显著升高($P<0.01$);与模型组比较,大黄蛰虫丸低、高剂量组大鼠糖脂代谢关键酶鼠己糖激酶、脂肪酸合酶、乙酰辅酶A羧化酶、肉毒碱棕榈酰基转移酶及游离脂肪酸的含量,Th2、Treg细胞比例及细胞因子水平显著降低($P<0.05$,$P<0.01$);葡萄糖含量,CD_8^+ T细胞在

肝组织中的比例及细胞因子 TNF-α 水平，Th1、Th17 细胞比例及细胞因子水平显著升高（$P<0.05$，$P<0.01$）。研究提示，大黄䗪虫丸可调节肝癌的异常糖脂代谢，减少肝脏的糖酵解、脂肪酸合成与氧化，增加 CD_8^+ T 细胞在肝组织中的比例，调节 CD_8^+ T 细胞与 CD_4^+ T 细胞亚群之间的平衡，协同发挥抗肿瘤作用。

吕勃川等研究大黄䗪虫丸对下肢动脉硬化闭塞症模型大鼠的作用。结果：与模型组比较，大黄䗪虫丸高剂量组可以明显降低内皮素-1、IL-6、总胆固醇、甘油三酯、低密度脂蛋白的含量，升高高密度脂蛋白的含量（$P<0.01$），降低血小板活化因子、脂蛋白相关磷脂酶 A2 蛋白表达水平（$P<0.05$）。研究提示，大黄䗪虫丸可以通过调控 PAF/LP/PLA2 的信号通路，抑制炎症因子的激活，减轻动脉粥样硬化和血栓的形成，从而治疗下肢动脉硬化闭塞症。

李欢等通过 D-半乳糖连续灌胃建立大鼠睾丸衰老（TA）模型，研究大黄䗪虫丸改善 TA 的作用和机制。结果：大黄䗪虫丸和维生素 E 都能改善衰老表型、睾丸总质量和睾丸指数、睾丸组织病理性特征和生精细胞数、血清睾酮和血清卵泡刺激素水平、睾丸组织 ROS 表达特征以及 P21、P53 蛋白表达水平和表达特征，以及改善模型鼠睾丸组织受体相互作用蛋白激酶 1（RIPK1）/受体相互作用蛋白激酶 3（RIPK3）/底物混合谱系激酶样蛋白（MLKL）信号通路关键信号分子蛋白表达水平；对于 RIPK3 的改善作用，大黄䗪虫丸优于维生素 E，其机制与抑制 RIPK1/RIPK3/MLKL 信号通路活性而减轻睾丸细胞坏死性凋亡有关。

曹锐等探究中药复方大黄䗪虫丸对腹腔注射 CCl_4 诱导的大鼠化学性肝纤维化模型的防治作用及酸敏感离子通道 1a（ASIC1a）/血管内皮生长因子（VEGF）相关机制。结果：与模型组相比，大黄䗪虫丸各治疗组可明显缓解 CCl_4 所致的大鼠肝纤维化病理变化，明显降低血清 ALT、AST 水平，剂量依赖性下调 ASIC1a、CaMKKβ、VEGF、α-SMA、Collagen-I 等基因和蛋白表达水平。研究提示，大黄䗪虫丸可改善大鼠肝纤维化病变，其机制可能与调节肝组织中 ASIC1a/VEGF 表达有关。

（撰稿：朱靓贤　审阅：都广礼）

【中药复方治疗多囊卵巢综合征的机制研究】

1. 激活 PI3K/Akt 通路，抑制细胞凋亡

PI3K/Akt 通路是调控细胞增殖、抑制细胞凋亡的重要信号通路，该通路既能通过影响卵巢颗粒细胞的增殖与凋亡、卵母细胞的成熟来调节卵巢功能，亦能引起葡萄糖吸收障碍，导致胰岛素抵抗，影响性激素水平，导致排卵障碍。徐云霞等研究显示，具有温补肾阳功能的孕育丹糖浆（熟地黄、盐沙苑子、覆盆子、枸杞子、盐菟丝子、茺蔚子等）防治 PCOS 的机制可能是通过激活 PI3K/Akt 信号通路，修复颗粒细胞层损伤，提高卵泡质量，增加排卵率，改善卵巢功能，从而提高妊娠率。巫园园等研究显示，清热化湿、祛瘀解毒的花红颗粒（一点红、白花蛇舌草、白背叶根、地桃花、菥蓂、鸡血藤等）则能够上调多囊卵巢综合征伴胰岛素抵抗（PCOS-IR）大鼠卵巢组织中的 PI3K、p-Akt/Akt 蛋白表达，激活 PI3K/Akt 信号通路，降低胰岛素抵抗，调节性激素水平，恢复紊乱的动情周期，改善卵巢功能，促进排卵。陈海燕等研究显示，经方桂枝茯苓丸可调控 PI3K/Akt/mTOR 信号通路，抑制 PCOS 大鼠卵巢颗粒细胞过度自噬，缓解排卵障碍。进一步的研究表明桂枝茯苓丸含药血清可以通过调控基因靶点 H19/miR-29b-3p 途径抑制 PCOS 小鼠卵巢颗粒细胞的自噬水平。龚文婧等研究健脾燥湿化痰的加味二陈汤（半夏、枳实、茯苓、菟丝子、天南星、泽兰等）、王云丹等研究补肾化痰的芪苓温肾消囊方（黄芪、淫羊藿、苍术、茯苓、丹参）及高梦雅等研究补肾化痰方（淫羊藿、仙茅、苍术、半夏、陈皮、石菖蒲等）治疗 PCOS 的作用机制均与 PI3K-Akt 通路的激活密切相关。

2. 抑制炎症信号通路,减轻炎症反应

PCOS 患者体内炎性因子水平均有不同程度升高,炎症又会导致糖代谢调节功能紊乱,引发胰岛素抵抗。TLR-4 高表达能够激活 NF-κB 信号通路,从而启动炎症,促使各种炎症因子的释放与表达,扩大炎症反应,也会刺激 NOD 样受体热蛋白结构域相关蛋白 3(NLRP3)炎症小体激活,一定程度上促进卵巢组织纤维化,导致排卵障碍,加速 PCOS 的发病进程。吴晓贞等研究显示,具有健脾祛湿、化痰功能的苍附导痰汤(苍术、香附、枳壳、陈皮、茯苓、胆南星等)能够显著下调痰湿型 PCOS 模型大鼠卵巢组织中的 NF-κB、ox-LDL、TLR-4 mRNA 表达及高迁移率族蛋白 B1 蛋白表达,抑制 TLR-4/NF-κB 信号通路,进而减少 IL-6、TNF-α、CRP 等炎性因子的释放,从而发挥抗 PCOS 的作用。陈苗等研究显示,健脾益肾化浊方(黄芪、党参、茯苓、白术、淫羊藿、仙茅等)则能够显著下调来曲唑灌胃联合高脂饲料喂养构建的 PCOS 模型大鼠卵巢组织中 NLRP3、ASC、Caspase-1、NF-κB、IL-1β、IL-18 和 IL-6 蛋白相对表达量,抑制 NLRP3 炎症小体激活,从而减少卵巢组织中相关炎性因子释放,调节内分泌水平,减轻 PCOS 炎症状态,保护卵巢功能。于爽等运用网络药理学和分子对接技术预测出益肾养血的养精种玉汤(熟地黄、山茱萸、白芍药、当归)治疗 PCOS 的作用机制也与调控 NF-κB 信号通路密切相关。

3. 调节肠道菌群,改善脑-肠轴功能

肠道菌群是寄生在人体肠道内的微生物群,可通过神经、激素、免疫学信号等多种元素,实现脑-肠轴互动。肠道菌群的失调可引起 PCOS 的代谢和生殖功能异常;PCOS 患者中存在着肠道菌群紊乱及慢性炎症状态,菌群紊乱又可诱发 PCOS 的糖代谢异常、高雄激素血症、卵泡发育异常。赵红玉等研究显示,清热化湿、健脾补肾的加味半夏泻心汤能够通过调节 PCOS-IR 模型大鼠肠道菌群中有益菌和有害菌的相对丰度,纠正菌群紊乱情况,从而改善炎症

反应,最终达到改善 PCOS-IR 的效果。常珍珍等临床研究显示,补肾健脾、燥湿祛痰的王氏益经汤(续断、杜仲、槲寄生、巴戟天、菟丝子、陈皮等)能调节肾虚痰湿型 PCOS 患者肠-脑轴功能,纠正内分泌代谢紊乱和性激素水平,从而调整患者的月经周期,减轻临床症状。

4. 调控激素合成、胰岛素抵抗,保护卵巢功能

PCOS 以月经失调、高雄激素血症、胰岛素抵抗为基本特征。韩方等研究显示,表里双解、通腑泄热的防风通圣丸能显著降低 PCOS-IR 模型大鼠空腹血糖、INS 水平、HOMA-IR 指数;显著降低葡萄糖刺激胰岛分泌胰岛素,显著提高比目鱼肌 IRβ 蛋白水平。研究提示,其改善 PCOS 大鼠胰岛素抵抗,与提高比目鱼肌 IRβ 蛋白水平,降低葡萄糖刺激胰岛分泌胰岛素有关。丁昉等研究显示,益肾活血、化痰消癥的益肾消癥方(党参、淫羊藿、杜仲、菟丝子、女贞子、三棱等)亦可能是通过对卵巢颗粒细胞和卵泡膜细胞的作用,降低 PCOS 大鼠雄激素水平,促进卵母细胞增长,再与其他因素(如雄激素、胰岛素)协同或拮抗作用,反馈调节促性腺激素的产生,从而促使卵泡正常成熟发育,恢复排卵。王春红等研究显示,温肾健脾、养血祛瘀的温中补肾方(党参、黄芪、山药、当归、白术、茯苓等)则能显著上调 PCOS 小鼠卵巢组织中 p-mTOR、p-AMPK 蛋白表达,显著增多雌性生殖干细胞(FGSCs)数目。其治疗 PCOS 的机制可能是激活 mTOR、AMPK 磷酸化,调节糖代谢,进而促进 FGSCs 增殖,补充卵泡池、促进卵泡发育。徐道立等研究显示,补肾健脾、养血通利的归术益坤方(菟丝子、白术、当归、北沙参、生麦芽、茜草等)可调控 SIRT1-FOXO 通路上相关基因表达,减轻 PCOS 模型大鼠卵巢增大、血清学(LH/FSH 比值、血清睾酮水平)改变等症状。

5. 其他

李颢玥研究显示,桂枝茯苓丸能降低 PCOS 模型大鼠卵巢组织中基质金属蛋白酶 9(MMP-9)的异

常高表达,升高基质金属蛋白酶抑制剂-1(TIMP-1)的异常低表达,降低 MMP-9/TIMP-1 比值,表明其机制可能也与抑制胶原增生、减少胶原沉积、增加胶原降解、促进正常组织细胞增殖有关。

综上所述,痰、湿、瘀(郁)、虚为 PCOS 的主要病机,在中医体质类型与 PCOS 的相关研究中也发现痰湿质、阳虚质、气郁质、气虚质是 PCOS 患者的主要体质类型,其中痰湿质为 PCOS 的危险因素,平和质为 PCOS 的保护因素。而中医临床亦多围绕痰、湿、瘀、郁、虚的成因,采用健脾化痰、祛湿解毒、益肾补精、温阳活血、疏肝养血等方法运用方剂治疗PCOS,疗效确切。

(撰稿:陈少丽　审阅:都广礼)

【中药复方调节微生物-肠-脑轴研究】

微生物群和大脑通过免疫系统、色氨酸代谢和肠道神经系统等多种途径相互交流,中药复方可以从调节肠道菌群种类与丰度、机体的信号通路、免疫细胞因子、分子信息传递等方面干预肠道微生态,具有调节肠道菌群、保护肠黏膜屏障、恢复肠道微生物多样性和结构达到改善脑部疾病作用。

1. 改善抑郁症状

Liu JL 等研究显示,栀子豉汤通过调节肠道微生物群以促进丁酸盐的产生,丁酸盐进一步调节沿肠脑轴的抗炎、神经递质、内分泌和脑源性神经营养因子从而达到改善模型大鼠的抑郁症状。Ling XW等研究显示,肠康方(白芍药、金荞麦、防风、菟丝子、熟地黄、蝉蜕等)通过降低厚壁菌与拟杆菌的比值以及棒状杆菌和梭状芽孢杆菌的丰度来调节肠道微生物群,同时增加乳酸杆菌的水平。乳酸杆菌通过体液循环的色氨酸代谢调节海马体中的 5-HT-PKA-CREB-BDNF 轴进而改善大鼠肠易激综合征和抑郁行为。刘林等研究显示,百事乐加味方(姜黄、贯叶连翘、人参等)通过抑制 P2x7R/NLRP3 通路,影响脑肠肽的表达进而调控肠-脑轴介导的神经炎症信

号传递,从而减轻炎症反应,保护神经功能,改善脑卒中后抑郁症状。Ma C 等研究显示,柴胡疏肝散增加了慢性不可预见性温和应激小鼠结肠中类杆菌的相对丰度,并增加了包括猪胆酸和 7-酮脱氧胆酸在内的各种胆汁酸的血清水平;降低了海马与胆汁酸转运相关的基因的表达,增加了脑源性神经营养因子及其受体 TrkB 的表达来改善小鼠抑郁样行为。Liang XQ 等研究显示,养心解郁汤(人参、麦冬、五味子等)通过增加肠道菌群中的 *Monoglobus* 丰度,调节宿主三羧酸循环途径和丙酸代谢,进而在慢性不和预测轻度应激诱导的抑郁大鼠中产生抗抑郁样作用。Li JN 等研究显示,舒肝颗粒通过改善神经元变性和缠结的神经纤维,降低拟杆菌丰度并通过 PI3K/AKT/mTAO 途径调节小胶质细胞活化和炎症改善慢性束缚应激大鼠的抑郁行为。

2. 改善认知和记忆

Ren HQ 等研究显示,党参远志散通过降低厚壁菌/拟杆菌的相对比例修复肠黏膜,回调血清中MCP-1、NF-L、NSE、TNF-α 异常生化指标,恢复肠道菌群紊乱,提高 D-半乳糖＋三氯化铝导致的记忆障碍模型大鼠的学习和空间记忆能力。陈靖等研究显示,地黄饮子(熟地黄、巴戟天、山萸肉、石斛、肉苁蓉、炮附子等)通过提升菌群厚壁菌门、芽孢杆菌属、乳酸杆菌属、毛螺杆菌属等菌种的多样性,抑制大脑神经元细胞凋亡,提高脑源性神经营养因子水平,进而改善 APP/PS1 阳性模型小鼠的学习认知能力。Liu PX 等研究显示,当归芍药散可以通过激活LXR-PPAR-γ 改变东莨菪碱所致健忘症小鼠脂质代谢,并且修复肠黏膜屏障功能障碍,缓减认知障碍。徐欢等研究显示,半夏泻心汤通过调节肠道菌群,增强细胞免疫功能,抑制神经细胞自噬、激活脑组织PKA-CREB 信号通路保护神经功能进而改善大鼠糖尿病认知功能。

3. 改善脑卒中症状

Wang RQ 等研究显示,蛭龙活血通瘀胶囊(水

蛭、地龙、黄芪、桂枝、大血藤)通过提高肠道组织 Claudin-5、Occludin-1 和 Zo-1 等紧密连接蛋白改善缺血性脑卒中大鼠肠道屏障完整性,调节肠道微生物群,改善脑缺血大鼠的脑血流量和新陈代谢并减少梗死体积。Wang XY 等研究显示,地黄饮子通过降低脑、血清和结肠组织中 IL-6、TNF-α 和 IL-17 的含量,增加脑中 TGF-β、IL-10 的含量,增加肠道中异杆菌属、克里斯滕森菌科、胃瘤球菌科相对丰度,从而改善大鼠缺血性脑卒中。Li QQ 等研究显示,补中益气汤(黄芪、苍术、橘皮等)可以调节脑缺血小鼠肠道菌群(增加 *Akkermansia*、*Prevotella* 的丰度),减少脑梗死体积,改善神经功能和纹状体细胞凋亡。Liu BY 等研究显示,六味地黄汤改善 D-半乳糖致衰老小鼠认知功能障碍和海马突触超微结构,调节衰老小鼠肠道微生物组成和海马代谢谱,诱导变形杆菌和纤维杆菌的变化来调节脂质代谢和氧化应激的能力。

4. 其他

郭灵祥等研究显示,参倍固肠胶囊可通过对肠道菌群、SCFAs、脑肠肽、miR-24、miR-199b 的影响,减轻内脏高敏性,有效改善患者腹泻型肠易激综合征。谭晓辉等研究显示,清营化瘀颗粒(益母草、紫草、赤芍药、水牛角片、甘草)联合早期肠内营养治疗重症缺血性脑卒中,能调整患者的肠道菌群,减轻肠道炎性反应,提高肠道黏膜屏障功能和肠道免疫功能。Liu ZH 等研究显示,天芪平颤颗粒(天麻、黄芪、熟地黄、白芍药、当归、钩藤等)可以改善帕金森模型大鼠肠道菌群,上调类黄酮生物合成,减弱外周炎性细胞因子的产生同时抑制黑质中小胶质细胞和星形胶质细胞的活化。

(撰稿:邓雪阳　审阅:王树荣)

[附]　参考文献

C

曹锐,朱月琴,林慧敏,等.大黄䗪虫丸调控 ASIC1a/VEGF 通路缓解肝纤维化[J].中国药理学通报,2022,38(6):928

常珍珍,王金权,乔丽,等.王氏益经汤联合常规疗法治疗多囊卵巢综合征肾虚痰湿证的疗效及对肠-脑轴调节作用[J].中国实验方剂学杂志,2022,28(13):145

陈健,张梁坤,谷文超,等.半夏泻心汤对 DSS 诱导的溃疡性结肠炎小鼠肠道微生态及 Th17/Treg 细胞平衡的影响[J].世界科学技术(中医药现代化),2022,24(7):2695

陈靖,梁喜才,王健,等.基于肠脑轴探讨地黄饮子对 APP/PS1 转基因阳性小鼠神经功能的改善作用及机制[J].中国药房,2022,33(24):2978

陈锴,陆玉廷,董峥,等.半夏泻心汤加减辅助治疗小儿肠系膜淋巴结炎寒热错杂证 42 例临床观察[J].中医儿科杂志,2022,18(1):71

陈苗,杜小利,冯亚宏,等.基于 NLRP3 炎症通路探讨健脾益肾化浊方对多囊卵巢综合征大鼠卵巢功能的影响[J].中国实验方剂学杂志,2022,28(20):61

陈海燕,朱鸿秋,朱影,等.桂枝茯苓丸含药血清对多囊卵巢综合征小鼠卵巢颗粒细胞自噬的影响[J].中成药,2022,44(10):3137

迟辰昱,杨金龙,马度芳,等.桂枝汤桂枝白芍不同比例配伍对盐敏感高血压大鼠氧化应激和心肌细胞凋亡的影响[J].中华中医药杂志,2022,37(4):1901

D

戴丽蓉,陈启明,刘喜平,等.半夏泻心汤及其拆方对菌群紊乱幼鼠结肠黏膜免疫的影响[J].中国实验方剂学杂志,2022,28(11):42

丁昉,黄莉婷,何佳,等.基于网络药理学研究益肾消癥方治疗多囊卵巢综合征的作用机制[J].中成药,2022,44(6):2000

丁环宇,洪勇良,齐凤军,等."君臣佐使"于临床的创新应用[J].时珍国医国药,2022,33(5):1178

丁珊珊,廖颖,李灿东,等.基于脂质组学探讨二陈汤对高脂饮食小鼠肝线粒体功能的调节作用[J].中华中医药杂志,2022,37(5):2531

董俊刚,刘喜平,李沛清,等.半夏泻心汤含药血清对胃癌细胞来源外泌体诱导 BMSCs 增殖、迁移、侵袭的影响[J].中成药,2022,44(1):42

董文然,刘奕,陆华.温肾填精方及其拆方对肾阳虚不孕小鼠生殖功能的影响[J].中成药,2022,44(8):2654

段馨.半夏泻心汤为主方加减治疗慢性萎缩性胃炎的临床疗效[J].中医临床研究,2022,14(14):52

F

冯海群,苏静.大黄䗪虫丸联合肝动脉栓塞术对原发性肝癌肝功能的影响[J].实用中医内科杂志,2022,36(7):45

G

高飞,周菲,甘帅,等.四逆汤全方与拆方主要药效成分肠吸收动力学对比研究[J].中国中药杂志,2022,47(18):5064

高梦雅,洪艳丽,崔媚婷,等.补肾化痰方治疗多囊卵巢综合征的作用机制:基于网络药理学和分子对接方法[J].南方医科大学学报,2022,42(1):1

高松林,林星阳,范春娇,等.基于网络药理学和分子对接研究半夏泻心汤治疗反流性食管炎的潜在分子机制[J].湖南中医杂志,2022,38(3):130

葛超冉,王鑫,钟赣生,等.海藻玉壶汤加减海藻甘草反药组合对甲状腺肿大模型大鼠甲状腺功能及 mTOR 蛋白表达的影响[J].北京中医药大学学报,2022,45(5):483

弓明珠,张月月,宋玲玲,等.基于抗抑郁活性的百合地黄汤中生地黄与百合的配比优选及其机制[J].中国实验方剂学杂志,2022,28(21):58

龚文婧,邵超,黄胜男.基于网络药理学探讨加味二陈汤治疗多囊卵巢综合征作用机制[J].河南中医,2022,42(4):553

郭锦桥,曹宝卿,袁旭东,等.大秦艽汤加味改善急性脑梗死脑血流灌注临床观察[J].中国中医急症,2022,31(12):2177

郭灵祥,秦甜甜,高俊,等.参倍固肠胶囊治疗腹泻型肠易激综合征对脑肠菌轴的调节作用研究[J].中药材,2022,45(10):2502

H

韩方,张荧,蒯顾平,等.防风通圣丸改善多囊卵巢综合征大鼠胰岛素抵抗的作用研究[J].中医药学报,2022,50(5):24

韩春雯,张丽娜,汪梅姣,等.半夏泻心汤治疗复发性口腔溃疡的 Meta 分析及分子机制探讨[J].云南中医学院学报,2022,45(2):75

洪武汉,王振贤,李娥,等.基于湿热阻络理论加味半夏泻心汤治疗胃癌前病变脾胃湿热证疗效观察[J].河北中医,2022,44(3):388

胡科科,黄挺,叶知锋,等.改良仙方活命饮治疗肝射频消融术后不良反应的临床研究[J].中国中医药现代远程教育,2022,20(13):124

霍敏,李娜,李慕云,等.甘遂半夏汤中甘遂-甘草反药组合加减对腹水大鼠利水药效及 RAAS 系统的影响[J].中华中医药杂志,2022,37(6):3445

J

贾凡,赵红玉,郑冬雪,等.半夏泻心汤加减治疗多囊卵巢综合征及胰岛素抵抗"异病同治"的网络药理学分析及实验验证[J].环球中医药,2022,15(5):764

蒋锋利,黄茂,马洁,等.大黄䗪虫丸对 TGF-β1 诱导A549 细胞 Rho/ROCK 信号通路表达的影响[J].中华中医药杂志,2022,37(2):1126

K

孔令臻,邢捷.八珍汤对人皮肤成纤维细胞表皮细胞生长因子、转化生长因子β1 及血管内皮生长因子 A 表达的影响[J].中国中西医结合外科杂志,2022,28(1):17

L

Li JN, Li YN, Duan WZ, et al. Shugan granule contributes to the improvement of depression-like behaviors in chronic restraint stress-stimulated rats by altering gut microbiota[J]. CNS Neuroscience Therapeutic, 2022, 28(9):1409

Li QQ, Cao MX, Wei ZJ, et al. The protective effect of Buzhong Yiqi decoction on ischemic stroke mice and the mechanism of gut microbiota[J]. Frontiers in Neuroscience,

2022，16：956620

Liang XQ, Mai PY, Qin H, et al. Integrated 16S rRNA sequencing and metabolomics analysis to investigate the antidepressant role of Yang-Xin-Jie-Yu decoction on microbe-gut-metabolite in chronic unpredictable mild stress-induced depression rat model[J]. Frontiers in Pharmacology, 2022，13：972351

Ling XW, Peng SY, Zhong JB, et al. Effects of Chang-Kang-Fang Formula on the microbiota-gut-brain axis in rats with irritable bowel syndrome[J]. Frontiers in Pharmacology, 2022，13：778032

Liu BY, Chen BW, Yi J, et al. Liuwei Dihuang Decoction alleviates cognitive dysfunction in mice with D-galactose-induced aging by regulating lipid metabolism and oxidative stress via the microbiota-gut-brain axis[J]. Frontiers in Neuroscience, 2022，16：949298

Liu JL, Fang YC, Cui LX, et al. Butyrate emerges as a crucial effector of Zhi-Zi-Chi decoctions to ameliorate depression via multiple pathways of brain-gut axis[J]. Biomedicine and Pharmacotherapy, 2022，149：112861

Liu PX, Zhou X, Zhang HR, et al. Danggui-Shaoyao-San attenuates cognitive impairment via the microbiota-gut-brain axis with regulation of lipid metabolism in scopolamine-induced amnesia[J]. Frontiers in Immunology, 2022，13：796542

Liu ZH, Zhao JH, Yang SY, et al. Network pharmacology and absolute bacterial quantification-combined approach to explore the mechanism of Tianqi Pingchan Granule against 6-OHDA-induced Parkinson's Disease in rats[J]. Frontiers in Nutrition, 2022，9：836500

李欢，涂玥，万毅刚，等.大黄䗪虫丸抑制坏死性凋亡信号通路改善大鼠睾丸衰老的作用和机制[J].中国中药杂志，2022，47(15)：4119

李灵，陈健，张梁坤，等.基于Wnt/β-catenin信号通路以半夏泻心汤治疗慢性萎缩性胃炎探究寒热错杂证病机本质[J].中华中医药杂志，2022，37(5)：2947

李颢玥，王茜，韩雪，等.桂枝茯苓丸调控多囊卵巢综合征大鼠MMP-9/TIMP-1平衡的研究[J].河北中医药学报，2022，37(4)：1

梁华，梁尔新，李奇玮，等.基于方证相关探寻气、血虚

证物质基础的蛋白质组学研究[J].中医药学报，2022，50(6)：16

刘林，袁霞红，易亚乔，等.百事乐加味方通过P2X7R/NLRP3调节卒中后抑郁脑-肠轴炎症反应的实验研究[J].时珍国医国药，2022，33(5)：1051

刘宝新，张义军.大黄䗪虫汤加减联合甲钴胺片对糖尿病周围神经病变(气滞血瘀型)患者的临床观察[J].中医临床研究，2022，14(17)：78

刘青松，李微，张怡，等.基于数据挖掘探讨"柴胡劫肝阴"的相杀配伍内涵[J].中草药，2022，53(14)：4428

刘桐宇.半夏泻心汤联合格拉司琼在卵巢癌化疗后止吐中的应用评价[J].实用中西医结合临床，2022，22(14)：64

刘新敏，陈如枫，文胜，等.半夏泻心汤加减治疗胃热脾虚型多囊卵巢综合征高胰岛素血症效果观察[J].北京中医药，2022，41(4)：431

刘雨昕，翟双庆，刘金涛，等.基于数据挖掘的现代名老中医运用大黄的临床配伍规律研究[J].中医临床研究，2022，14(15)：1

刘云龙，吴思雨，马杰睿，等.大黄䗪虫丸治疗糖尿病肾脏疾病的效果[J].中外医学研究，2022，20(21)：14

龙细雨，雷金艳，贾建伟.恩替卡韦联合大黄䗪虫丸对乙型肝炎肝硬化患者血清学指标及门静脉压力的影响[J].中西医结合肝病杂志，2022，32(11)：974

吕勃川，赵钢，张百亮，等.大黄䗪虫丸对下肢动脉硬化闭塞症模型大鼠血脂、ET-1、IL-6及PAF/LP/PLA2信号通路的影响[J].中医药信息，2022，39(8)：44

M

Ma C, Yuan D, Renaud SJ, et al. Chaihu-shugan-san alleviates depression-like behavior in mice exposed to chronic unpredictable stress by altering the gut microbiota and levels of the bile acids hyocholic acid and 7-ketoDCA[J]. Frontiers in Pharmacology, 2022，13：1040591

R

Ren HQ, Gao SQ, Wang SH, et al. Effects of Dangshen Yuanzhi Powder on learning ability and gut microflora in rats with memory disorder[J]. Journal of Ethnopharmacology, 2022，296：115410

任海琴,孔祥鹏,王颖莉.基于古今方剂数据挖掘的酸枣仁-远志药对配伍特点及外延分析[J].中草药,2022,53(13):4065

任晓蔚.半夏泻心汤加减治疗慢性胃炎临床观察[J].中国中医药现代远程教育,2022,20(14):88

S

石志坚,鲁文涛,张军鹏,等.基于转录组学与网络药理学研究补阳还五汤治疗心力衰竭的机制[J].中成药,2022,44(10):3354

舒福,袁一林,邱凯玲,等.基于古今医案云平台探析中医药治疗过敏性鼻炎的组方用药规律[J].世界科学技术(中医药现代化),2022,24(2):822

宋久于,陈小波.大黄䗪虫丸联合西药治疗神经性皮炎临床观察[J].光明中医,2022,37(18):3384

T

谈钰濛,胡骏,赵晖,等.半夏泻心汤治疗2型糖尿病寒热错杂证的随机对照临床研究[J].中医杂志,2022,63(14):1343

谭晓辉,张维佳.清营化瘀颗粒联合早期肠内营养对重症缺血性脑卒中患者肠道菌群及免疫功能的影响[J].海南医学,2022,33(8):1027

W

Wang RQ, Liu MN, Ren GL, et al. Zhilong Huoxue Tongyu Capsules' Effects on ischemic stroke: An assessment using fecal 16S rRNA gene sequencing and untargeted serum metabolomics[J]. Frontiers in Pharmacology, 2022, 13:1052110

Wang XY, Ye L, Sun WR, et al. Effect of Dihuang Yinzi on inflammatory response in cerebral ischemia-reperfusion model rats by regulating gut microbiota[J]. Biomed Research International, 2022, 2022:3768880

王春红,于普光,孙亚群,等.温中补肾方对多囊卵巢综合征改善作用及对雌性生殖干细胞增殖的影响[J].中华中医药杂志,2022,37(6):3564

王云丹,张依倩,郝磊,等.芪苓温肾消囊方化学成分及其治疗多囊卵巢综合征的作用机制分析[J].中国实验方剂学杂志,2022,28(8):183

巫园园,朱惠卿,刘春明,等.花红颗粒调节 PI3K/Akt 通路对多囊卵巢综合征伴胰岛素抵抗大鼠的作用机制研究[J].中药新药与临床药理,2022,33(9):1149

吴林纳,葛泉希,李芳芳,等.基于中医传承辅助平台的《吴佩衡医案》含附子处方用药规律研究[J].湖南中医杂志,2022,38(2):34

吴晓贞,何嘉仑,曾蕾,等.基于 TLR-4/NF-κB 信号通路探讨苍附导痰汤对痰湿型多囊卵巢综合征大鼠的治疗作用[J].中药新药与临床药理,2022,33(3):307

吴心语,李和根,廉杰,等.PI3K/Akt/mTOR 信号通路在六君子汤含药血清诱导人肺癌细胞 A549 氧化损伤中作用研究[J].中药材,2022,45(9):2211

武亦阁,贺乙,范丽娜,等.消风散及其拆方对急性湿疹模型豚鼠表皮通透屏障功能障碍的影响[J].中医杂志,2022,63(14):1374

X

徐波,王平.安寐丹源流组方探溯与研究评析[J].中华中医药杂志,2022,37(8):4330

徐欢,刘燕凤,杨超茅,等.基于"肠道菌群-肠-脑轴"探讨半夏泻心汤改善大鼠糖尿病认知功能障碍作用机制[J].广州中医药大学学报,2022,39(9):2115

徐道立,林青,陈颖,等.归术益坤方对多囊卵巢综合征模型大鼠卵巢组织及 SIRT1-FOXO 信号通路相关蛋白表达的影响[J].环球中医药,2022,15(1):19

徐晓敏,李姗姗,卢芳.基于肾脏代谢组学探讨黄芩汤对 DN 模型小鼠的调节作用[J].时珍国医国药,2022,33(5):1075

徐云霞,徐珺萍,卞景新.基于 PI3K/Akt 通路研究孕育丹糖浆防治大鼠多囊卵巢综合征不孕症的机制[J].中成药,2022,44(7):2285

许趁意,岳仁宋,吕雪莲,等.基于胆汁酸代谢轮廓研究半夏泻心汤通过 FXR/GLP-1 途径调控2型糖尿病血糖稳态的机制[J].中华中医药杂志,2022,37(8):4394

薛丹,张笑天,邝玉慧,等.扶正消瘤颗粒治疗综合介入术后Ⅲa期原发性肝癌患者临床疗效及对血清 FGFR4、TGF-β1 的影响[J].中西医结合肝病杂志,2022,32(5):406

薛松,范伟,李清萍,等.大黄䗪虫胶囊联合厄贝沙坦对腹膜透析患者腹膜纤维化进程的影响[J].光明中医,2022,

37(3):488

Y

杨苛,周玮玲,刘心煜,等.生脉饮中五味子醇乙在正常和心肌缺血模型大鼠中的药物代谢动力学研究[J].中药与临床,2022,13(1):15

杨旭,岳仁宋,王琦越.基于"助脾散精"法探讨半夏泻心汤对T2DM模型大鼠脂代谢的影响[J].时珍国医国药,2022,33(4):797

杨芙蓉,杜沙莉,付传奎,等.大黄䗪虫丸对肝癌大鼠糖脂代谢及免疫功能的影响[J].中华中医药杂志,2022,37(8):4378

于爽,徐芳,刘颖华,等.基于网络药理学和分子对接探讨养精种玉汤治疗多囊卵巢综合征作用机制[J].辽宁中医药大学学报,2022,24(3):46

岳娟,刘喜平,崔国宁,等.半夏泻心汤对正常骨髓间充质干细胞摄取胃癌细胞来源外泌体的干预作用[J].中华中医药杂志,2022,37(4):1908

Z

张雷,朱卫,黄豫,等.当归芪枣精及其拆方对气血两虚模型小鼠的药效作用研究[J].中医药导报,2022,28(8):17

张梁坤,陈健,谷文超,等.半夏泻心汤联合中药灌肠治疗溃疡性结肠炎Meta分析[J].山东中医药大学学报,2022,46(1):64

张林落,周学平.从七情和君臣佐使配伍理论探讨"异类相制"[J].中华中医药杂志,2022,37(2):655

赵卓,刘林,宋囡,等.半夏泻心汤对溃疡性结肠炎大鼠NLRP3/Caspase-1细胞焦亡信号通路的影响[J].中国实验方剂学杂志,2022,28(16):29

赵红玉,陈如枫,郑冬雪,等.加味半夏泻心汤对多囊卵巢综合征合并胰岛素抵抗模型大鼠肠道菌群及炎症因子的影响[J].中医杂志,2022,63(21):2072

周雯,蔡群慧.半夏泻心汤加味方对慢性萎缩性胃炎伴糜烂患者的治疗效果及胃黏膜的影响[J].中国中医药科技,2022,29(3):479

学术进展

四、养生与康复

【概述】

2022 年,在养生与康复领域,气功疗法养生康复应用的研究、老年人养生康复研究、康养产品与服务的研发及养生康复的教学与普及研究明显增多,体现出养生与康复研究方面重应用的趋势。

1. 气功疗法养生康复应用的研究

杜雪莲等将 88 例行肩部损伤手术的患者随机分为两组各 44 例,对照组给予常规功能锻炼,观察组在对照组的基础上进行肩关节操功能锻炼,疗程 3 个月。结果:治疗后,观察组 Neer 肩关节功能评分高于对照组,差异有统计学意义($P<0.05$);观察组基本生活活动能力评分高于对照组(均 $P<0.05$)。研究表明,肩关节操能促进肩部损伤患者术后功能恢复,提高患者自理能力及生活质量。

刘锋等对形气神降糖行气法的临床疗效进行了观察,纳入 114 例受试对象,其中试验组 58 例,对照组 56 例。对照组保持正常生活作息,不进行任何干预;试验组练习形气神降糖行气法,60 min/次,7 次/周,疗程 3 个月。结果:与对照组比较,试验组干预后空腹血糖、餐后 2 h 血糖、糖化血红蛋白等生化指标显著降低($P<0.01$);2 型糖尿病 DMQLS 中 5 个因子的分值显著降低($P<0.01$)。研究表明,练习形气神降糖行气法能够改善 2 型糖尿病患者的生化指标,患者生活质量得以提高,生理功能得到改善,心理精神方面更加稳定;同时患者对治疗方案的满意度得到提高,对血糖的控制充满信心。

2. 老年人养生康复研究

(1) 理论研究 罗洪涛论述了老年群体的中医健身策略,从体医融合视域下中医健身养生理论分析了不同体质(气虚质、阳虚质、阴虚质、痰湿质、湿热质、血瘀质、气郁质)老年群体健身养生的策略,认为中医的体质辨证使健身人群能够了解自身的体质特点,有针对性地选择适合自身体质特点的健身运动项目,会极大提高健身群体的科学训练水平,提高健身效果,增进民众的健康水平。

(2) 临床研究 蒋旦丹探讨和研究了中医养生理念在心血管内科老年患者健康管理中的实践效果。将 166 例老年心血管患者随机分为两组各 83 例,对照组采用常规护理方法进行健康管理,观察组采用中医养生理念进行健康管理。结果:干预后,观察组患者的满意率 95.18%(79/83),对照组为 77.11%(64/83),$P<0.05$;观察组患者的入睡时间评分、睡眠深度评分、睡眠时长评分等,显著高于对照组(均 $P<0.05$);观察组患者的身体功能评分、心理功能评分、社交功能评分等,均显著高于对照组($P<0.05$)。研究表明,老年心血管内科护理患者应用中医养生理念及其护理方法后,能够有效缓解中医证候及负性情绪的情况,并且一定程度上提高患者对护理服务的满意程度,具有显著的应用效果。

李春艳等研究了住院老年患者中医养生保健知识、态度、行为的现状。对 288 位住院老年患者进行问卷调查,问卷由一般资料调查表、中医养生保健认知问卷组成。结果:住院老年患者中医养生保健认知总得分(91.89±10.95)分,在知识维度层面,老年人的年龄、文化程度、月收入、是否患有慢性病、是否定期体检的得分比较有统计学意义(均 $P<0.05$);在态度维度层面,老年人的年龄、是否患有慢性病、是否定期体检的得分比较有统计学意义(均 $P<0.05$);在中医养生保健层面,老年人的年龄、文化程

度、是否患有慢性病、是否定期体检的得分比较有统计学意义(均 $P<0.05$)。研究表明,住院老年患者具有一定的中医养生认知能力,但其中医养生保健行为有待提高,重点加强高龄、文化程度较低、患有慢性病的老年人的中医养生保健知识信息的宣传工作。

3. 康养产品与服务的研发

(1)康养产品 汤雯等收集整理了国内外康养家具研究现状及中医养生文化相关知识,调研分析了青年、中年、老年用户群体对康养家具设计的不同需求,探讨分析中医养生文化中的经络养生在康养家具结构设计中的可行性。通过合理的结构设计,对手部、颈部、腰背部穴位产生一定的刺激,可起到舒筋活络的功效,部分红木木材散发的淡淡香气也能安神醒脑,从而使此类家具的使用产生一定的预防疾病、防治亚健康作用。

李琳菊等分析了公众对中医养生知识智能问答 APP 的需求,提出了基于知识图谱的中医养生知识智能问答 APP 设计方案,并阐述其具体功能实现,指出其有助于为公众提供权威、可靠、便捷的中医养生保健知识服务,提升公众养生保健能力和水平。

(2)服务方面 黄培均探究了运用微信平台的中医养生保健指导对肥胖患者体重及生活质量的影响。将120例肥胖病患者随机分为两组各60人,对照组给予常规体重管理,观察组在其基础上运用微信平台给予中医养生保健指导。结果:干预6个月后,两组患者 SAD 量表中各维度评分及总分、HPLP-II 量表各维度评分、体重、BMI、体脂肪率、WHR 与干预前比较显著下降(均 $P<0.05$),而 SQLI 量表各维度评分及总分与干预前比较显著上升(均 $P<0.05$),且观察组变化幅度更大($P<0.05$)。研究表明,针对肥胖患者运用微信平台的中医养生保健指导,不仅可有利于患者社交能力的改善,且还可促进其健康行为的养成,从而起到减脂的效果,提高生活质量。

4. 养生康复的教学与普及研究

(1)教学研究 邓永志等对长春中医药大学康复治疗学专业课程体系重构与应用进行了研究。该研究从专业知识结构构建的依据、专业知识结构构成、专业知识结构比例等方面对中医院校康复治疗专业的知识结构进行了分析与探讨。认为该校康复治疗学专业课程具有以下特点:①注重专业特色人才的培养,突出中医药特色优势;②加强专业西医基础课和临床课学习,打造综合型康复治疗人才;③注重学生实践能力培养,打造实用型康复治疗学人才。

(2)普及研究 黄香妙研究了弘扬中医传统文化对骨科康复管理的价值。将62例患者分为两组各31例,对照组实施常规病房管理,观察组于对照组基础上弘扬中医传统文化。结果:观察组病房管理质量中药膳指导、中医技术应用、中医人文关怀、中医文化氛围评分高于对照组(均 $P<0.05$);观察组中医药护理质量指标中,中医科普宣教、中医药操作技能、中医骨科专科护理评分明显高于对照组(均 $P<0.05$);观察组医疗纠纷发生率明显低于对照组($P<0.05$);观察组患者对护理管理的满意度明显高于对照组($P<0.05$)。研究表明,弘扬中医传统文化不仅可提升骨科病房管理质量,还可提升医院护理管理质量,从而更好地服务患者,有效防范医疗纠纷发生,改善护患矛盾,提升患者对护理的满意度。

(撰稿:章文春 审阅:董秋梅)

【功法康复研究】

中医功法康复作为非手术保守治疗技术在临床中得到了广泛应用,具有节约医药资源,费用少,疗效好,不良反应小的特点,能够有效缓解疼痛,改善人体的运动功能及心理情绪。在日常保健、疾病治疗、术后康复以及感染新型冠状病毒肺炎后在康复方面具有突出的优势。

1. 日常养生保健研究

蒋旭民等通过文献研究,梳理和对比研究了用八段锦、五禽戏、易筋经的历史源流、功法特点、习练功效等。认为现代社会物质丰富,学习工作压力大,生活节奏快,精神紧张、亚健康普遍、慢性病多发,导引术这种非药物的自然方法很适合现代人习练普及。导引术"济世锦"是传承基础上的创新,其创编兼顾健康者、亚健康者、慢性病患者和老年人,适宜人群更广,具有理深、简便、安全、有效、易学的特点,身心同调,综合效果更好。

2. 疾病康复治疗研究

张莉等将94例慢性阻塞性肺疾病患者随机分为对照组与治疗组各47例,对照组患者接受常规治疗、健康教育、心理护理等,治疗组在此基础上增加呼吸引导康复操进行干预,30～60 min/次,4次/周,连续干预8周,比较两组患者治疗后6 min步行试验距离、日常生活活动能力量表得分、肺功能改善情况(动脉血气分析)、慢性阻塞性肺疾病临床调查问卷得分。结果:治疗后,两组患者生活质量及肺功能均有所改善,6 min步行试验距离增加,日常生活活动能力增强,且治疗组与对照组比较具有明显差异($P<0.05$)。

李阳等将72例腰椎间盘突出症患者随机分为两组各36例,对照组采用推拿手法治疗,30 min/次,3次/周;治疗组在对照组的基础上,采用易筋经功法锻炼,15 min/次,5次/周,疗程4周。比较两组治疗前后视觉模拟评分法(VAS)评分、疼痛分级指数(PRI)评分、SF-36量表评分及Oswestry功能障碍指数(ODI)量表评分。结果:治疗后两组VAS、PRI评分均较治疗前降低,且治疗组低于对照组($P<0.05$)。治疗后两组躯体功能、生理职能、躯体疼痛、总体健康、精力、社会功能、情感职能及精神健康评分均较治疗前升高,且治疗组高于对照组($P<0.05$);整体分析发现,ODI量表评分时间点比较差异有统计学意义($P<0.05$),进一步组内两两比较,

两组治疗2、4周的ODI量表评分均较治疗前降低($P<0.05$)。

周远丹将50例COPD稳定期患者随机分为两组各25例,对照组采用呼吸与危重症医学科常规护理,试验组在此基础上采用持续功法锻炼模式进行干预,疗程3个月。结果:治疗后,两组患者肺功能指标FVC、FEV1及FEV1/FVC值均升高,且试验组均高于对照组($P<0.05$);SGRQ量表中症状、活动能力、疾病影响评分均降低,且试验组均低于对照($P<0.05$)。研究表明,持续功法锻炼模式可改善COPD稳定期患者肺功能,并有效提高生活质量。

3. 术后辅助康复治疗研究

郑腾飞等将100例急性心肌梗死(AMI)患者随机分为对照组和观察组各50例,对照组采取丹红注射液治疗,观察组在此基础采用心脏康复有氧操治疗,疗程14 d。结果:在心肺功能方面,治疗前两组最大代谢当量(METs)、最大氧脉搏(VO2 Max/HR)、最大摄氧量(VO2 Max/kg)指标水平对比差异不强烈,差异无统计学意义($P>0.05$),治疗后,观察组各项指标改善程度相对更显著($P<0.05$);治疗前两组超敏C反应蛋白(hs-CRP)水平比较,差异无统计学意义($P>0.05$),治疗后,两组指标水平均降低,观察组降低程度更明显($P<0.05$)。研究表明,丹红注射液+心脏康复有氧操治疗是针对AMI行PCI患者的一种有效、可行且应用效果理想的治疗方案,患者心肺功能情况更良好,身心状态更佳,有助于进一步改善患者预后,提升生活质量。

王雪娟等认为心肌梗死患者在皮冠状动脉介入治疗(PCI)术后均存在不同程度的心功能受损或生活质量受限,术后的心脏康复尤为重要。八段锦、太极拳、五禽戏、易筋经及六字诀等是中国传统运动疗法的重要组成部分,均属于低强度有氧运动,能够有效改善人体的运动功能、心理状态及生活质量,可改善冠心病患者心肌细胞的功能,减少血管收缩,降低血管受损程度,改善微循环及心脏前后负荷,进而达

到提高心肺功能的目的,对冠心病患者心脏康复有较好疗效。

郑佳英等将 116 例接受甲状腺侧颈淋巴结清扫术治疗的患者,随机分为两组各 58 例,对照组应用常规护理,试验组在此基础上应用颈肩康复操,以观察颈肩康复操对甲状腺侧颈淋巴结清扫术后患者颈肩功能康复的影响,疗程 2 个月。结果:治疗后,两组患者颈部后伸、前屈、向患侧旋转、向患侧侧屈角度均增大,与对照组相比,试验组上述活动度增大更显著,差异有统计学意义($P<0.05$)。干预 2 个月后,两组 CMS 评分均提高,且与对照组相比,试验组评分更高,差异有统计学意义($P<0.05$)。试验组颈部僵硬、瘢痕挛缩发生率均低于对照组,差异有统计学意义($P<0.05$)。研究表明,颈肩康复操能有效提高甲状腺侧颈淋巴结清扫术患者后颈部活动度,改善肩关节功能,降低颈部僵硬、瘢痕挛缩发生率。

4. 新型冠状病毒肺炎康复治疗研究

蔡国锋等将 60 例新型冠状病毒肺炎感染后睡眠障碍合并抑郁的患者采用随机数字表法按 1∶1 比例分为易筋经功法组与对照组,各 30 例,功法训练前、易筋经训练 2 周及 6 周后进行随访,依据匹兹堡睡眠质量评分和汉密尔顿抑郁量表评估患者的睡眠质量及抑郁情况。结果:训练后 2 周及 6 周易筋经功法组与对照组相比 PSQI 评分差异存在统计学意义;功法训练后两组评分均有所降低;易筋经训练组训练后 2 周与训练前相比 HAMD-24 评分差异存在统计学意义,对照组训练后 2 周与训练前相比差异无统计学意义,两组训练后 2 至 6 周疗效差异无统计学意义。研究表明,易筋经功法对新型冠状病毒肺炎患者早期的睡眠障碍具有明显改善作用且在远期疗效方面也存在着积极意义,易筋经功法组与对照组相比对抑郁疗效显著,能够帮助患者尽早地改善抑郁状态。

(撰稿:李奕祺　审阅:章文春)

【古代养生思想研究】

现代养生的含义是指根据人的生命过程规律主动进行物质与精神的身心养护活动。关注健康养生是中国人骨子里浸透的精神,是几乎所有中国中老年的自觉意识及行为,中医古籍中的养生思想是一个取之不竭的宝库。

安宏等对我国现存第一部营养学专著《饮膳正要》的历史背景进行诠释。《饮膳正要》言:“保养之法,莫若守中,守中则无过与不及之病。”忽思慧认为保养之法乃以守中为要,不能有过与不及;由于金元时期的道教养生思想在统治阶级中的渗透,饮膳太医的药膳融入了道家保养精气的思想,但其中并无神仙之学,而是追求带有实用主义精神的安全有效的饮膳;《饮膳正要》开篇即言:“形受五味以成体,是以圣人先用食禁以存性,后制药以防命……若贪爽口而忘避忌,则疾病潜生,而仲不悟。百年之身而忘于一时之味,其可惜哉。”养生需明确食忌,不然百病由生,常人应淡五味、少思虑、不劳形神;若身有所偏,则应视其偏而有所养。

陈双进等对清代医家袁开昌所著的《养生三要》的精神养生思想进行了总结与概括。《说文解字》曰:“慈,爱也。”仁爱慈善地对待人与自然,是实现健康长寿的法则;《养生三要》云:“寡思虑以养神,寡嗜欲以养精……知乎此,可以养生矣。”由此可见,养神宜“俭”,袁开昌认为每个人能享受的自有定数,只有“俭”福才能够“福尝有余”;而愉悦的心情可以消除身心的疲劳以益寿延年;“仁者静”“智者动”,“静”即表示心神虚无杂念,看淡得失使心神清静而内藏;简而言之则为,“慈”以养神、“俭”以调神、“和”以怡神、“静”以安神的精神养生思想。

宋鑫等对元朝李鹏飞的《三元延寿参赞书》的养生思想进行了探索与总结。《三元延寿参赞书》曰:“人之寿,天元六十,地元六十,人元六十,共一百八十岁。不知戒慎,则日加损焉。精气不固,则天元之寿减矣;谋为过当,则地元之寿减矣;饮食不节,则人元之寿减矣。当宝啬而不知所爱,当禁忌而不知所避,神日以耗,病日以来,而寿日以促矣。"精气不耗,则天元之寿可养;而情志舒畅、起居有常则有利于地元之寿的保养;人元之寿则在于饮食有节;除此之外,按摩导引、行善积德也同样是三元延寿不可或缺的养生方法。李鹏飞的养生思想与方法具有较强的科学性和系统性,至今仍然值得人们去深度挖掘。

孟晓媛等从中医整体观分析《黄帝内经》养生理论。《内经》认为人与自然密不可分,唯有人与自然和谐相处,顺应自然,"法于阴阳""天人合一"方可延年益寿;"恬淡"是意识层面的淡然,"虚无"则属于心灵哲学层面的,"恬淡虚无"的状态是养生的理想状态;而"和于术数"则是侧重于人与社会的和谐;达到"恬淡虚无""和于术数"的身心状态,病安从来?《黄帝内经》从人与自然、社会以及人自身的身心健康的角度来探索人的养生规律,对新时代健康中国的发展有着积极的指导作用,探索养生新门径,为健康中国提供新智慧。

吕佳蔚等对魏晋时期著名玄学家张湛养生思想作了考证。《养生要集》和《列子注》是对张湛养生思想研究的重要参考,《养生要集》中体现了张湛博采众家之长,探求长生之术,以此则可颐养天年。而《列子注》中张湛尝试从个人的生死观以及人生终极目标的视角探索生命的存在与轮回,受道教与佛教思想的影响,其中的养生思想充满着玄学气息。张湛提倡在顺应自然的前提下享受生命本来的快乐,积极地探求养生之术以养天年。其养生思想于今仍具有重要的指导意义。

(撰稿:李奕祺　审阅:章文春)

【食疗养生研究】

药食同源一直是中医养生与治疗的组成部分,古语云:"三分药七分养""药补不如食补",通过食疗养生达到"治未病"的效果,食疗养生研究对于人口健康老龄化有着重要意义和作用。

高鹏飞等对宋代的药膳方剂特色进行了总结。发现宋代药膳方剂具有饮食清淡、素食为主的特点,且以肉食为辅,运用"同气相求"的理论以形补形;对宋代药膳方剂进行统计发现组方配伍多药食同用,中药为辅,而且食疗形式丰富,但多以粥羹为主。

孙朗等对清朝康熙年间成书的《食宪鸿秘》的食疗养生思想进行了总结。《黄帝内经》载有饮食配伍原则,为食疗养生的发展奠定了基础;《食宪鸿秘》中的食疗方多烹饪简易以存其本味,推崇味法自然的养生思想;书中食材虽丰富多样,但必求其精细洁净;五味入五脏,各有所偏,五味淡泊则可令人神清气爽少病,五味入五脏先入脾胃,脾胃之重,不容有忽;《食宪鸿秘》注重饮食勿多味,一二为佳;饮食有节,注重宜忌方可颐养天年。其蕴含的食疗养生思想于今亦不乏重要的教育意义。

陈天杭等总结归纳出王孟英在《随息居饮食谱·毛羽篇》中的中医食疗思想,指出毛羽类食物性味以"甘平"和"甘温"为主,其功效以归属于脾胃最为常见,但同时也具有营养全身、充养人体正气的功效。对于毛羽类食品的食治则仍需要遵循三因制宜的原则,追求理论与临床实践相结合。

李长玲等认为海派中医陈存仁对治疗神经衰弱如何运用食物疗法进行过重点论述,并对陈氏食治思想进行了探讨及总结。陈氏对脑神经衰弱患者的食治作了荤素分类,荤食方面提倡进食猪、羊、牛的脑及骨髓、鹿茸片、羚羊角的尖端、海狗肾以及胎儿的胞衣等,并参以药物;素食方面提倡进食核桃、葡萄、花生、芝麻、蘑菇、紫菜等;贫血引起的神经衰弱提倡"以肝补血"和"以血补血",龙眼肉和金针菜亦是不错的选择;而对于肺痨导致的神经衰弱则主张进服鸡汤,同时参以药材效果更佳。

叶彬华等认为可以通过对糖尿病患者辨证施膳,达到控制血糖、改善胰岛抵抗、降低体质量、改善氧化应激并辅助治疗并发症的目的。同样,糖尿病患者也有相应的饮食宜忌,如少食或不食含单糖较多的食物,且还应控制脂肪,尤其是胆固醇含量较高的食物摄入。在三因制宜原则的指导下,辨证施膳,防治疾病。

（撰稿：李奕祺　审阅：章文春）

【外科术后康复的内治法研究】

中医认为人体是一个有机的整体，临床外科手术后常导致体内气血亏虚。在外科术后的康复治疗中内服中药，可以达到减轻疼痛及炎症反应，缓解术后并发症，加快术后恢复等目的。

苏小强等将 144 例单节段腰椎间盘突出症患者分为两组各 72 例，对照组参照 2017 年国内发布的脊柱外科 ERAS 专家共识，对围手术期进行积极干预管理；观察组在此基础上加用补气活血汤，疗程 5d。结果：观察组术后首次通气时间、首次进食时间、首次下床活动时间、总住院时间均短于对照组，$P < 0.05$；两组患者术后当天血清 IL-6、TNF-α 水平比较，差异具有统计学意义（$P < 0.05$）；两组患者术后第 3 d 血清 IL-6、TNF-α 水平显著降低，且观察组低于对照组，$P < 0.05$；两组术后 JOA 评分和生活质量评分高于术前，$P < 0.05$；观察组术后 JOA 评分和生活质量评分高于同时期对照组，$P < 0.05$。

李伟等报道将 126 例肩关节镜下肩袖修补手术治疗的患者随机均分为两组，对照组给予常规西医对症药物治疗及术后进行系统运动疗法，观察组在对照组治疗基础上给予桃红四物汤加味治疗，疗程 3 个月。结果：治疗后，观察组肩关节功能 ASES 评分及肩关节的前屈、后伸、内旋、外旋各角度显著高于对照组，VAS 评分明显低于对照组（$P < 0.01$）；观察组肩关节功能的优良率高于对照组（$P < 0.05$）；治疗后，观察组血清 IL-6 和 TNF-α 水平显著少于对照组（$P < 0.01$）。

张智伟等将 68 例外科手术后非感染性发热（瘀血证）患者随机分为治疗组与对照组各 34 例，对照组给予西医常规治疗，治疗组在对照组基础上加大黄䗪虫汤口服治疗，疗程为 3 d。结果：治疗后，治疗组总有效率为 94.12%（32/34），对照组为 73.53%（25/34），$P < 0.05$；治疗组发热次数、用药后体温降

至正常时间、完全退热时间均短于对照组（均 $P < 0.05$）；治疗组治疗后发热、手术局部刺痛、肢体麻木中医证候积分均低于对照组（均 $P < 0.05$）。但两组皮下瘀斑中医证候积分比较，差别则不大。

刘海彬等将 216 例 Gustilo ⅢC 型开放性骨折患者随机分组，对照组 114 例实施早期显微外科修复治疗，观察组 102 例实施早期显微外科修复联合续断接骨汤治疗，疗程为 30 d。结果：观察组总有效率 98.08%（100/102），对照组为 88.60%（101/114），$P < 0.05$；观察组肢体功能恢复优良率为（62.75%、61.76%），对照组肢体功能恢复优良率（51.75%、50.88%），组间比较 $P < 0.05$；观察组骨折愈合时间明显更短，与对照组相比差异有统计学意义（$P < 0.05$）；观察组不良反应率为 10.78%（11/102），对照组为 22.81%（26/114），$P < 0.05$。研究表明，早期显微外科修复联合续断接骨汤治疗，可促进骨愈合，提高临床疗效，见效更快。

（撰稿：李奕祺　审阅：章文春）

【中药足浴研究】

中医对于足部养生的研究有着悠久的历史，早在秦汉时期的《黄帝内经》中就有相关记载。在小小的足部，就汇集着人体的六条主要的经脉，而中药足浴就是根据中医基本理论，辨证论治，选配适当的中草药进行煎煮取汁来足浴，进而达到防病、治病、保健及养生的功效。中药泡脚可以促进血液循环、新陈代谢、血压稳定，还可改善睡眠、驱寒除湿、舒筋活络，女性痛经也可通过中药足浴进行调理。

张彬等从络病理论出发，将 114 例糖尿病周围神经病变患者随机分为两组各 57 例，对照组给予西医常规治疗，研究组则在此基础上加上自拟中药-足浴联合疗法，疗程 3 个月。结果：研究组总有效率为 87.27%（48/55），对照组为 70.91%（39/55），$P < 0.05$；研究组正中、腓总神经的运动、感觉神经传导速度，均高于对照组，差异有统计学意义（均 $P < 0.05$）；两组不良反应发生率比较差异无统计学

意义。

张征宇等将 70 例寒凝血瘀型糖尿病周围神经病变患者随机分成两组各 35 例,对照组予以西洛他唑片口服治疗,观察组在此基础上给予消渴痹足浴方(红茴香根、艾叶、桂枝、细辛、辣椒、当归等)治疗,疗程 24 d。结果:观察组总有效率为 97.14%(34/35),对照组为 80.00%(28/35),$P<0.05$;观察组治疗后的症状总积分显著低于对照组($P<0.01$),感觉及运动神经传导速度均显著高于对照组($P<0.05$),血清 IL-6、TNF-α 水平显著低于对照组($P<0.05$);两组不良反应发生率比较差异无统计学意义。

张丽等将在医院进行分娩的产妇 248 例随机分为两组各 124 例,观察组给予中药擦浴及足浴进行干预,对照组给予温水擦浴及足浴,疗程 5 d。结果:观察组产后恶露量、宫缩痛持续时间、恶露持续时间及泌乳始动时间均短于对照组($P<0.01$);观察组产妇产后睡眠质量优良率高于对照组($P<0.05$);观察组产后并发症总发生率低于对照组($P<0.05$)。研究表明,中药擦浴结合足浴,一方面通过热力作用促进血液循环,进而促进产妇产后子宫收缩;另一方面通过药物作用达到活血化瘀、行经通络的作用。

谢斌将 124 例慢性肾衰竭患者随机分为两组,对照组给予金水宝胶囊治疗,观察组则用中药足浴(黄芪、连翘、党参、红花、艾叶、细辛等)辅助金水宝胶囊治疗,疗程 30 d。结果:观察组总有效率为 95.16%(59/62),对照组为 82.26%(51/62),$P<0.05$;相比于治疗前,两组治疗后的 hs-CRP、IL-6、TNF-α 和 ADPN 均下降,Ccr 均升高,BUN 和 Scr 均下降;治疗后,观察组 hs-CRP、IL-6、TNF-α 和 ADPN 低于对照组,Ccr 高于对照组,BUN 和 Scr 低于对照组,差异有统计学意义(均 $P<0.05$)。

胡淑玲等将 123 例胎动不安患者随机分为两组,A 组 62 例采用中药足浴(菟丝子、槲寄生、续断、杜仲、陈皮、砂仁)联合地屈孕酮治疗,B 组 61 例给予地屈孕酮治疗,疗程 14 d。结果:A 组总有效率为 95.16%(59/62),B 组为 85.25%(52/61),$P<0.05$;A 组患者 β-HCG、P、E_2 水平高于 B 组,糖类抗原 125 水平低于 B 组($P<0.05$);治疗后 A 组 SAS 及 PSQI 评分均低于 B 组($P<0.05$);治疗后 A 组中医证候评分低于 B 组($P<0.05$)。研究表明,中药足浴具有补肾安胎、行气固冲之效。

(撰稿:李奕祺　审阅:章文春)

【新型冠状病毒肺炎后遗症的康复研究】

赵玉斌等对"新冠后状态"的概念、发病机制、国内外的应对策略及治疗进展几个方面进行分析阐释,指出今后应对"新冠后状态"的最佳策略是从患者新型冠状病毒检测阳性时即开始进行综合管理和干预,并应贯穿始终,包括治疗期和康复期不同的干预和管理策略,并据此提出了制定符合新冠肺炎患者康复规律的全疾病周期中医综合康复方案的指导原则,包括以中医治未病思想为核心的"全周期康复",以中医理论为基础的"辨证康复",和以科学评估手段为基础的"精准康复"。

郭安等基于"肺炎并不是单纯急性事件,而是以急性期为主要矛盾的多系统慢性持续性疾病"的肺炎病程新认识,结合张伯礼教授提出的全周期干预的新型冠状病毒肺炎中西医结合康复治疗原则,根据新型冠状病毒的致病特点与新型冠状病毒肺炎恢复期的病机特点,主张采取"清""透""养"三法并施,相互协调、互为助力。清法之施为化其痰瘀、清净肺窍诸脏;透法之施为开达肌表、舒畅表里三焦;养法之施为培元固本,杜绝复发之机。以清中有透、透中兼养等治法改善患者整体状况,恢复机体"阴平阳秘"状态。

李芹等针对发生新冠肺炎的感染者依据恢复期不同的证型分类,提出恢复期相应治法,肺脾气虚证选用六君子汤加减治疗,中成药选用香砂六君丸、参苓白术丸、黄芪颗粒、玉屏风散等;气阴两虚证选用沙参麦冬汤加减治疗,中成药选用生脉散,贞芪扶正颗粒。并从中药、中医适宜技术、药膳、茶饮、情志、运动等方面予以个性化的中医相关治疗及康复指导。

王振伟等认为新型肺炎感染恢复期患者邪气已

祛,但正气尚为不足,或正气渐复,但邪气尚有残留,正邪交争,或重者脏腑虚损,气血失畅。因此中医学认为对于本病恢复期患者,应注重保护正气、益气活血、健脾补肾。针对新型冠状病毒感染恢复期患者,临证要首先及时辨清疾病的类型、状态和缓急,抓住主要症状,确定中医康复策略。在中医康复方案的选用上,注重突出症状的针对性治疗及机体整体状态的调整,从而促进新型冠状病毒感染后患者的整体康复。

张建斌等基于新冠肺炎恢复期患者的主要临床问题,结合中医药康复理念和技术方法,从评估和干预两方面提出了相应的对策。评估方面,主要是正气受损和余邪未尽,前者包括伤气、伤阴、伤形、伤神,后者包括夹痰、夹瘀;此外,还要兼顾患者的体质、年龄、性别等。干预方面,需要从形神相俱、攻补兼施、内外并用几个方面进行康复治疗,并提出了相

应的康复策略流程。

谷晓红通过梳理新冠肺炎后综合征的已报道临床表现及当前的康复实践指南,在中西医协同的康复实践背景下,结合中医疫病康复独特优势,探讨了中医学对疫病瘥后的认识以及疫病瘥后的防治思路,并提出针对新冠后综合征的中西医协同康复策略,包括提出整体观与系统观引领的中西医协同疫病康复模式制定"一病一策"与"一人一策"的疫病康复方案、建立多学科交叉联合疫病的系统康复平台、以及帮助疫病患者树立自助与助人相结合的主动康复理念。认为新冠后综合征需长期理性、动态关注。中医药在新冠肺炎患者康复中的实践经验需要加强梳理总结,把因人制宜、动静结合、综合调治的康复理念体现出来,前瞻性设计康复方案,高效执行,促进疫病患者的整体康复。

（撰稿：李奕祺　审阅：章文春）

［附］ 参考文献

A

安宏,徐世杰,高雅.《饮膳正要》养生思想的历史诠释[J].中国中医基础医学杂志,2022,28(4):500

C

蔡国锋,郭祀慧,庄哲,等.易筋经功法对新型冠状病毒感染后睡眠障碍患者睡眠与抑郁状态的影响[J].四川体育科学,2022,41(5):44

陈双进,王河宝,叶明花,等.《养生三要》的精神养生思想探析[J].中国中医基础医学杂志,2022,28(8):1220

陈天杭,嵇冰.王孟英《随息居饮食谱·毛羽篇》食疗特色简析[J].浙江中医药大学学报,2022,46(2):152

D

杜雪莲,陈湛超,彭映,等.基于五禽戏功法的肩关节操对肩部损伤患者术后功能的影响[J].河南中医,2022,42(5):786

G

高鹏飞,方向明,孙朗.宋代药膳方剂特色探析[J].环球中医药,2022,15(4):618

谷晓红.中西医协同模式下的疫病康复策略——以新型冠状病毒肺炎后综合征为例[J].北京中医药大学学报,2022,45(8):757

郭安,张硕,封继宏,等.从肺炎病程的新认识探讨新型冠状病毒肺炎中西医结合康复实践[J].天津中医药,2022,39(7):841

H

胡淑玲,周意,田丹.中药足浴联合地屈孕酮对胎动不安患者焦虑情绪及睡眠质量的影响[J].西部中医药,2022,35(1):135

J

蒋旦丹.中医养生理念在老年患者健康管理中的应用

［J］.中医药管理杂志,2022,30(9):186

蒋旭民,郭家杞,戚圆圆,等.从现代几种常见导引术对比研究看导引术传承创新［J］.时珍国医国药,2022,33(2):444

L

李芹,陈志斌.福建省新型冠状病毒感染者恢复期中医康复指导建议(2022年版)［J］.福建中医药,2022,53(4):1

李伟,黄肖群,汪道明,等.桃红四物汤加味联合运动疗法对肩袖损伤术后患者康复的影响［J］.吉林中医药,2022,42(6):699

李阳,王文奕,司梦冉,等.易筋经功法锻炼在腰椎间盘突出症缓解期患者中的应用效果［J］.中国医药导报,2022,19(25):124

李长玲,崔为.陈存仁"以食疗病"治疗神经衰弱思路探析［J］.吉林中医药,2022,42(1):20

李春艳,邝双佳,时春红.住院老年患者中医养生保健知识、态度、行为现状研究［J］.湘南学院学报(医学版),2022,24(2):56

刘锋,刘争强,章文春.基于中医行气技术的形气神降糖行气法红外热成像检测与临床疗效观察［J］.中华中医药杂志,2022,37(12):7387

刘海彬,孟广谦,唐雷,等.续断接骨汤联合早期显微外科修复治疗Gustilo ⅢC型开放性骨折的效果［J］.实用中医内科杂志,2022,36(8):126

罗洪涛.体医融合之中医对老年群体运动健康的指导作用及矫偏策略［J］.当代体育科技,2022,12(35):111

吕佳蔚,王振国.张湛生平与养生思想［J］.中华中医药杂志,2022,37(3):1609

M

孟晓媛,刘继东,段阿里,等.《黄帝内经》养生理论的内涵与当代价值［J］.中华中医药杂志,2022,37(2):989

S

宋鑫,蒋维昱,朱朕,等.李鹏飞《三元参赞延寿书》养生思想探析［J］.中国中医基础医学杂志,2022,28(7):1042

苏小强,王向阳,高晔,等.快速康复外科理念下补气活血汤对腰椎间盘突出症术后患者腰椎功能的影响研究［J］.

陕西中医,2022,43(1):73

孙朗,许霞.《食宪鸿秘》中的食疗养生思想［J］.浙江中医药大学学报,2022,46(9):1032

W

王雪娟,王庆高,龙杰,等.传统运动疗法对经皮冠状动脉介入术后心脏康复的影响［J］.河南中医,2022,42(4):601

王振伟.上海市新型冠状病毒感染恢复期中医康复方案专家共识(2022年第2版)［J］.上海中医药杂志,2022,56(8):1

X

谢斌.中药足浴辅助金水宝胶囊治疗慢性肾衰竭患者的疗效分析［J］.中医临床研究,2022,14(26):118

Y

叶彬华,林莉,郑凯林.中医食疗在糖尿病治疗中的应用初探［J］.中国中医药现代远程教育,2022,20(3):199

Z

张彬,杨英俏,万亮,等.基于络病理论自拟中药-足浴二联法治疗糖尿病周围神经病变的疗效观察［J］.世界中西医结合杂志,2022,17(8):1605

张丽,袁路路,黄锦.中药擦浴及足浴在产妇产后恢复中的应用［J］.实用中医内科杂志,2022,36(8):111

张莉,张欢,张晓茹,等.呼吸引导康复操对慢性阻塞性肺疾病人群生活质量及肺功能的影响［J］.现代中医药,2022,42(3):105

张建斌,赵裕沛,乔汪大治,等.新型冠状病毒肺炎恢复期患者的中医康复策略［J］.南京中医药大学学报,2022,38(1):45

张征宇,陈礼平,吴静,等.消渴痹足浴方联合西洛他唑片治疗寒凝血瘀型糖尿病周围神经病变临床疗效观察［J］.中华中医药杂志,2022,37(3):1837

张智伟,胡仕祥,赵哲.大黄蛰虫汤治疗外科术后非感染性发热(血瘀证)疗效研究［J］.中国中医急症,2022,31(1):46

赵玉斌,肖颖,崔淑华,等."新冠后状态"人群的中医综合康复研究策略［J］.中医杂志,2022,63(14):1313

郑佳英.颈肩康复操对甲状腺侧颈淋巴结清扫术后患者颈肩功能康复的影响[J].中医外治杂志,2022,31(3):72

郑腾飞,王东伟,霍刘彬.探讨丹红注射液联合心脏康复有氧操对经皮冠状动脉介入治疗(PCI)术后的影响[J].实用中医内科杂志,2022,36(1):83

周远丹.持续功法锻炼模式在慢性阻塞性肺疾病稳定期患者肺康复中的应用效果观察[J].基层医学论坛,2022,26(30):50

五、医史文献

（一）古籍文献

【概述】

中医药古籍文献蕴含着丰富而宝贵的原创思维、独特理论和实践经验，是养生保健、防病治病理论与方法的宝藏，也是中医药科技创新和学术进步的源泉。一年来，中医药古籍文献研究方面，涉及研究方法和学术内容的成果不断涌现，出土医学文献的研究日渐成为显学，运用信息技术对于中医药古籍文献的挖掘和利用也越来越受到重视，对于本草和经典名方进行考证的文献逐年增加，出现了一些有价值和意义的成果。

在传统中医文献研究方面，李传芬等对《澹生堂藏书目·医家类》内容进行考述，对其所著录的中医文献进行了归纳分类，探究了该目录的特点与价值，认为私家藏书目录可以补充官修、史志目录之不足。邓景鹏、徐建新、张絮雨等分别对《孟氏幼科》《陶隐居集》《饮膳正要》三种医籍从版本学角度进行考证。黄龙祥等对北宋校正医书局先后4次校正《素问》的工作进行了审察，认为其虽有功于王冰注本，但受时代和条件的局限，在底本选择及书名厘定等重大问题上以及其他诸多细节上都出现了失误，特别是以王冰注本《素问》《针灸甲乙经》为模板统改其他早期医籍的引经文本，导致传世早期重要医籍的旧貌失真。另外，朱传磊等对上海图书馆馆藏抄本医书《增补〈病机提要〉》进行考析，认为稿抄本医书是中医古籍文献的重要组成部分，具有很高的学术和临床价值，值得重视。

在脉学医籍研究方面，王超等对《脉法赞》篇章中关于"官"与"府"之义，"关前一分"的具体位置及其所主，以及"人迎"与"气口"的具体位置及其作用等问题进行了探讨分析。孙畅等对清代医家李延昰所著《脉诀汇辨》从脉位法天地五行，脉有阴阳亢制，脉与四时运气相应，不失人情、四诊合参4个方面，探讨该书的辨脉思想，对临床脉诊的运用具有指导意义。金丽从"四部五论"研究余显廷脉理学，其脉学理论宗四圣和滑寿，对阴阳脉理与脉之形象、意象认识颇有理致，将音乐心理"同构联觉"与中医脉诊象思维对比，认为脉之意象较之脉诊客观指标更具妙境。周登威等对王叔和《脉经》中《平三关病候并治宜》进行研究，认为其脉法可以追溯至《难经》，是"独取寸口"式脉法的进一步发展，其治则、治法、药方等特点又与东汉末年的华佗学派有一定的同源性。

对中医古籍进行数据挖掘是近年来的热点，其研究结果在一定程度上可以指导中医科研、教学和临床。比较多的是对中医药古籍记载的治疗某一疾病的用药规律的研究，张璐、马向梅、郭明佳、罗石任、毛晨晗等对《普济方》《圣济总录》《太平圣惠方》《古今名医临证金鉴》等医籍中记载的关于癫痫、消渴、咳、骨痹、心悸等的用药规律进行归纳总结。也有学者从医案角度出发进行数据挖掘，总结临证经验，探讨古方用药。应用的研究方法有复杂系统熵聚类分析、知识元标引、频次统计、关联规则分析等，中医传承计算平台是常用的平台。

在文献考证方面，潘彦坤、宋白杨等分别对《玉烛宝典》《医学纲目·小儿部》征引文献进行考证。

孟玺等对《苏沈良方》收录苏轼与沈括 200 余条医论医方作者进行考证,确定出自沈括者 86 条,推测出自沈括者 89 条,确定出自苏轼者 46 条,推测出自苏轼者 12 条,出自苏辙、富弼者各 1 条。

近年来,国家陆续发布《古代经典名方目录》,从古代医籍入手对经典名方进行考证的研究成果逐渐增多。一是对于经典名方考证的关键问题进行研究,如詹志来等对经典名方药物考证的关键问题进行分析,提出要点建议;二是对经典名方的组成、历史沿革、剂量、炮制、临床应用等关键问题进行研究,如王思璀、王元彪、王进宝、曾瑾等对于当归六黄汤、瓜蒌薤白半夏汤、桃核承气汤、小续命汤等的研究;三是对处方中药物基原的探讨,如赵佳琛、吴振宁、姜慧、徐薮芳、王艺涵、钱锦秀等分别对经典名方中的阿胶、巴戟天、薄荷、槟榔、川芎、大枣等进行考证,正本清源。另外,祁祥等对近 10 年经典名方真武汤的研究状况进行文献计量学研究与可视化分析,发现代谢组学、分子生物学、新药的制剂提取方法、网络药理学、名医医案的数据挖掘等研究方法是该领域近年来的研究热点及趋势。

2022 年 4 月,中共中央办公厅、国务院办公厅印发《关于推进新时代古籍工作的意见》,也对中医药古籍工作提出要求,提供遵循,中医药古籍工作日益受到重视,成为中医药传承创新发展的重要任务。值得一提的是,陈仁寿对当前中医药古籍工作存在的问题进行了系统总结,提出了建议。他认为,目前还存在古籍调研和利用困难、已出版的古籍质量参差不齐、数字化整理尚需加强、高水平编校人才缺乏等问题,应加强古籍整理重要性的宣传,制定古籍整理相关章程,不断提高古籍整理质量,大力培养编校人才,加强多学科协作等,多措并举,促进中医药古籍整理工作高质量开展。

(撰稿:张丰聪　审阅:王振国)

【涉医出土文献研究】

近年来备受关注的《天回医简》由文物出版社出版,此外,包含涉医文献的《乌程汉简》《张家山汉墓竹简(三三六号墓)》也分别由上海书画出版社和文物出版社出版。

张如青等回顾了出土简帛医学文献研究的百年历程,从学术史角度进行梳理分析,在充分肯定取得的成就、总结成功经验的同时,找出尚存在的问题与不足,并对今后研究作前瞻性的思考与简述。

丁媛根据出土简帛和传世典籍中的记载,梳理了"损至脉"学说的发展脉络。李海峰分析了简帛医书中的踝部诊脉法,同时考察此法在传世医籍中的流传情况。李海峰认为马王堆汉简《天下至道谈》和张家山汉简《引书》中的"阴气"皆当释为"阴器之气",专指男阴之气,再结合《素问·阴阳应象大论》相似内容,发现"阴气"的概念内涵在后世被逐渐泛化、改变。

在简帛文字考释方面,既有对以往出土医药简帛文献的精耕细作,重新释读,也有对新出土医药简牍文献的考证。陈剑指出马王堆汉简《十问》简 98 的"秌㥁"和银雀山汉简《定心固气》简 2133 的"愻惕",皆应释读为"詙惕(荡/盪)",义为"受外界引诱而心神动荡不定";张家山汉简《脉书》的所谓"柭(矢)段(瘕)",应改释为"族段(瘕)","族"字有"聚"义;马王堆帛书《阴阳脉死候》的所谓"襄"字应改释为"衷","衷"与张家山汉简《脉书》旧被目为"雅"之误字的"雕",俱应读为"目熟视"义之"䁤"。周家台秦简 378"□□歀(饮)食,即女子,蚤(早)巳(已)",广濑薫雄补释了"歀"上的两个残字为"禁毋",意谓不要饮食,然后做房事,病很快就治愈。此外,方勇、钟如雄、萧旭、刘建民、杨蒙生、晁福林等撰文对马王堆医书中的字词进行考释、辨析、补释。袁开惠、赵怀舟对天回老官山汉墓医简《医马书》简 27 的字词进行考释。侯乃峰对清华简的三首病方进行考释,如指出"􀀀瓠"当释读为"卵瓠",指圆形的葫芦。张雷考证了简帛医学文献中"釜""鍑""鬲"三种炮制器具,并结合出土实物和传世文献的记载论述其器型和使用情况。

顾漫等借助天回老官山汉简,对《黄帝内经》相关文句的校勘训诂提出新的意见。罗恰利用出土战国楚文字材料,对《素问》中两处字词提出校解意见,并分别作出解读。丁媛等举证以敦煌医经类文献校正传世相关文本九例,发现除在文字词句上,敦煌医经类文献对传世文献有重要的校勘意义外,同时也是梳理医经类文献文本流传与演变的关键环节。

王兴伊对吐鲁番出土《耆婆五脏论》《诸医方髓》进行重新校注,在文书出土地、抄写时间、编号、形制、文字辨析、册页装订等方面均提出新见。张如青对法藏敦煌写本 P.3960 重作校释,修正了既往研究中的一些讹误,如"戏""敛"等,首次得到破释;并依据出土与传世医籍,分析古代三类房中文献——房中养生理论、房中术、房中方的特点。于业礼等对 ДХ00613＋P.3287 长卷进行考察,从内、外两个方面提出证据,证明该写卷所载实是一部独立的脉学专著。陈陬等探讨了德国藏吐鲁番出土医方残叶 Ch.396 所载"黑神散"方,考察其主治内容与《太平惠民和剂局方》卷九《治妇人诸疾》中"黑神散"相似,并进一步梳理传世医籍中相关医方,发现其中以"产后方"为名者流传最广。还指出黑水城 TK187 中的"逐产方"医方与 Ch.396 所载医方存在着"同名异方"的关系。

魏玉婷等梳理了敦煌针灸文献涉及经络循行、腧穴名称及定位的有关资料和现代研究。总结发现,由背俞穴距椎节两旁 2 寸 3 分的取穴法推测出的经络理论包括人体横向经脉学说、膀胱经单线循行学说、膀胱经经气流注学说;敦煌针灸文献中记载的特有古穴 38 个,与现在经络腧穴学同名异位的腧穴 14 个。这对了解隋唐以前经络腧穴理论的发展演变过程具有重要意义。

(撰稿:丁媛　审阅:王振国)

【《本草图经》研究】

郑晓雯等对《本草图经》草部、木部的药图类型进行研究,梳理书中草木部药图的数量及类型特点。计草部、木部共有药图 568 幅,占总药图的 60％,占植物药图的 76％,这些药图可分为"原植物图""药材图""植物与药材图""植物及其生境图"4 个类型。"原植物图"中又可细分为"有根部的完整植株图""有根的局部地上部分图""绘有地面线的植株图""无根植株图""折枝图"5 个类型。其中,"折枝图""有根部的完整植株图"等药图的取材与今采集植物标本的基本原则一致;"植物与药材图"与"药材图"两类型反映出《本草图经》的编者是依据药材市场调查或征集到的药材标本绘制的。这些药图对物象刻画细致入微,既反映了药用植物和药材的特征,又具有很高的艺术性。《本草图经》药图与"图经"内容相辅相成,将绘画艺术与自然科学相结合,是为早期植物科学画雏形。

赵典等学者通过对《本草图经》中植物药的附图、产地、真伪优劣等记载进行数据统计后发现,《本草图经》具有图文并茂、鉴别有法、注重产地等成书特点,体现了苏颂注重创新、实事求是的学术思想。

方清影等学者对《本草图经》中涉及今山东省的草木类药图进行了考证,《本草图经》有 48 幅药图名称涉今山东省区域,其中草木类药图共 42 幅,分属 7 个州军。其中以兖州、齐州、淄州药图篇幅最多,反映了北宋时期该地区的中药资源利用水平。"单州菟丝子"图刻画了菟丝子属植物吸器,"兖州茯苓"图如实描绘了野生茯苓生境,可见《本草图经》绘图者开展了细致严谨的实地调查,体现了《本草图经》"仔细详认根、茎、苗、叶、花、实,形色大小,并虫、鱼、鸟、兽、玉石等,堪入药用者,逐件画图"的要求。

尹旻臻等考证《本草图经》涉及今浙江省州军冠名的 30 幅药图。发现浙江省道地药材"台州乌药"以及"浙八味"中"浙白术""笕麦冬""温郁金""浙贝母"的历史分别可追溯到《本草图经》"台州乌药""越州白术""睦州麦冬""温州蓬莪茂""越州贝母"图,为浙江省道地药材及特色中药资源研究提供了宋代本草图文史料。

林巧贤等将《本草图经》196 种植物药的采收时间与 2020 版《中华人民共和国药典》信息进行对比,发现 69 种采收时间古今一致的植物药,占总数的

35.2%；14种古今采收时间完全不同的植物药，占总数的7.1%；113种古今采收时间存在差异的植物药，占总数的57.7%，其中以现代采收时间较古时采收时间有所增减的植物药居多，并据此得出结论：古今植物药采收相关信息存在差异，原因多集中于物种、产地、温度、降水等。

林露萍等认为，《本草图经》本经外类的民间草药多分布于中国南方，对水分有一定要求；对采收的记载符合所需采收植物部位的生长特点，加工成本低、简便易行，符合民间百姓生活特点，且适应南方潮湿天气；其运用的类比手法为民间草药的发展考证作出了贡献；所记载的药材功效，符合南方地区常见病证，药材的配伍等也体现出中国古代劳动人民的智慧，对现代医药学的发展有重要意义。

闫霖等认为，《本草图经》记载了中国历代医家防瘟抗疫的宝贵经验，其将治疗瘟疫类疾病的药物按类别、主治、附方等进行归纳，并标明卷数及其参阅前贤本草医籍文史资料。

（撰稿：杨丽娜　审阅：王振国）

【中医翻译研究】

1. 术语翻译

周恩等认为，近30年来国内外对中医药术语英译研究主要集中在英译原则与策略、英译标准化和英译思想评介3个方面：①中医药术语英译原则主要包括"目标导向""来源导向"和"双重翻译原则"三种。目标导向原则，是坚持科技翻译为主；来源导向原则是坚持文化翻译为主，推崇保持中医原貌，保留中医药独特的文化特色和术语体系；双重翻译原则是结合科技翻译和文化翻译，传递中医药术语的文化与医学内涵。②中医术语标准化研究越来越受到国内外学者的关注并发布了一系列中医药术语标准。③中医药术语英译思想的评介研究主要集中在对李约瑟、Wiseman N、Porkert、Maciocia等学者的中医翻译思想。周氏等还指出，目前中医药术语英译研究存在重技巧、轻理论；缺乏对中医术语标准

的多版本比较；缺乏实证研究的方法；缺乏术语海外传播的相关研究等问题。提出中医术语英译研究应加强中医药术语英译理论研究和学科建设，开展基于术语特征内涵和语料库的术语英译研究，要注重术语英译的传播与接受效果研究，有效提高术语的英译质量和传播效果，构建融通中外的中医药术语英译话语体系。

洪梅等认为，中医药术语翻译策略可分为异化和归化。归化力求符合译入语的语言及文化，以读者为导向；异化追求保留原文语言及文化的特色，以原文为导向。然中医术语的翻译并没有正误之分，直译法能反映出中医对疾病的理解，传达学术和文化内涵；而意译法则侧重西医的对应。洪氏等提出，应该采用双译法甚至多译法处理中医病名的翻译，并以"瘤"相关的病名为例，比较了《世界卫生组织西太区传统医学术语国际标准》《中医基本名词术语中英对照国际标准》，2005版《中医药学名词》及2014版《中医药学名词》中相关病名的翻译。还指出，中医病名翻译是一个及其复杂的问题，始终应该以概念为中心，无论古代病名还是现代病名，皆应借助灵活的翻译方法，保证中医术语翻译的质量。

毛春华认为，中医基本术语分为两类：一类是普通词汇，如头、脚、心、肺、肝、脾、肾等身体部位和器官组成的中医术语；另一类是以隐喻的方式引申出来的中医专有名词，如穴、经、脉、络、窍、正、邪。前者，英文中大多有对等的内涵词；后者，为隐喻引申出来的词汇，蕴含着丰富的中国古代医学、文学和哲学等文化内涵，难以实现信达雅的翻译目标。为此提出两条翻译原则，即信息传递原则和文化传播原则。信息传递原则侧重将原文承载的信息准确的传递出来，文化传播原则是鼓励译者在传递中医知识的同时，选用合适的翻译技巧处理文化缺省。且中医术语翻译方法有5种：直译法、音译＋注释、意译法、音义结合法、套译法。

王彬对从文献考证的视角，对中医典籍中古今异义病名"霍乱"和"伤寒"所产生的历史原因进行分析，并对《本草纲目》《灵枢》《素问》不同英译本的不

同译法进行剖析。认为，西医东传中中医术语被不严谨借用，从而扩大词义造成古今异义病名是中医典籍翻译难点之一。译者在翻译中医典籍中古今异义病名时，应基于历史语境厘清古今异义病名的文化内涵，借助直译和注释，翻译中医典籍古今异义病名。在确保对原语文化保真的同时，尽可能合理运用病名中蕴含的病症等中西医学文化共性元素表述相关文化信息，降低文化信息的陌生度，增强其易接受性。

基于谢竹藩《中医药常用名词术语英译》、李照国《中医名词术语英译国际译本化比较研究》及WHO西太平洋地区传统医学名词术语国际译本世界卫生组织三个译本中的中医妇科术语的英译进行比较分析。认为"试胎""月经先后无定期""月经涩少""经行发热""倒经""小产""绝经前后诸症"的英译基本一致，而"季经""五不女""试水""崩漏""妊娠腹痛""子悬""难产"的英译不一致，并就三个一本的英译进行深入分析，最后认为中医妇科术语翻译有难度，术语英译的标准化和统一性存在缺陷。中医妇科术语的翻译不仅要传达本身内涵，还要力求保留民族文化特色，尽可能"原汁原味"向读者呈现中医妇科术语的本意。

王彬对健身气功领域涉及的中医术语进行深入研究，指出健身气功文化走出去的重要手段之一是书刊的译介出版，而健身气功术语存在大量的极具文化特色的术语，其翻译时往往难以找到与之对应的词语。译者不能简单地借助音译或意译的手段实现文化的有效传递。在翻译此类术语时，可以在音译或意译之后，通过注释、插图等副文本策略来实现必要的文化信息补偿。且以《易筋经》《五禽戏》译者对中医术语"章门""命门"等的英译为例，提出中医术语翻译成败的关键取决于副文本策略的效度，翻译时可利用应用性说明文体的特色，借助序言、注释、附录、插图等副文本再现正文中被隐藏的文化信息。采取务实中求真的副文本之道，提升健身气功"走出去"的文化传播效度。

2. 典籍翻译

刘岩等从书名、作者、出版社和出版时间对9部日本国立国会图书馆中《黄帝内经》相关书籍日译本信息进行梳理。认为，《黄帝内经》在中日官方与民间中的传播最早可追溯到遣唐使访唐时期，而真正被日本人翻译成日文却是在20世纪60年代。其日译本可分为全译本、和训版、注解版、意释版。对《黄帝内经》在日本的传播形式以视频和书籍两种为主。

胡吉等从生态翻译学的视角对李照国《黄帝内经》英译本和文树德与Hermann Tessenow协作的英译本进行考察，剖析和解读《黄帝内经》核心哲学理念"形"与"神"的相关翻译。认为李照国译本善用释意法，更好地保留译文的可读性与存真性；文树德译本则凸显以跨文化传播为导向的介译学观点为主。《内经》中的"形"既可泛指"形体"，也可表示"外貌、形象"。在表示广义的形体时，可译作"body"，特指血肉之躯且暗含康健之狭义时，可译为"physique"。为了保留"神明""神志""神气"等专有名词中医药文化韵味，建议采用直译加注的译法。如在表示"意识"之意，且单独使用时，可译作"spirit"。而在"形神合一"的原则下，"形"与"神"同时出现时，建议译作"Xing and Shen（body and spirit）"，在一定程度上保留韵律与形式的双重美感，又不失中医药文化的格调，以建构专业规范的传播模式。

沈雨雷等从生态翻译学的视角分析了罗希文的《本草纲目》英译本，认为该译本适应内在的生态环境，还适应当时外在的生态环境。内在环境主要指译者需要具备的汉语知识、英语知识、翻译能力及中医专业知识；外在环境是指该译本适合翻译历史的发展，突破了未有《本草纲目》英译本的局面。从语言维度、文化维度和交际维度来看，罗希文《本草纲目》译本借助括号加注解等策略，将中医药内涵完整地表达出来，适合中医文化的传播；以"四气五味""发明""坤离"等词为例，罗希文《本草纲目》译本更好地传达了原文的意义。

刘帅帅等认为,《温疫论》的英译体现了译者在翻译活动中的中心地位,对原文的语言形式进行适应性转换,并且对翻译生态环境进行了适应与选择。但是部分译文与原文的内容并不对应,影响了中医文化的有效传递,译者的一些理解错误也限制了原文的交际意图在译文中的体现。

王珊珊等分析《饮膳正要》首部英译本的书名、医理、中医术语、名物、民族特色膳食名称、养生观念及饮食禁忌等内容,指出民族医药典籍的翻译应跨越语言与文化的鸿沟、注重求同存异、忠实原作、秉承弘扬民族性原则、灵活融合多种翻译策略与方法,在保持民族医药文化特色的基础上,准确、恰当地对民族医药典籍进行翻译,以助推中医文化的对外传播。

胡永等指出,《备急千金要方》的首译者 Sabine Wilms(碧悦华)师从美国芝加哥大学东亚系教授 Donald Harper(夏德安),主要从事《黄帝内经》《千金方》等传统医学文献及中国历史文化研究。Sabine Wilms 对书名采用"音译＋直译"的翻译方法,从服务读者的角度出发,保存了中医药文化的"异国情调";对方剂名的翻译,采用"释义/功效＋剂型"的模式,如实反应源语的文化特色;对中医文化负载词采用注解/脚注的方式,弥补正文背后的文化信息。

杨雯珺等提出,中医典籍时间翻译之表述方法:①对于对仗句式的时间表述,如"旦慧、昼安、夕加、夜甚"等,可在保留原有句式的基础上,按目标语表达习惯进行直译,增强回译性;对于顶真修辞形式,应采用归化策略,进行简译,以适应英语读者的语言表达习惯,平衡忠实与达意两个翻译基本原则。②对于具体时间表述,如果简单明了,或有对应表达,应积极借用现有标准或约定俗成的表述,如"春秋冬夏"可常规顺序直译;若没有对应表达,如"孟、仲、季",可采用音译和意译加注法,呈现原文样貌;若为不常用的表述,如"八正",可解释或采用音译加注的方法进行意译。③对于模糊时间表述,如"食顷"和"行十里顷",可采用直译加注法。

《伤寒论》首部西班牙语节译本 Shang Han Lun: Tratado Sobre Enfermedades Febriles,译者为胡里奥·加西亚·洛萨诺(JulioCarcia Lozano)。杨倩以功能翻译理论为指导,对该译本文化负载词翻译进行了研究。

3. 翻译理论

王珊珊等指出,翻译历史上"不可译"的现象常常出现,如唐代高僧玄奘在佛经的翻译中提出了"五不翻"的原则,英国著名语言学家和翻译理论家 J.C. Catford 明确定义"不可译"为"如果不能将功能上相关的语境特征建立在译语文本的语境意义中,就无法进行翻译或者说出现了不可译性"。中医根植于中国古代哲学和传统文化,在语言属性及文化属性上都具有独特性、抽象性和模糊性,存在不可译的现象。从语言角度来看,中医理论中独有的概念,如"阴阳""五行""经络""天癸"等都不可译;从文化层面来看,中国古代医家的思想和情感也存在不可译性,如《内经》中的经典语句"正气存内,邪不可干",既是治病的指导原则,亦承载着丰富的中华传统文化思想。其实中医翻译不可能做到完全对等,不可译现象是中医翻译中确实存在的事实,不可译具有相对性,实践过程中,尽可能译出中医文化之"真"和"美"。

程颜等指出,李照国《黄帝内经》译本中"摹状"修辞格有三种形式,即摹声、摹色、摹形;其"声象""物象""形象"的内涵为形式与意义并重,既准确诠释其医理,又充分展示中医文化符合;"象"的塑造,充实与拓展当代中医典籍翻译的学术视野与研究空间。

于洋等认为,中医文本的英译不应当机械地恪守忠实原则或刻板地追求"完全对等",应当综合考虑源语、译文、译者、译语读者、翻译过程等多种因素。翻译过程中,译者应当充分熟悉中医源语所承载的语言特征和文化内涵,处理好形合与意合的协调、归化与异化的协调、译者主客观性和译文形式与内容的协调。同时还应当注重语言民族性与自然性的协调、艺术性与科学性的协调、英汉民族思维的协调。有效提高译文的质量和可读性，促进中医药文化的对外交流与传播。

柏茜茜等提出规范中医英译标准，运用多样的译法，培养优质的中医翻译人才等策略，以实现中医文献发精准翻译，及促进中医药文化国际交流与传播。

刘成等认为，中医文化对外传播内部存在中医药翻译缺乏统一标准、中医药复合型人才缺乏等问题；外部存在中医药海外传播缺乏法律保障、文化差异、贸易壁垒、缺乏规范化培训等问题。今后我们应加大力度明确中医药文化传播的内容与目的，促进中医翻译理论体系研究及术语标准化，加大国际合作与中医翻译人才培养，推动相关产业发展，进一步推进中医药文化"走出去"。

王珊珊等通过比较2020年2月人民卫生出版社出版发行的《新型冠状病毒肺炎防控和诊疗指南（英文版）》，2020年3月国家中医药管理局官网发布的《新型冠状病毒肺炎诊疗方案（试行第七版）中医方案部分（中英对照）》，2020年12月中国中医药出版社发行的《新型冠状病毒肺炎中医诊疗手册》英文版，提出新冠病毒肺炎诊疗方案应当属于信息型文本，译者在处理该类文本时，应关注文本的内容，加强信息传递效果，必要时甚至可以改变源文本的形式，以达到传递信息的目的，尽可能传递与原文等量的概念和信息，实现文本的信息功能。助力中医药在世界医疗保健中发挥更重要的作用。

（撰稿：王尔亮　审阅：王振国）

［附］参考文献

B

柏茜茜，杨帆.中医学跨文化交流与国际传播英译策略[J].湖南中医药大学学报，2022，42(6):1032

C

蔡清柱，黄泽豪，杨红霞.苏颂及《本草图经》现代研究的文献计量学分析[J].中国民族民间医药，2022，31(4):57

晁福林.说《五十二病方》的"弁"——兼论关于疥螨的最早记载[A].见:简帛(第二十四辑)[C].上海:上海古籍出版社,2022:117

陈剑.读简帛医书零札四则[J].中医药文化，2022，17(5):398

陈陗，沈澍农.吐鲁番医药文献"黑神散"方考——兼论黑水城医药文献TK187之"逐产方"[A].见:中医典籍与文化(第四辑)[C].北京:社会科学文献出版社,2022:191

陈仁寿.中医药古籍整理现状与关键问题探析[J].南京中医药大学学报(社会科学版)，2022，23(3):165

程颜，吴文华，王培松.《黄帝内经》"摹状"修辞格英译研究[J].中国中医基础医学杂志，2022，28(6):975

D

邓景鹏，王程，张宇，等.《孟氏幼科》文献考察与版本研究[J].中国中医药图书情报杂志，2022，46(2):45

丁强，壮健.基于古今医案探索金水六君煎在肺系疾病中的应用规律[J].中国中医药现代远程教育，2022，20(2):62

丁媛，于业礼.敦煌医经类文献对传世相关文本的校勘价值[J].敦煌研究，2022，(5):143

丁媛.呼吸、脉搏与疾病——从老官山汉墓医简所载之"损至脉"谈起[J].古籍整理研究学刊，2022，(1):52

F

方勇.马王堆帛书医学文献札记两则[J].中医药文化，2022，17(4):365

方勇.马王堆帛书医学文献札记五则[A].见:中医典籍与文化(第四辑)[C].北京:社会科学文献出版社,2022:98

方清影，郑晓雯，尹旻臻.《本草图经》中涉及今山东省的草木类药图考[J].中华医史杂志，2022，52(5):282

G

顾漫,周琦.据天回医简校读《内经》五则[J].中医药文化,2022,17(2):181

广濑薫雄.读秦汉简帛医书札记(三则)[A].见:出土文献与古文字研究(第十辑)[C].上海:上海古籍出版社,2022:245

郭明佳,郑曙琴.基于 Python 语言的《普济方》治疗消渴用药规律研究[J].亚太传统医药,2022,18(4):177

H

洪梅,朱建平.中医药术语英译通则在中医病名翻译中的应用[J].中国科技术语,2022,24(3):54

侯乃峰.释清华简《病方》篇的"卵"字兼谈相关问题[A].见:中医典籍与文化(第四辑)[C].北京:社会科学文献出版社,2022:3

胡吉,陈骥.生态翻译学视域下中医经典中的"形"与"神"的翻译辨析:以《黄帝内经》为例[J].世界中西医结合杂志,2022,17(12):2518

胡永,王尔亮,闻永毅.《备急千金要方》英译本及其译介策略研究[J].中国中西医结合杂志,2022,42(10):1251

胡双全,王茗涵,刘成.中医妇科学术语英译对比研究[J].中国中医基础医学杂志,2022,28(6):979

黄龙祥.重审宋代《素问》新校正的新视角与新发现[J].中华医史杂志,2022,52(5):292

J

姜慧,廖天月,万晶琼,等.经典名方中薄荷的本草考证[J].中国实验方剂学杂志,2022,28(10):150

金丽.从"四部五论"探析余显廷《脉理存真》[J].山东中医药大学学报,2022,46(2):267

L

李传芬,王育林.《澹生堂藏书目·医家类》初探[J].中医文献杂志,2022,40(1):1

李海峰.简帛踝部诊脉法发微[J].中国中医基础医学杂志,2022,28(1):33

李海峰.论简帛医书中的"阴气"[J].中医药文化,2022,17(5):411

林露萍,陈玉燕,居远.《本草图经》本经外类数据分析[J].亚太传统医药,2022,18(8):186

林巧贤,杨红霞,黄泽豪.基于《本草图经》探讨植物药采收期沿革[J].亚太传统医药,2022,18(3):185

林雨琪,黄瑶,马凤岐,等.《千里医案》运用治则救治重症经验探析[J].浙江中医杂志,2022,57(3):163

刘成,钟海桥,王小芳,等.基础 SWOT 分析的中医药文化对外传播策略探析[J].中国中医基础医学杂志,2022,28(1):114

刘岩,来顺琪.中医典籍《黄帝内经》在日本的传播、翻译与接受[J].语言、翻译与认知,2022(4)

刘建民.马王堆帛书《养生方》《房内记》校读札记[A].见:中医典籍与文化(第四辑)[C].北京:社会科学文献出版社,2022:87

刘帅帅,李卓瑾.生态翻译学视域下《温疫论》英译研究[J].亚太传统医药,2022,18(7):184

罗怡.据战国楚文字校解《素问》二则[A].见:中医典籍与文化(第四辑)[C].北京:社会科学文献出版社,2022:124

罗石任,殷娜,成鹏阁.基于数据挖掘《太平圣惠方》治疗骨痹用药规律研究[J].中医学报,2022,37(3):654

M

马向梅.《圣济总录·咳嗽门》治咳方药规律分析[J].江西中医药大学学报,2022,34(3):51

毛晨晗,龙丹,王新东.《古今名医临证金鉴·心悸怔忡卷》论治心悸的用药规律研究[J].山西中医药大学学报,2022,23(3):157

毛春华.中医术语英译问题研究[J].中国科技翻译,2022,35(2):44

孟玺,张义超,张丰聪,等.《苏沈良方》中方论作者新考补正[J].中华中医药杂志,2022,37(8):4830

P

潘彦坤,姜复宁.《玉烛宝典》引中医文献汇考[J].山西中医药大学学报,2022,23(2):83

Q

祁祥,卢健棋,朱智德,等.近 10 年经典名方真武汤的文献计量学研究与可视化分析[J].中国现代中药,2022,24(8):1595

钱锦秀,孟武威,刘晖晖,等.经典名方中大枣的本草考

证[J].中国实验方剂学杂志,2022,28(10):296

S

沈雨雷,李丹,阙红玲.生态翻译学视角下罗希文译本《本草纲目》的分析[J].海外英语,2022(15):31

宋白杨,陈婷.《医学纲目·小儿部》征引文献研究[J].中医文献杂志,2022,40(1):4

孙畅,徐方易,苏颖,等.《脉诀汇辨》辨脉思想及运气脉法探赜[J].中华中医药杂志,2022,37(2):775

T

佟琳,王琳,贾紫涵,等.清代医案类古籍中治疗春温用药规律的挖掘分析[J].中国中医急症,2022,31(9):1341

W

王彬.中医典籍中古今异义病名翻译探析[J].中国中西医结合杂志,网络首发时间:2022-12-26 12:11:58 DOI:10.7661/j.cjim.20221115.315https://kns.cnki.net/kcms2/article/abstract?v=3uoqIhG8C45S0n9fL2suRadTyEVl2pW9UrhTDCdPD65VKBJNMZOmu9Ppc7qyvIFa3N3agzXhp4JI_n72a0QdmEzrdMMStisw&uniplatform=NZKPT&src=copy

王彬.中医术语翻译之副文本之道[J].中国翻译,2022(2):141

王超,吴琼,宋文鑫,等.《脉法赞》有关术语及脉法内容的思考[J].中医药导报,2022,28(6):103

王进宝,张磊,佟琳,等.经典名方桃核承气汤的历史沿革和处方考证[J].中国实验方剂学杂志,2022,28(18):135

王珊珊,童意,储晓娟,等.新型冠状病毒肺炎诊疗方案中的中医方案英译探讨[J].亚太传统医药,2022,18(1):230

王珊珊,吴青.中医翻译中的不可译现象刍议[J].亚太传统医药,2022,18(7):189

王珊珊,赵霞,王天芳.民族医药典籍《饮膳正要》英译研究[J].中国中医药导报,2022,19(21):153

王思璀,张喜武,刘雅芳,等.经典名方当归六黄汤处方考证及历史沿革分析[J].辽宁中医药大学学报,2022,24(9):77

王兴伊.吐鲁番文书《耆婆五脏论》《诸医方髓》申论[J].敦煌研究,2022,(5):152

王艺涵,赵佳琛,金艳,等.经典名方中川芎的本草考证

[J].中国实验方剂学杂志,2022,28(10):262

王元彪,沈劼.经典名方瓜蒌薤白半夏汤药物炮制品种及处方剂量的文献考证[J].南京中医药大学学报,2022,38(9):831

魏玉婷,朱田田,马重兵,等.敦煌针灸文献中经络及腧穴研究[J].中华中医药杂志,2022,37(8):4614

吴振宁,姚玲玲,李文兰,等.经典名方中巴戟天的本草考证[J].中国实验方剂学杂志,2022,28(10):176

X

萧旭.马王堆古医书校补[A].见:中医典籍与文化(第四辑)[C].北京:社会科学文献出版社,2022:36

徐建新,吕凌.《陶隐居集》版本考[J].辽宁中医药大学学报,2022,24(7):129

徐薮芳,刘洋洋,冯剑,等.经典名方中槟榔的本草考证[J].中国实验方剂学杂志,2022,28(10):167

Y

杨倩.功能翻译理论视角下中医典籍文化负载词西班牙语翻译研究[J].中医药管理杂志,2022,30(21):12

杨蒙生.马王堆帛书《五十二病方》字词补释三则[A].见:中医典籍与文化(第四辑)[C].北京:社会科学文献出版社,2022:93

杨雯珺,谢文鑫,李晓莉,等.《灵枢》时间相关表述英译研究[J].世界中西医结合杂志,2022,17(12):2513

尹旻臻,储姗姗,赵玉姣.《本草图经》中涉及今浙江省的州军冠名药图考[J].中华医史杂志,2022,52(3):131

于洋,高峰,贾爱明,等.翻译协调论在中医文本英译中的应用探析[J].中国中医基础医学杂志,2022,28(10):1682

于业礼,沈澍农.敦煌失名脉学著作(ДХ00613+P.3287)再考[M].中医典籍与文化:第四辑.北京:社会科学文献出版社,2022:208

袁开惠,赵怀舟.老官山汉墓医简《医马书》简27字词考释[M].简帛(第二十五辑).上海:上海古籍出版社,2022:195

Z

曾瑾,杨雨婷,王梦雷,等.经典名方小续命汤的历史沿革及临床应用考证[J].中国实验方剂学杂志,2022,28

(6):182

詹志来,张华敏,黄璐琦.经典名方药物考证关键问题分析与要点建议[J].中国实验方剂学杂志,2022,28(10):1

张雷.斧、鍑、鬶:秦汉医学简帛中三种炮制器考证[A].见:中医典籍与文化(第四辑)[C].北京:社会科学文献出版社,2022:180

张璐,刘源香.《普济方》治疗癫痫用药规律分析[J].中医药导报,2022,28(3):119

张如青,丁媛.出土简帛医药文献研究回眸与前瞻[A].见:中医典籍与文化(第四辑)[C].北京:社会科学文献出版社,2022:135

张如青.法藏敦煌写本 P.3960 新校释[J].中医药文化,2022,17(2),107

张絮雨,闫敏敏,黄作阵.《饮膳正要》三种明刻本比较[J].河南中医,2022,42(7):1011

赵典,张晓俊,黄泽豪.从《本草图经》植物药的写作特点探析苏颂学术思想[J].中医药通报,2022,21(8):49

赵佳琛,王艺涵,金艳,等.经典名方中阿胶的本草考证[J].中国实验方剂学杂志,2022,28(10):318

郑晓雯,储姗姗,尹旻臻.《本草图经》草部、木部的药图类型初探[J].中华医史杂志,2022,52(1):41

钟如雄,胡娟.《五十二病方》疑难药名"逃夏"考论[J].国学学刊,2022,(2):108

周恩,苏琳.中医药术语英译研究趋势、问题与展望[J].中国中西医结合杂志,2022,42(6):754

周登威,胡天祥,顾漫,等.《平三关病候并治宜》的诊疗特色与学术溯源[J].中国中医基础医学杂志,2022,28(7):1035

朱传磊,于业礼.上海图书馆馆藏抄本医书《增补〈病机提要〉》考析[J].浙江中医药大学学报,2022,46(2):198

（二）医家学派

【概述】

2022 年度医学流派相关研究论文主要刊发于《中国中医药信息杂志》《江苏中医药》《中医文献杂志》《中国中医基础医学杂志》《福建中医药》《南京中医药大学学报(社会科学版)》《中华中医药杂志》等期刊。

流派是中医传承发展的重要形式,各流派学说在不断实践与发展过程中又逐渐形成富有特色的中医理论。国家各方面支持政策的出台,推动了中医学术流派研究与传承的深化。范凯等认为"传承精华,守正创新"为新时代中医药事业的发展方向提供了根本遵循。中医学术流派作为中医药发展的重要组成部分,是推进中医药发展的核心驱动力。当下正逢学术流派弘扬发展的好时机,进一步把握"传承精华,守正创新"的深刻内涵对于推进学术流派的发展具有重要指导意义。其通过对学术流派与传承创新之间内在联系的深度探讨,辩证地分析了传承与创新的协同关系,让中医学术流派的精华丰富地体现出来,让中医药文化的运用价值全面地展现出来,对于繁荣中医学术、推进"健康中国"战略实施有重要意义。

王鑫等利用知识图谱可视化分析了近 20 年中医流派研究文献 1 086 篇,发现发文量总体呈递增趋势,研究热点主要体现在学术特色总结、学术思想整理、临床各科应用等方面;并指出,各流派间相互学术影响、流派知识的信息化及流派人才培养等方面可能是今后研究的重点及趋势。

王振国等探讨了中医学术流派研究的现状与趋势,认为随着中医药高等院校教育模式日渐走向规范和统一,学术流派特色逐渐淡化,影响了学术的争鸣与创新。近年来随着国家的重视,中医学术流派的研究与传承空前繁荣并呈现出明显的时代特征,涌现出一批从各个角度、用多种方法研究中医学术流派的学术成果。新学说的开创与实践成为中医学术发展的引擎。但目前中医学术流派的研究在概念规范、文化阐发、特色技术应用、评价体系构建等方面还存在一些问题,研究发展之路仍任重道远。

郑洪从研究视域角度提出中医学术流派研究属于中观层面的研究,相较于微观层面的名医研究来说更加全面,与宏观层面的基本理论相比具有灵活性和多样性,且与实践联系更加紧密。中观理论视角有利于合理看待中医学术流派因范式、技术、风格和组织/地域而形成的差异,有利于深入分析理论规范性和实践多样性的关系。

古代医家流派研究方面,邱旭东等专题研究了秦汉医学范式,秦汉是中医学的奠基时期,先秦医学主要表现为碎片化的医疗知识,到了西汉时期形成了不同学术流派,至东汉时已明显有了融合、统一的趋势,对后世中医学术的发展有理论范式、临床范式两个方面的意义。李建波以"东垣学术"为例谈中医传承中"不全"与"补全",认为由于受制于历史客观因素等影响,任何医家和学派都不可能尽善尽美,有其优势,亦有其学术局限,中医学的传承与发展,是在争鸣中不断丰富和完善,继承其优势,发现其"不全"及后世对其"补全",反过来推动了中医学的发展。"东垣学术"也经历了当时的"不全"与后世的"补全",中医学正是在这样的"不全"与"补全"中生生不息。段展辉等基于数据挖掘探讨了温补学派治疗郁证处方及用药规律,是近年来运用数理方法对古代流派的常见研究手段与方法,可为临床治疗提供理论支撑。

地域性学术流派研究方面,沈劼等基于南京地区地方志及相关目录学著作、古籍文献,梳理南京地区世医家族链,认为金陵医派的肇始与南京地区的世医传承关系密切,世医是其形成与特色发展的重要基石。提出南京地区世医具有移民多、儒医多、学术包容、实用而创新等特色,但有传承谱系欠清、医著散佚严重的特点,对金陵医派的形成具有重要的影响。虞山医派是江苏医学流派的重要组成部分,在常熟地区发展绵延数千年,马俊杰研究认为虞山医家有医儒结合、广交贤友、兼容并蓄、知常达变、不墨守成规的特点,以及精诚合一之临证、治学精神,对传承发展仲景学说及促进温病学的诞生功不可没。田梅等认为山东肺系病热毒流派是具有地域性特色的医学流派与学术群体,历经四代人的传承与发展,已经形成了相对清晰的传承脉络,比较系统的学术思想及独特的流派优势病种,推广应用其学术思想与诊疗特色将在呼吸系统疾病的诊疗、公共卫生事件的处置及推动中医药事业的发展中发挥重要的作用。孙佳玥等介绍了徐氏外科诊治瘰疬的学术思想与流派传承。吴瑞华等简述了漳州巫百康心病科学术流派形成的地域环境,分析了流派学术思想与特色。

专科学术流派呈现一派繁荣的学术氛围。目前具有地域特色且影响较大的小儿推拿流派主要有:山东的孙重三小儿推拿流派、三字经小儿推拿流派和张汉臣小儿推拿流派,上海的海派儿科推拿流派、湖南的刘开运儿科推拿流派和北京的小儿捏积流派,李佳欣等将六大小儿推拿流派治疗小儿便秘的特色的诊疗思想和手法特点进行比较研究,认为各流派在保留各自诊疗特色的基础上,可融合各家之长,在学术思想及诊病思路等方面进行沟通探讨,互相学习,取其精华去其糟粕,共同为推拿治疗小儿便秘以及在培养小儿推拿人才方面作出贡献。巢馨尹等专题对齐鲁三大小儿推拿流派代表著作中的脾经穴相关文献进行统计分析,探求和总结三大流派临床应用脾经穴的规律。张章对三字经流派推拿联合

养胃增液汤治疗小儿厌食脾胃阴虚证进行了临床观察,认为二者协同治疗更具优势。

黄韩榕等分享了岭南林氏正骨推拿流派应用委阳穴治疗腰痛的经验。巩逸麟介绍了津沽疮疡学术流派"化腐再生疗法"在压疮溃疡期的应用经验,适合在基层推广。张瀚元等对孙丽蕴教授运用燕京赵氏学术流派调和阴阳法治疗血瘀证银屑病的经验进行了详细剖析。陶敏探析了浙派中医儿科重视脾胃学术思想的临床运用特色。

长安雷氏心病痰瘀流派发源于西安,是长安医学的流派分支之一,国医大师雷忠义是该流派代表人物,孙国星等介绍了长安雷氏心病痰瘀流派"痰瘀毒风"理论辨治高血压病的理论依据与临床治法。余红超等详析了长安医学关中李氏骨伤学术流派"辨位施法、针刀整体治疗"膝骨关节炎的临床经验。余氏等还概述了长安医学李氏骨伤治疗慢性筋伤病的学术思想。张宇飞对长安郭氏骨伤学术流派经方三花膏联合塞来昔布治疗早期寒湿痹阻型膝骨关节炎进行了临床研究与观察。

以上是2022年度医学流派研究概况,湖湘医学流派及医家研究、新安医学、旴江医学、孟河医学将分专题论述。

(撰稿:范磊　审阅:王振国)

【湖湘医派研究】

湖湘医派在湖湘独特的地理环境、文化背景、生活习惯下,或根植于湖湘地域,或与外来医学交融,或传承少数民族医药,又融汇哲学思想、船舶文化,形成了独特的地域文化特色。湖湘医派地域文化特色多基于江南长沙卑湿-水寒土湿木郁-五气之郁或五志致郁-向阳门第居住及香辣食性特点-辛香药物三因制宜治疗的逻辑链而形成。

肖志红等提出湖湘医派学术思想的地域文化特色包括原生医学与外来医学兼容通约、哲学思想与医学思想相得益彰、民族医药的地方传承与创新发展、山地文化与船舶文化跨域交融;湖湘医派主题逻

辑链的地域文化特色包括:卑湿发病观与多发病、常见病、三因制宜与地方病辨治特色、临证喜用辛香药物、嗜辣对生活习性的影响。通过对湖湘医派的地域文化特色进行研究探析,深入挖掘湖湘医派的主题思想,有利于更好地传承和发扬湖湘医派,并促进其发展。

向俊丞等通过对清代湖湘医者研究提出,清代湖湘医家的涌现原因是多方面的:①以湖湘地区作为相对独立的地理、文化单元,其内部社会运转具有一定的稳定性。湖湘医者多具有较强的乡土情结,保持着强烈的地域认同。②医籍刊刻之盛与医学发展程度呈正相关。③受明中叶以来医学考据之风的影响,清代湖湘医学尤重考据,对前人的医学理论多有考辨。湖湘医家临证时亦存在其特殊之处:①临证时多注重民间医方;②注重社会交往和地方事务;③尊崇张仲景的学术主旨思想;④按方施治、因地制宜。

王洪龙认为,中医药文化是当代湖湘国医名家医德精神形成的历史之源,湖湘文化是其形成的地域之根,中国特色社会主义文化是其形成的时代之魂。当代湖湘国医名家医德精神内涵主要体现在行医宗旨、价值理念、医术钻研、名利观念、师承治学、和合同道、中医发展和人生追求方面。

刘德果等对 2012 年 5 月—2020 年 8 月现代湖湘男科流派医家谭新华、贺菊乔、陈其华于湖南中医药大学第一附属医院国医堂治疗雄激素抵抗型前列腺癌的处方进行分析。发现"肾虚血瘀"是 HRPC 发病的主要病机,现代湖湘男科流派医家治疗 HRPC 遣方用药侧重于益肾温阳,活血化瘀,可为中医临床治疗 HRPC 提供用药参考。

苏启后等指出,清代湖湘医家认为癫狂分阴阳,癫病属阴,狂病属阳;癫少狂多,多由肝风挟痰火上扰所致;具有普及性,妇儿、伤寒皆可见;多传变,需脉证相参辨治。治疗方法上,初起多痰,涌吐取嚏;痰证多兼夹,需五脏分治;治癫需温中,治狂需清火;拔根劫巢,愈后宜调。

李树等分析《湖湘名医典籍精华丛书》中治疗癫狂病的高频药物、高频药物功效分类、性味归经、高频聚类、关联药组、复杂网络关联,总结其用药规律和相关治法。发现湖湘医派古代医家在辨治癫狂病以化痰泻火为主,除邪务尽,又兼以扶正为本。另需分经而治,五脏分治,也可五脏合治,重视愈后。

陆文洪等指出,湖湘五经配伍疗法之"多经司控一脏"实为我经、子经、母经、克我经、我克经五经司控一脏。同名经同气相通,表里经经气相连,故而我经实际又可包括本经、同名经及表里经。通过针刺我经及与我经相关四经的穴位,从而调节相应脏腑的阴阳偏衰,治疗脏腑相关疾病,即"针五经、调五脏"。湖湘针推学术流派在辨治功能性便秘时,结合经脉-脏腑、生克制化、藏象学说采用补母、泻子、抑强、扶弱之治则以补虚泻实、标本兼治。

罗容等提出,湖湘针推学术流派从"五经配伍"角度阐释便秘患者的五脏生克制化关系,提出便秘的病因病机可与五脏相关,并据此选穴配穴,施以相应补泻手法,为针灸治疗便秘提供新的思路。

卫然等介绍湖湘针推学术流派"五经配伍"论治慢性非特异性下腰痛时,选取本经、子经、母经、我克经、克我经腧穴,还可配合局部阿是穴及经验效穴调整治疗方案,以期达到更好的疗效,可为临床治疗此病提供新思路。

龙抗胜等介绍了湖湘针推学术流派"五脏调衡"思想包括辨证为先、归经定脏;融汇五行、通腑调脏;疏理经筋、助通经脉;调摄心脑、内控五脏。

林辉提出,湖湘医家吴汉仙先生一生捍卫中医合法权利、创刊办校、创建中医医院、发展中医事业、捍卫中医学理论体系;其学术思想宗歧黄仲景、采众家之长,认为阴阳气化为中医之本旨,辨证上重寒热以提纲挈领,临床上重辨证善反常思维。

张璐砾认为,湖湘脾胃学说是湖湘医学的重要组成部分,其吸收了中医脾胃学说的经验,并在湖湘农耕文化、茶文化、饮食文化、理学和儒释道等文化的熏陶下,与湖湘医学紧密结合,形成了颇具地域特色的学说。该学说强调以胃气为本,治以辛温燥湿理气、善于调理脾胃,重在保脾阳顾脾阴,组方善于运用人参-白术、白术-甘草对药。

（撰稿：唐诚 刘芳 审阅：王振国）

【新安医学研究】

刘珍珠等认为，新安固本培元派与江浙温补派，均强调元气，阐发命门理论，重视脾肾二脏，偏重温补，反对滥用寒凉，同属江南温补一脉。但新安固本培元派偏重"阴阳一太极"，强调元气为生化之源、生命动力，主张以后天补养先天，激发先天生生之机，继而反养后天，善用人参、黄芪等气血并调、脾肾同补，思想核心与传承主线较明确；而江浙温补派偏重"太极分阴阳"，强调命门水火阴阳互根互用，主张直补先天，进而以先天养后天，善用六味丸、八味丸等加减合方，以滋真阴真阳。

开菲等认为，新安固本培元思想两晋隋唐初见端倪，宋金元奠定基础，明清渐趋成熟。凌利等整理地域流派名医外感热病临证思想及经验，认为新安医家倡导寒温统一，用药寒温并用，同时重视气机升降，善用轻清宣透，用药总体和缓并固护正气。

杨勤军等从症状、证候、药物等维度研究新安医家辨治肺胀特色，纳入 21 种新安医籍 361 则医案，涉药 272 味，补虚药使用最多（30.14%），化痰止咳平喘药其次（22.81%），拓扑筛得茯苓、苦杏仁、人参、薏苡仁、五味子、半夏、桂枝、白术等 35 味核心药物；包含证候 22 种，以痰湿为主要证素，痰湿蕴肺实证最多（30.19%），苦杏仁、茯苓、薏苡仁、半夏、化橘红等是核心处方；虚证中，肺气虚证（22.44%），茯苓、甘草、人参、白术、苦杏仁、陈皮等是核心药，脾气虚证（21.05%），茯苓、人参、甘草、白术、陈皮、半夏等是核心药，肾气虚证（17.45%），茯苓、山药、熟地黄、山萸肉、五味子等是核心药。

祝晓丽等分析新安医家治疗痹病中含桂枝方剂的用药规律，以历代新安医籍构建《新安医学痹病文献数据库》，筛选纳入方剂 110 首，用药频数前三味分别为桂枝、甘草、茯苓，挖掘出潜在药物组合核心药对 12 个，支持度排名前三的分别是桂枝-白芍、桂枝-防己、桂枝-白术，桂枝、甘草、当归、防风、白芍、生姜等可能为核心方组成药物，发现喜将桂枝与补虚药配伍，符合固本培元思想。

陈玉等分析清代汪文绮《杂症会心录》产后病用药特色，发现其核心方为生化汤加减，常用基础方还有八味汤、六君子汤、四物汤、补中益气汤；补虚药使用频率最高，渗湿化湿药其次，高频药物有甘草、人参、当归、茯苓等，其大胆使用人参、巧妙运用白芍，与朱丹溪"产后慎用芍药"的观点不同，说明其以重补气血为基本大法，攻邪、补元兼施。

赵建根等研究清代余国珮"燥湿为纲"理论辨治用药规律：四气以寒、微寒和温性药最为频繁，体现"燥湿为纲"思想；药物以补阴药为主，其次清热药、化痰止咳平喘药，核心处方为芦根、知母、薤白、瓜蒌皮、麦冬、北沙参，用药重视滋阴润燥、顾护津液，与其更重燥邪存在的观点相符。

左世国等发现，《正骨心法要旨》骨伤外治处方多性温、味辛、归肝经药物，以活血化瘀、补虚、祛风湿为主，使用频次前 5 味依次为当归、红花、没药、麝香、川芎；高频中药 3 类，第一类乳香，第二类共 7 味（可视为原著中正骨紫金丹加减方），第三类共 17 味，为原著中万灵膏主要药物。张则润等筛选全书跌打损伤外用膏剂发现，前 5 位组合为麝香-没药、天南星-白芷、赤芍药-白芷、天南星-赤芍药、天南星-独活，体现从血分论治的用药特点，并发现潜在新方组合 2 个，方一为醋、肉桂、茶清、白及，方二为没药、白芷、白及、天南星。

许梦白等认为，《妇科心法要诀》从肝脾论治月经病，其重视气血，调理冲任为要，兼顾虚、实、寒、热为标，选择四君子汤、四物汤、归脾汤等灵活加减。李俊峰等归纳其乳腺癌辨治，内治法有清肝解郁汤、十六味流气饮、归脾汤、六味地黄汤四方，外治法含消肿散结、拔脓化腐、生肌收口三法，并援引陆渊雷肝脾之说，认为其治并不着重在攻邪上，补益方也甚少，而是重肝郁而调平肝脾肾，攻补兼施、内外兼用，以肝脾不合为本，痰饮、瘀血等病理产物为标。陈超等考辨出《删补名医方论》所收方剂出自前代 48 部医籍,其编排顺序反映出以功效为依据的分类方法,补益方、祛邪方、《伤寒论》方三纲鼎立,大类之下又有细分,《金匮要略》方则散列于补益方、祛邪方中,偏重《伤寒论》方。

马洪微等认为,孙一奎以四时节律分析病因、四时脉象诊断疾病、四时指导选方用药,特别是外感疾病四法,即春季多润肺平肝、夏季多清气泻火、秋季多清肺泻湿、冬季多解表行痰,推动了四时节律理论的临床运用。张思雅等发现,孙氏辨治痿证补充了"脾实致痿"论点和"风湿相搏"致痿病机,将风邪重新纳入因机,认为朱丹溪泻南补北法有局限性,倡导祛风、除湿、补虚三位一体论治,遣方用药善用温补,结合丸剂、酒剂并用,缓补以延长药力,亦贯穿了固本培元思想。俞叶娜等发现,《赤水玄珠·痿证门》治痿证用药黄柏最多,并与龟甲、熟地黄、当归、苍术、知母等配伍频次较高,表明其辨治痿证不唯补脾胃亦重补肾,茯苓居第二,人参、炙甘草、白术使用频次亦高,与"治痿独取阳明"经旨一致,同时善用黄柏、茯苓等,说明其以五脏气热为主因,重视寒、湿、痰、热、瘀、气滞诸邪的清除,适应了阳明多气多血特点。邢赛伟等发现,孙氏新立颤振门,提出了病因病机新见解,如手足摇动当责肝风,下虚上实则虚为肝肾、实为肝阳肝风和痰火,老年阴血亏虚等,采用了补金平木、清痰调气,镇火平肝、消痰定颤,健脾益气、抑强扶弱,养血祛风、宁心安神等治法。姚赫等认为,孙氏区别肠风与脏毒的关键点在于血中是否夹脓,诊治肠风以热窜血络、肠络受损,胃寒肠热、肠腑燥实,肝脾不调、外风引动为病因病机,以凉血佐以清热、寒凉佐以辛味、病久以酒制升提、丸剂护胃等为用药特色。陈士耀等发现孙氏治疗腹痛,其中阳不振者重用黄芪-桂枝顾护中气,反对滥用苦燥寒凉、过用辛热发散;痰膈中焦者用木香-槟榔、姜黄-青皮合桂枝-黄芪、人参-黄芪,祛邪不忘和中;元气亏虚者用人参-黄芪、鹿角胶-补骨脂温补兼施;痰瘀下注则仿张仲景攻积泄热之法。

黄辉等将清代吴澄《不居集》特色提炼为"以不居为魂,虚损为纲,外损为说,解托补托、理脾阴为

法,创二法系列得效方共计22首",特别指出其"外损致虚说"不仅在于"频感外邪成虚损""内伤底子感邪成损"等病机,更重要的在于外感似损非损,病因上有诊断辨证失误而滥用滋阴降火法、人为弄假成真导致真虚损的主因,其虚损概念有内外之分、真假之别,故外损(假损)还当以解表祛邪为先为急,有寓防于治之义。齐城成等认为,《不居集》以易道阐释失血证、热证、肝经血少等医理,执简驭繁:以八卦统括气虚、气陷、气逆、气滞、虚火、实火、内寒、外寒八种失血病因,以六十四卦表征失血兼证,体现了《周易》"简易"思想;以八卦推演发热的症候表现,体现了《周易》"变易"思想;以《河图》论说柴胡剂加减的五类治疗用途,体现了《周易》"不易"思想。蔡旻等认为,吴澄理脾阴法九方,分别起到理脾以健胃、润肺、奉心、滋肝、固肾,补阴以扶阳、补气、生血、清火、生精,兼顾五脏、灌溉四旁的作用,实为补五脏阴阳、调气血精津。

易伟清等认为,程云鹏《慈幼筏》"内风"立论辨治小儿惊证有独到之处,如急惊多因肝木燥急、失其濡养,慢惊多因脾气受损、肝阴耗伤,强调平肝扶土、补虚定风,慢脾风"不必另立法门,以温中、异功二药进退",反对风痰外邪致病说。俞叶娜等以《医学心悟》卷五所载14类产后病为研究对象,认为其将气血亏虚、局部瘀滞的体质共性,与外邪侵袭不同的个体病机相结合,脾胃虚弱为本,外邪易感、瘀血停滞为致病关键,形成了辨治产后病"善用四君四物"运脾胃补气血、"善用失笑归芎"活血化瘀止痛等特色。廖慧等认为,程文囿《杏轩医案》治疗肺病多用温补,多从脾、肾、气血等思考,善用解表固本、培补脾元、固护肾命、补益气血之法。张力文等整理《杏轩医案》从脾辨治疾病代表医案,处方多补益之方,归纳其辨治特点:①痰饮水湿首辨寒热虚实,从脾入手恢复脾运,使外湿可化;②气机失调则注重运脾理气,以恢复气机升降;③失血过多急证常益气固脱为先,水火失济治在滋阴敛阳,吐血多以胃药收功;④久病正虚多扶土善后。喻锦等分析《杏轩医案》治妇科病重温补思想,认为主要表现在经带疾病重视温补冲

任、胎产崩漏力倡温补气血、遣方用药强调益气温阳三方面。

李龙等根据卢云乘《伤寒医验》40 余则伤寒病医案,从两方面分析其治疗特色,其治寒邪重症紧扣表寒重闭、亡阳两大病机,分别予以发散解表法、温阳固脱法;其治热邪重症则抓住热厥和热盛两大病机,分别以清泄里热、透达郁阳法和清热养阴法,并将清热、养阴大法细化,一是依据热邪和阴伤程度确定清热药和养阴药的配伍关系,二是根据热邪所在部位选用不同药物清除邪热,三是根据不同兼证随证施治。

张玉等认为,王勋《慈航集》引申"三虚"致疫理论,提出自然节律失常(天虚)、病原疫毒直接侵袭人体(邪虚)、人体抗病能力不足(人虚)为疫病发生三大要素;不正之气即天虚产物,外邪"总由风寒而起",瘟疫因寒凉、停滞感疫邪起病,疫邪性质为寒湿兼备,病机为内积滞、外邪盛等,以此视今新冠肺炎相似,属"寒湿毒疫";其又据江南湿滞脾胃的地域特点而提出水传播染疫,内滞则与人饮疫水有关;治疫以表里双解法为主,疏方遣药以轻简清灵见长。陈曦等认为汪必昌《聊复集·医阶辨药》学术特色有五,即"十剂分类药物""注重药物同效异治""辨明同种药物运用差异""阐述不同炮制功效差异""水的品种与效用辨析细致"。

邓勇等还发现,清代《医法心传》作者程鉴生于1796 年以前,其学术上创用"颠倒五行"生克说阐释生理病理,又提出温疫非同伤寒,从血分传出气分、从里达表,治疗得其窍颇易、不得其窍更难的观点,有巧用升麻、葛根治痘症,善用参芪治虚劳等经验。

(撰稿:黄辉 王又闻　审阅:王振国)

【旴江医学研究】

1. 医家学术思想研究

虎峻瑞等指出,龚信《古今医鉴》综合运用蒸法、透关法、熏法、痒法、裹法、涂法、吹法等特色外治法,以达到调和阴阳的目的,体现了"整体与局部并重、内治与外治合施、扶正与祛邪并举、治本与治标兼顾"的总原则,诠释了"医称多术,杂合以治"的学术特色。王青青等总结了《古今医鉴》中对伤风鼻塞、鼻渊、鼻中肉赘、鼻疮、酒齄鼻、鼻衄等鼻病的论治,发现龚氏治鼻病重辨脉,内治、外治结合。

许繁琪等分析《万病回春》中咳嗽的治疗思路,指出龚廷贤将咳嗽脉证归纳为"浮风、紧寒、数热、细湿、房劳涩难",通过脉证合参,分别选用发散表邪、健脾益气、滋阴润肺、补肾健脾益肺等治法。叶斌等指出,龚氏治疗伤食一证善用药对,重视治气调血,缓肝运脾。徐若艺等发现,龚氏治疗月经病以调和气血为本,虚实为纲,注重脾胃;重视脉诊,脉症合参,全面分析;依据月经周期特点分期调经以提高疗效;处方多以四物汤和补中益气汤为基础,随证化裁。李人亮等指出,龚廷贤强调痰浊致痹,多从脾经论治,同时善用补虚药,重视扶正祛邪。

孙梦瑶等认为,龚廷贤《寿世保元》提倡通过饮食房事得宜以养形,调息护脾以养气,清心寡欲、怡情修德以养神;龚廷贤养生思想的实质即人体形气神三者的统一。

汪朝等认为,龚廷贤将鼓胀病因归于饮食不节、情志失调或久病内伤,基本病机为三焦失宣,脾胃失运;诊断上首重脉诊,以症状鉴别为重要手段,治疗则以健脾助运为主。王朝嘉等发现,龚廷贤诊治胁痛善用疏肝解郁、理气止痛法,常用疏肝散、推气散、当归龙荟丸等;诊治黄疸善用清热利湿退黄法,常用茵陈散、茵陈大黄汤、肾疸汤等;诊治鼓胀善用健脾和胃、分消除胀法,常用分消汤、行湿补气养血汤等;诊治积聚善用豁痰散结、消食化积之法,常用溃坚汤、化痞丹、千金化气汤等。李励辉等认为,龚氏论治头痛以气血、正气为基,辨证不离气血,临证顾护人体虚实,血虚以四物汤为主方加减,气虚善用黄芪、人参、白术等健脾益气,并随头痛部位及性质各加减引经药及佐药,继承了李东垣补土思想和朱丹溪头痛引经用药经验,治疗头痛上龚氏注重病体虚实,以气血为纲;同时注重体质辨识,分痰湿、痰火,活用二陈汤加减变化治疗;对于厥证头痛的认识也是遵从中医整体观的具体体现。

周文等发现,《龚廷贤医学全书》治疗消渴病证方剂共 40 首,使用频次较高的药物有甘草、地黄、麦冬、人参等,药物归经频率较高的为肺、脾、胃及肝经,核心组合为"麦冬-天花粉-地黄";核心药物聚类分析得到 C1:可见三消汤之义,C2:可见人参五味子汤之义,A1:气血双补药(黄芪、甘草);因子分析提取 5 个公因子,其中因子贡献率最高的组合为 F1:地黄、麦冬、天花粉、黄连、当归,可见黄连地黄汤之义。

陈丽娟等指出,黄宫绣的本草学特色体现在依功效分类编撰本草、依功效阐释药物应用、依功效辨析药物异同;脉学特色体现在脉象归类、脉象应用、脉象变通;临证辨治特色体现在重视体质,注重体质与证药的结合以及一指脉法与奇经八脉在临证中的作用。李丛等认为,黄宫绣在诊脉部位上提倡以临床实际为准,对脉诊中胃气有无的判断应以脉象的和缓从容为依据;在临床运用中应将脉象进行分类归纳,注重相兼脉象及独见脉,脉真从脉,症真从症,不宜拘泥;在重视脉诊的同时强调四诊合参。杨文园等指出,黄宫绣认为疫病病因可分为四时不正之气与疫疠之气,根据病因可将疫病分为时行疫病、天地大疫与非时疫病 3 种类型;诊断上强调瘟疫与伤寒的鉴别;治疗上主张给邪以出路,反对盲目补益。陶晓雅等认为,黄氏通过辨别病证真假、虚实、兼挟证候灵活用药,擅用附子温阳补火以治本,兼用行气化湿、暖肝止痛等方法,体现其重视阳气,善用温补的临床特色。

钟妮等指出,喻昌认为胃风是胃肠阴虚、木失涵养从而风从内生的虚风疾患,临床上易失治误治,变生他证,治疗初宜救胃津,久则救肾阴,创造性提出的胃风五大变证以及胃风病证理论。荣远航等提出,喻氏认为中风主要病机为阳虚邪乘,本虚标实;火、气、痰、郁等体质偏颇对中风病具有易感性;诊断时注重脏腑辨证,尤重脉诊;首提"驱风之中,兼填空窍"的治则,思路新颖;中风病贵在预防和病后调护,强调节欲。杨奕则以喻嘉言"援佛入医"的思想为切

入点,探讨了儒释道思想对喻氏医学思想的影响,指出喻嘉言"援佛入医"极大丰富了中国医学内涵,取得了极大成就,这些成就可视为喻嘉言对明末清初社会的一种医学回应。

林申奇等指出,陈自明《外科精要》首次提出冷漏概念,主张以温法治之。外治强调脓成宜切开,善用膏方贴敷及灸法治疗。

李晓宇等认为,"气"与"心"始终贯穿于李梴的医学思想之中,其理论具有逻辑上的一致性。成锐等在热敏灸理论的指导下,从灸位、灸法、灸感、灸量、灸效等方面剖析李梴炼脐法"量-效"关键,建立热敏炼脐术,确立操作标准。邱义勇指出,李梴认为情志病病因包含七情内伤、痰饮、瘀血;病机为脏腑失调、气机紊乱、火热伤阴、聚痰成瘀、耗伤气血。情志病望诊以望神为重点;闻诊包括听声音和闻语言;问诊包括问情志苦乐与异常梦境;切诊包括脉诊和腧穴按诊。情志病治则包含平衡阴阳、调理气血、形神并治、因人制宜;疗法包含药物疗法、情志疗法、针灸疗法、食物疗法、导引疗法等。

傅韩瑶等指出,明代赵宜真《仙传外科集验方》中耳鼻咽喉科疾病的辨治内容以单方、验方为主,外治法兼以内治法,标本兼顾,以吹药法治疗耳内流脓,塞药法治疗耳聋,经络辨治鼻衄,引血下行法治疗经行鼻衄,从痰浊论治咽喉,从脏窍相关论治乳蛾。

王建辉等认为,清代舒驰远对痢疾的论治提出"陷邪、秋燥、时毒、滑脱"为痢门四纲,还独创性地指出了秋燥可致痢疾发生;舒氏在噤口痢的外治上用"鲜肴美馔嗅之"以开胃口,颇具巧思。

于清茜等认为,聂尚恒治疗痘疹以顺为法、攻补兼施及注重体质。

张阳等总结梳理明末易思兰所著《易氏医案》中五运六气相关内容,发现易氏临证注重天人相应,强调无伐天和,能够结合五运六气理论指导临床用药,预判疾病转归,彰显了运气思维的实践价值。另外还擅于以脉辨证,对运气脉法的运用也颇成熟。

凌利总结陈自明、危亦林、龚廷贤、龚居中、李

榱、喻嘉言等八位盱江医家治疗外感热病的处方用药规律,发现盱江医家遵奉经典,善用经方,治疗时注重补益中州、固护脾胃。诸医家当时最常见的病因病机就是风寒、风热、火热、气滞、湿热,同时伴有素体的气虚,这与盱江流域周边环山,温热难以散发出去,气候多雨有着密切的联系。潘源乐等指出,盱江医家认为胁痛为痰瘀饮气郁阻于胁肋部膈膜,肝木不得疏泄,治法以疏肝平气、散结顺血、化痰逐水为主,并形成了以辨病-辨体-辨证为主的"三辨"体系。潘氏还指出,盱江医家辨治中风吸收了其他同时期医家的学术经验,针对以内外风为主的病因病机,将攻下法、祛痰法、祛风法、开窍法、补益法等治法结合,以三化汤、雄附省风汤、涤痰汤、小续命汤、摄生饮、导痰小胃丹等方剂随证加减,针对性的治疗中风病各种证型。在解表祛风、益气扶正、清热化痰和通络化瘀四个方面创造组合新方。

2. 医派文化研究

徐双认为,军用外科医学专著《军门秘传》作者吴文炳,又字沛泉、文甫,约生活在明末万历年间,为江西南城、南丰一带人士。《军门秘传》共计 4 卷,内容可分为 3 部分。卷一的前 3 篇,分别为"伤损用药法则""折伤形症辨"与"跌打金疮诸症脉法",相当于治伤的总体原则与方法;卷一的剩余部分以及卷二至卷四,一共记载了"得效良方"125 首;卷四末尾,附有"汤火伤效验方""脚皴疮冻疮"与"经验膏药方"共 29 首。在明末刻书比较廉价的情形下,该书得以刊刻流传。它向后人展现了一位民间医者以及一部通俗医学读物从生产到传播过程的一个生动案例。

李丛搜集盱江流域沿县市区的民间涉医俗语,分析其语音用词、语法结构、修辞手法等语言特色,并将其分为饮食文化、生活起居和医药康养三类,分别探析其中蕴涵的医药文化;并指出这些俗语反映了广大人民群众战胜疾病、增进健康的方式方法,也是地方医学文化的重要体现。黄寻芳认为,盱江医学名家重视生命、敬畏生命、关爱生命和呵护生命的生命伦理精神;面对生命具有敢于求真、志于探索、

勇于突破的术道追求;具有精术立德,心存仁义、敬畏生命,以人为本、贫富同视,医患相敬、谦和好学,行医规范的生命伦理风范。其生命伦理思想体系包括生命本源之道、生命存在之体用、生命的诊治之理和生命的摄养之律四个部分,涵盖对盱江医学名家的生命观、形神观、诊疗观和养生观内容的阐述。

3. 其他专科特色研究

史海勇等发现,盱江医学明言伏邪、血燥、血瘀和毒邪贯穿银屑病整个过程,伏邪为导致银屑病反复发作的主要病因,伏邪理论可解释银屑病冬重夏轻的规律。

邹来勇等总结盱江医学"热证可灸"理论的基本内容:一是明确论述热证可灸的学术理论,并提出热灸从治思想;二是重视艾灸法治疗热毒症,如隔物灸治疗诸热毒肿法,并提倡早灸;三是重视艾灸法治疗虚热证,提出寒热虚实皆可灸,并创新艾灸虚热痨病,首创热敏灸疗法等。黄斐等认为,黄石屏运用金针运气法,强调医者用自身精气以运行金针,结合少林内功,运气于针下,诊治临床病证辨证取穴,对于中风、咳证、痹证、霍乱等,将脏腑辨证、八纲辨证与针灸取穴等结合起来,"察色按脉,先别阴阳",对表里、寒热、虚实之病性与内外之病因的不同情况进行分型论治,分经取穴,盱江养生作为盱江医学的重要组成部分,具有鲜明的江西地域特色和优势,充分体现了顺应自然、以人为本的医学理念。

徐海贝等指出,历代盱江医家著述中饮食养生内容极其丰富,包括饮食滋味、食宜静宜慢、食饮有节、食物宜暖、食后宜漱口摩腹缓行,食忌过饥过饱、忌食后即卧,食禁药物之毒及饮食卫生等,尤其重视老幼及妊娠妇女的饮食宜忌。

(撰稿:李丛　审阅:王振国)

【孟河医派研究】

1. 医派学术特色研究

戴文昊等认为,孟河医派之骨伤科流派学术特

色如下:注重气血、补益脾肾;统遣方用药轻、灵、巧的基础上,强调"细分三期,辨证施治";外用敷药类型多样,疗效显著;理筋手法刚柔并济,软硬兼备。

杨嘉葳等提出,费伯雄、费绳甫、徐迪华等孟河费氏流派7位医家一致认为,在外感、内伤杂病的诊治中,"湿"乃影响疾病转归的重要因素;治法上别具特色,表现在固护中气、健脾化湿、肝脾同治、治湿护阴、回阳固脱、祛寒燥湿、从肾论治、利水除湿等方法上。

金莹等通过对比孟河医派与《修事指南》的中药材加工炮制方法,认为两者在炮制辅料和工艺方面存在一定的交集。《修事指南》收载的炮制方法相对简便,注重选材加工到临床使用全过程的质量控制;孟河医派更擅长以药炮药和联合复制,侧重扩大炮制品种应对复杂临床需求。

韦亚萍等认为,孟河医派益胃养阴法用药轻灵,和缓为治;注重调理脾胃,养阴和胃。此法用于糖尿病胃轻瘫行之有效。

2. 医家学术思想研究

刘亦冰等指出,马培之认为痿证病位乃筋、骨、肉三者,病机总由气血阴阳失衡。治疗上,则以补虚为要兼和气血,和营理气,退邪杜痹;清补同施,随证治阳明。

艾霖霞等总结马培之辨治外科病特色:应色脉合参,细辨寒热虚实,对寒热判断不明者可投姜汤试之;内外兼重,适时并用刀针,治疗时以患者疼痛与否作为判断向愈的标准;注重气运,对寒热的判断应旁参岁气;三因制宜,处方用药注重患者体质、情志及气候、地域的影响。

周泽等认为,费伯雄在病因、病机上注重火热血证的虚实、兼夹及所涉脏腑的鉴别。劳伤血证有五劳、七伤之别。治疗上主张"辨症察经,依经而治"。选方用药提倡和缓中正,并权变古法,创制新方。同时重视调肝与食养治疗。

常俊杰等指出,费伯雄认为痹证的病因病机除风寒湿阴邪致痹外尚有热邪,且血亏、脾弱、肾虚为发病之本,营卫虚涩是病机关键,筋、骨、肉为发病部位。治疗以扶正为主兼顾祛邪,重视养血和营、调肝脾肾并自制三方治三痹。在遣方用药上,秉持和缓中正、平淡醇良的观点,以养血、健脾、补肝肾为主,兼以祛风、散寒、除湿、清热、活血、通络,用药以当归为治痹使用频次最高,并擅用当归配白芍以养血和营止痛。

谢安峰等总结《丁甘仁医案·伤寒类》中4则医案用药特点:和缓轻灵,擅长用"轻可去实"之法,体现和营达邪、疏邪解表、疏邪化痰、宣化畅中的治疗理念。

汪荣盛等认为,丁甘仁医案中21例有关痹病治疗特点体现在6个方面:①和营祛风、化湿通络辨治风寒湿痹;②清热通络、祛风除湿辨治热痹;③益气和营、化湿通络辨治虚痹;④温补肝肾、祛风除湿辨治产后痹;⑤和营祛风、化痰通络辨治痛风;⑥祛风化痰、祛瘀通络辨治历节风。

秦冰冰等运用R语言编程对丁甘仁治疗咳嗽验案中58首处方分析,发现高频药前5位分别是浙贝母、苦杏仁、冬瓜子、茯神、桑叶;并得到前胡-苦杏仁-浙贝母、前胡-苦杏仁-冬瓜子、桑叶-冬瓜子-苦杏仁等核心药物组合7个。提出丁氏外感咳嗽注重清燥祛邪与滋阴润肺,内伤咳嗽强调顾护脾胃与培土生金。

朱思行等认为,丁甘仁辨治中风病首辨真中、类中。真中以内虚为主,分为阳虚和阴虚;类中则以风、痰、火等内因标实为患,兼见肝肾阴液亏虚,为虚实夹杂。治疗上,丁氏对续命汤和地黄饮子的运用颇具心得。

夏宁俊等认为,贺季衡治疗头痛重视肝阳上亢,治疗不寐重视肝火扰神,治疗咳嗽强调肝火犯肺,治疗痛证强调肝火入络。在滋肾平肝的基础上,配合其他治法,尤为强调肝肾同治,从肾虚肝旺入手的治疗思路。

苏苑苑等提出,章次公辨治失眠5则医案辨治思路为滋阴潜阳、兼重温阳,养血安神、调和气血,中西结合、全面兼顾。

(撰稿:胡蓉 审阅:王振国)

［附］ 参考文献

A

艾霖霞,高蕾,王军.孟河医派马培之辨治外科病[J].长春中医药大学学报,2022,38(5):484

C

蔡旻,方向明.吴澄"理脾阴"法之思想探析[J].江苏中医药,2022,54(10):13

常俊杰,戴文昊,高俊,等.孟河医派费伯雄辨治痹证经验[J].中国中医基础医学杂志,2022,28(9):1507

巢馨尹,艾民,金鑫,等.齐鲁三大小儿推拿流派应用脾经穴文献分析[J].按摩与康复医学,2022,13(24):20

陈超,刘更生,吴世彩.《删补名医方论》方剂出处与分类考辨[J].山东中医药大学学报,2022,46(5):651

陈曦,张立平,李董男,等.《聊复集·医阶辨药》学术特色钩玄[J].陕西中医药大学学报,2022,45(1):38

陈玉,王娟,谭仔龙,等.汪文绮《杂症会心录》产后病用药特色探析[J].甘肃中医药大学学报,2022,39(3):27

陈丽娟,文颖娟.盱江医家黄宫绣学术特色探析[J].中医学报,2022,37(11):2357

陈士耀,孟虎,卢新平,等.从《孙文垣医案》探讨新安医家孙一奎辨治腹痛学术特色[J].环球中医药,2022,15(6):1025

成锐,朱延祯,彭桂秀,等.李梴炼脐法的传承与热敏炼脐术的建立及临床应用[J].江西中医药,2022,53(7):4

D

戴文昊,刘亦冰,高俊,等.孟河骨伤科流派的探究与展望[J].内蒙古中医药,2022,41(9):120

邓勇,梁媛,王旭光,等.新安医家程鉴生平考及其学术成就探析[J].中国中医基础医学杂志,2022,28(4):556

段展辉,刘桂荣.基于数据挖掘探讨温补学派治疗郁证处方及用药规律[J].中药药理与临床,2022,38(4):174

F

范凯,王凯,宋敏,等.传承精华守正创新对中医学术流派发展的指导意义[J].光明中医,2022,37(17):3110

傅韩瑶,杨淑荣,谢强.盱江医著《仙传外科集验方》辨治耳鼻喉疾病探析[J].江西中医药,2022,53(4):4

G

巩逸麟,彭娟,张朝晖.津沽疮疡学术流派化腐再生疗法在压疮溃疡期中的应用[J].中国民间疗法,2022,30(21):8

H

虎峻瑞,段永强,罗强,等.《古今医鉴》"医称多术,杂合以治"学术内涵及外治法特色研究[J].中华中医药杂志,2022,37(7):4011

黄斐,陈宇.盱江医家黄石屏金针运气法探析[J].江西中医药,2022,53(6):3

黄辉,陈雨露.中医历代名家学术研究丛书·吴澄[M].北京:中国中医药出版社,2022

黄韩榕,赵家友,李远明,等.岭南林氏正骨推拿流派应用委阳穴治疗腰痛的经验[J].环球中医药,2022,15(11):1983

黄寻芳.盱江医学名家生命伦理思想研究[D].南昌:江西中医药大学,2022

J

金莹,朱月琴.孟河医派临方炮制与《修事指南》中药炮制之比较[J].上海中医药杂志,2022,56(4):46

K

开菲,卜菲菲,王鹏.固本培元学说与新安固本培元流派探微[J].中医药临床杂志,2022,34(9):1608

L

李丛,杨文园.黄宫绣"活泼"脉法探析[J].中医研究,2022,35(3):60

李丛.江西盱江流域涉医俗语探析[J].江西中医药,2022,53(4):1

李龙,蔡永敏.从卢云乘医案分析伤寒重症治疗特色[J].中国中医急症,2022,31(7):1273

李树,单焱亮.古代湖湘医派医家辨治癫狂病处方用药规律分析[J].中国当代医药,2022,29(22):156

李佳欣,黄梦,于娟.六大小儿推拿流派治疗小儿便秘概述[J].按摩与康复医学,2022,13(23):50

李建波,张海涛,霍炳杰.以"东垣学术"为例谈中医传承中"不全"与"补全"[J].河北中医药学报,2022,37(6):55

李俊峰,杨小倩,窦建卫.从《医宗金鉴》乳腺癌方药论乳腺癌病因病机及治法[J].中华中医药杂志,2022,37(3):1783

李励辉,刘红宁,林色奇.旴江医家龚廷贤头痛辨治经验浅谈[J].江西中医药,2022,53(1):3

李人亮,张平,易莹,等.《万病回春》痹证治疗用药规律探析[J].江西中医药,2022,53(7):1

李晓宇,张其成.李梴医学思想研究[J].湖南中医药大学学报,2022,42(9):1550

廖慧,杨勤军,古婷婷,等.程文囿《杏轩医案》治疗肺病经验集萃[J].按摩与康复医学,2022,13(21):14

林辉.近代湖湘医家吴汉仙研究[D].长沙:湖南中医学院,2003

林申奇,谢昌营,肖慧荣.浅析《外科精要》悬痈证治[J].江西中医药,2022,53(2):4

凌利,王逸群,田鑫,等.中医地域流派名医外感热病临证思想及经验研究[J].中国民族民间医药,2022,31(21):57

凌利.旴江医家外感热病临证经验及思想初探[D].南昌:江西中医药大学,2022

刘德果,赵姣,苏艺峰,等.基于数据挖掘的现代湖湘男科流派医家治疗激素难治性前列腺癌用药规律研究[J].湖南中医药大学学报,2021,41(5):729

刘亦冰,常俊杰,解强,等.孟河医派马培之辨治痿证学术特色浅析[J].新中医,2022,54(8):209

刘珍珠,胡建鹏,刘金涛,等.新安固本培元思想与江浙温补派形成期思想的区别与联系[J].浙江中医药大学学报,2022,46(3):295

龙抗胜,章薇,叶勇,等.湖湘针推学术流派"推经治脏-五脏调衡"思想与手法探析[J].中华中医药杂志,2022,37(9):5213

陆文洪,罗雯鹏,肖戈.湖湘针推学术流派五经配伍治疗功能性便秘探析[J].中医药导报,2022,28(6):159

罗容,钟峰,章薇.运用湖湘针推学术流派理论论述针灸治疗便秘[J].湖南中医药大学学报,2022,42(3):406

M

马洪微,王玉凤.孙一奎关于"四时节律"的应用探析[J].中医药导报,2022,28(8):108

马俊杰.历史人文视域下的虞山医派研究[J].中医学报,2022,37(9):1854

P

潘源乐,刘妙华,熊祎,等.旴江医家辨治胁痛的学术思想探讨[J].江西中医药,2022,53(9):1

潘源乐.基于数据挖掘方法探究古代旴江医家辨治中风病方药配伍规律[D].南昌:江西中医药大学,2022

Q

齐城成,张其成.新安医家吴澄《不居集》医易思想探析[J].中医药通报,2022,21(7):21

秦冰冰,黄盛娜,史嘉炜,徐燕.丁甘仁治嗽的用药规律及润肺机制探讨[J].光明中医,2022,37(8):1332

邱旭东,钟相根.秦汉医学范式研究刍议[J].长春中医药大学学报,2022,38(9):948

邱义勇.《医学入门》情志病证治研究[D].南昌:江西中医药大学,2022

R

荣远航,滕晶.喻昌论治中风病学术思想探讨及现代临床应用[J].中国中医急症,2022,31(2):345

S

沈劼,陈仁寿.金陵医派的肇始:以南京地区世医研究为中心[J].南京中医药大学学报(社会科学版),2022,23(6):365

史海勇,袁弦,付佳俊,等.江西旴江医学对银屑病病因病机的认识探析[J].广西中医药,2022,45(5):37

苏啟后,周德生,葛金文,等.清代湖湘医家癫狂学术思想与临证经验探析[J].湖南中医杂志,2022,38(9):101

苏苑苑,苏莹,王海南,等.基于《章次公医案》论失眠辨治[J].江苏中医药,2022,54(1):68

孙国星,范虹,高晶晶,等.长安雷氏心病痰瘀流派"痰瘀毒风"理论辨治高血压病[J].陕西中医,2022,43

(12):1787

孙佳玥,黄子慧,钱佳燕.徐氏外科诊治瘰疬的学术思想与流派传承[J].中华中医药杂志,2022,37(9):5209

孙梦瑶,蔡志仙,章文春,等.基于形气神三位一体生命观对《寿世保元》养生要点探析[J].中华中医药杂志,2022,37(6):3014

T

陶敏,董逸翔,赵文坛,等.浙派中医儿科重视脾胃学术思想的临床运用特色探析[J].浙江中医药大学学报,2022,46(2):120

陶晓雅,胡素敏.黄宫绣《太史医案初编》温阳补火医案举隅[J].江西中医药,2022,53(11):5

田梅,刘学,臧国栋,等.山东肺系病热毒流派源流及学术特色[J].新中医,2022,54(8):213

W

汪朝,李小燕,葛来安.龚廷贤鼓胀病辨治特色浅析[J].中医药通报,2022(6):8

汪荣盛,李其忠.丁甘仁辨治痹病脉案特色[J].中医文献杂志,2022,40(1):52

王鑫,黄敏,尹浩,等.近20年中医流派研究知识图谱分析[J].中国中医药信息杂志,2022,29(4):34

王朝嘉,周步高,刘妙华,等.龚廷贤诊治肝病的思路与用药经验研究[J].新中医,2022,54(24):234

王洪龙,李敏,周艳芬,等.当代湖湘国医名家医德精神的形成根据与基本内涵[J].中医药导报,2022,28(9):187

王建辉,刘东洋,黄利兴.舒驰远论治痢疾思想探析[J].江西中医药,2022,53(5):3

王青青,黄子萱,陈丹.盱江医家龚信《古今医鉴》鼻病论治特色探析[J].江西中医药,2022,53(9):4

王振国,鞠芳凝,吕佳蔚,等.中医学术流派研究的现状、趋势与思考[J].南京中医药大学学报(社会科学版),2022,23(6):351

韦亚萍,杨一文.孟河医派益胃养阴法在临床治疗糖尿病胃轻瘫中的应用[J].系统医学,2022,7(3):196

卫然,娄必丹.湖湘针推学术流派"五经配伍"论治慢性非特异性下腰痛[J].陕西中医药大学学报,2022,45(2):22

吴瑞华,蔡少杭,陈晖,等.漳州市巫百康中医心病科学术流派简介[J].中国中医药现代远程教育,2022,20(4):148

X

夏宁俊,章永红,田永立,等.孟河名医贺季衡从肾虚肝旺论治疾病浅析[J].河南中医,2022,42(10):1515

向俊丞.清代湖湘医者研究[D].武汉:华中师范大学,2019

肖志红.探析湖湘医派的地域文化特色[J].湖南中医杂志,2022,38(8):99

谢安峰,阚俊明.丁甘仁治疗伤寒类疾病医案解析[J].江苏中医药,2022,54(4):61

邢赛伟,韩永升,黄辉.新安医家孙一奎辨治颤证特色探微[J].中医药临床杂志,2022,34(9):1613

徐双.《军门秘传》略论[J].中医药文化,2022,17(5):465

徐海贝,胡芳,王河宝.盱江医家饮食养生思想探析[J].中华中医药杂志,2022,37(4):2354

徐若艺,周玉杰,叶斌.盱江医著《万病回春》月经病诊治思路探析[J].中医药临床杂志,2022,34(3):441

许繁琪,颜延凤.《万病回春》治疗咳嗽的思路探析[J].中国民族民间医药,2022,31(19):75

许梦白,刘雁峰,陈家旭.《医宗金鉴·妇科心法要诀》从肝脾论治月经病探析[J].中国中医基础医学杂志,2022,28(7):1039

Y

杨嘉,彭润芯,黄鹏,等.从学术传承角度探讨孟河费氏流派对湿证的认识和发展[J].基层中医药,2022,1(6):1

杨奕.援佛入医:喻嘉言医学思想研究[D].南昌:南昌大学,2022

杨勤军,何振豪,史友,等.基于症状-证候-药物的新安医家治疗肺胀医案数据挖掘研究[J].北京中医药大学学报,2022,45(6):594

杨文园,李丛,罗侨.从医案2则探析黄宫绣治疫思想[J].江西中医药,2022,53(2):1

姚赫,张爱琴.孙一奎肠风诊治特点探析[J].浙江中医杂志,2022,57(1):11

叶斌,周玉杰,李一晨,等.盱江医著《万病回春》伤食病防治探析[J].江西中医药,2022,53(10):3

易伟清,胡小英.新安医家程云鹏《慈幼筏》"内风"立论

治疗小儿惊风探析[J].中国中医急症,2022,31(5):898

于清茜,陈启亮,陈凌琦,等.基于《活幼心法》"内调治法"理论探讨构建小儿健康管理模式[J].江西中医药,2022,53(10):1

余红超,康武林,陈坤,等.长安医学关中李氏骨伤学术流派"辨位施法、针刀整体治疗"膝骨关节炎的临床研究[J].陕西中医药大学学报,2022,45(6):14

余红超,康武林,王占魁,等.长安医学关中李氏骨伤学术流派治疗慢性筋伤病学术思想概述[J].现代中医药,2022,42(1):65

俞叶娜,蒋婉,徐新宇,等.孙一奎辨治痿证用药特色探析[J].四川中医,2022,40(9):22

俞叶娜,徐新宇,蒋婉,等.基于《医学心悟》探讨程钟龄辨治妇人产后病经验特色[J].浙江中医药大学学报,2022,46(6):607

喻锦,储全根,李飞翔,等.新安医家程杏轩治妇科病重温补思想探析[J].江苏中医药,2022,54(6):63

Z

张晶,李奕茜,汪悦.从《医门法律》治燥理论探析干燥综合征中医治疗特色[J].吉林中医药,2022,42(2):138

张阳,李军祥,陶国水,等.《易氏医按》五运六气临证治验探析[J].中华中医药杂志,2022,37(10):6075

张玉,吴元洁,王瑞,等.新安医家王勋辨治瘟疫特色探析[J].安徽中医药大学学报,2022,41(5):18

张章.三字经流派推拿联合养胃增液汤治疗小儿厌食脾胃阴虚证临床观察[J].中国中医药现代远程教育,2022,20(22):116

张瀚元,徐旭英,孙丽蕴.孙丽蕴教授运用燕京赵氏学术流派调和阴阳法治疗血瘀证银屑病的经验[J].中国医药导报,2022,19(34):130

张力文,张静宇,曹畅,等.程文囿从脾辨治疾病经验探析[J].中国中医急症,2022,31(1):151

张璐砾.湖湘脾胃学说的研究[D].长沙:湖南中医药大学,2012

张思雅,胡澹琦,刘晓龙,等.新安医家孙一奎辨治痿证特色探微[J].环球中医药,2022,15(11):1882

张宇飞,张高魁,郝阳泉,等.长安郭氏骨伤学术流派经方三花膏联合塞来昔布治疗早期寒湿痹阻型膝骨关节炎的临床研究[J].时珍国医国药,2022,33(1):157

张则润,周方正,李小青,等.《医宗金鉴》跌打损伤外用膏剂用药规律分析[J].湖南中医杂志,2022,38(3):32

赵佳雄,朱海燕,杨宜花,等.基于数据挖掘盱江医家龚廷贤辨治头痛组方用药规律[J].中国中医药科技,2022,29(1):54

赵建根,李家劼,陆翔,等.新安医家余国珮运用"燥湿为纲"理论辨治用药规律研究[J].陕西中医药大学学报,2022,45(5):95

郑洪.从中观理论视角看中医学术流派研究[J].南京中医药大学学报(社会科学版),2022,23(6):361

钟妮,林天慧,周茂福.从《寓意草》探讨喻嘉言"胃风"思想[J].江西中医药,2022,53(12):3

周文,余飞浩,李燕珍,等.基于数据挖掘技术探讨龚廷贤治疗消渴病证的组方用药规律[J].中医临床研究,2022,14(7):15

周泽,陈宪海.费伯雄辨治血证学术思想探究[J].中国中医急症,2022,31(1):154

朱思行,顾博丁,尚力,等.丁甘仁中风病辨治方药探赜及医案举隅[J].环球中医药,2022,15(4):642

祝晓丽,刘健,方妍妍,等.新安医家治疗痹病含桂枝方剂用药规律分析[J].中药药理与临床,2022,38(1):206

邹来勇,艾瑛,朱玉辉,等.盱江医学流派"热证可灸"理论及特色[J].中医药管理杂志,2022,30(4):9

左世国,李姣姣,向昱阳.《医宗金鉴·正骨心法要旨》中骨伤外治处方的用药规律分析[J].中医正骨,2022,34(2):40

（三）医史文化

【概述】

全年相关论文的数量接近 2 000 篇；较之 2021 年度，数量和质量均有提升。这一领域的学术论文主要刊发在《中华医史杂志》《中医药文化》《南京中医药大学学报（社会科学版）》《中医文献杂志》《中医药管理杂志》等期刊，也有不少发表在《中医杂志》《中华中医药杂志》《北京中医药大学学报》《中国中医基础医学杂志》《时珍国医国药》《首都医科大学学报》《协和医学杂志》《医学与哲学》等核心期刊，形成了各自专栏特点乃至期刊特色。医史文化的相关研究，同时受到《近代史研究》《党的文献》《图书馆杂志》《学术研究》《学术界》《编辑学报》《传媒》《中央民族大学学报（哲学社会科学版）》《自然辩证法研究》《自然辩证法通讯》《史学月刊》《史学理论研究》《历史教学》等不同学科 CSSCI 期刊的青睐。

党的二十大报告，明确指出"推进健康中国建设""促进中医药传承创新发展"，为继续推进中医药的高质量发展指明了方向，也为医史文化领域的高水平发展提供了指导。对此，众多学者展开多维度研讨，如王琳"推动中医药振兴发展的四个维度"、徐永红"中医药文化传承战略思考"、窦学俊等"论健康中国和抗疫背景下传统文化与中医药文化的推广"、谢媛香等"健康中国视域下数字中医药的发展路径研究"、邢华平"文化自信视域下中医药现代价值与发展定位探析"、彭贵珍等"中医药文化资源内涵初探"、卢蔡等"中国传统文化弘扬视阈下的中医药文化传承研究"、梁晶晶"中医药文化自信的本质内涵与提升路径"、于钦明等"中医药助力构建人类卫生健康共同体的价值意蕴及实践路径"、吴舟涛等"'文

化强国'视域下中医药文化核心价值的传播与传承"、马松等"新时代中医药文化传承创新策略"、刘文平等"关于中医活态传承建设的思考"等，分别从健康中国、文化强国、文化自信、弘扬传统、中医药传承等各个不同视域进行探讨。

在此基础上，不少学者结合自身专业，将中医药文化潜移默化融入学科建设，如陈彦君等"中医药文化自信在医学英语课程中的建立"、范国强等"中医药文化融入高校传统保健体育课程的意义及路径探析"、张嘉宝等"中医药文化自信走进药学教育"、林国清等"'文化育人'视域下中国传统康复技能课程教学改革探讨"、王芳等"从中医药文化渗透浅谈中药药剂学课程思政建设"等。思政教育是学科建设的核心环节，如何将中医药文化与各门专业课程有机融合，也是诸多学者探索的一个课题，如李宗霖等"中医药文化融入课程思政的思考与探索"、黄汀等"中医药优秀文化融入思政课教学的三重维度"、江沙等"中医药文化核心价值观融入中医药院校思想政治教育的路径研究"、刘海燕等"中医药文化赋能大中小学思政课一体化建设路径研究"、熊灵等"文化育人视域下中医药文化融入大中小学思政教育一体化建设路径探究"、张秀峰等"中医药自信融入高等中医药院校思政课程的探索与实践"、毕岩等"中医药文化价值与课程思政有机融合的思考与实践"、吴道显等"中医药文化与高等中医药院校思政课融合的可行性探讨"、赵丽等"新时代高等中医药院校开展红色教育的实践路径研究"、李芳等"医学生思政教育融入中医药文化的必要性与路径探析"等。

同时，中医药文化的国际化传播也成为学界重点研究的问题，如尹璐等"中医药文化国际传播的现状分析及研究"、李以湉等"中医药国际化进程中突

出文化内涵的重要性"、包琦莺"国际化视野下中医传承管理中面临的机遇和挑战"、陈思等"全球化背景下中医药标准化面临的机遇与挑战"、杜雅雯等"中医药'一带一路'国际化传播研究的文献计量学分析"、刘成等"基于 SWOT 分析的中医药文化对外传播策略探析"、程革"'一带一路'倡议下中医药高等教育国际化面临的挑战与战略选择"等。针对中医药走向世界及后疫情时代所面临的种种机遇和挑战,各界集思广益,积极破题。

伴随研究的深入,对于医学史各分支学科乃至学科本身的分析不断深化。如张晗等"中国医学史研究热点及发展态势——近五年中国医学史论文的可视化分析"、闫雨蒙等"全国中医药博物馆现状调研分析"、冯玉荣"'授受源流':《清史稿》医者传的编纂与医史的承启书写"、高川等"医学人文的过去,现在和未来"、林颐"绘图里的医学史——《为自然书籍制图》"等。亦不乏对于中外医学史教学问题的探讨,如邢烨等"西医院校'医学史'课程思政建设研究"、何莉莎等"中国医学史课程思政路径探索"、莫清莲等"中国医学史课程线上线下混合式教学探索"、田艳霞等"中国医学史线上线下混合式教学方法初探"等。2022 年对于古代口腔医学史的研究,逐步形成一个热点,包括袁紫玉"近代中国口腔医学史的研究现状及思考"、周建等"清代宫廷口腔疾病诊疗概况"、张净秋等"清代宫廷口腔疾病诊疗研究回顾与前景展望"与"中国古代口腔医学史研究的先驱者——周大成教授"等。其间,对于海内外学科前辈名家的传承与学习,已经成为业内的自觉,如胡丙杰"陈垣的早期著作及其法医学贡献"、张净秋"20 世纪 80 年代中国医史界国际学术交流简论:李经纬研究员访谈录"、宝锁"日本科学史家山田庆儿及其对科学史的贡献 恭贺山田庆儿九十岁诞辰"等。2022 年恰是著名医史学家程之范教授的百年诞辰,韩启德院士、傅维康教授、张慰丰教授、甄橙教授等纷纷撰文回顾与纪念。

三十多年医疗社会史的蓬勃发展,越来越多历史学、科技史、哲学、文字学、语言文学、新闻传播学

等的扎实外史研究,极大拓宽了传统医史文化的研究领域。如杨祥银"殖民医学史:术语内涵、核心争论与多元视角"、袁玮蔓"医学史学科在当今德国的发展特点刍议"、郭永虎等"白求恩眼中的中国共产党敌后抗战(1938—1939)——以海外藏白求恩档案为中心"、万兆元"三史合一:牛津的科学史、医学史与技术史学科"、李润虎"比盖伦还盖伦——维萨里《书简》的内容和意义"、李希光等"从《本草纲目》与《阿维森纳医典》的互鉴看中医与尤纳尼医药文化的交流"、苏红等"汉英中医药词典编撰和翻译的缘起——以欧明中医药翻译原则为例"等。上述论文,展现出国际化、全球化的研究视角,也体现了这一年来医史文化的学术研究正在不断深入。

(撰稿:杨奕望　审阅:王振国)

【疫病史研究】

1. 古代疫病防治研究

陈嘉莉等梳理并总结了中国古代的防疫实践经验:一是官府设立专门的隔离场所以防止疫病传播;二是官府通过改善环境卫生、重视清洁水源以及实施海港检疫等方式提高民众卫生意识和预防疫病流行;三是古代医家使用疯狗脑髓预防狂犬病复发和运用人痘接种术预防天花流行。

杨恺等基于出土文献及传世文献相关资料,辨析出秦汉时期"疠"指致病力较强的恶性疾病,并非专指传染性疾病,"疫疠"一词才专指传染性疾病;对疫病病因病机的认识经历了从"鬼神"致疫到"气"致疫的转变;对疫病的预防由祛除鬼魅转变为隔离患者以防控疫情。

苏海洋认为,东汉末年的疫情有明显的季节和地域特征,主要大暴发于春季,并集中分布于黄河下游。《伤寒论》中的"伤寒"主要是冬春季节流行于北方的上呼吸道急性传染病,其流行时间与东汉末年疫病流行的季节特征吻合,危重症状与东汉末年黄河下游大疫前大规模的饥荒导致的人体极度虚弱有关。东汉末年冬季气温异常,增加了以伤寒为代表

的上呼吸道传染病流行的风险。冬春季节寒冷干燥，人口激增并空间上高度集中，使得东汉末年的黄河下游地区及其毗邻的南阳郡成为全国疫情最严重的地方。《伤寒论》序言中记载的疫病高死亡率与人口高度集中呈正相关。

严小青等指出，中国先民们在长期实践中发现香料具有除菌避秽、香化环境的功效，医家将香料与中医理论融合发展出香疗法以防治瘟疫，道医与佛医尤热衷于将香药应用于驱逐瘟疫的仪式中。

郭莎莎等分析了宋代瘟疫频发的背景下，香药在防治瘟疫中的应用与发展，发现宋代政府重视海外贸易发展，大量输入香药，使香药开始广泛应用于各个领域，尤其对医学领域产生了巨大影响。医家将香药应用于疾病的救治与防范，促进了中医疫病学理论和实践的发展。

杨瑞华等通过梳理明清时期的疫病文献，探析"湿毒疫"的理论脉络，发现明清医家认为"湿毒"是疫病的重要致病因素，病位以肺脾为主，弥漫三焦，发病隐袭，病程迁延，传变迅速，易转重症；治疗应立足"湿毒"，首当祛湿，重在解毒，疫毒内陷时需开窍固脱，恢复期当清除余毒、益气养阴。

郭谦等探讨了五瘟丹的源流与运用，指出五瘟丹为明代韩懋结合《黄帝内经》"人与天地相参"理念，秉承五运六气医学思想，化裁金代刘完素所创的大金花丸而成，用于瘟疫类外感流行性疾病的治疗。明代万全，清代马印麟、刘奎在继承韩懋所创五瘟丹的基础上各有发挥：万全将其化裁为 3 种不同的五瘟丹，马印麟提出五瘟丹配五郁方治疫之法，刘奎承袭马印麟之说并强调祛疫的同时要疏导气机。

李孜沫发现，康熙年间疫灾频度为 96.7%，形成持续上升（1662—1680 年）、持续下降（1681—1687 年）、波动上升（1688—1708 年）和再次回落（1709—1722 年）4 个阶段，并以夏、秋季为疫灾流行的主要时节；疫灾的空间分布呈现内地多于边疆、南方多于北方、东部多于中西部的特征，其中江苏是疫灾流行最严重的省份；其应对方式整体上仍处于传统应对阶段，包括体现康熙皇帝意志的中央政令，地方官绅

延医赠药、施棺瘗尸、刊刻医书等举措，民间逃疫避疫、封建迷信等行为。

黄颖从邓旒的《保赤指南车》一书探析其对牛痘接种术的改良，指出邓旒在牛痘接种术的实践和推广过程中融合了他在中医书籍中学到的人痘接种术，包括改进了牛痘接种术的时间，改变了牛痘苗的保存方法和牛痘的接种部位，并加强了牛痘接种后的调治和护理。在当时牛痘苗制备和保存无标准的情境下，这种交融在一定程度上提高了牛痘接种术的安全性和有效性，为天花的预防作出了独特的贡献。

2. 近代疫病防治研究

刘时觉等分析了近代温州瘟疫与社会应答，发现当时的温州医学界、地方政府、官方机构、社会力量等极力投入，表现出了一种互补的状况。温州医家以温热认识治疗瘟疫成为主流，且形成不同的学术流派和学术风格。受西方文明的影响，近代温州地方政府对瘟疫的应对采取了较为积极的态度，建立卫生防疫机构，发布政策法规，在一定程度上促进了公共卫生事业的近代化，促进了医疗技术的革新、防疫政策和防疫措施的近代化。

林曦等通过解析民国时期的报纸、医学期刊及医著，探讨 1918 年流感在中国的传播，指出其极有可能借助中外交通与人员往来，自多个方向由境外传入中国，再通过国内人员流动，蔓延至各地。中医界人士积极参与流感救治，认为此疫属燥热性瘟疫，用药宜辛凉轻宣、润燥生津。曹炳章的《秋瘟证治要略》是中医药防治 1918 年流感的专著，集病原、病理、诊断、方药、预防于一书，形成了燥热性流感的辨证论治体系。

吴文清梳理了《香港华字日报》记录的 1918 年流感在香港的流行及社会应对情况，发现 6 月出现的第一波流行，症状大都较轻；11 月前后开始的第二波流行，来势较猛；共造成约 3 000 人死亡。1920 年 2 月以后，流感从香港、广东等地消退。流感期间，《香港华字日报》登载了许多用于防治流感的成

药,如屈臣氏大药房的退烧饼和清补丸、诚德堂奋良氏的百胜茶饼和百胜油、辛毓贤堂的百胜茶等。

杨奕望等梳理了 20 世纪二三十年代江南中医对流行性脑脊髓膜炎的认识,指出当时的中医医生将其命名为"疫痉",认为其发病与非时之气与疫毒有关,运用汤方、成药、针灸等多种方法治疗,并采用隔离、消毒等措施预防疫痉。

高璇等梳理 1932 年行都防疫委员会成立始末及在洛阳霍乱疫情防控中的应对,指出行都防疫委员会在驻洛中央各机关及地方政府的协助下,组建了阵容强大的防疫队伍,募集了较为充裕的防疫经费和药品,保障了机构的正常运转和各项防疫工作的顺利、有效开展。防疫策略上治防并重,一方面对感染患者进行医疗救治,一方面开展积极预防工作,施打疫苗注射、井水消毒和防疫宣传,迅速控制了霍乱疫情在洛阳及周边的蔓延。各方对行都防疫委员会和洛阳防疫的大力支持,主要基于洛阳的行都身份,抛却这一特殊政治身份,洛阳就如其他内地城市或边缘乡村一样,只能在肆虐的传染病面前自生自灭。

(撰稿:黄颖　审阅:王振国)

【医易思想研究】

易学理论是中医思想的重要源头之一,对中医理论和实践皆有着深刻影响。王雪纯等讨论了《周易》中和思维对中医基础理论的影响包括阴阳动态平衡、五行生克制化、气血津液调和,对治疗用药的影响包括药物纠偏致中和、组方配伍致中和、未病先调致中和。

范奇鑫等从"道"与"太极"出发,探讨了医易之间的关系。通过《周易》和《黄帝内经》中"道"的比较和论述,指出易道与医道会通的特征主要体现在刚正、和顺、藏隐三个方面,易道为医道之源,医道是易道的传续和彰显。范氏等还从太极范畴探讨了医易会通的交点,指出"太极"在实质上作为"有"的本原,等同于道家生成论中的"一",其内涵是阴阳二气的和合统一。金元时期朱丹溪首次明确援引太极范畴入医学,以太极易理释医理;其后明代医家进一步对医易太极范畴进行发挥,创立太极命门学说,使得医易关系更为密切。

张广华等认为,张仲景《伤寒杂病论》深受易经哲学思维的影响,因此以《周易》六爻之变阐释六经之病,可以对六经的由来溯源追流,并由博返约、以卦观象,更好地概括疾病发展过程中邪正相争、阴阳进退所表现出的病理变化,反映症状、病名的变易与治则、治法的不易。

杨天闯等从医易同源出发,以《周易》的"三易"思想阐释《伤寒论》的理法方药,在类方基础上,将方证的简易思想定为保胃气、扶阳气、存津液,不易思想定为表传里、上传下、寒化热、热蕴湿、实致虚、微变剧,方的变易思想定为裁、采、穿、化四类,证的变易思想定为兼、夹、变、类四种,强调临床上要以不变的原则,圆活地使用经方治疗多变的疾病。

张其成研究团队分析挖掘了一系列中医与养生典籍中体现的医易思想。如曾桐等基于《千金要方》和《千金翼方》,探讨了易学思维在孙思邈构建医学理论体系时的具体运用,包括汲取《周易》尚中的思想,认为用药、治病、医者都需做到"中和";基于《周易》"成性"修德说,总结出"养性大要",体现了《周易》"简易"的思想;在"三才合一"整体观指导下,指出要顺应四时进行用药、养生,体现了《周易》"变易"的思想;秉持"气一元论"的宇宙观,解释生理与病因,指导养生,体现了《周易》"不易"的思想;同时在认识、治疗疾病方面,也深受《周易》象数思维的影响。

齐城成等对一系列援易入医的著作进行了研究。如道医代表作《医道还原》,其卷一"脉理奥旨"以易理诠释切诊和望诊,同时体现四诊合参的思想;卷二"症候源流"以"易象包罗天地""医易相通"为总纲,分述八个卦象的症候源流及所代表的脏腑生克制化关系;卷三"药法阐微"除阐述内药和外药的应用外,还以九星、卦象等为喻提出了治疗不同疾病的方法。清代医家金理的《医原图说》,根据整体观念和天人相应等理念,以太极、阴阳、五行、八卦以及《河图》《洛书》来解说易学与人身脏腑形体的对应关系,借助坎卦和离卦等卦象来解释命门和三焦的确切内涵,以太极之理解说生脉散斡旋人体元气的重要作用;以《河图》之道阐释六味地黄丸、补中益气汤、四物汤、二陈汤等方剂中药物的配伍原理;以《洛书》中颜色的对应关系阐明逍遥散、四君子汤等方药的具体作用。茅松龄《易范医疏》认为人体与天地自然相应,强调土生万物和五行化合,以八卦释医理、三脉应三才,阐释卦象括脉证、卦象即药象等。并且从"三易"之说探析了新安医家吴澄《不居集》中的医易思想。包括以八卦统括失血病因,以六十四卦表征失血兼证,体现了《周易》"简易"的思想;用八卦展现发热的不同症候,体现了《周易》"变易"的思想;以《河图》论说柴胡剂的五行用途,体现了《周易》"不易"的思想。又对清代养生名家曹庭栋《老老恒言》中体现的医易养生思想进行了总结。如以颐卦阐明老年饮食养生需"自审其宜",推荐食粥并撰写"粥谱"以供参考;以随卦阐释老年起居需退藏固密,可参考易学理论设计起居而达到静而神安的养生效果;以履卦说明老年交往需洗心幽居,保持内心的平静祥和;以损卦讲解老年情欲需节欲保精,固护肾气以尽享天年等。

李亚飞等围绕"意象",研究了道家养生经典《黄庭经》的医易思想,主要体现在"黄庭"的中道、藏象与易象的关系以及阴阳交泰的思想上,核心是以气化论为基础,借用意象的隐喻、类比、象征,诠释身体的称谓、结构、藏象与功能,以卦象、爻位、五行、五方、象数作为具体类象,展现身体各部分的关系、气息升降的规律、炼气养神的方法,从而反映对身体和世界交互感应的认知。

此外,孟晓雨等在分析明代名医孙一奎《赤水玄珠全集》的学术价值时,强调其"医易相融"的特色,具体体现在医易同源、天人互通和法宗太极、新解医理两个方面,为理论发展和临床实践提供了依据。

罗磊等在医易结合视域下,从阴阳互根互用出发,从阐释病机、沿用经方、苦甘化阴、补离阴等方面探讨了火神派代表郑钦安的"扶阴"思想,并说明其思想内涵在于一气一元论、正邪学说、水土合德与水火既济,最终强调以"中"为原则的气化调和,有助于全面认识郑钦安的学术思想。

李几昊等以越南"医圣"黎有卓的医论集《海上大成懒翁集成先天》为例,探讨了中国明代医家赵献可的医易思想在越南医界的影响,以及越南医家黎有卓对"肾命学说"的继承和发挥,包括重新论证了"命门"的地位与严格辨别了相火和龙雷火的差异,为研究医易思想提供了新文献和新视野,也为东亚古典文献的传播研究理论构建提供了进一步的佐证。

(撰稿:张苇航　审阅:王振国)

[附]　参考文献

B

包琦莺.国际化视野下中医传承管理中面临的机遇和挑战[J].中医药管理杂志,2022,30(17):239

宝锁.日本科学史家山田庆儿及其对科学史的贡献——恭贺山田庆儿九十岁诞辰[J].科学文化评论,2022,19(3):86

毕岩,崔妍,岳冬辉,等.中医药文化价值与课程思政有机融合的思考与实践[J].长春中医药大学学报,2022,38(11):1277

C

陈思,王佩娟.全球化背景下中医药标准化面临的机遇与挑战[J].江西中医药大学学报,2022,34(2):108

陈嘉莉,彭榕华.中国古代防疫措施探究[J].福建中医药,2022,53(6):38

陈彦君,李可大,袁东超,等.中医药文化自信在医学英语课程中的建立[J].中国中医药现代远程教育,2022,20(3):158

程革."一带一路"倡议下中医药高等教育国际化面临的挑战与战略选择[J].中医药管理杂志,2022,30(7):15

D

窦学俊,高巧林,贾世强,等.论健康中国和抗疫背景下传统文化与中医药文化的推广[J].亚太传统医药,2022,18(2):209

杜雅雯,陈可点,崔鹤蓉,等.中医药"一带一路"国际化传播研究的文献计量学分析[J].中国医药导报,2022,19(31):126

F

范国强,徐仰才,王宾,等.中医药文化融入高校传统保健体育课程的意义及路径探析[J].中国医药导报,2022,19(4):72

范奇鑫,刘菁,吴世彩.论《周易》与《黄帝内经》之"道"的特征及关系[J].山东中医药大学学报,2022,46(3):402

范奇鑫,吴世彩.医易太极范畴论[J].中华中医药杂志,2022,37(1):319

冯玉荣."授受源流":《清史稿》医者传的编纂与医史的承启书写[J].近代史研究,2022,(3):22

傅维康.仁者、德者、贤者:深切怀念著名医史学家程之范[J].中华医史杂志,2022,52(5):267

G

高川,周俞余,郭旭芳,等.医学人文的过去,现在和未来[J].协和医学杂志,2022,13(1):152

高璇,黄华平.行都防疫委员会与1932年洛阳霍乱疫情应对[J].中华医史杂志,2022,52(2):105

郭谦,孙畅,苏颖.五瘟丹源流与运用[J].中华中医药杂志,2022,37(5):2654

郭莎莎,王振国.宋代瘟疫背景下香药的发展史[J].中华中医药杂志,2022,37(7):3692

郭永虎,朱博.白求恩眼中的中国共产党敌后抗战(1938—1939)——以海外藏白求恩档案为中心[J].党的文献,2022,(2):92

H

韩启德.充分认识医学史的重要性——纪念程之范教授百年诞辰展开幕式发言[J].医学与哲学,2022,43(16):1

何莉莎,周新颖,金钊,等.中国医学史课程思政路径探索[J].成都中医药大学学报(教育科学版),2022,24(1):114

胡丙杰.陈垣的早期著作及其法医学贡献[J].中国法医学杂志,2022,37(1):81

黄汀,张曾宇,唐彬荃.中医药优秀文化融入思政课教学的三重维度[J].湖南中医药大学学报,2022,42(2):343

黄颖.从《保赤指南车》探析邓旒对牛痘接种术的改良[J].福建中医药,2022,53(10):32

J

江沙,黄汀.中医药文化核心价值观融入中医药院校思想政治教育的路径研究[J].中医药管理杂志,2022,30(18):16

L

李芳,邓斯琪,潘晓彦.医学生思政教育融入中医药文化的必要性与路径探析[J].光明中医,2022,37(16):2916

李几昊,姚洁敏.赵献可医易思想在越南的受容——以《海上大成懒翁集成先天》写本为例[J].中医药文化,2022,17(1):67

李润虎.比盖伦还盖伦——维萨里《书简》的内容和意义[J].自然辩证法研究,2022,38(10):100

李希光,王清华.从《本草纲目》与《阿维森纳医典》的互鉴看中医与尤纳尼医药文化的交流[J].中央民族大学学报(哲学社会科学版),2022,49(6):100

李亚飞,张其成.意象的世界:《黄庭经》的医易思想研究[J].中华中医药杂志,2022,37(6):3071

李以淮,桑珍.中医药国际化进程中突出文化内涵的重要性[J].亚太传统医药,2022,18(4):8

李孜沫.康熙年间疫灾流行的特征与应对[J].医学与哲学,2022,43(1):76

李宗霖,宋翠平.中医药文化融入课程思政的思考与探索[J].湖南中医药大学学报,2022,42(9):1560

梁晶晶.中医药文化自信的本质内涵与提升路径[J].中国医学伦理学,2022,35(9):1023

林曦,李永宸.1918年流感在中国的传播及其中医药防治研究[J].中医文献杂志,2022,40(3):77

林颐.绘图里的医学史——《为自然书籍制图》[J].自然杂志,2022,44(1):79

林国清,陈珑方,张惠珍,等."文化育人"视域下中国传统康复技能课程教学改革探讨[J].中国医药导报,2022,19(7):85

刘成,钟海桥,王小芳,等.基于SWOT分析的中医药文化对外传播策略探析[J].中国中医基础医学杂志,2022,28(1):114

刘海燕,李隽,张亚军.中医药文化赋能大中小学思政课一体化建设路径研究[J].中国高等教育,2022,(Z1):40

刘时觉,周坚.近代温州瘟疫与社会应答[J].中医文献杂志,2022,40(1):88

刘文平,冯全生,吴文军,等.关于中医活态传承建设的思考[J].中医杂志,2022,63(9):806

卢蔡,朱必法.中国传统文化弘扬视阈下的中医药文化传承研究[J].时珍国医国药,2022,33(3):677

罗磊,李屹.医易视域下郑钦安"扶阴"思想探讨[J].中医药文化,2022,17(1):19

M

马松,楼招欢,刘雨诗,等.新时代中医药文化传承创新策略[J].中医药管理杂志,2022,30(20):242

孟晓雨,郜晓芹,周亚东.《赤水玄珠全集》学术价值探析[J].中国医药导报,2022,19(11):142

莫清莲,罗婕,范天田,等.中国医学史课程线上线下混合式教学探索[J].广西中医药大学学报,2022,25(3):81

P

彭贵珍,赵治学,黄始玉.中医药文化资源内涵初探[J].江西中医药大学学报,2022,34(2):4

Q

齐城成,张其成.《医道还元》的医易思想分析[J].中医药导报,2022,28(4):206

齐城成,张其成.《医原图说》的医易思想浅探[J].医学与哲学,2022,43(11):66

齐城成,张其成.《易范医疏》的医易思想研究[J].中医药文化,2022,17(4):347

齐城成,张其成.曹庭栋医易养生思想浅析[J].辽宁中医杂志,2023,50(1):54

齐城成,张其成.新安医家吴澄《不居集》医易思想探析[J].中医药通报,2022,21(7):21

S

苏红,王银泉.汉英中医药词典编撰和翻译的缘起——以欧明中医药翻译原则为例[J].学术研究,2022,(11):49

苏海洋.《伤寒论》与东汉末年疫病流行季节和地域关系的研究[J].中医药文化,2022,17(3):264

T

田艳霞,梁润英,刘文礼,等.中国医学史线上线下混合式教学方法初探[J].中国中医药现代远程教育,2022,20(24):34

W

万兆元.三史合一:牛津的科学史、医学史与技术史学科[J].自然辩证法通讯,2022,44(4):1

王芳,时军,陈求芳,等.从中医药文化渗透浅谈中药药剂学课程思政建设[J].广东化工,2022,49(1):199

王琳.推动中医药振兴发展的四个维度[J].天津师范大学学报(社会科学版),2022,(1):109

王雪纯,李雪,陈燕清,等.刍议《周易》中和思维对中医药的影响[J].国医论坛,2022,37(2):62

吴道显,苗丽,张根生,等.中医药文化与高等中医药院校思政课融合的可行性探讨[J].云南中医学院学报,2022,45(2):83

吴文清.《香港华字日报》上的1918年大流感[J].中华医史杂志,2022,52(3):162

吴舟涛,杨美琪,吴丹丹."文化强国"视域下中医药文化核心价值的传播与传承[J].中医药管理杂志,2022,30(13):1

X

谢嫒香,朱磊,薛淞月,等.健康中国视域下数字中医药的发展路径研究[J].卫生软科学,2022,36(4):33

邢烨,夏嫒嫒,祝捷,等.西医院校"医学史"课程思政建设研究[J].医学与社会,2022,35(4):111

邢华平.文化自信视域下中医药现代价值与发展定位

探析[J].南京中医药大学学报(社会科学版),2022,23(1):11

熊灵,张卫平,李颖,等.文化育人视域下中医药文化融入大中小学思政教育一体化建设路径探究[J].江西中医药大学学报,2022,34(2):97

徐永红.中医药文化传承战略思考[J].学术界,2022,(5):172

Y

闫雨蒙,张宁宁,魏敏,等.全国中医药博物馆现状调研分析[J].中医药管理杂志,2022,30(6):40

严小青,刘艳.香料与古代瘟疫防治——兼论道医和佛医的治疫贡献[J].医学与哲学,2022,43(5):76

杨恺,冯全生.基于出土及传世文献探索秦汉时期的疫病防治[J].中华中医药杂志,2022,37(7):3662

杨瑞华,吕文亮,曾江琴,等.基于明清文献的"湿毒疫"理论探赜[J].中华中医药杂志,2022,37(7):3683

杨天闯,郭敏,张近远,等.浅析《伤寒论》方证的"三易"思想[J](网络首发).辽宁中医杂志,2022-10-31.

杨祥银.殖民医学史:术语内涵、核心争论与多元视角[J].学术研究,2022,(8):99

杨奕望,徐超琼.风痧、伏瘟、痉瘟与疫痉——近代江南中医对急性传染病"流脑"的认识[J].中医文献杂志,2022,40(1):69

尹璐,徐荣,高昂,等.中医药文化国际传播的现状分析及研究[J].中国医药导报,2022,19(12):124

于钦明,鲁晓凡,霍丽丽.中医药助力构建人类卫生健康共同体的价值意蕴及实践路径[J].卫生软科学,2022,36(9):3

袁玮蔓.医学史学科在当今德国的发展特点刍议[J].自然辩证法通讯,2022,44(4):17

袁紫玉.近代中国口腔医学史的研究现状及思考[J].中华口腔医学杂志,2022,57(8):861

Z

曾桐,张其成.孙思邈的医易思想研究[J].湖南中医药大学学报,2022,42(4):618

张晗,卢昕玥,卜繁龙,等.中国医学史研究热点及发展态势——近五年中国医学史论文的可视化分析[J].医学与哲学,2022,43(9):71

张广华,杨钰沛.从周易六爻之变探讨伤寒六经之病[J].中国民族民间医药,2022,31(3):8

张嘉宝,张成中,刘宝姝,等.中医药文化自信走进药学教育[J].卫生职业教育,2022,40(9):7

张净秋,张宇轩,朱梦迪,等.中国古代口腔医学史研究的先驱者——周大成教授(上)[J].首都医科大学学报,2022,43(5):813

张净秋,张宇轩,朱梦迪,等.中国古代口腔医学史研究的先驱者——周大成教授(下)[J].首都医科大学学报,2022,43(6):969

张净秋,朱梦迪,王艺霏,等.清代宫廷口腔疾病诊疗研究回顾与前景展望[J].口腔医学研究,2022,38(9):892

张净秋.20世纪80年代中国医史界国际学术交流简论:李经纬研究员访谈录[J].中华医史杂志,2022,52(5):313

张慰丰.半世情谊　终生文缘:为纪念程之范百岁诞辰而作[J].中华医史杂志,2022,52(5):265

张秀峰,段志光.中医药自信融入高等中医药院校思政课程的探索与实践[J].医学教育管理,2022,8(1):75

赵丽,刘晴晴.新时代高等中医药院校开展红色教育的实践路径研究[J].中国医学伦理学,2022,35(9):1046

甄橙,高迪思.程之范与《中华医史杂志》[J].中华医史杂志,2022,52(5):259

周建,张净秋,王伽伯,等.清代宫廷口腔疾病诊疗概况[J].中华口腔医学杂志,2022,57(4):403

六、民族医药

【藏医药研究】

1. 文献研究

卓玛措等通过研究中医与藏医文献,发现藏药与中药的"君臣佐使"理论有一定的共性,也有显著的区别。藏医"君臣佐使"一词,用来划分当时社会阶层或为当时的一种社会形态,君、臣、王后、王子、将军的主次与权利大小十分清楚。藏医不仅把"君臣佐使"与机体有机联系,并赋予两层含义:一是指具体复方中的各味药,二是指治疗同一类疾病具有相似疗效的一系列不同复方。而中药的"君臣佐使"是指具体复方中的具体药物,是一种处方结构。且增米吉等报道智托洁白丸的方源,在不同版本的《方剂学》教材及其他方剂学著作中认识不一。通过查阅大量的古代文献发现,智托洁白丸实际上脱胎于明代《唐东松本》中的《唐东杰布的白丸红丸明点》,后又以"智托洁白丸"为方名,收录在清代直贡次旺旦巴《精选利乐要义》中,这是对智托洁白丸最早的文献记载。

仁真旺甲等应用文献整理和数据分析法,对《藏药晶镜本草》中记载的植物类藏药进行统计整理。从"数据分析、植物分布、藏药分类"3个角度出发,厘清常用植物类藏药品种及探究植物类藏药地区分布、药用部位、海拔与药性之间的相关性,增加藏医植物药用资源的可选择性,有利于藏药植物资源的可持续利用。卓玛措等结合藏医药理论、古籍考证与藏药临床应用特点,分别从方源、方解、临床应用等方面进行考证研究,发现该方最早记载于《精选利乐要义》,并沿用至今。卓玛措等对藏药九味渣驯丸(渣驯、麝香、藏红花、豆蔻、熊胆、榜嘎等)药物组成、药名、药物基原、组方配伍、临床应用等进行考证,发

现该方最早记载于《四部医典》,主要用于热性消化系统疾病,具有清热解毒、活血凉血之效。

李子仪等对藏医"粘让"(瘟疫)疾病理论及其治疗药物进行整理,运用"粘让"理论对新型冠状病毒肺炎病因进行阐述,比较"粘让"与现代医学传染病的异同,并按植、动、矿物药材进行整理,同时整理临床常用及收载于法律标准中的方剂。结果整理出藏药43味、藏药方剂18种,从药材基原、药性药味、生境、药对等方面对药材和方剂进行分析和总结。完么才让等对《四部医典》注释文献的世纪分布、著作分布及关键词分布等统计分析,结果表明该书是藏医药学的理论根本、临床依据、必读经典,该研究可为学术思想的传承、文化遗产的保护、临床用药经验的积累,以及今后藏医药的守正创新、藏药的现代化研究和新药的开发提供理论指导。中格才让等以图表形式整理分析《四部医典》第3卷《秘诀医典》中与舌诊学相关内容,将这些舌诊分类为舌质、舌的颜色、舌苔、舌的形态、舌的活动、舌的感觉等,归纳总结藏医学舌诊的众多内容及不同分类。

2. 理论研究

益西拉姆等以七味竺黄丸为例,通过整体研究以《四部医典》《晶珠本草》为主的百部藏医古籍文献,从理论和实践全面梳理"味性化味"理论的科学内涵,为藏药配伍规律研究提供参考。李啟恩等通过对藏医学、藏药学和藏医临床学融合研究,解析了藏药炮制的概念、本质、理论、目的及作用,提出藏药炮制的本质是通过物理、化学和生物学手段或以上综合手段改变药材固有的"五源"组成,从而改变药物的"五源"组成来改变或转化其正反作用和显隐作用,使正作用最大化、反作用最小化和对机体的损害程度最低化,最终实现以锐、柔、养、配为代表的减毒

增效和调和药性的目的。

张伟奇等基于藏医经典理论,分析隆病的病因、类型与症状,并根据传统乳制品酥油(藏语称为玛儿)的特性,结合藏医学与现代医学研究,认为可将其用于隆病的防治,同时可扩大酥油的应用范围,有利于提升食疗同用价值。刘馨安等对治疗肝胆疾病常用单味藏药及复方制剂进行研究,认为肝胆疾病在藏医药体系中属于"赤巴"范畴,藏医药的整体观念和对肝胆疾病的独特认识,在治疗肝胆疾病上具有丰富而独特的临床经验和优势,建议利用现代化科学手段和方法对之进行全新研究。

3. 临床研究

顿珠旦达等将 94 例肝囊型包虫病患者分为对照组 42 例和观察组 52 例,对照组进行西医常规治疗口服阿苯达唑,观察组纳入口服组方藏药(秘诀清凉散、嘎布竹觉、十三味红花丸、驱虫卡擦散),疗程 6 个月。结果:对照组总有效率为 80.95%(34/42),观察组为 94.23%(49/52),$P < 0.05$。研究显示,诀清凉散、嘎布竹觉、十三味红花丸、驱虫卡擦散组方治疗肝囊型包虫病可有效减轻患者症状。周铁亮报道将 100 例四肢骨折患者随机方式分为两组各 50 例,常规组采用传统方法治疗,试验组采用藏药独一味胶囊治疗,疗程 2 周。结果:试验组总有效率为 96.00%(48/50),常规组为 78.00%(39/50),$P < 0.05$;试验组并发症发生率为 4.00%(2/50),常规组为 20.00%(10/50),$P < 0.05$。研究显示,独一味胶囊对四肢骨折治疗有良好的效果,可提升治疗有效率,减少骨折恢复时间,降低疼痛,提高生活质量,缩短住院时间。

翟书鹏等将 92 例缺血性脑卒中患者随机分为常规组和研究组各 46 例,常规组选择胞二磷胆碱和阿司匹林进行治疗,研究组在此基础上加用二十五味珍珠丸治疗,疗程 12 周。结果:研究组总有效率为 95.65%(44/46),常规组为 78.26%(36/46),$P < 0.05$。研究显示,缺血性脑卒中采用藏药二十五味珍珠丸进行治疗能够提高生活能力,改善神经功能,

具有较高的安全性。王慧等报道将 98 例慢性阻塞性肺疾病(COPD)患者随机分成两组各 49 例,对照组实施常规西药治疗,实验组使用藏药十六味杜鹃丸联合五味沙棘散治疗,疗程 12 d。结果:对照组总有效率为 75.51%(37/49),实验组为 91.84%(45/49),$P < 0.05$。研究显示十六味杜鹃丸和五味沙棘散,能提升疗效,改善运动耐量,促进身体机能恢复。

4. 藏药研究

周生军等报道濒危藏药波棱瓜近年来栽培研究成效显著,在组织培养、种子萌发及栽培措施方面取得了较多的技术成果,但目前规模化田间栽培还面临诸多的技术难题;波棱瓜雌雄异株、雌株占比较少的问题是制约野生种群扩增和产量提高的主要因素。建议加强种子质量标准研制、建立新育种技术、提升田间栽培和管理措施及应用新技术培育波棱瓜新品种等。彭毛吉等报道藏药蒺藜用药规律及含蒺藜方剂配伍规律,发现含高频药物的药性以温性为首,多数具治疗肾病、尿闭症、风湿疾病功效,体现了藏药方剂学"主辅配伍"规律。卓玛措毛等报道通过中医传承辅助平台分析含喜马拉雅紫茉莉药方常用药物配伍及主治疾病特点,结果显示喜马拉雅紫茉莉味甘、性温,以臣药形式辅佐君药,使调"隆"滋补作用增强,发挥调节"隆"、祛寒、调和诸药等作用。仁增加等报道藏医治疗白脉病用药规律及分析寒热证型方剂药性。结果显示,治疗热型白脉病采用调隆清热治则和主显药味功能的方剂,治疗寒型白脉病采用助胃火、镇痛、补益治则和主显药性功能的方剂。

余姣能等报道基于网络药理学和分子对接方法研究镰荚棘豆黄酮类成分抗炎的作用机制,结果显示主要成分可能是 7,4′-二羟基二氢黄酮、鼠李柠檬素和 7-甲氧基二氢黄酮,其抗炎主要靶点可能为 PTGS1、PTGS2、ALOX5、TNF、VEGFA、MAPK3、ESR1、ESR2、CYP19A1 和 ABCB1。仁增加等报道基于"味性化味-网络药理-分子对接"方法预测藏药四味姜黄汤防治糖尿病肾病。结果显示,其机制

可能与调控 VEGFA、CASP3、HSP90AA1、ESR1 等关键靶点,干预 PI3K-AKT、MAPK、AGE-RAGE 信号通路有关,清热消炎改善循环和增强肾功能为治疗糖尿病肾病主线。欧珠拉姆等报道对乃东区中(藏)药资源种类进行统计与分析,结果显示该地区药用植物资源分布呈现"品种多、数量少、多样性丰富"特点,建议应保护和合理利用当地珍稀濒危植物。

干志强等报道采用 HPLC 建立藏药鸭嘴花药材指纹图谱及含量测定,结果显示该方法可用于评价藏药鸭嘴花整体质量,认为鸭嘴花碱等成分可能是影响药材质量的差异性成分。郭静等报道 HPLC 测定十五味萝蒂明目片中甘草酸含量,采用重金属检查法与二乙基二硫代氨基甲酸银比色法对金属杂质、砷盐检查,为质量标准提高提供科学参考。钟镥等报道用对显微鉴别、TLC 鉴别和水分、总灰分、酸不溶性灰分和醇溶性浸出物等检测方法,对秦艽花含有的马钱苷酸、獐牙菜苦苷、龙胆苦苷、獐牙菜苷和异荭草苷进行含量测定,初步拟定各指标限度标准,为其药材质量标准制定奠定基础。刘安平等报道用显微特征鉴别朱砂、姜黄、红花、手参,采用 TLC 鉴别短穗兔耳草、诃子、红花、熊胆粉、姜黄,采用高 HPLC 测定没食子酸和木犀草素含量。

邵国强等报道藏药檀香清咽片对慢性支气管炎大鼠模型疗效及作用机制,结果显示可有效改善支气管肺组织炎性浸润,机制可能与减少炎性介质 TNF-α 等释放,调控 MyD88/NF-κB/ICAM-1 信号通路表达有关。陈紫璐等报道十八味党参丸能够抑制细胞内 ROS 水平,降低 NO 分泌和炎性基因表达水平,抑制细胞 M1 表型,促进 M2 表型,其机制可能是细胞内 iNOS、Akt 和 p38MAPK 信号通路蛋白表达被抑制。韩娜娜等报道基于成分分析-活性筛选-网络药理学白花秦艽抗氧化物质基础研究,结果显示芹菜素、木犀草素、熊果酸等成分可能是白花秦艽潜在的抗氧化物质基础,主要影响 PTGS2 和 TNF 两个靶点及其信号通路。

(撰稿:徐士奎 丁祖霄 审稿:陈仁寿)

【蒙医药研究】

1. 蒙医研究

妥斯根报道蒙医学是蒙古族在游牧经济和游牧文化等社会环境的基础上形成并发展而来的传统医学,符合北亚自然气候、地理环境特点以及蒙古族的生产、生活习惯和体质特点,在中国北疆的疾病防治中发挥着重要作用。蒙医学分为古典蒙医时期、经典蒙医时期和现代蒙医时期,总结了这 3 个时期的蒙医史发展规律、治疗方法与代表人物。刘一波等报道运用 R studio 软件对泻脉剂处方进行聚类分析和关联规则分析。结果:共搜集泻脉剂 36 首方剂,含药物 137 味;挖掘出高频药物 23 味(频数≥5),其中斑蝥出现频率最高,为 94.44%(34/36),其次为白硇砂、麝香、螃蟹、诃子、白豆蔻;高频药物以温、凉、平为主,气味以辛、苦为主,功效以利尿、消肿、调胃为主;高频药物关联规则 34 条,其中白硇砂和斑蝥支持度最高,为 50.00%;高频药物聚为 4 类。

周保昌等报道运用 R studio 软件对泻腑剂处方进行聚类分析和关联规则分析。结果 44 首泻腑剂中,共涉及 143 味蒙药,使用频率排在前 7 位的蒙药为巴豆、藜芦、荜拔、大黄、诃子、硇砂、狼毒,药物功效以泻下药(98 次,22.4%)、祛"巴达干"药(79 次,18.08%)、解毒药(55 次,12.59%)、燥"协日乌素"药(55 次,12.59%)、消食药(35 次,8%)为主;药性以温(9 次,40.91%)、凉(8 次,36.36%)为主,气味以辛(14 次,40%)、苦(11 次,31.43%)居多;常用药对为藜芦配伍巴豆。马元胜等通过对蒙医治疗赫依偏盛型心刺痛、楚斯偏盛型心刺痛、黏邪型心刺痛的文献进行整理,梳理蒙医治疗心刺痛的临床经验;同时通过查阅文献认识冠心病在蒙医学中归属及其对应的蒙医学病因病机。结果认为冠心病归属于蒙医学"心刺痛"范畴,病机为三根、七素正常功能失调,赫依血瘀阻而发病,在治疗冠心病方面蒙医药具备辨证方法个体化、临床经验丰富、疗效独特、副作用小、价格便宜且可长久使用等优势,值得临床推广。艾长虹报道将 118 例心绞痛患者随机分为两组各 59 例,对照组给予酒石酸美托洛尔片治疗,治疗组在对照组西药治疗的基础上加用蒙药八味沉香散(晨起口服),肉蔻五味丸(晚饭后口服)和沉香安神散(睡前口服)治疗,疗程 1 个月。结果:对照组总有效率为 96.61%(57/59),对照组为 89.83%(53/59),$P<0.05$。研究显示,蒙药与西药结合可提高临床疗效,有效减少心绞痛发作频率和持续时间,效果优于单纯常规西药治疗。

2. 蒙药研究

刘丹将 130 例新生儿肝炎综合征随机分为对照组和研究组各 65 例,对照组给予常规保肝治疗(口服熊去氧胆酸片),研究组在此基础上联合蒙药红花清肝十三味丸治疗,疗程 3 个月。结果:治疗后两组血清中 IL-6、TNF-α 水平均下降,且研究组指标低于对照组($P<0.05$);两组血清 ALT、GGT、TBil、TBA 水平均下降,且研究组指标低于对照组($P<0.05$);两组不良反应发生率无显著差异($P>0.05$)。研究显示常规治疗基础上加用蒙药红花清肝十三味丸治疗新生儿肝炎综合征效果较好,且不增加不良反应。春梅将 224 例缺血性脑卒中后遗症患随机分为观察组 115 例和对照组 109 例,观察组主要内服珍珠通络丸治疗,对照组给予抗血小板聚集药物、降压药物及扩张脑血管药对症治疗,疗程 3 周。结果:观察组总有效率为 98.26%(113/115),对照组为 87.16%(95/109),$P<0.05$。研究显示蒙药珍珠通络丸治疗缺血性脑卒中后遗症疗效显著,疗程短。

杨康等通过蒙医古籍文献、现代文献资料结合植物学和实地调研信息,对白益母草的名称、基原、功效、拉丁名进行考证,确定了蒙药白益母草为唇形科脓疮草属脓疮草的地上部分,主要用于治疗月经不调、脓疮感染、关节肿痛等疾病。研究还显示白益母草的记载上溯至《晶珠本草》,并解释了蒙医与藏医的同名异物问题,以期为深入研究和合理开发利用提供理论依据。

(撰稿:莲花　审稿:陈仁寿)

【彝医药研究】

1. 理论研究

李小芳等以凉山彝族"斯色那"治疗实践为例探究彝区仪式治疗困境和多元医疗体系的建构,认为"斯色那"是凉山彝族社会中常见的疾病类型,是一种地方性疾病认知理念,包括风湿病、艾滋病及精神类疾病等。普梅笑通过分析八部彝语南部方言古籍作品的翻译体例,提出要实现彝文古籍翻译作品价值的最优化、最大化,关键在于对古籍原件、彝文、音标、直译、意译、注释、白话文翻译、音频、视频、田野调查实录等各要素的选择和成果展示方式,建议今后的翻译整理应最大限度选取要素,以满足彝文古籍在诸多领域的价值需求。

艾芳从彝文古籍角度出发挖掘彝族先民们对疾病现象的认知和探索的历程,认为彝文古籍中蕴含着大量的彝族与疾病作斗争的智慧结晶,其中有反映彝族传统疾病认识的神话、传说、故事、歌谣和谚语,有祭祀经文,更有专业的彝族医药单方、验方和秘方等。严成龙等通过彝医水膏药疗法现状分析,总结其在保护传承上面临的问题,提出了传承推广的对策。并介绍了彝医水膏药疗法是根据患者病情、伤势、病变部位灵活采用不同的彝族药细粉或鲜品彝药,分别用不同水液调拌成膏糊状,涂于棉纸或棉布上,外敷于病变部位或相应穴位的彝医外治疗法,适用于内科、外科、妇科、儿科病的治疗。

周红海等通过对《中国彝族药学》《彝族医药》所记载的骨伤科方药进行统计和归纳,分析彝族骨伤用药规律和特点。结果:①在统计的 211 味彝药中,跌打药占比第一,其次是风湿药和活血药;②治疗骨伤科疾病的彝药中常以具有清火解毒功效的苦味类药物居多;③彝医治疗骨伤科疾病以单方独味药多,即使是病势重、病情复杂的情况,组方药物数量也不超过 7 味药;④彝医常用酒为媒介。最终形成了彝医以经验为主,擅于外伤治疗,草药丰富,喜用鲜药,单方独味,外治为主兼有内治的彝医药治疗特色。

2. 临床研究

杨兴勇等将 270 例急性软组织损伤患者随机分成对两组各 135 例患者,对照组应用舒筋活血胶囊(红花、狗脊、槲寄生、泽兰叶、鸡血藤、络石藤等)治疗,观察组患者应用彝医外敷法(冰片、金银花、黄柏、大黄、姜黄、白芷等)治疗,疗程 1 周。结果:观察组总有效率为 99.25%(134/135),对照组为 88.15%(119/135),$P<0.05$;观察组满意度为 96.30%(130/135),对照组为 88.89%(120/135),$P<0.05$。研究显示采取彝医外敷法治疗急性软组织损伤,其治疗效果显著,可提升治愈率,减轻患者疼痛情况,改善患者关节功能,促进病情康复。侯天舒等将 62 例阳虚体质慢性疲劳患者随机分为观察组和对照组各 31 例,两组在针刺(正面主穴:百会、关元、三阴交、足三里、太溪;背面主穴:肾俞、脾俞)平行治疗的基础上,对照组采用红外线(神阙穴、腰阳关),观察组采用彝医火草灸(神阙穴、腰阳关)联合隔日治疗,疗程 3 周。结果:治疗后两组在中医体质、躯体及心理健康报告及疲劳严重程度量表均有一定改善,观察组总有效率为 96.7%(30/31),对照组为 87.1%(27/31),$P<0.05$。研究显示彝医火草灸联合针刺能明显改善阳虚体质慢性疲劳综合征的临床症状,为彝医特色灸法的临床应用提供了新思路、新方法。

翁思议等将 120 例间歇期痛风性关节炎患者随机分为对照组与观察组各 60 例,对照组予口服苯溴马隆片治疗,观察组予口服彝药泄浊化瘀颗粒(土茯苓、红草藓、紫丹参、鹿衔草、车前子、鸡根等),疗程 12 周。结果:治疗后两组血尿酸水平均降低,对照组优于观察组($P<0.05$);在减少间歇期 GA 急性发作次数、降低血沉(ESR)、血尿酸(UA)、C-反应蛋白(CRP)及安全性方面,观察组优于对照组(均 $P<0.05$);观察组总有效率为 68.33%(41/60),对照组为 51.67%(31/60),$P<0.05$。研究显示泄浊化瘀颗粒在降低血尿酸方面差于苯溴马隆片,但能明显

改善彝医证候积分,降低血尿酸、ESR、CRP 水平,减少急性发作频率,且无明显不良反应。

3. 药学研究

王梦等报道应用 UPLC-Q-TOF-MS/MS 对彝族药姜味草中的化学成分进行定性分析,结果从姜味草中鉴定推断出 77 个化学成分,包括黄酮类 27 个、有机酸类 21 个、苯丙素类 8 个、三萜酸类 8 个、氨基酸类 6 个、其他类(蒽醌类、环烯醚萜类、醇类等)7 个。显示 UPLC-Q-TOF-MS/MS 为姜味草质量控制指标的选择、血清药物化学、药代动力学以及药理作用机制等研究提供了翔实的数据支撑,为其质量控制及药效物质基础提供了科学依据。苏学燕等报道火疗彝方搽剂在彝族毕摩经书中记载的药物和彝族常用有效药物组成,包括五加皮、没药、两头毛、接骨木、防风、木瓜皮等药材,有活血化瘀、止痛的作用,主治风湿病、痛风等;其中防风含有的色原酮类化合物是其发挥药效的重要有效成分,升麻素苷是防风色原酮的主要成分。目前该搽剂没有相关的质量研究,研究发现火疗彝方搽剂中五加皮、防风、木瓜、桑白皮、接骨木的薄层色谱斑点清晰,含量测定升麻素苷浓度在 0.001 1~0.702 0 mg/ml 范围内线性关系良好,$R^2=0.999$;平均加样回收率为 99.93%,$RSD=0.07\%(n=6)$。结果显示 TLC 法和 UPLC 法简便精确,可用于火疗彝方搽剂中主要防风药材防风的质量控制,从而为火疗彝方搽剂质量标准的研究奠定基础。

王梦等报道通过建立彝族药姜味草的 HPLC 指纹图谱分析方法,结合化学模式识别,对其质量进行分析,并测定其中 4 种成分的含量。结果:①建立了 15 批不同产地彝族药姜味草 HPLC 指纹图谱,以 11 号峰迷迭香酸为参照峰,标定 20 个共有峰,经与对照品比对指认出 4 个,其相似度都在 0.960 以上;②通过聚类分析(HCA)可将样品分为云南产地和四川产地 2 类,结合主成分分析(PCA)和正交偏最小二乘法-判别分析(OPLS-DA)方法,发现其中 5 个影响质量的差异性组分;③对 15 批样品中的咖啡

酸、野黄芩苷、迷迭香酸和蒙花苷含量进行测定,显示 4 种成分在不同批次样品中的含量存在差异,且迷迭香酸和蒙花苷对区别不同来源样品贡献较大,与化学计量学方法分析结果一致。研究显示姜味草饮片标准汤剂质量评价方法,可为姜味草的质量控制提供参考,且精密度、稳定性和重复性良好。

(撰稿:罗艳秋　审稿:陈仁寿)

【瑶医药研究】

1. 类风湿关节炎治疗

刘莉等将 60 例类风湿关节炎患者随机分为两组,对照组给予甲氨蝶呤治疗,观察组加用瑶医庞桶药浴治疗,疗程 12 周。结果:观察组总有效率为 96.70%(29/30),对照组为 73.30%(22/30),$P<0.05$;随访 6 个月后观察组患者复发率为 20.70%(6/29),对照组为 59.10%(13/22),$P<0.05$;治疗后,两组患者关节压痛、关节肿胀、关节活动评分及晨僵时间、血沉、CRP 水平均较治疗前改善,且观察组上述指标改善优于对照组(均 $P<0.05$)。

王明杰等将 80 例类风湿关节炎患者随机分为两组,西药组给予甲氨蝶呤治疗,瑶医油针组在此基础上给予瑶药千斤拔油针治疗,疗程 2 个月。结果:观察组总有效率为 87.20%(34/39),对照组为 60.52%(23/38),$P<0.05$;治疗后两组关节疼痛 VAS 评分及血清 IL-1、IL-6、TNF-α、PGE2、LTB4 水平与治疗前比较均明显下降($P<0.05$),且观察组各指标下降更为显著,$P<0.05$。研究显示瑶医油针联合西药治疗类风湿关节炎疗效优于单纯西药治疗。

王明杰等将 60 例类风湿关节炎患者随机分为两组,对照组给予常规针刺联合盘龙七片口服治疗,观察组采用瑶药千斤拔油针联合盘龙七片口服治疗,疗程 1 个月。结果:观察组总有效率为 86.70%(26/30),对照组为 56.70%(17/30),$P<0.05$。研究显示,观察组患者关节压痛数、肿胀数、关节晨僵时间均少于或短于对照组,可减少患者关节压痛数及肿胀数,减短关节晨僵时间,有效改善患者临床

症状。

2. "神火灸"疗法

王芬等将 126 例脑卒中后肩手综合征患者分为两组,对照组(62 例)采用瑶医神火灸治疗,观察组(64 例)采用瑶医神火灸联合中医熏蒸治疗,疗程为 1 周。结果:观察组总有效率为 96.88%(62/64),对照组为 85.48%(53/62),$P<0.05$;两组患者的双手体积差、疼痛 VAs 评分、中医证候积分,以及血清缓激肽水平、血液流变学指标水平均较治疗前降低,血清 CGRP 水平及 FMA 量表评分均较治疗前升高,且观察组上述指标优于对照组(均 $P<0.05$)。研究显示瑶医神火灸联合中医熏蒸治疗脑卒中后肩手综合征的效果显著,可通过改善血液流变学指标,缓解患者患肢的疼痛和水肿程度,改善患者的肢体运动功能,效果优于单纯瑶医神火灸治疗。

韦宗勇等报道将 150 例老年性膝骨关节炎患者随机分 3 组,治疗组、对照 1 组和对照 2 组各 50 例,治疗组采用瑶医神火灸联合玻璃酸钠注射治疗,对照 1 组采用单纯神火灸治疗,对照 2 组采用玻璃酸钠注射治疗,疗程 1 个月。结果:治疗后 3 组患者的 IL-1、TNF-α 水平均较治疗前低,且治疗组上述指标水平低于对照 1 组和对照 2 组(均 $P<0.05$),而对照 1 组和对照 2 组 IL-1、TNF-α 水平差异无统计学意义($P>0.05$)。治疗后 3 组 Lysholm 膝关节功能量表评分均较治疗前高,且治疗组评分高于对照 1 和对照 2 组($P<0.05$),而对照 1 组和对照 2 组评分差异无统计学意义($P>0.05$)。治疗组的临床疗效优于对照 1 组和对照 2 组(均 $P<0.05$),而对照 1 组和对照 2 组比较,$P>0.05$。研究显示采用瑶医神火灸联合玻璃酸钠治疗老年性膝骨关节炎患者疗效显著,可减轻炎症反应,改善患者膝关节功能。

3. "杜闷倒"疗法

玉杰锋等报道将 82 例寒湿性腰痛患者随机分为两组,对照组给予常规针刺治疗,试验组给予瑶医杜闷倒疗法联合针刺治疗,疗程 4 周。比较两组治

疗前后疼痛视觉模拟量表(VAS)评分、Oswestry功能障碍指数(ODI)评分及临床疗效。结果:试验组总有效率为90.48%(38/42),对照组为73.81%(31/42),$P<0.05$。治疗后两组患者的ODI、VAS评分均低于治疗前,并且试验组低于对照组(均$P<0.05$)。研究显示采用瑶医杜闷倒疗法联合针刺治疗寒湿型腰痛效果好,可有效地缓解患者腰腿疼痛症状,改善腰腿功能。

(撰稿:范振宇　审稿:陈仁寿)

【蒙药安神补心六味丸研究】

陈路遥等分别从蒙医、中医的角度阐释安神补心六味丸治疗冠心病心绞痛的原理及其组方特色。从蒙医药理论分析,有镇赫依、止痛、促赫依、血运行的功效,通过调理赫依、平衡三根治疗冠心病心绞痛之赫依性心刺痛;中医药理论分析,有益气活血、通脉止痛之功,通过补气化瘀治疗冠心病心绞痛之气虚血瘀证。

王昆等报道蒙药安神补心六味丸可缓解大鼠急性心肌缺血所致的心电图ST段抬高,改善大鼠血清中相关心肌酶学生化指标和心肌形态学变化,有效缓解病情,具有优良的抗心肌缺血作用;可使高剂量组模型大鼠血清内的MDA含量显著降低,SOD、CSH-Px活性显著升高,提示其对大鼠心肌缺血的改善作用与氧化应激机制密切相关。

刘小伟等报道蒙药安神补心六味丸借助小鼠模型进行研究,结果显示该方具有明显的安神、镇静作用,其疗效与蒙医传统理论中所述治疗理念紧密贴合,尤其对心血管疾病疗效突出。

于水等报道采用GC对安神补心六味丸中肉豆蔻醚的含量进行测定,建立了适当的色谱参数,完善了质量标准,为蒙药安神补心六味丸的质量控制提供试验依据。

美丽等报道采用GC测定蒙药安神补心六味丸中木香烃内酯的含量进行测定,结果显示该方法相对于以往的蒙药含量测定,具有操作简单、分析时间短、精密度高而且稳定性好的优点。

(撰稿:李永亮　审稿:陈仁寿)

［附］　参考文献

A

艾芳.彝文古籍中对疾病现象的认知和探索[J].红河学院学报,2022,20(1):26

艾常虹.蒙西医结合治疗冠心病稳定型心绞痛临床疗效[J]中国民族医药杂志,2022,28(1):12

C

陈路遥,佟海英,赵慧辉,等.基于蒙中医学理论探讨安神补心六味丸治疗冠心病心绞痛的组方原理及特色[J].中国中医基础医学杂志,2022,28(2):287

陈紫璐,吴金结,智伟,等.藏药十八味党参丸提取物对脂多糖诱导的RAW264.7细胞Akt/p38MAPK信号通路及M1/M2极化影响的探究[J].中国药学杂志,2022,57

(1):38

春梅.蒙药珍珠通络丸治疗缺血性脑卒中后遗症疗效观察[J]中国民族医药杂志,2022,28(5):14

D

旦增米吉,顿珠.基于藏药智托洁白丸的方源文献考证研究[J].中国民族医药杂志,2022,28(3):74

顿珠旦达,旦增曲珍,白玛,等.组方藏药治疗肝囊型包虫病的临床疗效观察[J].中国中西医结合消化杂志,2022,30(10):695

G

干志强,熊双凤,钟鲁,等.藏药鸭嘴花的指纹图谱建立、化学模式识别及含量测定[J].中国药房,2022,33

(14):1712

郭静,刘红,张学花,等.藏药十五味萝蒂明目片的质量标准提高[J].陕西中医药大学学报,2022,45(4):82

H

韩娜娜,王鹏龙,陈红珊,等.基于成分分析-活性筛选-网络药理学的白花秦艽抗氧化物质基础研究[J].中华中医药杂志,2022,37(10):5883

侯天舒,白富强,黄茜,等.彝医火草灸联合针刺治疗阳虚体质慢性疲劳综合征的临床疗效研究[J].西南民族大学学报(自然科学版),2022,48(1):59

L

李啟恩,袁发荣,完地高,等.藏族药物炮制原理解析[J].中国中药杂志,2022,47(10):2825

李小芳,罗木散.仪式治疗困境与多元医疗体系的建构——以凉山彝族"斯色那"治疗实践为例[J].原生态民族文化学刊,2022,14(5):140

李子仪,泽翁拥忠,古锐,等.藏医"粘让"(瘟疫)的理论整理及用药研究[J].成都中医药大学学报,2022,45(2):81

刘丹.蒙药红花清肝十三味丸辅治新生儿肝炎综合征临床观察[J]实用中医药杂志,2022,38(1):131

刘莉,覃倩,许莉,等.瑶医庞桶药浴治疗类风湿性关节炎的疗效观察[J].广西医学,2022,30(13):1635

刘安平,卜晨琛,马洁琼,等.藏药七味兔耳草散的质量控制[J].医药导报,2022,41(2):239

刘小伟,美丽,新图雅,等.安神补心六味丸对小鼠自主活动及镇静作用实验研究[J].亚太传统医药,2021,17(12):32

刘馨安,潘琳,杨春红,等.藏医药对肝胆疾病的认识与治疗[J].中医与临床,2022,13(4):58

刘一波,周保昌,丁鑫,等.《蒙医方剂全书》中泻脉剂用药规律研究[J]中医药导报,2022,28(2):100

M

美丽,荣军,王徽,等.GC测定蒙药安神补心六味丸中木香烃内酯的含量[J].中国民族医药杂志,2022,28(4):27

O

欧珠拉姆,赛曼,次旦.乃东区药用植物资源调查报告[J].西藏农业科技,2022,44(2):46

P

彭毛吉,薄尔多,楞本加,等.基于数据挖掘的含藏药材蒺藜方剂配伍规律研究[J].亚太传统医药,2022,18(11):167

普梅笑.从彝语南部方言古籍翻译作品谈古籍翻译体例创新[J].民族翻译,2022(2):39

R

仁增加,安拉太,东格吉,等.藏医治疗白脉病用药规律及寒热证型方剂药性分析[J].中成药,2022,44(11):3709

仁增加,李启恩,切羊让忠,等.基于"味性化味-网络药理-分子对接"的藏药四味姜黄汤防治糖尿病肾病的作用机制预测[J].中成药,2022,44(2):640

仁真旺甲,文成当智,何青秀,等.《藏药晶镜本草》植物类藏药资源及其特点[J].中国实验方剂学杂志,2022,28(4):163

S

邵国强,杜青,李跃辉,等.藏药檀香清咽片对慢性支气管炎模型大鼠支气管肺 MyD88/NF-κB/ICAM-1 信号通路的影响[J].中国药理学通报,2022,38(4):633

苏学燕,张英秀,沙学忠,等.火疗彝方搽剂的质量标准研究[J].中国民族民间医药,2022,31(3):33

T

妥斯根.蒙医发展进程研究[J]中国民族医药杂志,2022,28(7):54

W

完么才让,贡保东知,拉毛加.基于藏医经典古籍《四部医典》的文献传承发展研究[J].基层中医药,2022,1(5):74

王芬,黎裕朝,彭华.瑶医神火灸联合中医熏蒸治疗脑卒中后肩手综合征患者的效果及对患者血液流变学的影响[J].广西医学,2022,30(17):1986

王慧,樊会英,孙亚茹.藏药十六味杜鹃丸联合五味沙棘散治疗慢性阻塞性肺疾病的疗效[J].中国民族医药杂志,2022,28(2):26

王昆,武娜,康丽,等.蒙药安神补心六味丸预防给药对

心肌缺血大鼠的保护作用及氧化应激水平的影响[J].世界科学技术-中医药现代化，2022，24(8):1

王梦，田伟，王鑫国，等.彝族药姜味草指纹图谱的建立和化学模式识别分析及含量测定[J].中国药学杂志，2022，57(5):342

王梦，支雅婧，郤兰霞，等.彝族药姜味草饮片标准汤剂研究[J].中国药物警戒，2022，19(12):1315

王明杰，任世定，张运佳，等.瑶药千斤拔油针联合盘龙七片治疗类风湿关节炎的临床疗效[J].广西医学，2022，30(15):1737

王明杰，王悦良，仇星霖，等.瑶医油针结合西药治疗类风湿关节炎疗效观察[J].现代中西医结合杂志，2022，29(19):2067

韦宗勇，肖展宏，零佩东.瑶医神火灸联合玻璃酸钠注射治疗老年性膝骨关节炎的效果观察[J].微创医学，2022，17(3):300

翁思议，张丽琴，吴洋.彝药泄浊化瘀颗粒治疗间歇期痛风性关节炎60例临床观察[J].中国民族民间医药，2022，31(13):111

Y

严成龙，张兴涛，刘嘉，等.彝医水膏药疗法传承和推广中存在的问题及对策[J].中国民间疗法，2022，30(18):36

杨康，阿如娜，周雪，等.蒙药白益母草本草考证研究[J]中华中医药杂志，2022，37(7):4130

杨兴勇，巫桂培，张群，等.彝医外敷法治疗急性软组织损伤的临床疗效观察[J].医学食疗与健康，2022，20(8):27

益西拉姆，嘎务.藏药"味性化味"理论阐述——以七味竺黄丸为例[J].亚太传统医药，2022，18(8):20

于水，美丽，新图雅，等.GC测定蒙药安神补心六味丸中肉豆蔻挥发性成分的含量[J].中国民族医药杂志，2022，28(5):51

余姣能，天亮，曲松波，等.藏药镰荚棘豆黄酮类成分抗炎作用的网络药理学研究[J].中央民族大学学报(自然科学版)，2022，31(2):33

玉杰锋，李彤，尤剑鹏.瑶医杜闷倒疗法联合针刺治疗

寒湿型腰痛的临床效果观察[J].广西医学，2019，14(24):3106

元胜，苏和，赵健，等.简述蒙医对冠心病认识及治疗[J]中国民族医药杂志，2022，28(2):71

Z

翟书鹏，周国平，贾航.藏药二十五味珍珠丸治疗缺血性脑卒中的临床效果[J].中国民族医药杂志，2022，28(4):10

张伟奇，张扎西嘉措，拉毛加，等.基于藏医理论探讨民族传统乳制品酥油防治隆病[J].中国民间疗法，2022，30(9):51

中格才让，米玛，格知加，等.藏医学《四部医典》舌诊学初探[J].中华中医药杂志，2022，37(4):2303

钟鲁，罗世英，张静，等.藏药秦艽花的质量标准提升研究[J].中国药房，2022，33(1):26

周保昌，郭文芳，阿古拉，等.基于数据挖掘的《蒙医方剂全书》中泻腑剂组方规律研究[J]中华中医药学刊，2022，40(3):93

周红海，何心愉，覃鸿图，等.彝族骨伤药物与处方特点探析[J].云南中医中药杂志，2022，43(2):57

周生军，张吉强，朱荣祖，等.波棱瓜栽培现状及新技术应用[J].中国现代中药，2022，24(1):181

周铁亮.藏药独一味胶囊治疗急诊四肢骨折中快速康复外科理念的应用研究[J].中国民族医药杂志，2022，28(5):25

卓玛措，顿珠.传统藏药与中药复方配伍方法"君臣佐使"的比较研究[J].中华中医药杂志，2022，37(10):6062

卓玛措，顿珠.九味渣驯丸之方源、方解、临床应用考证[J].亚太传统医药，2022，18(8):30

卓玛措，扎西卓玛，赛悟杰，等.六味能消丸之方源、方解、临床应用考证[J].西南民族大学学报(自然科学版)，2022，48(5):525

卓玛措毛，娘格才让，格拉措，等.基于数据挖掘的藏药喜马拉雅紫茉莉组方配伍规律研究[J].中医药导报，2022，28(10):150

七、国外中医药

【国外针灸治疗研究】

2022 年国外针灸治疗的研究,主要集中在循环系统疾病、神经系统疾病、五官科疾病和颈腰椎疾病等方面。

Amorim D 等为评估针刺和电针治疗焦虑症的有效性,进行了一项双盲随机平行临床试验。将 56 名参与者(21～82 岁)用 3 种不同的焦虑量表(BAI、GAD-7 和 OASIS)诊断为焦虑。治疗 30 min/次,1 次/周,疗程 10 周。为评估针刺和电针治疗焦虑的有效性,以验证:①高焦虑人群在 5 次和 10 次治疗后焦虑量表得分是否降低;②唾液皮质醇水平是否随着焦虑量表得分降低而降低;③电针治疗是否比针刺治疗更有效;④这些疗效是否不依赖于抗焦虑药物。将志愿者随机分为 3 组(对照组、针刺组和电针组),通过焦虑量表和唾液皮质醇测试进行分析。结果:在针刺($P<0.05$)和电针($P<0.05$)的第 5 个疗程和两种技术的第 10 个疗程($P<0.01$)后,由 BAI、GAD-7 和 OASIS 评估的结果显示焦虑改善。早晨测得的唾液皮质醇值也与此结果相符($P<0.05$),尽管夜间皮质醇值的降低没有统计学意义。研究表明,针刺和电针可单独或辅助药物治疗焦虑症。

Aroca JP 等评估耳穴针灸(AA)对颞下颌关节紊乱(TMDs)对患者生理(PA)和情绪(EA)方面的影响,并将其与假手术(Sham)和咬合夹板(OS)的影响进行了比较。将 22 例 TMDs 患者分为 OS 组 8 例、Sham 组 5 例和 AA 组 9 例,OS 组给予患者咬合夹板治疗,Sham 组给予假手术治疗,AA 组给予耳穴针灸治疗,疗程 8 周。根据 CONSORT 指南,采用 RDC-TMD 的 Ⅰ 轴和 Ⅱ 轴对 Tmd 患者进行评估,定性变量采用 Kruskal-Wallis 和 Dunn 检验(组间评价)进行分析,组内分析采用 Friedman 和 Wilcoxon 检验;在实验结束时,进行三组评分差异比较。结果:治疗后,组内分析显示,Sham 组在 EA 方面的表现未见改善,在 PA 方面,其 9 个变量中的(4/9)变量改善;AA 组在 EA 方面有(2/9)变量改善,PA 方面有(9/9)变量改善;OS 组在试验结束时,8 例受试者在 EA 和 PA 方面均有(8/9)变量改善。研究表明,特定的耳穴治疗能够改善 TMDs 患者,其结果优于假手术治疗,与 OS 疗效近似。

Gellrich D 等研究了针灸对季节性变应性鼻炎(SAR)中细胞因子和趋化因子的影响。将 29 例 SAR 患者分为针灸组 15 例、假针灸组 6 例和 RM 组 8 例,针灸组给予针刺加 RM 治疗(抢救药物西替利嗪),假针灸组给予假针刺加 RM 治疗,RM 组给予单纯 RM 治疗,疗程 8 周。在基线和干预期间的不同时间点,除了疾病特异性问卷外,还测定了各种生物功能介质的血浆和鼻腔浓度。结果:治疗后,3 组嗜酸性粒细胞趋化因子和一些非特异性促炎细胞因子(IL-1b、IL-8、IP-10、MIP-1b、MCP-1)及鼻腔浓度对比,针灸组比假针灸组及 RM 组更低;此外,只有针灸组患者的鼻部症状评分显著降低。研究表明针灸组对 SAR 的治疗,优于假针灸组、RM 组的治疗效果。

Dilinuer A 等利用 PubMed、Embase、Web of Science、Cochrane Library、CNKI、World Wide Web、Chinese Biomedical Literature 等公共出版物数据库中的关键词,收集针灸联合帕罗西汀治疗抑郁症的研究文献。根据预先制定的纳入和排除标准对文献进行协同筛选。提取文献资料,评价文献质量,采用 RevMan 软件进行统计分析。结果:最终纳入 21 篇研究论文,涉及临床患者 1 733 例。临床患者的主要评价指标为汉密尔顿抑郁评定量表(HAMD)、临床总有效率、副作用评定量表(SERS)和治疗紧急症状量表(TESS),SERS 分为 14 个项目,均采用 4 分制计分法(无、轻度、中度、重度)。Meta 分析显示,与对照组相比,针刺联合帕罗西汀治疗组 HAMD 评分(WMD=−4.18[−5.04,−3.31],$P<0.001$)、总有效率(OR=4.01[3.01,5.33],$P<0.001$)、SERS 评分(WMD=−2.54[−4.58,−0.51],$P<0.001$)、TESS 评分(WMD=−4.39[−5.15,−3.62],$P<0.001$)较低。研究表明针刺联合帕罗西汀治疗抑郁症的疗效优于常规药物治疗,其安全性与常规治疗相当。

Park MJ 等探讨韩医结合运动针灸治疗腰椎间盘突出症(LDH)的远期疗效及满意度。调查了2015 年 1 月至 2020 年 12 月在韩国三家医院治疗腰椎间盘突出症患者,疗程至少 6 d,年龄在 19~64 岁之间。主要监测背部疼痛的数字评定量表(NRS),以及包括放射性腿痛的 NRS、Oswestry 残疾指数(ODI)和欧洲生活质量 5 维度 5 水平(EQ-5D-5L)问卷。结果:基线和调查时疼痛的 NRS 评分从 5.40±1.58 降至 2.92±2.09,放射性腿痛的 NRS 评分从 5.57±1.56 降至 1.78±2.36,ODI 从 46.39±16.72 降至 16.47±15.61,EQ-5D-5L 由 0.57±0.19 增加到 0.82±0.14。研究表明韩药和 MSAT 是 LDH 患者有效的治疗方法。

Matsuura Y 等将 36 例难治性重度抑郁障碍(MDD)和双相情感障碍(BD)患者(MDD 15 例,BD 21 例)进行针灸治疗,1 次/周,结合常规治疗,固定穴位,个体化治疗,疗程 12 周。采用 Himorogi 抑郁自评量表(HSDS)和 Himorogi 焦虑自评量表(HSAS)对精神症状进行评估,躯体症状(如躯体疼痛、胃肠症状和睡眠障碍)采用日本版躯体症状量表-8(SSS-8)和视觉模拟量表(VAS)进行评估,生活质量采用 8 项健康问卷(SF-8)进行评估。结果:治疗后,HSDS 和 HSAS 评分显著降低($P<0.05$);使用 SSS-8 和 VAS 评分评估的身体症状也显著改善(均 $P<0.05$);特别是颈部疼痛和失眠在早期就得到了改善,在 SF-8 量表中,身体疼痛、一般健康知

觉、情绪问题导致的角色限制和心理健康得分显著增加(均 $P<0.05$)。研究表明,针刺不仅能改善难治性心境障碍患者的精神症状,还能改善躯体症状和生活质量。

Nakahara H 等研究间接灸对心血管反应和自主神经活动的影响,对 15 名健康志愿者小腿穴位进行局部热刺激间接灸,静息时 3 min,间接灸时5 min,连续测量心率、RR 间期、血压和皮肤温度。结果:治疗后,局部皮肤温度升高,在开始艾灸后2 min 达到峰值(45.3±3.3 ℃),心率显著降低(63.0±7.8~60.8±7.8 bpm,$P<0.05$),连续 RR 区间均方根差显著升高。研究表明,间接艾灸局部热刺激引起的心动过缓反应是由自主神经系统调节的。

(撰稿:林炜 审阅:高维娟)

【中医药海外注册研究】

《"十四五"中医药发展规划》指出要扩大中医药国际贸易,助力中医药企业"走出去"。确定中医药的海外监管、国际标准、国际注册现状,明确未来面临的挑战,探索可能的发展策略,对推进中医药海外注册具有十分重要的意义。

1. 海外监管

Park Ji-Eun 等研究发现,马来西亚政府通过立法、政策法规以及组织建立等,实现了传统医学制度化,卫生部设立了传统与中药部门,委托监管传统医学事务,最终使传统医学融入国家医疗保健系统(NHS)。然而,传统中药的监管仍处于灰色地带,主要原因之一是传统中药被认为介于食品和药品之间,因此,监管此类产品是个难题。

张昕等分析中药产品在加纳的监管体系与注册路径。2012 年,加纳成立食品和药物管理局(FDA),其下属药品注册检验科设立的草药和顺势疗法科负责草药、顺势疗法药物及植物食品补充剂注册。同年,加纳颁布《2012 年公共卫生法》,其第 118 节为草药产品注册管理条款。2013 年,加纳

FDA 在《2012 年公共卫生法》基础上制定了加纳草药及食品补充剂注册指南,第 120 节规定,作为成品进口的草药,应提交符合 WHO 认证方案或自由销售证书,以及由产品原产国法定监管机构颁发的药品注册证书或药品分析证明。

林洁等认为加拿大中药监管主要包括两方面:①为保护消费者权益提供指导,即对消费者的合理用药与理性购买进行指导;②对企业进行监管,包括对中药产品的安全性、有效性和质量控制认证,标签和包装要求及产品制造、包装、贴标和进口的场地认证等。加拿大卫生部以证据为评估核心,通过产品许可和场地许可评估保障中药产品的安全有效使用。

耿慧等认为澳大利亚是较早的中医立法国家,1989 年就通过药物管理法(1989),将中草药列入辅助类药物;2000 年维多利亚州通过了 2000 年中医注册法,对中医药注册进行了标准化的管理。2014 年 10 月,澳大利亚中医药委员会制定了中草药安全执业指南,主要规定了澳大利亚各州目前允许进行流通的中草药及一些中草药的正确使用方法,表明澳大利亚的中医药相关政策趋于正规化和系统化。但面临一些问题:①中医药文化传播的战略地位和官方支持力度有待提高;②中医药从业门槛高;③中医药国际化教育模式单一;④中医药产业化能力不足。提出了中医药在澳大利亚发展的几点建议:①将中医药文化传播上升至国家文化传播高度;②积极探索建立中医药国际人才认证体系;③拓宽中医药服务国际人才培养渠道;④聚焦高质量发展,提升中医药国际化产业能力。

杨帆等针对拉丁美洲的中医药现状提出建议。在拉美国家,中医药已成为医疗保健的重要组成部分。中医针灸已纳入巴西和厄瓜多尔医疗保障体系,且巴西、古巴、墨西哥等多所高校开设了包括针灸在内的传统医学相关课程。阿根廷、智利、哥伦比亚等国颁布了草药法规。目前,中医药在拉美国家发展还面临一些问题,包括中医诊所规模不大、中医教育良莠不齐、中药产品进入当地市场各国标准不统一。因此建议在国家层面围绕全球公共卫生治理深入合作,规划拉美地区中医药海外中心布局并推进建设,而中医药科研院校应与拉美国家开展中医药联合攻关,并加强合作办学以规范中医教育。

2. 国际标准

何雅莉等认为需要进一步完善中药国际标准,以促进中药国际贸易发展、打破国际中药技术性贸易壁垒。目前中药国际标准涉及中医诊疗指南/技术操作规范、诊疗设备、中药材及中药产品、针灸、术语、信息等,涵盖了中医、中药、针灸等领域,虽然中方主导中药国际标准制定的发展趋势明显,中药国际标准制定规范化、系统化程度日趋加强,但是中药国际标准制定依然面临国际标准体系不完善、标准制定内容存在交叉,缺乏标准实施评价等问题。王晶亚等提出我国中药国际标准制定的发展策略:①以国际市场需求为导向,做好顶层设计;②强化标准质量的提升,加速推进国内高质量标准转化为国际标准;③充分发挥企业在标准制定中的积极作用;④大力培养复合型中药国际标准化人才;⑤加强国际合作等。

3. 国际注册

(1) 国际注册法规　朱诗宇等研究发现在加拿大注册上市的中成药有 90 多种,分析显示注册者所属企业主要集中于北京、广东、天津等中医药发展较好的地区;有效注册的中成药主要为单味/单一有效成分药,剂型以片剂、胶囊剂为主,亦有颗粒剂、溶液剂、散剂等剂型;主治疾病以呼吸系统和循环系统疾病为主,部分用于治疗泌尿生殖系统和消化系统疾病,少数用于治疗较为复杂的肿瘤、糖尿病等。胡慧敏等认为中药在加拿大一般按天然健康产品(NHPs)进行注册,NHPs 和中药在来源上均包括具有药用价值或药用有效成分的植物、动物及矿物,但二者的根本区别在于中药以中医基础理论为指导。中药在加拿大采取分类注册办法,首先应判断拟申请产品是否为 NHPs;其次应明确注册类型及途径,主要包括简易申请、传统申请及非传统申请,按不同要求提供申请表格、标签文本、总结报告、证据、动物组织表格、成品规格等材料。

林洁等认为加拿大 NHPs 注册相关条例仍未充分考虑中药的特殊性,中药产品注册仍面临一定困难。胡慧敏等认为《欧盟传统草药产品注册指令》(2004/24/EC)的颁布标志着传统中成药可通过简易注册进入欧盟市场。简易注册对草药产品的注册流程及质量要求并未减少,但对注册申请资料可给予减免。应佳珂等对欧盟和澳大利亚植物药注册法规进行研究,认为欧盟人用药品的注册审批程序有:①集中审批程序;②成员国审批程序;③互认审批程序。固有应用药品申请及固定组方植物药复方制剂申请是中成药较为理想的申请途径。互认审批程序为中成药在多个欧盟国家上市提供了良好的政策环境。在澳大利亚,中成药属补充药品,有登记、经评估登记、注册 3 种上市途径。质量、安全性和疗效是药品监管的重点,区别在于不同风险级别的适应证需提供不同等级的证据,这是跨文化中成药注册登记的核心。

曹海明等研究发现,在瑞典中药产品的注册流程为:①明确拟申请产品是否归属于药品;②明确拟申请产品的药品类别;明确药品是否已在其他国家上市;寻求当地协会提供注册指导帮助;③提供必要的许可证和证书;④考虑该产品是否仅在瑞典销售;⑤其他后续环节。建议中药企业在制定申请计划前,全面理解欧盟法规和指导条例,确定药品和植物成分;中药企业可向瑞典医药产品管理局(MPA)提交预评估材料,对拟申请注册药品进行简要介绍,由 MPA 进行初步评估;寻找顾问公司,企业与瑞典药监部门加强沟通,明确如何理解和准备申请材料。陈焕鑫等分析了中药产品在南非的注册路径与策略。在南非,先对低风险中药产品进行注册,进而打开中药市场,在积累一定经验后,推进高风险中药产品注册;需具备推动中药传承创新发展的意识,加大对中药产品临床试验的投入,并完善中药产品临床有效性和安全性数据;加强中药质量控制,打造中药国际品牌。

(2)药品质量、安全性与有效性技术要求 刘岳琪等对日本汉方药企业的多年专利布局进行了研究,认为在中药现代化制造和走向国际的过程中,应重提高产品质量,完善产品有效性证据链,践行以人为中心的汉方药设计理念,借鉴精准满足消费者健康需求的研发模式。

(3)草药/植物药专论 杨洋等认为草药/植物药专论的建立,很大程度上标志着安全性和有效性在国际上得到认可,可大大降低相关中草药制剂的国际注册难度,提高国际市场的接受程度。在中药国际化实践中,应推动《中国药典》与国际草药/植物药专论的互认,取长补短。为促进中药国际化,应结合国外专论的研究模式,以《中国药典》为基础,构建我国的"中药专论";由政府主导,出台相关法规文件,赋予"中药专论"相应的法律地位;由政府作为监管主体,相关企业作为责任主体,积极合作共建"中药专论"体系。

(撰稿:张淑娜　审阅:高维娟)

【国外冥想研究】

2022 年国外在冥想领域的研究,主要集中在冥想状态下的脑机制及正念冥想的临床应用等方面。

Cooper AC 等回顾了针对一系列冥想类型和冥想者体验水平的功能磁共振成像大脑研究及直接探究冥想和自我体验之间的互动的研究结果。结果:①后部默认模式网络(DMN)活动减少;②中央执行网络(CEN)活动增加;③后部 DMN 内部以及后部和前部 DMN 之间的连接减少;④前部 DMN 和 CEN 内部的连接增加;⑤显著影响 DMN 和 CEN 之间的连接。研究表明资深冥想者大脑的空间地形发生了明显变化,研究者据此提出地形重组模型(TRoM)。该模型主要认为 DMN 和 CEN 的地形重组与心理自我处理的减少以及与更多非二元自我处理的同步有关,可导致非二元意识的显性体验。

Walter N 等应用非线性技术,从复杂性和临界性特征以及功率谱密度3个维度,比较3种冥想类型(无念空处、开放监控和集中注意)的电生理相关性。结果:在3种冥想类别中,无念空处和集中注意比闭眼休息显示出更高的熵值和分形维数;所有冥想类型的长程时间相关性均下降;临界指数在集中注意状态和阅读状态显示为最低值;伽马频带(0.83~0.98)、全局功率谱密度(0.78~0.96)和样本熵(0.86~0.90)的识别精度最高。研究表明不同冥想状态的电生理指标存在相关性,确定了神经元的非线性复杂性特征、临界脑动力学的时程相关性和脑电的功率谱特征之间的关系。

Lu Y 等评估了非线性 EEG 信号表征新手练习者在专注呼吸冥想过程中走神的可行性。研究者使用三种不同的算法 Higuchi 的分形维数(HFD)、Lempel-Ziv 复杂度(LZC)和样本熵(SampEn),比较在走神和专注状态下 EEG 信号的复杂性。研究表明与专注状态相比,在走神过程中,脑电图的复杂性通常会降低,因此 EEG 复杂度指标适用于从新手冥想者的专注呼吸冥想练习中标记出走神状态。

Eleonora De Filippi 等研究了冥想相关的功能动力学和结构连接性(SC)变化。磁共振成像(MRI)扫描了有经验的冥想者和初学者对照,以获取休息状态和冥想(专注呼吸)两种状态下的结构和功能数据。结果:区分冥想者和对照的最有信息的 EC 联系主要涉及在左半球的几个大规模网络;功能领域的差异也在解剖层面的变化中得到了一定程度反映;基于网络的解剖路径分析显示,与对照相比,冥想者大脑左半球属于躯体运动、背侧注意、皮层下和视觉网络的四个区域之间的连接增强。

Skwara AC 等将有经验的冥想者随机分配进行为期3个月的集中注意冥想,并对此过程中采集的88通道静息脑电图数据进行基于排列的聚类分析,以测试在练习后的撤退过程中自发脑活动的频谱变化。结果:在两个独立的训练周期内,β 频率范围内 EEG 功率都发生了振幅降低。在高 α 频率范围和单个峰值 α 频率中也观察到降低。这些变化与之前

在呼吸冥想练习中观察到的变化密切相关。研究表明冥想训练的神经认知效应可以超出正式练习的范围。

Chen P 等使用脑内和脑间测量方法,研究了自然状态下面对面互动过程中特质意识(该研究中指正念)的神经相关性。虽然研究者没有复现先前基于实验室的发现,将正念意识与个体大脑反应联系起来(n=379 人),但自我报告的正念意识确实预测了面对面二人脑电活动间的同步,以 θ(5—8 Hz)和 β(约 26—27 Hz;n=62 组)为主。该研究丰富了我们对社会特征(如注意意识)的(多脑)神经关联在社交过程中的作用的理解。

Sylvia 等将从 17 个研究网络中招募的 4 411 名参与者随机分入标准的 8 节 MBCT 课程或简短的 3 节在线正念训练干预课程,随访 12 周,并用五项幸福指数来衡量干预效果。在干预及整个研究期间,每组的平均自我报告幸福感都有所增加;在干预期间,MBCT 组和简短正念组之间自我报告幸福感的变化没有显著差异。研究表明,较短的正念课程也可以为患有各种疾病的普通人群带来益处。而年轻人和完成更多干预课程的参与者的报告表明,标准 MBCT 可能是年轻人以及坚持治疗的个体的更优选择。

Bremer 等通过对健康的成年初学者(n=46)在 MMT 或主动对照干预的 31 天之前和之后进行静息状态 fMRI 检查。结果:MMT 初学者的默认模式网络(DMN)节点和显著网络(SN)节点之间的 FC 增加,基于种子的相关性分析揭示了 SN 与中央执行网络(CEN)关键区域之间的连通性进一步增加。研究表明,在多个 LSN 中,一个月的正念冥想训练有效地增加了 DMN、SN、CEN 网络之间的互联性。

Whitfield 等对髓鞘碱性蛋白(MBP)研究中多个领域的客观认知结果进行荟萃分析,分析共纳入了 56 项研究(n=2 931)。研究表明,所有研究的汇总效应大小都倾向于 MBP($g=0.15$;[0.05, 0.24]);在单个认知领域/子域的亚组分析中,MBP

在执行功能($g=0.15$;[0.02, 0.27])和工作记忆结果($g=0.23$;[0.11, 0.36])方面优于对比;部分证实了正念练习和认知表现之间的正向关联。

(撰稿:叶阳舸　审阅:高维娟)

[附]　参考文献

A

Amorim D, Brito I, Caseiro A, et al. Electroacupuncture and acupuncture in the treatment of anxiety -a double blinded randomized parallel clinical trial[J/OL]. Complementary Therapies in Clinical Practice, 2022[2022-02-24]. https://doi.org/10.1016/j.ctcp.2022.101541

Aroca JP, Cardoso PMF, Favarão J, et al. Auricular acupuncture in TMD-a sham-controlled, randomized, clinical trial[J/OL]. Complementary Therapies in Clinical Practice, 2022[2022-02-24]. https://doi.org/10.1016/j.ctcp.2022.101569

B

Bremer B, Wu Q, Mora Álvarez MG, et al. Mindfulness meditation increases default mode, salience, and central executive network connectivity[J]. Scientific Reports, 2022, 12(1):13219

C

Chen P, Kirk U, Dikker S. Trait mindful awareness predicts inter-brain coupling but not individual brain responses during naturalistic face-to-face interactions[J/OL]. Frontiers in Psychiatry, 2022[2022-09-30]. https://doi.org/10.3389/fpsyg.2022.915345

Cooper AC, Ventura B, Northoff G.Beyond the veil of duality-topographic reorganization model of meditation[J/OL]. Neuroscience of Consciousness, 2022[2022-09-01]. https://doi.org/10.1093/nc/niac013

曹海明,刘彤,许文静,等.中药产品在瑞典的注册路径分析与建议[J].国际中医中药杂志,2022,44(6):606

陈焕鑫,张昕,卓清缘,等.中药产品在南非的注册路径与策略研究[J].国际中医中药杂志,2022,44(5):493

D

De Filippi E, Escrichs A, Càmara E, et al. Meditation-induced effects on whole-brain structural and effective connectivity[J/OL]. Brain Structure and Function, 2022[2022-05-06]. https://doi.org/10.1007/s00429-022-02496-9

Dilinuer A, Wang Y, Zhang A, et al. Meta-analysis of acupuncture combined with paroxetine in the treatment of depression[J]. American Journal of Translational Research, 2022, 14(12):8429

G

Gellrich D, Pfab F, Ortiz M, et al. Acupuncture and its effect on cytokine and chemokine profiles in seasonal allergic rhinitis: a preliminary three-armed, randomized, controlled trial[J/OL]. European Archives of Oto-rhino-laryngology, 2022[2022-03-17]. https://doi.org/10.1007/s00405-022-07335-5

耿慧,吴凯,和兴娟,等.中医药在澳大利亚的发展研究[J].世界中医药,2022,17(10):1485

H

何雅莉,郭兰萍,葛阳,等.ISO/TC 249 中药国际标准制定现状及发展策略[J].中国中药杂志,2022,47(13):3675

胡慧敏,杨龙会,谭勇,等.欧盟传统草药产品简易注册分析[J].国际中医中药杂志,2022,44(1):6

胡慧敏,杨龙会,谭勇,等.中药在加拿大注册天然健康产品流程介绍与分析[J],国际中医中药杂志,2022,44(3):246

L

Lu Y, Rodriguez-Larios J.Nonlinear EEG signatures of

mind wandering during breath focus meditation[J/OL]. Current Neurovascular Research, 2022［2022-09-07］. https://doi.org/10.1016/j.crneur.2022.100056

林洁,杨龙会,谭勇,等.加拿大中药注册证据体系解读和思考[J]国际中医中药杂志,2022,44(3):251

林洁,杨龙会,谭勇,等.中药在加拿大的监管现状分析[J].国际中医中药杂志,2022,44(2):132

刘岳琪,宿军慧,曹君杰,等.日本汉方药企业近十年申请专利的分析及思考——以津村制药和Kracie为例[J].世界科学技术(中医药现代化),2022,24(5):1970

M

Matsuura Y, Hongo S, Taniguchi H, et al. Effect of acupuncture on physical symptoms and quality of Life in treatment-resistant major depressive disorder and bipolar disorder: a single-arm longitudinal study[J]. Journal of Acupuncture and Meridian Studies, 2022, 15(6):336

N

Nakahara H, Kawai E, Miyamoto T, et al. Acute effects of regional heat stimulation by indirect moxibustion on cardiovascular responses[J/OL]. Journal of Physiological Sciences, 2022［2022-11-24］. https://doi.org/10.1186/s12576-022-00855-z

P

Park MJ, Jin SR, Kim ES, et al. Long-term follow-up of Intensive integrative treatment including motion style acupuncture treatment(MSAT) in hospitalized patients with lumbar disc herniation: An observational study[J/OL]. Healthcare-Basel, 2022［2022-12-06］. https://doi.org/10.3390/healthcare10122462

Park Ji-Eun, Yi Junhyeok, Kwon Ohmin. 马来西亚传统与补充医学监管二十年及其影响[J].亚太传统医药,2022,18(4):1

S

Skwara AC, King BG, Zanesco AP, et al. Shifting

baselines:longitudinal reductions in EEG beta band power characterize resting brain activity with intensive meditation[J/OL]. Neues Jahrbuch Fur Mineralogie-abhandlungen, 2022［2022-09-20］. https://doi.org/10.1007/s12671-022-01974-9

Sylvia LG, Lunn MR, Obedin-Maliver J, et al. Web-based mindfulness-based interventions for well-being: randomized comparative effectiveness trial[J/OL]. Journal of Medical Internet Research, 2022［2022-07-20］. https://www.jmir.org/2022/9/e35620

W

Walter N, Hinterberger T.Determining states of consciousness in the electroencephalogram based on spectral, complexity, and criticality features[J/OL]. Neuroscience of Consciousness, 2022［2022-04-26］. https://doi.org/10.1093/nc/niac008

Whitfield T, Barnhofer T, Acabchuk R, et al. The effect of mindfulness-based programs on cognitive function in adults: a systematic review and meta-analysis[J]. Neuropsychology Review, 2022, 32(3):677

王晶亚,李慧珍,宗星煜,等.中医药国际标准化现状、问题与对策分析[J].中华中医药杂志,2022,37(4):1855

Y

杨帆,崔永强.中医药在拉丁美洲的发展现状与建议[J].国际中医中药杂志,2022,44(10):1097

杨洋,赵胜楠,张笑天,等.草药/植物药专论在中药国际注册中的重要性研究[J].中国中药杂志,2022,47(12):3392

应佳珂,陆芳.澳大利亚和欧盟植物药注册法规比较研究[J].国际中医中药杂志,2022,44(1):12

Z

张昕,陈焕鑫,卓清缘,等.中药产品在加纳的监管体系与注册路径研究[J].国际中医中药杂志,2022,44(4):366

朱诗宇,杨龙会,谭勇,等.中成药在加拿大的注册情况分析及对我国中药国际注册的启示[J].国际中医中药杂志,2022,44(2):126

八、教学与科研

（一）教育教学

【中医思维的培养方式与路径研究】

中医思维是中医学的核心特质，也是中医学得以传承和发展的内在驱动力。针对当前中医教育存在中医思维能力培养薄弱的情况，不少专家通过研究和实践提出解决办法。如许克祥等梳理当前中医思维培养中的"弱化""西化"和"僵化"等问题，从优化课程体系、夯实国学基础、强化经典学习、注重临证体验、改革教学方法、加强技能训练、重视基地建设、拓展课外实践四个方面思考并探索中医思维培养的有效路径。崔志林等认为现阶段中医药人才培养过程中存在中医思维基础建设薄弱、课程配置比例失调、临床教学实践不足等问题，建议以中医思维培养为主线，从构建文化环境、优化课程体系架构、完善实践教学模式三个方面，将中医思维切实融入中医药人才培养全过程，构建形成基于中医思维培养的中医药人才系统教育模式。辛杰等对地方普通高校中药学专业中医思想培养不足的原因进行分析，提出通过加强专业宣讲、完善课程建设、提高文化氛围、增设实践基地及加强教师培训等多种途径培养中药学专业学生的中医思维。王静等以中医思维培养为导向，针对现行中医药人才考核评价体系中存在的问题，提出通过推行综合病例考核模式、促进综合能力提升，借鉴课程体系评价模式、促进实践环节质量提升，完善考核评价反馈机制、促进教学闭环模式等方案，改革考核评价模式，助力中医药人才培养。

中医基础理论和中医经典教学是培养中医思维的重要基础。梁鹤等将中医基础理论课程整合为三个学习模块，充分利用中国大学慕课平台，从学习场景、学习资源、学习方式和评价方式的混合入手，在每个模块学习中设计具有针对性、灵活性和实效性的不同学习策略、学习方式及评价措施，构建将中医思维培养贯穿始终的混合学习模式，促进学生知识、能力和素质的同步提高。李佳等在中医基础理论课程教学中，围绕课程内容知识点，选择合适的中医典籍材料，建立"中医思维训练营"，对中医专业学生进行"临床思维""中医思维""逻辑思维"和"思考能力"的训练，有效促进中医思维模式的建立。梁冰雪等从中医学本科教育出发，指出应以"中医经典"为锚，培养兴趣、启发探索、传承发扬、以教促改，以"中医思维"为帆，补充思维方法类课程，落实师带徒教育模式，用中医思维解读现代医学，最终落实"以本为本，四个回归"的新时代教育方针。周刚等在本科伤寒论课程基础上，开设伤寒论辨证思维训练课程，通过在医案分析中强调"抓主症"，在经方运用中强调"同病异治，异病同治"，在医案学习中融入"临床情景模拟教学法"，以及在临床带教中重视"回溯原文"，有效提高了学生的中医思维能力和临床技能。李军对中医基础教学阶段的思维培养进行总结，提出"三版块、两主体、一结合"的"三轨"式教学模式，其中"三版块"注重培养学生的中医临床思维，"两主体"注重培养学生的中医经典思维，"一结合"注重培养学生的中医创新思维。

中医临床思维是体现中医特点并促进中医疗效

提高的关键因素。方文怡从在校培养优化教学方式和临床培养提升思维能力两个方面探讨了医学生中医临床思维的培养。前者包括合理设置课程,重视中医经典学习,以医案教学联系理论与临床;后者包括以名医工作室为核心传承学术思想及诊疗经验,加强临床带教实践,开展技能培训及建设考核体系。张亚妮等对影响学生形成中医临床思维模式的主要原因进行分析,针对性提出加强中医经典教学、加强中青年教师自身的中医经典理论素养、提高中医病案写作能力、开设"中医临床思维教学查房"等可行性方法。刘争清等分析了当前中医内科学教学中存在与经典衔接不紧密、教学方法陈旧、缺乏与临床实践的结合等问题,从追根溯源、强化经典,注重方法、掌握技巧,传承创新、医教协同,立德树人、五育并举等方面入手,对构建中医临床思维能力提出思考和举措。陈祎琦等将流派特色融入中医本科教学,通过岭南中医学术流派传承系列课程的开设,对本科教育中普遍存在的单向输出、缺乏实践、理论碎片化等现象进行思考并总结,通过案例讨论、流派门诊跟师等多元教学模式,引导学生培养中医临床思维,同时亦为地域中医学术流派的传承和发展提供可借鉴的人才培养模式。

在临床实践中,发挥传统师承教育的优势对培养中医临床思维具有重要意义。汪四海等以方朝晖安徽省名中医工作室为示范,在临床带教中提出"五位一体思维模式"。"五位"指熟读中医经典、跟师临证学习、重视教学查房、定期病例讨论、撰写学习体会,"一体"指以工作室为主体,有效促进了中医临床思维的培养。张文华等通过门诊带教的心得体会,总结了在实践中建立和巩固中医临床思维方法,即中医思维贯穿于诊疗全过程,落脚于规范病历书写,体现于不断提高"识机"的过程中,体悟理法方药的内涵中,在甄别和灵活运用方药的实践中,维护医疗安全及注重人文关怀的一言一行中,通过早临床、多临床,逐步提高思、辨、感、悟能力,形成理论与临床能力螺旋式上升发展。丁鑫等将递进式案例教学与传统师承教育相结合,为逐步培养建立学生的中医

临床思维提供了有效方法。李富震等提出"师承教育＋Mini-CEX"中医急危重症临床思维培养模式,充分发挥师承教育中教师的"榜样力量",使学生在可靠的社会分享过程中,树立专业自信,获取急危重症救治经验,通过即时开展"以案明理,以理明案"完成中医临床思维培养;同时引入Mini-CEX并将其中医化,有助于优化中医思维训练与考核,促进教学相长。

在中医住院医师规范化培养和中医研究生培养阶段,中医临床思维的强化和运用更为重要。翟双庆强调以象、阴阳、五行、精气学说为基础的中医核心观念是中医思维的关键内容,也是中医临床思维的核心和中医特色所在,并从中医临床思维内涵及培养模式设计角度出发,提出应通过读经典、多临床、加强考核、师资培训、医教协同等措施,在中医住院医师规范化培训阶段强化对中医核心观念的把握和培养。张进军等以消渴病教学查房为例,按照启发式、问题式教学的思路结合中医辨证论治的特点进行教学设计,坚持"以问题为导向,以学生为主体"的教学理念,按照学生认知特点,注重对"规培"医师诊察、辨证、论治等中医临床思维能力的培养和提高。章美玲等以江西中医药大学岐黄国医书院为例,针对中医专硕人才培养多维化的现状,采取组建具有中医临床思维的师资队伍、营造适合中医专硕学习的中医环境、制定符合中医人才培养规律的管理制度、构建适合中医成才的评价体系等一系列措施,以培养学生中医临床思维为核心,提高中医专硕人才培养成效。周丽雅等提出通过办学术论坛、诵医学经典、勤医案学习、重师承教育等措施,提高中医学术型研究生学习经典的水平,从而培养中医临床思维。

另外,从其内涵出发,培养中医思维能力还可通过提升悟性思维和象思维来进行。张礼涛等强调悟性是中国文化传统教育哲学思维的特质,并贯穿中医学的理论与实践,因此在名医传承教育中,应通过经典阅读、临床实践、案例讲解、专病讨论等方式注重培养和训练悟性思维,使中医药经验得到更好继

承。任炜霞等指出意象思维作为中国传统思维方式,在中医藏象学说、治则治法等方面多有运用,培养医学生的意象思维能力对中医基础理论的学习和临床思维能力的提高均有重要意义,并结合"中医专业学生对意象思维理论的认识情况"线上问卷调查结果分析,建议从教学部门、教师和学生三者入手,加强中医专业学生对意象思维理论的认识和进一步深入学习。张曦元等论述了象思维在中医诊断学绪论、四诊及辨证学习中的运用,指出应将象思维融入中医诊断学教学,使学生准确掌握并熟练运用这一思维方式。朱琳等强调形象思维培养在中医教育中的重要性,提出以图像训练法、以象解象法、临床识象法为主要方式,系统训练中医学生的形象思维,同时在教学中应避免不切实际、不同象的盲区及过于深奥等弊端。王小强等从象形汉字、文言筑象、图文并茂几方面阐述中医象思维的图文内涵,继而尝试开发汉字衍象、术语图形化、图文记忆术等思维方法,并探索在中医象思维理论指导下的中医图文并茂书册、多媒体图文课堂、图文学习软件、策略电子游戏等教育技术,以拓宽中医象思维的培养途径。

(撰稿:张苇航　审阅:崔蒙)

【新医科背景下中医院校教育教学发展研究】

"新医科"是国家为促进高等教育高质量发展提出的"四新"(即新工科、新医科、新农科、新文科)建设的重要组成。2020年9月,国务院办公厅印发《关于加快医学教育创新发展的指导意见》,明确提出"以新医科统领医学教育创新"的改革原则,为新时期医学教育改革发展指明了方向。中医院校积极响应,从专业建设、人才培养、课程设计、课程思政等方面进行了多方位的探索实践。

专业建设是中医院校新医科发展的重要基础。李姗姗等运用网络搜集法与文本研究法,分析了全国24所中医药院校的78个招生专业,认为高等中医药院校已形成以医学类专业为主、多学科发展的专业格局,契合新医科发展趋向,强调以改革创新带动专业内涵提升,同时也对新建专业中医药特质不足、非医学类部分专业建设基础薄弱与部分专业培养口径窄化等问题提出解决方案,建议秉承学科专业一体化发展理念,坚持发挥专业引领驱动作用,促进专业宽口径发展的实践向度,从而整体提振中医药院校专业建设质量水平。

人才培养是教育教学发展的重中之重,新医科建设理念为中医学人才培养提供了新思路。黄海鹏等从培养目标、管理制度、培养体系、人才选拔、学科建设、课程建设、教学过程、育人环境、评价体系九个方面对新医科中医人才培养进行了深入探讨。孙淑彩等在肯定中医人才培养取得一定成效的同时,指出存在培养理念滞后、人才培养体系不完善、学科结构不合理及专业设置单一化等诸多现实困境,认为中医学新医科建设应围绕新理念、新体系、新学科、新专业四个方面,树立"大健康"教育"新理念",构建全方位育人"新体系",强化交叉建设"新学科",助推中医药纵深发展"新专业",以期培养复合型中医人才。刘丽丽等通过分析新医科对中医学人才培养的新要求,探讨了"中医+""+中医"复合型中医学领军人才培养模式的构建思路,并在培养理念和目标、课程和教学体系、反馈和保障机制三个层次上提出具体推进措施。隋国媛等强调了新医科背景下医学生自主学习能力的重要性,结合大学生自主学习能力量表分析,指出当前中医院校学生自主学习中存在的问题,并从学校、教师和学生层面提出有助于提高自主学习能力的干预策略。刘明军等以中医高等院校针灸推拿专业为例,探讨新医科背景下"双师型"教师队伍建设的必要性和具体策略,包括培养多学科交叉综合教学能力、增强精准化教学能力、提升智能创新教学能力、增进转化教学能力等。

课程建设是中医院校对新医科理念的具体实践。李修阳等通过分析"新医科"对中医专业课程双语教学的影响,提出构建中医专业课程双语教学理论体系的设想,探讨了学科交叉的切入点,并以中医诊断学为例,展示了多形式融合的互动式双语教学过程。许安萍等从教学内容融合、教学技术应用和特色课程思政三个方面,对经络腧穴学课程进行优化设计,并对实践过程中出现的新问题进行反思,以更好地突出新医科建设背景下针灸学的传承与创新发展及多学科交叉融合的特征。韩丽等结合耳穴诊治学的课程和教学实践,提出增加虚拟现实技术进行体验式教学+课堂线下实训+学生社团义诊社会实践带教相结合的新模式课程,同时加强耳穴诊疗仪器的智能化、耳穴治疗方法的成果转化及社会实践大数据共享平台的建设,促进教育服务社会。王雪等通过文献查阅、质性访谈和问卷调查,对高校中医护理专业学生的日常行为管理进行了分析,指出大学生日常行为管理观念亟须更新,同时要进一步拓宽大学生职业道德教育方法,引导学生加强自我行为管理,促进学生职业道德培养,增强专业认同感。

由于新医科具有"五术融合"的新内涵,使得课程思政在医学教育中的作用得到进一步彰显。陈洪等分析了中医药院校医学人文教育的课程思政生成逻辑,即立德树人为医学人文教育提供了价值引领和实践准则,而医学人文教育丰富了立德树人的理论内涵和实践路径,课程思政作为立德树人的重要载体,成为引领和创新医学人文教育的有效路径。总结其实践路径在于植根学科特色,深挖教材课程思政育人资源,彰显中医药院校医学人文教育独特内涵;坚持以文化人,将"三个文化"与校园特色文化融入课程思政,促使文化自信内化为医学人文教育的价值资源;立足"中医+"思维,以整体观念统领课程思政体系,通过"医文交叉"创新医学人文教育协同培养模式。刘旖等探索了新医科背景下中医院校预防医学专业核心课程流行病学实施课程思政建设的具体路径,从分析课程特点、明确教学理念、优化教学设计、筛选融合内容等方面出发,最终构建全方位的课程思政体系,为新医科建设与课程思政的有效结合提供了实例。

（撰稿：张苇航　审阅：崔蒙）

［附］　参考文献

C

陈洪,陈小平,陈楚淘,等.中医药院校医学人文教育的课程思政生成逻辑与实践进路探析[J].湖南中医药大学学报,2022,42(9):1555

陈祎琦,张曈,易雨,等.基于培养中医临证思维的岭南中医流派传承系列特色教学思考与实践[J].中国中医药现代远程教育,2022,20(16):88

崔志林,郭宏伟,董维,等.中医思维融入中医药人才培养路径研究[J].中医教育,2022,41(6):5

D

丁鑫,钱占红.递进式案例教学结合传统师承培养中医本科临床思维的探索[J].中国中医药现代远程教育,2022,20(20):182

F

方文怡.浅谈医学生中医临床思维的培养[J].中国中医药现代远程教育,2022,20(16):44

H

韩丽,程凯,周立群.新医科背景下耳穴诊治学教学的实践与思考[J].中国中医药现代远程教育,2022,20(8):14

黄海鹏,李磊."新医科"理念下中医人才培养的时代审思[J].长春中医药大学学报,2022,38(10):1167

L

李佳,王庆谚,杨芳,等.中医思维训练营在中医基础理论课程教学中的实践[J].中国中医药现代远程教育,2022,20(11):181

李军.基于"三版块、两主体、一结合"构建学生中医思

维的路径探索[J].中国民族民间医药,2022,31(6):114

李富震,于宁,苏金峰,等.论"师承教育＋Mini-CEX"模式在中医急危重症临床思维培养中的应用构想及初步实践[J].中国中医急症,2022,31(10):1847

李姗姗,邱智东.高等中医药院校专业建设现状与发展路径研究[J].医学与哲学,2022,43(22):1

李修阳,金一兰,陈战,等.新医科背景下中医专业课程互动式双语教学模式探索与思考[J].中国中医药现代远程教育,2022,20(19):183

梁鹤,李艳坤,邵雷,等.重视中医思维培养的《中医基础理论》混合学习模式研究[J].时珍国医国药,2022,33(3):705

梁冰雪,黄思琴,樊文彬.浅谈中医经典与中医思维在教学中的应用[J].中国中医药现代远程教育,2022,20(8):34

刘旖,程旭,裴容,等.新医科背景下流行病学课程思政的教学改革思考[J].成都中医药大学学报(教育科学版),2022,24(2):130

刘丽丽,薛培,林燕,等.新医科背景下中医学领军人才培养模式构建[J].中医教育,2022,41(4):30

刘明军,刚晓超,陈邵涛,等."新医科"背景下中医高等院校针灸推拿专业"双师型"教师队伍建设研究[J].创新创业理论研究与实践,2022,(6):70

刘争清,史冰洁,石岩.以中医内科学课程为核心构建中医临床思维能力[J].中医药管理杂志,2022,30(6):24

R

任炜霞,刘毅,刘晨萍,等.意象思维理论融入中医基础理论教育的现状与展望[J].中医药管理杂志,2022,30(10):227

S

隋国媛,赵娜,贾连群.新医科背景下中医院校医学生自主学习能力培养及测评策略研究[J].中国中医药现代远程教育,2022,20(11):188

孙淑彩,李磊.新医科视角下中医人才培养现状、困境与实践路径研究[J].长春理工大学学报(社会科学版),2022,35(6):118

W

汪四海,方朝晖,倪英群,等.名中医引领下的五位一体

中医临床思维模式在临床带教中的运用[J].中国中医药现代远程教育,2022,20(6):1

王静,姜姗,薛培,等.以中医思维培养为导向的考核评价模式改革探讨[J].中医教育,2022,41(5):19

王雪,张雪莹,杨陆.新医科背景下中医护理专业学生日常行为管理的探索与实践[J].当代医学,2022,28(17):177

王小强,白雪.基于中医象思维的图文思维方法与教育技术初探[J].成都中医药大学学报(教育科学版),2022,24(2):17

X

辛杰,张波.地方普通高校中药学专业学生中医思维培养方式的探讨[J].中国中医药现代远程教育,2022,20(15):169

许安萍,程凯,杨星月,等.新医科背景下经络腧穴学课程优化的实践探索[J].中医教育,2022,41(6):75

许克祥,陈沁,林雪娟,等.多维度全方位推动中医思维培养的路径探讨[J].中国医学教育技术,2022,36(4):396

Z

翟双庆.把握核心观念　强化中医特色——谈中医住院医师规范化培训中的中医临床思维培养[J].中国毕业后医学教育,2022,6(3):203

张进军,杨琦,李曦雯,等.中医临床思维在教学查房中的设计与实施[J].江西中医药大学学报,2022,34(4):110

张礼涛,王叶,周玉华,等.探索名医传承教育中悟性思维培养[J].贵州中医药大学学报,2022,44(4):97

张文华,赵勇,阮雅清,等.基于门诊带教的中医临床思维培养的体会与感悟[J].中国中医药现代远程教育,2022,20(1):21

张曦元,熊丽辉.象思维在中医诊断学教学中的运用[J].中国中医药现代远程教育,2022,20(9):4

张亚妮,卜倩.培养中医临床思维在中医院校教学中的探索[J].新疆中医药,2022,40(2):40

章美玲,刘英锋,李富,等.基于临床思维培养的中医专硕培养模式改革实践——以江西中医药大学岐黄国医书院为例[J].江西中医药大学学报,2022,34(5):97

周刚,刘敏.伤寒论辨证思维训练课程教学改革的体会

[J].中国中医药现代远程教育,2022,20(18):3

周丽雅,邹汶珊.基于经典培养学术型研究生中医临床思维的模式新探索[J].中国中医药现代远程教育,2022,20(7):20

朱琳,王彦晖.中医形象思维教学研究[J]中国中医药现代远程教育,2022,20(6):12

（二）科研方法

【CiteSpace 软件在中医治疗与研究中的运用】

CiteSpace 是一款科学文献可视化分析软件,通过对某一研究领域的相关文献绘制知识图谱,直观地展现该领域的信息全景,识别该领域的研究现状、研究热点及趋势。研究过程中,学者们重点利用学术文献中文字(作者、期刊、关键词等)的相互关系,对国内外前沿性研究进行追踪和分析,最终以可视化形式展现科研趋势和动向。近年来,该软件在中医治疗与研究领域中应用较为广泛,为相关具体研究提供了指导。

唐阁等发现中医药治疗慢性肾脏病的研究,地域上总体形成以华东地区为主,华北地区为辅,华中地区次之的分布特点;数据挖掘和特发性膜性肾病是众多学者的关注重点,也是未来的研究热点。钟柯等发现目前有关中医药治疗膜性肾病作用机制及靶点研究的广度和深度不够,各机构间的合作松散,需强化该领域研究机构合作网络,探索中医药治疗膜性肾病机制,探明中医药治疗膜性肾病的作用机理及靶点,推动中医药在膜性肾病治疗领域的发展。

王佳博等发现中医药治疗高血压的研究热点包括中医药治疗高血压临床疗效观察;中医药治疗高血压生物学机制;数据挖掘中医药治疗高血压临床用药规律。杜宜航等发现中医药防治老年高血压领域研究方向集中在临床观察、中西医结合、辨证论治、药物评价等,但存在研究团体合作不足、循证证据不足、基础实验缺乏等问题,中西医结合、名医经验、基础实验、心理因素是该领域的研究趋势。王金星等发现中西医结合治疗 H 型高血压的研究相对不足,机构之间交互性较差,临床研究较多,基础研究相对缺乏,中药对 H 型高血压患者血管内皮功能的影响或将成为未来研究热点。张文杰等发现中医药治疗室性早搏的研究,在治疗方面以功能性室性早搏、频发室性早搏和针刺研究为主,研究类型仍以临床研究为主;目前需开展更多规范化的临床与基础研究,为该领域提供循证医学支持,并汲取具有中医药特色的名医经验,为临床治疗室性早搏提供更多思路。王茹等发现中医药治疗慢性心力衰竭研究方向由临床疗效趋于向基础实验研究、循证证据等级较高的随机对照试验和 Meta 分析转变。

林可欣等发现中医药治疗支气管哮喘主要研究热点包括肺功能、辨证论治、针刺、穴位敷贴及细胞分子水平的研究等,且还在不断发展与完善,但机构之间合作强度仍需增强。张宁等发现中医药领域特发性肺纤维化(idiopathic pulmonary fibrosis,IPF)的研究热点是病因病机、临床研究及实验研究,主要研究趋势为生物信息学、Notch 信号通路。

陶紫晶等发现中医药治疗胃食管反流病前景良好,难治性胃食管反流病、数据挖掘等是未来的研究趋势,但应增强交流合作以提高医学证据级别。李芷涵等发现痰和瘀是非酒精性脂肪性肝病(NAFLD)关键病理因素,肠道菌群紊乱是导致 NAFLD 发病的重要因素,中医药治疗多以化痰、祛瘀、调神、疏肝健脾等为主。目前存在关于肠道菌群研究发展不成熟,研究机构缺乏合作,临床研究较少等问题。

张梦婷等发现中医药治疗糖尿病周围神经病变(Diabetic Peripheral Neuropathy,DPN)临床以养血温经通络药为主,辅以中药足浴、熏洗、针灸等外治法;实验研究重点利用现代医学检验技术和分子靶点关系阐述中医药治疗 DPN 深层机制,实验手段以中药干预糖尿病大鼠坐骨神经为主,检测通路或 Mir-RNA 中蛋白表达;理论研究以探讨 DPN 中西医发病机制、循证医学、药理学研究为主。黄春燕等发现重症肌无力(MG)护理和预后因素成为近年来的研究热点,国内外西医药研究的关键词大体相同,国内中医药研究侧重于治疗和预后方面,国外在主要研究节点上发展迅速,国内外研究差距正不断缩小。宫成军等发现当前中医药治疗甲状腺功能亢进症研究主要集中在临床疗效、辨证论治等方面,针灸、中药外敷、含碘中药等多种中医药方法联合使用值得临床进一步尝试和考虑。周慧敏等发现临床疗效与实验研究并举是中药治疗肥胖症的未来之路,而肥胖的合并症研究可能成为今后的研究趋势。

CiteSpace 也可以和其他可视化软件一起使用,优势互补。薛雅若等采用 CiteSpace 与 VOSviewer 结合,发现中医领域治疗孤独症谱系障碍(Autism Spectrum Disorder, ASD)处于上升期、发展期,治疗上以针灸为主,存在研究团队之间缺少合作,未形成统一的诊疗规范,中药治疗稍显落后,儿科古籍的发掘欠缺等问题。詹敏等运用 CiteSpace 和 VOSviewer 结合的方式,发现目前的研究前沿和热点是临床症候、中医药治疗、目标疾病,中医经方挖掘在血瘀证血小板研究领域内占据重要地位,应大力开展单味中草药、复方、中成药及其成分在该领域的研究;未来应更注重拓宽基础研究的疾病范围,以期相关药物或疗法在临床上能够得到广泛应用;血小板活性功能的量化指标有待进一步挖掘,以求推出更具说服力及稳定性的临床检测标准。

（撰稿:徐贻珏　审阅:崔蒙）

【自然语言处理在中医术语规范化研究中的应用】

自然语言处理(Natural Language Processing, NLP)是计算机科学领域与人工智能领域中的一个重要方向,主要研究实现人与计算机之间用自然语言进行有效通信的各种理论和方法。随着医疗与信息科学技术的广泛结合,大数据、人工智能、互联网＋等现代信息技术日益被中医行业重视。其中,中文命名实体识别、中文分词、信息抽取等 NLP 技术在中医古籍整理、医案挖掘、临床数据分析等工作中发挥了重要作用。

2022 年度,中国知网上共发表了 36 篇 NLP 相关研究论文。该类研究最为典型的特征和方法是,采用特定的算法,使计算机自动识别中医医案、中医文献、中医古籍文献、电子病历、病案、临床文献等中的疾病名、症状名、方剂名、中药名、证候名、治法名、病因名、病机名等中医术语,在此基础上加以深度分析。如王欣宇等采用 BERT-BILSTM-CRF 模型对名老中医周仲瑛诊治肺癌的非结构化医案中的相关症状及药物实体进行自动化抽取并进行分类,总结名老中医诊治肺癌经验和规律。谢靖等以《黄帝内经素问》为研究对象,以 Flat-lattice Transformer 结构为微调模型,开展中医文献中病证、病理、经络、穴位、五行等中医术语的识别研究。羊艳玲采用 Bi LSTM-CRF 模型对中医高血压医案中疾病、症状、证候、治法和处方等 5 类实体进行命名实体识别,最终构建了"病-症-证-方-药"相关的知识图谱。命名实体识别等 NLP 相关的技术和方法为中医术语规范化研究提供了一条有效的研究思路,其常用的算法主要有 BERT、LSTM、CRF、word2vec、node2vec、Mutual Information、BiGRU、ERNIE、N-gram、FastText 等。当前,基于 NLP 的中医术语规范化研究主要散见于涉及中医古籍文献和中医病历挖掘的文献中,缺乏系统性、全面性的研究。

总体来看,尽管已经开展的基于 NLP 的中医术语识别研究所涉及的语料及术语具有一定的针对性,但其局限性亦明显,识别模型难以扩展到语料以外的其他中医领域。主要原因在于,中医术语标准的研究还处于起步阶段,术语标准体系还不完善。已有的中医术语标准,对海量的中医古籍文献及临床、科研数据而言,远远不能满足现代信息技术对数据挖掘的要求。传统的人工筛选、专家调研等术语标准研究方法一般耗时较长,难以满足快速增长的中医人工智能、大数据等现代信息技术对中医术语标准词库的巨大需求。从发展趋势来看,NLP已经在文本处理方面取得了很好的效果,通过新词发现、命名实体识别等算法,可以快速、高效地从中医文献中提取中医专业词汇,缩短中医术语标准的建设周期,对建设中医术语标准体系意义重大。随着中医术语标准化程度的加快以及信息技术的进一步完善,该领域的研究必将呈现更多富有价值的成果。

（撰稿：李明　审阅：崔蒙）

［附］　参考文献

B

包振山,宋秉彦,张文博,等.基于半监督学习和规则相结合的中医古籍命名实体识别研究[J].中文信息学报,2022,36(6):90

C

陈剑.基于双向自注意力的智能中医药方推荐系统[D].上海:上海应用技术大学,2022

程宁.基于深度学习与多标签分类的方-效关系分析[D].长沙:湖南中医药大学,2022

D

董美,常志军.一种面向中医领域科技文献的实体关系抽取方法[J].图书情报工作,2022,66(18):105

杜宜航,胡元会,张雪松,等.基于CiteSpace对中医药防治老年高血压的可视化分析[J].中西医结合心脑血管病杂志,2022,20(7):1189

G

甘丽华.基于深度学习的半夏泻心类方的方证识别模型研究[D].南宁:广西中医药大学,2022

高婉卿.基于自然语言处理的方剂功效分类研究[D].长沙:湖南中医药大学,2022

宫成军,崔鹏,马晓燕.基于CiteSpace的中医药治疗甲状腺功能亢进症知识图谱可视化分析[J].时珍国医国药,2022,33(5):1275

H

郝益锋,孙忠严.基于BERT的命名实体识别模型设计[J].电子技术,2022,51(12):26

胡为,刘伟,石玉敬.基于BERT-BiLSTM-CRF的中医医案命名实体识别方法[J].计算机时代,2022(9):119

胡定兴,杜建强,石强,等.面向中医电子病历的症状实体及属性抽取[J].现代信息科技,2022,6(3):70

胡定兴.面向中医电子病历的症状属性抽取与医疗知识图谱构建[D].南昌:江西中医药大学,2022

黄春燕,王钟锐,何斐,等.基于CiteSpace的重症肌无力研究文献可视化分析[J].中国中医药信息杂志,2022,29(3):33

黄辛迪,李亚春,黄群富.基于词向量和神经网络的方剂分类模型研究[J].信息与电脑(理论版),2022,34(17):63

K

孔静静,于琦,李敬华,等.实体抽取综述及其在中医药领域的应用[J].世界科学技术-中医药现代化,2022,24(8):2957

L

李贺,祝琳琳,刘嘉宇,等.基于本体的简帛医药知识组织研究[J].图书情报工作,2022,66(22):16

李大硕,张宏军,廖春林,等.多层次特征融合的中医药材推荐方法研究[J].软件导刊,2022,21(12):14

李芷涵,熊振芳,祝鑫红,等.基于CiteSpace的非酒精性脂肪性肝病中医药治疗的可视化分析[J].时珍国医国药,2022,33(8):2029

林可欣,王钇杰,柳斌,等.基于CiteSpace的中医药治疗支气管哮喘可视化分析[J].中医药导报,2022,28(8):171

刘华云.针刺临床基础研究文献数据库人机协同构建方法研究[D].天津:天津中医药大学,2022

卢永美,卜令梅,陈黎,等.基于深度学习的中医古文献临床经验抽取[J].四川大学学报(自然科学版),2022,59(2):109

Q

仇光明.基于中医药方的多标记学习方法研究[D].镇江:江苏科技大学,2022

S

石玉敬,刘伟,葛晓舒,等.《黄帝内经》文本语料库的构建与应用研究[J].计算机时代,2022(12):1

T

唐阁,郭艳华,张林,等.基于Citespace探索近10年间中医药治疗慢性肾脏病(非透析)的文献计量学研究[J].天津中医药,2022,39(4):456

陶紫晶,独思静,张格知,等.基于CiteSpace可视化分析中医药治疗胃食管反流病的研究热点与前沿[J].中医药导报,2022,28(3):97

W

万泽宇,龚庆悦,李铁军,等.基于自适应词嵌入Ro-BERTa-wwm的名中医临床病历命名实体识别研究[J].软件导刊,2022,21(12):58

王茹,王承龙.基于CiteSpace知识图谱对中药治疗慢性心力衰竭研究热点与趋势的可视化分析[J].中西医结合心脑血管病杂志,2022,20(12):2125

王松.国医大师周仲瑛教授辨治肺癌的知识图谱构建研究[D].南京:南京中医药大学,2022

王佳博,蒙元洁,冯甜甜,等.基于CiteSpace的中医药治疗高血压知识图谱可视化分析[J].中医药通报,2022,21(3):52

王金星,王紫艳,康焱红,等.基于CiteSpace的H型高血压治疗相关文献可视化分析[J].中医药导报,2022,28(6):88

王俊文,叶壮志.人工智能技术在中医诊断领域应用述评[J].世界科学技术-中医药现代化,2022,24(2):810

王明强.中医古籍不孕症知识图谱的构建、挖掘与应用研究[D].北京:中国中医科学院,2022

王欣宇,高晓苑,杨涛,等.名老中医诊治肺癌"症-药"关系自动化提取与分析模型构建及应用[J].中华中医药杂志,2022,37(11):6297

文松.面向中医药领域的命名实体识别方法研究[D].广州:广东工业大学,2022

吴丹.基于知识图谱的健康体检知识问答应用研究[D].南京:南京中医药大学,2022

X

肖晓霞,刘明婷,杨冯天赐,等.基于NLP的中医医案文本快速结构化方法[J].大数据,2022,8(3):128

谢靖,刘江峰,王东波.古代中国医学文献的命名实体识别研究——以Flat-lattice增强的SikuBERT预训练模型为例[J].图书馆论坛,2022,42(10):51

徐传杰.基于BERT模型的中医疾病辅助诊断和处方推荐方法研究[D].济南:山东师范大学,2022

薛雅若,李建兵,安子萌,等.中医领域内关于孤独症谱系障碍的研究现状及未来趋势分析-基于CiteSpace和VOSviewer的可视化分析[J].世界科学技术-中医药现代化,2022,24(5):2091

Y

羊艳玲.基于深度学习的高血压中医医案知识图谱的构建[D].兰州:甘肃中医药大学,2022

杨世刚.基于循环神经网络的中医问答模型研究[D].成都:电子科技大学,2022

杨祖元,方思凡,陈禧琛,等.基于多策略机制和BERT的中医药问题生成[J].医学信息学杂志,2022,43(11):55

余浩.面向医疗领域的中文分词研究[D].大连:大连理工大学,2022

余健.面向中医药临床大数据共享的隐私保护方法研究[D].南京:南京中医药大学,2022

Z

曾子玲.基于古籍的阴虚证知识图谱构建及其关键技术研究[D].北京:中国中医科学院,2022

詹敏,刘建勋,孙林娟.基于CiteSpace和VOSviewer对血瘀证血小板研究的可视化分析[J].世界科学技术(中医药现代化),2022,24(7):2784

张宁,郭亚丽,王玉光.基于 CiteSpace 可视化分析中医药领域特发性肺纤维化的研究热点和趋势[J].中医药导报,2022,28(1):136

张梦婷,张兰,张颖,等.基于 CiteSpace 的中医药治疗糖尿病周围神经病变知识图谱可视化分析[J].实用中医内科杂志,2022,36(6):98

张文杰,查玉玲,李军,等.基于 CiteSpace 可视化分析中医药治疗室性早搏研究热点及演变趋势[J].中医药导报,2022,28(8):177

张异卓,周璐,孙燕,等.辨证论治思想指导下的中医主题词自动标引模型构建[J].中国中医药信息杂志,2022,29(8):18

钟柯,方雅萱,黄钦,等.基于 CiteSpace 可视化分析中医药治疗膜性肾病的研究热点与发展趋势[J].中医药学报,2022,50(7):46

周慧敏,李华成,胡旭,等.基于 CiteSpace 的中药治疗肥胖的知识图谱文献计量分析[J].时珍国医国药,2022,33(8):2019

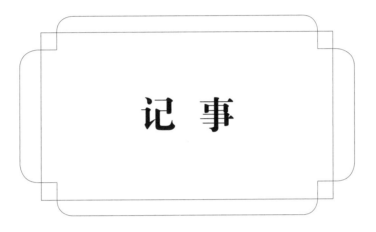

记 事

一、学术会议

▲中华中医药学会皮肤科分会 2022 年青年学术沙龙暨青年论坛举办　1 月 20 日,由中华中医药学会皮肤科分会牵头组织的本次会议在线举行。同期举办的"青年论坛"作为本年度系列沙龙之一。与会学者分别针对常见疑难疾病、方药运用、针灸针刀、学术经验、流派传承等进行了交流。活动作为 2022 年度皮肤科分会的首场学术活动,得到了学会、皮肤科分会及众多名医、大家、学者、同仁的关注,会议以青年医者为主力军,通过一系列高质量的学术活动,树立"青年论坛"的学术品牌。

▲中华中医药学会肝胆病分会首期"名医传经典·青年学经典"论坛举办　1 月 20 日,由中华中医药学会肝胆病分会组织的本次会议在线举行。中华中医药学会副秘书长孙永章致开幕辞。会议采用线上直播方式进行,参会人数达 7 319 人次。肝胆病分会主任委员李秀惠总结指出,学经典、勤临床、拜名师成为人才培养的共识,通过国医大师的讲解,提醒我们学经典更应该领会经典,领会了才能学有所用,去粗取精,与西医融合,青年中医学者应坚持临床、总有新悟。

▲第二期中医药—蒙医药协同创新发展学术研讨会召开　2 月 24 日,由中华中医药学会主办,中华中医药学会发展研究办公室承办,内蒙古奥特奇蒙药股份有限公司支持的本次会议在北京召开。中华中医药学会副秘书长刘平、中国中医科学院副院长唐旭东、北京中医药大学东方医院院长刘金民等专家参加会议。会议由中华中医药学会发展研究办公室主任张霄潇主持。与会专家结合国家政策、民族医药产业发展实际情况和民族药临床需求等进行了研讨和交流。

▲糖尿病中西医临床指南培训会召开　3 月 5 日,由中华中医药学会主办,基层糖尿病防治专家指导委员会、厦门市医师协会内分泌代谢科医师分会、北京中医药大学厦门医院、厦门南普陀中医院共同承办的本次会议在福建厦门召开。开幕式由北京中医药大学厦门医院副院长陈少玫主持,国家卫生健康委员会基层司处长黄磊、国家中医药管理局医政司副司长赵文华、中华中医药学会副秘书长孙永章分别线上致辞。中华中医药学会基层糖尿病防治专家指导委员会主任杨叔禹解读了《国家基层糖尿病防治管理指南(2022)》中医部分的六大亮点:明确了中医药的地位和作用;增加基层中医适宜技术推荐;抓主症,改善生活质量和生理指标;重视循证证据和中医药特色相结合;中医参与糖尿病管理;纳入中国传统健身功法。

▲第九期"科创中国"助力产业高质量发展学术研讨会召开　3 月 9 日,本次会议在北京召开。会议主题为"复方地龙胶囊的创新研究与学术发展"。会议由中华中医药学会发展研究办公室主任张霄潇主持。中华中医药学会副秘书长刘平在致辞中表示,"科创中国"助力产业高质量发展学术研讨会作为服务团的典型案例已举办 8 期,会议已初具规模和体系,在行业内外产生了积极的影响,也成为了推动"科创中国"品牌建设的有力举措。中华中医药学会发展研究办公室郭继华详细介绍了 2022 年产业团的工作重点。与会专家围绕四个方面的议题进行研讨:一是结合临床应用经验探讨复方地龙胶囊临床优势及治疗特点;二是复方地龙胶囊应开展的高质量大样本临床研究思路、方法及组织机制;三是如何通过科学研究阐释鲜地龙入药的科学价值和临床价值;四是进一步完善药品说明书的思路、

方法及路径。

▲**中华中医药学会肝胆病分会"2022 年'爱肝日'儿童肝病健康教育"活动举办** 3 月 18 日,由中华中医药学会主办,中华中医药学会肝胆病分会、国家儿童医学中心北京儿童医院中医科、临床营养科联合承办的本次活动在线举办。开幕式上,中华中医药学会肝胆病分会主任委员李秀惠借助今年"爱肝日"主题,介绍了肝胆病分会的职责和主要工作内容,希望通过健康宣教活动,促进广大人民群众对肝病防治知识的了解和重视;同时,希望大家更加关注儿童肝病的科普工作,以本次活动为契机,加大科普宣传力度,促进儿童肝病中西医防治水平的提高。

▲**2022 年心身医学绿色治疗学术会议召开** 3 月 18—20 日,由中华中医药学会主办,中华中医药学会心身医学分会、北京中医药大学东方医院等承办的本次会议在线举行。世界中医药学会联合会心身医学专业委员会会长、中华中医药学会心身医学分会主任委员、北京中医药学会心身医学专业委员会主任委员郭蓉娟任大会主席。大会共设置 6 个分论坛,来自全国 40 余位著名专家学者在线上进行学术交流。3 月 18 日上午首场举办的论坛围绕融媒体健康科普主题进行了研讨。随后,非药物干预论坛、医学人文论坛、经典经方论坛、抑郁主题论坛、失眠主题论坛依次上线,参会专家学者围绕各论坛专题展开了深入交流和讨论。

▲**新冠肺炎疫情防控专家论坛举行** 4 月 2 日,由中华中医院学会主办,中华中医药学会急诊分会、中华中医药学会肺系病分会、中华中医药学会儿科分会承办,江苏康缘药业股份有限公司支持的本次论坛以线上线下结合形式召开。论坛邀请了来自急诊、呼吸、儿科等领域的知名专家对《新型冠状病毒肺炎诊疗方案(试行第九版)》进行解读并分享新冠肺炎防治经验。开幕式由中华中医药学会副秘书长

孙永章主持。学术报告环节,中华中医药学会急诊分会主任委员、首都医科大学附属北京中医医院院长刘清泉作《新型冠状病毒肺炎诊疗方案(试行第九版)》解读报告;天津中医药大学第二附属医院呼吸科主任封继宏作《中成药防治新型冠状病毒肺炎专家共识》解读报告;中华中医药学会肺系病分会副主任委员、河南中医药大学第一附属医院副院长李素云作《新冠肺炎治疗经验分享》报告;河南中医药大学第一附属医院儿科医院临床办公室主任闫永彬作《河南安阳儿童新冠肺炎(Omicron 毒株)中医证候特点及救治体会》报告;中华中医药学会儿科分会名誉副主任委员、河南中医药大学儿科医学院院长丁樱作《基于中医温病的传承,思考儿童呼吸道病毒感染性疾病的临床研究》报告。

▲**中医药重大科学问题专家研讨会召开** 4 月 12 日,中华中医药学会组织召开了 2022 中医药重大科学问题专家研讨会。中国工程院院士田金洲、中华中医药学会副会长王国辰、中华中医药学会副秘书长刘平,以及全军中医药研究所、中国医学科学院药用植物研究所、北京中医药大学等单位的专家出席会议。专家针对 2022 中医药重大科学问题、工程技术难题和产业技术问题进行了论证,同时深入研讨了中医药重大科学问题难题如何更好地应用于国家相关的科技布局,服务国家科技战略。

▲**"不明原因儿童严重急性肝炎中西医协同专家交流会"召开** 5 月 13 日,由中华中医药学会主办,中华中医药学会肝胆病分会、首都医科大学附属北京儿童医院、北京市中西医结合儿科研究所等联合承办的本次会议在线举办。首都医科大学附属北京儿童医院、北京市中西医结合儿科研究所所长倪鑫,中华中医药学会副秘书长孙永章,中华中医药学会肝胆病分会主任委员李秀惠先后致辞。倪鑫提出,希望大家秉承新冠疫情期间的中西医协同治疗的优势作用,推动儿童不明原因严重急性肝

炎的中西医协同研究、中西医协同诊疗,共同维护儿童健康。孙永章强调,要关注不明原因儿童严重急性肝炎,重视中医药在临床中的优势,提出要以"中西医并重、中西医结合、中西药并用"为总体方针,促进中西医协同发展。李秀惠提出,要密切关注疾病发展势态,同时要保持客观和冷静,早发现早治疗避免重症,做好中西医协同防治的预案工作,发挥中医特色,通过中医辨证论治给予及时的药物治疗。

▲**"乙肝低病毒血症中医药治疗策略研讨会"召开** 5 月 14 日,由中华中医药学会肝胆病分会举办的本次会议在线举行,肝胆病分会主任委员李秀惠致开幕辞,副主任委员徐春军作会议总结。河南中医药大学第一附属医院赵文霞、上海中医药大学附属曙光医院高月求、北京中医药大学东直门医院叶永安、首都医科大学附属北京佑安医院郑素军、深圳市中医院童光东、首都医科大学附属北京地坛医院杨志云分别作题为《慢乙肝低病毒载量的病因探析及中医药治疗策略》《慢性乙型病毒性肝炎的新挑战:低病毒血症——162 例慢乙肝低病毒血症患者临床疗效回顾性分析》《HBV 感染的治疗难点分析及中西医结合治疗策略——低病毒血症探讨》《Peg IFN α 用于治疗 Nas 经治低病毒血症 CHB 可行性》《Peg-IFN 治疗低病毒载量慢性乙型肝炎者实现临床治愈研究》《养阴扶正解毒方联合治疗低病毒血症乙肝肝癌的真实世界研究》的主旨报告。

▲**中医经典理论内涵与临床应用学术研讨班暨"浙派中医·朱丹溪"学术会议召开** 5 月 28—29 日,由中华中医药学会、浙江省中医药学会联合主办,浙江中医药大学、浙江省名中医研究院、浙江省立同德医院、义乌市卫生健康局承办的本次会议在线召开。会议邀请中国工程院院士、国医大师王琦,国医大师葛琳仪,全国名中医王永钧、范永升、王坤根,中国中医科学院首席研究员朱建平等 25 位中医各领域专家,围绕"学经典、做临床"的思路,共同探讨朱丹溪学术思想,交流学术理论,分享临床经验。中华中医药学会副秘书长刘平发表线上讲话。作为"滋阴派"的创始人,朱丹溪提出"阳有余阴不足论"和"相火论"等学说,他以"滋阴降火"为主的学术思想体系,对中医理论的完善与发展产生了重要的推动作用,对日本、韩国、朝鲜等邻国传统医药的发展也产生了积极的影响。

▲**2022 中国中医药健康科普文化传播大会召开** 6 月 18 日,由中华中医药学会主办的本次会议召开。大会以"赋能健康科普、弘扬中华文化"为主题,打造权威的健康科普文化传播交流平台,促进中医药文化科普传播,助力中医药高质量发展。中华中医药学会副会长王国辰表示,希望以中国中医药健康科普文化传播大会为契机,进一步深化中医药文化传播和科普宣传工作,讲好中医药文化历史悠久、博大精深的疗效故事,做好防病治病科普宣传工作。会上发布了《中国中医药科普标准知识库(1.0 版)》和《中国中医药科普报告(2021)》。《中国中医药科普报告(2021)》显示,公众对中医药的关注度、认同度显著上升,传统科普形式仍然是公众获取中医药健康科普信息的首要选择。主旨报告环节,中国工程院院士张伯礼作题为《新时代中医药高质量发展的思考》的报告。中国工程院院士、国医大师王琦作题为《大健康的概念及其宏观应对》的报告。同时,大会还举行了 2020、2021 年度中医药科普人物和科普作品颁发证书仪式,2020 年共产生 5 名中医药年度科普人物和 4 部中医药年度科普作品;2021年共产生 8 名中医药年度科普人物和 6 部中医药年度科普作品。

▲**两项非酒精性脂肪性肝病中医指南发布会举行** 7 月 9 日,《非酒精性脂肪性肝炎中医诊疗指南》和《穴位埋线治疗非酒精性脂肪性肝病中医实践指南》两项中华中医药学会团体标准发布会在河南省郑州以线上线下结合的形式召开,中华中医药学会副会长王国辰出席线上会议。中华中医药学会标准

化办公室负责人苏祥飞宣读了《非酒精性脂肪性肝炎中医诊疗指南》《穴位埋线治疗非酒精性脂肪性肝病中医实践指南》。《非酒精性脂肪性肝炎中医诊疗指南》《穴位埋线治疗非酒精性脂肪性肝病中医实践指南》的发布,对规范非酒精性脂肪性肝炎的中医临床诊疗和穴位埋线治疗非酒精性脂肪性肝病起到示范和引领作用。两项指南均由河南中医药大学第一附属医院教授赵文霞牵头。《非酒精性脂肪性肝炎中医诊疗指南(T/CACM 1383-2022)》内容包括"定义、诊断、中医辨证、治疗(辨证方药、方药研究推荐、中成药、中医外治疗法)、预防调摄"等,可指导中医师、中西医结合医师运用中医药诊疗非酒精性脂肪性肝炎,改善疾病预后。《穴位埋线治疗非酒精性脂肪性肝病中医实践指南(T/CACM 1382-2022)》内容包括穴位埋线治疗非酒精性脂肪性肝病操作方法、临床观察指标及不良反应处理等,旨在通过规范穴位埋线的操作技术,为临床治疗提供新思路、新方法,有利于中医非药物疗法的推广及普及。

▲**国医名师学术经验传承工作委员会成立**　7月12日,中国人口文化促进会国医名师学术经验传承工作委员会成立大会在北京举行。国医大师李佃贵当选会长。中国中医科学院副院长李鲲表示,将中医药国医名师的学术思想、临床经验、医德医风传承下来,并发展创新、发扬光大,是我们继承发展中医药,培养造就高层次中医药人才的重要途径。北京中医药大学党委书记谷晓红表示,名老中医的学术经验传承是中医药传承精华、守正创新的重要内容,成立国医名师学术经验传承工作委员会将有助于中医药学科的继往开来。

▲**中华中医药学会方药量效研究分会第十二届学术会议线上线下召开**　7月15—17日,由中华中医药学会、世界中医药学会联合会、中国健康管理协会、国家中医临床研究基地主办,中华中医药学会方药量效研究分会、世界中医药学会联合会方药量效研究专业委员会、中国健康管理协会糖尿病防治与管理专业委员会承办,宁夏医科大学中医学院协办的本次会议在宁夏银川召开。中国科学院院士、中华中医药学会副会长仝小林,中华中医药学会副秘书长刘平,宁夏回族自治区卫生健康委员会副主任宋晨阳,中华中医药学会学术部主任庄乾竹,宁夏医科大学党委副书记牛阳,宁夏医科大学副校长丁聘,中华中医药学会方药量效研究分会第三届委员会主任委员赵林华,宁夏回族自治区教育厅高等教育处处长翟家驹,宁夏回族自治区科技厅社会发展科技处处长李金芝出席开幕式。会议邀请全国名中医张炳厚、杜慧兰,岐黄学者段金廒、程海波、李素云,国家"百千万"人才连凤梅、崔勇,省级名中医及专家黄燕、姜泉、杨金奎、孙蓉、孔立等34位国内方药量效领域知名专家学者进行报告。专家就中医药效毒整合研究,饮片标准体系构建,中药配方颗粒国家标准构建研究等专题内容进行了全面交流。

▲**中国医学气功学会第六届二次会员代表大会暨第二十届学术年会在线举行**　7月16日,本次会议线上举行,经大会选举,北京中医药大学教授、博士生导师、岐黄学者高思华当选中国医学气功学会新任会长。中国医药卫生文化协会会长陈啸宏、北京中医药大学党委书记谷晓红等出席会议。在学术年会上,来自全国各地的专家学者在中医气功医疗专场、教育专场、科研及其他专场报告中,分享了各自学术成果。

▲**第十二届全国中西医结合脑心同治学术交流会召开**　7月16日,由中国中西医结合学会主办、中国中西医结合学会脑心同治专业委员会、黑龙江省中西医结合学会承办、黑龙江省中西医结合学会脑心同治分会协办的本次会议在黑龙江哈尔滨召开。中国工程院院士杨宝峰、中国中西医结合学会副会长、黑龙江省中西医结合学会会长李显筑教授、黑龙江省中医药管理局曲峰一级调研员、黑龙江中医药

大学附属第一医院副院长刘松江、中国中西医结合学会脑心同治专业委员会主任委员赵步长、黑龙江省中西医结合学会脑心同治分会会长程为平、中国中西医结合学会脑心同治专业委员会侯任主委赵超,以及国内多个省(自治区、直辖市)的专家、学者参加了会议,中国中西医结合学会副会长、黑龙江省中西医结合学会会长李显筑在开幕式上发表致辞。学术交流环节中,赵步长以《神经心脏病学》为题,从脑心同治理论发展、交感神经在缺血性心脏病形成机制中的作用、中西医结合,用中医中药治疗、防治心脑血管疾病,进入脑心同治时代四个方面与现场专家、学者进行学术交流。杨宝峰作题为《基础研究与转化》的报告,创新性提出了心律失常发生的离子靶点学说及创新性揭示调控心脏离子通道的关键分子。来自哈尔滨医科大学、黑龙江省中西医结合学会、复旦大学中山医院、中国中医科学院、黑龙江中医药大学附属第一医院、北京中医药大学中医脑病研究院、福建医科大学附属第一医院、浙江中医药大学、辽宁中医药大学附属医院、中山大学、中国中医科学院广安门医院、北京中医医院、广东省中医院、安徽中医药大学第一附属医院等专家进行了学术分享。

▲**中华中医药学会 2022 年全国中医肿瘤青年学术论坛进行**　7 月 21—23 日,由中华中医药学会主办,中华中医药学会肿瘤分会、中国中医科学院肿瘤研究所、中国中医科学院广安门医院、福建中医药大学附属人民医院共同承办的本次论坛在福建泉州举行,大会以"汇聚中西医,护航全周期"为主题。中华中医药学会副会长王国辰、福建省中医药管理局局长钱新春通过线上参会并讲话,福建省中医药学会会长刘建忠、中华中医药学会肿瘤分会主任委员侯炜、福建医科大学附属第二医院院长许建华、福建中医药大学附属人民医院院长陈捷出席会议。在特邀报告环节,福建中医药大学教授杜建介绍了中医食疗与营养在肿瘤防治中的重要作用,倡导"食饮有节、不妄作劳"的中医养生模式。北京中医医院教授杨国旺从经方多维思辨的角度介绍了肿瘤并发症治疗的新思路。复旦大学附属肿瘤医院教授陈震对胰腺癌的中西医结合治疗进行详细解读。湖南省中医药研究院附属医院教授曾普华结合"癌毒转化、态靶同调"介绍了中医治疗原发性肝癌的最新研究。福建中医药大学教授华碧春介绍了中医药在肿瘤治疗中的临床合理用药和安全管理。北京伟达肿瘤医院教授郑东海结合临床验案,分析探讨了原发性肝癌的中西医序贯治疗方案。在学术交流环节,青年学者分别围绕中医药联合免疫治疗、中医对肺癌术后症状的管理、中医治疗胃癌的临床与基础研究、肿瘤的综合绿色治疗探索等方面进行了深入交流,对肝癌、胃癌及肺癌中医药或中西医结合治疗的基础研究与临床研究进展进行梳理,同时提出了中医药在防治过程中存在的问题和研究的方向,为进一步的临床与基础研究提供了新思路。

▲**中华中医药学会医史文献分会第二十四次学术年会召开**　7 月 22—24 日,由中华中医药学会主办,中华中医药学会医史文献分会、安徽中医药大学承办的本次会议在安徽合肥召开,年会采取线上与线下相结合的形式举办。中华中医药学会医史文献分会主任委员、山东中医药大学副校长王振国,医史文献分会副主任委员、浙江中医药大学郑洪、山东中医药大学宋咏梅,安徽省中医药学会会长、安徽中医药大学副校长李泽庚,安徽省中医药学会副秘书长蒋宏杰等线下出席开幕式。开幕式由中华中医药学会医史文献分会副主任委员、安徽中医药大学研究生院院长王鹏主持。本次年会的主题为"立足时代,坚守使命,固本开新",共收到论文 112 篇。会议论文集下设 6 个栏目:古籍文献、医学史话、本草求真、临证技法、中医文化、健康中国。会议围绕中国传统学科与中医药、中医医史文献学科建设、中医药文献研究与利用、中医药文献与临床经验传承、中医药学术流派经验交流、中医医疗社会史研究、中医防疫史研究、健康中国与中医药文化等内容,特邀国内外知

名专家学者作大会专题学术报告。

▲**中华中医药学会亚健康分会 2022 年学术年会召开** 7 月 29—31 日,由中华中医药学会主办、中华中医药学会亚健康分会、内蒙古医科大学中医医院、呼和浩特市中医蒙医医院承办的本次会议以线上线下结合方式召开。大会主题为"弘扬健康文化,倡导健康行动"。会议分为主论坛以及中医药防治新冠肺炎新进展、亚健康状态诊疗与管理新进展、中成药上市后再评价研究、青年沙龙、膏方论坛、经典名方真实世界临床研究等分论坛,同期还举办了特色技术在健康维护中的应用培训。中华中医药学会学术部主任庄乾竹、内蒙古自治区卫生健康委中医药服务管理处处长郝晓金、内蒙古中医药学会会长于连云、呼和浩特市中医蒙医医院院长张良、中华中医药学会亚健康分会顾问孙涛分别致辞。庄乾竹对分会工作提出建议。中国针灸学会会长刘保延等 30 多位专家分别就亚健康建设及疾病诊断,新冠肺炎的核心病机及中医药治疗,中医健康观念及对健康维护的贡献,中医药对儿童视力保护的研究进展,特色技术的应用培训,醒脾胶囊真实世界研究思路,膏方的应用调理,颗粒膏方制作等作系列讲座报告。

▲**中华中医药学会心血管病分会常委会 2022 年工作会议召开** 7 月 30 日,由中华中医药学会主办,中华中医药学会心血管病分会、天津中医药大学第一附属医院承办的本次会议线上召开。心血管病分会常务委员及青年副主任委员共 70 余人线上参会。中华中医药学会副秘书长孙永章、《中医杂志》社副总编李春梅应邀出席会议。会议由中华中医药学会心血管病分会副主任委员兼秘书长姚魁武主持。孙永章在致辞中指出,我国中医药事业正进入新的历史发展时期,如何让中医药发展"守正创新",如何让中医药在传承中创新、发展,是我们中医药人需要面对的现实课题,同时充分肯定了心血管病分会 2018 年至今取得的成绩,期待未来在各位专家的

共同努力下获得更多成果。心血管病分会主任委员毛静远就《心血管病分会第四届委员会 2021 年工作总结及 2022 年工作计划》向常委会作了报告。李春梅对《中华中医药学会心血管病分会论文专辑》进行了介绍。讨论环节中,各位常务委员积极建言献策,针对分会 2022 年的工作计划提出建议。

▲**中华中医药学会中药调剂与合理用药分会 2022 学术年会暨换届选举会议召开** 8 月 12—13 日,由中华中医药学会主办、中华中医药学会中药调剂与合理用药分会、陕西中医药大学附属医院、北京中医药大学等单位承办的本次会议在陕西咸阳召开。会议以"加强中药调剂规范,促进中药合理应用"为主题。12 日晚召开分会换届选举会议,会议由中华中医药学会学术部主任庄乾竹主持,选举产生了中药调剂与合理用药分会第二届委员会。北京中医药大学副校长刘铜华当选为主任委员,刘平安、孙明瑜、李哲、杨力强、杨勇、苗明三、郭齐当选为副主任委员。8 月 13 日,中国工程院院士田金洲、中华中医药学会副秘书长孙永章、陕西中医药大学党委副书记杨景锋、中华中医药学会学术部主任庄乾竹、中华中医药学会中药调剂与合理用药分会第二届主任委员刘铜华出席开幕式。开幕式由分会副主任委员刘平安主持。与会专家围绕"加强中药调剂规范,促进中药合理应用"主题,以中药调剂规范应用为核心内容,报告了在阿尔茨海默病、内分泌代谢性疾病、新型冠状病毒肺炎、感冒等方面的临床应用及中药综合评价等相关研究进展,对中药调剂规范应用、中成药合理应用、中西药联合应用等专题内容进行了全面交流。

▲**中华中医药学会中医美容分会 2022 学术年会暨换届选举会议召开** 8 月 19—21 日,由中华中医药学会主办,中华中医药学会中医美容分会及河北省中医药学会皮肤科分会承办的本次会议在河北石家庄召开。中华中医药学会副秘书长陆静通过线上视频致辞,中华中医药学会中医美容分会主任委

员曹毅,石家庄卫生健康委员会中医处处长徐志宏,河北省中医药学会常务副会长兼秘书长武智,石家庄市中医院党委副书记、院长郑欢伟等出席开幕式。开幕式由石家庄市中医院教授李领娥主持。19日晚召开分会换届选举会议,会议由中华中医药学会学术部主任庄乾竹主持,选举产生了中医美容分会第六届委员会。浙江省中医院皮整形美容科中心主任、教授曹毅当选为主任委员,刘红霞、刘宜群、闫小宁、宋业强、李领娥、李福伦、汪南玥、陈义、陈丽娟、段渠、徐佳、康旭、陶茂灿当选为副主任委员。本次年会共组织特邀报告、注射中胚层板块、皮外整形板块、瘢痕板块等4个板块专题学术报告。会议编印了《2022年中医美容学术年会论文集》,内容覆盖中医美容的理论、临床及实验研究等诸多研究领域,展现了目前中医美容专业的理论及临床研究进展。

▲**中华中医药学会肝胆病分会第二十三次全国中医肝胆病学术会议召开** 8月20—21日,由中华中医药学会、中国肝炎防治基金会共同主办,中华中医药学会肝胆病分会承办的本次会议在广州、北京采用线上、线下相结合的方式召开。会议的主题是"薪火相传、循证拓新",重点交流中医肝胆病临床、科研领域最新研究进展和中医经典传承内容。会议邀请国医大师、岐黄学者、全国名中医、各省级名中医、中青年专家及西医肝病领域的知名专家授课,设1个主会场、6个分会场。开幕式由广东省中医院肝病科主任、中华中医药学会肝胆病分会副主任委员池晓玲主持,中华中医药学会副秘书长孙永章、中国肝炎防治基金会理事长王宇、广东省中医药局科教处处长伍杰勇、广东省中医药学会会长吕玉波、广东省中医院党委书记史俏蓉、中华中医药学会肝胆病分会主任委员李秀惠分别致辞。学术交流环节主会场,国医大师杨震介绍了"中气的概念、源流及黄元御中气学说",中国肝炎防治基金会教授王宇介绍了"全病程视角的肝炎和相关疾病管理",全国名中医赵文霞介绍了"酒精性脂肪性肝病中医论治理念再

思考",南方医科大学南方医院教授吕志平介绍了近年来团队在肝纤维化方面的工作"岭南中药抗纤维化成分筛选及作用机理探讨",首都名中医王宪波汇报了团队工作"重症肝病中西医结合创新技术建立和应用",首都名中医李秀惠报告了分会中医药治疗肝病和传染病优势病种工作,并对近期发布的《五灵胶囊(丸)治疗慢性乙型肝炎临床应用专家共识》进行了解读,上海交通大学医学院附属仁济医院教授茅益民作了题为《重视DILI的真实世界研究》的报告。

▲**中华中医药学会感染病分会2022年学术年会在线召开** 8月20—21日,由中华中医药学会主办,中华中医药学会感染病分会、北京中医药大学承办的本次会议线上召开。中国工程院院士、国医大师张伯礼,中国工程院院士田金洲,中华中医药学会副会长王国辰,中华中医药学会感染病分会主任委员、北京中医药大学党委书记谷晓红等在线上出席开幕式。开幕式由感染病分会副主任委员、湖北中医药大学校长吕文亮主持。年会围绕"传承·融合·创新"主题,共设置1个主论坛和7个分论坛,特邀60余位报告专家。主论坛中,张伯礼以"中医药抗击疫病:贡献与思考"为主题作学术报告,回顾了中医抗击非典、甲流、新冠等现代疫病的贡献,并提出了对新时代中医疫病学发展的思考;田金洲围绕"中医经典理论的创新与实践"主题,以阿尔兹海默病的证候级联假说为例,提供了中医经典理论传承创新的研究思路;广州中医药大学副校长张忠德以"中医药救治新冠重症实践"为主题进行讲座,结合自身抗疫经验介绍了针对不同地域新冠重症的中西医诊疗要点及具体案例;中国疾病预防控制中心病毒病预防控制所研究员张燕进行了"病毒网络化监测在传染病防控和疫苗研发中的作用"的专题讲座,介绍了标准化网络化病毒监测的应用价值、操作流程与实施要点;谷晓红以"中西协同的疫情普适应预防策略与实践"为主题进行学术报告,梳理了古今对抗击疫病的认识与实践,并提出多学科协同疫病

普适预防的挑战与展望;中国科学院计算机技术研究所研究员赵屹以"中医药知识平台构建及拓展应用"为主题进行讲座,介绍了应用大数据、人工智能实现医疗数据多模态数据智能融合的研究进展与未来方向。

▲**中华中医药学会急诊分会 2022 年学术年会召开**　8 月 28 日,由中华中医药学会主办、中华中医药学会急诊分会和首都医科大学附属北京中医医院承办的本次会议在北京召开。大会以"凝心聚力,深度融合"为主题,分为"大师名医论坛""急诊科发展论坛""新冠肺炎中医药治疗中巴国际论坛"和"青年论坛",采用线下和线上直播的形式举行。中华中医药学会急诊分会主任委员、首都医科大学附属北京中医医院院长刘清泉担任大会主席,中国工程院院士、国医大师张伯礼,国医大师陈绍宏等线上出席。开幕式由中华中医药学会急诊分会副秘书长郭玉红主持。张伯礼指出,要大力培养专科技术骨干,要注重高层次急诊平台的搭建,要集合力量集中攻关学科重点难题,急诊学科才能取得长足进步。全国名中医张忠德、梅建强、崔应麟分别就"岭南流派急危重症中西医救治的融合与发展""燕赵之地急危重症中医救治的实践与思考""《伤寒论》与急危重症"进行了专题报告。

▲**中华中医药学会中药炮制分会第七届雷公论坛举行**　9 月 3—4 日,由中华中医药学会主办,中华中医药学会中药炮制分会、安徽普仁中药饮片有限公司、辽宁中医药大学承办的本次论坛在安徽亳州召开。亳州市副市长薛冰,安徽省中医药学会理事长、安徽中医药大学原副校长李泽庚,中华中医药学会中药炮制分会主任委员贾天柱,安徽济人药业集团副总经理朱月建、总经理徐文龙出席本次论坛。论坛以"论饮片改革与快速发展途径"为主题。开幕式由南京中医药大学教授吴皓主持。论坛达成 4 项共识:鼓励继续进行创新饮片研究,建立科学可控的创新饮片质量标准;鼓励继续进行饮片智能生产、智能调剂、智能煎制的深入研究,发挥智能化企业软件优势,帮助传统饮片生产企业尽快建立联动生产线,并希望智能企业、设备企业和饮片企业联合,形成生产线;规范同一品种趁鲜切制饮片在不同省市的加工工艺及质量管理;扩大临方炮制的饮片品种,规范临方炮制工艺,建立临方炮制质量标准,发挥精准用药特色。

▲**中华中医药学会医院管理分会学术年会召开**　9 月 17 日,由中华中医药学会主办,中华中医药学会医院管理分会、河南中医药大学第一附属医院承办的本次会议在河南、北京两地以线上线下的方式共同举办。中华中医药学会医院管理分会主任委员张允岭表示,作为中医医院管理者,要危中求机,开拓思路,保障在疫情防控常态化下,在加快培养复合型医学人才、促进学科发展的同时,统筹推进医院运营管理高质量发展。中华中医药学会副会长王国辰指出:分会要着重人才培养,建立完备的人才梯队和医院管理后备军;要继续开展品牌建设,提升分会的学术引领能力;发挥中医医院特色优势,深入开展疫情防控工作,以实际行动迎接党的二十大的顺利召开。

▲**中华中医药学会膏方分会 2022 年学术年会暨第十四届全国中医膏方交流大会召开**　9 月 23 日,由中华中医药学会主办,中华中医药学会膏方分会、上海市中医药学会膏方分会、上海中医药大学附属龙华医院共同承办的本次会议在上海召开。开幕式上,上海中医药大学附属龙华医院院长陈跃来致欢迎词。上海市中医药学会膏方分会主任委员周端、中华中医药学会膏方分会主任委员陈昕琳、上海市中医药学会会长胡鸿毅、中华中医药学会学术部主任庄乾竹等分别在大会致辞。大会以"传承经典,务实创新"为主题,跟随施杞、严世芸两位国医大师重温经典,跟随刘沈林、周端、苏励等名家学习经典名方的临床应用,从阴阳理论、脏腑理论、气血理论、三焦斡旋理论等方面学习膏方临证原则;从膏方治

疗肺系、肾系、心系等内伤杂病的临床实践提升临证技能;药学及制剂分论坛,多位专家探讨了以临床价值为导向的药学研究,中药临方制剂的智能化管理,以及中药学临床研究关键要素、颗粒剂膏方制剂探讨,岭南小膏方制剂特色与应用等,较为充分地展示了近年来膏方制剂及质量控制领域的不断探索。

▲**中西医交叉创新青年科学家沙龙举行** 9月25日,由中国科学技术协会主办,中华中医药学会承办的本次沙龙在北京召开。沙龙以"发挥青年优势,促进交叉创新"为主题,与会专家学者围绕中西医交叉创新在临床诊疗、科研创新及人才培养的三个维度展开研讨。沙龙中,中国科学院院士仝小林作报告。他表示,历代本草都不会用指标说话,导致中医在临床上存在非常大的"痛点",就是对现代医学的指标针对性不强。"态靶辨治"主要传承中医的"态",更要更新疾病的标靶,重新构建现代中医的诊疗体系,重新构建现代的本草学体系。经过几十年中西医的碰撞、中西医的结合,中医重新构建诊疗体系,重新构建新的本草时机已经到了,希望年轻科学家能够打开疆界,汲取现代科学和现代医学的成果,在这个基础上去发展中医。

▲**第四届海峡两岸青年中医药传承创新论坛举办** 9月28—30日,由中华中医药学会、台湾中华海峡两岸中医药合作发展交流协会共同主办,福建卫生职业技术学院承办,李时珍医药集团有限公司等协办,福建中医药大学等支持的本次论坛在福建福州通过线上线下相结合的方式举办。开幕式上,国家中医药管理局港澳台办公室主任吴振斗线上致辞,中华中医药学会副秘书长刘平、台湾中华海峡两岸中医药合作发展交流协会副秘书长康宸凯、福建省卫生健康委中医药管理局局长钱新春、福建卫生职业技术学院校长许能锋出席并致辞。钱新春在题为《学好中医药条例,传承中医事业》的专题报告中,介绍了中医药法律法规对事业产业发展的作用和思

路;中华中医药学会副会长、福建中医药大学校长李灿东在专题报告中,结合中医药自身特点,围绕中医药传承创新与服务能力建设工作分享了自己的做法和思考建议;中国医学科学院药用植物研究所原所长、中华中医药学会中药资源学分会主任委员孙晓波以"道地性—质量控制"为重点,介绍了创新驱动中药材高质量发展的思路,并对闽药发展提出规划和建议;中国医学科学院协和医学院药用植物研究所中国中药材GAP研究中心副主任王文全结合自身经验,介绍了中药材GAP实施工作情况,分享了道地药材GAP基地建设的经验。台湾中华海峡两岸中医药合作发展交流协会会长梁克玮分享了台湾青年医师中医药传承创新与人才培养的案例;台湾中国医药大学药学系副教授、台湾中华药用植物学会理事长黄世勋介绍了台湾道地药材种植与产业开发的情况;台湾照顾服务专业协会理事长林菡雅围绕智能化信息管理系统作专题报告。

▲**第六届全国肿瘤阳光论坛举行** 10月22—23日,由中华中医药学会、北京中医药大学第三附属医院共同主办的本次论坛在线举行。中华中医药学会副秘书长刘平发表线上讲话。北京中医药大学东方医院副院长胡凯文以《肿瘤绿色治疗体系中的处方应用》为题作主旨报告,中国医学科学院肿瘤医院中医科主任冯利作题为《经方在肿瘤治疗中应用》的演讲,香港大学中医药学院副院长沈剑刚分享了《中医药胰腺癌证治的理论与实践》经验,广东省中医院肿瘤科主任张海波阐述《黄芩汤逆转非小细胞肺癌PI3K通路异常活化介导的EGFR-TKIs耐药的机制研究》,北京中医药大学第三附属医院针灸微创肿瘤科主任黄金昶以《乌梅丸加减在肿瘤科应用体会》为题演讲,20余位专家分享了中医经典方剂,如阳和汤、温胆汤、四逆散、金匮九痛丸、大半夏汤、升麻鳖甲汤、逍遥散、乌梅丸、小续命汤、黄芩汤等在临床肿瘤辨治中的应用以及抗肿瘤药物临床运用的经验。会议从文献挖掘、基础研究、临床应用等不同视角展示肿瘤经方时方的最新研究进展,使中医经

典方剂焕发出新的光辉。

▲中华中医药学会治未病干预方案项目专家研讨会召开 10月27日,中华中医药学会组织召开本次会议,会议通过线上线下相结合的方式进行。国家中医药管理局中西医结合与少数民族医药司副司长赵文华,中国工程院院士、国医大师、北京中医药大学国家中医体质与治未病研究院院长王琦,中华中医药学会副会长王国辰、副秘书长陈俊峰,国家中医药管理局中西医结合与少数民族医药司、政策法规与监督司相关负责同志,以及北京中医药大学国家中医体质与治未病研究院院长助理李英帅,中国中医科学院广安门医院主任医师李敏,中国中医科学院西苑医院治未病中心主任张晋,首都医科大学附属北京中医医院治未病科主任周爱国,北京中医药大学国家中医体质与治未病研究院主治医师白明华,中国中医科学院西苑医院主治医师赵俊男等参加会议。会议由陈俊峰主持,专家研讨环节由王琦主持。李敏和白明华分别对《糖尿病治未病干预方案》《老年人中医体质治未病干预方案》草案内容进行了汇报。会议期间,与会专家针对治未病干预方案起草过程中存在的问题进行了讨论,并对进一步完善治未病干预方案的体例和内容,组织项目组培训,加快推进修改完善、专家评审及上报等工作进行了研究铺排。

▲中华中医药学会改革与发展研究分会2022年学术年会召开 10月28—29日,由中华中医药学会主办,中华中医药学会改革与发展研究分会、上海中医药大学承办的本次会议在上海以线上线下相结合的形式召开。国医大师严世芸,中国科学院院士林国强,上海市教育委员会高教处处长、市学位委员会办公室主任束金龙,上海中医药大学校长季光出席开幕式,中华中医药学会副秘书长陈俊峰、中华中医药学会改革与发展研究分会主任委员徐建光、上海中医药大学高质量发展研究院院长苏钢强在线出席。上海中医药大学副校长舒静主持开幕式。季光

作题为《病证结合推动中西医结合融合发展》的主旨报告,介绍了病证结合在推动中西医结合融合发展中的运用。苏钢强作题为《新时代中医药现代化战略思考》的主旨报告,认为中医药现代化发展要与国家现代化同步,要把准我国社会主要矛盾变化,将守正原创思维作为中医药现代化发展的基点,大力推动创新,加快实现中医药现代化。严世芸作题为《圆机活法与中医临床辨证思路》的主旨报告,强调病机分析是中医临床辨证治疗思路和思维方法的关键,是中医学界长期关注的领域。

▲中华中医药学会召开第三届慢病管理学术年会 11月5日,由中华中医药学会主办,中华中医药学会慢病管理分会、开封市中医院、杏园教育平台等单位承办的本次会议在线召开。大会设置主论坛及慢病管理标准化分论坛、青年论坛。中国工程院院士、国医大师、慢病管理分会名誉主任委员王琦,国医大师孙光荣、丁樱、林天东,全国名中医郑玉玲,中华中医药学会副秘书长陈俊峰,慢病管理分会主任委员庞国明等领导和专家在线出席了开幕式。王琦作了题为《慢病管理工作范围和管理目标》的主旨报告,强调了慢病防治的重大意义,指出中医慢病管理的良好前景,并重点指导了如何开展慢病疾病群风险因素定期测评预警、大数据流调和趋势把控、发病与控制评估、系统干预等各项工作。孙光荣以《中和求衡是中医慢病管理策略之源》为题,阐述慢病的特点,慢病管理现状、难点与模式,中医慢病管理的优势价值,以及如何把握中医慢病管理的原则和方法。丁樱以《儿童慢性肾疾病管理策略》为题,阐述了儿童慢性肾病疾病背景、管理现状和管理策略等。林天东以《探寻中西医结合模式下慢性阻塞性肺疾病管理体系》为题,介绍了他长期积累的临床心得和技术方法。郑玉玲以《基于慢性病管理的肿瘤中医防治策略》为题,重点介绍了恶性肿瘤中西医结合慢病管理模式。庞国明以《纯中医缓解/逆转2型糖尿病方略构建与应用初探》为题,就纯中医缓解/逆转T2MD临床研究和系统方

略,作了培训。

▲**中华中医药学会脑病分会2022年学术年会召开** 11月11—13日,由中华中医药学会主办,中华中医药学会脑病分会、广东省中医药学会脑病专业委员会、广东省中西医结合学会卒中专业委员会、广东省中医院等共同承办的本次会议在线召开。大会置1个主会场及8个分会场,近80个专题报告,介绍中西医结合防治脑病的新理念、新思路、新技术、新方法。中国工程院院士、国医大师张伯礼,中国科学院院士林圣彩、苏国辉,中国工程院院士吴以岭,国医大师沈宝藩,全国名中医刘茂才,中华中医药学会副秘书长陈俊峰,广东省名中医黄培新、黄燕,广东省中医药学会副会长金世明,广东省中医院副院长卢传坚等领导和专家线上出席开幕式。开幕式由脑病分会秘书长招远祺主持。林圣彩以《葡萄糖感知与中医的整体论》为题作报告,解密了葡萄糖感知通路的关键环节,并与中医整体观结合起来,带领听者一起探索人类的"长寿密码"。吴以岭作《脉络学说与微血管病变防治研究新进展》主旨报告,分享了"脉络学说"从理论构建到机制研究,再到临床实践的全过程。苏国辉介绍了"中医中药与健康:枸杞糖肽抗抑郁的动物和临床研究"的相关内容,他从枸杞中提取活性成分抗抑郁的疗法提供了新尝试。北京大学医学部中西医结合研究院教授韩晶岩作《脑微循环障碍及中医药的改善作用》主旨报告,对复方中药改善微循环障碍作用机理等方面进行了系统介绍。中山大学附属第一医院教授黄如训以"神经病学强基与登峰"为主题,分享了神经病学"登峰"的理念等内容。

▲**2022中医药青年发展论坛暨中华中医药学会青年委员会换届会召开** 11月12日,由中华中医药学会主办的本次会议在北京召开。中国工程院院士、国家中医药管理局副局长、中国中医科学院院长黄璐琦出席会议并讲话。黄璐琦表示,中华中医药学会青年委员会要勇于创新创造,探索机制模式,立

足职能定位,打造中医药学科交融的好平台、优秀青年成长成才的大舞台、创新学会工作模式的实验田。要更加重视人才发展,把发现、培养、举荐中医药青年人才作为重要责任,发挥引领作用,扩大支持规模,优化支持方式,带动中医药行业青年成长成才。中华中医药学会青年委员会于2018年6月12日成立,主要职责是承担承接政府部门委托的相关青年工作、研究制定学会青年人才成长计划、组织开展学术交流研究行业热点问题、推荐中医药科技人才以及联络全国青年学者、积极反映青年科技工作者的意见和建议等。中华中医药学会第二届青年委员会由全国遴选出的142名优秀青年学者代表组成。

▲**中华中医药学会脾胃病分会第三十四次全国脾胃病学术交流大会召开** 11月12—13日,由中华中医药学会主办,中华中医药学会脾胃病分会、中国中医科学院西苑医院、广西中医药大学第一附属医院共同承办的本次会议在线召开。开幕式由广西中医药大学第一附属医院教授谢胜主持。中国工程院院士、国家中医药管理局副局长、中国中医科学院院长黄璐琦在开幕式讲话中指出,中医药的创新发展要鼓励多学科学术交流,破除各家囿见,完善学术体系,丰富学术思想,提高学术水平,推动中医药学的科学性、系统性、完整性发展。中华中医药学会副会长王国辰对脾胃病分会工作给予充分肯定。他希望分会深入学习贯彻党的二十大精神和习近平总书记关于中医药工作的重要论述,切实增强做好中医药工作的责任感和使命感,加快推动中医药传承创新发展,在学术交流、人才培养、学科建设、决策咨询等方面争做示范,走在前列。脾胃病分会主任委员、中国中医科学院副院长唐旭东报告了分会工作开展情况,并提出了下一步工作建议。

▲**中华中医药学会整脊分会第十七次整脊学术交流大会召开** 11月12—14日,由中华中医药学会主办,中华中医药学会整脊分会、世界中医药学会联

合会脊柱健康专业委员会及常州妙曲堂中医诊所承办的本次会议在江苏常州以线上线下相结合的形式召开。中华中医药学会副秘书长陈俊峰、世界中医药学会联合会学术部主任焦云洞在线出席开幕式，世界中医药学会联合会脊柱健康专业委员会会长韦以宗、中华中医药学会整脊分会主任委员林远方等现场出席，中华中医药学会整脊分会秘书长郑晓斌主持开幕式。在学术交流环节，韦以宗作了《论颈腰椎旋转运动力学及其临床意义》专题报告，林远方、潘东华、应有荣、王松等专家带来了精彩讲座，24位大会学术论文作者代表以线上线下方式进行交流与分享。

▲**中华中医药学会皮肤科分会第十九次学术年会召开**　11月13—20日，由中华中医药学会主办，中华中医药学会皮肤科分会、江苏省中医院承办，江苏省中医药学会协办的本次会议以线上线下相结合的形式召开。会议设立43个课题专场。开幕式上，中华中医药学会副秘书长陈俊峰，皮肤科分会名誉主任委员杨志波，皮肤科分会主任委员曾宪玉，江苏省中医药学会、江苏省中西医结合学会副会长黄亚博，江苏省中医院副院长陈晓虎，学术年会执行主席谭城等分别致辞。江苏省中医院教授薛燕宁主持开幕式。陈彤云、禤国维、喻文球、徐宜厚、艾儒棣等国医大师和中医名家作学术报告，朱学骏、涂平、孙建方等西医专家也进行了交流分享，回顾皮肤科发展历史，分析现状，明确发展方向。

▲**中华中医药学会中药制药工程分会召开2022年学术年会**　11月14—16日，由中华中医药学会主办，中华中医药学会中药制药工程分会等单位承办的本次会议在浙江杭州以线上线下相结合的形式召开。中国工程院院士、天津中医药大学名誉校长、国医大师张伯礼，浙江省卫生健康委员会副主任、省中医药管理局副局长曹启峰，江西中医药大学原副校长杨明现场出席大会，中华中医药学会副秘书长陈

俊峰在线出席开幕式，中华中医药学会中药制药工程分会主任委员程翼宇主持开幕式。在学术交流环节，张伯礼作题为《新时代中医药高质量发展的思考》主旨报告，回顾了中医药为中国式现代化做出的贡献，分享了他和组分中药国家重点实验室在中医药抗疫、创新中药研制及中药智能制造等方面的最新进展，阐述了贯彻落实党的二十大精神、推动中医药高质量发展的思考与建议，既结合中医药实际宣讲解读了党的二十大精神，又展望了中医药传承创新发展的美好前景与努力方向。浙江大学药物制剂研究所教授游剑在《中药制剂工程科技创新战略》主旨报告中指出，中药制剂工程技术仍存在产业转化率低、缺乏过程检测手段与高效生产工艺装备等问题，迫切需要在工程方法、生产工艺以及装备技术等方面突破瓶颈，加快推动中医药产业高质量发展。杨明作《中药智造质量过程控制及工程技术研究》报告，强调了中药制造过程控制和精益制造的重要性，提出"自主创新、智能引领、绿色发展、重点突破"的发展思路，并以实际案例介绍了中药智造质量过程控制及工程技术研究具体路径。浙江大学药学院中药科学与工程系主任瞿海斌以《复杂体系全成分高效检测方法及数据平台构建与应用研究》为题作大会报告，指出复杂体系的成分鉴定和含量测定是药物分析领域的重点研究方向，并以中药注射剂为例介绍了基于核磁共振技术分析复杂体系全成分及构建高效数据分析平台的研究工作。天津中医药大学中药制药工程学院院长李正作《中药智能制造关键技术与装备》报告，通过分析中药制药行业升级面临的难点问题，提出中药智能制造关键技术与装备的研发策略，并举例介绍了相关技术与设备的产业应用。

▲**中华中医药学会第三十次仲景学说学术年会召开**　11月18—19日，由中华中医药学会、世界中医药学会联合会主办，中华中医药学会仲景学说分会、世界中医药学会联合会经方专业委员会、北京中

医药大学中医学院、燕京刘氏伤寒流派传承工作室承办的本次会议在线召开。中国工程院院士、国医大师王琦，国医大师王庆国，世界中医药学会联合会秘书长潘平，北京中医药大学中医学院院长李峰，仲景学说分会主任委员王雪茜出席开幕式并讲话。仲景学说分会秘书长郑丰杰主持开幕式。在大会"国医论道"专题，王琦、王庆国分别作《照着仲景读仲景，照着原著读〈伤寒〉》《经方治疗失眠》主旨报告。王琦强调研习《伤寒论》应遵循"尊悉宋本原貌，以老解老，融旧治新、亦纵亦横"三法，并结合自己多年来的临床经验，从立论、审机用方、辨病审证等方面对《伤寒论》进行了详细解读。王庆国通过虚劳虚烦不得眠等八种证型，详细讲解了经方辨治失眠的理论与自己的临证经验，理论与实践相结合，示人以法。在大会"名医名家、中医汇通"专题，北京中医药大学李宇航、首都医科大学附属北京同仁医院王宇利、首都医科大学附属北京中医医院李萍、辽宁中医药大学谷松、江西中医药大学刘英锋、北京中医药大学东直门医院刘雁峰、河南中医药大学王振亮等专家围绕经方临床应用等多角度展开报告，提炼了经方运用的要素，并以眼科、妇科、皮肤科等多学科疾病为例证，充分展示了经方现代应用与研究的效果。

▲**中华中医药学会中药炮制分会 2022 年学术年会召开** 11 月 18—20 日，由中华中医药学会主办，中华中医药学会中药炮制分会、辽宁中医药大学、广西仙荣中药科技有限公司承办，广西中医药大学协办的本次会议在线召开。会议设置主论坛和青年论坛。开幕式由中药炮制分会秘书长、辽宁中医药大学药学院副院长高慧主持。山东中医药大学教授张学兰、云南中医药大学教授王文静、贵州中医药大学教授冯果、广西中医药大学教授周改莲、浙江大学教授蒋剑平分别就"远志炙制技术""彝药斯赤列趁鲜切技术""了哥王汗渍技术""桂十味特色炮制技术""浙八味-衢枳壳产地加工技术"等南药特色炮制

技术的工艺、化学成分以及药效作用等相关研究作了分享。南京中医药大学教授张丽、山西大学教授李震宇、北京中医药大学教授李向日、首都医科大学教授马莉分别就有毒中药减毒存效机制研究、传统龟龄集炮制品应用情况、矿物药的炮制研究进展以及动物药的炮制研究思路等进行了交流。中国药材公司研究员陈彦林和成都中医药大学教授黄勤挽介绍了中药发酵品六神曲、淡豆豉的质量控制和品质评价，中药质量标准的建立、指标的选取等研究内容。安徽中医药大学教授金传山、广东药科大学教授孟江、暨南大学教授张英等就如何建立药材质量评价体系及其方法作了交流。南京中医药大学教授蔡皓、广西中医药大学教授曾春晖、甘肃中医药大学教授李越峰、河南中医药大学教授李凯和山西中医药大学教授裴科以山茱萸、何首乌、补骨脂、黄芪等为例，阐释中药炮制对药性变化作用机制的研究方法和研究思路。中国中医科学院研究员唐力英就原思通先生的《炮制经验与学术思想传承研究》进行了分享。

▲**中华中医药学会外科分会 2022 年学术年会召开** 11 月 18—20 日，由中华中医药学会主办，中华中医药学会外科分会、世界中医药学会联合会疳证专业委员会、北京中医药大学东直门医院厦门医院承办，北京中医药大学东方医院、江苏省中医院、北京中医药大学东方医院秦皇岛医院、《中国临床医生杂志》杂志社协办的本次会议，以线上线下结合形式召开。中华中医药学会副会长王国辰，北京中医药大学东方医院党委书记、院长刘金民，中华中医药学会外科分会名誉主任委员李曰庆、主任委员裴晓华出席开幕式并致辞。开幕式由外科分会秘书长曹建春主持。会议设置 5 个论坛：第一届华夏外科青年论坛、第八届中医外科传承发展论坛及第六届疳证论坛、第六届全国中西医结合乳腺科主任论坛暨中医药防治乳腺疾病科研方法学习班、第六届全国中西医结合乳腺科主任论坛暨乳腺疾

病中西医护理学习班、第一届中西医结合乳腺疾病东方高峰论坛暨乳腺炎症疾病中医特色诊疗学习班。

▲**中华中医药学会科普分会学术年会召开** 11月19日，由中华中医药学会主办，中华中医药学会科普分会等单位承办的本次会议在线举行。专家学者围绕"中医药科普'十四五'新目标新探索"主题进行经验交流和研讨。科普分会主任委员海霞在《发挥中医药科普在新时代新航程中的作用》报告中指出，科普分会拥有一批活跃在不同岗位上的老中青专家，大家不断提升对科学普及与科技创新同等重要的认识，探索出许多新思路与方法，创作了大批高质量作品，营造出中医药发展的良好社会氛围。中华中医药学会发展研究室主任张霄潇介绍了中华中医药学会"六位一体"的科普工作布局。中华中医药学会学术顾问、科普分会名誉主任委员温长路从不同角度和层面做中医药文化科普学术探讨和科普实践经验介绍，分享的科普思路、创作体会、传播手段等。

▲**中华中医药学会肿瘤分会2022年学术年会召开** 11月24—25日，由中华中医药学会主办，中华中医药学会肿瘤分会、中国中医科学院肿瘤研究所、南京中医药大学共同承办的本次会议以线上线下相结合的形式召开。中华中医药学会副会长王国辰，江苏省卫生健康委员会副主任、江苏省中医药管理局局长朱岷，全国名中医吴勉华，大会主席、中华中医药学会肿瘤分会主任委员侯炜，大会执行主席、中华中医药学会肿瘤分会副主任委员程海波等出席开幕式并致辞。中国中医科学院广安门医院教授郑红刚主持开幕式。在学术会议阶段，中国工程院院士樊代明、詹启敏，中国科学院院士仝小林先后进行主旨演讲。樊代明介绍了未来医学面临的挑战与对策，提出了未来医学发展的"三个关键"；詹启敏提出了肿瘤精准医学发展的三个关键瓶颈问题；仝小林

院士分享了态靶辨治与中医药战略机遇及传承创新。在特邀报告环节，国医大师王晞星从"和合观"探讨了肿瘤术后及放化疗后并发症的治疗策略；全国名中医刘沈林介绍了胃肠肿瘤并发症的中医药治疗；岐黄学者、首都名中医花宝金介绍了中医肿瘤理论特别是扶正培本防治肿瘤学说的发展历程，提出了"调气解毒"防治肿瘤的思路。分论坛阶段，柴可群、李平、蒋士卿等专家分别从温阳通络法、三焦理论、温补脾肾等角度介绍了中医防治肿瘤的新方法、新技术、新思路。

▲**中华中医药学会眼科分会第二十一次学术年会召开** 11月24—27日，由中华中医药学会主办，中华中医药学会眼科分会、中国中医科学院眼科医院、成都中医大银海眼科医院承办的本次会议以线上线下结合的形式召开。开幕式上，中华中医药学会副会长王国辰、成都中医药大学校长余曙光、中国中医科学院眼科医院院长温艳东、四川省中西医结合学会会长王超、成都中医药大学银海眼科医院院长段俊国等领导和专家分别致辞。中华中医药学会眼科分会主任委员、中国中医科学院眼科医院副院长亢泽峰主持开幕式。在主题论坛上，中国科学院院士杨正林分享了《青光眼致盲分子机制》最新研究成果；中国科学院院士仝小林作题为《靶态辨证——中医药战略机遇与传承创新》的报告，为中医药科研指出了新的思路；中国科学院院士苏国辉以《枸杞糖肽治疗视网膜色素变性的实验研究》为题，分享了中药研究的新思路。

▲**中华中医药学会神志病分会2022年学术年会召开** 11月25—26日，由中华中医药学会主办，中华中医药学会神志病分会、黑龙江神志医院共同承办的本次会议在线召开。世界中医药学会联合会副主席兼秘书长桑滨生、中国中西医结合学会副会长李显筑、中华中医药学会副秘书长陈俊峰、黑龙江省中医药学会会长王学军、黑龙江中医药大学副校

长杨炳友、中国中西医结合学会精神疾病专业委员会主任委员贾竑晓、中华中医药学会神志病分会主任委员赵永厚等出席开幕式。桑滨生指出,精神心理健康关系到人类进步与社会稳定,中医药学注重整体性,将精神心理因素与躯体因素紧密结合,符合现代精神心理疾病的社会性。中医药已经成为我国乃至世界精神疾病防治工作中不可或缺、不可替代的重要组成部分。在学术研讨环节,与会专家针对临床常见、多发及重点神志疾病的前沿进展、创新成果进行深入交流,并就未来学术发展重点方向交换意见,提出要将名老中医药专家学术传承、优势诊疗技术推广以及临床实践诊疗规范制定作为重点内容。

▲中华中医药学会内科分会 2022 年学术年会召开 11 月 25—27 日,由中华中医药学会主办,中华中医药学会内科分会、北京中医药大学东直门医院承办的本次会议在线上举办。大会设置了主论坛和 8 个分论坛。开幕式由内科分会秘书长常静玲主持。主论坛特邀中国中医科学院名誉院长、中华中医药学会内科分会终身名誉主任委员王永炎,国医大师晁恩祥、韩明向,全国名中医李乾构,首都国医名师姜良铎,中国中医科学院教授唐旭东等,分别围绕中医中药学科建设、中医经典的传承与发展、临床疾病诊疗经验、中医药临床研究实践等作主旨报告。8 个分论坛,包括重大疾病论坛一、重大疾病论坛二、传承经验论坛、临床研究方法学论坛、康复护理论坛、青年学者论坛、医药协同论坛、研究生学术论坛,围绕心脑血管、呼吸、肾病、内分泌、消化等重大疾病、难治病和常见病,展示了中医药最新研究成果及研究热点,分享了名医名家经验,介绍了最新临床研究方法。

▲中华中医药学会第十四次临床中药学学术年会召开 11 月 26 日,由中华中医药学会主办,中华中医药学会中药基础理论分会、河南省洛阳正骨医院（河南省骨科医院）承办的本次会议在线召开。大会设置学术论坛、教学论坛和青年论坛。会议邀请原国家卫生计生委副主任陈啸宏、北京中医药大学副校长翟双庆、北京中医医院院长刘清泉、中华中医药学会副秘书长陈俊峰等领导和专家进行了交流分享。河南省洛阳正骨医院学科建设办公室主任张虹主持开幕式。陈啸宏作题为《以两创思想统领临床中药学研究》的主旨讲话。他指出,"两创"是中药基础研究的源泉,"生命至上"是中药基础研究的主动脉,临床中药学科医教研工作者要坚定信心,全力投入中药基础研究,从指导思想、发展目标和内驱力等方面深入思考未来重点工作。陈俊峰表示,创新发展好临床中药学对于推动中医药事业产业高质量发展具有重要意义。翟双庆、刘清泉强调了树立中医思维的重要性,特别是中医经典对临床实践、对中药创新药物研发具有方向性的指导作用,要始终做好中医经典传承工作,加强临床用药经验总结。分会副主任委员张冰、杨柏灿,常委徐晓玉、郝二伟、卢芳等围绕中药药性的本质和内涵研究,从临床用药规律、中药临床治疗优势病种的疗效和特点、中药房建设、院内制剂传承与发展等多角度作了交流分享。

▲中华中医药学会儿科分会第三十九次学术大会召开 11 月 26—27 日,由中华中医药学会主办,中华中医药学会儿科分会、中华中医药学会儿科流派传承创新共同体、浙江省中医药学会、浙江中医药大学附属第一医院承办的本次会议在线召开。国医大师葛琳仪为大会寄语,她希望全国儿科同道弘扬大医精诚、仁心仁术、悬壶济世的医德医风,共同推动中医药高质量发展,为全面推进健康中国建设、更好保障人民群众健康做出新的贡献。浙江省中医药学会会长范永升致欢迎辞,儿科分会主任委员熊磊作年度工作报告。大会设立主论坛及儿科经典、学科建设论坛,肺系、疫病论坛,脾胃、康养论坛,心肝疾病论坛,外治与适宜技术论坛,肾系、生长发育论

坛等 6 个分论坛。国医大师丁樱、全国名中医汪受传、儿科分会第七届主任委员马融和熊磊分别作了《儿童慢性肾脏疾病管理策略》《学会引领推进中医儿科学标准化建设》《胎痫病机考》《儿科外治法的传承与创新》主旨报告。丁樱提出应积极运用"互联网＋"的方式,建立中医药在儿童慢性肾脏疾病中的长期健康管理模式,提高远期疗效、造福患儿;汪受传对中医儿科近 10 年来的标准化建设成果及形成方法进行了翔实的总结分析,对今后制定高质量的行业标准提出了建议;马融围绕儿科疑难疾病"胎痫"的认识及辨治作了详细讲解,并分享了团队"守正创新、中西融合、科学发展"的治学理念;熊磊以儿科热点领域外治法为切入点,介绍了其历史沿革、常用方法及创新发展,并展示了团队创新研发的芳香系列健康产品。

▲**中华中医药学会继续教育分会 2022 年学术年会召开**　12 月 10 日,由中华中医药学会主办,中华中医药学会继续教育分会、中国中医药出版社有限公司、北京中医在线教育中心承办的本次会议在线召开。中华中医药学会副秘书长陈俊峰出席开幕式并讲话。开幕式由继续教育分会副主任委员兼秘书长、北京市中医药对外交流与技术合作中心副主任邓娟主持。分会主任委员宋春生作《中医阅读与悦读中医》主旨报告,突出阅读在继续教育人才培养中的独特作用,倡导阅读中医经典与文献,并介绍了中国中医药出版社"悦读中医""中医读书汇"等特色工作。中华中医药学会师承继教部主任、继续教育分会副主任委员周艳杰详细讲解了"国家级中医药继续教育项目管理"的有关情况。中国中医科学院教育处副处长毛超一分享了继续教育管理经验,重点讲授了对师承人员的管理与培养工作。北京市中医管理局科教处四级调研员江南分享了"以继续教育为抓手,推进中医药分级分类人才培养体系建设"北京经验。

▲**中华中医药学会第二十六次全国风湿病学术会议召开**　12 月 10—11 日,由中华中医药学会主办,中华中医药学会风湿病分会、中国中医科学院广安门医院承办的本次会议在线召开。国医大师路志正、中华中医药学会副会长王国辰、中国中医药出版社社长宋春生、中国中医科学院广安门医院党委书记王笑频等出席。大会特邀国内外多位专家作主旨发言。中华医学会风湿病学分会主任委员赵岩、中国中西医结合学会风湿类疾病专业委员会主任委员刘维等就风湿免疫病的中西医热点问题进行了分享。大会开设了多个主题论坛。"传承专题"举办了"国医大师周仲瑛学术经验传承专场","TOP 论坛"展示了最新中西药物的研究进展,"关节炎/疑难病"论坛关注风湿疑难病研究进展,"创新论坛"就中医药与计算机科学算法、人工智能、基于计算方法解析细胞调控图谱等前沿科学技术进行讲解,"ACR 速递"对类风湿关节炎、骨关节炎、干燥综合征、系统性红斑狼疮、晶体性关节炎、脊柱关节病等风湿常见病 ACR 最新诊疗进展作了分享。

▲**中华中医药学会周围血管病分会第十四次学术年会召开**　12 月 24 日,由中华中医药学会主办,中华中医药学会周围血管病分会、北京中医药大学第三附属医院承办的本次会议在线举行。中华中医药学会学术部主任庄乾竹、北京中医药大学第三附属医院院长王成祥、周围血管病分会主任委员闫英参加开幕式。学术交流环节设立了主旨论坛、骨干论坛、青年才俊论坛、特邀报告等板块,邀请 14 位专家分享了学术报告,围绕血脉辨证理论、周围血管病的发展现状、周围血管病的中医药基础理论与临床实践的研究动态、学术传承与发展、病案分析、中医特色疗法、中医理论探讨等领域进行了交流研讨。

▲**中华中医药学会耳鼻喉科分会学术年会召开**　12 月 24 日,由中华中医药学会主办,中华中医药学

会耳鼻喉科分会、世界中联耳鼻喉口腔科专委会、重庆市永川区中医院承办的本次会议在重庆永川通过线上线下相结合的方式召开。分为2个会场6个论坛,61位国内外中医耳鼻喉界的专家进行了学术研讨与临床经验分享。来自北京中医药大学东方医院、成都中医药大学、广州中医药大学第一附属医院等单位的专家分别以《中医流派的形成及现实意义》《鼻病与情志》《儿童变应性鼻结膜炎治疗体会》《突发性聋纯中医治疗的真实世界研究》等为题作学术分享。

二、中外交流

▲**世界中医药学会联合会博物馆工作委员会成立** 1月19日,世界中医药学会联合会博物馆工作委员会成立大会在线召开。会议指出,成立工作委员会可为中医药博物馆建立行业标准,更好地提升中医药博物馆的品牌和质量,增强中医药博物馆之间的互动,促进文物输出和互补、互展,让中医药文物流动起来,扶持民间博物馆发展,加强与国外相关博物馆的联系交流。推动博物馆与文旅文创、传媒传播跨界融合,争取早日建成世界中医药网络博物馆,助力中医药文化向世界传播。北京中医药大学国学院院长张其成任博物馆工作委员会会长。

▲**世界中医药学会联合会肿瘤精准医学专业委员会第五届学术交流大会召开** 1月29日,由世界中医药学会联合会肿瘤精准医学专业委员会、浙江省抗癌协会联合主办,浙江中医药大学附属第一医院、上海中医药大学附属曙光医院联合承办的本次会议在线召开。大会以"精准·传承·创新·发展"为主题,邀请了30余位国内外知名专家学者在肿瘤诊断治疗的基础与临床研究、产品研发、肿瘤中西医诊疗的基础研究等方面进行学术交流。开幕式上,世界中联肿瘤精准医学专委会副会长舒琦瑾致欢迎辞。会议由肿瘤精准医学专委会秘书长刘煊主持。河南中医药大学教授郑玉玲、北京市中医医院教授杨国旺、中国医学科学院肿瘤医院教授冯利等15位专家针对临床实际问题,围绕常见恶性肿瘤的中医药精准治疗及研究进展展开研讨,通过临床应用、经验分享等多种形式,分享医学实践及临床中的体会;解放军总医院第五医学中心教授肖小河、美国纪念斯隆凯特琳癌症中心教授Paul Gao、中国医学科学院教授周光飚等,结合临床应用,围绕常见恶性肿瘤的中医药精准治疗进行研究,通过理论探讨、实验研究等多种形式,详细介绍了国内外肿瘤学科精准治疗最新的研究成果。

▲**中医援柬抗疫专家组出征** 3月15日,中医援柬抗疫专家组出征仪式在中国中医科学院西苑医院举行。国家卫生健康委党组成员、国家中医药管理局党组书记余艳红,驻柬埔寨大使王文天作视频致辞。国家中医药管理局局长于文明、国家国际发展合作署地区一司副司长郑愿东、商务部国际经济合作事务局副局长曾花城等出席并讲话。

▲**2022年心身医学绿色治疗学术会议召开** 3月18—20日,由世界中医药学会联合会心身医学专业委员会、中华中医药学会心身医学分会、北京中医药学会心身医学分会、中华中医药学会内经分会联合主办,北京中医药大学东方医院及王永炎名医传承工作站等承办的本次会议在线举行。大会设置6个分论坛,首场举办的论坛围绕融媒体健康科普主题进行了研讨。非药物干预论坛、医学人文论坛、经典经方论坛、抑郁主题论坛、失眠主题论坛依次上线,参会专家学者围绕各论坛专题展开了深入的交流和讨论。

▲**中马续签传统医学领域合作谅解备忘录** 3月31日,《中华人民共和国政府和马来西亚政府关于传统医学领域合作的谅解备忘录》续签仪式以视频连线形式举行。中国国家中医药管理局局长于文明与马来西亚卫生部长凯里·贾马鲁丁出席仪式致辞并分别代表两国政府在备忘录上签字。中国驻马来西亚大使欧阳玉靖和马来西亚驻华大使拉惹拿督·诺希万·再纳阿比丁出席仪式。

▲**世界卫生组织报告充分肯定中医药抗疫贡献** 4月6日,世界卫生组织在其官网有关栏目下最新发布的《世界卫生组织中医药抗击新冠肺炎专家评估会报告》,明确肯定了中医药治疗新冠肺炎的安全性、有效性。对此,国家中医药管理局有关负责人表示,这一报告充分肯定了中医药抗击新冠肺炎疫情的贡献,体现了世卫组织对中医药等传统医学的高度重视,也表明未来中医药在抗击世纪疫情中仍将大有可为。

▲**青蒿素问世50周年暨助力共建人类卫生健康共同体国际论坛举办** 4月25日,国家国际发展合作署、国家卫生健康委员会、国家中医药管理局在钓鱼台国宾馆共同举办本次论坛。国家中医药管理局局长于文明出席论坛并致辞。于文明指出,青蒿素是中国中医科学院研究员屠呦呦依据中医药古代文献记载,运用现代科学技术研究发明的一项重大科技成果;是中医药传承创新发展与应用的一次生动实践;是中医药献给世界的宝贵礼物。这一成果拯救了全球特别是发展中国家数百万人的生命,为中国乃至世界抗击疟疾作出了突出贡献。此次论坛是回顾总结青蒿素这一重大成果,进一步推动青蒿素抗疟国际发展合作的重要举措;也是回顾总结50年来中医药参与防治疟疾、艾滋病、SARS、新冠肺炎等新发突发重大传染病的经验成果与实践应用,进一步推动中医药参与全球公共卫生治理的重要举措。塞内加尔总统萨勒、津巴布韦总统姆南加古瓦、科摩罗总统阿苏马尼、马达加斯加总统拉乔利纳、柬埔寨首相洪森、老挝总理潘坎、世卫组织副总干事苏珊娜分别向论坛视频致贺。诺贝尔生理学或医学奖获得者屠呦呦视频介绍了青蒿素助力全球抗疟的重要意义。

▲**2022金砖国家传统医药高级别会议召开** 5月11日,本次会议在北京和漳州以线上线下相结合形式举行。金砖国家传统医药主管部门官员及专家,围绕"加强金砖国家传统医药合作,携手抗击新冠疫情,共同助力构建人类卫生健康共同体"这一主题,进行了深入探讨,并一致通过《2022金砖国家传统医药合作在线倡议》。国家中医药管理局局长于文明、福建省人民政府副省长李德金、巴西卫生部副部长桑德拉·巴罗斯、印度传统医学部特别事务次长普拉莫德·帕塔,以及俄罗斯卫生部国际合作与公共关系司副司长阿列克·索宁等嘉宾在开幕式上致辞,国家中医药管理局副局长、党组成员秦怀金主持开幕式。来自中国、印度、南非、巴西、俄罗斯等金砖国家的官员代表和传统医药专家近百人参加了会议。桑德拉·巴罗斯指出,巴西卫生部一向高度重视传统医药,充分发挥传统医药在防治传染病方面的重要作用。巴西希望与金砖各国在传统医药领域加强交流与合作,携手应对新冠肺炎疫情带来的挑战,为传统医药的发展和人类健康福祉做出贡献。普拉莫德·帕塔指出,传统医药在保障人类健康方面发挥了重要的作用,印度传统医学部重视全球整合型医疗的发展,相信金砖国家的合作平台与机制能够促进传统医药的长远发展。阿列克·索宁表示,《2022金砖国家传统医药合作在线倡议》的发布一定能够推动金砖国家在传统医药领域的交流与合作,进一步落实第十二届金砖国家卫生部长视频会议所达成的一系列共识。并表示愿意借助金砖国家的平台,向各国介绍关于俄罗斯在民间医学和传统医学方面的有效做法和经验,开展学术探讨和交流,共同促进传统医药发展。

▲**四川—尼泊尔中医药交流会召开** 5月17日,为持续推动四川中医药与尼泊尔传统医药合作,四川省人民对外友好协会、四川省中医药管理局和尼泊尔中国经贸协会共同在线举办本次交流会。四川省人民对外友好协会会长洪流、四川省中医药管理局局长田兴军、尼中经贸协会主席阿努伯出席交流会并致辞。西南医科大学附属中医医院和尼泊尔传统医药研究培训中心的相关代表分别介绍了两家单位当前对外交流情况与合作模式,双方学者围绕传统医药在新冠肺炎中的治疗与应用进行

了学术交流。

▲第二届"丝路友好使者"盛典颁奖活动举行
5月31日,由中国国际文化交流中心和人民日报《环球人物》杂志社联合主办,中国国际文化艺术有限公司协办,和平文化发展集团承办的本次活动在线举行。活动以"讲述'一带一路'建设者的故事"为主题,共有"丝路友好使者"获奖者及所在单位代表、中国国际文化交流中心各理事代表、海内外关注"一带一路"建设的友好人士等500余人参加。其中,中医文化海外传播友好使者获得"丝路友好使者"集体奖荣誉称号。中医文化海外传播友好使者包括:致力于中医文化海外推广的拉蒙·马利亚·卡尔杜克(西班牙),召集成立"马来西亚中医药抗疫工作小组"并发布中医药抗疫方案的郑建强(马来西亚),在印度尼西亚积极推广预防新冠肺炎草药配方的洪维浩(印度尼西亚),协助俄罗斯医生用中医药治疗新冠病毒的医学翻译的盖亚·萨图里安(亚美尼亚),以针灸和中药控制新冠感染人群症状,并用穴位按摩及食疗等方法促进感染人群免疫力恢复的梁玮真(新加坡),致力于介绍中医药抗疫有效性,并开设诊所实践中医疗法的保罗·麦卡德尔。

▲国际标准化组织中医药技术委员会(ISOTC 249)第十二次全体成员大会召开 本次大会于6月6日—29日期间举行,共有来自ISO总部、中国、日本、韩国、加拿大、德国、荷兰、意大利、西班牙、葡萄牙、匈牙利、俄罗斯、澳大利亚、泰国、越南、新加坡、沙特、阿根廷、肯尼亚、加纳19个成员国,以及世界中医药学会联合会、世界针灸学会联合会、国际标准化组织/老龄社会技术委员会(ISO/TC 314)3个联络组织的代表注册参会。大会开幕式由ISO/TC 249秘书长桑珍主持,闭幕式由ISO/TC 249主席沈远东主持。大会期间共举办8场工作组会议,涉及中药材、中药制成品、针灸针、中医医疗器械、中医药术语和信息等各领域的25项新项目提案和26项在研国际标准项目。大会闭幕式重点讨论了术语协调

工作和商业战略计划书改版等关系到ISO/TC 249未来发展的重大议题。大会决定将借助SKMT术语管理系统来优化ISO/TC 249的术语和定义工作,促进各项已发布和在研国际标准之间术语和定义的协调一致,并与WHO发布的中医药术语保持协调。本次大会共形成25条大会决议,为ISO/TC 249下一阶段的工作指明了方向。截至2022年6月,ISO/TC 249已正式发布86项中医药国际标准,正在制定的国际标准30项。

▲上海合作组织成员国传统医学论坛举办 6月7日,乌兹别克斯坦以线上线下相结合的方式在塔什干举办本次论坛。国家卫生健康委党组成员、国家中医药管理局党组书记余艳红,乌兹别克斯坦卫生部部长穆萨耶夫,上合组织其他成员国卫生部代表团团长等出席开幕式并致辞,国家中医药管理局副局长、中国工程院院士黄璐琦出席专家讨论会并作主旨报告。为落实习近平主席在上海合作组织成员国元首理事会上提出的重要倡议,中方自2020年起曾两次发起并成功主办上合组织传统医学论坛,得到本组织国家积极响应和广泛参与,在新冠肺炎疫情全球大流行背景下,促进了各国传统医学互学互鉴,达成了各国携手抗疫共识,增进了各国民众健康福祉。此次是在上合组织内第三次举办论坛,为传统医学最新实践和研究信息提供了交流平台。余艳红表示,传统医学是上合组织卫生领域的重点关注。中方愿继续在上合组织秘书处统筹协调下,在世界卫生组织政策框架下,与各国一道,在传统医学和传统医药领域,加强学术交流、人才培养、科学研究、产业发展,建设一批中医药中心或传统医学中心、友好医院和产业园,实现信息共享、资源互补、深度合作,共同推动传统医学长足进步,助力全球公共卫生治理,构建人类卫生健康共同体。在讨论环节,近20名卫生和传统医学领域的专家开展了交流探讨。

▲于文明出席首届中医药文化国际传播论坛
7月5日,由中国外文出版发行事业局和国家中医药

管理局共同指导,中国对外书刊出版发行中心(国际传播发展中心)和中华中医药学会主办的本次会议在北京召开。论坛以"推动中医药文化走向世界共建人类卫生健康共同体"为主题,围绕中医药文化国际传播话语体系建设、新形势下中医药企业国际品牌建设等议题展开研讨交流。国家中医药管理局局长、中华中医药学会会长于文明,中国外文出版发行事业局局长、中国翻译协会会长杜占元,中共中央宣传部对外推广局局长吴旭等出席开幕式并致辞。于文明表示,国家中医药管理局高度重视中医药医疗、保健及文化的交流合作,积极推动中医药高质量融入共建"一带一路"之中,使中医药成为民心相通和文明互鉴、构建人类卫生健康共同体的重要载体,充分发挥了中医药在卫生健康、经济、科技、文化、生态等方面的多元价值,中医药的国际认可度和影响力持续提升。论坛举办期间发布了《中医药文化国际传播抗疫相关术语英译参考》,并启动了"首届中医药文化国际传播案例征集活动"。

▲金砖国家传统医药标准化专家研讨会召开

7月7日,本次研讨会以线上线下相结合方式召开。来自中国、俄罗斯等金砖国家标准化机构代表、传统医药领域专家学者等30余人参会。会议期间,国际标准化组织中医药技术委员会(ISO/TC249)主席沈远东就传统医药国际标准化路径、发展方式等内容作分享,为金砖国家参与中医药国际标准化提供了思路。金砖各国专家代表交流了本国传统医药标准化现状及发展经验。会议提出了温郁金、浙贝母等中药材国际标准提案建议,与会专家就传统医药领域标准化工作者培养、药材培育等方面合作进行了充分交流并达成共识。本次会议是2022年金砖国家标准化交流合作系列活动之一,也是金砖国家标准化合作部长级会议的配套会议,旨在以中国担任金砖轮值主席国为契机,通过在传统医药领域开展国际标准化交流与对话,谋求更广泛合作共识,为金砖国家合作、推动建设传统医药国际标准化体系贡

献力量。

▲《世界中医药》杂志法国版创刊

7月8日,《世界中医药》杂志法国版启动暨编委会成立仪式在法国塞勒市以线上视频和现场结合形式举行。中国驻法国大使馆公使陈力出席仪式,在致辞中对该杂志法国版创刊表示祝贺。世界中医药学会联合会副主席兼秘书长桑滨生通过视频连线致辞并表示,《世界中医药》杂志法国版创刊搭建了中医药通向法国的学术平台,在推进海外中医药教育、医疗、科研等方面将发挥良好的促进作用。《世界中医药》杂志法国版社长吴宛霖介绍,首期杂志将于9月正式发行,预期发行量在2 000本以上。在创刊最初两年是半年刊,此后将更改为季刊。

▲世界中医药学会联合会扶阳专业委员会成立

7月19—20日,由世界中医药学会联合会主办、深圳市国医传承医学研究院承办的世界中医药学会联合会扶阳专业委员会成立大会暨第一届学术年会在山西太原召开。中华中医药学会原会长王国强,国医大师张大宁、王世民、王庆国,世界中联副主席兼秘书长桑滨生,中华中医药学会副会长王国辰等参加会议。会议指出,要以专委会成立为契机,将扶阳医学培育成为特色优势明显、学术影响深远、临床疗效显著、传人梯队完备、辐射功能强大、资源横向整合的中医学术流派。注重用现代科学解读中医扶阳医学理论,探讨扶阳医学的多元化传承及产业转化路径,推动产学研用一体化。国医大师张大宁受聘担任专委会名誉会长,中华中医药学会副秘书长孙永章担任专委会会长,并提出启动《扶阳研究大成》编纂工作。

▲世界中医药学会联合会态靶辨治专委会成立

7月23日,由世界中医药学会联合会主办,世界中医药学会联合会态靶辨治专业委员会筹委会承办,北京中医药大学、中国中医科学院广安门医院等协办的世界中医药学会联合会态靶辨治专业委员会

成立大会暨学术会议在北京召开。中国科学院院士仝小林当选第一届会长,北京中医药大学中药学院党委书记王停当选为第一届秘书长。仝小林表示,态靶辨治是未来中西医融合的必由之路,专委会将以学术引领、学术创新、服务临床、服务健康为职责,以提高现代中医临床疗效为目标,系统构建国际化背景下的态靶辨治创新理论研究平台、临床医学实践平台、中医药健康服务平台和学术培训交流平台,不断丰富发展态靶辨治的内涵与实践,为构建中国新医学贡献智慧。北京市中医管理局局长屠志涛、世界中医药学会联合会秘书长桑滨生在线致辞。

▲**2022 年《黄帝内经》国际学术论坛开幕**　7 月 25 日,由中华中医药学会、世界中医药学会联合会联合主办,中华中医药学会内经学分会、世界中医药学会联合会内经专业委员会联合承办的本次会议在线召开,大会围绕"传承精华,守正创新"的主题,对《黄帝内经》的理论与临床实践进行广泛深入的交流。中华中医药学会副秘书长陆静、世界中医药学会联合会副秘书长徐春波、北京中医药大学副校长翟双庆、山东中医药大学副校长王振国和中华中医药学会内经学分会主任委员贺娟参加开幕式并分别致辞。开幕式由中华中医药学会内经学分会副主委、世界中医药学会联合会内经专业委员会副会长兼秘书长王小平主持。本次论坛共设置 5 个分论坛:《黄帝内经》理论的临床应用;《黄帝内经》理论与文献研究;《黄帝内经》针灸经络理论与临床应用;《黄帝内经》五运六气理论与应用;青年论坛。

▲**第十八届国际络病学大会暨第九届中西医结合血管病学大会召开**　8 月 20 日,由中华中医药学会、中国中西医结合学会等联合主办的本次会议在广东广州召开。国家中医药管理局副局长黄璐琦,钟南山、姚新生、吴以岭、高天明、张运、于金明、贾伟平等众多两院院士以及来自海内外 10 万余名医学专家学者和业界同仁通过线上线下的方式参加会议。本次大会在国内 20 余个省市设立 3 000 多个视频分会场,同时在泰国、马来西亚、菲律宾等 20 余个国家和地区设立视频分会场。会议以"络病理论原创结合现代科技　践行守正创新促进中西融合"为主题,展现了络病理论与现代科技相结合产生的一系列创新成果。在院士论坛环节,中国工程院院士吴以岭、张运、于金明、贾伟平通过线上线下的方式分别作题为《络》《CAPITAL 中医药抗动脉粥样硬化的新证据》《精准肿瘤学新实践》《血糖波动异常与津力达干预研究》的学术报告,针对络病理论研究取得的一系列研究成果,以及在多个疾病领域的防治价值展开深入探讨。在专家高峰论坛环节,中国医学科学院阜外医院教授杨跃进、武汉大学人民医院教授黄从新、南京医科大学第一附属医院教授李新立、河北以岭医院教授贾振华、中山大学附属第一医院教授曾进胜分别作重要学术报告,探讨了通心络胶囊、参松养心胶囊、芪苈强心胶囊、连花清瘟胶囊等通络药物在心肌梗死、心律失常、慢性心衰、脑梗死等心脑血管疾病以及呼吸系统疾病等重大疾病领域发挥的作用。

▲**世界中医药学会联合会亚健康专业委员会 2022 年学术年会召开**　8 月 21 日,由世界中医药学会联合会亚健康专业委员会、北京中医药大学与中和亚健康服务中心联合主办,北京三和同舟会议会展有限公司承办的本次会议在北京以线上的方式召开。会议以亚健康创新成果的转化与应用为主题,围绕亚健康的测评、干预、监测、服务及其信息化、智能化、国际化进行学术交流,线上会议同时开通了国内和国际直播频道。世界中联副秘书长陈立新出席大会并讲话。他指出,中医药在亚健康防治中起着非常重要的作用,希望专委会从标准建设、人才培养、创新发展模式和促进成果转化等方面对亚专委的工作作出更多贡献。

▲**上海合作组织传统医药产业联盟成立**　9 月 1 日,由中方倡议、上海合作组织国家相关行业组织

和机构共同发起的上海合作组织传统医药产业联盟在北京正式成立,旨在进一步推进上合组织国家间传统医学交流互鉴和传统医药产业发展,助力共建人类卫生健康共同体。国家中医药管理局副局长、党组成员黄璐琦,外交部欧亚司大使张海舟,上海合作组织秘书处顾问博博诺夫·肖赫鲁赫出席成立仪式并致辞,商务部欧亚司司长王开轩、服务贸易和商贸服务业司副司长朱光耀出席仪式。首批入盟成员达 48 家,包括 11 家行业组织、3 家医疗机构、5 家教育机构、5 家科研机构、24 家龙头企业,涵盖了产、学、研、用等多个层面。其中,共同发起成员 12 家,中方为中国医药保健品进出口商会、中国中药协会。联盟秘书处设在中国医药保健品进出口商会。

▲中国—中东欧中医药合作与发展论坛举办

9 月 1 日,由世界中医药学会联合会、北京市中医管理局主办的本次论坛在北京举办。论坛以"共商共建共享 推动中医药服务人类健康"为主题,搭建中国—中东欧国家中医药合作与发展平台。世界中医药学会联合会副主席兼秘书长桑滨生介绍,113 个世卫组织成员国认可使用针灸,其中 29 个国家设立了相关法律法规,20 个国家将针灸纳入医疗保险体系,部分国家已将中医药疗法纳入健康保险体系,全球中医医疗机构达 8 万多家,海外各类中医药从业人员约有 30 万,中医药在维护世界人民健康中发挥了重要作用。克罗地亚共和国前总统斯捷潘·梅西奇在视频致辞中说,希望中医药能够在克罗地亚全面发展,为克罗地亚和欧洲各国人民带来健康。驻匈牙利使馆临时代办刘波在视频致辞中回顾了中匈两国的中医药交流合作,表示匈牙利在欧盟内率先为中医药立法、建立欧洲大陆第一所中医孔子学院、建设药厂和研发合作基地、成立中国—中东欧中医药医疗培训中心等,为中医药提高匈牙利和中东欧人民健康水平创造了良好环境。世界中医药学会联合会中东欧团体会员共同发起了中国—中东欧中医药合作与发展论坛《大会倡议》,旨在促进中国—中

东欧国家文化互鉴、民心相通,推动中医药更好地为世界人民健康服务。

▲第三届国际健康智库论坛举行

9 月 1—3 日,由中华中医药学会、中国战略与管理研究会联合主办的本次论坛在吉林辽源举行。会议邀请到美国以及国内北京、上海、南京、贵州、吉林等地中医药行业和大健康产业领域的近 20 位专家学者参与讲座和交流研讨。论坛以"发挥中医优势 把脉健康产业"为主题。开幕式上,中华中医药学会监事长曹正逵、吉林省中医药学会会长宋柏林、辽源市人民政府副市长王龙分别致辞。国家中医药管理局中医药文化建设与科学普及委员会专家、中华中医药学会学术顾问、中国健康管理产学研联盟指导专家温长路以《中医药健康产业赋能健康中国建设》为题作主旨报告,北京中医药大学管理学院教授、国家中医药发展与战略研究院健康产业研究中心主任侯胜田围绕《中医药及健康产业的创新路径》分享心得体会,北京养生文化创意产业协会创会会长、清华大学新经济与新产业研究中心研究员赵立冬带来题为《中医药健康旅游助力乡村振兴》的主旨演讲,为进一步建设高水平国际健康智库,聚焦大健康产业与地方经济转型发展,探讨发展的对策建议、搭建跨界的对话平台。

▲第五届"一带一路"中医药发展论坛举行

9 月 2 日,由中国国际贸易促进委员会、国家中医药管理局、中国人民对外友好协会、北京市人民政府联合主办,中国国际贸易促进委员会贸易投资促进部、《中国中医药报》社有限公司、"一带一路"中医药发展论坛秘书处共同承办的本次论坛于 2022 年中国国际服务贸易交易会期间在北京召开。全国人大常委会副委员长陈竺在论坛开幕式上发表视频致辞。国家中医药管理局局长于文明、中国国际贸易促进委员会会长任鸿斌、中国人民对外友好协会副会长李希奎、北京市政协副主席杨斌等出席开幕式并致辞。中国国际贸易促进委员会副会长张少刚主持开

幕式,并宣读联合国前秘书长潘基文贺信。

▲"中医针灸与世界"主题展览在英国伦敦开幕　9月15日,由伦敦南岸大学卡克斯顿学府主办,黑龙江中医药大学、世界针灸学会联合会、中国中医科学院中医基础理论研究所协办的本次活动在英国伦敦举行。淑兰中医学院院长汤淑兰、英国针灸学院院长王天俊、牛津大学中医药研究中心主任马玉玲等专家,英国针灸学会、英国中医药学会、英国中医联盟会员,以及社会民众等50余人出席活动。"中医针灸与世界"主题展览在英国伦敦南岸大学卡克斯顿学府、伦敦中医孔子学院开幕。展览展品包括图文、书籍和实物,内容涵盖了人类非物质文化遗产、中医针灸的历史、中医针灸的诊疗技术、中医针灸传承与教育以及针灸国际交流等五个方面。伦敦南岸大学校长大卫·菲尼克斯在致辞中提到,中西医在理论和诊疗上各有特点,并对伦敦中医孔子学院在推动中西医文化交流方面作出的贡献表示高度赞赏与支持。伦敦南岸大学副校长黛博拉·约翰斯顿在致辞中重申了伦敦中医孔子学院的三个使命:促进跨文化理解与交流,帮助当地中小学开展正式课程中的汉语教学,在英国发展中医针灸和与其相关的替代医学。伦敦中医孔子学院的英方院长许亦农代表主办单位介绍了展览的宗旨和概况。

▲中国中医心身医学2022学术年会举办　9月16—18日,由世界中医药学会联合会、中华中医药学会主办,世界中医药学会联合会心身医学专业委员会、中华中医药学会心身医学分会、北京中医药大学东方医院、南京中医药大学附属南京中医院联合承办的本次会议在江苏泰州举办。会议邀请国内外著名心理学家、精神科专家、睡眠医学专家等相关领域专家学者近百名,围绕"中西合璧·解码抑郁"的主题开展多维度的学术交流。大会设立了院士国医论坛、青年传承论坛、抑郁与焦虑失眠论坛、抑郁经典经方论坛、抑郁非药物治疗论坛等11个分论坛,专家学者聚焦中西医对抑郁症诊疗经验、最新研究成果、发展趋势等,探索抑郁障碍的全程防治策略,力争最大程度推动抑郁乃至整个心身医学界的临床、科研、教学方面的变革与发展。

▲首届"扶阳学宫读书会"举行　9月18日,由世界中医药学会联合会扶阳专委会主办,中国中医药出版社·悦读空间支持的本次活动在北京举行。读书会以"勇担使命、共话发展"为主题,倡议青年中医药学者为传承创新发展中医药事业而读书。世界中医药学会联合会扶阳专业委员会会长、中华中医药学会副秘书长孙永章,中华中医药学会副秘书长陆静,中国中医药出版社社长宋春生出席启动仪式并致辞。孙永章表示,扶阳专业委员会秉承"致千里之奇士,总百家之伟说"的宗旨举办读书会,是落实中央人才工作会议的具体行动。"扶阳学宫读书会"将争取10年之内举办108期,聚集天下英才交流中医、文化、艺术等书籍内容,引领文化发展。中国书协副秘书长潘文海受聘为世界中联扶阳专委会顾问,并向读书会赠送墨宝;北京中医药大学东直门医院男科研究所办公室主任朱勇受聘为"扶阳学宫读书会"秘书长;中国中医药出版社·悦读空间获赠世界中联扶阳专委会专家论文集。

▲中华中医药学会国际针法与经典名方论坛专家委员会年会暨二十四届中韩中医药学术研讨会举行　9月26—27日,由中华中医药学会、韩国大韩韩医学会共同主办的本次会议在河南南阳召开。会议以线上直播与现场会议相结合的形式进行。中国工程院院士、国医大师石学敏,国医大师唐祖宣,南阳市政协副主席王黎生,中华中医药学会副秘书长刘平,世界针灸学会联合会副秘书长杨宇洋,中国中医药研究促进会副会长陈建强,南阳医学高等专科学校党委书记柳明伟等出席大会现场并发表讲话,韩国大韩韩医学会崔道永会长线上参会并致辞。南阳市中医药发展局局长崔书克等领导和专家到会。南阳市中医院党委书记陈少禹教授为开幕式主持。瑞典针灸学会杨春贵会长、意大利中医药学会郭春彪

会长、泰国中医药学会陈少挺会长、俄罗斯中医药学会孙盛德会长、澳大利亚中华针灸学院江泓成院长等海外专家代表,通过线上参加本次盛会并发来贺电。石学敏以《"醒脑开窍针法"治疗中风偏瘫后遗症的临床应用》为题进行了主题演讲,唐祖宣以《中医温阳法在临床治疗中的应用》为题作主旨发言,韩国韩医学研究院李相勳、韩国上智大学金珉政、中国中医科学院董福慧、暨南大学中医学院杨钦河、北京世针联中医微创针法研究院吴汉卿、天津中医药大学第一附属医院卞金玲、广东省中医院李滋平、河南省中医药研究院附属医院薛爱荣、天津中医药大学马泰、山西中医药大学杨恩来、暨南大学附属第一医院卿鹏等专家先后作了报告。

▲**第二届尼山世界中医药论坛举办** 9月27日,由国家中医药管理局、山东省人民政府主办,山东省卫生健康委员会(山东省中医药管理局)、济宁市人民政府和山东中医药大学承办的本次活动在山东曲阜举办。国家中医药管理局副局长、党组成员秦怀金,山东省人民政府副省长孙继业出席论坛开幕式并讲话。山东省卫生健康委主任、省中医药管理局局长马立新,山东省卫生健康委副主任张立祥,济宁市人民政府副市长刘东波,山东中医药大学党委副书记、校长高树中等出席开幕式。论坛以"多元文明与中医药创新"为主题,中医药相关领域部分知名专家学者以及来自美国、日本、坦桑尼亚的专家学者通过线上线下方式参会并发表演讲。论坛还开设了中医药文化体验馆,成为一大亮点。体验馆以"文明之钥"主题墙引入,用图文讲解、实物展览、多媒体短片等形式,展示了山东特色药材"鲁十味"、中药古法炮制工艺、望闻问切诊疗方式、推拿等特色诊疗疗法以及中医药助力全球抗疫等内容,还设置了中医诊疗与适宜技术、传统健身功法等互动体验项目。

▲**"中国—中亚民间友好论坛"传统医学与健康分论坛举行** 9月27日,本次论坛在陕西西安举行。陕西省副省长方光华出席开幕式并致辞。方光华表示,希望以此次论坛为契机,深入开展医疗、科研、医药服务等领域务实合作,促进健康理念与健康文化互学互鉴,携手抗击疫情,为共建共享人类卫生健康共同体作出贡献。分论坛以"传承创新、共享互鉴、融合发展"为主题,国医大师杨震作题为《传承丝路文化,振兴丝路中医》的主旨演讲。陕西省中医医院、西安中医脑病医院、哈萨克斯坦阿斯塔纳医科大学传统医学中心共同签署了中国—哈萨克斯坦传统医学中心建设合作协议。中国、哈萨克斯坦、乌兹别克斯坦、土库曼斯坦等国专家学者通过线上线下相结合的形式,围绕发挥传统医学资源、技术等方面特色优势建设传统医学中心,改善民众健康等内容交流分享经验,探讨传统医药产业融合与发展,进一步深化我国与中亚国家在传统医学领域的交流与合作。

▲**第十七届中俄生物医药论坛举行** 10月12日,由黑龙江中医药大学和俄罗斯阿穆尔国立医学院联合举办的本次论坛以线上线下结合的方式举行。论坛以"中俄大健康产业创新与发展"为主题。黑龙江中医药大学校长郭宏伟指出,希望两校继续秉持"合作共赢、共同发展"的理念,进一步增进协作、巩固友谊、携手并肩,把已有合作平台运用好,把合作机制完善好,把形成的共识和成果落实好,不断深化重点领域合作,共同为两校乃至两国传统医药的发展、科技事业的进步、优秀人才的培养和深厚友谊的延续作出新的更大的贡献。论坛期间,与会专家学者围绕本届论坛主题开展学术交流。中国工程院院士杨宝峰、阿穆尔国立医学院教授鲍罗丁·叶夫根尼·亚历山德罗维奇、世界针灸学会联合会主席刘保延、阿穆尔国立医学院主任医师科罗特基赫·亚历山大·弗拉基米罗维奇、黑龙江中医药大学教授王顺先后围绕"医工交叉助力寒地疾病精准诊疗""计算机硬件技术搜寻瞬时受体电位通道 M8(TRPM8)配体的研究""针灸的国际传播与临床研究进展""X 射线血管内和心血管手术的现代研究"

"'调神畅志'理论与中医学创新"等内容作主旨报告。

▲中西医结合防治新发传染病高峰论坛举办
10月15日,由世界中医药学会联合会呼吸病专业委员会主办的本次论坛在中日友好医院举行,来自加拿大、澳大利亚、日本、巴基斯坦等国家的知名学者参会并作精彩报告。世界中医药学会联合会呼吸病专业委员会会长张洪春围绕"从经典医籍中挖掘中医药治疗流感经验的体会"作主题报告。他介绍,目前团队基于经典医籍总结了中医对肺系疫病的规律性认识,挖掘并分析相关的用药规律,同时开展了相关证候学和表寒里热证中药新药研究。中日友好医院副院长曹彬分享了"成人社区获得性肺炎(CAP)中西医结合治疗"的临床经验及心得体会。世界中医药学会联合会副主席兼秘书长桑滨生、中日友好医院院长周军等出席开幕式并致辞,中日友好医院党委书记宋树立主持。大会共开展学术报告13场,内容囊括近年国内外中医、中西医结合防治新发传染病的新理论、新观点与新技术。

▲中国—新西兰中医药中心揭牌 10月28日,中国—新西兰中医药中心揭牌仪式在奥克兰、杭州两地同步举办。中国—新西兰中医药中心由浙江中医药大学校与新西兰中医学院合作建设,是我国在新西兰建立的首家海外中医药中心。中心将围绕中医药人才培养合作,中医药诊疗合作与文化传播,中医药学术交流、科研合作、中药材及相关产品贸易开展交流与合作。双方共建课程、联合举办国际会议、搭建人才培养队伍、发起中医药海外教育联盟,同时积极推进交换生、学位联授等工作。

▲世界中医药学会联合会中药上市后研究与评价专业委员会换届大会暨第十届学术年会举办 10月28—30日,由世界中医药学会联合会上市后研究与评价专业委员会主办的本次会议在北京举办。中国工程院院士刘良等专家学者进行了38场报告,就卫生政策、药品监管、药品临床综合评价、真实世界证据等当前的热点和关键问题展开深入讨论,为中药上市后研究推动中医药高质量发展提出意见和建议。团体标准《中成药上市后临床安全性研究指南》《中成药上市后临床有效性研究指南》《中成药上市后经济学评价指南》及专著《中成药上市后临床研究方法技术体系与应用》同期发布,为中成药上市后研究方法技术体系的建立奠定了基础,推动中药上市后评价领域守正创新,迈进高质量发展的新阶段。

▲"一带一路"针灸文化传播与学术论坛举办
10月29日,由陕西省科学技术协会主办,陕西省国际医学交流促进会、西安市针灸学会、陕西省针灸学会针药结合专业委员会、西安东方传统医学研究会、西安市中医医院方氏头针流派传承工作室承办的本次会议在陕西西安举办。来自中国、美国、加拿大等国家的专家学者进行在线学术交流。与会专家结合多年科研及临床实践,围绕针灸动筋针法靶点的寻找、针刺技巧、动留针方式及适应证;靳三针流派的传承脉络、学术思想、临床经验、组方特点和靳三针疗法临床应用;方氏头针技术操作规范及推广,以及国外中医针灸发展历史、存在的问题与挑战、针灸文化传播、合作交流等方面作交流分享。专家们一致表示,要凝聚共识,加强交流,相互促进,努力推动中医药守正创新和传承发展,积极开展中医药文化宣介与推广,让中医药成为民心相通的健康使者,为构建人类卫生健康共同体贡献"中国智慧"。

▲世界中医药学会联合会临床研究数据监查工作委员会第五届学术年会暨换届大会召开 11月5日,由中国中医科学院中医临床基础医学研究所和上海中医药大学附属曙光医院联合承办的本次会议召开。大会选举南京中医药大学教授申春悌任荣誉会长,中国中医科学院中医临床基础医学研究所副所长王忠担任理事会会长。年会以"高品质临床数据监查、高水平临床决策、高质量临床证据"为主题。

开幕式上,世界中医药学会联合会副主席兼秘书长桑滨生表示,希望新一届委员会在组织建设、学术活动、国际标准制定等多个方面协调发展,发挥更大作用,使数据监查在实际临床研究中得到更广泛的应用。

▲**东南亚华侨华人与中医药文化展开展** 11月10日,由国家中医药博物馆、中国华侨历史博物馆与华侨博物院联合主办的本次展览在北京中国华侨历史博物馆开幕。这也是国家中医药博物馆成立以来主办的首次展览。国家中医药管理局副局长、党组成员秦怀金,中国华侨历史学会会长、中国侨联原党组成员、副主席隋军以及国家中医药局各司各直属单位相关负责人出席开幕活动。展览从东南亚华侨华人的移民史视角展现中医药在东南亚地区的传播与发展,反映中医药对东南亚乃至世界文明进步的贡献,彰显当前中医药发展的成就及海外传播的成果。200余件珍贵展品中包含习近平总书记赠送给世界卫生组织的针灸铜人模型同款、东南亚进口的珍稀香药、华侨华人与亲人往来的侨批银信、丰富多样的医籍医典、中药广告纸等。

▲**首届中医药糖尿病防治与健康管理高质量发展论坛举行** 11月14日是联合国糖尿病日,当日,由世界中医药学会联合会主办,世界中联"一带一路"标准与健康产业工作委员会和《世界中医药》杂志共同承办的本次会议以线上线下相结合的方式在北京举行。论坛以中医糖尿病健康管理模式为切入点,促进中医药在重大慢病领域的应用发展,为健康中国行动和全球健康治理提供中医药智慧和中国方案。论坛上发布了题为"共同构建一个更加合理的中医糖尿病健康管理模式"的论坛宣言。世界中医药联合会副主席兼秘书长桑滨生表示,世界糖尿病防治形势异常严峻,中国防治糖尿病刻不容缓,需要建设"五高"的中医糖尿病健康管理模式,即高远志向起点、高水平合作、高质量模式、高标准体系、高情商人文关怀。论坛还介绍了中医药糖尿病健康

管理社区服务模式"五个结合"的核心内容,提出中医药治疗与健康管理结合,即以中医药治疗为基础,结合营养和运动干预实施中医药糖尿病健康管理。此外还包括糖尿病科普教育与自我教育结合、中医诊疗与血糖指标检测相结合、血糖管控与并发症管理结合、"向病而生"唤醒法与"心转病移"共振法结合。

▲**世界针灸学会联合会第十届执行委员会会议召开** 11月18日,本次会议在新加坡以线上线下相结合的形式召开。会议系统回顾了世界针灸学会联合会过去五年的主要进展与成效,规划了未来五年发展方向,选举产生了世界针灸学会联合会第十届执行委员会,委员会由来自40个国家和地区的110人组成,刘保延当选主席。会议决定世界针灸学会联合会2023—2026年国际针灸学术研讨会将分别在泰国、英国、瑞典和瑞士举办,第十一届会员大会暨2027年世界针灸学术大会将在中国举办。刘保延表示,要坚定信心,携手奋进,努力发展针灸科学研究,完善针灸理论体系建设,推动针灸在更多国家立法,用数字化技术提升针灸在基层的可及性,惠及更多群众。

▲**李时珍中医药国际健康论坛举行** 11月17日,由湖北省人民政府、国务院侨务办公室、武汉市人民政府主办,湖北省卫生健康委、黄冈市人民政府、湖北中医药大学共同承办的本次论坛在湖北武汉举行。与会专家学者围绕"发展中医药事业 助力健康老龄化"主题进行研讨和学术交流。论坛上,中国工程院院士、北京中医药大学教授王琦通过视频连线,以《大健康的概念及宏观应对》为题,围绕大健康,就湖北中药材的发展现状、品牌研发等问题作了探讨;国医大师、湖北中医药大学教授梅国强进行题为《小陷胸汤临证思辨录》的专题讲座等。论坛现场还签约道地药材产业项目4个,投资近10亿元,助力湖北打造中医药强省。

▲**2022 世界针灸学术大会在新加坡举办** 11月 19 日,由世界针灸学会联合会和中国中医科学院主办、新加坡中医师公会承办的本次会议在新加坡举行。本次大会以"弘扬中医针灸,护佑全民健康"为主题,采取线上线下相结合的方式召开。大会围绕"中医针灸"作为人类非物质文化遗产的传承创新以及世界卫生组织传统医学战略展开学术探讨。国家中医药管理局副局长、党组成员黄璐琦,新加坡卫生部长王乙康,中国驻新加坡特命全权大使孙海燕,世界针灸学会联合会第十届主席刘保延等线上或线下出席会议。黄璐琦指出:希望世界针灸学会联合会能够遵循中医药发展规律,守正创新促进传承发展;发挥引领作用,加强交流合作;统筹资源力量,推动以针灸为代表的传统医学更好融入各国医疗卫生体系,增进世界人民健康福祉。王乙康表示,要促进中西医相辅相成的作用,建立更有持续性的医疗体系,新加坡可通过循证医学客观证明中医疗效、提升监管制度和将医疗体系转向预防保健。孙海燕强调,中西医各有所长,需要在彼此尊重和互相支持基础上,共同解决现代社会面临的新问题和新挑战。刘保延提到,国际社会对中医药,尤其是针灸,抱有浓厚兴趣和大量需求。希望各国针灸同行携起手来,推动中医针灸的传承创新和国际传播,更好地造福人类健康。

▲**第十九届世界中医药大会在巴西圣保罗召开** 11 月 26 日,由世界中医药学会联合会主办的本次会议在巴西圣保罗召开。世界中医药学会联合会主席马建中线上出席并致欢迎辞,国家中医药管理局副局长、党组成员黄璐琦,国家药品监督管理局副局长赵军宁,民政部社会组织管理局副局长黄茹作视频致辞。中国驻巴西圣保罗总领事馆总领事陈佩洁,世界卫生组织传统医药合作部门高级技术官员李亚婵,巴西—中国议会阵线主席、国会议员福斯托·皮纳托,圣保罗市卫生局局长路易斯·卡洛斯·扎马尔科等分别线上线下出席会议并讲话。马建中表示,世界中医药学会联合会作为传承发展中医药的积极倡导者和坚定践行者,正积极参与全球卫生治理,推动构建人类卫生健康共同体。本届世界中医药大会首次在巴西召开,这将为中医药在南美洲的发展搭建更广阔的平台。希望通过此次会议促进中医药传承创新,鼓励世界中医药学会联合会团体会员、各分支机构及全球中医药从业者继续勇毅前行,为推动中医药学振兴开创新局面,为促进人类健康、改善全球卫生治理作出更大贡献。会上宣读了世界中医药学会联合会关于"第七届(仲景杯)中医药国际贡献奖"授奖决定和获奖名单。世界中医药学会联合会副主席、中国工程院院士张伯礼线上作了题为《中医药抗疫与文化自信》的主题报告。大会还分别在北京、巴西举办了 11 个线上线下学术专场。

▲**黄璐琦出席 2022 中奥中医药未来趋势视频研讨会** 12 月 7 日,由中国中医科学院与奥地利欧亚太平洋学术协会共同主办的本次会议以线上会议形式召开。国家中医药管理局副局长、党组成员黄璐琦出席开幕式并致辞。黄璐琦指出,中奥建交 50多年来,两国已成为友好战略伙伴。双方在包括中医药在内的各领域积极开展交流互鉴,推动了中奥关系持续向前发展。他提出,愿同奥方相关部门保持密切交往,进一步拓展和深化务实合作,乘势而上,积极面向两国民众健康需求,推动共建人类卫生健康共同体,使传统医学和西医学为维护各国民众健康贡献更多力量。会上,中奥两国专家围绕中医药当前研究和未来方向、中医药抗击新冠肺炎等主题进行学术交流和分享。

▲**第二届中德中医药大会举办** 12 月 8 日,由广东省中医院与德中医疗健康管理协会联合主办,本次会议在中德两国采取线上线下相结合形式,中国驻德国大使馆公使衔参赞陈霖豪,德国驻广州总领事馆副总领事扬·坤·冯·伯格斯多夫(蒲彦),广东省中医药局局长徐庆锋等线上线下参会。专家围绕流行病学分析、中医适宜技术推广,中医药最新

研究数据、中医数字化等进行交流,并设专场为欧洲群众科普中医药知识,提供线上咨询。陈霖豪表示,中医药在全球抗疫中发挥着积极作用,促进中医药事业发展,应成为全世界致力于促进人类健康事业发展的共同愿望。蒲彦表示,中医药会为中德两国的交往带来更多的可能性。徐庆锋介绍了广东中医药发展的现状和未来发展方向。大会中方主席、广东省中医院院长张忠德与大会德方主席安德烈亚斯·米哈尔森分别介绍了广东省中医院成为首批国家中医药服务出口基地以来的工作成效、未来发展目标,德国中医药使用情况等。

▲**第七届中国—东盟传统医药论坛举行**　12月12日,由国家卫生健康委员会、国家中医药管理局、广西壮族自治区人民政府共同主办的本次论坛在广西防城港召开。国家中医药管理局副局长、党组成员黄璐琦,缅甸卫生部副部长埃吞,印尼环境和林业协调部副部长伊布·纳尼等在开幕式上作视频致辞。黄璐琦表示,《世界卫生组织中医药救治新冠肺炎专家评估会报告》明确肯定了中医药治疗新冠肺炎的有效性和安全性,并鼓励成员国考虑中国形成并应用的中西医结合模式。中医药积极参与东盟国家抗疫合作,举办中医药与抗击新冠肺炎疫情国际合作论坛,分享中医药抗疫经验,并向柬埔寨派出首支国家层面的中医援外抗疫医疗队。传统医药是打造中国—东盟命运共同体的重要内容,中国—东盟传统医药有广阔的合作前景。他建议,加强抗疫合作、平台建设和中医药开放发展,支持发挥传统医药在疫情防控中的独特作用,推动传统医药更好服务人类健康,助力打造中国—东盟命运共同体。本届论坛以"抢抓RCEP机遇　促进中国—东盟传统医药高质量发展"为主题,同期举办第七届中国—东盟传统医药论坛成果展。国际欧亚科学院院士、南京中医药大学教授段金廒,国医大师、广西中医药大学第一附属医院教授黄瑾明等专家先后围绕论坛主题作了主旨演讲。来自中国和东盟国家传统医药领域官员、专家学者等代表180余人以线上线下相结合方式出席论坛。

▲**第十次世界中西医结合大会召开**　12月21—25日,由中国中西医结合学会主办,四川省中西医结合学会、成都中医药大学等承办的本次会议在四川成都召开。中国中西医结合学会会长、中国工程院院士陈香美出席大会并致开幕辞,指出未来中国中西医结合学会工作的重点是"大数据驱动中西医结合精准诊疗"。大会设立主会场、临床医学专场、药学与交叉学科专场、青年专场以及6个分会场,邀请中西医结合领域的两院院士、国内外著名专家学者,就中西医结合医学发展动态、研究成果、创新趋势作主旨报告和专题报告。会议重点展示近年来结合医学领域取得的创新实践成果,探讨多学科前沿技术与结合医学的深度交叉融合,研讨中西医结合优势病种临床诊疗路径的标准化,并就中西医结合医学的基础研究、临床实践、疗效评价、学科建设、人才培养、政策理论研究等方面展开深入交流。会上颁发"2022年度步长杯中国中西医结合学会科学技术奖"。来自美国、俄罗斯、日本等国的专家学者展开学术交流对话。

三、动态消息

▲**医保信息系统更新使用新版中医病证分类与代码** 国家医疗保障局、国家中医药管理局联合印发通知,于 2022 年 1 月 1 日起在医保信息系统中全面更新使用《中医病证分类与代码》(GB/T 15657-2021)。此次更新国家中医药管理局、国家医疗保障局共同推进新版"国标"与医保信息系统相衔接,按照《中医病证分类与代码》(GB/T 15657-2021)对医保疾病诊断和手术操作分类与代码中的中医病证分类与代码进行更新,进一步确保医保业务编码标准及数据库的完整性,满足医保业务需求,破除信息壁垒,促进数据共享互认,减轻基层负担。

▲**《知识产权强国建设纲要和"十四五"规划实施年度推进计划》印发** 1 月 5 日,国务院知识产权战略实施工作部际联席会议办公室印发《知识产权强国建设纲要和"十四五"规划实施年度推进计划》(以下简称《计划》),明确推进知识产权强国建设的七方面 115 项重点任务和工作措施,其中对中医药传统知识保护作出要求。《计划》明确,在产权制度方面,由国家中医药管理局、国家卫生健康委、国家知识产权局负责推进《中医药传统知识保护条例》立法进程。在强化知识产权保护方面,由最高人民法院负责制订《关于加强中医药知识产权司法保护的意见》,促进中医药传承创新发展;由国家中医药管理局负责推进中医药传统知识保护研究中心建设,开展中医药传统知识保护体系构建研究。

▲**全国针灸标准化技术委员会换届会召开** 1 月 5 日,本次会议在线举行。新一届全国针灸标准化技术委员会(SAC/TC475)由 33 个单位的 35 名委员组成,世界针灸学会联合会主席刘保延任主任委员,秘书处承担单位为中国中医科学院针灸研究所。刘保延表示,未来 5 年,第二届全国针灸标准化技术委员会将进一步加强针灸标准化理论、方法及战略研究,不断提高针灸标准研制质量,大力开展针灸标准的宣传推广和标准化人才培养与教育工作,使针灸标准在提高针灸疗效与安全性中发挥重要作用。

▲**《2020 年中医药事业发展统计提要报告》印发** 1 月 13 日,国家中医药管理局办公室印发《2020 年中医药事业发展统计提要报告》(以下简称《报告》)。《报告》指出,2020 年中医类医疗卫生机构数增幅达 9.9%,中医总诊疗量达 10.6 亿人次,中医药人员总数为 830 627 人,基层医疗卫生机构中医药服务可及性不断增强,中医药教育稳步发展,中医药科研产出持续增长。在中医医疗资源方面,2020 年医疗卫生机构中中医类医疗卫生机构(包括中医类医院、中医类门诊部、中医类诊所,及隶属于卫生部门的中医类研究机构)达到 72 355 个,比 2019 年增加了 6 546 个,增幅为 9.9%。2020 年全国中医类医院总计 5 482 个,比 2019 年增加了 250 个。全国卫生机构中,中医药人员总数为 830 627 人,比 2019 年增加了 63 388 人,增幅 8.3%。《报告》显示,2020 年全国高等中医药院校 44 所,设置中医药专业的高等西医药院校 150 所,设置中医药专业的高等非医药院校 250 所。2020 年全国高等中医药院校毕业生数 211 303 人。全国中医药科研机构重点发展学科数共计 188 个,与 2019 年相比增加了 13 个。在财政拨款方面,2020 年中医机构财政拨款 981.9 亿元,与 2019 年相比增长了 408.3 亿元,增幅为 71.2%,占卫生健康部门财政拨款 13 331.5 亿元的 7.4%,比 2019 年的 6.5% 有所增加。在中医药文化方面,2020 年全国中医药健康文化知识普及水平保持高位,普及

率达 94.2％，较 2019 年增长了 1.7％；阅读率达 92.6％，较 2019 年增长了 2.5％；信任率达 92.9％，较 2019 年增长了 1.9％；行动率达 62.2％，较 2019 年增长了 4.0％。2020 年中国公民中医药文化素养水平达到了 20.7％，较 2019 年增长了 5.1％。

▲**国家中医药管理局公布 2021 年岐黄学者支持项目人选名单**　1 月 14 日，国家中医药管理局公布 2021 年岐黄学者支持项目人选名单，确定丁霞等 50 人为 2021 年岐黄学者支持项目人选。

▲**2022 年全国卫生健康工作会议召开**　1 月 27 日，本次会议在北京召开。国家卫生健康委党组成员、副主任李斌主持会议。会议强调，要以习近平新时代中国特色社会主义思想为指导，全面贯彻党的十九大和十九届历次全会精神，认真落实党中央、国务院决策部署，深刻领会"两个确立"的决定性意义，增强"四个意识"、坚定"四个自信"、做到"两个维护"，弘扬伟大建党精神，坚持稳中求进总基调，完整、准确、全面贯彻新发展理念，坚持以人民为中心的发展思想，坚持把新冠肺炎疫情防控作为重中之重，推进健康中国战略和积极应对人口老龄化战略，统筹发展与安全，统筹疫情防控和卫生健康各项工作，不断推动卫生健康事业高质量发展，以实际行动迎接党的二十大胜利召开。国家卫生健康委党组书记、主任马晓伟出席会议并讲话。

▲**科技部公布 2020 年度全国优秀科普作品**　1 月 28 日，科技部公布 2020 年度 100 部（册、套）全国优秀科普作品名单，《写给老百姓的中医养生书系》《全国中小学中医药文化知识读本》《诗经如画　本草如歌——遇见最美的本草 2》《中医治未病指导丛书(7 册)》4 部中医药作品入选。《写给老百姓的中医养生书系》由中国工程院院士张伯礼主审，于春泉、王泓午主编，中国医药科技出版社出版。《全国中小学中医药文化知识读本》由国医大师孙光荣，中国工程院院士、国医大师王琦主编，中国中医药出版

社出版。《诗经如画　本草如歌——遇见最美的本草 2》由楚林著，中国中医药出版社出版。《中医治未病指导丛书(7 册)》由郑玉玲、王永霞等主编，河南科学技术出版社出版。

▲**2022 年全国中医药局长会议召开**　1 月 29 日，本次会议在北京召开。受国家卫生健康委党组书记、主任马晓伟委托，国家卫生健康委党组成员、国家中医药管理局党组书记余艳红宣读马晓伟讲话，余艳红主持会议并讲话，国家中医药管理局局长于文明作工作报告。会议以习近平新时代中国特色社会主义思想为指导，全面贯彻党的十九大和十九届历次全会精神，落实《中共中央　国务院关于促进中医药传承创新发展的意见》和《中医药法》，总结 2021 年中医药工作，分析面临的形势任务，部署 2022 年重点任务。

▲**中医药类 8 所高校 11 个学科入选第二轮"双一流"建设名单**　2 月 9 日，第二轮"双一流"建设高校及建设学科名单公布，新一轮建设正式启动。6 所中医药高校以及来自 8 所高校的 11 个中医药相关学科入选。其中，北京中医药大学中医学、中西医结合、中药学，天津中医药大学中药学，复旦大学中西医结合，上海中医药大学中医学、中药学，南京中医药大学中药学，中国药科大学中药学，广州中医药大学中医学，成都中医药大学中药学入选第二轮"双一流"建设高校及建设学科名单。

▲**《中国针灸学会推进针灸高质量发展"十四五"规划纲要（2021—2025 年）》印发**　2 月 15 日，《中国针灸学会推进针灸高质量发展"十四五"规划纲要（2021—2025 年）》印发（以下简称《规划纲要》），要求发挥原创优势，以针灸学科建设统筹医疗、健康、科研、标准以及人才队伍建设和国际传播，推进针灸学科在区域、基层、国内、国际各层次、各领域的多元协调发展。《规划纲要》明确，提升针灸的服务能力、探索建立新的服务模式，加强针灸标准研

究,打造符合我国特点的针灸研究成果推广的方式和机制。

▲首届全国中医药特色技术演示会召开 2月20日,本次会议在位于海南博鳌的上海中医药大学博鳌国际医院举行。演示会共有15个特色疗法分成三组呈现。世界中西医结合学会会长李俊德表示,活动利用乐城先行区独特的政策优势,让这些民间中医疗法传承人得以互相交流、互相学习,能够促进中医药学术水平进一步提高,推动中医药不断走向世界,为更多人服务。

▲第二批特色服务出口基地(中医药)名单出炉 2月22日,商务部公示第二批特色服务出口基地(中医药)入围名单,中国中医科学院西苑医院、天津中医药大学第一附属医院、石家庄以岭药业股份有限公司、内蒙古自治区国际蒙医医院、延边中医医院延吉市中医医院、上海中医药大学、浙江中医药大学、温州医科大学、厦门市中医院、南阳市张仲景博物馆、湖南中医药大学第一附属医院、广西中医药大学、重庆太极实业(集团)股份有限公司、甘肃中医药大学附属医院等14家单位成功入围。

▲首个针灸临床证据图谱亮相国际顶级期刊 2月25日,广州中医药大学许能贵团队在国际顶级医学期刊《英国医学杂志》发表了研究论文《基于临床证据体的针灸疾病图谱研究》。该研究完善了Epistemonikos数据库(目前国际上最全最优的临床证据数据库)中针灸疗法的临床证据,首次构建了针灸临床证据矩阵及制订了全球首个针灸临床证据图谱,是医学研究领域的一个重要里程碑。研究通过严谨科学的分析方法明确了针灸在上述病种的治疗效应及证据强度,为针灸的国际化推广应用及未来的研究重点奠定了基础。

▲国家中医药管理局与清华大学签署合作框架协议 3月1日,国家卫生健康委党组成员、国家中医药管理局党组书记余艳红,副局长、党组成员秦怀金赴清华大学考察调研,与清华大学校长王希勤、校长助理王宏伟就推进中医药现代化、促进中医药传承创新发展进行会谈,并参观清华大学校史馆,调研中医药交叉研究所和蛋白质研究技术中心。秦怀金、王宏伟分别代表双方签署《中医药创新发展合作框架协议》。

▲闫树江赴中华中医药学会调研 3月2日,国家中医药管理局党组成员、副局长闫树江前往中华中医药学会调研。闫树江对学会在做好党和政府的参谋助手、积极引领学术发展、培养举荐优秀人才、注重成果评价转化、加强科普文化宣传、健全标准评价体系、助力中医药走出去、科技助力地方经济融合发展等方面取得的成绩予以充分肯定。

▲国家中医药管理局与福建省签订合作协议 3月2日,国家中医药管理局与福建省人民政府签署合作协议,国家卫生健康委党组成员、国家中医药管理局党组书记余艳红出席签约仪式并讲话,副局长、党组成员秦怀金,福建省人民政府副省长李德金签署《国家中医药管理局 福建省人民政府共同推动福建省中医药事业高质量发展超越的合作协议(2022—2025年)》。

▲《关于推进家庭医生签约服务高质量发展的指导意见》印发 3月3日,国家卫生健康委、财政部、人力资源社会保障部、国家医保局、国家中医药局和国家疾控局联合印发《关于推进家庭医生签约服务高质量发展的指导意见》。明确到2035年,签约服务覆盖率达到75%以上,基本实现家庭全覆盖,重点人群签约服务覆盖率达到85%以上,满意度达到85%左右。

▲《基层中医药服务能力提升工程"十四五"行动计划》印发 为贯彻落实《中共中央 国务院关于促进中医药传承创新发展的意见》《"健康中国2030"

规划纲要》《关于加快中医药特色发展的若干政策措施》《中共中央 国务院关于实现巩固拓展脱贫攻坚成果同乡村振兴有效衔接的意见》,进一步提升基层中医药服务能力,在总结"十三五"基层中医药服务能力提升工程实施工作基础上,国家中医药局、国家卫生健康委、国家发展改革委、教育部、财政部、人力资源社会保障部、文化和旅游部、国家医保局、国家药监局、中央军委后勤保障部卫生局联合制定,并于3月8日发布了《基层中医药服务能力提升工程"十四五"行动计划》。

▲新版中药材GAP将产生重要行业影响 3月17日,新版《中药材生产质量管理规范》(中药材GAP)正式发布,引起业内广泛关注。我国加入世界贸易组织后,更加关注中药标准化问题,这是中药现代化和走向国际的重要基础条件,中药材标准化则是基础中的基础,中药材的标准化有赖于中药材生产的规范化,《中药材生产质量管理规范》是促进规范生产、保障药材质量的重要举措。

▲《健康中国行动2022年工作要点》印发 3月23日,健康中国行动推进委员会办公室印发《健康中国行动 2022 年工作要点》(以下简称《工作要点》),进一步推动健康中国行动有关工作落实落地,其中,国家中医药局分工负责多项中医药相关工作。《工作要点》要求,教育部、国家卫生健康委、国家中医药局按职责分工负责强化儿童眼保健相关内容,开展中医适宜技术防控儿童青少年近视试点工作。国家卫生健康委、国家中医药局按职责分工负责指导各地提升基层慢病医防融合服务能力,总结制订糖尿病等中医特色康复方案。国家中医药局负责组织开展"中医药文化传播我们在行动"系列活动,举办群众性中医药文化活动,建设中医药健康文化知识角。

▲《关于开展社区医养结合能力提升行动的通知》印发 3月25日,国家卫生健康委、国家中医药管理局等9部门联合印发《关于开展社区医养结合能力提升行动的通知》。明确要提升医疗和养老服务能力,发挥中医药作用,加强队伍建设,提高信息化水平,改善设施条件。

▲《"十四五"中医药发展规划》印发 3月29日,国务院办公厅印发《"十四五"中医药发展规划》(以下简称《规划》),明确了"十四五"期间中医药发展的指导思想、基本原则、发展目标、主要任务和重点措施。提出到2025年,中医药健康服务能力明显增强,中医药高质量发展政策和体系进一步完善,中医药振兴发展取得积极成效,在健康中国建设中的独特优势得到充分发挥。这是首个以国务院办公厅名义印发的中医药五年规划。《规划》统筹考虑医疗、教育、科研、产业、文化、国际合作等中医药发展的重点领域,提出10个方面的重点任务,设置15项具体发展指标和11项工作专栏。

▲30位同志获第四届国医大师称号 近年来,全国中医药系统广大干部职工在党中央、国务院的正确领导下,坚持以习近平新时代中国特色社会主义思想为指导,全面贯彻党的十九大和十九届历次全会精神,深入学习贯彻习近平总书记关于中医药工作的重要论述,按照党中央、国务院关于中医药工作的决策部署,传承精华、守正创新,中医药事业发展成效显著,涌现出一大批德高望重、医术精湛的名医名家。3月29日,为表彰他们的杰出贡献,营造名医辈出的良好氛围,调动广大中医药工作者的积极性和创造性,人力资源社会保障部、国家卫生健康委、国家中医药局决定,授予丁樱等30位同志国医大师称号。

▲《2022年全国综合防控儿童青少年近视重点工作计划》印发 3月30日,教育部办公厅印发《2022年全国综合防控儿童青少年近视重点工作计划》(以下简称《计划》)。旨在进一步加强组织领导,明确部门职责,系统谋划和扎实推进新时代儿童青

少年近视防控工作。其中，多项重点工作与中医药相关。《计划》明确国家中医药局、国家卫生健康委、国家疾控局要充分发挥中医药在近视防控中的作用，推动各地有序开展中医适宜技术防控儿童青少年近视试点工作，评价效果进一步推广示范。

▲**《有序扩大国家区域医疗中心建设工作方案》印发**　3月31日，国家发展改革委、国家卫生健康委、国家中医药局联合印发《有序扩大国家区域医疗中心建设工作方案》（以下简称《方案》）。中国中医科学院西苑医院等20家中医医院入选国家区域医疗中心输出医院名单。《方案》明确到2022年底，基本完成全国范围内的规划布局，力争国家区域医疗中心建设覆盖全国所有省份。到"十四五"末，国家区域医疗中心建设任务基本完成，在优质医疗资源短缺地区建成一批高水平的临床诊疗中心、高层次的人才培养基地和高水准的科研创新与转化平台，培育一批品牌优势明显、跨区域提供高水平服务的医疗集团，打造一批以高水平医院为依托的"互联网＋医疗健康"协作平台，形成一批以国家区域医疗中心为核心的专科联盟。

▲**《海外疾病中医药防护指南》出版**　4月1日，《海外疾病中医药防护指南》由广东科学技术出版社出版。该书初步形成了海外疾病中医药防治策略框架。全书共分六章，围绕海外人员身心健康，分别探讨了中医药海外发展与应用概况、海外常见病的中医药防治、海外地方病的中医药防治、公共卫生疾病和中医药防治、海外中医药养生保健、海外疾病的中西医防护等内容。广州中医药大学副校长潘华峰介绍，该书是面向境外留学人员和有一定汉语基础、热爱中华文化的世界各国人民的中医药保健科普书籍，弥补了面向境外留学人员和外籍人士的中医药科普书籍的空白，旨在使读者正确认识和应用中医药。

▲**《关于加强新时代中医药人才工作的意见》印发**　4月8日，国家中医药管理局、教育部、人力资源社会保障部、国家卫生健康委联合印发《关于加强新时代中医药人才工作的意见》（以下简称《意见》）。《意见》系首个多部门共同出台系统部署中医药人才工作的政策性文件，分别提出中医药人才工作"十四五"和中长期的主要目标：到2025年，符合中医药特点的人才培养、评价体系基本建立，人才规模总量快速增长，区域布局、专业结构更趋合理，促进人才成长、吸引集聚的制度环境明显优化，培养造就一支基本满足中医药发展需求的人才队伍。实现二级以上公立中医医院中医医师配置不低于本机构医师总数的60％，全部社区卫生服务中心和乡镇卫生院设置中医馆、配备中医医师。到2035年，符合中医药特点的人才制度体系更加完善，中医药领域战略科学家、领军人才、创新团队不断涌现，人才对中医药振兴发展的引领支撑作用更加突出，对健康中国建设的贡献度显著提升。

▲**《关于推进新时代古籍工作的意见》印发**　4月11日，中共中央办公厅、国务院办公厅印发《关于推进新时代古籍工作的意见》（以下简称《意见》），明确做好古籍工作的重要意义和具体措施，其中包括挖掘古典医籍，增加中医药等专业的古文献教学内容。《意见》提出，梳理挖掘古典医籍精华，推动中医药传承创新发展，增进人民健康福祉；鼓励在文史哲、中医药等相关学科专业教学中增加古文献相关教学内容；文物、中医药、宗教、法律、农业、林草、水利、社会科学、科学技术、档案、方志、古地图等工作主管部门加强本领域古籍工作。

▲**《国家中医药综合统计制度》正式实施**　4月12日，国家统计局正式批准执行《国家中医药综合统计制度》，该制度的正式实施，是中医药综合统计事业发展的里程碑。

▲**《医养结合示范项目工作方案》印发**　4月18日，国家卫生健康委印发《医养结合示范项目工作方案》（以下简称《方案》）。旨在不断提高医养结合服

务能力和水平,更好满足老年人健康养老服务需求。《方案》明确了创建范围,要创建全国医养结合示范省(区、市)、全国医养结合示范县(市、区)、全国医养结合示范机构。《方案》提出了创建标准,指出全国医养结合示范省(区、市)和全国医养结合示范县(市、区)需党政重视,部门协同;政策支持,推动有力;固本强基,优化提升等。2030年完成创建工作。

▲**中国科协网络平台宣传评价2021年度排行榜发布** 4月21日,中国科协2021年度中国科协网络平台宣传评价排行榜发布。在211个全国学会中,中华中医药学会取得了总榜第二名、抖音第一名、网站第三名、微信第八名、今日头条第五名的好成绩。

▲**国家中医药管理局党组传达学习习近平总书记致青蒿素问世50周年暨助力共建人类卫生健康共同体国际论坛的贺信精神** 4月26日,国家中医药管理局党组召开会议,传达学习习近平总书记致青蒿素问世50周年暨助力共建人类卫生健康共同体国际论坛的贺信精神,研究部署贯彻落实举措。国家卫生健康委党组成员、国家中医药管理局党组书记余艳红主持会议并讲话。会议认为,在青蒿素问世50周年之际,习近平总书记发来贺信,充分肯定了青蒿素帮助我国完全消除疟疾的重要贡献,充分肯定了青蒿素作为援外重大成果的重要贡献,充分肯定了青蒿素为全球疟疾防治、佑护人类健康做出的重要贡献,对密切公共卫生领域交流合作、推动共建人类卫生健康共同体提出殷切期望,充分体现了以习近平同志为核心的党中央对中医药工作和中医药走出去的高度重视,为做好下一步工作注入了强大思想和行动力量。

▲**《"十四五"国民健康规划》印发** 4月27日,国务院办公厅印发《"十四五"国民健康规划》(以下简称《规划》)。《规划》从规划背景、总体要求、织牢公共卫生防护网、全方位干预健康问题和影响因素、全周期保障人群健康、提高医疗卫生服务质量、促进中医药传承创新发展、做优做强健康产业、强化国民健康支撑与保障、强化组织实施等方面做出详细说明。

▲**中华全国总工会表彰全国五一劳动奖和全国工人先锋号** 4月28日,2022年庆祝"五一"国际劳动节暨全国五一劳动奖和全国工人先锋号表彰大会召开。200个集体和966名个人分获全国五一劳动奖状、奖章,956个集体获全国工人先锋号。中医药系统2个集体和21人分获全国五一劳动奖状、奖章,15个集体获全国工人先锋号。

▲**《全国护理事业发展规划(2021—2025年)》印发** 4月29日,国家卫生健康委印发《全国护理事业发展规划(2021—2025年)》,提出完善护理服务体系、加强护士队伍建设、推动护理高质量发展、补齐护理短板弱项、加强护理信息化建设、推动中医护理发展、加强护理交流与合作等七项主要任务。

▲**2022中医药重大科学问题难题发布** 5月2日,中华中医药学会发布2022中医药重大科学问题难题,共3类8项。其中包括前沿科学问题四项:"中医药防治新发突发传染病(新冠肺炎)的机制是什么?""高品质道地药材的科学内涵是什么?""中医药抗耐药菌的机制是什么?""中医药对'亚健康'状态认知和干预的科学原理是什么?";产业技术问题两项:"如何构建彰显临床价值的中药质量标准体系?""如何以质量均一为目标提高中药制剂智能化制造水平?";工程技术难题两项:"如何构建中医药维护脑健康的关键证据体系?""如何构建面向基层医疗的中医智能化诊疗系统?"2019—2021年,中华中医药学会连续三年参与中国科学技术协会"重大科学问题、工程技术难题和产业技术问题"征集工作,共遴选出18项问题难题公开发布。2021年,中华中医药学会获中国科协"重大科技问题难题征集

发布2020年度优秀成果单位"奖。

▲《深化医药卫生体制改革2022年重点工作任务》印发 5月4日,国务院办公厅印发《深化医药卫生体制改革2022年重点工作任务》(以下简称《任务》)。2022年医改工作主要包括四个方面21项具体任务,其中有多项任务由国家中医药局按职责分工负责。《任务》明确国家中医药局等部门按职责分工负责推动中医药振兴发展。

▲教育部推进"四新"建设 将师承教育融入中医药人才培养全过程 5月17日,教育部召开第二场"教育这十年""1+1"系列新闻发布会。教育部高等教育司司长吴岩在深化新医科建设的讲话中提到,定位"大国计""大民生""大学科""大专业",强化医学生培养的道术、仁术、学术、技术和艺术,统领医学教育创新发展。医教协同构建以"5+3"为主体的临床医学人才培养国家制度。加快复合型高层次医学拔尖创新人才培养,连续举办10届中国大学生医学技术技能大赛,支持11所高校开展八年制临床医学教育,推动"医学+X"复合型人才培养改革试点。将师承教育融入中医药人才培养全过程,基本建成符合中医药特色的人才培养体系。通过世界医学教育联合会认定,建成了具有中国特色、国际实质等效的医学教育专业认证制度。

▲《第三批国家区域医疗中心建设项目名单》公布 5月18日,国家发展改革委、国家卫生健康委、国家中医药管理局联合公布《第三批国家区域医疗中心建设项目名单》,6家中医院入选第三批国家区域医疗中心建设项目名单;7家中医院入选国家区域医疗中心建设项目"辅导类"名单,将作为国家区域医疗中心建设储备项目纳入下一批评估范围。入选第三批国家区域医疗中心建设项目名单的6家中医院分别是:中国中医科学院广安门医院保定医院、首都医科大学附属北京中医医院内蒙古医院、北京中医药大学东直门医院厦门医院、中国中医科学院望京医院南阳医院、北京中医药大学东直门医院洛阳医院、江苏省中医院重庆医院。入选国家区域医疗中心建设项目"辅导类"名单的7家中医院分别是:浙江省中医院包头医院、北京中医药大学东直门医院鄂尔多斯医院、中国中医科学院广安门医院黑龙江医院、上海中医药大学附属曙光医院安徽医院、上海中医药大学附属龙华医院江西医院、广东省中医院海南医院、广州中医药大学第一附属医院重庆医院。

▲首批科学家精神教育基地公布 5月30日,中国科协、教育部、科技部等单位共同发布2022年科学家精神教育基地名单。全国140家单位被认定为首批科学家精神教育基地,中国中医科学院中药研究所屠呦呦研究员工作室、天津中医药大学组分中药国家重点实验室、屠呦呦旧居陈列馆和宁夏农林科学院枸杞科学研究所科学家精神教育基地等多家中医药行业单位入选。

▲中国老年保健协会民族医药分会成立 6月5日,中国老年保健协会民族医药分会成立大会以线上线下相结合的方式举行。经会议选举,产生了民族医药分会第一届领导班子。民族医药分会新任会长、中国中医科学院广安门医院预防保健科主任提桂香表示,民族医药分会成立与发展的宗旨,是对传统医药文化进行有效挖掘、整理和传承。她提出,今后的工作重点包括"拯救民族医药秘方行动"项目、"民族医药价值研究与传播计划"项目、"古代中医传承,加我一个"论坛项目等。

▲两项中医药防治近视指南发布 6月5—6日,由中华中医药学会、中国中医科学院、中国中医科学院眼科医院共同主办的第三届中西医综合防控儿童青少年近视论坛在线举办。论坛发布了《儿童青少年近视防控中医适宜技术临床实践指南》《病理性近视眼底病变黄斑出血中医诊疗指南》,为近视不同阶段中西医综合防、控、治提供规范指导。《儿童

青少年近视防控中医适宜技术临床实践指南》系统整理了包括耳穴压丸、揿针、灸法、穴位按摩、刮痧等在内的5类9项近视防控中医适宜技术。《病理性近视眼底病变黄斑出血中医诊疗指南》规范总结了病理性近视黄斑出血的病证结合辨治方法。

▲**国家药监局成立中医器械标准化技术归口单位** 6月7日，国家药监局发布公告，决定成立中医器械标准化技术归口单位，主要负责中医器械专业领域的基础通用标准、产品标准、方法标准和其他相关标准制修订工作。第一届中医器械标准化技术归口单位专家组由59位专家组成，张伯礼院士等3人担任顾问。第一届中医器械标准化技术归口单位专家组的59位专家来自相关领域的医疗机构、监管机构、审评检验机构、科研院所、企业等。秘书处由天津市医疗器械质量监督检验中心承担，国家药监局医疗器械标准管理中心负责业务指导。

▲**中华中医药学会公布首批名医名家科普工作室** 6月8日，中华中医药学会首批名医名家科普工作室和中华中医药学会科普基地名单公布，遴选产生了中日友好医院许润三科普工作室等51个中华中医药学会名医名家科普工作室和广东省中医院等20个中华中医药学会科普基地。名医名家科普工作室旨在鼓励中医药领域权威、知名专家参与科普工作，挖掘和综合利用社会科普资源，助力提高全民科学素质；科普基地旨在加强科普基础设施建设，推进全国科普教育基地发展，鼓励社会各方面参与、支持科普工作。

▲**全国中医药系统新冠肺炎疫情防控工作视频会议召开** 6月9日，国家中医药管理局召开本次会议。国家中医药管理局局长于文明出席会议并讲话，国家中医药管理局副局长、党组成员闫树江主持会议。会议指出，各级中医药主管部门要深刻认识国内外疫情防控的复杂性、艰巨性、反复性，要从忠诚拥护"两个确立"、坚决做到"两个维护"的政治高度，一以贯之地把思想和行动统一到以习近平同志为核心的党中央决策部署上来，坚持人民至上、生命至上，毫不动摇坚持"外防输入、内防反弹"总策略和"动态清零"总方针，坚决克服认识不足、准备不足、工作不足等问题，抓实抓细疫情防控各项工作。

▲**《猴痘诊疗指南（2022年版）》印发** 6月10日，国家卫生健康委办公厅、国家中医药管理局办公室印发《猴痘诊疗指南（2022年版）》（以下简称《指南》），就猴痘的易感人群、临床表现、诊断和鉴别诊断、治疗、出院标准等方面作出指导。《指南》明确，可采用中医治疗。根据中医"审因论治""三因制宜"原则辨证施治。临床症见发热者推荐使用升麻葛根汤、升降散、紫雪散等；临床症见高热、痘疹密布、咽痛、多发淋巴结肿痛者推荐使用清营汤、升麻鳖甲汤、宣白承气汤等。《指南》要求，各级卫生健康行政部门、中医药管理部门要高度重视，认真组织做好猴痘诊疗相关培训，切实提高"四早"能力，一旦发现猴痘疑似病例或确诊病例，应及时按照有关要求报告，并全力组织做好医疗救治工作，切实保障人民群众生命安全和身体健康。

▲**《关于组织开展2022年全国老年健康宣传周活动的通知》印发** 6月13日，国家卫生健康委、国家中医药管理局联合印发《关于组织开展2022年全国老年健康宣传周活动的通知》（以下简称《通知》）。《通知》明确，今年活动主题为改善老年营养，促进老年健康。活动内容包括宣传老年健康政策、宣传老年健康科普知识、宣传老年营养健康知识等。《通知》指出要结合老年人特点，通过老年健康教育科普视频等多种方式，宣传疫情防控、疫苗接种、中医养生保健、运动健身、老年常见病和慢性病防治、康复护理、心理健康、伤害预防、应急救助等科学知识等。《通知》还指出宣传老年人健康管理、老年健康与医养结合、高血压患者健康管理、糖尿病患者健康管理、中医药健康管理等国家基本公共卫生服务政策

及各地老年健康服务政策等。

▲**第五批全国中医临床优秀人才研修项目启动推进会召开** 6月15日,本次会议在北京召开。国家中医药管理局副局长、党组成员秦怀金出席会议,强调要深入贯彻落实中央人才工作会议和全国中医药大会精神,充分认识加强高层次中医临床人才队伍建设的重要性和紧迫性,以更高站位、更大力度、更高标准、更开阔视野抓好项目推进实施,加快培养大批高层次中医临床人才。秦怀金指出,全国中医临床优秀人才研修项目实施以来培养了一大批高水平中医临床人才,建立具有中医药特色的高层次中医临床人才培养路径和选拔、评价机制,发挥了很好的引领示范作用。各省(区、市)中医药主管部门相关负责人,相关单位负责人,第五批全国中医临床优秀人才研修项目400名培养对象视频连线参加会议。

▲**国家中医医疗队赴四川阿坝开展巡回医疗** 6月18日,中国中医科学院国家中医医疗队在四川省阿坝藏族羌族自治州正式启动巡回医疗活动。启动仪式上,国家中医医疗队总领队、中国中医科学院副院长唐旭东表示,为助力乡村振兴,进一步促进优质中医药资源下沉,有效提升边远地区中医药服务能力,国家中医药管理局持续派出国家中医医疗队开展巡回医疗活动。作为中国中医科学院赴四川开展巡回医疗工作的第三批医疗队,希望医疗队专家发扬"青蒿素精神",扎实做好巡诊工作,为阿坝州人民群众的健康排忧解难。

▲**王晨出席《中医药法》实施五周年座谈会并讲话** 6月27日,中共中央政治局委员、全国人大常委会副委员长王晨出席由国家中医药管理局主办的本次会议。王晨指出,《中医药法》是一部具有鲜明中国特色、体现深厚历史底蕴和文化自信的重要法律。法律实施五年来,我国中医药事业发展取得显著成效,管理体系建设得到加强,中医药产业快速发展,

服务能力稳步提升。特别是在新冠肺炎疫情防控中,中医药发挥了重要作用,有效维护和促进了人民群众健康福祉。王晨强调,要以《中医药法》实施五周年为契机,坚持党的领导,坚持以人民为中心,积极运用法治力量促进和保障中医药事业高质量发展,不断增强人民群众获得感、幸福感、安全感。要坚持中西医并重,推动中医药和西医药相互补充、协调发展。要坚持继承和创新相结合,保持和发挥中医药的特色和优势,切实解决法律实施中存在的问题和短板,进一步提高医疗卫生服务的公平可及,扩大优质健康服务供给,不断推进中医药现代化。

▲**2022中医药高质量发展大会举行** 6月28日,由中国工程院主办,中国工程院医药卫生学部、天津中医药大学、组分中药国家重点实验室和现代中医药海河实验室承办的本次会议在浙江乌镇召开。会议围绕"中医药服务新冠疫情防控"和"中医药服务健康产业发展"两大主题进行研讨。中国工程院院长李晓红,国家中医药管理局局长于文明,国家药品监督管理局副局长赵军宁,中国科学院院士陈凯先,中国工程院院士钟南山、张伯礼、李松等以线上和线下形式参会,中国工程院院士李兰娟、陈香美、刘良等出席会议并作专题报告。大会发布了《中医药高质量发展乌镇宣言》,提出中医药高质量发展的五项目标和任务:着力推动高质量诊疗供给,实现健康服务更可及;着力推动高质量临床评价,实现疗效证据更充分;着力推动高质量基础研究,实现科学原理更清楚;着力推动高质量药材生产,实现中药资源可持续;着力推动高质量新药研制,实现中药产品更优质。在高端对话环节,张伯礼院士等专家学者与知名中医药企业家代表,从产品研发、科技创新、产业升级、国际市场、文化弘扬等方面开展交流讨论。

▲**《公立医院高质量发展评价指标(试行)》和《公立中医医院高质量发展评价指标(试行)》印发** 6月29日,为进一步推动公立医院高质量发展,按照

《国务院办公厅关于推动公立医院高质量发展的意见》(国办发〔2021〕18 号)要求,国家卫生健康委办公厅、国家中医药管理局办公室印发《公立医院高质量发展评价指标(试行)》和《公立中医医院高质量发展评价指标(试行)》。

▲《贯彻实施〈国家标准化发展纲要〉行动计划》印发　7 月 6 日,市场监管总局、中央网信办等 16 个部门联合印发《贯彻实施〈国家标准化发展纲要〉行动计划》(以下简称《计划》)。《计划》旨在明确 2023 年年底前重点工作,有序推进任务落实,更好发挥标准化在推进国家治理体系和治理能力现代化中的基础性、引领性作用。《计划》部署了重点工作部门分工,其中国家卫生健康委、文化和旅游部、国家中医药管理局等部门按职责分工负责加强婴幼儿和老年人等重点人群健康标准研制,健全中医药标准体系,提升公共卫生健康标准化水平,完善体育、文化、旅游、广播电视和网络视听、文物保护利用等方面标准体系,推动度假休闲、乡村旅游、旅游民宿等标准制定和实施,强化标准对文物数字化、考古、文物自然灾害防御等领域的支撑引领等。

▲基层中医药服务能力提升工程"十四五"行动计划推进会议召开　7 月 7 日,国家中医药管理局以视频形式召开本次会议。国家卫生健康委党组成员、国家中医药管理局党组书记余艳红出席会议并讲话,国家中医药管理局局长于文明主持会议,副局长、党组成员闫树江就国家中医药管理局联合国家卫生健康委、国家发展改革委、教育部、财政部、人力资源社会保障部、文化和旅游部、国家医保局、国家药监局、中央军委后勤保障部卫生局印发的《基层中医药服务能力提升工程"十四五"行动计划》作情况说明。

▲国家中药科学监管大会召开　7 月 14 日,以"保安全守底线、促发展追高线,深化审评审批改革,推动中药高质量发展"为主题的本次会议在北京召开。会议宣布成立中药管理战略决策专家咨询委员会,并发布《2021 国家中药监管蓝皮书》。国家中医药管理局副局长、党组成员秦怀金出席会议并致辞。国家药监局党组成员、副局长徐景和出席并讲话,国家药监局党组成员、副局长赵军宁主持会议。会上,中国工程院院士张伯礼、黄璐琦、王辰、王广基、吴以岭、刘良、肖伟,中国科学院院士陈凯先、仝小林等 9 位中药领域院士围绕"中药守正创新"进行主题报告,深入阐述对促进中药创新研发、加强中药质量控制、推动中药现代化与"走出去"等问题的思考。本次大会设中药新药创制与审评审批、中药质量安全监管、监管科学与传统药国际协调 3 个分论坛及 2 场座谈会。

▲《关于进一步推进医养结合发展的指导意见》印发　7 月 18 日,国家卫生健康委、国家发展改革委等 11 部门联合印发《关于进一步推进医养结合发展的指导意见》(以下简称《意见》)。其中有多项任务由国家中医药管理局按职责分工负责。《意见》指出发展居家社区医养结合服务,推动机构深入开展医养结合服务,优化服务衔接,完善支持政策,多渠道引才育才,强化服务监管等。《意见》明确增强社区医养结合服务能力。扎实做好基本公共卫生服务,积极推进老年健康与医养结合服务项目实施,加强老年病预防和早期干预。发挥中医药和中西医结合在养生保健、慢性病防治等方面的优势,推动中医药进家庭、进社区、进机构。由国家卫生健康委、国家发展改革委、国家中医药局等部门按职责分工负责。《意见》要求积极发挥信息化作用。实施智慧健康养老产业发展行动,发展健康管理类、养老监护类、康复辅助器具类、中医数字化智能产品及家庭服务机器人等产品,满足老年人健康和养老需求等。由国家卫生健康委、工业和信息化部、民政部、国家中医药局等按职责分工负责。

▲《关于推进对外文化贸易高质量发展的意见》印发　7 月 18 日,商务部、中央宣传部、中央网信办、

国家中医药局等 27 部门联合印发《关于推进对外文化贸易高质量发展的意见》(以下简称《意见》)。《意见》明确推动中华特色文化走出去。加强传统文化典籍、文物资源、非物质文化遗产的数字化、网络化转化开发,面向海外用户开发一批数字文化精品。支持艺术家、传承人等与专业机构开展合作,实现资源整合,共同开拓国际市场。大力促进中国餐饮、中医药、中国园林、传统服饰和以中国武术、围棋为代表的传统体育等特色文化出口。由中央宣传部、住房城乡建设部、商务部、国家中医药局等按职责分工负责。

▲**第四届国医大师和第二届全国名中医表彰大会召开** 7 月 20 日,本次会议在北京召开。中共中央政治局委员、国务院副总理孙春兰出席会议,向受表彰的国医大师和全国名中医表示热烈祝贺。她强调,要深入贯彻习近平总书记关于中医药工作的重要论述,落实党中央、国务院决策部署,遵循中医药发展规律,持续深化改革、守正创新、开放合作,加强中医药服务体系、人才队伍、科研能力建设,推动中医药高质量发展,使中医药这一中华文明瑰宝焕发出新的活力和光彩。

▲**全国中医药人才工作会议召开** 7 月 28 日,全国中医药人才工作会议在福建福州召开。国家卫生健康委党组成员、国家中医药管理局党组书记余艳红出席会议并讲话,国家中医药管理局局长于文明主持会议,福建省人民政府副省长李德金致辞,国家中医药管理局副局长、党组成员秦怀金出席会议。上海市、福建省、山东省、广东省、四川省中医药主管部门以及中国中医科学院、北京中医药大学、江苏省中医院等 8 家单位进行交流发言。财政部、教育部、国家卫生健康委、中国科学院、中国工程院相关同志,国家中医药管理局机关各部门负责同志,各省(区、市)卫生健康委分管中医药工作负责同志、中医药主管部门主要负责同志、中医药领域院士、国医大师、全国名中医、岐黄学者代表和部分中医药院校负

责同志等参加会议。

▲**第八届中国中医药信息大会举行** 7 月 29 日,由中国中医药信息学会主办的本次会议在北京召开。大会以"数智中医药与网络安全"为主题,旨在促进中医药信息化建设和人工智能等信息技术在中医药领域的深度融合应用与发展。中国工程院院士沈昌祥,国医大师金世元、唐祖宣、李佃贵、王庆国等参会并致辞,中国中医药信息学会会长吴刚作工作报告。

▲**中医临床水平提高班皮肤病专题线上举办** 7 月 30—31 日,由《中国中医药报》社有限公司、海东市平安正阳互联网中医医院有限公司(小鹿中医)共同主办的本次活动在线举行。中国中医科学院专家门诊部主任、广安门医院皮肤科主任医师宋坪,广东省中医院副院长、主任医师卢传坚,青岛市中医医院副院长、主任医师朱维平,山西省中西医结合医院广汗法病房主任张英栋等专家,围绕"中医治疗头皮疾病思路与临床用药经验""运用土枢四象理论治疗湿疹""中医药治疗荨麻疹的特色优势与前景""从'热而欲汗'治好银屑病"等内容进行授课。

▲**第十四届健康中国论坛循证中药平行论坛举办** 7 月 31 日,由《人民日报》健康客户端、《健康时报》、中国循证医学中心、现代中医药海河实验室联合主办,国家药品监督管理局中医药循证评价重点实验室、天津市中医药循证医学中心、冠心病中医临床研究联盟、世界中医药学会联合会临床疗效评价专业委员会承办本次论坛以线下线上结合的形式举办。循证中药平行论坛聚焦心律失常、心力衰竭两大病种,发布了 2022 年度中成药临床循证评价证据指数 TOP 榜,5 个中成药入选治疗心律失常证据指数 TOP 榜单,9 种中成药入选治疗心力衰竭证据指数 TOP 榜单。"人民英雄"国家荣誉称号获得者、中国工程院院士张伯礼,中国循证医学中心创建主任李幼平,中国医师协会循证医学专业委员会主任委

员姚晨,北京中医药大学循证医学中心主任刘建平,以及临床心血管病专家和企业家代表参加会议。

▲**全国中医药行业高等教育规划教材专家指导委员会会议召开** 8月12日,由教育部、国家中医药管理局指导,国家中医药管理局教材办公室、全国高等中医药教材建设研究会、中国中医药出版社有限公司主办,黑龙江中医药大学承办的本次会议在黑龙江哈尔滨举行。国家中医药管理局副局长、党组成员、中医药行业高等教育规划教材专家指导委员会主任委员秦怀金出席会议并讲话,强调要深入学习贯彻中央人才工作会议精神,落实第四届国医大师和第二届全国名中医表彰大会工作部署和全国中医药人才工作会议工作要求,加快推动中医药教材体系建设,服务中医药教育教学改革和人才培养,打造一批符合中医药教育规律的精品教材。黑龙江省副省长孙东生出席会议并致辞。中医药行业高等教育规划教材专家指导委员会主任委员张伯礼院士线上参加会议并就发挥专家指导委员会作用提出意见建议。教育部高等教育司、国家中医药局人事教育司相关负责同志、教材专家指导委员会专家及部分教材主编、副主编代表参加会议。

▲**中国人口文化促进会中医药产学研专委会成立** 8月16日,中国人口文化促进会中医药产学研专业委员会成立大会在京召开。中国人口文化促进会秘书长宋建平及专业委员会第一届全体成员参会。专委会旨在整合凝聚全国中医药行业的顶级人才与资源,搭建中医药行业的产学研公共平台,加强中医药行业的全产业链建设,今后将经常组织各种学术讨论会、实践总结会、技术交流会、人才培训会等活动。成都中医药大学中国出土医学文献与文物研究院院长柳长华指出,中医药在中国非物质文化遗产中占有重要分量,中医药产学研专业委员会今后应主动邀请并吸收中医药非遗传承人进入,还要多开展中医药国际交流与合作,向世界讲好中医故事。

▲**第四届中国中药资源大会召开** 8月18—19日,由中国中药协会、中国自然资源学会主办的本次会议在宁夏银川以线上线下同步形式召开,大会以"中药资源与产业高质量发展——东西部科技合作助力黄河流域中药资源产业高质量发展"为主题,中国工程院院士、中国中药协会会长黄璐琦出席会议并作特邀报告,宁夏回族自治区人民政府副主席赵永清出席会议并讲话。黄璐琦从中药资源学发展、新物种新资源发现、中药资源新认识、创新成果等方面详细介绍了第四次全国中药资源普查工作成果。中国工程院院士肖培根、岐黄学者段金廒等专家学者以《中药材产业高质量发展的路径思考》《黄河流域中药资源产业发展的若干思考与实践》《中药材种质资源与品种创新发展》《中药生态农业:"天地人药"合一》等为题作报告。大会设4个分会场,60位学者在4个分会场分别围绕"中药资源可持续发展与资源保护""道地药材生态种植与乡村振兴""中医药大健康与中药资源产业绿色发展""宁夏枸杞资源价值创新与产业高质量发展"主题进行交流研讨。

▲**中国医师协会召开2022年中国医师节庆祝大会** 8月19日,由中国医师协会主办的本次会议在北京以线上线下相结合的形式召开。国家卫生健康委副主任、党组成员李斌,国家中医药管理局副局长、党组成员秦怀金,国家疾病预防控制局副局长、中国工程院院士沈洪兵,民政部社会组织管理局二级巡视员张军,中央军委后勤保障部卫生局大校副局长刘阳出席大会。中国医师协会常务副会长兼秘书长于竞进主持会议。会上公布了第十三届"中国医师奖"获奖名单,丁晓东等78名优秀医师代表获此殊荣,其中包含中国工程院院士、国医大师张伯礼,厦门市中医院主任医师尹震宇,上海市中西医结合医院副主任医师朱炯伟,中国中医科学院广安门医院主任医师齐文升,山东中医药大学附属医院主任医师张伟,安徽中医药大学第一附属医院主任医师张国梁,武汉市中西医结合医院呼吸内科主任医师罗光伟,成都市中西医结合医院副主任医师钱树

森,中国中医科学院西苑医院主任医师蒋跃绒等多位中医人。

▲**中医药文化传播高峰论坛举行** 8月23日,由中国新闻网、世界针灸学会联合会、中国针灸学会、中国民族医药学会主办,中国非物质文化遗产保护协会中医药委员会协办的本次论坛在北京举行,国医大师、专家学者、企业代表共话中医药传承与创新发展,提升中医药国际传播能力。论坛上,由中国新闻网发起的健康中国科普公益行——"中医药助力健康中国"行动正式启动。与会专家提出,要探索用中西医并重的中国方案破解人类健康难题。要把中医药传承发展好,在海外打造良好口碑,推进"标准化",坚守中医药的标准和品质。充分利用数据科学的理论技术和方法,使中医药学得到振兴发展。提高中医药文化传播能力,充分利用现代信息与网络技术,借助新媒体与各种会议等形式,传播中医药文化知识,展示中医药的安全性、有效性、科学性与特色优势。以历史责任感和使命感,弘扬中华优秀传统文化,推进文化认同与文明互鉴,发挥中医药特色优势,服务人类健康。

▲**第四届粤港澳大湾区中医药传承创新发展大会召开** 8月25日,由国家中医药管理局支持,广东省中医药局、香港特别行政区政府医务卫生局、澳门特别行政区政府卫生局、中山市人民政府联合主办的本次会议在广东中山召开。国家中医药管理局副局长、党组成员黄璐琦,广东省卫生健康委副主任、广东省中医药局局长徐庆锋,中山市市委书记郭文海,香港特别行政区政府医务卫生局局长卢宠茂,澳门特别行政区政府卫生局中医服务发展厅代厅长莫蕙出席开幕式并致辞。中央人民政府驻香港特别行政区联络办公室协调部副部长徐小林,部分院士和国医大师,以及来自内地和港澳地区政府部门官员、专家、产业界代表等近300人以线上线下相结合方式出席大会。黄璐琦表示,《粤港澳大湾区中医药高地建设方案(2020—2025年)》实施近两年,粤港澳三地政府积极创新,开拓进取,推动中医药高地建设取得了丰硕成果。粤港澳大湾区中医药界当把握机遇,乘势而上,坚持共建共享、推动中医药传承创新,坚持同心协力、加强抗疫领域交流合作,坚持融合发展、实现国际合作示范引领。

▲**中国杜仲大会召开** 8月30日,由中国中药协会和中国医疗保健国际交流促进会中药学分会联合主办,吉安市人民政府和江西省中医药管理局承办的本次会议在江西吉安召开。中国工程院院士杨宝峰作视频致辞。他指出,近年来,杜仲综合开发利用取得了显著的成绩,杜仲应用已经从单一的药用用途扩展到杜仲橡胶等多个领域。他建议从杜仲发展战略分析、药食同源策略等方面入手,推进杜仲研究系统化、科学化、整体化,推动杜仲产业高质量发展。中国杜仲大会已在吉安举办了三届,成为中医药产业合作的重要纽带和助力社会经济发展的重要平台。开幕式上,吉安市市长罗文江为中国科学院院士岳建民,中国工程院院士蒋建东、肖伟颁发吉安市生物医药大健康产业发展顾问证书。学术报告会上,蒋建东、岳建民、肖伟等分别以《标本兼治的生物学原理初探》《天然药物是药物研发的重要资源》《大数据科学探索中成药复杂体系的智能制造和技术应用》等为题作报告。

▲**中华中医药学会"悦读中医书吧"揭牌仪式举行** 8月31日,中华中医药学会"悦读中医书吧·学会店揭牌仪式暨座谈交流会"举行。中华中医药学会秘书长王国辰,副秘书长刘平、孙永章、陆静,中国中医药出版社董事长、总经理宋春生,副总经理张峘宇等出席揭牌仪式并讲话。北京第二家悦读中医书吧正式落地中华中医药学会。为加强中医药文化建设,促进中医药事业发展,推进中医药知识科普,中国中医药出版社创立了"悦读中医"综合性品牌体系。品牌涵盖全国悦读中医活动、悦读中医新媒体矩阵、悦读中医名家讲堂、悦读中医书吧、悦医家移动书馆、中医数字图书馆6个线上线下相融合的内

容,先后获得 12 项国家级和行业级奖项。悦读中医书吧是基于已形成的"悦读中医"品牌而创建的连锁书店品牌,旨在营造多元化服务、专业化服务、学术氛围浓厚的沉浸式阅读空间,满足中医药从业者日益增长的精神文化需求。

▲国家中医药综合改革示范区建设专家咨询委员会第一次全体会议召开 9 月 1 日,国家中医药管理局在北京以线上线下相结合方式召开本次会议。国家中医药管理局副局长、党组成员秦怀金出席会议、为专家颁发聘书并讲话。秦怀金指出,建设国家中医药综合改革示范区是党中央、国务院部署的重大改革任务。成立专家咨询委员会是确保示范区建设沿着正确方向推进的有力保障,是建设中医药深化改革智库的迫切需要,是促进科学民主决策的重要举措,具有十分重要的意义。国家卫生健康委体制改革司、工业和信息化部消费品工业司、国家药品监督管理局药品注册管理司有关负责同志,国家中医药管理局办公室、人事教育司、医政司、科技司、国际合作司有关负责同志及专家咨询委员会全体成员参加会议。国家中医药综合改革示范区建设专家咨询委员会,由从事战略研究、公共政策与管理、卫生政策与卫生经济、中医药管理等相关领域的 18 位专家组成。

▲《国家糖尿病基层中医防治管理指南》发布 9 月 7 日,由国家中医药管理局、中华中医药学会、福建省中医药管理局、厦门市卫生健康委、厦门大学附属第一医院共同举办的《国家糖尿病基层中医防治管理指南》(以下简称《指南》)发布会召开。该《指南》为我国首部基层糖尿病中医防治管理指南,充分发挥中医治未病的优势,加入中医评估特色,提倡非药物疗法,重视解决常见症状,提高生活质量。

▲《健康中国行动中医药健康促进专项活动实施方案》印发 9 月 8 日,为深入贯彻习近平总书记关于健康中国建设和中医药工作的重要指示批示精神,贯彻落实《中共中央 国务院关于促进中医

药传承创新发展的意见》《国务院关于实施健康中国行动的意见》,充分发挥中医药在治未病中的独特优势,促进中医治未病健康工程升级,更好地为人民群众提供全方位、全生命周期的中医药健康服务,健康中国行动推进办、国家卫生健康委、国家中医药局决定开展健康中国行动中医药健康促进专项活动。为做好此项活动的组织实施,特制定本方案。

▲中国中医科学院中医药健康产业研究所揭牌仪式举行 9 月 15 日,本次活动在江西南昌举行。江西省省委书记易炼红出席活动,国家中医药管理局副局长、党组成员黄璐琦为研究所正式揭牌。中国中医科学院中医药健康产业研究所于 2021 年 10 月获中央编办批复成立。该研究所是中国中医科学院获批的第一个京外国家级科研机构。研究所将围绕中医药健康产业,汇聚人才力量,运用系统的理论、技术、方法,对中医药治未病的精华予以挖掘梳理、传承转化,填补中医药健康领域高端科研平台的空白。目前已通过开展中药资源的开发利用研究、研发中药新药、对已上市中成药品种进行工艺变更等方式,明确"一方""一草""一药""一乌鸡"等科研重点任务,着力打造集中医药传承与创新、科研与转化为一体的综合性健康产业研究新高地,把中医药推进全民健康落到实处。

▲《古代经典名方关键信息表(25 首方剂)》公布 9 月 16 日,为贯彻落实《中医药法》《中共中央 国务院关于促进中医药传承创新发展的意见》,加快推动古代经典名方中药复方制剂简化注册审批,国家中医药管理局、国家药品监督管理局积极组织推进古代经典名方关键信息考证研究工作,并于公布了《古代经典名方关键信息表(25 首方剂)》。

▲"科创中国"中医药文化产学融合会议举办 9 月 22—23 日,由中国科协主办,中华中医药学会承办,天水市科协、市卫生健康委、市中医医院协办,北

京康众时代医学研究发展有限公司支持的本次会议在甘肃天水召开。开幕式上,中国科协科学技术创新部副部长林润华、中华中医药学会副秘书长刘平、甘肃省科学技术协会副主席毛曼君、天水市委副书记杨小平分别致辞。国医大师孙光荣作题为《科创中国万里扬帆,中医中药长风破浪》的主旨报告,他提出,要遵循中医药发展规律;要坚持传承"中医医德传统""中医药临床思维传统""组方用药传统";要把握中医药创新的关键,推动中医药与现代科技强强联合。世界针灸学会联合会主席、中国中医科学院首席研究员刘保延作题为《以针带医、以针载文,以国际化推进中医针灸的高质量发展》的主旨发言,介绍了目前中医针灸与全球各国传统医药的发展现状,并对中医针灸国际化发展提出了自己的思考和建议。专题讲座中,全国名中医李应东介绍了心血管疾病合并睡眠障碍的中西结合防治方法。岐黄学者、上海中医药大学附属龙华医院急诊科主任方邦江围绕"中国传统文化与中国医患关系"介绍了自己的看法并提出建议。岐黄学者、甘肃省名中医李盛华建议创建"政产学研用一体化"合作机制,助力新时代"一带一路"中医药高质量发展。上海中医药国际服务贸易促进中心主任尚力分享了对中医健康产业发展的实践与思考。

▲**《地震灾害疾病中医药防治手册》发布** 9月23日,由中国中医药出版社出版的《地震灾害疾病中医药防治手册》发布。《地震灾害疾病中医药防治手册》从地震灾害后中医急救与疾病预防、常见疾病、情志疾病和医籍备考等方面,系统介绍了地震灾害相关疾病的中医药防治方法,着重阐述了针灸推拿治疗、运动疗法、音乐疗法等中医非药物疗法;重点推广小夹板固定、中药外敷等应急疗法和预防为主的中药汤剂或食疗方法。首都医科大学附属中医医院院长刘清泉、河南省中医院院长崔应麟、成都中医药大学附属医院教授张晓云、河北省中医院党委副书记梅建强共同担任主编。

▲**第十二届药典委员会成立暨第一次全体委员大会召开** 9月27日,本次大会在北京召开。国家药品监督管理局局长焦红,国家中医药管理局副局长、党组成员王志勇出席会议并讲话。国家药品监督管理局副局长赵军宁宣读《关于成立第十二届药典委员会的公告》。会议由国家药品监督管理局副局长黄果主持。药典委员会是我国药学领域最具权威性的技术机构,承担着制订国家药品标准的使命,此次会议召开标志着第十二届药典委员会正式成立,2025年版《中国药典》编制工作全面启动。第十二届药典委员会由454名委员组成,设执行委员会和29个专业委员会。国家药品监督管理局局长焦红任主任委员,国家卫生健康委副主任曾益新、国家中医药管理局副局长王志勇、国家药品监督管理局副局长赵军宁、黄果任副主任委员。会议审议并通过了《药典委员会章程》《药典委员管理办法》《中国药典(2025年版)编制大纲》等文件。

▲**《中医临床名词术语》《中医临床诊疗术语》等11项国家标准通过发布审查** 9月28日,全国中医标准化技术委员会、中华中医药学会在线召开《中医临床名词术语》《中医临床诊疗术语》等11项国家标准发布审查会,全国中医标准化技术委员会主任委员、中国工程院院士、天津中医药大学名誉校长张伯礼出席会议并讲话。开幕式由全国中医标准化技术委员会秘书长、中华中医药学会副秘书长孙永章主持,《中医临床名词术语》《中医临床诊疗术语》等11项国家标准审查环节由全国中医标准化技术委员会主任委员张伯礼院士主持。

▲**《"十四五"中医药人才发展规划》印发** 10月14日,国家中医药管理局印发《"十四五"中医药人才发展规划》(以下简称《规划》)。《规划》分九部分,确定六项重点工作任务:一是加强中医药高层次人才队伍建设,二是加强基层中医药人才队伍建设,三是推进中医药专业人才队伍建设,四是统筹加强其他重点领域中医药人才培养,五是加强高水平中

医药人才发展平台建设,六是完善中医药人才培养体系。《规划》提出到2025年,符合中医药特点的中医药人才发展体制机制将更加完善,培养、评价体系更加合理,人才规模快速增长,结构布局更趋合理,成长环境明显优化,培养和造就一支高素质中医药人才队伍,为促进中医药传承创新发展提供坚强的人才支撑。

▲第二届中国中医药健康(澳门)品牌展览会在澳门举行   10月20—22日,由商务部主办,国家中医药管理局指导,商务部外贸发展事务局承办,中国医药保健品进出口商会协办的本次活动在澳门举行。110余家参展商以及国家中医药服务出口基地等单位携其明星中药产品、中药保健品以及智慧中医最新成果参展。在同期举行的2022中华医药产业发展澳门论坛、中医针灸国际合作及产业发展论坛、粤港澳大湾区中医药行业交流会等论坛上,与会专家围绕中药新药研发、中药材生产质量管理等中医药领域热点前沿话题以及中医药大健康产业发展趋势及前景、中医药走出去等主题交流见解。

▲国家中西医结合医学中心揭牌   10月25日,中日友好医院召开高质量发展大会,隆重举行国家中西医结合医学中心揭牌仪式,庆祝建院38周年。国家卫生健康委党组书记、主任马晓伟作出批示,国家卫生健康委党组成员、国家中医药管理局党组书记余艳红出席会议并讲话。马晓伟作出批示指出,近年来,中日医院全体干部职工锐意进取,开拓创新,在提高医疗服务水平,推进医疗服务模式创新,构建医学研究平台,培养优秀医学人才等方面取得长足进步,在中西医结合方面发挥了示范引领作用。马晓伟强调,中日医院作为全国公立医院高质量发展试点医院和国家中西医结合医学中心,要坚决贯彻落实党的二十大精神,坚持科技兴院、需求导向、内生动力,立足最广大人民群众美好健康需求,以学科建设为中心,人才培养为根本,努力建设成为现代化医院的示范、中西医结合的基地、对外合作的平台,在高质量发展方面走在前列,率先实现公立医院高质量发展目标,为推进健康中国建设做出新的更大贡献。

▲第八届中医科学大会召开   11月5—6日,由中国农工民主党中央委员会、国家中医药管理局主办的本次会议采取线上线下相结合的方式召开。全国人大常委会副委员长、农工党中央主席陈竺出席开幕式并作主题报告。全国政协副主席、农工党中央常务副主席何维,国家中医药管理局局长、农工党中央副主席于文明,国家中医药管理局副局长、中国工程院院士黄璐琦,农工党中央副主席杨震、曲凤宏、焦红等出席会议。陈竺作题为《传承精华   守正创新   在百年未有之大变局中践行中医药护佑生命的使命担当》的主旨报告。多位诺贝尔奖获得者、院士、国医大师、全国名中医及中医药领域的知名专家结合诺贝尔讲堂、中医药发展国家战略、中国医药的优势与未来展望、中医药临床实践、中医药与感染免疫性疾病等学术主题,就如何传承创新发展中医药进行深入交流与研讨。

▲《"十四五"全民健康信息化规划》印发   11月9日,国家卫生健康委、国家中医药局、国家疾控局联合印发《"十四五"全民健康信息化规划》(以下简称《规划》)。《规划》部署八项主要任务、五项重点工程以及八大优先行动,其中包含"互联网＋中医药健康服务"行动、互通共享三年攻坚行动、健康中国建设(行动)支撑行动、智慧医院建设示范行动等。

▲《"十四五"中医药文化弘扬工程实施方案》印发   11月9日,为贯彻落实《中共中央   国务院关于促进中医药传承创新发展的意见》《中共中央办公厅   国务院办公厅关于实施中华优秀传统文化传承发展工程的意见》,大力弘扬中医药文化,推动中医药成为群众促进健康的文化自觉,国家中医药局、中央宣传部、教育部、商务部、文化和旅游部、国家卫生健康委、国家广电总局、国家文物局联合印发《"十四五"

中医药文化弘扬工程实施方案》。

▲李时珍中医药国际健康论坛举行 11月17日，由湖北省人民政府、国务院侨务办公室、武汉市人民政府主办，湖北省卫生健康委、黄冈市人民政府、湖北中医药大学共同承办的本次论坛在湖北武汉举行。与会专家学者围绕"发展中医药事业　助力健康老龄化"主题进行研讨和学术交流。论坛上，中国工程院院士、北京中医药大学教授王琦通过视频连线，以《大健康的概念及宏观应对》为题，围绕大健康，就湖北中药材的发展现状、品牌研发等问题作了探讨；国医大师、湖北中医药大学教授梅国强进行题为《小陷胸汤临证思辨录》的专题讲座等。论坛现场还签约道地药材产业项目4个，投资近10亿元，助力湖北打造中医药强省。

▲《中医药核心指标集研究实践手册》发布 11月19日，《中医药核心指标集研究实践手册》（以下简称《手册》）在世界中医药学会联合会临床疗效评价专业委员会第十五届学术年会暨首届中医药核心指标集国际论坛上发布。《手册》编写突出实践性、实操性、实用性，秉持"去繁就简"的原则，对中医药核心指标集研究中的关键环节和实施要点进行了总结和介绍，服务于研制高质量中医药核心指标集。《手册》由国家药监局中医药循证评价重点实验室主任、世界中联临床疗效评价专业委员会会长张俊华担任主编，联合全国从事该研究领域的专家共同编写。

▲《骨质疏松性骨折中医诊疗指南》发布 11月19日，中华中医药学会团体标准《骨质疏松性骨折中医诊疗指南》（以下简称《指南》）发布会以线上线下结合的形式举行。《指南》牵头人浙江中医药大学附属第二医院教授史晓林、副教授刘康分别对《指南》的制订背景、制订过程和主要内容进行了解读。《指南》于2021年4月立项，内容突出中医诊疗特色与方法，确立了骨质疏松性骨折的5种证型，并确立

了相应的治疗原则和理法方药。同时，《指南》注重临床应用与评价，包括骨质疏松性骨折的中医学证候分型、诊断与筛查、中西医治疗、预防练功与宣教等方面，为临床医务工作者提供骨质疏松性骨折中医临床诊疗的参考依据。

▲第三届健康中国创新传播大会召开 11月19—20日，本次会议在江苏南通召开，会议以"传播健康，赋能品牌"为主题。会上，包括张伯礼、王琦、田金洲等3位中医人在内的21名两院院士发起联名倡议《守护人民生命健康　传播时代健康强音》。倡议呼吁广大医务工作者和传播工作者要秉承人民情怀，坚持健康传播为人民；弘扬科学精神，提升健康传播权威性；履行主体责任，共建健康传播新生态；坚持守正创新，助力健康传播进万家；强化伦理意识，坚守健康传播价值观；实现健康中国梦，开创健康传播新未来。会上，健康传播领域专家、医疗机构负责人等通过主旨演讲的形式，围绕健康中国创新传播、卫生健康品牌塑造等话题进行了分享交流，并通过圆桌对话的形式，深入探讨了健康传播的转型升级、媒介融合与创新、"网红医生"与医院品牌建设等热点话题。

▲《2022全民中医健康指数研究报告》发布 11月26日，由新华社民族品牌工程办公室主办的"2022健康责任论坛"作为"2022中国企业家博鳌论坛"分论坛在线举办。论坛上，由中华中医药学会与无限极（中国）有限公司着力打造的《2022年全民中医健康指数研究报告》正式发布。这是自2015年以来的第六次发布。本项研究基于经典中医理论，通过大样本的调查研究，对民众健康状态、生活习惯、证候等数据进行系统分析，展示了中医药视角下的人群健康状态。2022年度调查以线上、线下、拦截访问相结合的方式，覆盖全国346个地市，年龄跨越13—80岁，总计完成25 040个有效样本。经过统计测算，本次全民中医健康指数得分为62.2分。综合新冠肺炎疫情发生前后的指数变化情况，虽然我国

居民的健康状态也出现了波动,但总体呈现出稳中向好的态势。

▲《"十四五"中医药信息化发展规划》发布 12月5日,为贯彻新发展理念,抢抓信息革命机遇,加快信息化建设,激发中医药行业新发展活力,为实施健康中国战略、推动中医药振兴发展提供强力支撑。根据《中华人民共和国国民经济和社会发展第十四个五年规划和2035年远景目标纲要》《"十四五"国家信息化规划》《"十四五"中医药发展规划》等文件精神,国家中医药管理局印发《"十四五"中医药信息化发展规划》。

▲国家中医药管理局公布2022年青年岐黄学者培养项目人选名单 12月8日,国家中医药管理局公布2022年青年岐黄学者培养项目人选名单,确定王伽伯等100人为2022年青年岐黄学者培养项目人选。

▲第二届中医药考试改革发展论坛举办 12月12—13日,由国家中医药管理局中医师资格认证中心主办的本次论坛以线上方式举办,国家中医药管理局副局长、党组成员闫树江作视频讲话。闫树江指出,在全国上下深入学习宣传贯彻党的二十大精神之际,召开此次论坛是以实际行动落实《"十四五"中医药发展规划》和全国中医药人才工作会议精神的有力举措。考试在人才成长过程中发挥着重要作用,关系到医师队伍建设的质量。近年来,中医药考试改革工作得到有效推进,在考试基地建设、分阶段考试研究、中医药经典能力考察、国际化人才评价、中医药职业体系构建等方面取得了积极进展。他强调:"十四五"期间要进一步深化中医药考试改革,坚持系统观念,充分发挥考试的"指挥棒"作用;坚持守正创新,突出中医药考试评价的特色优势;坚持结果导向,促进医教考协同,将中医师成长指数、岗位胜任力模型等研究成果及时转化,推动中医药

考试评价工作高质量发展。

▲《国家中医药管理局综合司关于加强治疗新冠病毒感染中药协定处方和医疗机构中药制剂使用的通知》印发 12月19日,充分发挥中医药特色优势作用,释放中医医疗服务资源潜力,提高发热门诊接诊能力,减少发热门诊就诊时间,满足基层群众就医需求,国家中医药管理局综合司印发《国家中医药管理局综合司关于加强治疗新冠病毒感染中药协定处方和医疗机构中药制剂使用的通知》。

▲秦怀金出席中医药高等教育发展论坛 12月23日,由全国中医药教育发展中心、教育部中医教指委主办的本次会议在线召开。国家中医药管理局副局长、党组成员秦怀金出席开幕式并致辞。秦怀金强调,要全面深入学习宣传贯彻党的二十大精神,深入学习贯彻党的二十大关于教育、科技、人才工作和中医药工作的重要部署,深刻把握高等教育发展新形势新任务,深刻把握中医药人才成长规律,紧密结合中医药科技创新、中医药人才队伍建设等中医药事业的重大需求,深入推动中医药高等教育再上新台阶。秦怀金指出,作为中医药人才培养的主阵地,中医药院校要坚持立德树人的根本任务,牢牢把握正确办学方向,扎根中国大地、扎根中华优秀传统文化办中医药教育,着力培养一批对中医药事业有深厚感情,对中医药文化有深刻认识、充满自信的中医药人才。要遵循中医药人才成长规律,深化医教协同,落实好中医药教育教学改革的相关举措,系统推进课程体系、教学手段、评价方式改革,强化师资队伍建设,创新中医药人才培养模式。要坚持需求导向,围绕中医药发展需求,调整完善学科专业结构,重视交叉学科建设,强化临床能力训练和科研思维培养,培养事业发展需要的专业人才。要强化师承教育,突出中医药特色,健全师承导师队伍,强化门诊跟师教学,建立早跟师早临床学习制度,传承发展好老中医药专家的学术思想和临证经验。

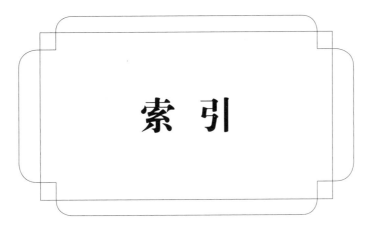

索 引

主题词索引

A 阿

阿尔茨海默病/中医疗法　200a

B 八巴拔白百版半包保本苯鼻便辨病补

八段锦,气功/利用　352b

八角莲/生产和制备　490b

巴布剂/生产和制备　478a

巴戟天/生产和制备　490b

拔罐疗法　272a

白驳汤/治疗应用　251b

白癜风　250b

白屈菜/生产和制备　490b，502a

白芍药/生产和制备　494b

白石英/生产和制备　495a

白术/生产和制备　495a

百合/生产和制备　495b

版本　563a

半夏/生产和制备　490b，502a

半夏泻心汤/药理学　542a

半夏泻心汤/治疗应用　541a

包合物/生产和制备　471a，475b

保产无忧散/治疗应用　210b

《本草图经》　565a

苯丙素类/分析　428a

鼻窦炎,慢性/中西医结合疗法　291b

鼻炎,过敏性/中西医结合疗法　291a

便秘,功能性/中医疗法　186a

辨证施护　360a

病因病机　110a

补骨脂/生产和制备　491a，502b

补肾化痰方/治疗应用　218a

补肾活血方/治疗应用　209b

补肾健脾方/治疗应用　227b

补肾祛湿汤/治疗应用　280a

补肾生骨方/治疗应用　273b

补肾调冲汤/治疗应用　210b

补肾衍精汤/治疗应用　261b

C 采苍柴产肠超陈翅出传疗纯慈刺促痤

CiteSpace　616a

采收期,中药材　399b

苍耳子/生产和制备　503a

苍附导痰汤/治疗应用　215b

柴胡/生产和制备　496a

柴胡清肝汤/治疗应用　261a

产地,中药材　373b

产地鉴别,中药材　394b

产地溯源与鉴别,中药材　403a

肠痈消炎汤/治疗应用　226b

超声辅助提取/方法　468a

陈皮/生产和制备　491a

J 肌鸡急蒺脊加甲尖肩建健江将姜僵降胶角绞教结桔解金经精颈静九灸

K 康抗考课口苦宽髋醌

T 台太糖体天填调莪通同突兔推托脱

W 微韦胃温乌吴五物

Z 甾栽载藏泽增粘针诊证支栀脂蜘止枳质中肿周帚种专资滋子自足组

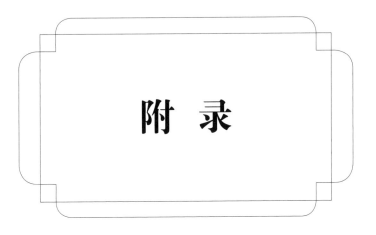

附 录

一、2023 卷《中国中医药年鉴(学术卷)》文献来源前 50 种期刊

1. 中华中医药学刊
2. 中草药
3. 中国中药杂志
4. 时珍国医国药
5. 中药材
6. 中国中医基础医学杂志
7. 中国实验方剂学杂志
8. 中成药
9. 中医杂志
10. 世界科学技术(中医药现代化)
11. 亚太传统医药
12. 中国中医药现代远程教育
13. 中国中医急症
14. 环球中医药
15. 辽宁中医药杂志
16. 四川中医
17. 中国现代中药
18. 北京中医药大学学报
19. 中国针灸
20. 广州中医药大学学报
21. 湖南中医药大学学报
22. 陕西中医
23. 世界中医药
24. 江西中医药
25. 上海中医药大学学报
26. 针刺研究
27. 辽宁中医药大学学报
28. 实用中医内科杂志
29. 新中医
30. 中医药导报
31. 中国药房
32. 中药药理与临床
33. 光明中医
34. 吉林中医药
35. 中国中西医结合杂志
36. 中国中医药信息杂志
37. 中药新药与临床药理
38. 中医学报
39. 中医药临床杂志
40. 北京中医药
41. 湖南中医杂志
42. 南京中医药大学学报
43. 长春中医药大学学报
44. 中国民族民间医药
45. 中国中医眼科杂志
46. 中国中医药科技
47. 中医药通报
48. 福建中医药
49. 针灸临床杂志
50. 中医药学报

二、2023 卷《中国中医药年鉴(学术卷)》文献来源前 50 所大学(学院)

1. 北京中医药大学
2. 江西中医药大学
3. 中国中医科学院
4. 山东中医药大学
5. 南京中医药大学
6. 湖南中医药大学
7. 成都中医药大学
8. 河南中医药大学
9. 辽宁中医药大学
10. 广州中医药大学
11. 安徽中医药大学
12. 长春中医药大学
13. 上海中医药大学
14. 陕西中医药大学
15. 黑龙江中医药大学
16. 甘肃中医药大学
17. 天津中医药大学
18. 湖北中医药大学
19. 浙江中医药大学
20. 福建中医药大学
21. 贵州中医药大学
22. 广西中医药大学
23. 云南中医药大学
24. 山西中医药大学
25. 河北中医学院

26. 广东药科大学
27. 中国科学院
28. 首都医科大学
29. 西藏藏医药大学
30. 西南民族大学
31. 南京农业大学
32. 山西大学
33. 宁夏医科大学
34. 内蒙古医科大学
35. 北京大学
36. 中央民族大学
37. 中南民族大学
38. 中国医学科学院
39. 中国人民解放军海军军医大学
40. 云南农业大学
41. 新疆医科大学
42. 西南医科大学
43. 西南大学
44. 沈阳药科大学
45. 山西医科大学
46. 青海大学
47. 南方医科大学
48. 江西中医药大学
49. 吉林大学
50. 海南大学

三、2023 卷《中国中医药年鉴(学术卷)》文献来源前 40 家医疗机构

1. 北京中医药大学东直门医院
2. 首都医科大学附属北京中医医院
3. 中国中医科学院附属西苑医院
4. 中国中医科学院广安门医院
5. 广西中医药大学第一附属医院
6. 河南中医药大学第一附属医院
7. 上海中医药大学附属曙光医院
8. 天津中医药大学第一附属医院
9. 成都中医药大学附属医院
10. 南京中医药大学附属医院
11. 上海中医药大学附属龙华医院
12. 广州中医药大学第一附属医院
13. 黑龙江中医药大学附属第一医院
14. 湖南中医药大学第一附属医院
15. 安徽中医药大学第一附属医院
16. 北京中医药大学第三附属医院
17. 山东中医药大学附属医院
18. 云南中医药大学第一附属医院
19. 重庆市中医院
20. 上海中医药大学附属岳阳中西医结合医院
21. 浙江中医药大学第一临床医学院
22. 广州中医药大学第二附属医院
23. 河南省中医院
24. 江西中医药大学附属医院
25. 上海中医药大学附属市中医医院
26. 西南医科大学附属中医医院
27. 中国中医科学院附属广安门医院
28. 中国中医科学院附属眼科医院
29. 广西中医药大学附属瑞康医院
30. 佛山市中医院
31. 河北省中医院
32. 华北理工大学附属医院
33. 上海中医药大学附属第七人民医院
34. 郑州大学附属儿童医院
35. 福建中医药大学附属人民医院
36. 海南省中医院
37. 深圳市中医院
38. 湖南中医药大学第二附属医院
39. 中国医学科学院北京协和医学院
40. 南京中医药大学附属南京市中医院

四、2023卷《中国中医药年鉴(学术卷)》撰稿人名单

丁　媛　上海中医药大学科技人文研究院
丁祖霄*　云南省食品药品监督检验研究院
于　峥　中国中医科学院中医基础理论研究所
马小淋*　上海中医药大学附属岳阳中西医结合医院
马丽娜*　上海中医药大学附属龙华医院
王　宇　上海中医药大学科技实验中心
王　芳*　广州中医药大学第一临床医学院
王　静　上海中医药大学针灸推拿学院
王又闻　上海中医药大学中药学院
王艺涵*　上海中医药大学图书馆
王尔亮　上海交通大学医学院附属瑞金医院
王冬盈*　广州中医药大学第一临床医学院
王永丽　上海中医药大学中药研究所
王思涵*　上海中医药大学附属岳阳中西医结合医院
王晶惠*　中国中医科学院西苑医院
邓宏勇　上海中医药大学图书馆
邓雪阳　中国药科大学中药学院
叶阳舸　上海中医药大学气功研究所
叶明花　北京中医药大学国学院
田劭丹　北京中医药大学东直门医院
付海英　福建中医药大学第三人民医院
丛　汇*　上海中医药大学附属龙华医院
朱　傲*　上海中医药大学中药研究所
朱靓贤　上海中医药大学中医学院
仲芫沅　上海中医药大学附属龙华医院
刘　芳　湖南省中医药研究院附属医院
刘　瑜　佛山市妇幼保健院
刘　霖　河南省中医药研究院信息文献研究所
刘天资　上海中医药大学中药研究所
刘立公　上海市针灸经络研究所

刘师言*　南京中医药大学中医药文献研究所
刘思敏*　上海中医药大学附属上海市中西医结合医院
刘堂义　上海中医药大学针灸推拿学院
刘紫嫣　广州中医药大学第一临床医学院
刘慧娜*　中国药科大学中药学院
安广青　上海徐汇区枫林街道社区卫生服务中心
许　云　中国中医科学院西苑医院
许　吉　上海中医药大学图书馆
许　军　上海中医药大学附属岳阳中西医结合医院
孙大卫*　上海中医药大学附属龙华医院
纪　军　上海市针灸经络研究所
李　丛　《江西中医药》杂志编辑部
李　芳　中国药科大学中药学院
李　明　上海中医药大学科技人文研究院
李　莹　上海中医药大学附属龙华医院
李　祥　南京中医药大学药学院
李　潇　北京中医药大学东直门医院
李永亮　广西中医药大学人事处
李伟东　南京中医药大学药学院
李经纬*　广州中医药大学第一临床医学院
李奕祺　福建中医药大学中医学院
李海岚*　中国药科大学中药学院
李捷凯*　上海中医药大学附属岳阳中西医结合医院
李梦羽　上海中医药大学附属龙华医院
李晨光　上海中医药大学附属龙华医院
李瑞鹏*　中国药科大学中药学院
杨丽娜　上海中医药大学科技人文研究院
杨明霞*　上海中医药大学中药研究所
杨奕望　上海中医药大学科技人文研究院

肖梦雪* 中国药科大学中药学院

吴 欢 上海中医药大学附属曙光医院

吴 健 南京农业大学园艺学院

吴文婕* 上海中医药大学针灸推拿学院

吴立宏 上海中医药大学中药研究所

吴纪东* 南京中医药大学中医药文献研究所

吴建民 亚虹医药

吴晶晶 上海中医药大学附属龙华医院

吴靳荣 上海中医药大学中药学院

邱海龙* 南京中医药大学药学院

何 雪* 广州中医药大学第一临床医学院

何立群 上海中医药大学附属曙光医院

何斌俊* 上海中医药大学附属龙华医院

余俊河* 中国药科大学中药学院

张 欢* 上海中医药大学科技实验中心

张 倩* 上海中医药大学中药研究所

张卫华 南京中医药大学中医学院（中西结合学院）

张丰聪 山东中医药大学中医文献研究所

张永太 上海中医药大学中药学院

张米玲* 中国药科大学中药学院

张莘航 上海中医药大学科技人文研究院

张园娇 南京中医药大学医学院与整合医学学院

张茹雯* 广州中医药大学第一临床医学院

张淑娜 上海大学出版社

张惠敏* 广州中医药大学第一临床医学院

张皓茗* 上海市针灸经络研究所

张媛媛 中国药科大学中药学院

张馥琴 上海市针灸经络研究所

陈 宏* 中国药科大学中药学院

陈 钰* 中国药科大学中药学院

陈艺苒* 上海中医药大学附属岳阳中西医结合医院

陈少丽 上海中医药大学中医学院

陈艳焦 上海市针灸经络研究所

陈唯依 上海中医药大学气功研究所

陈德兴 上海中医药大学中医学院

邵渝博* 上海中医药大学附属龙华医院

范 磊 山东中医药大学基础医学院

范秋月* 北京中医药大学东直门医院

范振宇 上海中医药大学研究生院

林 炜 福建中医药大学中西医结合研究院

杭明辉* 上海中医药大学附属龙华医院

罗艳秋 云南中医药大学图书馆

金珊米* 广州中医药大学第一临床医学院

周 悦 上海中医药大学附属龙华医院

周 蜜 上海中医药大学附属岳阳中西医结合医院

孟 畑 上海中医药大学附属龙华医院

孟祥才 黑龙江中医药大学药学院

赵 丹 上海中医药大学气功研究所

赵 杭* 上海中医药大学附属岳阳中西医结合医院

赵 玲 上海中医药大学针灸推拿学院

赵庆飞* 中国药科大学中药学院

赵梦迪* 上海中医药大学附属上海市中西医结合医院

胡 丽 上海中医药大学附属曙光医院

胡 菲 上海市嘉定区菊园新区社区卫生服务中心

胡 蓉 上海中医药大学科技人文研究院

胡晓梅 中国中医科学院西苑医院

柏 冬 中国中医科学院中医基础理论研究所

施 杞 上海中医药大学附属龙华医院

姜丽莉 上海市普陀区中医医院

姚 博* 山西中医药大学基础医学院

袁丹仪* 上海中医药大学附属龙华医院

袁永根* 上海中医药大学图书馆

莲 花 内蒙古医科大学蒙医药学院

贾 玫 北京中医药大学东直门医院

夏 波* 广州中医药大学第一临床医学院

钱 帅 中国药科大学中药学院

倪梁红 上海中医药大学中药学院

徐 浩 上海中医药大学附属龙华医院

徐士奎 云南省食品药品监督检验研究院

徐光耀 上海中医药大学附属市中医医院

徐贻珏 江苏省常州市中医医院

徐瑞荣 山东中医药大学附属医院

殷玉莲 上海中医药大学附属龙华医院

奚　骏　上海市浦东新区传染病医院
高加欣* 南京中医药大学中医药文献研究所
郭　郁* 暨南大学中医学院
唐　诚* 湖南省中医药研究院附属医院
浦佩珉　上海中医药大学附属龙华医院
黄　晨* 广州中医药大学第一临床医学院
黄　辉　安徽中医药大学中医学院
黄　颖　福建中医药大学中医学院
黄子萱* 中国药科大学中药学院
黄陈招　浙江省玉环市人民医院
黄　娴* 广州中医药大学第一临床医学院
黄煦格* 广州中医药大学第一临床医学院
曹　蕾　广州中医药大学第一临床医学院
龚慧雨* 广州中医药大学第一临床医学院
崔学军　上海中医药大学附属龙华医院
崔鑫玮* 北京中医药大学东直门医院
麻志恒　上海健康医学院附属崇明医院
梁倩倩　上海中医药大学附属龙华医院
董心怡* 上海市针灸经络研究所
韩　璐　上海中医药大学气功研究所

曾丽华* 广州中医药大学第一临床医学院
曾粤睿* 广州中医药大学第一临床医学院
谢立科　中国中医科学院附属眼科医院
谢宝珍* 广州中医药大学第一临床医学院
虞湲婷* 上海中医药大学附属岳阳中西医结合医院
褚美玲* 上海中医药大学附属龙华医院
蔺乃烜* 上海中医药大学附属岳阳中西医结合医院
谭　鹏　北京中医药大学中药学院
谭红胜　上海交通大学医学院
谭旻劼* 上海中医药大学附属龙华医院
缪　妍* 中国药科大学中药学院
颜钰铭　上海中医药大学针灸推拿学院
薛　昊　南京中医药大学中医药文献研究所
薛　明　上海中医药大学附属上海市中西医结合医院
魏　民　中国中医科学院中医药信息研究所
魏元锋　中国药科大学中药学院
魏玉龙　北京中医药大学针灸推拿学院

注：带 * 者为在读研究生

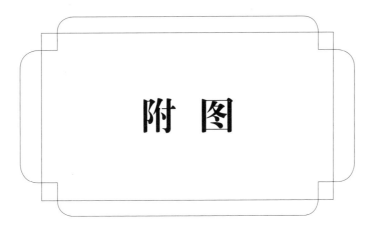

附　图

一、"中医基础理论"栏目参考文献关键词分布图

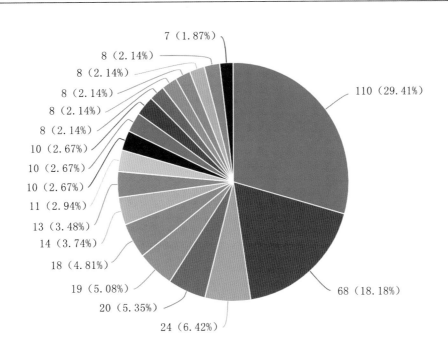

- ● 《黄帝内经》
- ● 《伤寒论》
- ● 中医体质
- ● 五运六气
- ● 《金匮要略》
- ● 《伤寒杂病论》
- ● 中医学
- ● 三阴三阳
- ● 理论探析
- ● 张仲景
- ● 相关性
- ● 知识图谱
- ● 相关性研究
- ● 临床意义
- ● CiteSpace
- ● 肠道菌群
- ● 脾
- ● 学术思想

二、"妇科"栏目参考文献关键词分布图

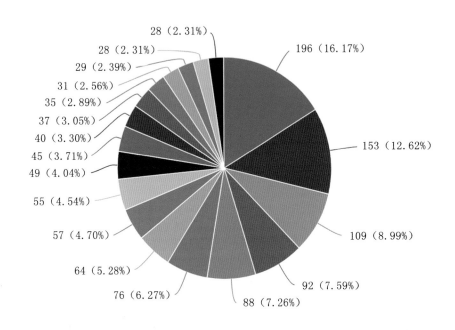

- ● 多囊卵巢综合征
- ● 临床观察
- ● 临床研究
- ● 不孕症
- ● 子宫内膜异位症
- ● 原发性痛经
- ● 用药规律
- ● 慢性盆腔炎
- ● 围绝经期综合征
- ● 复发性流产
- ● 早发性卵巢功能不全
- ● 临床效果
- ● 数据挖掘
- ● 盆腔炎性疾病后遗症
- ● 性激素
- ● 月经不调
- ● 卵巢早衰
- ● 先兆流产

三、"外科"栏目参考文献关键词分布图

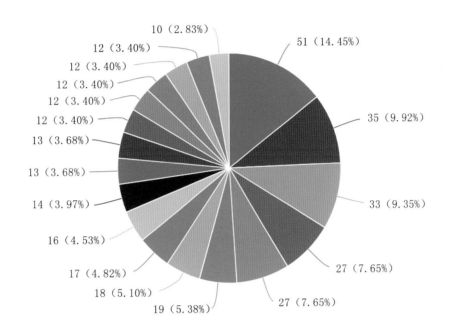

- ⬤ 临床观察
- ⬤ 混合痔
- ⬤ 临床研究
- ⬤ 混合痔术后
- ⬤ 创面愈合
- ⬤ 用药规律
- ⬤ 肛周脓肿
- ⬤ 湿热下注型
- ⬤ 中药熏洗
- ⬤ 术后创面愈合
- ⬤ 肉芽肿性乳腺炎
- ⬤ 止痛如神汤
- ⬤ 乳腺增生
- ⬤ 肛周脓肿术后
- ⬤ 脊髓损伤
- ⬤ 数据挖掘
- ⬤ 临床效果
- ⬤ 痔疮术后

四、"骨伤科"栏目参考文献关键词分布图

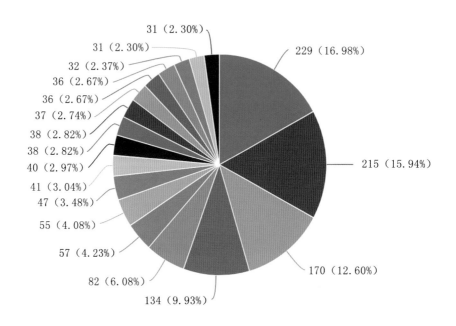

- ● 腰椎间盘突出症
- ● 临床观察
- ● 膝骨关节炎
- ● 临床研究
- ● 神经根型颈椎病
- ● 颈椎病
- ● 骨关节炎
- ● 独活寄生汤
- ● 临床效果

- ● 股骨头坏死
- ● 椎间盘突出症
- ● 膝骨性关节炎
- ● 肩周炎
- ● 温针灸
- ● 手法治疗
- ● 用药规律
- ● 桡骨远端骨折
- ● 椎动脉型颈椎病

五、"方剂研究"栏目参考文献关键词分布图

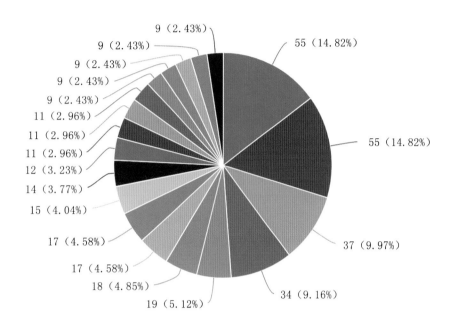

- ● 经典名方
- ● 临床应用
- ● 数据挖掘
- ● 用药规律
- ● 配伍规律
- ● 组方规律
- ● 《伤寒论》
- ● 验案举隅
- ● 《伤寒杂病论》
- ● 临床运用

- ● 历史沿革
- ● 《金匮要略》
- ● 乌梅丸
- ● 小柴胡汤
- ● 桂枝汤
- ● 物质基准
- ● 异病同治
- ● 半夏泻心汤
- ● 中医传承辅助平台

六、"学术进展"参考文献基金项目资助情况

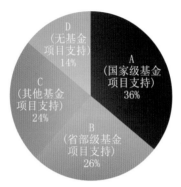

基金项目来源分析

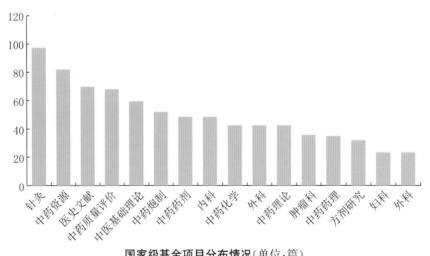

国家级基金项目分布情况（单位：篇）

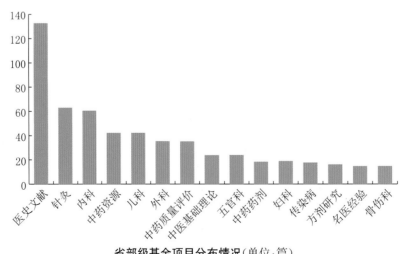

省部级基金项目分布情况（单位：篇）

《中国中医药年鉴（行政卷）》

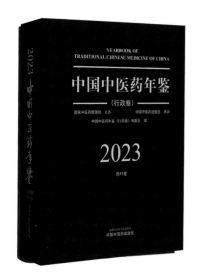

　　《中国中医药年鉴（行政卷）》（以下简称《年鉴》）是由国家中医药管理局主办，综合反映上一年中医药工作各方面情况、进展、成就的史料性工具书。2023 卷《年鉴》分为 11 个篇目：重要文选、大事记、专题工作、国家中医药工作、地方中医药工作、军队中医药工作、港澳台地区中医药工作、直属单位及社会组织、机构与人物、统计资料、附录。

　　《中国中医药年鉴（行政卷）》一直力求站在中医药事业发展前沿，追踪和汇集中医药发展的新动态、新成果，紧扣时代脉搏，大力宣传国家的中医药政策，热情讴歌中医药事业取得的伟大成就。40 多年来，我国中医药事业的重要事件、重要法规等均在书中收载。《年鉴》已成为各级中医药工作人员案头必备的工具书，成为广大读者了解中医药事业发展的可靠载体。

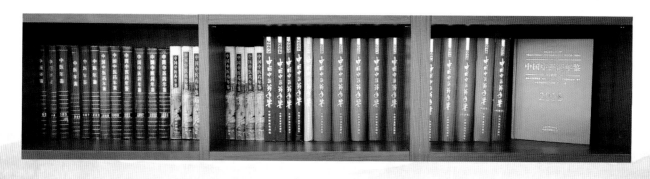

关注获得更多资讯

详情请咨询《年鉴》编辑部：

咨询电话：010-64405719-377

邮　　箱：zgzyynj@163.com

融通古今，放眼世界

——走近《中醫藥文化》

& *Chinese Medicine and Culture*

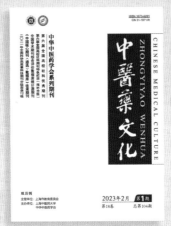
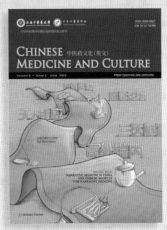

《中医药文化》杂志（原《医古文知识》），1984 年创刊，双月刊，由上海市教育委员会主管，上海中医药大学、中华中医药学会联合主办，长期聚焦中医药学术热点，旨在以多元视角，融通古今，放眼世界，快速传递中医药人文领域最新研究成果，全面整合国际国内学术资源，打造权威交流平台，引领中医药文化学科发展。系人大复印报刊资料来源期刊转载来源收录期刊、中国学术期刊综合评价数据库统计源期刊，被《中国核心期刊（遴选）数据库》收录。2021 年、2023 年先后入选中国科协高质量科技期刊分级目录 T2 级。

《中医药文化（英文）》*Chinese Medicine and Culture* 是上海市教育委员会主管，上海中医药大学、中华中医药学会联合主办的全英文中医药人文领域学术期刊。旨在推进中医药自然科学与人文科学领域研究者的交流与对话，为中医药跨学科研究搭建交流平台，全面反映中医药在医学、文化交流、历史传承等领域的高水平和最新研究成果。2019 年成功入选"中国科技期刊卓越行动计划高起点新刊"，2020 年实现国内正式创刊，为中医药学的国际学术交流搭建了新平台，逐渐成为引领中医药文化走向世界的一张国际名片。近年来，与多所海外高校及研究机构建立了合作伙伴关系，杂志的国际办刊水平及学术影响力显著提升。2019 年与法国《针灸》杂志编辑部签署合作备忘录，杂志广泛覆盖孔子学院、中国海外文化中心、海外中医中心等。目前被 Scopus, DOAJ, Ovid, Ulrichs, EBSCO Publishing's Electronic Databases, Ex Libris–Primo Central, Google Scholar, Hinari, Infotrieve, Netherlands ISSN Centre, ProQuest, TDNet, Baidu Scholar, CNKI (China National Knowledge Infrastructure), Wanfang Dat, CSTJ 等国内外知名数据库收录。2022 年，入选《科技期刊世界影响力指数（WJCI）》报告（2021），入选"2021 年中国卓越科技期刊十大最美封面"，期刊影响力显著提升。

《中医药文化》订阅：
CN: 31–1971/R；ISSN: 1673–6281　20 元 / 期，6 期 / 年
Chinese Medicine and Culture 订阅：
CN: 31–2178/R9；ISSN: 2589–9627　50 元 / 期，4 期 / 年
地址：上海市浦东新区蔡伦路 1200 号图书馆 811 室（201203）
电话：021-51322295

《中医药文化》
网址：http://ygwz.cbpt.cnki.net
邮箱：zyywh@126.com
Chinese Medicine and Culture
网址：http://www.cmaconweb.org/
邮箱：tcmoverseas@126.com